U0275916

中国奇方全书

（第二版）

主　编　田凤鸣　张成运

副主编　田旭恩　李书会　申丽坛

编　者　李建国　张国宏　常楼起　赵彦明　王凤桥

　　　　刘仲喜　李　立　马　智　史定文　田旭光

　　　　刘卫国　吕乐远　姚粹华　秦　满　田万万

　　　　侯晨彤　申玉通　刘开江　白琳琳

科学技术文献出版社

SCIENTIFIC AND TECHNICAL DOCUMENTATION PRESS

·北京·

图书在版编目（CIP）数据

中国奇方全书 / 田风鸣，张成运主编. —2版. —北京：科学技术文献出版社，
2017.1（2025.1重印）

ISBN 978-7-5189-1664-1

Ⅰ. ①中… Ⅱ. ①田… ②张… Ⅲ. ①验方 Ⅳ. ① R289.5

中国版本图书馆 CIP 数据核字（2016）第 148963 号

中国奇方全书（第二版）

策划编辑：科 献 马永红 责任编辑：邹声鹏 孙苍愚 责任校对：张吲哚 责任出版：张志平

出 版 者	科学技术文献出版社
地 址	北京市复兴路15号 邮编 100038
编 务 部	(010) 58882938，58882087（传真）
发 行 部	(010) 58882868，58882874（传真）
邮 购 部	(010) 58882873
官方网址	www.stdp.com.cn
发 行 者	科学技术文献出版社发行 全国各地新华书店经销
印 刷 者	北京虎彩文化传播有限公司
版 次	2017 年 1 月第 2 版 2025 年 1 月第 8 次印刷
开 本	710×1000 1/16
字 数	674千
印 张	34.5
书 号	ISBN 978-7-5189-1664-1
定 价	78.00元

再版前言

《中国奇方全书》因其取材精当、内容翔实、疗效出奇的独特魅力，令读者爱不释手。自 20 世纪 90 年代问世以来，《中国奇方全书》先后 15 次印刷，供不应求。今应广大读者要求，我们对《中国奇方全书》去粗取精，删繁就简，充实内容，提高质量，以期满足读者之所求。

《中国奇方全书》（第二版），以病统方，纲目清楚。根据每个病症的发病机制和临床表现，拟定或攻或补、或攻补兼施的治疗方法。方中君臣佐使，配伍严谨，内治外治，并行不悖。既能迅速控制病势，又能调整人体机能，使其尽快恢复健康，充分体现了中医学的博大精深和深邃内涵。

2015 年，举世瞩目的诺贝尔奖获得者屠呦呦，就是对中医中药的执着探索、刻苦钻研，以"神农尝百草"的实践精神，对每一味中药的性味、主治、制法、服法嚼烂吃透，发现奥秘，升华提纯，从中草药青蒿中萃取精华青蒿素用于临床，拯救了亿万人的生命。由此可见，中医药学是一座取之不尽、用之不竭的巨大宝库，其中的宝贵遗产亟待有识之士努力发掘，再创世界奇迹！

《中国奇方全书》（第二版），查阅参考了全国 1000 多册中西医药学术期刊和 100 多种古今中医中药论著。从中优选 600 多种病症和 5000 多首医方，收录 20 多家医院提供的疗效可靠的治疗方剂。可谓一书在手，遍览全局。本书是各级医药科研机构的首选材料，也是临床各级医师案头必备的精品良方，喜医爱药的广大群众和有一定文化程度的平民百姓，寻医问药，开卷即可受益。

《中国奇方全书》（第二版）的编纂人员众多，水平难能划一，舛缪错讹，在所难免。敬希志士同仁提出宝贵意见，以利于下一步工作。

编　者

目 录

第一章　传染性疾病病症奇方

艾滋病

　　艾滋病是由于感染艾滋病病毒所引起的一种危害性极大的传染病。艾滋病病毒能够破坏人体免疫系统中最重要的T淋巴细胞，使人体丧失免疫功能易感染各种疾病，并可发生恶性肿瘤，病死率较高。艾滋病潜伏期平均8～9年，期间没有任何症状，不影响工作和学习。

　　1. 主治：艾滋病（外感型）。体虚外感，阴虚夹痰，感冒风温，发热头痛，微恶寒，有汗或无汗，咳嗽，咽干，痰结，脉浮数，舌苔薄黄。

　　方：葳蕤（玉竹）、桔梗、淡豆豉、白薇、薄荷、炙甘草、生地黄、麦门冬、玄参、川贝母、牡丹皮、白芍各5～10g，大枣3枚，大葱白1枚。

　　加水煎沸10分钟，滤出药液，再加水煎20分钟，去渣，两煎药液兑匀，分2～3次服，日1剂。

　　2. 主治：艾滋病。气虚外感发热，表虚自汗，体质虚弱，易患感冒，微恶风寒，脉浮而微数，舌苔薄白，舌质淡白。

　　方：党参、白术、生姜各10g，黄芪、防风各6g，甘草5g，白芍3g，大枣3枚，大葱白1枚。

　　煎服法同1。

　　3. 主治：艾滋病。气虚外感，阳明发热，气息热盛，咽干舌燥，大渴引饮，面赤，恶热，汗出，舌苔黄燥，脉洪大，或滑数有力，舌质红绛。

　　方：石膏100g，玄参、知母各6g，牡丹皮、栀子、甘草、粳米各10g。

　　煎服法同1。

　　（《中国医药信息》1988.5）

　　4. 主治：艾滋病。

　　方：半枝莲、白花蛇舌草各20g，滑石15g，茵陈11g，黄芩、金银花、连翘、大青叶、板蓝根、牡丹皮、栀子各10g，石菖蒲6g，川贝母、木通各5g，射干、连翘、薄荷、白扁豆、藿香各4g。

　　煎服法同1。

　　上方服10～15剂后，停服。改服：黄芪60g，党参20g（或红人参10g），麦门冬15g，五味子、菟丝子、女贞子、淫羊藿各10g。

　　煎服法同1。

　　（《中西医结合杂志》1988.2）

　　5. 主治：艾滋病（虚损型）。心脾两虚，气血不足以致失眠、心悸、健忘，食少纳呆，面色萎黄，乏力。妇女可有月经不

1

调，崩中漏下，脉细弱，舌质淡白。

方：黄芪、白术、龙眼肉、茯苓、炒酸枣仁各 20g，人参 10g，当归、远志、木香各 5g。

煎服法同 1。

6. 主治：艾滋病。脾肾阳虚，少气懒言，饮食无味，四肢乏力，大便不实，腰膝酸软，下半身冷感，或少腹拘急，脉虚弱，舌质嫩，色淡。

方：人参、黄芪、炙甘草、当归、陈皮、升麻、柴胡各 10g，白术 15g，干地黄 20g，山药、山茱萸、茯苓、牡丹皮、泽泻各 5g，附子、肉桂各 3g。

煎服法同 1。

7. 主治：艾滋病。肝肾阴虚，肝郁气滞，胸胁不适或胁痛，口干，腰膝酸软，头晕目眩，耳鸣耳聋，骨蒸潮热，盗汗，手足心热，脉虚弱细数，舌红少津。

方：北沙参、生地黄、麦门冬、当归、枸杞子、川楝子各 10g，山茱萸、山药、茯苓、泽泻、牡丹皮各 6g，甘草 5g。

煎服法同 1。

8. 主治：艾滋病。肝风内动，阴虚阳亢，头晕目眩，目胀耳鸣，脑中热痛，心中烦热，面色如醉，脉弦长有力。

方：代赭石、牛膝各 30g，龙骨、牡蛎、龟版、白芍、玄参、天门冬各 15g，川楝子、茵陈、麦芽、甘草各 6g。随症加减。

煎服法同 1。

9. 主治：艾滋病。肾精不足，肝肾虚损，腰酸腿软，骨蒸潮热，梦遗滑精。

方：紫河车粉 20g（分 2 次冲服），天门冬、麦门冬、牛膝各 10g，龟版、生地黄、黄柏、杜仲各 6g。

煎服法同 1。

10. 主治：艾滋病。肺气虚，咳嗽，气喘，咽喉干燥，干咳少痰，或痰中带血，脉细弱，舌质淡。

方：阿胶 30g（烊化），甘草 20g，马兜铃 10g，杏仁 7 个，糯米 20g。

煎服法同 1。

11. 主治：艾滋病。脾气虚弱，运化无力，面色㿠白，语声低微，食少便溏，四肢无力。脉缓弱，或细软无力。

方：人参、白术、茯苓、甘草各 100g。共为细末，每服 20～30g，日 1～2 次。

以上诸方，均可根据病情，随症加减。

12. 主治：艾滋病。肾阴肾阳俱虚，腰膝酸软，下半身冷感。少腹拘急，小便不利，脉虚弱，舌苔薄白。

方：干生地黄 40g，山药、山茱萸各 20g，茯苓、泽泻、牡丹皮各 10g，附子、肉桂各 5g。随症加减。

煎服法同 1。

（《中国医药信息》1988.6）

流行性感冒

1. 主治：流行性感冒，发热，恶寒，头痛，流清涕，鼻塞，疲倦无力，口干，不欲饮食。

方：麻黄、杏仁各 10g，茵陈、板蓝根各 20g，生石膏 15g，山药、甘草各 5g。

加水煎沸 10 分钟，滤出药汁，再加水煎 10 分钟，去渣，两煎药液兑匀，顿服，取微汗，日 1～2 剂。

（兰州部队总医院方）

2. 主治：流行性感冒，恶风寒，发热，体温常在 39℃。头痛以前额为著，并涉及眼部、项部，全身酸痛，腰背痛。鼻塞流清涕，咳嗽少痰。颜面潮红，目赤，咽部充血。

方：金银花 50g，柴胡 40g，党参 15g，半夏、黄芩、常山、草果、生姜（切片)、大枣、甘草各 10g。

煎服法同 1，日 1 剂。

3. 主治：流行性感冒，剧烈咳嗽，气短，咳黏痰，有时带血丝，头痛，发热，全身疼痛，咽痛。

方：生石膏 60g，金银花、连翘、浙贝母、桔梗各 15g，杏仁、前胡、苏梗、百合各 10g，麻黄、甘草各 5g。

煎服法同 1，日 1 剂。

4. 主治：流行性感冒，持续高烧，严重头痛，甚至恶心呕吐，神昏谵语。

方：生石膏 100g，金银花、连翘各 30g，栀子、知母、黄芩、菖蒲、郁金各 10g，安宫牛黄丸 1 粒（冲服）。

煎服法同 1，日 1～2 剂。

5. 主治：流行性感冒，腹痛腹泻，恶心呕吐较重，恶寒，发热，头痛，身痛，乏力，不欲食。

方：生姜、半夏、藿香、苍术、荆芥、防风各 20g，白芷、陈皮、紫苏、甘草各 10g，香连丸 1 粒（冲服）。

煎服法同 1，日 1～2 剂。

（以上四方摘自《强化疗法临证试尝》）

6. 主治：流行性感冒，头痛或头晕，发热，恶寒，鼻塞，流清涕，全身乏力。

方：七叶一枝花、板蓝根各 30g，忍冬藤、青蒿、蒲公英、菊花各 20g，藿香、半夏、甘草各 10g。

煎服法同 1，日 1 剂。

（《广西中医药》1988.3）

7. 主治：流行性感冒，头痛，发热，恶寒，咽喉肿痛，面红目赤，或兼咳嗽。

方：芦根 40g，板蓝根、蒲公英各 30g，金银花、连翘、玄参、桔梗、虎杖、黄芩、黄芪各 15g，甘草 5g。

煎服法同 1，日 1 剂。

（《上海中医药杂志》1978.4）

8. 主治：流行性感冒，高烧不退，口干舌燥，胸腹满闷，不欲饮食。

方：生石膏 30g，知母、草果、槟榔、厚朴、黄芩、白芍、常山各 10g，甘草 5g。

煎服法同 1，日 1～2 剂。

（《新中医》1979.2）

9. 主治：流行性感冒，头痛，项强，眼眶痛，目涩。

方：荆芥穗 60g，大青叶 40g。

加水煎 15 分钟，去渣顿服，日 1～2 剂。

10. 主治：流行性感冒，头痛，身痛，骨节烦痛，鼻流清涕，咽干，目赤。

方：贯众 60g，佩兰叶 20g。

煎服法同 9，日 1～2 剂。

（以上二方摘自《单验方汇集》）

11. 主治：流行性感冒，头痛为主，恶寒，流涕。

方：川芎、茶叶各 10g。

煎服法同 9，日 1 剂。

（《简便方》）

12. 主治：流行性感冒，头痛，头热，头胀，口鼻气热，口干咽燥，咽红。

方：生石膏、荆芥穗各 20g。

先煎石膏 10 分钟，再入荆芥穗煎 10 分钟，去渣，顿服，日 1～2 剂。

（《永类钤方》）

13. 主治：头痛以两侧太阳穴处为著，甚则呕吐。

方：黄芩 10g。

为细末，茶酒送服 5g，日 2 次。

（摘自《东垣十书》）

14. 主治：发热，恶寒，头痛，鼻塞，流清涕，口渴。

方：贯众 20g，防风 15g，荆芥 10g。

煎服法同 1，日 1～2 剂。

（总后 201 医院）

15. 主治：发热恶寒，热多寒少，头痛咳嗽，继而壮热不退，夜难眠，小便灼痛，口干口渴，鼻流清涕。

方：板蓝根 30g，柴胡、黄芩、青蒿、半夏、秦艽各 10g，大青叶 20g，白僵蚕 10g，荆芥穗、薄荷各 10g。

煎服法同1，日1～2剂。

（《医案验方集锦》）

16. 主治：恶寒，身热，头痛，身痛，咽痛。

方：荆芥穗、黄连藤各 20g，陈皮 15g。

加水煎15分钟，去渣，顿服，日1～2剂。

（广州部队187医院）

17. 主治：头痛，头晕，泛恶欲呕，脘腹胀满，不欲饮食，倦怠乏力。

方：柴胡 40g，菊花、常山、草果各 10g。

煎服法同1，日1～2剂。

（《必用方》）

18. 主治：发热，恶寒，无汗，头痛，头重，口干不欲饮，咽红而痛，胸闷不适，腹满便溏。

方：佩兰叶、藿香、厚朴、白扁豆、香薷各 10g，木香、黄连各 5g，滑石 30g。

煎服法同1，日1剂。

（以上二方摘自《医案验方集锦》）

19. 主治：头痛，鼻塞，流清涕。

方：贯众 60g。

煎服法同17，日1剂。

（总后201医院）

20. 主治：发热，恶寒，头痛项强，鼻塞，流清涕。

方：针刺少商（双）放血，再针风池（双）、太阳（双）、头维（双）、合谷（双）、迎香（双）、大椎，中等刺激手法，不留针。

（《针灸学》）

21. 主治：高热，汗出，烦渴，鼻衄，舌苔黄，脉数。

方：生石膏 30g，葛根 15g，淡竹叶、白茅根、连翘、钩藤各 10g，仙鹤草、旱莲草、藕节各 15g，生甘草 3g。

煎服法同1，日1～2剂。

（《全国名老中医验方选集》1989）

22. 主治：周身酸软乏力，喷嚏，舌红、苔黄，脉数。

方：桑叶、菊花、大青叶、泽兰、金银花各 10g，生石膏 15g，甘草 6g。

煎服法同1，日1～2剂。

（《河北验方选》）

23. 主治：发热恶寒，头痛，鼻塞，胸腹满闷，食少纳呆，舌苔白腻。

方：滑石 45g，金银花、连翘、黄芩、大黄、菊花各 30g，荆芥穗、薄荷、石菖蒲、藿香各 18g，川贝母、木通各 15g，神曲、白蔻仁各 12g。

共为粗末。每次煎服 20～30g。日1～2次。

（《河北验方选》）

24. 主治：头痛，发热恶寒。

方：羌活、防风、柴胡、半夏、黄芩、黄柏、茯苓、枳壳、玄参、大黄各 10g，黄连、泽泻各 6g。

煎服法同1，日1～2剂。

（《河北省中医中药展览会医药集锦》）

25. 主治：起病急骤，发热，头痛，全身酸痛，乏力等。

方：银柴胡、桔梗、金银花、连翘、板蓝根、黄芩各 15g，青蒿 10g。

煎服法同1，日1～2剂。

全身关节疼痛较重者加葛根 30g，桑枝 20g，蔓荆子 15g；恶寒重，口不渴，舌苔白腻者加草果 10g；高热持续者加紫雪丹 1.5g（冲服），生石膏 30g；上焦热盛，咳喘有痰者加天葵 10g，桑白皮 15g，天竺黄 12g，川贝母末 3g（冲服）；咽痛，扁桃体肿大者加马勃、山豆根各 10g；食欲减退者加焦山楂、神曲、炒麦芽各 10g；体质虚弱者加党参 16g，桑寄生 30g；伤津较著者加西洋参 10g，石斛、知母各 15g。

（《千家妙方》）

麻疹

1. 主治：麻疹，发热 3～5 日，皮疹出现，先见于耳后，渐至额部，再向躯干及四肢扩散。颗粒分明，大小不一，色红如玫瑰，压之褪色。疹间有健康皮肤存在。体温常在 39℃ 以上。伴有咳嗽，口渴欲饮水，不安宁。

方：葛根、升麻、牛蒡子、桔梗、蝉蜕、金银花、连翘、芦根、当归各 5g，桂枝、甘草各 3g。

加水煎沸 10 分钟，滤出药汁，再加水煎 10 分钟，去渣，两煎兑匀，分次服下，日 1 剂。

伴高热时，用温水擦浴，缓解热势，一般不用退热药物；烦躁不安者，可给少量苯巴比妥；咳嗽剧烈时，加用青霉素注射液，并发中耳炎时，可加氨苄青霉素注射液，昏迷嗜睡者，加服安宫牛黄丸 1 粒。

（《强化疗法临证试尝》）

2. 主治：麻疹，发热，咳嗽不著，流泪，羞明，疹出不全（初期）。

方：葛根、升麻、牛蒡子、桔梗、鲜芦根、芫荽、生姜（切片）各 10g。

煎服法同 1，日 1 剂。

（《临证用方选粹》）

3. 主治：麻疹各期。

方：肉桂、附子各 3g，天麻、薄荷、钩藤、白僵蚕、地鳖虫各 6g，雄黄 1.5g，蟾蜍 1 只（冬季采集，风干入药）。

共研极细末，装入瓷瓶中，密封备用。1～3 岁，每次服 1～1.5g；4～6 岁，每次服 2～3g。日服 3 次，白开水送下，连服 2～3 日。

疹出不透，或有内陷趋势者加人参 2g。

（《河南中医》1981.5）

4. 主治：发热，咳嗽，麻疹始出。

方：芦根、白茅根各 10g，金银花、蝉蜕、浙贝母、葛根、地骨皮、牛蒡子各 5g，犀角、薄荷、甘草各 3g。

煎服法同 1，日 1～2 剂。

5. 主治：麻疹始出，发热，咳嗽，羞明畏光，流泪。

方：紫苏叶、芫荽、薄荷各 10g。

加水煎 10 分钟，徐徐饮下，日 1～2 剂。

（以上二方摘自《河北验方选》）

6. 主治：麻疹已出，咳嗽加重，咽喉红肿疼痛。

方：金银花、连翘、天花粉、玄参、生地黄各 10g，甘草 5g。

煎服法同 6，日 1～2 剂。

（济南部队医院）

7. 主治：麻疹初期，身热咳嗽。

方：芦根、白茅根各 10g，金银花、蝉蜕、浙贝母、葛根、地骨皮、牛蒡子各 5g，犀牛角、薄荷、甘草各 3g。

煎服法同 6，日 1 剂。

（《临证用方选粹》）

8. 主治：麻疹透发不良，壮热不退。

方：鲜芫荽（香菜）30g，红糖 10g。

加水煎汤，频频饮下，并以芫荽搓身。

（海军 440 部队医院）

9. 主治：麻疹后，咳嗽，气喘。体温不太高。

10. 主治：麻疹出疹后，声音嘶哑，甚至语声难出。

方：川贝母 10g，汗三七 5g。

共研细末，每次冲服 1～2g，日 1～2次。

（《必用方》）

11. 主治：麻疹，发热，流泪，羞明畏光，鼻流清涕，咽颊部有灰白色斑点。

方：紫草 5g，赤圣柳、葛根各 10g。

煎服法同 6，日 1～2 剂。

12. 主治：麻疹，发高热，流清涕，头面及躯干仅有少许玫瑰色疹，色暗，嗜睡，咳嗽。

方：金银花 10g，荆芥、防风、牛蒡子、木通、蝉蜕各 5g，枳壳、苦参、紫草、甘草各 3g。

煎服法同 1，日 1 剂。

13. 主治：麻疹将要出齐，咳嗽喘息加重，鼻翼煽动，口唇手指发绀，体若燔炭，神识昏蒙，闭目不欲睁眼（麻疹合并肺炎）。

方：生石膏 20g，射干、桑白皮、瓜蒌皮、款冬花各 10g，杏仁、枳壳、黄芩、紫草各 3g，麻黄、百部 2g。

煎服法同 1，日 1～2 剂。

（以上三方摘自《医案验方集锦》）

14. 主治：麻疹欲出不出，身热不退。

方：丹参、党参、甘草、红花各 10g。

煎服法同 6，日 1 剂。

（田凤鸣）

15. 主治：麻疹遍布全身，突受风寒，麻疹骤然陷没，舌质紫黯。

方：葛根、升麻、白芍各 10g，木通、枳壳、蝉蜕、粳米各 5g，紫草、黄芩、黑荆芥穗各 3g，甘草 2g。

煎服法同 1，日 1～2 剂。

（《医案验方集锦》）

16. 主治：麻疹中期，突发腹痛腹泻，继则便脓血，日十行，里急后重，并痢疾。

方：白芍、苍术、陈皮、升麻、厚朴、滑石、黄芩各 10g，枳壳 5g。

煎服法同 1，日 1～2 剂。

（《医案验方集锦》）

17. 主治：麻疹逐渐消退，咳嗽。

方：柴胡、杏仁、桔梗、牛蒡子、川贝母、半夏、天门冬、麦门冬、玄参、沙参、生地黄、茯苓各 10g。

煎服法同 1，日 1 剂。

（《临证用方选粹》）

18. 主治：麻疹逐渐消退期。

方：鲫鱼 2 条，豆腐 250g。

加水及少量食盐，共炖，饮其汁，日 1 剂。

19. 主治：麻疹已出，频繁咳嗽。

方：枇杷叶、桑白皮、生石膏各 15g。

煎服法同 6，日 1～2 剂。

（以上二方摘自《单方验方汇集》）

20. 主治：麻疹，发热不甚，疹出不全。

方：连翘、地肤子各 9g，桔梗、葛根、荆芥、防风、杏仁、牛蒡子各 6g，前胡、红花、升麻、甘草各 3g。

煎服法同 1，日 1～2 剂。

（《河北验方》）

21. 预防麻疹三方：①紫草、升麻、桔梗、甘草、金银花各 10g，开水浸，代茶饮，日 1 剂。②赤小豆 10g，芦根 30g，芫荽根 5g，葱须 20g，加水轻煎，代茶饮，日 1 剂。③紫草 6g，绿豆、黑豆、赤小豆各 9g，加水轻煎，代茶饮，日 1 剂。

（《河北验方选》）

22. 主治：麻疹，发热，流泪，轻度咳嗽。

方：紫草、浮萍各等份。

共为粗末，加水煎 10 分钟，分次服下。1～5 岁服粗末 10g，6～10 岁服 15g，

11 岁以上服 20g，日 1 剂。

（《河北验方选》）

风疹

1. 主治：风疹，疹点细小，色淡红，时出时没，消退后无落屑及疹痕。

方：金银花、连翘各 8g，荆芥穗、牛蒡子、桔梗各 5g，淡竹叶、薄荷各 4g，葛根、升麻各 6g，甘草 3g。

加水煎沸 15 分钟，去渣，分次服下，日 1 剂。

兼高热口渴加生石膏 15g，柴胡 6g；咽喉红肿加板蓝根 10g，蝉蜕 3g，射干 6g；风盛瘙痒甚加钩藤、地肤子各 6g；疹稀色淡加防风、西河柳各 6g；目赤加黄芩 6g，菊花 10g；咳嗽加前胡、杏仁各 6g；疹红、融合成片加紫草、牡丹皮、生地黄、赤芍各 6g；淋巴结肿大明显加夏枯草 10g，浙贝母 6g。

（《湖南中医学院学报》1988.2）

2. 主治：风疹见于胸腹或全身，时隐时现，伴口渴，瘙痒。

方：浮萍、蝉蜕、地肤子、牡丹皮、赤芍、紫草、柴胡各 10g，甘草 5g。

煎服法同 1，日 1 剂。

（《临证用方选粹》）

3. 主治：遍身风疹，瘙痒难忍。

方：苦参 30g，朴硝 15g，生甘草 3g。

加水煎 15 分钟，以毛巾蘸药液洗擦疹区。

（《家庭中医灵验便方》）

4. 主治：风疹频发，皮肤瘙痒，四肢发凉。舌苔淡白，脉细弱。

方：当归 15g，白芍、桂枝、麻黄、杏仁各 10g，木通、甘草各 5g，细辛 3g，生姜

3 片，大枣 5 枚。

煎服法同 1，日 1 剂。

（《全国名老中医验方选集》1989）

5. 主治：风疹，轻度咳嗽，低热，皮肤斑丘疹，呈红色。耳后、枕部淋巴结肿大。

方：桑叶、金银花、牛蒡子、淡竹叶、蝉蜕、赤芍、紫草、生地黄各 9g，薄荷 5g。

煎服法同 1，日 1～2 剂。

6. 主治：风疹遍布周身。

方：精制食盐 500g。

将盐放于浴盆中，开水冲溶，兑冷水令温。在盆中洗澡。日 3 次。

7. 主治：风疹。

方：紫背浮萍 500g。

加水煎，浸毛巾擦敷。日 3 次。

8. 主治：风疹遍布周身。

方：益母草 10g，黄酒 200ml。

用砂锅炖煮数分钟，去渣，顿服，日 1 剂。

9. 主治：风疹。

方：僵蚕、蝉蜕、大黄、姜黄各 10g。

共为细末，开水冲服 6g。日 2 次。

10. 主治：风疹遍布周身，疹色红，轻度咳嗽，发热。舌红，苔薄白。

方：麻黄、蝉蜕各 5g，黄连、甘草各 2.5g。

煎服法同 1，日 1 剂。

11. 主治：风疹反复发作，久久不能痊愈。

方：乌药、橘红、荆芥、防风各 6g，枳壳、白芷、桔梗、僵蚕、独活、川芎、羌活、柴胡、前胡各 3g，甘草 1.5g，生姜 3 片。

煎服法同 1，日 1 剂。

疹愈后，再用香蘑菇 15g，瘦猪肉 60g，以水炖煮，至熟。食蘑菇和肉，饮其汤。永不复发。

12. 主治：细小风疹。

方：六神丸2小瓶。

研极细，以护肤霜调匀，搽患处，日2次。

（以上八方摘自《河北验方选》）

水痘

1. 主治：水痘，痘疹晶莹明亮，分布稀疏成对，根晕鲜红，体温稍高。

方：金银花、连翘、六一散（包）、车前子各10g，紫花地丁、蒲公英各15g。

加水煎沸15分钟，滤出药液分次口服，其渣加水再煎，滤出药液洗患处。

瘙痒甚加蝉蜕、地肤子各10g，烦热口渴加生石膏、知母各10g；痘疹根晕大而色赤加赤芍、牡丹皮各10g，痘疹根晕深红而紫黯加紫草10g；口舌生疮加黄连、生甘草各5g；大便干结，舌红苔黄燥而厚加熟大黄5g；舌红少津，口干咽燥加生地黄、麦门冬各10g。

（《中医杂志》1989.3）

2. 主治：水痘分布稀疏成对，痘内浆液稍混浊，根晕大而赤，体温常在38℃。

方：荆芥、金银花、连翘、桔梗、薄荷、牛蒡子、淡竹叶、板蓝根、大青叶、升麻、当归、牡丹皮、紫草、生地黄各10g。

加水煎沸10分钟，滤出药液，其渣加水再煎10分钟，去渣，兑匀，分次服下，日1剂。

（《临证用方选粹》）

3. 主治：水痘，发热，全身不适，咳嗽。皮疹按斑疹、丘疹、水疱、结痂顺序进展，呈向心性分布，分批出现，各期并存。

方：金银花、连翘、紫草各10g，牛蒡子、薄荷、滑石、淡竹叶各5g，浮萍、蝉蜕各3g。

煎服法同1，日1～2剂。

（《基层医生实用手册》）

4. 主治：水痘。

方：胡萝卜缨90g，芫荽60g。

加水煎，代茶饮。

（《民间灵验便方》）

带状疱疹

1. 主治：带状疱疹，胁侧疱疹，簇状分布，疼痛，并有灼热感。

方：紫花地丁30g，板蓝根、大青叶、紫草、茯苓皮各15g，车前子、木通、甘草、延胡索（打碎）各10g。

加水煎沸15分钟，滤出药液，再加水煎20分钟，去渣，两煎药液兑匀，分服，日1剂。

（《经验单方汇编》）

2. 主治：带状疱疹分布在项颈，或肩，或胸胁，或腰侧，瘙痒疼痛。

方：鲜活地龙（蚯蚓）5条，白糖20g。

共捣如泥，涂患处，日3次。

（张成运）

3. 主治：带状疱疹。

方：雄黄、生半夏各10g。

共研极细末，和醋调涂，日3～5次。

（《河北省中医中药展览会医药集锦》）

4. 主治：带状疱疹，左侧胸胁疼痛，渐起水疱，刺痛。

方：龙胆草、黄芩、生地黄、栀子、泽泻、车前子、木通、当归、薏苡仁各10g，柴胡6g，甘草3g。

煎服法同1，日1～2剂。

（《医案验方集锦》）

5. 主治：腰间疱疹，针刺样疼痛，分

布于右侧。

方：贯众、赤芍、韭菜各 10g。

煎服法同 1，日 1～2 剂。

（民间方）

6. 主治：带状疱疹。

方：金银花、蒲公英、紫花地丁、天葵、菊花各 15g，黄连、黄芩、黄柏、栀子各 10g。

煎服法同 1，日 1 剂。

同时，外用雄黄、白矾各 10g，冰片 3g。研极细末，凉茶水调涂，日 1～2 次。

7. 主治：带状疱疹。

方：青黛、雄黄、大青叶各 20g，炙地龙、冰片各 6g。

共研极细末，植物油调涂，日 1～2 次。

（以上二方摘自《河北中医》1988.1）

8. 主治：带状疱疹。

方：白茅根、赤小豆、蒲公英各 30g，防己、栀子各 15g，黄芩、郁金、香附各 12g，车前子 10g，甘草 6g。

加水煎沸 15 分钟，滤出药液，再加水煎 15 分钟，去渣，两煎所得药液兑匀，分服，日 1 剂。

疱疹见于面部者加马齿苋 30g；见于胸胁部者加柴胡 10g；见于腰、腹部者加黄柏 10g。

（《辽宁中医杂志》1989.3）

9. 主治：带状疱疹。

方：大黄、黄柏各 20g。

共研细末，以鱼石脂软膏 200g，调成糊状，涂患处，日 1 次。

（《陕西中医》1989.10）

10. 主治：带状疱疹。

方：五倍子、大黄、黄柏、芒硝各 10g。

共为细末，凡士林调膏，敷患处，日 1 次。

（《中医杂志》1988.8）

11. 主治：带状疱疹。

方：雄黄 9g，蜈蚣 3 条（焙）。

共研细末，麻油调涂，日 2 次。

（《浙江中医杂志》1988.1）

12. 主治：带状疱疹。

方：大黄、黄连、黄柏各 30g，乳香、没药各 15g。

共为细末，麻油调涂，日 1～2 次。

（《新中医》1987.2）

13. 主治：带状疱疹。

方：金银花、连翘各 60g，生地黄、木通各 15g，淡竹叶 10g，甘草 6g，细辛 3g。

煎服法同 1，日 1～2 剂。

口渴重用生地黄；疱疹大者重用木通；心烦重用淡竹叶。

（《中医杂志》1987.6）

14. 主治：带状疱疹。

方：紫金锭 1 粒，季德胜蛇药片 1 粒。

共研极细末，和醋调涂，日 1～2 次。

（《新中医》1987.11）

15. 主治：带状疱疹。

方：山慈菇 12g，胆南星、七叶一枝花各 10g。

共研极细末，好酒调涂。

（《新疆中医药》1989.2）

16. 主治：带状疱疹。

方：鲜半枝莲 1 大把。

捣如泥，涂患处，日 1～2 次。

（《中医杂志》1983.3）

17. 主治：带状疱疹后遗神经痛。

方：当归 15g，赤芍、生地黄、延胡索各 12g，枳壳、桃仁、红花、川芎、柴胡各 10g，乳香、没药各 6g，甘草 3g，丹参 30g。

煎服法同 10，日 1～2 剂。

（《国医论坛》1988.2）

18. 主治：带状疱疹后遗神经痛。

方：丁香、郁金、柴胡、枳壳、川芎、赤芍、甘草各 10g，板蓝根 30g。

煎服法同 10，日 1～2 剂。

（《中医杂志》1988.8）

流行性腮腺炎

1. 主治：单侧或双侧腮腺非化脓性肿胀，以耳垂为中心，肿胀的腺体边界不清，触之有弹性，压痛不著，咀嚼时局部胀痛加重，腮腺管口可见红肿。舌下腺和颌下腺可同时发炎肿大，伴有发热。

方：柴胡、板蓝根、大青叶、连翘、荆芥各 20g，山豆根、牛蒡子各 10g。

加水煎沸 10 分钟，滤出药液。再加水煎 20 分钟，去渣，两煎兑匀，顿服，日 1～2 剂。

（《临证用方选粹》）

2. 主治：腮腺肿胀微痛，伴发热。

方：蒲公英、紫花地丁各 10g，板蓝根、金银花、连翘、玄参、僵蚕、牛蒡子、黄芩、浙贝母、桔梗各 8g，甘草 5g。

煎服法同 1，日 1～2 剂。

3. 主治：腮腺肿胀，不发热。

方：玄参、僵蚕、牛蒡子、板蓝根、蒲公英各 10g，浙贝母、黄芩、夏枯草、天花粉各 6g，甘草 5g。

煎服法同 1，日 1～2 剂。

4. 主治：腮腺肿胀，疼痛，并发睾丸红肿疼痛。

方：蒲公英、紫花地丁、金银花、连翘、板蓝根、玄参、僵蚕、黄芩、龙胆草、荔枝核、橘核、柴胡各 10g，甘草 5g。

煎服法同 1，日 1～2 剂。

（以上三方摘自《江苏中医》1986.2）

5. 主治：腮腺肿胀，伴发热和大便秘者。

方：夏枯草、黄芩、板蓝根、玄参、马勃、连翘、僵蚕各 10g，蒲公英、金银花各 15g，柴胡、大黄、甘草各 5g。

煎服法同 1，日 1～2 剂。

（《四川中医》1983.4）

6. 主治：腮腺肿胀，发热不著。

方：大青叶、板蓝根、芦根各 12g，柴胡、黄芩、金银花、牡丹皮各 10g。

煎服法同 1，日 1～2 剂。

（《陕西中医》1989.12）

7. 主治：单侧或双侧腮腺肿胀。

方：腌鸡蛋或鸭蛋的盐水，加土和泥，敷患处，日换 4～6 次。

8. 主治：腮腺肿胀。

（《河北验方选》）

9. 主治：腮腺肿胀，发热，头痛较甚者。

方：鲜鬼针草 60g，蛇蜕 3 条，鲜瘦猪肉 100g，食盐少许。

加水煎，去渣，饮汤、食肉，日 1～2 剂。

（《四川中医》1988.5）

10. 主治：腮腺肿胀。

方：蟾蜍 1 只。

剥其背皮，皮面向里，贴患处。干后，蘸水再贴，至肿消为止。

（《新中医》1981.7）

11. 主治：腮腺肿胀。

方：白茅根、白花蛇舌草各 60g，赤芍 20g，白糖 10g。

水煎，去渣，顿服，日 1 剂。

（《河北中医》1983.3）

12. 主治：腮腺肿胀。

方：赤小豆、连翘、生大黄、赤芍各 10g，青黛 6g，蒲公英 30g。

共为极细末，和醋调涂，日换 4～6 次。

（《单方验方汇集》）

13. 主治：腮腺肿胀。

方：大黄、青黛、栀子各10g。

共研极细末，鸡蛋清调涂，日4～6次。

（《民间灵验便方》）

14. 主治：腮腺肿胀。

方：季德胜蛇药片8～10片。

压碎，以注射用水调涂，日4次。

（《江苏中医》1965.2）

15. 主治：腮腺肿胀。

方：鲜白头蚯蚓5～6条。

除去脏土，加白糖捣如泥，敷患处，日4次。

（《中医杂志》1966.2）

16. 主治：腮腺肿胀。

方：银朱6g，蜈蚣2条，黄连、黄柏、栀子各3g。

共为细末，鸡蛋清调涂，日2～3次。

（《福建中医药》1962.6）

17. 主治：腮腺肿胀。

方：鲜猫儿眼草50g，生半夏细末3g。

先加水煎猫儿眼草30分钟，去渣，入半夏末收成膏，外敷患处，日2～3次。

（《国医论坛》1989.1）

18. 主治：腮腺肿胀。

方：吴茱萸12g，浙贝母、生大黄各9g，胆南星3g。

共为细末，醋调，敷双侧足心，日1～2次。

（《广西中医药》1985.1）

19. 主治：腮腺肿胀。

方：新鲜白花败酱草50g，生石膏10g。

共捣如泥，敷患处，日2～3次。

（《四川中医》1989.1）

20. 主治：腮腺肿胀。

方：天花粉50g，白芷20g。

共为细末，和醋调涂，日3～4次。

（《湖南中医杂志》1988.4）

21. 主治：发热恶寒，腮腺肿胀。

方：板蓝根30g，大青叶20g，金银花、甘草各10g。

加水煎20分钟，去渣，加白糖适量，顿服，日1～2剂。

22. 主治：发热恶寒，腮腺肿胀。

方：板蓝根、生石膏各15g，蒲公英、柴胡、黄芩各10g。

加水煎20分钟，去渣，顿服，日1～2剂。

（以上二方摘自《河北验方选》）

23. 主治：腮腺肿胀。

方：耳尖穴（双侧）。

以三棱针点刺放血，日1～2次。

（《中国针灸》1988.1）

24. 主治：腮腺肿胀。

方：合谷、翳风、列缺。

针刺，留针20分钟，日1次。

（《中级医刊》1988.2）

25. 主治：腮腺肿胀。

方：金银花叶、虎耳草、千里光、虎掌草各等份。

研成细末，水调敷，日2～4次。

26. 主治：腮腺肿胀。

方：瓦松、侧柏叶各等份。

研成细末，鸡蛋清调涂，日2～3次。

（武汉〇二〇九部队）

27. 主治：发热恶寒，腮腺肿胀，睾丸红肿。

方：板蓝根、蒲公英、金银花、连翘各30g，升麻、柴胡、黄芩、龙胆草各10g，元参15g。

煎服法同1，日1～2剂。

（昆明部队一三八医院）

28. 主治：腮腺肿胀。

方：全蝎、麻油各适量。

以麻油炸全蝎，每次服1～3个，日2～3次。

（济南部队一四二医院）

29. 主治：腮腺炎合并脑膜炎。

方：生石膏50g，连翘、板蓝根、僵蚕、玄参、青黛各15g，黄芩、夏枯草、马勃各10g，牛蒡子、薄荷、桔梗、甘草各5g。

煎服法同1，日1剂。

呕吐加生姜、竹茹各10g；项强加葛根15g；头痛甚加石决明25g；抽搐加钩藤30g，羚羊角粉10g（冲）。

（《四川中医》1989.3）

传染性单核细胞增多症

病原体为EB病毒，因损害的脏器不同而有不同的表现，儿童和青壮年发病者较多。

1. 主治：传染性单核细胞增多症，起病多急，持续高热，伴有寒战、头痛、头昏。咽峡炎、颈部淋巴结肿大、脾肿大、长期低热、皮疹常见。

淋巴细胞增多（60%～90%）。异形淋巴细胞超过1/10以上，对诊断有很大意义。

方：板蓝根、地骨皮、蒲公英、紫花地丁各20～30g，知母、白薇、荆芥各20g，生地黄、玄参、沙参各15g，甘草10g。

加水煎沸15分钟，滤出药液，再加水煎20分钟，去渣，两煎所得药液兑匀，分次服，日1～2剂。

淋巴结肿大加夏枯草、瓦楞子、生牡蛎各20g；脾肿大加鳖甲、郁金、竹茹、厚朴、代赭石、石斛各10g；咽峡炎加牛蒡子、山豆根、锦灯笼、百合各15g。

（《河北中医》1986.2）

2. 主治：传染性单核细胞增多症，持续发热，头痛，咽痛，恶寒，乏力，食少。符合IM诊断标准。

方：生地黄20g，泽泻15g，龙胆草、栀子、黄芩、柴胡、牡丹皮、知母、菊花、紫草、土茯苓、淡竹叶、赤芍各10g。

煎服法同1，日1剂。

（《天津中医》1985.3）

3. 主治：传染性单核细胞增多症，发热恶寒，长期低热，病势缠绵。符合IM诊断标准。

方：大青叶、板蓝根各30g，金银花、黄芩各20g，甘草10g。

煎服法同1，日1～2剂。

（《千家妙方》）

急慢性病毒性肝炎

（包括甲、乙、丙、丁、戊型与有、无黄疸型）

1. 主治：高黄疸肝炎（其中有急性重症肝炎、慢性重症肝炎、淤胆型肝炎、急性黄疸型肝炎）。

方：赤芍30～60g，大黄10～30g，茵陈30g，板蓝根30g，泽兰、车前子各15g，郁金12g。

加水煎沸15分钟，滤出药液，再加水煎15分钟，去渣，两煎所得药液兑匀，分服，日1剂。

舌苔薄白，口不渴，脉弦者加苍术、白术、茯苓、白蔻仁各10g；苔薄黄，口渴，脉弦滑者加田基黄、白花蛇舌草、栀子各10g；舌红，苔黄粗糙，脉弦数，伴见神昏者加服安宫牛黄丸1～2粒。

（《湖南中医学院学报》1988.1）

2. 主治：阴黄。

方：茵陈、党参、黄芪各30g，冬瓜皮、木通各15g，茯苓、当归各12g，熟附子、鸡内金、枸杞子、干姜、白术、泽兰各10g，石菖蒲6g。

煎服法同1，日1剂。

（《湖南中医杂志》1988.5）

3. 主治：黄疸。

方：茵陈蒿、白鲜皮各30g。

加水煎2遍，去渣，分服，日1剂。

（《三十六黄方》）

4. 主治：黄疸。

方：甜瓜蒂10g。

研末搐鼻，每日数次。黄水流尽则愈。

（《单方验方汇集》）

5. 主治：黄疸。

方：龙胆草10g，苦参30g。

共为细末，牛胆汁和丸，如梧桐子大，麦门冬汤送服5～20丸，日3次。

（《删繁方》）

6. 主治：黄疸。

方：黑矾、茶叶各120g。

共为细末，枣肉和成小丸，如梧桐子大，每次服5～10g，日1次。

（民间方）

7. 主治：急性黄疸型肝炎。

方：茵陈、丹参、滑石各30g，板蓝根15g，茯苓、炒白术各10g，柴胡、五味子、干姜、草蔻各6g。

煎服法同1，日1～2剂。

（《医案验方集锦》）

8. 主治：发热，面目发黄。

方：茵陈45g，蒲公英、车前子、车前草、小蓟各30g，泽兰15g，藿香10g，杏仁、橘红、酒制大黄各10g，大枣7枚，六一散15g（布包煎）。

煎服法同1，日1剂。

（《关幼波临床经验选》）

9. 主治：黄疸。

方：赤芍60g，大黄、金钱草各30g，

茵陈、厚朴、枳壳各15g，当归、甘草各10g。

煎服法同1，日1剂。

（《福建中医药》1989.2）

10. 主治：黄疸型肝炎。

方：先以馒头2个，去心，各装黑矾30g，微火焙干。再与大枣肉120g，核桃仁60g，桃仁10g，杏仁（泡去皮尖）10g，共杵为丸。每次服6g，日服2次。

（《中医杂志》1956.6）

11. 主治：发热，黄疸，厌食，呕吐。

方：过坛龙全草120g，糖30g。

加水煎汤，去渣饮汤，日1剂。

（《广东中医》1959.7）

12. 主治：黄疸。

方：青黛1.5g，白矾3g。

共为细末，装入胶囊，分3次服，日1剂。

（《江苏中医》1964.7）

13. 主治：黄疸。

方：茵陈、车前草各15g，大叶金钱草、金银花、黄芪各20g，郁金、甘草各10g。

煎服法同1，日1剂。

热重于湿者上方药量加倍；湿重于热者加苍术、厚朴各10g；湿热并重者加赤芍、牡丹皮各10g，板蓝根、黄连各6g。

14. 主治：阳黄。

方：茵陈30～60g，板蓝根、白茅根各30g，连翘20g，蒲公英、土茯苓、泽泻各15g，郁金、柴胡各10g，生甘草6g。

煎服法同1，日1剂。

热象明显者加龙胆草、大黄各10g；湿偏重者加滑石、藿香、白蔻仁各10g；舌质红绛衄血者加丹皮、赤芍、栀子各10g；恶心呕吐者加竹茹、旋覆花、代赭石各10g；小便短赤者加木通、淡竹叶各10g；

腹胀甚者加枳壳、厚朴、木香各10g；胁痛加延胡索、川楝子各10g；阴虚者加沙参、麦门冬、女贞子各10g；肝肿大加丹参、当归、鳖甲各10g。

（以上二方摘自《陕西中医》1988.8）

15. 主治：黄疸。

方：蒲公英、秦艽、平地木各15g，虎杖30g，茯苓20g，黄芩12g，白术、车前子、板蓝根各10g，甘草6g。

煎服法同1，日1剂。

热重加金银花、连翘各10g；湿重加白蔻仁10g，薏苡仁30g；呕吐加黄连、半夏各6g；腹胀、嗳气加大腹皮、厚朴、山楂各10g。

（《陕西中医》1990.2）

16. 主治：黄疸。

方：茵陈20g，板蓝根15g。

煎服法同1，日1～2剂。

（《陕西中医》1990.2）

17. 主治：黄疸。

方：宝塔菜根30g，积雪草30g，山栀子、茵陈蒿各10g。

煎服法同1，日1～2剂。

18. 主治：黄疸，湿热并重。

方：生大黄、生芒硝各10～15g。

共为粗末，开水泡10分钟后，去渣，顿服，日1～2剂。

（《中医杂志》1985.4）

19. 主治：黄疸。

方：六月雪根60g，白茅根、山楂根各30g（若系鲜品，剂量加倍），白糖适量。

煎服法同1，日1剂。

（《安徽中医学院学报》1984.4）

20. 主治：黄疸。

方：生大黄50g（儿童减半）。

加水轻煎，去渣顿服，日1剂。

（《中西医结合杂志》1984.2）

21. 主治：黄疸。

方：酒蒸大黄40g，生麦芽30g。

加水轻煎，去渣，顿服，日1剂。

（《浙江中医杂志》1985.5）

22. 主治：黄疸。

方：紫金牛60g，地柏枝、白马骨各30g。

煎服法同1，日1剂。

（《中医杂志》1981.5）

23. 主治：身、目、小便俱黄。

方：赤芍60g，大黄30g，郁金、泽兰、车前子各15g，茵陈、板蓝根各30g。

煎服法同1，日1剂。

（《湖南中医学院学报》1988.8）

24. 主治：黄疸。

方：玉米须60g，茵陈30g，山栀子、郁金各15g。

煎服法同1，日1剂。此方亦可治疗脂肪肝、糖尿病、高血压和胆结石。

（《单方验方汇集》）

25. 主治：黄疸。

方：牛蒡子、丹参、赤芍各15g，乳香、白术、黄芩各10g，茵陈20g。

上药干燥后，共研细末，每日服2次，每次7～8g。

（《中草药土单验方选编》1971.4）

26. 主治：黄疸，湿热俱盛。

方：茵陈60g，板蓝根、滑石粉、白茅根各30g，黄柏、栀子、藿香、龙胆草、木通、甘草各10g，淡竹叶、泽泻各12g，佩兰叶15g。

煎服法同1，日1剂。

（《全国名老中医验方选集》1989）

27. 主治：急性黄疸，面黄舌淡，食少纳呆，腹胀便溏，少气懒言。

方：茵陈30g，党参、黄芪各15g，苍术、白术、滑石、当归各10g，鸡内金、柴胡、陈皮各6g,炮姜、川芎各3g。

煎服法同1,日1剂。

湿浊内蕴者加薏苡仁、佩兰叶、藿香各10g;胁痛者加郁金、泽兰各10g。

(《全国名老中医验方选集》1989)

28.主治:黄疸。

方:金钱草、半枝莲、板蓝根各60g,夏枯草、茵陈、车前草、酸酸草各30g。

共研细末,每次冲服3～5g,日2～3次。

(成都〇〇二三部队)

29.主治:黄疸,恶心,厌食,肝肿大。

方:白花蛇舌草、鱼腥草、六月雪、平地木各30g,丹参、黄芪各20g,当归、柴胡各15g,延胡索10g,萼梅、红花各5g,桂枝3g。

煎服法同1,日1剂。

肝区疼痛加三棱、莪术各10g;谷丙转氨酶高者重用平地木、六月雪,并加板蓝根30g;麝香草酚浊度高者重用白花蛇舌草。

(《千家妙方》)

30.主治:黄疸,肝大,食少,纳呆。

方:鲜甜瓜蒂25g,开水500ml。

共装入耐高温玻璃瓶中,盖严扎紧,煮沸30分钟,去渣即成,10岁以内小儿每次口服2ml;11岁以上每次5ml,日2～3次。

(《辽宁中医杂志》1959.3)

31.主治:肝肿大,腹胀,肝功能异常。

方:茵陈40g,薏苡仁20g,茯苓15g,杏仁、厚朴、半夏各10g,白蔻仁6g。

煎服法同1,日1剂。

热重加龙胆草、黄连各5g;湿重加藿香、佩兰各5g;发热加藿香、薄荷各10g;热甚加栀子、知母各10g;恶心呕吐加竹茹、旋覆花、生姜各6g;大便干燥加

重茵陈用量,并酌加大黄、芒硝;尿赤、小便不利加木通、白茅根、猪苓各5g;胁痛加延胡索、川楝子各10g;脾虚便溏加白术、草果、扁豆各10g;食滞加莱菔子、山楂各10g;腹胀甚加大腹皮、槟榔各10g;阴伤加沙参、麦门冬各10g。

(《上海中医药杂志》1984.8)

32.主治:无黄疸型慢性迁延性肝炎。

方:柴胡、黄芩各12g,太子参、滑石粉各15g,半夏、栀子各10g,甘草6g。

煎服法同1,日1剂。

(《湖南中医杂志》1989.3)

33.主治:病毒性肝炎急性期。

方:茵陈30g,板蓝根、虎杖、山楂肉、淫羊藿、金钱草、垂盆草、鱼腥草各20g,黄芩、泽泻、车前子、神曲、女贞子、贯众各15g,柴胡10g,甘草3g。

煎服法同1,日1剂。

湿热并重去女贞子、淫羊藿,加栀子15g,大黄6g;肝气郁滞加郁金、陈皮、香附、佛手各10g;湿邪困脾加厚朴、猪苓各10g,并去女贞子;热盛者加安宫牛黄丸或至宝丹;失眠加合欢皮、夜交藤各10g。

(《陕西中医》1990.2)

34.主治:目黄,尿黄,食少乏力,肝肿大,肝功异常。

方:白茅根120g。

加水煎,去渣服,日1剂。

(《中医杂志》1983.3)

35.主治:病毒性肝炎高胆红质血症。

方:茵陈、大黄各60g,金钱草、郁金、丹参各30g,栀子、枳实、厚朴各20g。

煎服法同1,日1剂。

腹胀加木香、莱菔子各10g;乏力加黄芪、太子参各15g;颜面晦暗的久病者加桃仁、红花各10g。

说明:大黄宜从小量开始,以日泻

3～6次为宜。

36. 主治：慢性肝炎。

方：茵陈50g，柴胡25g，龙胆草、郁金、延胡索各20g，甜瓜蒂0.3g。

共为细末，蜜为丸。每服5g，日3次。

37. 主治：急性肝炎。

方：紫花地丁、黄花地丁、金钱草各15g。

加水煎，去渣，分服，日1～2剂。

（以上三方摘自《中草药土单验方选编》1971）

38. 主治：慢性乙型肝炎(HBsAg阳性)。

方：黄芪30g，白术、茯苓、女贞子、菟丝子、当归、郁金、虎杖、蚕砂各15g，桑寄生、黄精、黄柏、白花蛇舌草、桑枝、山楂、神曲、麦芽各20g。

煎服法同1，日1剂。

39. 主治：慢性活动性乙型肝炎。

方：白花蛇舌草、白茅根、葛根各30g，蒲黄、牡丹皮各15g，桃仁12g，丹参30g，大黄15g，升麻20g，黄芪10g。

煎服法同1，日1剂。

40. 主治：慢性迁延性乙型肝炎。

方：黄芪30g，菟丝子、桑寄生、白芍、白花蛇舌草、葛根各20g，党参、升麻各15g，黄芩12g，淫羊藿15g。

（以上三方摘自《中医杂志》1987.12）

41. 主治：慢性肝炎（HBsAg阳性）。

方：虎杖20g，生山楂30g。

加水煎，去渣，分服，日1剂。

（《山东中医杂志》1982.2）

42. 主治：乙型肝炎。

方：黄芪、白花蛇舌草、土茯苓各30g，丹参、升麻各15g，柴胡、郁金、黄芩各10g，甘草5g。

煎服法同1，日1剂。

脾虚湿滞加苍术、半夏、白术、厚朴、陈皮各5g，太子参15g；肝肾阴虚加太子参15g，当归6g，枸杞子、麦门冬、熟地黄各12g；肾气不足加巴戟天、肉苁蓉、仙茅各12g，仙灵脾、太子参各18g，紫河车10g；白蛋白、球蛋白比倒置加乌鸡白凤丸、鹿角胶；血瘀加桃仁、红花各5g。

（《浙江中医杂志》1987.9）

43. 主治：慢性迁延性乙型肝炎。

方：田基黄30g，鸡骨草15g，白芍、党参各12g，麦门冬、沙参、枳壳各9g，柴胡、五味子、甘草各6g。

煎服法同1，日1剂。

44. 主治：乙型肝炎（HBsAg阳性）。

方：小蓟60g，菟丝子、平地木、虎杖各30g，仙茅、淫羊藿、苦参各15g，党参、苍术各9g，黄连、胡黄连各5g。

煎服法同1，日1剂。

45. 主治：慢性迁延性肝炎，兼有脾气不足和肝阴虚者。

方：党参15g，何首乌、旱莲草、茯苓各12g，白术、蓖麻叶各10g，甘草5g。

煎服法同1，日1剂。

（以上三方摘自《全国名老中医验方选集》1989）

46. 主治：慢性乙型肝炎，HBsAg持续阳性。

方：紫草、生地黄、知母、石楠叶、苍耳子、蝉蜕各15g。

煎服法同1，日1剂。

利湿选加茵陈蒿、平地木、垂盆草、白花蛇舌草、六月雪；清热选加蒲公英、贯众、黄芩；活血凉血选加丹参、生地黄、知母；补益脾肾选加黄芪、菟丝子、桑寄生。

（《浙江中医学院学报》1987.5）

47. 主治：慢性乙型肝炎(HBsAg阳性)。

方：半枝莲、板蓝根、金银花各24g，茵陈、马蹄金各16g，枳壳、芍药各10g，柴胡、甘草各 6g。

煎服法同 1，日 1 剂。

48.主治：慢性乙型肝炎(HBsAg 阳性)。

方：黄芪 12g，党参、山药、山楂、神曲、当归、板蓝根、败酱草、泽泻各 9g，白芍、虎杖、茵陈各 12g，甘草 6g。

煎服法同 1，日 1 剂。

(以上二方摘自《湖南中医杂志》1987.1)

49.主治：慢性乙型肝炎。

方：生薏苡仁、垂盆草、海金沙各 30g，平地木、蒲公英各 15g，郁金、茯苓、茜草、赤芍、白芍各 12g，柴胡、枳壳各 9g，生甘草 4g。

煎服法同 1，日 1 剂。

(《上海中医药杂志》1989.8)

50.主治：慢性乙型肝炎(HBsAg 阳性)。

方：党参、白术、茯苓、半枝莲、白花蛇舌草、板蓝根、茵陈、赤芍、白芍各 15g，当归、鸡内金、青皮、陈皮、丹参、枳壳、厚朴、莱菔子各 10g。

煎服法同 1，日 1 剂。

51.主治：慢性迁延性肝炎。

方：丹参、柴胡各 30g，灵芝 15g，五味子 10g。

煎服法同 1，日 1 剂。

(以上二方摘自《陕西中医》1988.3)

52.主治：慢性肝炎，谷丙转氨酶长期不降，胁痛，食少，易怒，乏力，舌红，苔薄黄，脉弦。

方：龙胆草、枸杞子各 30g，白芍 24g，虎杖 20g，柴胡、茵陈、郁金各 12g，枳实 10g，甘草 6g。

煎服法同 1，日 1 剂。

(《新中医》1988.6)

53.主治：慢性迁延性肝炎。

方：柴胡、炒麦芽、败酱草、连翘各 20g，黄芩 15g，枳壳、青皮、半夏、薄荷各 10g，生姜 5g。

(《黑龙江中医药》1988.2)

54.主治：慢性迁延性肝炎。白蛋白、球蛋白比例倒置。

方：黄芪、丹参、郁金、茯苓各 30g，白术 15g，柴胡、赤芍、白芍、山楂、青皮、陈皮各 10g，茵陈、秦艽、黄精各 15g，甘草 5g。

煎服法同 1，日 1 剂。

肝脾肿大加炙鳖甲 30g；HBsAg 阳性加苦参 15g；谷丙转氨酶增高加败酱草 15g；合并胆系感染加蒲公英 30g；面黄、唇白、舌质淡加紫河车 15g。

(《辽宁中医杂志》1988.2)

55.主治：慢性迁延性肝炎，谷丙转氨酶增高。

方：党参、龙胆草各 15 ～ 50g，五味子 30 ～ 100g。

煎服法同 1，日 1 剂。

(《实用中医内科杂志》1988.2)

56.主治：慢性迁延性肝炎。

方：车前子 9g，泽泻、木通、生地黄、栀子、茯苓各 6g，龙胆草、茵陈各 5g，当归、甘草各 3g。

煎服法同 1，日 1 剂。

57.主治：慢性肝炎，胁肋疼痛。

方：山楂、麦门冬各 5g，桑白皮、天花粉、赤小豆、猪苓、泽泻、桔梗、郁金、陈皮各 3g，枳壳、车前子、木香、甘草梢各 2g。

煎服法同 1，日 1 剂。

(《单方验方汇集》)

58.主治：慢性迁延性肝炎。

方：赤芍、白芍、当归、生地黄、丹参、紫草、刘寄奴、鬼箭羽各 3g，牡丹皮、川芎各 2g，胡黄连 1g，芦荟 0.5g。

煎服法同 1，日 1 剂。

服药后，以得快便为度，不应，加生大

黄 3g; 再不应, 加元明粉 3g (冲)。

（《千家妙方》）

59. 主治: 慢性肝炎。

方: 太子参、茯苓、黄皮果树叶各15g, 白术 12g, 草薢 10g, 甘草 5g。

煎服法同 1, 日 1 剂。

（《千家妙方》）

60. 主治: 慢性肝炎。

方: 茵陈 120g, 板蓝根 250g, 大枣 200g, 鸡内金 18g, 生姜 21g, 紫河车 50g, 百合 100g。

共为细末, 炼蜜为丸, 每丸重 6g。每日 3 次, 每次 1 丸。

61. 主治: 慢性肝炎。

方: 元参 30g, 丹参 45g, 郁金 15g, 苦参 8g。

共为细末, 每次冲服 3～5g, 日 3 次。

（以上二方摘自《中草药土单验方选编》）

62. 主治: 慢性肝炎, 气虚为主。

方: 黄芪、白术、山药、三棱、莪术、栀子、丹参、板蓝根各 6g。

煎服法同 1, 日 1～2 剂。

（《河北验方选》）

63. 主治: 慢性乙型肝炎 (HBsAg 阳性), 肝功能异常, 食少纳呆, 小便黄。

方: 田基黄、人字草各 6g, 鸡骨草、蒲公英、板蓝根、夏枯草、茵陈、甘草各 3g。

煎服法同 1, 日 1 剂。

64. 主治: 慢性肝炎, 胁痛, 乏力, 手足心热, 舌尖红, 苔黄, 脉弦。

方: 五味子、柴胡、黄芩、板蓝根、甘草各 6g, 白芍、田基黄各 12g, 沙参、麦门冬、枳壳各 9g, 枸杞子、山药各 30g。

煎服法同 1, 日 1 剂。可同服甲鱼汤。

（以上二方摘自《全国名老中医验方选集》）

65. 主治: 肝炎, 脘腹胀满, 右胁隐痛, 食少, 倦息, 舌紫黯, 苔黄腻。

方: 丹参、赤芍各 30g, 生牡蛎 60g, 桃仁、地鳖虫、川椒目、柴胡、紫菀、葶苈子、川楝子各 10g。

煎服法同 1, 日 1 剂。

66. 主治: 肝炎, 肝区疼痛, 午后发热, 食少乏力, 头晕目眩, 舌边红, 脉细数无力。

方: 沙参、麦门冬、女贞子、熟酸枣仁各 15g, 玉竹 24g, 石斛 18g, 茉莉花 9g, 地鳖虫、九香虫各 6g。

煎服法同 1, 日 1 剂。

67. 主治: 慢性肝炎, 谷丙转氨酶长期不降, 胁胀, 胁痛。

方: 丹参 18g, 三棱、鳖甲、柴胡、黄芩、白芍、甘草、佛手、郁金、半夏、太子参、生姜各 9g。

煎服法同 1, 日 1 剂。

68. 主治: 慢性肝炎, 气滞血瘀, 肝脾肿大, 腹壁静脉怒张, 全身浮肿, 蛋白倒置, 蜘蛛痣, 肝掌。

方: 党参、茯苓、制大黄、地鳖虫、桃仁、龙胆草、栀子各 9g, 玉米须 30g, 阿胶 9g (烊化), 炮穿山甲 1.5g (研细, 冲服)。

煎服法同 1, 日 1 剂。

（以上四方摘自《全国名老中医验方选集》）

69. 主治: 慢性活动性肝炎。

方: 丹参、黄芪、山楂、神曲、麦芽各 30g, 山豆根 15g, 淫羊藿、陈皮各 9g。

煎服法同 1, 日 1 剂。

（石家庄·解放军和平医院）

70. 主治: 慢性活动性肝炎。腹胀, 胁痛, 面黄舌淡, 气短乏力, 舌苔白腻。

方: 丹参 12g, 白术、党参、黄精、茵陈、茯苓、五味子各 9g, 何首乌、岗稔根各 15g。

煎服法同 1, 日 1 剂。

（《全国名老中医验方选集》）

71. 主治：重症肝炎。

方：大黄䗪虫丸（西安自力制药厂生产）。

每日服 2 次，每次服 2 丸（6.6g）。

（《中西医结合杂志》1987.11）

72. 主治：重症肝炎，凝血酶原时间延长。

方：赤芍、生地黄各 90g，白术、黄芩各 20g，牡丹皮、郁金、柴胡、茯苓各 10g，枳壳 5g，益母草 120g，大黄 15g。

煎服法同 1，日 1 剂。

（《江苏中医》1988.9）

73. 主治：急性无黄疸型肝炎。

方：赤芍、白芍、柴胡、茯苓各 20g，板蓝根、郁金、茜草、大黄、当归、丹参、党参、枸杞子各 10g。

煎服法同 1，日 1 剂。

（《医案验方集锦》）

74. 主治：急性黄疸型传染性肝炎。

方：茵陈、板蓝根各 30g，白茅根、车前子、山楂、神曲、麦芽各 15g，黄芩、栀子各 9g。

加水煎沸 15 分钟，滤出药液，再加水煎 20 分钟，去渣，两煎药液兑匀，分服，日 1 剂。

75. 主治：急性黄疸型肝炎。

方：茵陈 30g，当归、白术、白芍各 12g，黄芩、丹参、茯苓、郁金、青皮、川楝子、竹茹、厚朴、薏苡仁、柴胡各 9g。

煎服法同 1，日 1 剂。

（以上二方摘自《四川中医》1988.11）

76. 主治：急性黄疸型传染性肝炎。

方：板蓝根、白花蛇舌草、虎杖、丹参、黄芪各 30g，栀子、当归、白术各 15g，甘草 5g。

煎服法同 1，日 1 剂。

谷丙转氨酶升高明显加连翘 30g，山

楂 15g；黄疸伴胆囊炎加赤芍、金钱草各 30g。

（《河北中医》1988.5）

77. 主治：慢性肝炎。

方：党参、当归各 15g，茯苓、生地黄、熟地黄各 12g，白芍、白术、川芎各 9g，甘草 6g。

加水煎沸 15 分钟，滤出药液，再加水煎 20 分钟，去渣，两煎药液兑匀，分服，日 1 剂。

谷丙转氨酶高加田基黄、垂盆草、黄芩、土茯苓各 10g；阴虚加天门冬、枸杞子、沙参、石斛各 10g；肝区痛加柴胡、刘寄奴、丹参、五灵脂各 10g；乙肝表面抗原阳性加虎杖、女贞子、淫羊藿、肉苁蓉、巴戟天各 10g。

（《上海中医药杂志》1988.1）

78. 主治：慢性肝炎。

方：郁金、茯苓、黄芪、丹参各 30g，白术 15g，柴胡、赤芍、白芍、山楂、神曲、青皮、陈皮、茵陈、秦艽、黄精各 10g，甘草 5g。

煎服法同 1，日 1 剂。

谷丙转氨酶高加败酱草 15g；胆系感染加蒲公英、紫花地丁各 15g；乙肝表面抗原阳性加苦参 15g；贫血加紫河车 15g。

（《辽宁中医杂志》1988.2）

79. 主治：慢性肝炎。

方：茵陈 20g，白术 15g，熟附子、干姜、甘草各 3g，肉桂 1g。

煎服法同 1，日 1 剂。

（《江苏中医》1988.2）

80. 主治：黄疸。

方：白芍、白术、白扁豆、黄芪、茯苓各 6g，甘草 3g，大黄、芒硝各 2g。

加水煎沸 15 分钟，滤出药液，再加水煎 20 分钟，去渣，两煎药液兑匀，分服，日 1 剂。

（《医药集锦》）

81. 主治：黄疸，内蕴湿热，面色黧黑，心悸头眩，眼黄腹胀。

方：白芍、清半夏、薏苡仁、天花粉各 12g，柴胡、枳实、泽泻、茯苓、草薢、茵陈各 9g，陈皮 6g，厚朴 4.5g。

加水 6 盅，煎剩 3 盅，每隔 3 小时服 1 盅，每日服 1 剂。

82. 主治：黄疸，眼球及皮肤发黄，鼻流血水，心下满闷，恶心呕吐，不思饮食。

方：苍术 24g，茵陈 15g，厚朴、陈皮、山楂、神曲、黄芩各 9g，枳壳、木通、桔梗、猪苓、泽泻、甘草各 6g。

煎服法同 1，日 1 剂。

内热甚倍用黄芩；心腹痛去黄芩加砂仁 3～6g，草蔻 6～9g；呕吐加藿香 12g，竹茹 6g；发冷加柴胡 6g，防风 3g；腹部肿胀加金银花 12g，连翘 9g，大腹皮 9g；肺热作喘加川贝母、白果、桑白皮各 9g；大便燥结加当归、火麻仁、肉苁蓉各 15g。

（以上二方摘自《中医验方汇选》1972）

黄汗

1. 主治：黄汗，汗出多而色黄染衣。

方：生地黄、茵陈各 30g，黄芪 15g，桂枝、赤芍、白芍各 12g。

加水煎沸 15 分钟，滤出药液，再加水煎 20 分钟，去渣，两煎药液兑匀，分服，日 1 剂。

（《陕西中医》1988.7）

2. 主治：黄汗。

方：白茅根 30g，薏苡仁 18g，黄芪、乌梅、茯苓各 12g，桂枝 10g，五味子 9g，

生姜 6g。

煎服法同 1，日 1～2 剂。

（《黑龙江中医药》1985.2）

脊髓灰质炎

1. 主治：病原体是脊髓灰质炎病毒，发热，多汗，嗜睡，烦躁，肢体痛，腰骶部疼痛，继而跛行或行路时跌倒。多见于小儿。

方：黄芪 15g，当归、赤芍、地龙、板蓝根、贯众、薏苡仁、桑叶、五加皮各 10g，川芎、桃仁、红花各 5g。

加水煎沸 15 分钟，滤出药液，再加水煎 15 分钟，去渣，两次所得药液兑匀，分服，日 1 剂。

针灸取穴：夹脊、肩髃、曲池、合谷、风市上二寸、环跳、足三里、肾俞、大肠俞。

（《基层医生实用手册》）

2. 主治：脊髓灰质炎后遗症，下肢瘫软无力，疼痛，或足翻。

方：续断、淫羊藿、木瓜各 10g，牛膝、杜仲、金银花各 15g，黄柏 12g，苍术 18g，薏苡仁、伸筋草各 20g，全蝎 5g。

煎服法同 1，日 1 剂。

（《全国名老中医验方选集》1989）

3. 主治：脊髓灰质炎，发热，下肢无力或跛行。

方：茯苓、车前子各 30g，蝉蜕、僵蚕各 10g，全蝎 3g，蜈蚣 1 条，牛膝 20g。

煎服法同 1，日 1 剂。

（田凤鸣）

4. 主治：脊髓灰质炎，头痛，发热，下肢无力或跛行，疼痛，烦躁。

方：茯苓、桂枝、白术各 9g，甘草 6g。

煎服法同 1，日 1 剂。

兼有湿热者加苍术、黄柏、白芍各6g；日久虚寒可加附子3g。

（《河北省中医中药展览会医药集锦》1958）

5. 主治：脊髓灰质炎后遗症。

方：针刺肩髃、曲池、合谷、环跳、风市、阴市、阳陵泉、绝骨、足三里、昆仑。平补平泻，留针20分钟。隔日1次。

6. 主治：脊髓灰质炎后遗症。

方：主要针刺督脉经穴和夹脊穴，下肢瘫软加针环跳、阳陵泉、绝骨、髀关、足三里；腰脊软加针委中、中髎、肾俞、带脉；足向外翻加针申脉、昆仑；足向内翻加针照海、太溪；足趾屈曲加针行间；发热抽搐加针大椎、曲池、合谷、外关。

7. 主治：脊髓灰质炎后遗症。

方：针刺百会、绝骨、太溪，留针20分钟。上肢麻痹加针中渚、曲池；下肢麻痹加针足三里、承山。

8. 主治：脊髓灰质炎后遗症。

方：针刺承筋、五里、风市、阳陵泉、足三里、委中、三阴交、手三里、曲池、合谷、尺泽、大椎、昆仑。平补平泻，留针20分钟。

（以上四方摘自《医药集锦》）

病毒性脊髓炎

主治：截瘫（病毒性脊髓炎）。

方：当归、肉苁蓉各30g，赤芍、桃仁、郁李仁、火麻仁、金银花各15g，连翘、黄柏、苍术、伸筋草、牛膝、木瓜、桑寄生、络石藤、大黄、枸杞子、杜仲、何首乌、山茱萸、狗脊、黄精、石斛、巴戟天、菟丝子、茯苓各10g。

加水煎沸15分钟，滤出药液，再加水煎20分钟，去渣，两煎药液兑匀，分2次服，日1剂。

（《临证用方选粹》1984）

病毒性肠炎

1. 主治：发热，腹泻，病原体为轮状病毒。

方：葛根、黄芩、茯苓各10g，厚朴、陈皮、甘草各5g。

加水煎沸15分钟，滤出药液，再加水煎15分钟，去渣，两遍所得药液相合，分2次服，日1～2剂。

（《四川中医》1989.7）

2. 主治：腹泻（病毒性肠炎）。

方：白头翁、金银花、板蓝根、车前子各30g，连翘、木香、黄连、枳壳各15g，木通10g。

煎服法同1，日1～2剂。

（《强化疗法临证试尝》）

病毒性脑炎

1. 主治：病毒性脑炎，昏迷，二便失禁，四肢拘挛且瘫，喉中痰鸣。

方：水牛角粉、鲜生地黄、鲜石菖蒲各30g，天竺黄、胆南星、郁金、淡竹叶各9g，木通3g，羚羊角粉0.6g（冲），琥珀1.5g（冲），麝香0.09g（冲）。

加水煎沸15分钟，滤出药液，再加水煎20分钟，去渣，两煎所得药液兑匀，分2次服，日1～2剂。

（《千家妙方》）

2. 主治：病毒性脑炎，头痛，发热，呕吐，神昏，二便不能自主。

方：六一散30g，瓜蒌壳18g，藿香、

佩兰叶、半夏、黄芩、栀子、郁金各12g，天竺黄10g，黄连、石菖蒲、竹茹各9g。

煎服法同1，日1～2剂。

（《千家妙方》）

散发性脑炎

主治：散发性脑炎，表情淡漠，嗜睡，头痛，头晕，烦躁，昏迷，甚则抽搐。

方：南通蛇药片。

每日3次，每次口服10片。不能口服者，予以鼻饲。

（《中西医结合杂志》1987.7）

脑炎

1. 主治：脑炎，头痛，神昏。

方：仙人掌（或仙人球）250g。

将仙人掌削去皮刺，捣烂，绞取汁，加入蜂蜜100g，口服，日1～2剂。

2. 主治：脑炎，头痛，头晕，昏迷，抽搐。

方：犀牛角1g，羚羊角1.5g，人中黄2g，地龙、连翘、金银花、生地黄各6g，淡竹叶20g，天门冬5g。

加水煎沸15分钟，滤出药液，如此三遍，分3次服，日1剂。

3. 主治：脑炎，发热，头痛，头昏。

方：鲜白萝卜500g，麦芽膏100g。

共捣，绞汁，顿服，日2剂。

4. 主治：脑炎，发热，昏迷，呕吐。

方：大黄15g，生石膏、黄芩、黄连、淡竹叶各12g，地骨皮6g。

加水煎沸10分钟，滤出药液，再加水煎15分钟，去渣，两煎药液兑匀，分2次服，日1～2剂。

（以上四方摘自《单方验方汇集》）

流行性乙型脑炎

1. 主治：高热，头痛，呕吐，嗜睡，项强，烦躁，昏迷，抽搐。

方：金银花、大青叶、七叶一枝花、丹参各30g，生石膏60g，连翘、大黄（后下）、藿香、佩兰叶各15g，六一散18g。

加水煎沸15分钟，滤出药液，再加水煎20分钟，去渣，两煎所得药液兑匀，分2次口服或鼻饲，日1剂。

痰多抽搐加天竺黄、竹沥、半夏、全蝎各10g，蜈蚣2条；高热神昏谵语者加服安宫牛黄丸。

配合物理降温、抗痉厥、抗衰竭等辅助治疗方法。

（《江苏中医》1985.7）

2. 主治：高热，头痛，呕吐，项强。

方：板蓝根注射液20ml（含生药10g），丹参注射液10ml（含生药15g），10%葡萄糖250ml，静脉点滴，日2次。

热甚加服羚羊角粉1.5g，日2～3次；神昏加紫雪丹1.5g鼻饲，日3次；消化道出血加三七粉2g，生大黄粉3～6g，口服，日2次；痰多加竹沥30ml，口服，日3次；大便不通者加服大承气汤；呼吸、循环衰竭者加人参5g，煎汤服；恢复期低热，改服竹叶石膏汤加减。

（《上海中医药杂志》1985.10）

3. 主治：发热头痛，项强，口渴嗜卧或呕吐，恶寒重，或有烦躁，苔白或黄，脉浮数或洪数。

方：板蓝根、大青叶各60g，金银花、紫花地丁、贯众各30g，连翘、薏苡仁、粳米各15g，生石膏18g，黄芩12g，知母10g。

煎服法同1，日1～2剂。

4. 主治：高热头痛，烦躁不安，神昏谵语，肢体拘急或抽搐，喉中痰鸣，舌绛，苔黄燥，脉滑数。

方：生石膏150g，大青叶60g，金银花、紫花地丁、板蓝根各30g，菊花、泽兰各15g，麦门冬、生地黄各12g，郁金、石菖蒲、粳米、甘草各10g。

煎服法同1，日1剂。

高热不退加犀牛角、羚羊角、青黛、龙胆草，烦躁痉厥加羚羊角、地龙、僵蚕、全蝎、蜈蚣、朱砂，阴液枯竭加沙参、麦门冬、西洋参，昏迷加安宫牛黄丸、紫雪散、至宝丹。

5. 主治：乙脑后期，低热，食少纳呆，身困乏力，语言不利，吞咽不适，肢体欠灵活，唇干，舌红少苔，脉细而数。

方：忍冬藤30g，生石膏、山楂、淡竹叶各15g，麦门冬、党参、神曲、丝瓜络、荷叶、甘草、陈皮各10g。

煎服法同1，日1剂。

6. 主治：高热，头痛，昏迷。

方：生石膏、磁石各30g，金银花、连翘、栀子、地龙、钩藤各15g，大青叶、板蓝根、石菖蒲、郁金、远志各10g，川贝母7g。

煎服法同1，日1～2剂。必要时加服安宫牛黄丸1粒，日1～2次。

（以上四方摘自《千家妙方》）

7. 主治：高热，昏迷，颈项强直。

方：生石膏、板蓝根、金银花各30g，连翘、淡竹叶、大青叶、知母、芦根各20g。

煎服法同1。

（《河北验方选》）

8. 主治：高热，神昏，牙关紧闭，角弓反张，阵发性抽搐，脉沉细数。

方：生石膏180g，大生地黄18g，黄连12g，犀牛角粉、黄芩、元参、牡丹皮各

9g，栀子、桔梗、赤芍、连翘各5g，知母、全蝎、甘草、淡竹叶各3g，蜈蚣5条。

煎服法同1，日1～2剂。同时加服安宫牛黄丸和止痉散。

9. 主治：高热，神昏，甚则抽搐。

方：生石膏100～300g，黄连、黄芩、栀子、石菖蒲、郁金各10～20g，生地黄、金银花、连翘、板蓝根各30g，薏苡仁60g，白蔻仁、杏仁、藿香各10g。

煎服法同1，日1～2剂。同时加服安宫牛黄丸或至宝丹。

（以上二方摘自《强化疗法临证试尝》）

10. 主治：高热，昏睡，颈项强直，阵阵抽搐，舌绛苔燥。

方：生石膏60g，泡沙参20g，知母、粳米各12g，甘草10g，蜈蚣1.5g（研，冲服），苦竹叶卷心30g（后下）。

煎服法同1，日1～2剂。

（《四川中医》1988.7）

11. 主治：头痛，高热，昏迷。

方：生大黄20～30g（后下），元明粉15～25g（研细冲服），生石膏60～120g，知母20g，蝉蜕、钩藤各15g，生地黄、板蓝根、金银花、太子参各25g，甘草10g。

煎服法同1，日1～2剂。

12. 主治：流行性乙型脑炎后遗症，僵直性瘫痪及喉头麻痹。

方：生石膏50g，葛根、羌活、独活、防风、薄荷、钩藤、天麻、胆南星、全蝎、白僵蚕、地龙、天竺黄、秦艽、木瓜、当归、白芍、乌蛇、桂枝、桑枝、白附子各10g，蜈蚣2条，羚羊角粉1g（冲服），甘草5g。

煎服法同1，日1剂。

（以上二方摘自《医药集锦》1958）

13. 主治：高热常在40℃左右，神昏谵语，四肢抽搐，面色红赤，两目上视，牙

关紧闭，角弓反张，全身汗出，四肢不温，胸腹灼热，大便秘结，舌质红，苔黄燥。

方：大黄10g（后下），钩藤10g（后下），七叶一枝花10g，生地黄12g，羚羊角3g（先煎），元明粉6g（冲服），桑叶、菊花、浙贝母各6g，蝉蜕5g，蜈蚣2条，安宫牛黄丸1粒（研冲）。

煎服法同1，日1剂。

（《湖南中医杂志》1988.2）

14. 主治：神昏，鼾睡，痰鸣，呼吸困难（衰竭）。

方：六神丸20粒。

一次服，日3次。

（《新中医》1989.10）

15. 主治：流行性乙型脑炎后遗症，失语，痴呆，抽搐，肢体拘挛瘫痪。

方：生石决明、生牡蛎、生龟版各15g（先煎），阿胶、天竺黄、生地黄各10g，麦门冬、白芍各6g，石菖蒲3g，鸡子黄1个（后入）。

煎服法同1，日1剂。

（《四川中医》1988.7）

狂犬病

1. 主治：狂犬病，兴奋，恐水，咽肌痉挛和进行性瘫痪。

方：扫山狗、油子树根、九灵根、黑竹根各30g，生地榆、忍冬藤、梨萝根各50g。

加水煎沸15分钟，滤出药液，再加水煎20分钟，去渣，两煎所得药液兑匀，分服，日1剂。

（《全国新医疗法资料汇编》）

2. 主治：狂犬病，兴奋，恐水，咽肌痉挛。

方：桃仁、大黄各15g，地鳖虫5g，斑蝥1个，雄黄2g。

煎服法同1，日1剂。

（《湖北中医杂志》1982.1）

3. 主治：狂犬咬伤，兴奋，恐水。

方：全蝎、斑蝥、白僵蚕各7个，地龙10条（去泥焙干），朱砂3g，大黄9g。

共研细末，分15份，每次用黄酒冲服1份，日1～3次。

4. 主治：狂犬咬伤。

方：滑石18g，木通、车前子、萹蓄、瞿麦、大黄各9g，栀子6g，甘草5g，灯心2g，斑蝥4个，马钱子2个（用油炸焦）。

煎服法同1，日1剂。

5. 主治：狂犬咬伤。

方：全蝎、斑蝥各3个，蜈蚣1条。

共为细末，分成6份，黄酒冲服1份，每日3次。

6. 主治：狂犬咬伤。

方：羌活、独活、人参、茯苓各9g，枳壳、桔梗、柴胡、前胡、川芎、甘草各6g，生地榆30g，生姜3片，紫竹子根1把。

煎服法同1，日1剂。

7. 主治：狂犬咬伤。

方：人指甲10个。

炒焦黄，研成细末，黄酒送服。覆被发汗。

（以上五方摘自《医药集锦》）

流行性出血热

1. 主治：高热口渴，头痛腰痛，眼眶痛，目赤而瞀，心烦失眠，颈胸潮红，舌红苔黄，脉弦数或洪数。

方：生石膏60g，金银花、板蓝根、丹参、玄参各30g，知母15g，甘草10g，生大黄、白茅根各 6g。

加水煎沸 15 分钟，滤出药液，再加水煎 20 分钟，去渣，两煎所得药液兑匀，分 2 次服，日 1～2 剂。

同时用生大黄、地榆、槐米各 15g，芒硝 30g。

加水煎，去渣，保留灌肠。

2. 主治：壮热面赤，瘀斑衄血，渴欲饮冷，心烦肢冷，血压下降，舌红苔黄燥，脉沉数。

方：生石膏、元参、黄精各 30g，栀子、生大黄、枳实、丹参各 15g，桂枝 6g。

煎服法同 1，日 1～2 剂。

同时应用独参注射液或参附注射液，肌内注射或静脉点滴。

3. 主治：少尿或无尿，口干燥而不欲饮，恶心呕吐，腹胀，大便秘结，舌红绛，苔黑燥或黄腻，脉细数或弦数。

方：生地黄、元参各 30g，麦门冬 24g，生大黄、附子、丹参各 15g，芒硝 18g，桃仁 10g，白茅根 60g。

煎服法同 1，日 1～2 剂。

同时用番泻叶煎汤，灌肠或肾区热敷。

4. 主治：多尿，口渴，倦怠腰酸，多饮，心烦少寐，手足心热，舌干苔少，脉细数或虚大。

方：龙骨、牡蛎各 30g，熟地黄 24g，麦门冬 18g，党参 15g，山药、山茱萸各 12g，茯苓、牡丹皮、泽泻、覆盆子各 10g，五味子 6g。

煎服法同 1，日 1～2 剂。

（以上四方摘自《浙江中医杂志》1984.6）

5. 主治：高热，头痛，腰痛，眼眶痛，面红目赤。

方：青蒿、板蓝根、生地黄、牛角、白茅根各 30g，当归、赤芍、丹参、牡丹皮、红花、麦门冬各 10g。

煎服法同 1，日 1～2 剂。

（《新中医》1989.10）

6. 主治：高热口渴，头、眼眶和腰痛。面颈胸部潮红。

方：桔梗、川贝母、巴豆（去油）各 3g。

共研细末，每日 1 次，每次 0.5g。

瘟毒蕴结脏腑，可同时服用清瘟败毒饮合调胃承气汤。

（《中医杂志》1982.12）

7. 主治：高热，面红，口渴，烦躁头痛，目眶痛，腰痛。

方：金银花、生地黄各 30～45g，连翘 20g，赤芍、柴胡、桃仁、红花、当归各 15g，丹参 40～60g，枳壳 12g，甘草 8g。

加水煎沸 20 分钟，滤出药液，再加水煎 20 分钟，去渣，两煎所得药液兑匀，频频服之，日 1～2 剂。

高热大汗加生石膏 60～120g，知母 12～18g；腹胀便秘加生大黄 15～45g，芒硝 15～30g（冲服）；神昏谵语加安宫牛黄丸 1 丸，口服，日 2～3 丸；血压下降加生脉饮或参附汤；尿少尿闭加白茅根 45g，车前子 30g，滑石 25g，木通 12g。

（《湖北中医杂志》1989.2）

8. 主治：头痛，眼眶痛，腰痛，少尿，高热，目赤，胸闷气喘，咳嗽，呼吸急促，恶心，呃逆。西医谓流行性出血热少尿期合并急性肺水肿。

方：葶苈子 10g，浙贝母 15g，桑白皮 30g，车前子 30g，枳实、大黄各 5g，生地黄、丹参、白茅根各 30g。

（《江苏中医》1988.9）

9. 主治：发热，目赤，舌红。

方：生石膏 120g，水牛角、白茅根各 60g，生地黄 30g，知母、牡丹皮、赤芍各

10g。

煎服法同 1，日 1 剂。

（《千家妙方》）

10. 主治：发高热，头痛，目眶痛，腰痛，颈胸潮红，舌红，脉数。

方：生石膏 100～200g，金银花、连翘、元参、知母、生地黄、板蓝根、丹参各 30g，党参 20g，牡丹皮、赤芍、大黄各 10g，甘草 5g。

煎服法同 1，日 1 剂。

11. 主治：流行性出血热少尿或无尿期者。

方：大黄、芒硝各 100g。

加水煎，去渣，分 4～6 次服下，日 1 剂。

同时用上述剂量，水煎，去渣，保留灌肠。

（以上二方摘自《河北医药》1989.6）

12. 主治：流行性出血热恢复期。

方：沙参、天门冬、麦门冬、玄参、丹参、赤芍、牛膝、淡竹叶、滑石、当归、茯苓、陈皮各 10g。

煎服法同 1，日 1 剂。

（《实用内科杂志》1989.3）

13. 主治：流行性出血热，消化道出血。

方：白及 50～100g。

加水煎，去渣，分 3～4 次口服。

（《临床内科杂志》1988.1）

流行性脑脊髓膜炎

1. 主治：发热，头痛，呕吐，颈项强，甚则昏迷，抽搐。

方：生石膏 200g，生绿豆、生白茅根各 100g，玄参、生地黄各 50g，黄芩、知母、牡丹皮、栀子、菖蒲各 15g，犀牛角、黄连各 10g。

加水煎沸 15 分钟，滤出药液，再加水煎 20 分钟，去渣，两煎所得药液兑匀，分服，日 1 剂。

（《千家妙方》）

2. 主治：发热头痛，呕吐项强。

方：鲜生地黄 25g，麦门冬、连翘各 12g，元参、丹参、金银花各 9g，竹叶心 4.5g，黄连 3g，紫雪丹 2.5g，犀牛角尖 1.5g。

煎服法同 1，日 1～2 剂。

（《千家妙方》）

3. 主治：发热头痛，项强呕吐。

方：荆芥、金银花、连翘、蒲公英、紫花地丁、桂枝各 20～30g，牡丹皮、元参、栀子、赤芍、当归各 10～20g。

煎服法同 1，日 1～2 剂。

（《临证用方选粹》）

4. 主治：发热，头痛，呕吐。

方：鲜地龙、白糖各等份，共捣如泥。将囟门头发剃光，敷于囟门处。口服安宫牛黄丸或太乙紫金锭。再用皂矾末少许，纳入两鼻孔内。日 1～2 次。

（《江苏中医》1957.3）

5. 主治：脑膜炎。

方：竹茹 60g，羚羊角、金线莲各 9g，西洋参、麦门冬、淮山药、桑白皮、天竺黄各 6g，番泻叶、大黄各 3g。

加水煎沸 15 分钟，滤出药液，再加水煎 20 分钟，去渣，两煎药液兑匀，分服，日 1 剂。

（《河北中医》1983.2）

斑疹伤寒

1. 主治：发热，皮疹，嗜睡。

方：生石膏 25g，元参、麦门冬、生地黄、葛根、丹参各 15g，黄连、白芍、甘草各

10g。

加水煎沸15分钟，滤出药液，再加水煎20分钟，去渣，两煎所得药液兑匀，分服，日1剂。

（《基层医生实用手册》）

2. 主治：发热恶寒，头痛头晕，乏力，身痛烦躁，目赤，皮疹。

方：生石膏30g，金银花、连翘、蒲公英、大青叶、葛根、山药各15g，知母、柴胡、黄芩各10g，甘草6g。

煎服法同1，日1剂。

（《河北中医》1988.4）

3. 主治：发热恶寒，皮疹，目赤，发热以午后为甚，口渴不欲饮，泛恶、纳差，身痛，恶寒，多汗，便干，舌质红，舌苔白腻，脉数。

方：白豆蔻、木通、菖蒲、藿香、川贝母、薄荷、寒水石各6g，生石膏、茵陈、滑石、连翘各16g，射干、黄芩、僵蚕各10g，板蓝根20g。

煎服法同1，日1～2剂。

舌绛加生地黄、大青叶、白薇各10g；大便溏去生石膏、寒水石，加黄连5g；恶寒甚加羌活10g；头痛甚加白芷10g。

（《陕西中医》1986.1）

4. 主治：发热以午后为甚，胸闷纳呆，身倦乏力，多汗，皮疹。

方：荆芥、金银花、连翘、赤芍、牡丹皮、紫草、薏苡仁各20g，浮萍、蒲公英、紫花地丁、当归、水牛角粉各10g，甘草5g。

煎服法同1，日1剂。

（《临证用方选粹》）

恙虫病

主治：恙虫病。

方：虾钳菜、旱莲草各30g，崩大碗（积雪草）15g，白花蛇舌草、白茅根、车前草各10g，羊蹄草3g。

加水煎沸15分钟，滤出药液，再加水煎20分钟，去渣，两煎所得药液兑匀，分服，日1剂。

（《中草药土单验方选编》）

白喉

1. 主治：咽、喉、鼻或其他部位的黏膜炎症及灰白色假膜形成，并有细菌产生的外毒素引起的全身中毒症状，其中以心肌损害较为多见。

方：火炭母鲜叶150g，蜂蜜5g。

将火炭母捣烂取汁，加蜂蜜兑服，少量多次，1日1剂。

（《全国新医疗法资料汇编》）

2. 主治：白喉。

方：生地黄18g，玄参15g，麦门冬9g，牡丹皮、连翘各6g，石斛、白茅根、川贝母、赤芍各5g，桂枝3g，鲜芦根100g。

加水煎沸15分钟，滤出药液，再加水煎20分钟，去渣，两煎所得药液兑匀，分服，日1剂。

大热大汗者加生石膏、知母各10g；大便溏泻者加泽泻、通草、茯苓各10g；精神欠佳者加茯神10g。

（《中医杂志》1956.5）

3. 主治：白喉。

方：雄黄（水飞）、郁金、浙贝母各9g，巴豆霜6g，桔梗、黄连各15g。

共研极细末，每次0.7～1.2g，开水和服，得吐泻，止后服，不泻再服。

（《江苏中医》1959.11）

4. 主治：白喉。

方：生地黄、生石膏各 12g，犀牛角、黄芩、白僵蚕、牛蒡子、马勃、板蓝根、知母、木通、黄连、龙胆草、玄参、栀子、甘草各 9g，大青叶 6g。

煎服法同 2，日 1 剂。

5. 主治：咽、喉或鼻的黏膜上有灰白色的假膜形成，不易拭去，强行剥离，可致出血。咽部白喉有发热咽痛，扁桃体上可见假膜；喉白喉多由咽白喉蔓延而来，声音嘶哑，犬吠状咳嗽。重者可见呼吸困难，甚至窒息。

方：五倍子、白矾各 30g，天然牛黄 0.15g（人工牛黄 4.5g），珍珠 0.3g，冰片 0.9g。

先将五倍子煅成炭，白矾煅枯，共为细末。再将珍珠煅碎，共为极细末。以喷粉器喷入咽喉部，2～3 小时 1 次。

（以上二方摘自《河北验方选》）

6. 主治：白喉，中等度发热，喉部有灰白色假膜，声音嘶哑，咳嗽如犬吠，呼吸困难，三凹征。

方：金银花 15g，甘草 6g，山豆根、射干各 3g。

煎服法同 1，日 1 剂。

（张成运）

7. 主治：白喉。

方：鲜芦根 15g，元参 9g，生甘草 3g。加水煎服法同 2，日 1 剂。

（《单方验方汇集》1970）

百日咳

1. 主治：阵发性痉咳，夜间重，白昼轻；呈高调啼声，咳出黏液而暂停，涕泪俱下；咳声最后伴鸡鸣样回声。病程长。

方：天门冬、麦门冬、瓜蒌、枇杷叶、竹茹、陈皮、半夏、百部、桔梗、川贝母各 10g，甘草 3g。

加水煎沸 15 分钟，滤出药液，再加水煎 20 分钟，去渣，两煎所得药液兑匀，分服，日 1 剂。

（《强化疗法临证试尝》）

2. 主治：百日咳。

方：全蝎 1 个，鸡蛋 1 个。

将全蝎焙黄研末；将鸡蛋煮熟去皮，以鸡蛋蘸全蝎末食之，日 1～2 剂。

（田凤鸣）

3. 主治：百日咳。

方：鸡苦胆 1 个。

以针刺破，挤出胆汁。加白糖适量，一次服下，日 2～3 次。

4. 主治：百日咳。

方：猪胆汁（烘干，研粉）20g，淀粉 20g，白糖 50g。

共研匀，每次服 0.3g，日 2～3 次。

（以上二方摘自《中国秘方全书》）

5. 主治：百日咳。

方：百部、天门冬、麦门冬、瓜蒌皮、白术、橘红、半夏各 6g。

煎服法同 1，日 1 剂。

（《浙江医学》1961.1）

6. 主治：百日咳，发热。

方：百部 12g，鲜芦根、白及各 6g，麻黄 1g，薄荷 2g。

煎服法同 1，日 1 剂。

（《江苏中医》1958.9）

7. 主治：百日咳。

方：马齿苋 30g。

加水煎，去渣，再加白糖适量，分服，日 1～2 剂。

（《上海中医药杂志》1959.3）

8. 主治：百日咳。

方：川贝母 15g，郁金、葶苈子、桑白

皮、白前、马兜铃各 2g。

共研细末，每次 1～2g，以白糖水冲服，日 3～4 次。

（《江苏中医》1965.2）

9. 主治：百日咳。

方：黄豆 30g，车前草 10g，茶叶 15g。

加水煮至豆烂，去渣，加冰糖适量，分 2 次服，日 1 剂。

（《中医杂志》1957.6）

10. 主治：百日咳。

方：黄连 2g（研成粗末）。

加水煎，去渣，分服，日 1 剂。

（《中华医学杂志》1955.10）

11. 主治：百日咳。

方：炙百合、炙款冬花、炙桑白皮各 9g，炒杏仁 3g，莱菔子 5g。

煎服法同 1，日 1 剂。

（《河北验方》）

12. 主治：百日咳。

方：重 500g 以上的鱼的苦胆 1 个（取汁），生甘草粉 9g。

加水共煎，去渣，分服，日 1 剂。

（《黑龙江中医药》1965.3）

13. 主治：百日咳。

方：大蒜 2 头（捣如泥），白糖 60g。

加水 200ml，搅匀，取汁，每次 10ml，日 4 次。

（北京一六〇部队）

14. 主治：百日咳。

方：炙枇杷叶、苦参各 15g，麻黄 7g，大黄 3g，白芥子 25g。

煎服法同 1，日 1 剂。

（《北京中医学院学报》1983.4）

15. 主治：百日咳。

方：蟾蜍 1 只，黑胡椒 7 粒。

将黑胡椒塞入蟾蜍口中，缝合，置砂锅内焙干。研成细末，分成 3 份，日服 1 份。

（《新中医》1981.1）

16. 主治：百日咳。

方：百部 6g，蜈蚣 1 条，款冬花 3g，川贝母 6g（研末冲服），鸡苦胆 1 个（焙干，研末，冲服）。

煎服法同 1，日 1 剂。

（《光明中医》1989.1）

17. 主治：百日咳。

方：百部、石胡荽、侧柏叶各 20g，甘草 50g，牛胆汁干燥粉末 30g，蜈蚣、黄豆各 10g。

共为极细末，每次 0.3～1.0g，日 3 次。

（《四川中医》1986.12）

18. 主治：百日咳。

方：钩藤、麦门冬、川贝母各 15g，白僵蚕、半夏、杏仁各 10g，甘草 5g。

煎服法同 1，日 1 剂。

19. 主治：百日咳。

方：钩藤、薄荷各 10g。

加水煎沸 15 分钟，去渣，分服，日 1 剂。

（以上二方摘自《河北中医》1988.4）

20. 主治：百日咳。

方：马齿苋 20g，炙百部、生石膏、浙贝母、侧柏叶各 10g，麻黄、杏仁、甘草各 5g。

煎服法同 1，日 1 剂。

（《浙江中医杂志》1988.5）

21. 主治：百日咳。

方：天门冬、麦门冬各 15g，黄连、沙参、川贝母、防风、杏仁、百部、黄芩、桔梗、牛蒡子、朱砂、生石膏各 9g，石菖蒲、代赭石、硼砂、青黛各 6g，薄荷冰 1.2g。

共为细末，每次 1～2g，日 3 次。

22. 主治：百日咳。

方：紫雪散 4g，黄连末 6g。

共研，每次服 1～2g，日 3 次。

（以上二方摘自《河北验方选》）

23. 主治：百日咳。

方：鲜柏叶 20～60g。

加水煎，去渣，加白糖适量分服，日1剂。

（《安徽中医学院学报》1988.1）

24. 主治：百日咳。

方：地龙 2g，全蝎 1g，百部、僵蚕、蝉蜕各 5g，甘草 3g。

煎服法同 1，日 1～2 剂。

（《陕西中医》1988.1）

25. 主治：百日咳。

针刺取穴：风门、肺俞、定喘、天突。

鼻衄或痰中带血加鱼际、少商；痰多加丰隆，发热加曲池、合谷。

（《山东中医杂志》1982.4）

26. 主治：小儿百日咳，阵发性痉咳，昼轻夜重，咳甚时涕泪俱下。

方：代赭石 30g，百部、半夏、枇杷叶、黄芩、桑白皮、橘叶、陈皮各 9g，葶苈子 4g，甘草 2g。

煎服法同 1，日 1 剂。

（《陕西中医》1989.10）

肠伤寒

1. 主治：伤寒初期，发热恶寒，全身不适，疲乏无力，倦怠嗜睡，体温呈梯形上升，大便不实或溏稀，食欲减退，脘腹胀闷，舌质红，苔白腻，脉浮缓。

方：鱼腥草 30g，薏苡仁 20g，白蔻仁、杏仁、佩兰叶、藿香、陈皮、半夏、郁金、栀子各 10g，甘草 5g。

加水煎沸 15 分钟，滤出药液，再加水煎 15 分钟，去渣，两煎所得药液兑匀，分服，日 1～2 剂。

（田凤鸣）

2. 主治：伤寒中期，高热稽留，入夜更甚，神识昏蒙，撮空理线，谵语，舌质红绛，舌苔黄腻，相对缓脉。

方：金银花、连翘、薏苡仁各 30g，鱼腥草 20g，知母、藿香、佩兰叶、茯苓、栀子、黄连各 10g，甘草 5g。

安宫牛黄丸 1 粒，口服，日 2 次。

煎服法同 1，日 1 剂。

（张成运）

3. 主治：肠伤寒。

方：柴胡、金银花、蒲公英、紫花地丁各 15g，黄芩、白芍、大枣、生姜各 10g，芒硝 3g（冲服）。

煎服法同 1，日 1～2 剂。

头痛加薄荷、白芷各 10g；口渴加天花粉、生石膏各 10g；咳嗽加陈皮、紫菀各 10g；腹泻加薏苡仁、山药各 30g；头面浮肿，腹胀，小便赤加茯苓、木通、大腹皮、泽泻各 10g；发热不退加栀子、地骨皮、玄参各 10g；体虚加党参、白术、黄芪各 10g；食少纳呆加白蔻、山楂、鸡内金各 10g。

（《河北省中医中药展览会医药集锦》）

4. 主治：高热，表情淡漠，有皮疹，相对缓脉，舌红。

方：凤尾草、鱼腥草各 50g，茵陈、藿香各 10g。

煎服法同 1，日 1 剂。

肠出血加地榆、黑槐花各 15g；鼻衄加白茅根、黑栀子各 15g；腹胀加陈皮、厚朴各 15g；腹泻加薏苡仁 30g。

（《千家妙方》）

5. 主治：伤寒，高热稽留，脉缓舌红。

方：金银花 120g，黄连 60g，生石膏、知母、泽泻、滑石各 15g，天花粉、大青叶各 30g，黄芩、黄柏、金钱草、栀子、车前子各 10g，甘草 5g。

煎服法同1,日1剂。

(田凤鸣)

6.主治:伤寒,发热,乏力。

方:槐角、地榆、滑石各15g,木香、延胡索、前胡、桃仁、桑白皮、黄芩、枳壳各10g,甘草3g。

煎服法同1,日1~2剂。

(《江苏中医》1988.10)

7.主治:伤寒,发热。

方:柴胡、黄芩、滑石、竹茹、青蒿各15g,半夏、枳实、陈皮、荷叶、生姜各10g,甘草5g,青黛6g(冲服)。

煎服法同1,日1~2剂。

头痛加白芷、薄荷各10g;汗出多加黄芪、太子参各10g。

(《四川中医》1988.11)

细菌性痢疾

1.主治:急性细菌性痢疾,恶寒发热,恶心呕吐,腹痛,腹泻,里急后重,下痢赤白,日数十次,初为水样大便,后为脓血便。

方:白头翁、秦皮、黄连各20g,荆芥、防风、当归、白芍、槟榔、山楂、木香、莱菔子、青皮各10g,甘草5g。

加水煎沸15分钟,滤出药液,再加水煎20分钟,去渣,两煎所得药液兑匀,分服,日1剂。

(《强化疗法临证试尝》)

2.主治:细菌性痢疾,腹痛,腹泻,里急后重,下痢赤白。

方:大蒜2头。

去皮捣拦,加食醋15ml,再以油条2个,切碎,拌食,日1~2次。

3.主治:急性细菌性痢疾,发热,腹痛腹泻,后重。

方:马齿苋500g。

煎服法同1,日1~2剂。

(以上二方采自河北省民间方)

4.主治:急性细菌性痢疾。

方:白芍15g,茯苓12g,黄连、黄芩、阿胶(另包烊化)、半夏各10g。

煎服法同1,日1~2剂。

体虚加甘草6g;腹满加厚朴6g;口渴加天花粉6g。

(《安徽中医学院学报》1984.3)

5.主治:脓血便,腹痛,发热,食少。

方:马鞭草、龙牙草各90g,海蚌含珠60g,大蒜(去皮)20g。

煎服法同1,日1~2剂。

(《浙江中医杂志1959.7》)

6.主治:初起腹痛腹泻,继则下痢后重,日夜数十次,乏力。

7.主治:急性细菌性痢疾,赤痢。

方:苍术100g,杏仁、羌活、熟大黄、生大黄各60g,川乌头(面煨)、甘草各50g。

共为细末,每次1~3g,日3次,灯心草煎汤送服。

(《河北中医》1977.4)

8.主治:急性细菌性痢疾。

方:薏苡仁、白术各30g,白头翁15g,黄芩、川楝子、秦皮、木香、厚朴、陈皮、延胡索各10g,黄连、炮姜、甘草各6g。

煎服法同1,日1~2剂。

(《陕西中医》1988.8)

9.主治:急性细菌性痢疾。

方:仙鹤草30g。

研成细末,每次冲服5g,日4~6次。

(《江西医药》1961.8)

10.主治:急性细菌性痢疾。

方:黄连120g,木香30g。

共为细末,炼蜜为丸,每丸10g重,每

日 3 次，每次 1 丸。

（《中医杂志》1956.4）

11. 主治：急性细菌性痢疾。

方：鹿衔草 120g。

煎服法同 1，日 1 剂。

（《中华内科杂志》1961.4）

12. 主治：急性细菌性痢疾。

方：地锦草 100g。

加水煎，去渣，再加白糖适量服，日 1 剂。

（《新中医》1988.3）

13. 主治：细菌性痢疾，不发热。

方：带皮大蒜 2 头。

火上烤黑，去皮食之，日 1～2 次。

（《单方验方汇集》）

14. 主治：慢性细菌性痢疾。

方：山楂肉 200g。

炒黄，为末，以糖水冲服 6g，日 3 次。

（《单方验方汇集》）

15. 主治：急性细菌性痢疾。

方：鲜马齿苋、鲜萝卜叶各 250g，大蒜 1 头。

捣如泥，绞出汁，加醋少许，1 次服下。

（《河南中医》1984.4）

16. 主治：急性细菌性痢疾。

方：旱莲草 30g，黄连、百部各 15g。

煎服法同 1，日 1～2 剂。

（《湖北中医杂志》1981.4）

17. 主治：细菌性痢疾。

方：仙鹤草、鬼针草各 20g。

煎服法同 1，日 1～2 剂。

（《福建中医药》1982.5）

18. 主治：慢性细菌性痢疾。

方：仙鹤草、桔梗、黄芩、白芍、干姜、木香、槟榔、附子、淫羊藿各 10g，甘草 5g。

煎服法同 1，日 1 剂。

湿热盛加金银花、连翘、秦皮各 10g；

脾虚加党参、白术、茯苓、白扁豆各 10g；里急后重甚加重木香用量；脘闷腹胀加厚朴、枳实各 10g。

（《陕西中医》1988.8）

19. 主治：细菌性痢疾。

方：硼砂 9g，朱砂、木香、丁香、沉香、当归、甘草、大黄各 6g，巴豆霜 3g。

共为细末，每次 0.5g，日 2 次，白水送服。

20. 主治：细菌性痢疾。

方：鸦胆子 30g。

去壳，以龙眼肉包裹，每次冲服 30 粒，日 1～2 次。

21. 主治：细菌性痢疾。

方：黄芪、当归各 30g，黄连 15g。

煎服法同 1，日 1 剂。

（《单方验方汇集》）

22. 主治：细菌性痢疾。

方：胡椒、砂仁各 15g。

共为细末，分 3 次冲服，日 1 剂。

23. 主治：细菌性痢疾。

方：金针菜 30g，红糖 60g。

共煮熟，食其菜，饮其汤。

24. 主治：细菌性痢疾。

方：吴茱萸 10g。

研末，以醋调，敷两足心。

25. 主治：细菌性痢疾，便下稀水。

方：车前子、神曲、赤石脂、滑石各等份。

共为细末，糖水调服 9g，日 3 次。

（《家庭中医灵验便方》）

26. 主治：急性细菌性痢疾。

方：枳实 25g，厚朴、山楂、金银花、白头翁各 20g，槟榔、大黄、甘草各 15g，滑石 10g。

煎服法同 1，日 1 剂。

（《黑龙江中医药》1988.4）

27. 主治：急性细菌性痢疾。

方：当归、白芍各60g，黄连、地榆、滑石、罂粟壳各10g，莱菔子、木香、枳壳、槟榔、甘草各5g。

（《千家妙方》）

28. 主治：细菌性痢疾，赤痢。

方：白头翁30g，白芍、槟榔、黄连各15g。

煎服法同1，日1～2剂。

（《单方验方汇集》）

29. 主治：细菌性痢疾，赤痢。

方：茯苓30g，白芍、黄柏、黄芩各15g，当归、大黄、白头翁、肉桂、黄连、丹皮各10g。

煎服法同1，日1～2剂。

（《医药集锦》）

30. 主治：细菌性痢疾。

方：苦参、山楂各30g，白芍15g，黄连、木香、大黄各5g。

煎服法同1，日1～2剂。

（《云南中医杂志》1988.4）

31. 主治：细菌性痢疾。

方：野菊花、马齿苋、车前草各30g。

煎服法同1，日1～2剂。

（《四川中医》1988.9）

32. 主治：细菌性痢疾。

方：地锦草、地榆各100g。

为末，压片，片重0.5g，每次服5～6片，日3～4次。

（武汉八一七〇部队）

33. 主治：红白痢疾。

方：马齿苋30g，白木槿花、秦皮各15g。

煎服法同1，日1剂。

34. 主治：红白痢疾。

方：当归30g，白芍24g，滑石粉9g，枳壳、槟榔、车前子各6g，木香、莱菔子、甘草各3g。

煎服法同1，日1剂。

35. 主治：久痢便血（亦治阿米巴痢疾）。

方：椿根白皮21g，当归、生白芍、槟榔各12g，厚朴、茯苓、黄芩各9g，炙大黄、泽泻各6g，木香、云黄连、红花各3g，姜炭、淡竹叶各1.5g。

加水煎服法同1，日1剂。

36. 主治：热性痢疾，高热、神昏、大便下脓血，或红白相杂，里急后重，腹痛，舌苔黄，小便短赤，体温达40℃上下。

方：白头翁、秦皮、黄芩、黄连、金银花、连翘、黄柏各12g，车前子、槟榔各9g，枳壳、熟大黄各6g，甘草3g。

加水煎服法同1，日1剂。

体温不超过39℃，黄连可减为9g，熟大黄减半。忌油腻及生冷食物。

37. 主治：噤口痢疾，里急后重，下痢赤白，饮食不进，全身高热。

方：人参、麦门冬、天门冬、石膏、生地黄、白芍、当归、杏仁、天花粉各9g，黄连、黄芩、黄柏、射干各6g，栀子、槟榔、枳壳、甘草各3g。

加水煎服法同1，日1剂。

38. 主治：白痢疾，大便窘迫，里急后重，所下只少量白脓，腹痛或不痛，均可服用。

方：金银花、菊花、白芍、杏仁（去皮尖）、桔梗各9g，连翘6g，山栀子、木香、甘草各4.5g，牛蒡子3g。

加水煎服法同1，日1剂。

（以上六方摘自《中医验方汇选》1972）

霍乱

1. 主治：霍乱，腹泻及喷射状呕吐，

吐泻物呈米汤样，次数多，迅速出现脱水貌，高度口渴，声音嘶哑，四肢厥冷，腹直肌和腓肠痉挛性疼痛，少尿或无尿，体温升高，血压下降，眼窝下陷。

方：党参、茯苓各15g，白术、陈皮、附子、肉桂、生姜、炮姜、炙甘草各10g，大枣7枚，半夏5g。

加水煎沸15分钟，滤出药液，再加水煎20分钟，去渣，两煎所得药液兑匀，分次频服，日1～2剂。

（《千家妙方》）

2. 主治：霍乱吐泻。

方：针刺委中青筋，放血0.5ml。

（采自民间）

3. 主治：霍乱吐泻。

方：炒食盐30g，开水100ml。

混合后，频服。

4. 主治：霍乱吐泻转筋。

方：西洋参、白术、车前子各15g，附子、干姜、甘草各9g。

煎服法同1，日1～2剂。

5. 主治：霍乱吐泻。

方：炙甘草15g，藿香、白芷、桔梗、焦白术、大腹皮、厚朴、姜半夏、紫苏、陈皮、茯苓各9g。

煎服法同1，日1～2剂。

6. 主治：霍乱吐泻。

方：玉枢丹3g。

开水冲服，并以食盐填脐，以艾灸之。

（《河北验方选》）

布氏杆菌病

1. 主治：发热，畏寒，全身不适，乏力，游走性关节痛，出汗，神经痛，伴睾丸炎，斑疹，肝脾肿大。发热数周后，间歇数周，再度发热，波状起伏，连绵数月。

方：金银花、连翘各15g，当归、赤芍、牡丹皮、茵陈、桃仁、黄连、黄芩、鳖甲各10g。

加水煎沸15分钟，滤出药液，再加水煎20分钟，去渣，两煎所得药液兑匀，分服，日1剂。

2. 主治：发热恶寒，肝脾肿大，游走性关节疼痛，下肢乏力。

方：苍术、黄柏、杜仲、续断、当归、防己、独活、桑寄生、薏苡仁、川牛膝、威灵仙各10g。

煎服法同1，日1～2剂。

3. 主治：布氏杆菌病，关节疼痛，恶寒发热，汗出。

方：薏苡仁、蚕砂、滑石、连翘各20g，杏仁、防己、栀子、半夏、赤小豆各10g。

煎服法同1，日1～2剂。

关节痛甚加姜黄、海桐皮各10g；舌苔白腻，口不渴加苍术、萆薢各10g；热甚加桑枝、忍冬藤、黄柏、黄连各10g；睾丸肿大加川楝子、橘核、猪苓、泽泻各10g；胸闷，食少纳呆加厚朴、白蔻仁各10g。

（以上三方摘自《医药集锦》）

4. 主治：布氏杆菌病，长期周期性发热，游走性关节疼痛，肝脾肿大。

方：连翘、滑石、薏苡仁、蚕砂、赤芍、丹参、秦艽、威灵仙各15g，防己、当归、牛膝、苍术各10g。

煎服法同1，日1～2剂。

（《基层医生实用手册》）

鼠疫

1. 主治：腺型鼠疫，骤起寒战高热，

烦躁不安，头痛，步态不稳，神识不清，脉快，目赤，急性衰竭病容，淋巴结迅速肿大，以腹股沟、腋窝为著，并有剧痛。

方：金银花180g，连翘60g，黄连45g，生石膏、玄参、昆布各30g，菊花180g，射干24g，丹皮、柴胡、黄芩、川贝母各12g，薄荷、甘草各9g。

加水煎沸15分钟，滤出药液，再加水煎20分钟，去渣，两煎药液兑匀，分2次服，日1剂。

2. 主治：鼠疫，寒战高热，头痛，淋巴结肿大。

方：铁马鞭草、马蝶花各120g，生锈铁钉1把。

煎服法同1，日1剂。

（以上二方摘自《中医验方汇选》）

破伤风

1. 主治：破伤风，全身性持续性肌强直，牙关紧闭，张口困难，苦笑面容，颈项部肌肉强直可见角弓反张。

方：蜈蚣1条，全蝎、南星、天麻、白附子、白芷、防风各3g，羌活6g。

加水煎沸15分钟，滤出药液，再加水煎20分钟，去渣，两煎所得药液兑匀，分服，日1～2剂。

（《中医杂志》1962.10）

2. 主治：破伤风，初起张口不便，颈部活动不灵活，继则颜面肌肉痉挛呈苦笑面容，重则牙关紧闭，角弓反张，全身抽搐。

方：南星12g，天麻、全蝎、僵蚕、蝉蜕各9g，蜈蚣3条，朱砂4g（研，冲）。

煎服法同1，日1剂。

体温稍高者加防风，葛根各9g。

3. 主治：破伤风牙关紧，张口困难。

方：蝉蜕30g，天麻、南星各6g，全蝎、僵蚕各7个。

煎服法同1，日1～2剂。同时，以黄酒冲服朱砂细末1.5g。

4. 主治：破伤风全身肌肉痉挛。

方：黄芪60g，当归30g，川芎、荆芥穗各15g，黄酒120ml。

煎服法同1，日1剂。

（以上三方摘自《医药集锦》）

5. 主治：破伤风。

方：白附子12g，羌活、川芎、大黄、半夏、防风、川乌头、草乌头、全蝎、白僵蚕、南星、白芷、蝉蜕、天麻、甘草各9g，蜈蚣3条，琥珀3g（研分3次冲服），朱砂3g（研分3次冲服）。

煎服法同1，日1剂。

6. 主治：破伤风，张口不利，颈项强直。

方：生石膏240g，蝉蜕60g，钩藤24g，全蝎、白附子、桑叶各15g，黄芩9g，南星6g，蜈蚣20条。

煎服法同1，日1剂。

大便秘结者加大黄、芒硝各9g；阴虚加麦门冬、天花粉、沙参、白芍各9g；阳虚加党参、黄芪、当归各12g；咳嗽痰多加橘红、半夏、桔梗各9g；产后血虚加当归、川芎各12g。

（以上二方摘自《河北验方选》）

7. 主治：破伤风。

方：炒荆芥12g，当归、川芎、桃仁泥各10g，桂枝、红花各6g，槐条汁2盅(冲)。

煎服法同1，日1～2剂。

（《江苏中医》1981.1）

8. 主治：破伤风。

方：全蝎、鱼鳔、防风、天麻各8g，蜈蚣1条。

加水煎沸15分钟，滤出药液，再加水煎20分钟，去渣，两煎药液兑匀，分服，日1剂。

9. 主治：破伤风。

方：鱼鳔120g（炒，为粗末），蜜蜡120g，荆芥穗（炒，为粗末）、防风各30g，黄酒1000ml。

入坛中，重汤炖4小时，饮酒100ml，日1～3次。服后取汗。

10. 主治：破伤风，身冷，口噤，颈项强直，二目上视，时时抽搐。

方：鱼鳔18g，荆芥12g，艾叶、防风、蜜蜡各9g，黄酒120ml。

加水煎，去渣温服，日1～2剂。

11. 主治：破伤风。

方：天麻、天南星、当归、赤芍、大黄、红花各9g，牡丹皮6g，白矾3g。

加黄酒及水各半煎汤，去渣，分服，日1剂。

12. 主治：破伤风，全身战栗。

方：钩藤、茯神、麦门冬、牡丹皮、防风、羌活各10g，当归、陈皮、薄荷各6g，红花、甘草各3g。

煎服法同1，日1剂。

13. 主治：破伤风。

方：橘红、枳壳、天南星、川芎、酸枣仁、远志、石菖蒲各10g，钩藤、赤芍、半夏、薄荷、僵蚕、防风、乳香、没药、天麻、葛根、木香、威灵仙各6g，羌活、独活、全蝎各3g，朱砂（研，冲）、琥珀（研，冲）各0.9g，麝香（冲）0.3g。

煎服法同1，日1剂。

（以上摘自《中医验方汇选》）

14. 主治：破伤风。

方：全蝎6g（为末），黄酒60ml。

放砂锅内烧开，顿服，取汗。

15. 主治：破伤风。

方：千里崩10g，血余6g，人指甲3g，全蝎5g，死蜜蜂120g。

各炒黄，研末，水冲服10g，日2次。

（田凤鸣）

扁桃腺炎

1. 主治：急性扁桃腺炎，口、咽、扁桃体和软腭的黏膜红肿疼痛，有渗出物，发热恶寒，下颌角淋巴结肿大并有压痛。

方：金银花、连翘、蒲公英、紫花地丁、牡丹皮、当归、桔梗、浙贝母、半夏各10g。

加水煎沸15分钟，滤出药液，再加水煎20分钟，去渣，两煎所得药液兑匀，分服，日1～2剂。

（《强化疗法临证试尝》）

2. 主治：扁桃腺炎。

方：生地黄300g，蒲公英120g，山豆根、射干各60g。

共为细末，压成0.5g片剂，每次服4～6片，日3～4次。

（《中草药土单验方选编》）

3. 主治：扁桃腺炎。

方：胖大海、麦门冬、山豆根各9g，薄荷、桔梗各6g。

开水浸泡，代茶饮用，日1剂。

（《河北验方选》）

4. 主治：扁桃腺炎。

方：牛蒡子30g。

煎服法同1，日1剂。或研成粉压片，重0.5g，每次服20～30片，日1～2次。

5. 主治：扁桃腺炎。

方：生地黄、玄参、麦门冬各15g，薄荷、浙贝母、白芍、牡丹皮、马勃、金银花、连翘各10g，酒大黄6g，甘草5g。

煎服法同1，日1～2剂。

（以上二方摘自《医药集锦》）

6. 主治：扁桃腺炎。

方：生石膏 20g，板蓝根、金银花各 10g，知母、甘草各 6g。

煎服法同 1，日 1～2 剂。

（兰州部队第一医院）

7. 主治：扁桃腺炎。

方：白花蛇舌草、积雪草、野菊花各 9g，鹿茸草 15g，鱼腥草 6g。

煎服法同 1，日 1～2 剂。

（福州部队一一〇医院）

8. 主治：扁桃腺炎。

方：仙人掌 15g，海金沙、野菊花各 9g。

煎服法同 1，日 1～2 剂。

（《中草药土单验方选编》）

9. 主治：急性扁桃腺炎。

方：生地黄 30g，元参 25g，生石膏 15g，板蓝根、白芍、瓜蒌仁、山栀子、马兜铃各 10g，龙胆草 7g，黄柏 5g，大黄 5g。

煎服法同 1，日 1 剂。

（《江西中医药》1988.5）

10. 主治：急性扁桃体炎。

方：荆芥穗、薄荷各 9g，桔梗、生甘草、防风、炒僵蚕各 6g。

加水煎服法同 1，日 1 剂。

如声嘶加蝉蜕 6g，葛根、紫苏叶各 3g；咳嗽加杏仁、浙贝母各 9g；发热加黄连、黄芩各 6g；头痛加川芎 3g，白芷 2.5g；便秘及小便短赤加郁李仁 6g，木通 3g。

（《中华医学杂志》1962.3）

11. 主治：急性扁桃腺炎。

方：大生地黄、玄参各 25g，白芍、浙贝母、麦门冬、牡丹皮各 12g，生甘草 6g，薄荷 3g。

煎服法同 1，日 1 剂。

如大便秘结者加玄明粉 9g，小便短黄者加车前子 6g，口干者加花粉 9g。

（《中华医学杂志》1962.3）

12. 主治：急性扁桃腺炎。

方：凤尾草 100g。

加水 1000ml 煎至 500～600ml 后，装入保温瓶备用。

每日服 3 次，每次服 150ml，饭前服。

（《广西中医杂志》1959.9）

13. 主治：急性扁桃腺炎。

方：金银花 18g，板蓝根、山豆根、牛蒡子、射干、荆芥各 9g，防风、甘草各 6g。

煎服法同 1，日 1 剂。

（《中医杂志》1962.2）

14. 主治：急性扁桃腺炎。

方：金银花、连翘、知母各 15g，天门冬、麦门冬各 9g，甘草 5g。

煎服法同 1，日 1 剂。

（《上海中医药杂志》1962.1）

15. 主治：急性扁桃体炎。

方：石膏 15g，紫草 12g，大青叶、蒲公英、连翘、水牛角各 10g，防风、知母、荆芥各 6g。

煎服法同 1，日 1 剂。

（《四川中医》1983.5）

16. 主治：急性扁桃体炎。

方：板蓝根、葛根各 10～30g，白花蛇舌草 10～20g，连翘 6～15g，浙贝母 3～12g，柴胡 6～10g，荆芥、射干各 3～10g。

煎服法同 1，日 1 剂。治疗期间用冷盐水含漱，日数次。

（《中医杂志》1983.11）

17. 主治：急性扁桃体炎。

方：鲜荔枝草（又名皱皮葱）1kg（干品用 0.5kg）。

将药洗净，加水 1000ml，煎煮浓缩至 500ml，每次服 50ml，1 日 2 次，5 日为 1 疗程。个别高热患者每日服 3 次。

（《中草药》1983.12）

18. 主治：扁桃体炎。

方：一枝黄花、玄参各 15～30g，麦门冬、桔梗各 6～12g，甘草 6～9g。

煎服法同 1，日 1 剂。小儿药量减半。

（《四川中医》1988.12）

19. 主治：急性扁桃腺炎。

方：针刺合谷、少商、颊车穴。

（《天津医药杂志》1966.4）

20. 主治：急性扁桃腺炎。

方：生石膏 30g，生地黄、麦门冬、元参、金银花各 15g，连翘 12g，白芍、桔梗、桑白皮、板蓝根、马勃、射干各 9g，丹皮、甘草各 6g。

煎服法同 1，日 1 剂。

（张成运）

21. 主治：扁桃腺炎，上呼吸道感染。

方：山豆根 12g，甘草 3g。

研为细末，1 日 3 次，每次服 3g，温白开水送下。

（田凤鸣）

22. 主治：慢性扁桃腺炎。

方：大青叶、板蓝根各 15g。

煎服法同 1，日 1 剂。同时针刺上廉泉穴，强刺激。

（《单方验方汇集》1970）

败血症

1. 主治：败血症，高热，烦躁，面红目赤，口渴欲饮，大便胶滞不爽，小便短赤。

方：玄参 30g，生地黄、连翘、麦门冬、金银花、牡丹皮各 10g，黄连、甘草各 6g，犀角 3g（磨，冲服）。

加水煎沸 15 分钟，滤出药液，再加水煎 20 分钟，去渣，两煎药液兑匀，分服，

日 1 剂。

（《北京中医》1981.3）

2. 主治：败血症。

方：生地黄、金银花各 30g，连翘、紫花地丁、玄参各 15g，生大黄、牡丹皮、紫草、黄芩各 9g，甘草 5g。

煎服法同 1，日 1 剂。

（《北京中医》1982.3）

3. 主治：败血症。

方：党参 18g，鳖甲 12g，柴胡、黄芩、大黄、玄明粉（冲）、牡丹皮、青蒿、桃仁各 9g，甘草 3g。

煎服法同 1，日 1 剂。

（《江苏中医》1983.4）

4. 主治：败血症，高热，头痛，口渴。

方：生石膏 100g，半枝莲、知母、黄连、黄芩、金银花、连翘、蒲公英、紫花地丁各 20g，生地黄、玄参、党参、桂枝、生姜各 10g。

煎服法同 1，日 1 剂。

（《强化疗法临证试尝》）

5. 主治：脓毒败血症。

方：金银花、青蒿、大青叶、蒲公英、紫花地丁各 100g，生地黄、玄参、麦门冬、生石膏、赤芍各 30g，黄芩、黄柏、牡丹皮、知母各 10g，黄连、甘草各 5g。

煎服法同 1，日 1～2 剂。

（《辽宁中医杂志》1984.8）

6. 主治：金黄色葡萄球菌败血症。

方：生石膏、金银花各 30g，连翘、生地黄各 12g，广犀角、赤芍、当归、牡丹皮、黄连、黄芩、栀子、知母各 9g，桔梗、薄荷（后下）、大黄（后下）各 5g，淡竹叶 3g。

煎服法同 1，日 1 剂。

（《千家妙方》）

变应性亚败血症

1. 主治：变应性亚败血症，间歇性弛张热型，寒战，表现为寒热往来，抗生素无效。

方：槟榔、连翘、生地黄各12g，玄参、知母、赤芍、麦门冬、牡丹皮、紫草、黄芩、金银花、青蒿各10g，柴胡8g，龙胆草、甘草、广牛角粉（冲）各6g。

加水煎沸15分钟，滤出药液，再加水煎20分钟，去渣，两煎药液兑匀，分服，日1剂。

若热毒盛而大便秘加大黄5g，羚羊角粉0.3g（冲）；倦怠，便溏，舌苔腻加藿香、厚朴各10g；久病体虚去广牛角、紫草、龙胆草，加黄芪、当归各12g。

（《中医杂志》1984.2）

2. 主治：变应性亚败血症，发热、烦躁、谵语，表情淡漠，皮疹。

方：白茅根、芦根、荷叶各30g，人参叶、佩兰叶、桑叶、蝉蜕、银柴胡各9g，藿香叶6g。

煎服法同1，日1剂。

（《黑龙江中医药》1981.2）

登革热

1. 主治：登革热，发病初期，恶寒重，重裘不温，体若燔炭，头痛如劈，面赤睛痛，身痛如被杖，颈项拘急，腰脊如折。

方：生石膏45g，太子参、柴胡、葛根、茯苓各15g，羌活、独活、前胡、枳壳、桔梗各10g，甘草6g。

加水煎沸15分钟，滤出药液，再加水煎20分钟，去渣，两煎药液兑匀，分服，日1剂。

2. 主治：登革热，气分热甚，壮热不退，汗出不畅，头痛，项强，身痛，心烦口渴，咽痛，衄血。

方：生石膏45g，滑石、寒水石、积雪草、鬼针草各30g，金银花、连翘、板蓝根、黄芩、葛根、柴胡各15g。

煎服法同1，日1剂。

3. 主治：登革热，邪伏募原，恶寒发热，头痛头重，如蒙如裹，肢体沉重酸痛，胸脘满闷，喜呕，大便溏滞不爽，舌苔白如积粉。

方：槟榔、黄芩、知母、柴胡、白芍各15g，厚朴、草果、半夏、僵蚕、蝉蜕各10g，甘草3g。

煎服法同1，日1剂。

（以上三方摘自《新中医》1987.5）

4. 主治：登革热，中期，汗出热不退，骨节疼痛，四肢尤甚，屈伸不利。

方：生石膏60g，知母20g，桑枝、薏苡仁、白茅根各30g，地骨皮15g，桂枝、丝瓜络各10g，甘草6g。

煎服法同1，日1剂。

5. 主治：登革热，壮热不退，烦躁谵狂，神昏，发斑，衄血。

方：生石膏120g，生地黄30g，玄参20g，栀子、知母、连翘、黄芩、黄连、淡竹叶、牡丹皮、赤芍各15g，玳瑁10g，羚羊角5g。

煎服法同1，日1剂，同时服用安宫牛黄丸1粒，日2次。

6. 主治：登革热，末期，低热，神疲乏力，肢体微痛，头目不清。

方：芦根30g，白茅根、玄参、栀子、淡竹叶、藿香、佩兰叶、牡丹皮、连翘各15g，甘草6g。

煎服法同1，日1剂。

（以上三方摘自《新中医》1987.5）

7. 主治：登革热，出血期。

方：赤芍、生地黄各30g，牡丹皮、紫草各20g，人中白、大黄各10g。

煎服法同1，日1～2剂。

腹痛加白芍、木香、槟榔各10g；呕吐恶心加竹茹、半夏各10g；发热加白花蛇舌草、石膏、知母、金银花、青蒿各15g；头身痛加葛根20g；尿血加白茅根20g，大蓟、小蓟各10g；便脓血加黄连、黄柏、白头翁、秦皮各10g；湿重加苍术、茵陈各15g。

（《新中医》1987.10）

8. 主治：登革热。

方：大青叶、仙鹤草、生石膏各30g，金银花、连翘、紫花地丁各20g，青蒿、黄芩、槟榔各15g，厚朴、郁金、甘草各10g。

煎服法同1，日2～3剂。同时服紫雪散或安宫牛黄丸。

（《新中医》1988.2）

钩端螺旋体病

1. 主治：热重寒轻，汗出气粗、面红目赤、头胀痛，全身酸痛，腓肠肌痛，口渴，溲赤，舌红苔黄。

方：青蒿、鱼腥草、旱莲草各50g，白茅根60g，大黄、黄连、黄芩、黄柏、牡丹皮、栀子、玄参、生地黄、麦门冬各10g。

加水煎沸15分钟，滤出药液，再加水煎20分钟，去渣，两煎所得药液兑匀，分服，日1～2剂。

2. 主治：钩端螺旋体病，身热不扬，午后加重，头重痛，目昏胀，乏力，纳呆，呕恶，口渴不欲饮水，舌红，苔腻。

方：白茅根60g，鱼腥草、旱莲草各50g，青蒿、滑石、薏苡仁各40g，猪苓20g，通草10g。

煎服法同1，日1～2剂。

3. 主治：钩端螺旋体病，湿热俱盛，头重头痛，身热，口渴，腓肠肌痛，胸痞，面垢目赤，身黄，舌红，苔黄腻。

方：青蒿、大黄各10g，鱼腥草、旱莲草、白茅根各60g，黄连、黄芩、黄柏、滑石、通草各10g，薏苡仁30g。

煎服法同1，日1～2剂。

4. 主治：钩端螺旋体病，身热，头重痛。

方：白僵蚕、蝉蜕、苍术、知母、牡丹皮、板蓝根各20g，生大黄、升麻各10g，生石膏100g，犀角1g（为末，冲服）。

煎服法同1，日1～2剂。

（以上四方摘自《辽宁中医杂志》1985.5）

5. 主治：发热，寒战，汗出，口渴，头疼身痛，腓肠肌痛，咳嗽咽红，舌苔薄黄。

方：生石膏、芦根各30g，薏苡仁15g，金银花、连翘各12g，黄芩、滑石、知母、荆芥、秦艽各10g。

煎服法同1，日1～2剂。

6. 主治：钩端螺旋体病，发热，头痛，全身肌肉及小腿疼痛，肌肤发黄，舌绛。

方：茵陈、生石膏、滑石、生地黄各30g，大黄、栀子、连翘、白蔻、木通各10g。

煎服法同1，日1～2剂。

7. 主治：钩端螺旋体病，咳嗽，痰中带血，胸闷胸痛。

方：犀角1g（为末，冲服），生地黄15g，牡丹皮、川贝母、杏仁、白及、藕节各10g。

煎服法同1，日1～2剂。

（以上三方摘自《江西中医药》1987.1）

8. 主治：钩端螺旋体病，头身疼痛，腓肠肌疼痛最著，寒战，高热，口渴，小便黄。

方：生石膏60g，苍术、知母各15g，僵蚕、蝉蜕各12g，姜黄、薄荷、甘草各

9g, 生大黄 6g。

（《上海中医药杂志》1984.12）

9. 主治：钩端螺旋体病。

方：土茯苓 60g, 甘草 10g。

煎服法同 1, 日 1 剂。

（《全国新医疗法资料汇编》）

梅毒

1. 主治：后天性梅毒，一期梅毒多表现为硬下疳（多位于外生殖器，表面糜烂的无痛硬结）。

方：土茯苓 30g, 金银花 20g, 青黛、薄荷各 10g, 冰片少许。

加水煎沸 15 分钟，滤出药液，再加水煎 20 分钟，去渣，两煎兑匀，分 2 ～ 3 次服，日 1 剂。

外用三仙丹少许，敷以凡士林纱条。

三仙丹配制法：水银 30g, 白矾 24g, 火硝 21g。先将白矾、火硝在钵中研碎，再加水银，再研至水银不见星为度。置细瓷碗中，上覆同样一碗，碗口对得越严越好，碗口对缝处以棉纸和盐泥封三层晒干。铁板一块，中间穿一圆洞，直径在 13 ～ 14cm, 将碗放置洞中，和铁板以架支起，下面用干柴火烧，上面碗底里放一棉球。先以文火烧，待碗底由黑变白后，改为武火烧，烧至棉球底部颜色变为焦黄为止。待凉，轻轻揭开两碗，在上面的碗里有一层黄褐色粉末，即是三仙丹。注意，在烧炼过程中，碗缝中不能漏气，漏气则丹随气散。

（《临证用方选粹》）

2. 主治：梅毒。

方：大蜈蚣 1 条，轻粉 6g, 全蝎 3g, 山蜂房、血竭各 9g, 槐花 12g, 僵蚕 4 个。

共为细末，以大枣 120g 煮熟取肉为丸，每丸重 6g, 每日早晨服 1 丸。服后，以生石膏 200g 煎汤漱口。

（《医药集锦》）

3. 主治：各期梅毒。

方：血竭 60g, 木香、青木香、丁香、儿茶各 30g, 巴豆霜 12g。

共为细末，以薏苡仁煮粥为丸，丸重 3g, 每次 1 丸，日 1 次。

4. 主治：梅毒。

方：金银花、土茯苓各 30g。

共为细末，每次服 9g, 日 3 次。

（以上二方摘自《医药集锦》）

疟疾

1. 主治：疟疾，周期性、规律性的发作，先发冷（伴寒战），再发热（烦躁，口渴，有时谵妄），后出汗（量多），整个发作期 6 ～ 10 小时，间日疟为隔 1 日发作 1 次；三日疟为隔 2 日发作 1 次；恶性疟每日或隔日发作 1 次。当有二重或混合感染时，此种规律性可发生改变。

方：鹅不食草 90g。

加水煎沸 15 分钟，滤出药液，再加水煎 20 分钟，去渣，两煎所得药液兑匀，分服，日 1 剂。

（《中草药土单验方选编》）

2. 主治：间日疟，或三日疟。

方：豨莶草 30g。

煎服法同 1, 日 1 ～ 2 剂。

（《全国新医疗法资料汇编》）

3. 主治：疟疾。

方：地龙 5 ～ 6 条。

焙研成粉，冲服。

4. 主治：疟疾久不愈。

方：醋炙鳖甲适量。

研末，每次冲服 6g，并加入雄黄少许，日 2 次。

5. 主治：疟疾久不愈。

方：牛膝 40g。

加水煎，去渣，疟发前 2 小时服下。

（以上四方摘自《民间验方汇选》）

6. 主治：间日疟。

方：常山 10g，甘草 3g。

煎服法同 1，日 1 剂。

7. 主治：间日疟。

方：甘遂、甘草各等份。

为细末，疟发前 3 小时，以 0.6g 填脐中，外以胶布贴牢，24 小时去掉。

（以上二方摘自《江苏中医》1965.12）

8. 主治：各类疟疾。

方：川芎、白芷、苍术、桂枝各等份。

研极细末，疟发前 2 小时，取药粉 1g，以纱布包裹，纳鼻孔内，疟发汗出后，取出，连续 3 次为 1 疗程。

9. 主治：间日疟。

方：丁香嫩叶适量。

为细末，疟发前 3 小时冲服 6g，疟发前 1 小时再冲服 6g。

（以上二方摘自《中医杂志》1962.6）

10. 主治：疟疾。

方：爵床 30g。

加水煎，去渣，疟发前 2 小时服下。

（《江苏中医》1961.7）

（《中成药研究》1982.7）

11. 主治：疟疾。

方：槟榔 21g，吴茱萸 9g。

共为细末，疟发前 2 小时，以茶水调敷内关穴，日换 1 次。

（《湖北中医杂志》1984.2）

阿米巴痢疾

1. 主治：阿米巴痢疾，大便黏液脓血，里急后重，时愈时发。

方：白头翁、秦皮、黄连、黄芩、黄柏、党参、白芍、肉桂、木香各 15g，干姜、甘草、陈皮各 5g。

加水煎沸 15 分钟，滤出药液，再加水煎 20 分钟，去渣，两煎所得药液兑匀，分服，日 1 剂。

（《强化疗法临证试尝》）

2. 主治：阿米巴痢疾，便脓血。

方：白头翁、苦参各 15g。

煎服法同 1，日 1～2 剂。

（《河北验方选》）

3. 主治：阿米巴痢疾，便脓血。

方：白头翁 60g，山药 30g。

共煮成粥，去渣，加入适量白糖，送服三七粉 1g 和鸦胆子仁 30 粒（装入胶囊内），日 1～2 剂。

（《河北中医》1988.5）

4. 主治：阿米巴痢疾，便脓血。

方：鸦胆子仁 10 粒。

以龙眼肉包裹，吞服。日 3 次。

（采自民间）

5. 主治：阿米巴痢疾，便脓血。

方：仙鹤草 20g，木棉花 12g，厚朴花、木香、藿香、马蹄金、山药、神曲、白头翁各 9g，甘草 3g。

煎服法同 1，日 1～2 剂。

（《中医杂志》1984.9）

6. 主治：阿米巴痢疾，便脓血。

方：鸦胆子 30g（去壳、去油），赤石脂 60g，乌梅 60g（去核），食盐 10g。

共捣如泥，再以米粥适量和丸，如绿豆大，成人每次 20 丸，小孩 10 丸，日 2～3 次。

（《新中医》1984.4）

绦虫病和囊虫病

1. 主治：绦虫病，腹痛，消化不良，粪便内发现绦虫的节片。

方：南瓜子仁210g，白糖150g。

拌匀，分3次嚼服，2小时1次，服完后1小时，冲服元明粉24g。

（《中医杂志》1959.4）

2. 主治：绦虫病。

方：槟榔124g。

加水煎，去渣，空腹顿服。

（《中华医学杂志》1955.2）

3. 主治：绦虫病。

方：雷丸、使君子肉各9g。

共为细末，晨起冲服，日1次。

（《单方验方汇集》）

4. 主治：绦虫病。

方：槟榔150g，苦楝皮、榧子、雷丸、鹤虱各15g，大黄5g。

加水煎，去渣，晨起空腹一次服下。

（《陕西中医》1985.8）

5. 主治：绦虫病。

方：石榴皮（切）120g，槟榔30g，雷丸、大黄各9g。

加水煎，去渣，空腹顿服。

（《河北中医》1983.3）

6. 主治：绦虫病。

方：南瓜子仁200g，雷丸（为末）40g，槟榔150g，蜀椒12g，乌梅50g，芒硝5g。

晨起，嚼服南瓜子仁；1小时后，煎服槟榔；再将乌梅、蜀椒加水煎，去渣，以其半量冲服雷丸粉末；30分钟后，以其余半量冲服芒硝。

（《云南中医杂志》1983.5）

7. 主治：绦虫病。

方：槟榔120g，使君子仁、苦楝根皮各30g，雷丸、芜荑、郁李仁各15g，贯众、牛膝、胡黄连各9g，蝉蜕6g，麻仁30粒，红糖200g。

加水煎，去渣，空腹一次服下。

（《河北验方》）

8. 主治：绦虫病。

方：雷丸、牵牛子各12g，大黄9g。

共为细末，每次服1～2g，日3次。

（《医药集锦》）

9. 主治：绦虫病。

方：狼牙草根适量。

为细末，空腹服50g，日1次。

（《全国新医疗法资料汇编》）

10. 主治：囊虫病。

方：珍珠4.5g，白矾500g，蜂蜡12g，蜂蜜60g。

先将珍珠煅研，再和白矾共研为细末，蜂蜡和蜂蜜共溶，加入珍珠白矾末，搅拌均匀，制成小丸。每次服3g，日3次，饭后服。

（《中西医结合杂志》1988.3）

11. 主治：囊虫病。

方：白芥子15g，黄芪12g，半夏、防风、菊花、茯苓、白术各10g，蔓荆子、天麻、川芎、当归、甘草各6g。

加水煎沸15分钟，滤出药液，再加水煎20分钟，去渣，两煎所得药液兑匀，分2次服，日1剂，60剂为1疗程。

（《新中医》1984.7）

12. 主治：囊虫病。

方：雷丸、槟榔、苦楝皮各25g，碳酸氢钠1g。

加水煎，去渣，分3次服，日1剂。

（《实用中医内科杂志》1987.2）

13. 主治：肝囊虫病。

方：冬瓜仁、山楂、石榴树根皮、莱菔子、雷丸各30g，当归、黄芩、丹参、郁金、姜黄、白术各 15g，陈皮、三棱各 9g。

上药共为末，炼蜜为丸，每次服 10g，日服 3 次。连服 10 日，休息 3 日，再服，以愈为期。

（《广西中医药》1963.3）

血吸虫病

1. 主治：流行区疫水接触，出现皮炎，发热，咳嗽或腹胀腹泻。

方：乌梅 30g，柴胡 15g，黄连、白芍、川楝子、大黄各 13g，党参 10g，干姜 8.5g，黄柏、附子、细辛、桂枝、雄黄（研细另包，随汤冲服）各 5g，当归、花椒各 3g。

加水煎沸 15 分钟，滤出药液，再加水煎 20 分钟，去渣，两煎所得药液兑匀，分服，日 1 剂。或制成蜜丸，日 3 次，每次 10g。

（《湖北中医杂志》1984.1）

2. 主治：血吸虫病，慢性腹泻，肝脾肿大。

方：花椒适量。

炒，为末，每日冲服 5g，分 3 次服。25 日为 1 疗程。

（《全国新医疗法资料汇编》）

3. 主治：肺血吸虫病。

方：茯苓、陈皮、生地黄、芍药、天文草、栀子、紫菀、阿胶（烊化服）各 6g，当归、黄芩各 4.5g。

煎服法同 1，日 1 剂。

（《千家妙方》）

姜片虫病

1. 主治：姜片虫病。

方：槟榔 30g，牵牛子 10g。

加水煎，去渣，晚上一次服下，日 1 剂。

（《广西中医药》1983.3）

2. 主治：姜片虫病，亦治绦虫病。

方：椰子 1 个。

先服其汁，后食其肉，每日晨起服食 1 个。

（采自民间）

蛔虫病

1. 主治：蛔虫病，食欲不振，异食癖。

方：使君子仁、苦楝根皮各 15g，槟榔、鹤虱、雷丸、蜀椒目、甘草各 10g，木香、黑牵牛子各 5g。

加水煎沸 20 分钟，滤出药液，再加水煎 20 分钟，去渣，两煎所得药液兑匀，晨起一次服下，日 1 剂。

（《基层医生实用手册》）

2. 主治：蛔虫病。

方：槟榔适量。

研成细末，每次 9g，加蜂蜜调服，日 1 次。

3. 主治：蛔虫病。

方：使君子肉 9g，鸡内金 9g。

加水煎，去渣，顿服，日 1 剂。

4. 主治：蛔虫病。

方：乌梅 20 粒（去核），使君子仁 9g，番泻叶 1.5g。

加水共煎，去渣，顿服，日 1 剂。

（以上三方摘自《民间灵验便方》）

5. 主治：蛔虫引起腹痛。

方：山花椒子适量。

每次服 10 粒，日 3 次，禁食晚餐。

6. 主治：蛔虫引起腹痛。

方：葱白 1 根，麻油 30ml。

将葱白捣如泥，加麻油空腹服下，日

2 次。

（以上二方摘自《单方验方汇集》）

7. 主治：肠蛔虫病。

方：苦楝根皮 190g。

加水煎 2 遍，去渣，分 2 次服，日 1 剂。

（《中华妇产科杂志》1957.1）

8. 主治：肠道蛔虫病。

方：石榴皮 25g。

加水煎 20 分钟，去渣，加入芒硝 4g，溶化后顿服。

（《江苏中医》1958.10）

9. 主治：肠蛔虫病。

方：使君子仁 10g。

炒香，晨起一次嚼服。

（《中华医学杂志》1955.5）

10. 主治：肠蛔虫病。

方：乌梅 60g，苦楝皮、槟榔各 30g，细辛、蜀椒、雷丸各 9g，黄连 6g。

加水煎 2 遍，去渣，分 2 次服，日 1 剂。

11. 主治：肠道蛔虫病。

方：榧子、使君子仁各 12g，苍术、大黄、槟榔、乌梅各 9g，厚朴、陈皮、青皮、枳实、黄柏各 6g，木香、干姜、蜀椒、甘草各 3g。

加水煎 2 遍，去渣，分 2 次服，日 1 ～ 2 剂。

（以上三方摘自《河北验方选》）

12. 主治：肠道蛔虫病。

方：蜀椒、乌梅各 9g，黄连、藿香、槟榔各 3g，白矾 1.5g。

加水煎，去渣，顿服，日 1 ～ 2 剂。

（《医药集锦》）

13. 主治：肠道蛔虫病。

方：炒牵牛子 9g，黑芝麻 9g（炒）。

共为末，黄酒 50ml，冲服。

（济南部队一四七医院）

钩虫病

1. 主治：钩虫引起的贫血、心脏扩大及消化不良。

方：大蒜适量。

捣烂，空腹吞服，日 1 ～ 2 次。

2. 主治：钩虫引起的贫血及消化不良。

方：榧子、使君子仁、大蒜各 30g。

加水煎，去渣，晨起一次服下，每周 1 次。

3. 主治：钩虫病。

方：火硝 1.5g，绿矾 0.9g。

共为细末，以大麦面做粥，冲服上药，日服 2 次。

（以上三方采自民间有效验方）

4. 主治：钩虫病。

方：雷丸 60g。

研成细末，以白糖水冲服 20g，日 3 次。

（《江苏中医》1956. 试刊号）

5. 主治：钩虫病。

方：干鹤虱 40g。

加水煎，去渣，分 3 次服，日 1 剂。

（《武汉医学院学报》1959.1）

6. 主治：钩虫病。

方：榧子 30 粒（去壳），使君子仁 30 粒。

炒黄，分 3 次空腹食服，日 1 剂。

（《中医杂志》1959.3）

7. 主治：钩虫病。

方：绿矾（煅）、硼砂（醋炒）、馒头（焙焦）各 60g，苍术 24g（炒），茵陈、使君子仁、榧子肉各 30g，当归 18g，槟榔 21g，红花、木香、百草霜、马鞭草各 12g，麝香 0.6g，大枣 750g。

上方除大枣外，共研细末，再将大枣煮熟，去核，以肉和丸，如绿豆大，每次服 6 ～ 9g，日 3 次。

（《江苏中医》1965.9）

8. 主治：钩虫病。

方：椿根皮、槟榔、石榴皮各 12g，苦楝根皮 15g。

加水煎 2 遍，取汁兑匀，分 3 次服，日 1 剂。

（《江苏中医》1960.6）

9. 主治：钩虫引起贫血，肠道功能紊乱及营养不良。

方：苦楝皮 30g，槟榔 15g。

加水煎，去渣，加入白糖。睡前一次口服。连服 2 日。

（《全国新医疗法资料汇编》）

蛲虫病

1. 主治：蛲虫引起的肛门瘙痒，食欲不振，夜眠不安等。

方：大蒜 20g，凡士林 20g。

共捣如泥，睡前取 10g 涂肛周，日 1 次。

2. 主治：蛲虫病。

方：使君子仁、百部各 30g。

研末，每次空腹冲服 3g，日 3 次。

（以上二方摘自《单方验方汇集》）

3. 主治：蛲虫病。

方：苦参 200g，百部 150g，蜀椒 60g，白矾 10g。

加水煎 30 分钟，去渣。分 4 次于睡前保留灌肠。

（《湖北中医杂志》1981.3）

4. 主治：蛲虫病。

方：大黄、桃仁、桂枝各 15g，甘草 10g，芒硝 5g（冲服）。

加水煎，去渣，顿服，日 1 剂。

（《辽宁中医杂志》1984.6）

5. 主治：蛲虫病。

方：雄黄、苦参各 3g，樟脑少许。

共为极细末，睡前以布包，蘸麻油纳入肛门。连续 3 次，日 1 次。

（《新中医》1981.10）

6. 主治：蛲虫病。

方：牵牛子 6g。

研成末，加白糖适量，晨起一次冲服。

（《河南中医》1986.3）

7. 主治：蛲虫病。

方：鸡肝 1 具（煮熟），莪术末 3g。

以鸡肝蘸莪术末，晚饭前食服。

8. 主治：蛲虫病。

方：石榴树根皮、蒲黄、大黄各 1.5g，海人草 5g，黄柏 1g。

共为细末，每次冲服 4g，睡前服。

（以上三方采自民间有效验方）

9. 主治：蛲虫病。

方：生百部 30g。

切碎，煎汤，去渣，保留灌肠，每晚 1 次。

（《上海中医药杂志》1955.9）

10. 主治：蛲虫病。

方：烟袋杆中油 0.2ml。

睡前纳入肛门内。

（《河北验方选》）

11. 主治：蛲虫病。

方：牵牛子 24g，大黄 30g，苦楝皮、雷丸、使君子仁各 15g，鹤虱 9g，榧子 6g。

共为细末，每次与猪头肉同食 9g，日 2 次。

（《医药集锦》）

12. 主治：蛲虫病。

方：韭菜根适量。

捣烂，于睡前敷肛周。

（《天津中医》1988.1）

乳糜尿

1. 主治：乳糜尿，多由班氏丝虫所致，症见面黄肌瘦，体倦乏力，腰膝酸软，小便白如米泔或如洗肉水，经年不愈，反复发作。

方：黄芪、山药、莲子肉各30g，党参、熟地黄、金樱子、菟丝子各15g，白术、白果、杜仲各10g，肉桂3g。

加水煎沸15分钟，滤出药液，再加水煎20分钟，去渣，两煎药液兑匀，分服，日1剂。

2. 主治：乳糜尿，湿热下注。

方：白茅根、益母草各30g，萆薢、石韦、茯苓各15g，黄柏、牡丹皮、泽泻、石菖蒲各10g，乌药6g。

煎服法同1，日1剂。

尿色红加白及15g；蛋白尿久不消失加莲子肉30g，白术、白果各20g。

（以上二方摘自《陕西中医》1985.7）

3. 主治：乳糜尿。

方：石莲子（打碎）50g，萆薢15g，车前子、熟地黄炭、蒲黄炭各12g，当归、泽泻、阿胶珠各10g，甘草5g，大红枣5枚。

煎服法同1，日1剂。

肾阳虚去萆薢、泽泻、车前子，加党参、黄芪各30g，附子5g；肾阴虚加山茱萸、牡丹皮、山药各15g；血尿重加仙鹤草、小蓟、藕节各15g。

（《中华泌尿外科杂志》1983.3）

4. 主治：乳糜尿，腰痛，小便混浊如米泔，或如豆浆，或夹有黏稠的血丝血块；镜下有尿蛋白、红细胞、白细胞；乳糜尿试验阳性。

方：萆薢、荠菜花各15g，菟丝子、覆盆子、女贞子、薏苡仁、益智仁、生地黄各12g，桑螵蛸、地龙各9g。

煎服法同1，日1剂。

神疲乏力，气短懒言加党参、白术、黄芪各20g，升麻10g；血尿明显加白茅根、益母草、侧柏叶、茜草各10g，三七粉3g（研，冲）；排尿困难，夹有血块加琥珀粉5g（研，冲）。

（《铁道医学》1983.3）

5. 主治：乳糜尿。

方：萆薢、石韦、萹蓄、刘寄奴、鸡血藤各30g，茯苓、生地黄、红花各12g，当归、益母草、桃仁、丹参各10g。

煎服法同1，日1剂。

脾虚加党参、白术、黄芪各20g，山药、白果各10g；肾虚加枸杞子、山茱萸、莲子肉各10g。

（《中医杂志》1983.7）

6. 主治：乳糜尿。

方：飞廉草50g，萹蓄30g，凤尾草、茯苓、菟丝子、熟地黄各15g。

煎服法同1，日1剂。

（《云南中医杂志》1988.2）

7. 主治：乳糜尿。

方：党参、黄芪、白术、升麻、当归、陈皮、杜仲、续断各20g，益母草、蒲黄、赤芍各10g。

煎服法同1，日1剂。

（张成运）

8. 主治：乳糜尿。

方：萆薢15g，桃仁、当归、赤芍、牛膝、车前子各10g，红花、川芎、桑螵蛸、益智仁、香附各6g。

煎服法同1，日1剂。

（《重庆中医药杂志》1988.1）

9. 主治：乳糜尿。

方：地锦草60g，龙泉草40g。

煎服法同1，日1剂。

（《福建中医药》1983.2）

10. 主治：乳糜尿。

方：青芹菜根部 500g。

加水煎，去渣，分服，日 1～2 剂。

（《上海中医药杂志》1959.3）

11. 主治：乳糜尿。

方：黄芪、龙骨、牡蛎、山药各 30g，草薢、芡实各 20g，党参、枸杞子、菟丝子、陈皮各 15g，白术、车前子、白芍、柴胡、荆芥穗各 6g，甘草 3g。

（《四川中医》1988.7）

12. 主治：乳糜尿。

方：猪苓、茯苓、泽泻、阿胶、鹿角霜、益智仁、补骨脂各 10g，秋石 1g。

煎服法同 1，日 1 剂。

（《实用中医内科杂志》1988.1）

13. 主治：乳糜尿。

方：穿山甲 100g。

炮，为末，每次冲服 10g，日 3 次。

（《中医杂志》1987.3）

14. 主治：乳糜尿。

方：小虫麦 2000g。

煎汤代茶饮，日 1 剂。

小虫麦为莎草科 Cyperaceae 植物，山东省兖州分布极广，应用剂量愈大，疗效愈高。

（《新中医》1982.9）

15. 主治：乳糜尿。

方：射干、生地黄、仙鹤草各 15g，赤芍 12g，川芎 9g。

煎服法同 1，日 1 剂。

（《中医杂志》1981.5）

16. 主治：乳糜尿。

方：党参、黄芪各 15g，熟地黄、山药、山茱萸、杜仲、熟附子、白术各 10g，甘草、肉桂、升麻、陈皮、柴胡各 5g。

煎服法同 1，日 1 剂。

（《广西中医药》1984.3）

第二章　内科疾病病症奇方

第一节　呼吸系统疾病病症奇方

感冒

1. 主治：头痛，发热，恶寒，乏力。

方：板蓝根 30g，葛根、白芷、连翘各 15g，辛夷、浙贝母各 10g。

加水煎沸 15 分钟，滤出药液，再加水煎 20 分钟，去渣，两煎所得药液兑匀，分 2 次服，服后取微汗，日 1～2 剂。

无汗加荆芥穗 15g；体弱阴虚加沙参 25g；咳嗽加杏仁 15g；胸闷纳呆，口腻加白蔻仁 10g。

（《千家妙方》）

2. 主治：感冒，头痛，恶寒，发热，流清涕，乏力。

方：柴胡 15g，葛根、紫苏叶、苍术各 10g，贯众、薄荷各 5g。

煎服法同 1，日 1～2 剂。

3. 主治：感冒，发热，舌红，咽痛。

方：霜桑叶、薄荷、淡豆豉、野菊花各 15g，甘草 10g。

加水煎 10 分钟，去渣，顿服，日 1～2 剂。

4. 主治：感冒，头痛。

方：黄芩、羌活各 40g，细辛 10g。

共为末，每次冲服 10g，日 3 次。

5. 主治：感冒，头痛，恶风寒，发热，鼻流清涕。

方：荆芥、防风、桔梗、紫苏叶、黄芩、牛蒡子、陈皮各 10g，甘草 5g，生姜 3 片。

煎服法同 1，日 1～2 剂。

（以上四方摘自《河北验方选》）

6. 主治：感冒，头痛，发热，咽痛。

方：鸭跖草 30g，连翘 15g，金银花、板蓝根、桔梗、甘草各 10g。

煎服法同 1，日 1～2 剂。

7. 主治：感冒，汗出，鼻塞，咳嗽胸闷。

方：香薷 30g。

加水煎 20 分钟，去渣，顿服，取微汗。

（以上二方摘自《新中医》1981.6）

8. 主治：感冒，头痛。

方：大蒜 3 头，葱白 10 根。

加水煎 10 分钟，去渣，兑入粥中，一次顿服，取微汗，日 1 剂。

9. 主治：感冒，头痛，鼻塞。

方：生姜 15g（切片），茶叶 9g，葱白 15g，红糖 20g。

共煎 10 分钟，去渣，顿服，日 1 剂。

10. 主治：感冒，头痛，无汗。

方：大蒜1头。

捣烂，加醋适量，倾入半碗面条中服食。

11. 主治：感冒，鼻塞。

方：大蒜、大葱、芫荽、生姜各15g。

加水煎20分钟，去渣，顿服，取微汗。

（以上四方摘自《单方验方汇集》）

12. 主治：感冒。

方：贯众30g。

加水煎，去渣，顿服，日1剂。

（《新中医》1976.增刊）

13. 主治：感冒，咳嗽。

方：葛根15g，白芷、细辛、浙贝母各9g。

加水煎，去渣，顿服，取微汗。

（《武汉医学杂志》1965.2）

14. 主治：感冒，头痛，发热恶寒，鼻塞流涕，咳嗽。

方：大青叶30g，白僵蚕、荆芥各10g，薄荷、蝉蜕、甘草各5g。

煎服法同1，日1～2剂。

咽喉红、疼痛加山豆根、牛蒡子、玄参各10g；咳甚加浙贝母、陈皮、艾叶各10g；大便干燥加大黄3g。

（《陕西中医》1989.1）

15. 主治：感冒，发热。

方：生石膏30g，板蓝根、葛根、鱼腥草各15g，桔梗、连翘、知母、金银花、大青叶、柴胡、羌活、黄芩各10g，甘草3g。

煎服法同1，日1剂。

恶寒重加防风10g、头痛甚加白芷10g；鼻塞流泪打喷嚏加薄荷、苍耳子各10g；咽痛加玄参、山豆根各10g；声音嘶哑加射干、天花粉各10g；痰多胸闷加瓜蒌、葶苈子各10g；气喘加麻黄5g，杏仁10g；咳嗽加浙贝母、半夏各10g；口渴加芦根10g；便秘加大黄5g。

（《福建中医药》1985.5）

16. 主治：感冒。

方：苍耳子、辛夷、薄荷、白芷各10g，葱白1根。

加水煎20分钟，去渣，顿服，日1～2剂。

（《单方验方汇集》）

17. 主治：感冒，口干渴，头痛，目赤。

方：玄参50g。

加水煎30分钟，去渣，顿服，日1剂。

（《中医杂志》1987.4）

18. 主治：感冒，喷嚏不止。

方：苍术、杏仁各15g，麻黄、桂枝各10g。

煎服法同1，日1～2剂。

（《中国医药学报》1985.5）

19. 主治：喷嚏不止，全身乏力，食少，夜寐不宁。

方：夜交藤40g，沙参、麦门冬、枇杷叶各30g，伸筋草、防风各15g，桔梗、甘草、苍耳子、红花各10g。

煎服法同1，日1剂。

（《中医杂志》1988.11）

高热

1. 主治：高热，上呼吸道感染，咳嗽，咽痛。

方：金银花、生石膏、板蓝根各30g，知母、连翘各15g，薄荷、甘草、锦灯笼各10g。

加水煎沸15分钟，滤出药液，再加水煎20分钟，去渣，两煎药液兑匀，分服，日1～2剂。

2. 主治：高热，慢性支气管炎合并感染，肺炎。

方：七叶一枝花、大青叶、败酱草、鱼腥草、小蓟各30g，黄芩18g。

煎服法同1，日1剂。

3. 主治：高热，肺部感染。

方：生石膏60g，麻黄、杏仁各24g，川贝母、甘草各10g。

煎服法同1，日1剂。

（以上三方摘自《河北中医》1986.3）

4. 主治：高热。

方：生石膏90g，金银花、板蓝根各30g，生地黄、芦根各20g，连翘、荆芥穗、牛蒡子、杏仁、丹参各15g。

煎服法同1，日1剂。

身热不扬，汗出不解，舌苔白腻加黄芩、薏苡仁、六一散各15g；口干不欲饮，皮肤发斑，舌质红绛加赤芍、牡丹皮各15g；便秘或便溏腹胀，舌苔黄厚加大黄、芒硝、玄参各10g。

（《中医杂志》1988.11）

5. 主治：高热，因于外感。

方：板蓝根、生石膏各30g，金银花、连翘各20g，柴胡15g，黄芩、半夏各10g，蝉蜕、薄荷、甘草各6g。

煎服法同1，日1剂。

（《山西中医》1988.3）

6. 主治：高热。

方：板蓝根、蒲公英各60g，柴胡、黄芩、羌活各15g，当归、荆芥各10g，甘草5g。

煎服法同1，日1剂。

（《陕西中医》1988.4）

7. 主治：高热，汗出，口渴，脉洪大。

方：生石膏200g，知母30g，生姜、甘草各20g。

煎服法同1，日1～2剂。

8. 主治：高热，注射抗生素其热不退。

方：生地黄、玄参、沙参、天门冬、麦门冬、枸杞子各50g，甘草10g。

煎服法同1，日1剂。

9. 主治：高热，寒热往来。

方：柴胡60g，陈皮、半夏、黄芩、党参、常山、草果、大红枣、生姜各15g。

煎服法同1，日1剂。

10. 主治：高热，大便干燥，两三天未解。

方：大黄30g，芒硝、枳实、厚朴、党参、甘草各20g。

煎服法同1，日1剂。

11. 主治：高热，不出汗。

方：板蓝根、大青叶、贯众各80g，连翘、麻黄、荆芥、防风各15g。

煎服法同1，日1剂。

（田凤鸣供）

12. 主治：高热，昏厥，不省人事。

方：金银花、菊花、旋覆花、茯苓、柴胡、枳壳、杏仁、石斛、竹茹、天花粉、荆芥穗各10g，黄芩、甘草各5g。

煎服法同1，日1剂。

13. 主治：高热，外感所致。

方：生石膏60g，金银花30g，薄荷、蝉蜕各10g，甘草5g。

煎服法同1，日1剂。

客寒包火，冬季加麻黄10g，夏季加香薷10g；夹湿加藿香、苍术各10g；小儿动风，抽搐加石决明、钩藤、僵蚕各10g；高热多汗，加重薄荷、蝉蜕用量。

（以上二方摘自《浙江中医杂志》1988.7）

14. 主治：高热，因于外感。

方：七叶一枝花、大青叶、板蓝根、射干各30g，连翘20g，黄芩10g。

煎服法同1，日1剂。

热势不退加生石膏30g，栀子、知母各10g；恶寒加荆芥、防风各10g；头身困重，恶心呕吐加薏苡仁 20g，厚朴、半夏各 10g；咳甚加浙贝母、杏仁、桑白皮各 10g。

（《安徽中医学院学报》1989.3）

低热

1. 主治：长期低热，原因不明。

方：瓜蒌、海浮石、海蛤壳各 12g，半夏、枳实各 10g，浙贝母 9g（研末，冲服），黄连、杏仁各 8g，橘络 5g，甘草 3g。

加水煎沸 15 分钟，滤出药液，再加水煎 20 分钟，去渣，两煎药液兑匀，分服，日 1 剂。

（《四川中医》1988.6）

2. 主治：长期低热。

方：党参、黄芪各 30g，白术、茯苓、木香、当归、白芍、大枣、酸枣仁各 12g，远志 6g，甘草 3g。

煎服法同 1，日 1 剂。

（《四川中医》1988.7）

3. 主治：长期低热。

方：金银花 30g，蒲公英 25g，菊花 20g，天花粉 15g，柴胡、黄芩、地骨皮、半夏各 10g，甘草 4g，大枣 5 枚。

煎服法同 1，日 1 剂。

（《陕西中医》1989.7）

4. 主治：长期低热。

方：鳖甲 15g，地骨皮、青蒿、生地黄、白芍、当归、知母、淡竹叶、何首乌、党参各 10g，川芎 5g。

煎服法同 1，日 1 剂。

（湖北·李传龙）

5. 主治：长期低热。

方：丹参 30g，柴胡、当归、白芍、白术、茯苓、栀子各 15g，薄荷、生姜、牡丹皮各 10g，甘草 5g。

煎服法同 1，日 1 剂。

（《中西医结合杂志》1981.2）

夏季热

1. 主治：夏季发热，倦怠乏力。

方：生地黄、熟地黄、天门冬、麦门冬、沙参、玄参、党参、黄芪、茯苓、泽泻、牡丹皮、赤芍、黄芩各 10g，甘草 5g。

加水煎沸 15 分钟，滤出药液，再加水煎 20 分钟，去渣，两煎药液兑匀，分服，日 1 剂。

（常楼起）

2. 主治：夏季热。

方：南瓜、豆腐各 250g。

加水炖熟，加调料食之，日 2 次。

（《河北验方选》）

3. 主治：夏季热，疲乏，食少，面黄。

方：补中益气丸 2 盒。

每日服 3 次，每次服 1～2 粒，白开水送服。

（田凤鸣）

肺炎

1. 主治：细菌性肺炎，咳嗽吐痰，发热。

方：鱼腥草、鸭跖草、开金锁、全瓜蒌各 15g，酸浆草、黄芩、马勃、百部、南天竹子、天将壳、旋覆花各 9g，甘草 6g。

加水煎沸 15 分钟，滤出药液，再加水煎 20 分钟，去渣，两煎所得药液兑匀，分服，日 1～2 剂。

（《全国名老中医验方选集》）

2. 主治：细菌性肺炎，咳嗽，吐白痰，发热。

方：金银花 15g，川贝母、黄芩、青

黛、桔梗、百部、乌梅、天门冬、麦门冬、沙参、牛蒡子、天花粉、前胡、半夏、苏子各10g，黄连、甘草各5g。

煎服法同1，日1～2剂。

（《医药集锦》）

3. 主治：肺炎，发热，咳嗽，胸痛。

方：藕节、桑白皮各60g，葶苈子、天门冬各90g，百部、龙胆草、天花粉各30g，枇杷叶、海浮石、栀子、地骨皮、石膏、黄芩各15g，杏仁、大黄、黄连各9g，羚羊角6g，炙麻黄、桔梗、薄荷、甘草各5g，黑枣2枚。

加清水12碗，煎成1碗，分4次服。

（《单方验方汇集》）

4. 主治：细菌性肺炎，高热不退，咳嗽喘促，痰多鼻煽，口渴，汗出，便干。

方：生石膏、金银花、连翘、鱼腥草各15g，板蓝根、麦门冬、水牛角各10g，黄芩、黄连、白僵蚕、杏仁各6g，麻黄、茶叶各3g。

煎服法同1，日1～2剂。

（《全国名老中医验方选集》）

5. 主治：细菌性肺炎，发热，咳嗽喘憋。

方：生石膏、川贝母各9g，朱砂、天竺黄各6g，牛黄、麝香各0.6g。

共为细末，每次服5g，日2～3次。

（《医药集锦》）

6. 主治：大叶性肺炎，咳嗽，发热。

方：金银花、连翘各60g，生地黄、麦门冬、天门冬、玄参各30g。

煎服法同1，日1剂。

（济南二四二部队）

7. 主治：大叶性肺炎，咳嗽，发热。

方：鸭跖草60g，小蓟、虎杖、蒲公英、平地木、黄芩、鱼腥草、败酱草各30g。

煎服法同1，日1剂。

（《千家妙方》）

8. 主治：支气管肺炎，咳嗽。

方：金银花、连翘、鱼腥草、浙贝母、半枝莲各20g，杏仁、桔梗、半夏、陈皮、茯苓、紫菀、枇杷叶、桑白皮各15g，荆芥、防风、桂枝、川芎、白芷各10g，甘草5g。

煎服法同1，日1～2剂。

（《强化疗法临证试尝》）

9. 主治：迁延性肺炎。

方：紫苏子、瓜蒌、沙参、白芥子各15g，玉竹、陈皮、冬瓜子、半夏、桔梗、麦门冬、五味子、款冬花各10g。

煎服法同1，日1剂。

（《吉林中医药》1983.2）

10. 主治：肺炎。

方：薏苡仁、冬瓜仁各30g，芦根60g，瓜蒌皮、黄精各15g，川贝母、桑白皮、地龙、前胡、杏仁、车前子各10g，甘草5g。

煎服法同1，日1～2剂。

（《中医杂志》1959.9）

11. 主治：肺炎。

方：黄芩、连翘各20g，甘草10g。

煎服法同1，日2～3剂。

（《辽宁中医杂志》1960.10）

12. 主治：肺炎。

方：紫皮大蒜20g（去皮），白糖10g，醋10ml。

共捣如泥，加开水适量，一次冲服，日2～4次。

（《中华内科杂志》1960.1）

13. 主治：肺炎。

方：金银花、大青叶、半枝莲各30g，黄芩、连翘、杏仁、瓜蒌仁各15g，桔梗10g。

煎服法同1，日1剂。

咳喘重者加麻黄5g，生石膏30g；痰不易咳出加葶苈子、桑白皮各20g；咳而带血加白茅根、藕节各20g；胸痛加赤芍、郁金各15g；便秘加大黄5g；夹有暑湿之邪加薏苡仁、白蔻仁各10g。

（《广西中医药》1984.2）

14. 主治：肺炎，喘咳，病在卫分。

方：七叶一枝花、败酱草、大青叶、鱼腥草、虎杖、芦根各30g，茜草、瓜蒌各20g，黄芩18g，杏仁12g。

煎服法同1，日1～2剂。

（《中医杂志》1985.10）

15. 主治：肺炎。

方：玄参、生地各24g，石斛15g，麦门冬12g，浙贝母、天花粉、金银花、黄芩各9g，菊花、甘草各6g，薄荷3g。

煎服法同1，日1剂。

（李建国）

16. 主治：轻型肺炎。

方：七叶一枝花30g。

加水煎，去渣服，日1剂。

17. 主治：金黄色葡萄球菌肺炎。

方：金银花、蒲公英、败酱草各30g，竹茹15g，黄连、陈皮、茯苓各10g，半夏、枳实、甘草各6g。

煎服法同1，日1剂。

18. 主治：肺炎杆菌性肺炎。

方：党参、百部、百合、白及、浙贝母、桔梗各15g，半枝莲、白花蛇舌草各30g，陈皮、半夏、当归、川芎、金银花、连翘各10g。

煎服法同1，日1剂。

19. 主治：肺炎支原体肺炎。

方：紫菀、款冬花、天门冬、麦门冬、桔梗、百部、百合各20g，葶苈子、沙参、白僵蚕、川芎、杏仁各10g。

煎服法同1，日1剂。

（以上四方摘自《强化疗法临证试尝》）

20. 主治：霉菌性肺炎。

方：西洋参、麦门冬、百部各10g，沙参、玉竹、知母、天花粉、瓜蒌、苦参、山药、白术、茯苓、地骨皮、旱莲草各12g。

煎服法同1，日1剂。

（《湖南中医杂志》1988.4）

21. 主治：病毒性肺炎，高热不退，咳嗽，气促，痰鸣，鼻翼煽动，呕吐，腹泻。

方：板蓝根、大青叶、鱼腥草、白花蛇舌草、金银花、山海螺各15g，百部、僵蚕、玄参各8g，甘草3g。

煎服法同1，日1剂。同时加服熊胆1.5g，麝香0.06g，分2次，1日服完。再加服六神丸5粒，日3次。

（《中医杂志》1976.9）

22. 主治：病毒性肺炎，发热，咳嗽气短。

方：板蓝根、大青叶、贯众、生石膏、党参各30g，茯苓、陈皮、半夏、桔梗、杏仁、紫菀各10g，紫草20g。

煎服法同1，日1～2剂。

（《基层医生实用手册》）

23. 主治：放射性肺炎，剧烈咳嗽，少痰，气短胸痛。

方：薏苡仁、金银花、芦根、沙参、枇杷叶各30g，天门冬、连翘、百合、陈皮、山楂、神曲、麦芽各10g，黄连、甘草各6g，三七粉3g（另包，冲服）。

煎服法同1，日1剂。

（《中医杂志》1983.12）

24. 主治：肺泡蛋白沉着，咳嗽，痰液白黏不易咳出，两肋疼痛，气短。

方：黄芪、薏苡仁各30g，丹参15g，知母、柴胡、桔梗、当归、川芎、旋覆花、海浮石、葶苈子各10g，升麻、甘草各3g。

煎服法同1，日1剂。

（《千家妙方》）

25. 主治：霉菌性肺炎，高烧。

方：白芍、忍冬藤各60g，生地黄、千里光、龟版、黄芩、白茅根各30g，牡丹皮、知母、黄柏各 12g，黄连 10g。

煎服法同 1，日 1 剂。

（《百病良方》）

26.主治：大叶性肺炎，高烧咳嗽咳血。

方：大生地黄、藕节、川贝母、瓜蒌各 12g，荷叶、牡丹皮、白芍、麦门冬、陈皮各 9g，羚羊角 3g。

加水煎服法同 1，日 1 剂。羚羊角研末用药汤冲服。

（李建国）

急性支气管炎

1.主治：急性支气管炎，鼻塞，流涕，喷嚏，头痛，咽痛，咳嗽。

方：金银花、天门冬、麦门冬、枇杷叶、桑枝、陈皮各 15g。

加水煎沸 15 分钟，滤出药液，再加水煎 20 分钟，去渣，两煎所得药液兑匀，分 2 次服，日 1 剂。

（济南二四二部队）

2.主治：急性支气管炎，鼻塞，流涕，咳嗽，乏力。

方：生石膏 120g，半夏 30g，桂枝、白芍、干姜、细辛、五味子、大枣、甘草各 20g，麻黄 10g。

煎服法同 1，日 1 剂，服后取微汗。

（《千家妙方》）

3.主治：急性支气管炎，咳嗽，头痛，鼻塞声重，流涕。

方：蒲公英适量。

为末，压片，片重 0.5g，每次 5 片，每日 3 次。

（武汉八一七〇部队）

4.主治：急性支气管炎，流涕，咳嗽。

方：沙参、车前子、甘草各 10g。

加水煎 20 分钟，去渣，分 3 次服，日 1 剂。

5.主治：急性支气管炎，恶寒发热，咳嗽痰多，乏力，纳呆。

方：生石膏 30g，川贝母 15g，大黄、桔梗、杏仁、炙枇杷叶各 9g，炙麻黄、甘草各 6g，海浮石 10g，山楂 10g。

煎服法同 1，日 1～2 剂。

（《天津中医》1988.3）

6.主治：急性支气管炎，咳嗽。

方：白芥子 40g，小麦面粉 90g。

为末，加水，做成两个饼，敷于胸背，以胶布固定，日换 1 次。

（《黑龙江中医药》1988.1）

7.主治：急性支气管炎，咳嗽，吐痰。

方：紫苏子、前胡、桑白皮、杏仁、白果、款冬花、黄芩、半夏、茯苓各 10g，天门冬、麦门冬、甘草各 6g。

煎服法同 1，日 1～2 剂。

（《河北验方选》）

8.主治：急性支气管炎，咳嗽，气急，张口抬肩，无汗，体温升高。

方：生石膏、芦根、蒲公英各 30g，麻黄、杏仁、甘草、桑叶、菊花各 6g。

煎服法同 1。日 1～2 剂。

（《全国名老中医验方选编》）

9.主治：急性支气管炎，发热，咳嗽。

方：牛黄、麝香各 0.6g，朱砂、天竺黄各 6g，生石膏、川贝母各 9g。

共为极细末，分 3 次冲服，日 1 剂。

10.主治：急性支气管炎，咳嗽。

方：川贝母、半夏各 10g，僵蚕、橘红、麦门冬、杏仁、石膏、南星各 5g，全蝎 5 个，白及、琥珀各 3g。

共为细末，每次冲服 10g，日 3 次。

（以上二方摘自《医药集锦》）

11.主治：急性支气管炎，咳嗽，高热。

方：知母 24g，黄芩 18g。

煎服法同 1，日 1 剂。

（《家庭中医灵验便方》）

12. 主治：急性支气管炎，咳嗽。

方：百部 15g。

加水煎，去渣，加酒少许，顿服，日 1 剂。

（《集简方》）

13. 主治：急性支气管炎，咳嗽。

方：茶叶 10g，大瓜蒌 1 个（切碎）。

加水煎，去渣，顿服，日 1 剂。

（《医方摘元》）

14. 主治：急性支气管炎，咳嗽痰少。

方：板蓝根、生地黄、玄参各 15g，桃仁、红花、桔梗、赤芍、射干、前胡各 10g，柴胡、枳壳各 6g，甘草 3g。

煎服法同 1，日 1 剂。

（《医案验方集锦》）

慢性支气管炎

1. 主治：慢性支气管炎，咳嗽，吐痰。

方：杏仁 9g，白芍、半夏、厚朴各 6g，麻黄、桂枝、甘草各 5g，干姜、五味子、细辛各 3g。

加水煎沸 15 分钟，滤出药液，再加水煎 20 分钟，去渣，两煎所得药液兑匀，分服，日 1～2 剂。

2. 主治：慢性支气管炎，咳嗽，气短，乏力，畏寒，精神萎靡不振。

方：生地黄、熟地黄各 15g，麦门冬、党参、淫羊藿、锁阳各 12g，鹿角、半夏各 10g，桂枝、白芥子各 6g，生甘草、麻黄各 5g，细辛 3g，蛤蚧粉 2g（吞服）。

煎服法同 1，日 1 剂。

3. 主治：慢性支气管炎，咳嗽、吐黄痰。

方：生石膏、金银花、鱼腥草各 18g，杏仁、炒苏子、浙贝母各 10g，莱菔子、知母各 9g，甘草、白芥子、陈皮各 6g，麻黄 5g。

煎服法同 1，日 1 剂。

4. 主治：慢性支气管炎。

方：苇茎 24g，白茅根、生石膏各 18g，瓜蒌、沙参各 15g，厚朴 12g，杏仁、半夏、黄芩、紫苏子、紫苏叶、橘红各 9g，川贝母、麻黄、甘草各 6g。

煎服法同 1，日 1 剂。

5. 主治：慢性支气管炎，咳唾黄痰。

方：竹沥 30g（冲服），佛耳草 15g，炙麻黄、五味子、旋覆花、百部、款冬花、地龙、沙参各 9g，川贝母 6g，天花粉 10g。

煎服法同 1，日 1 剂。

（以上五方摘自《全国名老中医验方选集》）

6. 主治：慢性支气管炎，咳嗽气喘，感寒加重。

方：海螵蛸适量。

焙枯，为末，取 5g，加红糖 5g，一次冲服，日 3 次。

（《陕西中医》1983.6）

7. 主治：慢性支气管炎，咳嗽气短。

方：当归、川芎、桔梗、半夏、紫菀、款冬花、天门冬、麦门冬、青皮、桑白皮、陈皮、五味子、川贝母、枇杷叶、杏仁各 10g，甘草 5g。

煎服法同 1，日 1 剂。

（《强化疗法临证试尝》）

8. 主治：慢性支气管炎。

方：豆腐 500g，杏仁 20g（泡去皮尖），白糖 100g。

共煮熟。分次饮其汤，食其豆腐、杏仁。

9. 主治：慢性支气管炎。

方：雪梨 1 个，川贝母末、杏仁末各 10g。

将雪梨挖去心，装入川贝母、杏仁末，扎固，在豆腐浆里煮熟，空腹一次食服。

（以上二方摘自《河北验方选》）

10. 主治：慢性支气管炎。

方：黄芪24g，百部、旋覆花各10g，地龙6g。

共为细末，压成片，片重0.5g，每次服6片，每日服3次。

（《新中医》1982.2）

11. 主治：慢性支气管炎。

方：百合15g，马兜铃12g，前胡、紫菀、麦门冬各9g，炙麻黄、炒杏仁、甘草、桔梗、百部、五味子、川贝母各6g。

煎服法同1，日1剂。

痰多清稀，且有泡沫加南星、半夏、橘红、茯苓各9g；胸痛胸闷，痰液黏稠加瓜蒌、海浮石各6g；气郁胁痛加枳壳、莱菔子各9g；咳嗽不已加阿胶9g；气虚心悸加党参9g。

（《千家妙方》）

12. 主治：慢性支气管炎。

方：满山红叶20g，榆树白皮10g，白糖10g。

加水煎，去渣，顿服，日1～2剂。

（后字二〇一部队卫生处）

13. 主治：慢性支气管炎。

方：蛤蚧1对，白及、川贝母、百部、麦门冬各30g。

共为细末，每次冲服3g，日2～3次。

（兰州部队，庆阳军分区）

14. 主治：慢性支气管炎。

方：矮地茶、枇杷叶、岗梅根、菊花、淡竹叶、陈皮、桔梗、白花蛇舌草各9g，三七粉2g（冲服）。

煎服法同1，日1剂。

（广州部队一六三医院）

15. 主治：慢性支气管炎。

方：莱菔子、紫苏子各6g，红豆蔻3g。

加水共煎，去渣，顿服，日1～2剂。

16. 主治：慢性支气管炎。

方：胡桃肉、丹参、黄芪、补骨脂各100g，厚朴80g，人参、地龙各50g，肉桂、麻黄各40g，炙甘草30g，沉香24g，蛤蚧2对。

共为细末，炼蜜为丸，每次服12g，日2次。

17. 主治：慢性支气管炎。

方：党参、黄芪、仙鹤草各25g，菟丝子、山药、枸杞子、麦门冬、制附子（先煎）各20g，补骨脂15g，五味子、杏仁、罂粟壳、牛蒡子各10g，核桃仁3枚。

煎服法同1，日1剂。

（以上三方摘自《陕西中医》1985.3）

18. 主治：老年慢性支气管炎。

方：茯苓、山楂、紫苏子、桔梗、黄芩、川贝母、白芍、黄芪各15g，神曲、白术、橘红、瓜蒌仁、木香、五味子、苍术、前胡、紫菀各12g，香附、杏仁、天门冬、牛蒡子、桑白皮、百合、阿胶、山药、沉香、人参各9g，南星、半夏、甘草、乌药各6g。

共为细末，炼蜜为丸，每次服9g，日3次。

（《辽宁中医杂志》1982.1）

19. 主治：慢性支气管炎。

方：定喘穴上拔火罐，每日1次。

（《中华医学杂志》1955.5）

20. 主治：慢性支气管炎兼喘。

方：地龙、桔梗、百部、麦门冬、马兜铃各60g，旋覆花、白果各30g，麻黄15g。

共为细末，炼蜜为丸6g重，每服1丸，日服3次。

21. 主治：慢性支气管炎咳喘痰多。

方：山药、罂粟壳、车前草各45g，石

韦、五味子各30g，杏仁、款冬花各24g，白矾18g。

共为细末，炼蜜为丸，共做40丸，每服1丸，早、晚各1次。

22. 主治：慢性支气管炎。

方：甘草、苦杏仁、五味子、麻黄各3g。

加水煎服法同1，日1剂。

23. 主治：慢性支气管炎。

方：金银花、天门冬、桑皮、陈皮各6g，枇杷叶30g。

煎服法同1，日1剂。

（以上四方李建国供）

支气管扩张

1. 主治：支气管扩张，咳嗽，气喘。

方：桑白皮、地骨皮、白芍、白及、百合、百部各15g，紫苏子、五味子、菊花、川贝母、黄芩、牡丹皮、山茱萸、枸杞子、太子参、黄芪各10g，甘草5g。

加水煎沸15分钟，滤出药液，再加水煎20分钟，去渣，两煎所得药液兑匀，分服，日1剂。

（《新疆中医药》1989.2）

2. 主治：支气管扩张，咯血鲜红，痰黄身热，便秘尿黄，舌红，舌苔黄。

方：金银花、侧柏叶各30g，连翘、黄芩各15g，栀子、牡丹皮各9g，白及6g。

煎服法同1，日1剂。

3. 主治：支气管扩张，咯鲜红色血，干咳嗽，口干咽燥，颧红，烦躁。

方：沙参、茜草各15g，麦门冬、生地黄、黛蛤散各12g，牡丹皮、百合各9g，仙鹤草、白茅根、旱莲草各30g。

煎服法同1，日1剂。

4. 主治：支气管扩张，咯血鲜红，急躁易怒，两胁隐痛，舌红苔黄。

方：旋覆花、茜草、桑皮、花蕊石各15g，半夏、黄芩、藕节各9g，黛蛤散12g，代赭石、仙鹤草各30g。

煎服法同1，日1剂。

（以上三方摘自《浙江中医杂志》1983.12）

5. 主治：支气管扩张，咳嗽，吐痰。

方：款冬花、冰糖各9g。

水浸代茶饮，日1～3剂。

（《新中医》1981.3）

6. 主治：支气管扩张，经常反复咯血，少则数口，多则100～200ml，甚至更多。

方：生地黄、仙鹤草各30g，川芎、赤芍、牡丹皮、栀子、柴胡、郁金、丹参、白茅根、牛膝各10g，阿胶10g（另包，烊化），甘草5g。

煎服法同1，日1剂。

（《江苏中医杂志》1982.3）

7. 主治：支气管扩张，咳嗽气喘，咯血，低热。

方：百合、白及、百部、麦门冬、天门冬、丝瓜子各50g。

碎成粉末，压片，片重0.5g，每次服10片，日服3～4次。

（《福建中医药》1976.3）

8. 主治：支气管扩张，咯血。

方：夜交藤24g，沙参、芦根各15g，紫菀12g，青蒿、栀子、浮小麦、天门冬、麦门冬、茯神、茯苓各10g，川贝母、知母、甘草各9g。

煎服法同1，日1～2剂。

（《北京中医》1978.4）

9. 主治：支气管扩张，咳嗽咯血。

方：太子参、白术、瓜蒌皮各12g，黄芪、茯苓各15g，甘草3g，薏苡仁、山药、沙参、熟地黄各30g，杏仁、蒲黄各9g。

煎服法同1，日1剂。

（《黑龙江中医药》）1983.2）

10. 主治：支气管扩张，咳嗽咯血。

方：沙参、侧柏叶各15g，黄芩、白及、杏仁各12g，栀子、大黄、桑白皮、桔梗、蛤壳、青黛、仙鹤草各10g，三七6g。

煎服法同1，日1剂。

（《四川中医》1981.2）

11. 主治：支气管扩张，咳嗽咯血。

方：人参5g，牡蛎、白术各15g，茯苓、甘草各6g。

煎服法同1，日1剂。

（《安徽中医学院学报》1978.6）

12. 主治：支气管扩张，咯血。

方：地骨皮、生地黄、紫菀、地榆各15g，桑白皮、枇杷叶、黄芩、黛蛤散各12g，甘草、麦门冬各9g。

煎服法同1，日1剂。

（《千家妙方》）

肺脓疡

1. 主治：肺脓疡，咳唾黄痰，发热恶寒，头身痛，胸痛，便干溺短。

方：金银花、芦根各15g，桔梗、僵蚕、黄芩各10g，薄荷、蝉蜕各6g。

加水煎沸15分钟，滤出药液，再加水煎20分钟，去渣，两煎所得药液兑匀，分服，日1～2剂。

（《湖南中医杂志》1988.2）

2. 主治：肺脓疡，发热，咳嗽，吐脓痰，胸痛。透视可见肺部脓腔液平和炎症浸润。

方：苇根60g，冬瓜仁、薏苡仁、蒲公英、紫花地丁、金银花各30g，连翘15g，

黄连、栀子、桃仁各9g，甘草3g。

煎服法同1，日1剂。

口渴加生石膏、天花粉各20g，吐血加仙鹤草、白及各15g。

（《实用中医内科杂志》1989.1）

3. 主治：肺脓疡，咳唾脓痰。

方：薏苡仁、芦根各30g，桑白皮、麦门冬、天门冬、金银花、连翘、瓜蒌、蒲公英、紫花地丁、桔梗、知母、陈皮、地骨皮各20g，葶苈子、浙贝母、川贝母、杏仁各10g。

煎服法同1，日1剂。

4. 主治：肺脓疡（肺痈）。

方：鱼腥草、金银花、冬瓜仁、薏苡仁各30g，桔梗15g，黄芩、桃仁、浙贝母各10g，甘草5g，黄连10g（为末，装入胶囊吞服）。

煎服法同1，日1剂。

（以上二方摘自《上海中医药杂志》1981.10）

5. 主治：肺脓疡。

方：大蒜500g，白及、白蔹各30g。

加水共煎，吸其汽，饮其汤，食其蒜。

（《河南中医》1983.4）

6. 主治：肺脓疡，咳唾脓痰。

方：绵黄芪30g，金银花、沙参、甘草各15g，知母、牛蒡子、连翘、浙贝母、川贝母、冬瓜子、藕节、白茅根、芦根各10g，桃仁5g，三七末1.5g（分3次冲服）。

煎服法同1，日1～2剂。

（《江苏中医》1958.3）

7. 主治：肺脓疡。

方：芦根、桔梗、冬瓜子仁、鱼腥草各50g，薏苡仁、金银花、瓜蒌各30g，连翘、黄芩、甘草各20g。

煎服法同1，日1剂。

（《千家妙方》）

8. 主治：肺脓疡，发病急，寒战高热，咳嗽胸痛，痰多且臭，甚则咳唾脓血。

方：生石膏60g，金银花、蒲公英、败酱草各30g，连翘、黄芩、瓜蒌各15g，知母、半夏、栀子各12g，桔梗10g，甘草3g。

煎服法同1，日1～2剂。

高热神昏加安宫牛黄丸2粒，早晚各服1粒；脓痰量多而腥臭加桑白皮、菊花、杏仁各10g；咳唾脓血较多加芦根、冬瓜仁、侧柏叶、仙鹤草、浙贝母各20g。

（《中医杂志》1987.7）

9. 主治：肺脓疡，咳嗽，吐痰，初为黏液痰，继为脓性痰，伴胸痛及全身中毒症状。

方：芦根、冬瓜仁、薏苡仁各20g，桃仁、浙贝母、鱼腥草、桔梗、黄芩各15g。

煎服法同1，日1～2剂。

（《黑龙江中医药》1976.6）

10. 主治：肺脓疡，咳唾脓血。

方：合欢皮30g，百合18g，沙参12g，白及、麦门冬、桔梗、甘草各10g。

加水煎，去渣，以药液冲服王氏圣灵丹（牛黄、珍珠各1g，琥珀2g，滴乳石、尿浸石膏各3g，没食子1.5g，硼砂3g，朱砂1.5g。共为细末）8g，日2次。

（《江苏中医》1969.2）

11. 主治：肺脓疡，咳嗽，痰多腥臭，发热胸痛。

方：鱼腥草30g，薏苡仁12g，黄芪、穿山甲、瓜蒌仁、天花粉各10g，桔梗、甘草、白及各5g。

煎服法同1，日1～2剂。

（《新中医》1966.4）

12. 主治：剧烈咳嗽，吐脓痰，喘急，胸痛，夜难入寐。

方：桔梗30g，桑白皮24g，甘草、金银花、生石膏、蒲公英、牛蒡子、瓜蒌、知母、麦门冬、浙贝母、枳壳、防己、薏苡仁各12g。

煎服法同1，日1～2剂。

（《医药集锦》）

13. 主治：肺脓疡，发热，咳嗽，吐脓样臭痰，胸痛。

方：马齿苋300g，蜂蜜60g。

加水煎马齿苋，去渣，兑入蜂蜜服，日1剂。

（《医药集锦》）

14. 主治：肺脓疡。

方：天门冬、麦门冬、金银花各90g，玄参240g，桔梗、甘草各60g。

煎服法同1，日1～2剂。

15. 主治：肺脓疡。

方：金银花30g，夏枯草12g，川贝母、麦门冬、知母、沙参、乳香、没药、桑白皮、桔梗、百合、连翘、黄芩各9g，大黄、白及各6g。

煎服法同1，日1～2剂。

（以上二方摘自《河北验方》）

16. 主治：肺脓疡。

方：白及、薏苡仁各30g，浙贝母24g，甘草、桔梗、黄芪、金银花各15g，陈皮12g，葶苈子6g。

共研细末，每次冲服9g，日3～4次。

（田凤鸣）

17. 主治：肺脓疡。

方：鱼腥草500g。

加水煎，去渣，分数次服下。

18. 主治：肺脓疡。

方：生地黄、玄参、麦门冬、金银花各30g，黄芩、甘草各15g。

煎服法同1，日1剂。

（以上二方济南部队一四七医院供）

19. 主治：肺脓疡。

方：三七、海螵蛸、川贝母各 30g。

研成细末，每次冲服 6g，早晚各 1 次。再用糯米 60g 和大蒜 1 头（去皮）共煮米熟，一次食下，早晚各 1 次。

（《医案验方集锦》）

20. 主治：肺脓疡（肺痈）。

方：蜜炙百合 24g，天门冬、麦门冬各 12g，干生地黄 18g，款冬花、川贝母、桑白皮（蜜炙）各 9g，白及 4.5g，蜜炙枇杷叶、蜜炙百部草、黄芩各 6g。

加水煎服法同 1，日 1 剂。症状减轻后可隔日 1 剂。

初期肺痈，恶寒战栗，发热，头痛者，加芦根 18g，白茅根 15g，石膏 12g，犀角 6g；身体瘦弱，虚痨日久，自汗、盗汗者，加银柴胡 9g，鳖甲 24g，牡蛎、地骨皮各 12g；痰中带血者，加炒侧柏叶、藕节各 15g，大蓟、小蓟、牡丹皮、炒白芍各 9g；大量咯血者，酌加三七粉冲服(不宜入煎)。

21. 主治：肺脓疡（肺痈），咳嗽吐臭痰，甚则吐脓、吐血、发热，脉象洪数。

方：桔梗、浙贝母（研）、知母各 9g，当归 10g，生黄芪、枳壳（炒）、瓜蒌仁各 9g（炒研），防己 7.5g，薏苡仁 12g，甘草 9g。

加水煎服法同 1，日 1 剂。

胸痛加五味子 3g；大便燥加大黄 9g。禁烟、酒、辛辣及刺激性食物。

22. 主治：肺痈，咳嗽，咳黄绿色脓痰或带血，呼吸困难，胸胁疼痛，发热烦躁，口渴等。

方：薏苡仁 240g，槟榔 30g。

共研为粗末，加适量蜂蜜调成粥状，置锅内蒸熟。

每次 30～60g，温白开水送服，每日服 3 次，儿童酌减。

（以上三方摘自《中医验方汇选》）

23. 主治：肺脓疡。

方：百合 15g，蒲公英 30g，板蓝根 15g，甜梨 1 个。

加水煎服法同 1，日 1 剂。

24. 主治：肺化脓症。

方：蒲公英 60g，瓜蒌、薏苡仁各 30g，金银花、浙贝母、桔梗各 9g，半夏、红花、白果、知母、甘草各 6g。

加水煎服法同 1，日 1 剂。

（以上李建国供）

肺结核

1. 主治：肺结核，咳嗽少痰，午后身热，颧红盗汗，神疲形瘦，胸痛，食欲不佳。

方：百部 20g，桔梗、半夏、百合、天门冬、麦门冬、党参、川贝母、当归、沙参、玄参各 10g，甘草 5g。

加水煎沸 20 分钟，滤出药液，再加水煎 20 分钟，去渣，两煎所得药液兑匀，分服，日 1～2 剂。

（《强化疗法临证试尝》）

2. 主治：肺结核，咳嗽，消瘦，纳呆。

方：玄参、牡蛎、夏枯草、连翘、紫花地丁、猫爪草各 15g，海藻、泽兰叶各 9g。

共为细末，炼蜜为丸，丸重 9g，日服 3 次，每次 1 丸。

（《中西医结合杂志》1987.3）

3. 主治：肺结核，午后身热，咳嗽痰薄。

方：红人参 30g，蛤蚧 2 对，三七 25g，百部 250g，白及 100g，天门冬、麦门冬各 60g，白茅根 150g。

共为细末，每日 3 次，每次冲服 5g。

（《四川中医》1983.4）

4. 主治：肺结核。

方：白及、白糖、百部、蜂蜜各500g，猪胆汁150ml，大蒜50g（去皮）。

先将白及、百部浓煎取汁，再与大蒜、白糖共捣如泥，后与猪胆汁、蜂蜜共调为膏，日3次，每次50g，开水冲服。

（《重庆中医药》1988.4）

5.主治：肺结核，低热不退。

方：枸杞子、枸杞菜、地骨皮各50g。

煎服法同1，日1剂。

（《中国秘方全书》）

6.主治：肺结核，咳嗽，盗汗。

方：夏枯草300g，款冬花150g，天门冬、麦门冬、百部、茯苓各120g，沙参、阿胶珠各90g。

共为细末，蜜丸10g重，日服3次，每次1丸，饭前服。

（《湖北中医杂志》1981.1）

7.主治：肺结核。

方：鱼鳞片500g，橘柑1枚。

加水共熬至如胶水状，去渣，入冰糖150g，溶化，收膏，20天服完。

（《江苏中医》1966.2）

8.主治：肺结核，咳嗽，盗汗。

方：朱砂20g，雄黄、雌黄各10g，麝香1g。

共为细末，以独头大蒜切去三分之一的断面蘸药末，在大椎至长强的脊柱上反复擦摩，至红肿热痛为止。日1次。

（《民间灵验便方》）

9.主治：肺结核。

方：夏枯草50g，青蒿30g，鳖甲10g。

煎服法同1，日1剂。

（《全国新医疗法汇编》）

10.主治：肺结核，脊柱结核。

方：壁虎适量。

焙干，研细，每次冲服9g，日2～3次。

（《浙江中医杂志》1982.1）

11.主治：肺结核，骨结核尤宜。

方：巴豆适量（去壳，取不破之整仁）。

以蜂蜡密封2层，早、晚各吞服7粒。

（《四川中医》1983.2）

12.主治：肺结核，咳嗽日久，低热盗汗。

方：玄参、天花粉各15g，天门冬、麦门冬、川贝母、生地黄、金银花、蒲黄、白及、栀子、桑白皮、苏子、杏仁、阿胶、黄芩、甘草各9g。

煎服法同1，日1～2剂。

13.主治：肺结核，低热，盗汗。

方：熟地、龟版各30g，山药、山茱萸、黄柏、知母、白薇、沙参、龙眼肉、玄参、菟丝子、炒酸枣仁各9g。

煎服法同1，日1剂。

14.主治：肺结核。

方：薏苡仁40g，白及20g，川贝母、三七各5g。

共为细末，加水煮熟，分3次服下，日服1剂。

15.主治：肺结核，咳嗽吐痰，低热盗汗。

方：代赭石30g，龙骨、牡蛎、白茅根各15g，大蓟、小蓟、酒炒大黄、棕炭、栀子、牡丹皮、藕节、川贝母、黄芩、白及、桔梗、蒲黄、白芍、天门冬、麦门冬、甘草、阿胶各9g，三七3g（为末，冲服）。

煎服法同1，日1剂。

（以上四方摘自《医药集锦》）

16.主治：肺结核，咳嗽吐痰，痰中带血，低热盗汗。

方：仙鹤草、大红枣、生地黄、党参、桑白皮、天花粉、陈皮、五味子、百部、百合各15g，甘草5g。

煎服法同1，日1剂。

（《全国名老中医验方选集》）

17. 主治：空洞型肺结核，胸痛盗汗，夜间潮热，消瘦，纳呆。

方：象皮 30g（焙），白及、川贝母、玄参、百部、白果、乌梅各 30g，蛤蚧 2 对，珍珠 6g，甘草 5g。

共为细末，炼蜜为丸，每次 9g，日 3 次。

（《医案验方集锦》）

18. 主治：空洞型肺结核。

方：蜈蚣、百部、川贝母、甘草各 200g，白及 600g。

共为细末，每次冲服 5g，日 3 次。

（《陕西中医》1985.6）

19. 主治：肺结核，咳嗽，或有血痰。

方：蛤蚧 2 对，阿胶珠 100g。

共为细末，冲服 3g，日 3～4 次。

20. 主治：肺结核，吐血痰。

方：大黄适量。

为末。每次冲服 2g，日 1～2 次。

（《中国防痨》1960.2）

21. 主治：肺结核，咳嗽痰喘或痰中带血。

方：天门冬、麦门冬、生地黄、熟地黄各 12g，炙百合、当归（酒制）、川贝母、玄参、五爪橘红、款冬花、五味子各 9g，茯苓、白芍、清半夏、桔梗、淡竹叶各 6g，紫苏子 12g，瓜蒌仁 15g，沉香、粉甘草各 3g。

煎服法同 1，日 1 剂。

22. 主治：喘咳吐脓吐血等肺痿、肺痈、肺结核。

方：三七、白及各 60g，薏苡仁 750g。

上前二味共研极细粉面备用，薏苡仁取 60g 熬稀粥，加药面 12g 搅匀服之。每日早、午、晚各一次。孕妇忌服，并忌辛辣刺激之物。

23. 主治：肺结核，肺痈，虚损痨瘵喘嗽、吐脓痰臭痰之症。

方：蛤蚧 1 对（用黄酒 120g 浸透，阴阳瓦焙干，研细面），川贝母（研极细面）、蜂蜡、蜂蜜各 60g。

将蜜、蜡化开和蛤蚧、贝母粉末共为小丸，如绿豆大，每次服 9g，日 2～3 次。

24. 主治：肺结核，午后发热，咳嗽盗汗，吐痰吐血，胸部疼闷的浸润性肺结核症及女子干血痨症。

方：山药 15g（蒸），麦门冬、炒玉竹各 6g，炙百部草、白芍（炙）、海浮石粉各 5g，茯苓（乳拌蒸）、百合（炙）、生地黄各 9g，青竹茹、五味子（炙）、炙甘草各 3g。

煎服法同 1，日 1 剂。

发热重者，加炙鳖甲 6～12g，银柴胡 3g，青蒿 3～6g；盗汗甚者，加金石斛 9g，桂枝、生牡蛎各 6g；喘甚者，加款冬花 9g，蛤蚧 1 对为粉，用前药煎汤冲服。

25. 主治：肺结核，体质虚弱，形容枯槁，咳嗽吐痰，或黄痰或白沫或带血，喘息，张口抬肩，盗汗，微发热，两肋疼痛，劳动则甚，声哑，便泻等。

方：枳壳、槟榔、白及、陈皮、桔梗、甘草各 6g。

共研细面，炼蜜为丸，共做 6 丸，每日两丸，早晚空心各服 1 丸，用红糖 15g，方茶（即大叶茶）9g，血见愁 12g，红高粱花 9g 为引，水煎同丸药服。

26. 主治：肺结核，咳嗽、身热、盗汗、咯血等症。

方：蛤粉 9g（煅）。

研极细，每服 4.5g，米汤送下。

27. 主治：肺结核，骨蒸痨热。

方：秦艽、地骨皮、当归、青蒿、知母各 9g，鳖甲 12g，乌梅 12g，银柴胡 6g。

煎服法同 1，日 1 剂。

体温上升至 38℃左右，午后发热，腹疼，可加桃仁、红花各 6g；失眠，加远志、酸枣仁各9g；盗汗，加龙骨、牡蛎各3g；咳嗽无痰，加人参6g，黄芪9g，五味子3g；痰多，加天门冬、川贝母、马兜铃、杏仁各3～6g；大便秘，加肉苁蓉9g。

服后忌食生冷、腥辣及硬的食物。

28. 主治：肺结核，肺痈。

方：白及30g（土炒），冬虫夏草15g，百合21g，天门冬、麦门冬各6g，生石膏、七爪橘红各12g。

上药共研细面，每服6g，白开水冲服，早晨晚上饭前服，服药后1小时再吃饭，忌用猪肉、韭菜、生葱蒜、烟酒等物。

（以上摘自《中医验方汇选》1972）

29. 主治：肺结核。

方：白及、白果、川贝母、乌梅各30g，蛤蚧1对。

共研细末，炼蜜为丸，每丸9g重，每服1丸，日服2次，白水送下。

30. 主治：肺结核。

方：百部250g。

用水熬汁，去渣再以慢火熬膏如饴糖状，每次饭前温白开水送下1～2匙。

31. 主治：肺结核。

方：百部18g，黄芩、丹参、杏仁各9g。

煎服法同1，日1剂。

32. 主治：肺结核，自汗、盗汗。

方：黄芪30g，熟地黄24g，生地黄9g，黄芩6g，黄连、黄柏各3g，当归、牡蛎、龙骨各15g，浮小麦60g。

煎服法同1，日1剂。

33. 主治：肺结核咯血。

方：白及30g，百合9g、桃仁各9g。

共为细末，醋引，每次服9g，日2次，温白开水送下。

34. 主治：肺结核咯血。

方：鸡子1个，三七末3g，藕汁1茶盅。

将三味药合匀，炖熟服之即效。

35. 主治：肺结核咯血。

方：白矾24g，儿茶30g。

共为细末，加糖少许，每次服3g，每日4次。

36. 主治：肺结核。肺门淋巴结核。

方：皂角子100粒，紫硇砂6g。

共为细面，分为50包，每日服一包，开水送服。

（以上摘自《单方验方汇集》1970）

肺癌

1. 主治：肺癌，并肋骨转移，咯唾痰血。

方：丹参、黄芪、薏苡仁、芦根、白花蛇舌草各30g，当归、茯苓、冬瓜仁、生地黄、桔梗、半枝莲、卷柏各15g，白术20g，砂仁、灵芝、白果、枳壳、七叶一枝花、生甘草各10g，胆南星6g。

加水煎15分钟，滤出药液，再加水煎20分钟，去渣，两煎药液兑匀。分4次服，日服2次。同时用生草乌、生附子、生天南星、生半夏、雪上一枝蒿各3g，昆布、冰片、肉桂各6g，甘草10g，轻粉1g，蜈蚣10条，蜘蛛10只，斑蝥4g。共为粗末，加入白酒500ml，浸1个月，每次2ml，日服2次，以冷开水冲服。如白细胞降低时，以红参、鹿角胶、三七各10g，为末，夹在瘦猪肉内，蒸熟食服，日1次。

（《四川中医》1988.10）

2. 主治：肺癌。

方：白花蛇舌草、半枝莲、龙葵、党参、黄芪、白术、茯苓、瓜蒌各30g，山慈菇、半夏、皂刺、七叶一枝花、川贝母、天门冬、麦门冬、沙参、厚朴、百合各10g。

煎服法同1，日1剂。

(《临证用方选粹》)

3. 主治：肺癌，支气管肺癌，咳嗽吐痰，痰中带血，胸痛，气促，哮喘，声音嘶哑。

方：白茅根、鱼腥草、白花蛇舌草、铁树叶、薏苡仁各30g，百合、生地黄、金银花各15g，南沙参、北沙参各12g，天门冬、麦门冬、黄芩、陈皮各9g。

煎服法同1，日1剂。

舌红而干，光如镜面加龟版、鳖甲各30g，玄参、知母各15g。

(《千家妙方》)

4. 主治：晚期肺癌，胸闷咳嗽，头目胀痛，心悸气短，乏力厌食，嗳气，腹胀，下肢浮肿，舌苔白腻。

方：藿香、佩兰叶、南星、半夏、白扁豆各10g，陈皮、吴茱萸、黄连各6g，滑石、茯苓各15g，甘草3g。

煎服法同1，日1剂。

(《湖南中医学院学报》1987.7)

5. 主治：肺癌，未分化癌。

方：龙葵、白英、白花蛇舌草各30g，雷公藤15g，干蟾皮9g。

煎服法同1，日1剂。

6. 主治：肺癌，鳞癌。

方：牡荆子、天门冬、半枝莲各30g，牛蒡子20g，山豆根15g。

煎服法同1，日1剂。

7. 主治：肺癌，亦治腺癌。

方：乌骨藤、槲寄生各30g，前胡、苦参、山慈菇各15g。

煎服法同1，日1剂。

咯血加白及、花蕊石各20g；低烧不退加紫草、芙蓉叶各10g；疼痛用松香、乳香、没药各15g，血竭、冰片各5g为末，酒泡，涂敷。

(以上三方摘自《中医杂志》1985.3)

肺蛭病

主治：肺蛭病。

方：蜂蜜、白糖、甘草各30g。

加水共煎，去渣，分数次服，日1～2剂。

(《单方验方汇集》)

肺不张

1. 主治：肺不张，胸闷，呼吸困难，阵咳，咳痰不畅，心悸，发绀，善怒。

方：白芍、薤白各12g，柴胡、当归、厚朴、瓜蒌壳、香附、延胡索、川芎各10g，百部、木香、甘草各6g。

加水煎沸15分钟，滤出药液，再加水煎20分钟，去渣，两煎所得药液兑匀，分服，日1～2剂。

(《广西中医药》1973.4)

2. 主治：肺不张，胸痛，气短。

方：生地黄12g，红花、赤芍、当归、桃仁、失笑散各9g，柴胡、枳壳、桔梗、川芎、牛膝、血竭各6g，甘草3g。

煎服法同1，日1剂。

(《江苏中医》1968.6)

3. 主治：肺不张。

方：黄芪、茯苓各30g，枇杷叶、款冬花、紫菀、当归、川芎、桑白皮、陈皮、青皮、川贝母、天门冬、麦门冬、桔梗、五味子、党参、半夏各10g。

煎服法同1，日1剂。

(《临证用方选粹》)

4. 主治：肺不张。

方：白僵蚕、茶叶各等份。

共为细末，蜂蜜调服5g，日2次。

(《河北验方选》)

矽肺

1. 主治：矽肺，咳黑痰，胸闷，咳嗽。

方：鲜萝卜、鲜荸荠各100g。

长期食服，日1～2剂。

（《中草药单方验方汇选》）

2. 主治：矽肺

方：海蜇、荸荠各60g。

加水煎服，日1剂。忌食羊肉、鱼蟹等腥物及烟酒、辛辣刺激性食物。

3. 主治：矽肺，吐脓痰，痰多夹血者。

方：皂荚（去皮炙酥）、白及各30g，甘草9g，桔梗、川贝母各15g。

上药共为细末，炼蜜为丸，每丸3g重，每日服2次，每次1丸。

4. 主治：矽肺，喘咳上气，唾痰稠浊。

方：鲜枇杷叶1000g（去毛），川贝母15g（研末），硼砂9g（研末）。

先将枇杷叶加水适量，煎取浓汁，去渣，再浓缩成约150g药汁，然后加入川贝母、硼砂调匀即可。上药共分10份，5日服完，每日早晚各服1次，用蜜糖或温开水冲服。

（以上三方李建国供）

渗出性胸膜炎

1. 主治：结核性渗出性胸膜炎，发热，胸痛，咳嗽，呼吸困难。

方：瓜蒌25g，柴胡、黄芩、半夏、枳壳、陈皮、桑白皮各15g，白芥子10g，甘草5g。

加水煎沸15分钟，滤出药液，再加水煎20分钟，去渣，两煎所得药液兑匀，分服，日1～2剂。

（《千家妙方》）

2. 主治：结核性渗出性胸膜炎。

方：茯苓、瓜蒌、白茅根、百部、百合各30g，黄连、半夏、葶苈子、陈皮、黄芩、杏仁、川贝母、白芥子、紫苏子、莱菔子、麦门冬各10g，甘草5g。

煎服法同1，日1剂。

（《临证用方选粹》）

3. 主治：结核性渗出性胸膜炎。

方：天南星400g，白矾100g。

共为细末，炼蜜为丸，每次10g，日3次。

（《民间灵验便方》）

4. 主治：渗出性胸膜炎。

方：葶苈子、大枣各20g。

煎服法同1，日1～2剂。

痰多体壮者加大剂量；兼见风寒表证加荆芥、防风、紫苏叶各10g；兼见风热表证加桑叶、菊花、金银花、连翘各10g；往来寒热加柴胡、黄芩各10g；偏于寒痰加苓桂术甘汤和瓜蒌薤白半夏汤；偏于热痰加黄连、黄芩、桑白皮、知母、川贝母各10g；气急咳甚加杏仁、陈皮、半夏、前胡、紫菀各10g；胸痛明显加郁金、丹参、赤芍、延胡索各10g；胸水多，呼吸困难不能平卧加甘遂末0.5g，装入胶囊内，以药液送服1～2粒；胸水减少后改用健脾利水药；阴虚津亏者加沙参、麦门冬、玉竹、百合各10g；属结核性质的加用抗痨药物。

（《贵阳中医学院学报》1988.3）

5. 主治：渗出性胸膜炎。

方：黄芪60g，葶苈子、茯苓各30g，白术、泽泻各20g，桑白皮、陈皮各15g。

煎服法同1，日1剂。

（《中西医结合杂志》1988.9）

6. 主治：渗出性胸膜炎，咳嗽，胸痛。

方：苇根、薏苡仁、鱼腥草各30g，冬

瓜仁、桃仁、黄芩各20g。

煎服法同1，日1剂。

（《黑龙江中医药》1978.6）

7. 主治：结核性渗出性胸膜炎，畏寒，发热，胸痛，气短，发绀和呼吸困难。

方：冬瓜子仁、鱼腥草、白茅根、大枣、黄芩各30g，蒲公英、葶苈子、桑白皮、桔梗各20g，甘草10g。

煎服法同1，日1剂。

8. 主治：结核性渗出性胸膜炎。

方：桑白皮、茯苓皮各30g，半夏20g，瓜蒌、葶苈子各15g，蜀椒目、生姜、紫苏子各10g。

煎服法同1，日1～2剂。

9. 主治：结核性渗出性胸膜炎。

方：甘遂、芫花、大戟各30g。

共为细末，以大枣100g，煮烂，去皮核，与上药末为丸，每次服2g，日1～2次。

（以上三方摘自《百病良方》）

10. 主治：渗出性胸膜炎（胸水）。

方：桑白皮、葶苈子、黄芩各12g，牵牛子、大黄各10g，大枣15g。

煎服法同1，日1～2剂。

（《云南中医学院学报》1987.4）

11. 主治：包裹性胸水。

方：桑白皮、葶苈子各50g，茯苓皮30g，瓜蒌皮、泽兰、三棱、莪术各15g，桂枝6g。

煎服法同1，日1剂。

结核性胸水加黄精、百部、地骨皮各15g；肿瘤性胸水加猪苓、白花蛇舌草各30g，蟾蜍皮0.3g（焙焦，为末，冲服）；外伤性胸水加赤芍10g，三七粉3g（冲）；胸胁痛甚加郁金12g；大便秘结加牵牛子15g；咳嗽剧烈加炙麻黄5g；体质虚弱加黄芪、白术各15g。

（《中级医刊》1988.8）

12. 主治：胸膜炎，发热头晕，胸闷咳嗽。

方：葶苈子、连翘、桔梗、杏仁、半夏、白芥子各9g，大枣5枚，甘草、生姜各3g，鲜芦根30g，薏苡仁、冬瓜仁、瓜蒌仁各15g，金银花10g，前胡6g。

煎服法同1，日1～2剂。

（《北京中医》1979.6）

13. 主治：结核性脓胸、胸膜炎或瘘管。

方：黄芪、黄精、萹草、泽漆各30g，当归、续断、连翘、忍冬藤、麦门冬各15g，茯苓、甘草各10g。

煎服法同1，日1剂。

（《中医杂志》1974.3）

膈肌痉挛（呃逆）

1. 主治：膈肌痉挛（呃逆）。

方：生石决明、党参各30g，柿蒂30枚。

加水煎沸15分钟，滤出药液，再加水煎20分钟，去渣，两煎所得药液兑匀，分服，日1剂。

（《千家妙方》）

2. 主治：膈肌痉挛。

方：生鲜姜1块。

放口中咀嚼，边嚼边咽姜水。

（《河北中医》1984.4）

3. 主治：膈肌痉挛。

方：黑芝麻30g（炒），白砂糖30g。

共捣烂，以白水冲服。

（《上海中医药杂志》1982.9）

4. 主治：膈肌痉挛。

方：威灵仙、蜂蜜各30g。

加水煎20分钟，去渣，温服，日1剂。

（《中成药研究》1982.2）

5. 主治：膈肌痉挛。

方：柿蒂 20g。

加水煎 20 分钟，去渣，分服，日 1 剂。

（《人民军医》1983.3）

6. 主治：膈肌痉挛。

方：代赭石 21g，半夏、神曲各 12g，厚朴 10g，橘络、陈皮各 6g，沉香末 3g（冲）。

煎服法同 1，日 1～2 剂。

（《新中医》1983.7）

7. 主治：呃逆（膈肌痉挛）。

方：赤芍、白芍、当归各 12g，桃仁、枳壳、木香、苏子、郁金、炮姜各 9g，红花、磁石、厚朴、牛膝、炒麦芽各 15g，丹参 18g，代赭石粉 30g。

煎服法同 1，日 1 剂。

（《中医杂志》1984.8）

8. 主治：膈肌痉挛。

方：芍药 30g，甘草 10g。

煎服法同 1，日 1 剂。

（日本《汉方与临床》1986.7）

9. 主治：膈肌痉挛。

方：生地黄 30g，阿胶 20g（烊化），炙甘草 20g，党参、麦门冬、旋覆花各 15g，白前、干姜各 6g，肉桂 2g，大枣 10 枚。

（《中医杂志》1982.11）

10. 主治：手术后呃逆。

方：当归、生地黄各 15g，枳壳 12g，桃仁、赤芍、柴胡、川芎、桔梗、牛膝各 10g，大黄、红花各 6g。

煎服法同 1，日 1 剂。

（赵彦明）

11. 主治：呃逆。

方：桃仁、红花、赤芍各 9g，川芎 4g，大葱 3 根，大枣 7 枚，生姜 2 片，麝香 0.15g（吞服）。

煎服法同 1，日 1 剂。

（《四川中医》）

12. 主治：呃逆。

方：麦门冬、粳米各 30g，石斛 12g，党参、半夏、乌梅、枇杷叶各 9g，甘草 3g，大枣 5 枚。

煎服法同 1，日 1 剂。

（《中医杂志》）

13. 主治：呃逆。

方：丹参 12g，黄芪、防风、葛根、升麻、赤芍、白芍各 9g，陈皮、甘草、白芷、川芎各 3g。

煎服法同 1，日 1 剂。

（《上海中医药杂志》）

14. 主治：呃逆。

方：人参、刀豆子各 30g，柿蒂 10g，公丁香 7g。

煎服法同 1，日 1 剂。

（《广西中医药》）

15. 主治：呃逆，舌红，苔黄。

方：生石膏、代赭石各 20g，柿蒂、竹茹、橘红、淡竹叶、大黄各 10g。

煎服法同 1，日 1 剂。

（《北京中医》）

16. 主治：呃逆。

方：取涌泉穴，直刺，强刺激。

（《山西医药》1978.3）

肺气肿

1. 主治：肺气肿，喘满，咳嗽短气。

方：党参、沙参、丹参、玄参、厚朴、地龙各 15g，紫苏子、白芥子、莱菔子、葶苈子、菟丝子、杏仁各 12g，桃仁 10g，甘草 5g。

加水煎沸 15 分钟，滤出药液，再加水煎 20 分钟，去渣，两煎所得药液兑匀，分 2 次服，日 1～2 剂。

痰湿盛去玄参，加陈皮、半夏各10g；痰热盛加桑白皮、黄芩、瓜蒌各10g；寒痰去玄参，加细辛、半夏、干姜各10g，燥痰加川贝母、天门冬各10g；夹瘀加青礞石、川芎各10g；肾不纳气加胡桃仁、五味子各10g；水气凌心去沙参、玄参，加附子、茯苓皮各10g，并重用葶苈子。

（《陕西中医》1988.12）

2. 主治：肺气肿，咳嗽气短，冬季尤甚。

方：山药60g，玄参30g，莱菔子、白芥子、紫苏子各10g。

煎服法同1，日1剂。

（《千家妙方》）

3. 主治：慢性支气管炎并发肺气肿。

方：茯苓20g，白术15g，干姜、甘草、橘红、厚朴、葶苈子、紫苏子各9g，桂枝6g。

煎服法同1，日1～2剂。

（《千家妙方》）

4. 主治：慢性支气管炎合并肺气肿。

方：党参、黄芪、白术、茯苓、当归、川芎各20g，白芍、半夏、紫菀、款冬花、山茱萸、陈皮、远志、旋覆花、干姜、葶苈子、厚朴、紫苏子、陈皮、青皮、桑白皮、桔梗、川贝母、五味子、枇杷叶、麦门冬、瓜蒌各10g。

煎服法同1，日1剂。

（《强化疗法临证试尝》）

5. 主治：肺气肿。

方：山药60g，鲜萝卜500g（切成细丝），紫苏子10g，附子3g。

煎服法同1，日1剂。

（《民间灵验便方》）

6. 主治：支气管炎合并肺气肿。

方：丹参60g，地龙、生地黄、山茱萸各36g，人参、麦门冬、泽泻、牡丹皮、茯苓、山药、胡桃仁、川贝母、菟丝子、冬虫夏草各30g，五味子18g，沉香10g，蛤蚧2对。

共为细末，炼蜜为丸，每丸重12g。每次服1丸，日2～3次。

（《医案验方集锦》）

7. 主治：肺气肿。

方：瓜蒌、丹参、山药各12g，沙参、麦门冬、橘红、茯苓、五味子、紫苏梗、泽泻、款冬花、前胡各9g。

加水煎服法同1，日1剂。

（李建国）

8. 主治：肺气肿。

方：蜂蜜1000g，枸杞子60g。

把枸杞子用750ml水煮，去渣，再和蜂蜜混在一起。每次饮两小酒盅，日3次。

（《单方验方汇集》）

气胸

1. 主治：外伤性气胸，呼吸困难。

方：茯苓12g，半夏、桔梗、紫苏梗、柴胡各10g，陈皮、枳壳、甘草各6g。

加水煎沸15分钟，滤出药液，再加水煎20分钟，去渣，两煎所得药液兑匀，分服，日1～2剂。

（《千家妙方》）

2. 主治：外伤性气胸，血胸。

方：内服香附、旋覆花、紫苏子、杏仁、桔梗、半夏、桃仁、红花、当归、赤芍、柴胡各10g，薏苡仁30g，茯苓18g，延胡索12g。

煎服法同1，日1剂。

便秘加枳实10g，大黄5g；咯血多加三七3g（冲服）、藕节、茜草各10g；肺热加芦根30g，桑白皮、黄芩各10g；咳喘多痰加麻黄 5g，川贝母、枇杷叶各 10g；胸痛剧烈加乳香、没药各 5g。

外敷紫荆皮、当归、姜黄、生大黄、赤芍、地鳖虫、血竭、续断、川芎、骨碎补、没药、自然铜各等份，为末，以醋调涂。

（《江苏中医》1988.3）

3. 主治：自发性气胸。

方：百合、麦门冬、生地黄、玄参各 20g，川贝母、当归、白芍各 10g，甘草、桔梗各 6g。

煎服法同 1，日 1～2 剂。

（《中西医结合杂志》1986.5）

包裹性脓胸

1. 主治：包裹性脓胸，恶寒，发热，汗出，呼吸急促，干咳少痰，胸胁痛。

方：白芥子 15g，甘遂、芫花各 5g。

共为细末，醋调为丸，以大枣 30 枚，金乔麦根 30g 煎汤送服。

（《江西中医药》1988.4）

2. 主治：包裹性脓胸。

方：紫草、寒水石各 9g，乳香、猪牙皂角各 6g，青黛 3g。

加水煎沸 15 分钟，滤出药液，再加水煎 20 分钟，去渣，两煎所得药液兑匀，分服，日 1～2 剂。

（《中医杂志》1988.3）

肺积血

主治：胸部外伤后，肺积血。

方：桃仁、红花各 30g，瓜蒂 9g。

加水煎，去渣。顿服，日 1 剂。

（《千家妙方》）

咯血

1. 主治：咯血。

方：生地榆、仙鹤草、阿胶（烊化）、麦门冬、沙参、白术、茯苓、桔梗、紫菀、冬花各 10g，甘草 5g。

加水煎沸 15 分钟，滤出药液，再加水煎 20 分钟，去渣，两煎所得药液兑匀，分服，日 1～2 剂。

（《江苏中医》1964.2）

2. 主治：咯血。

方：莱菔子炭、火麻仁炭、藕节炭、血余炭、百草霜、阿胶珠、炒青盐各 20g。

共为细末，每次冲服 5g，日 2～3 次。

（《江苏中医》1963.10）

3. 主治：咯血。

方：地榆 250g。

粉碎，压片，片重 0.5g，每次服 20 片，日服 3 次。

（《中医杂志》1984.8）

4. 主治：咯血。

方：鸡蛋 1 个（去壳），三七粉末 3g。

搅匀，重汤炖熟，一次食服，日 1～2 剂。

（《浙江中医杂志》1982.1）

5. 主治：咯血。支气管扩张。

方：白果、麻黄各 10g，杏仁、甘草各 9g。

煎服法同 1，日 1 剂。

（《江苏中医》1981.6）

6. 主治：支气管扩张咯血。

方：三七、蒲黄炭、杏仁、款冬花、川贝母、橘白、阿胶（烊化）、党参各 15g，海蛤粉、天竺黄、百合、白术、牡蛎各 30g，糯米 60g，白及 120g。

共为细末，每次冲服 8g，日服 2 次。

（《新中医》1983.9）

7. 主治：咯血。

方：款冬花 12g，薏苡仁 15g，西洋参、甘草、白菊花各 6g。

煎服法同 1，日 1～2 剂。

(《中草药单方验方汇选》)

8. 主治：咯血。

方：以艾条灸涌泉穴。

日 2～3 次。

(《中国防痨》)

9. 主治：咳嗽，吐脓血，咽干。

方：黄芪 10g，甘草 5g。

煎服法同 1，日 1～3 剂。

(《席延赏方》)

10. 主治：咯血。

方：熟地黄 30g。

为末，分 3 次冲服，日 1 剂。

(《圣惠方》)

11. 主治：咳嗽咯血。

方：槐花 (炒) 适量。

为末，每服 3～5g，日 2～3 次。

(《卫生易简方》)

12. 主治：咳嗽咯血。

方：海螵蛸 50g。

为末，阿胶烊化为丸，藕节煎汤送服 10g，日 2～3 次。

(《保命集》)

咳嗽

1. 主治：咳嗽。

方：枇杷叶、紫苏叶、甜杏仁、大蒜各 20g，甘草 5g。

加水煎沸 15 分钟，滤出药液，再加水煎 20 分钟，去渣，两煎所得药液兑匀，分服，日 1～2 剂。

(《中华医学杂志》1957.9)

2. 主治：咳嗽久久不愈。

方：马齿苋 30g，炙麻黄、杏仁、甘草各 10g，车前草 200g。

煎服法同 1，日 1～2 剂。

痰黄而黏稠加生石膏 20g；痰白而有泡沫加五味子 10g。干姜 5g。

(《实用中医内科杂志》1989.4)

3. 主治：咳嗽。

方：鲜白萝卜 1000g。

切成细丝，加水煎，去渣，分服，日 1 剂。

(《民间灵验便方》)

4. 主治：咳嗽。

方：桑白皮、马兜铃各 15g，法半夏、杏仁各 12g，桔梗、远志、陈皮、黄芩、桃仁各 10g，五味子、甘草各 6g。

煎服法同 1，日 1 剂。

痰黏稠加葶苈子、瓜蒌壳各 9g；痰多而白加橘红、紫菀各 9g；痰少咳声无力加沙参、款冬花各 9g；大便干加瓜蒌仁 30g；发热胸痛加生石膏、鱼腥草各 30g；痰中带血加仙鹤草、阿胶各 10g；咳而痰少，气短懒言加沙参、麦门冬、五味子各 10g，人参 5g。

5. 主治：咳嗽

方：蟾蜍 1 个，鸡蛋 1 个。

将鸡蛋去皮，灌入蟾蜍腹腔内，把口缝合，外敷黄泥。火上烤熟，去泥，一次食服，日 1 剂。

(以上摘自《新中医》1981.3)

6. 主治：顽固咳嗽。

方：沙参、山药、马兜铃、炒牛蒡子、桔梗、枳壳、杏仁、川贝母、白薇、橘红、甘草各 10g。

煎服法同 1，日 1 剂。

(《浙江中医杂志》1988.10)

7. 主治：咳嗽。

方：生姜 40g，蜂蜜 80ml。

将生姜捣烂，绞汁，去渣。加入蜂蜜，搅匀，重汤炖热，早晚分 2 次服，日 1 剂。

8. 主治：咳嗽。

方：大黄、红花各 30g。

共为细末，每次 3g，日 3 次。

（以上二方摘自《上海中医药杂志》1976.3）

9. 主治：咳嗽。

方：海浮石 100g，蜂蜜适量。

海浮石研末，加蜂蜜（炼）为丸，每次 10g，日 3 次。

（《肘后方》）

10. 主治：咳嗽。

方：紫菀 20g，款冬花 30g。

共为细末，炼蜜为丸，每次服 10g，日 3 次。

（《集验方》）

11. 主治：咳嗽。

方：杏仁、胡桃仁各 100g。

捣烂，炼蜜为丸，每次 10g，日 3～4 次。

（《万病回春》）

12. 主治：咳嗽。

方：莱菔子 20g。

研末，加水煎，去渣，顿服，日 1～2 剂。

（《食医心镜》）

13. 主治：咳嗽。

方：川贝母、白及、黄芩各 15g。

共为细末，每次冲服 15g，日 2 次。

（《家庭中医灵验便方》）

14. 主治：咳嗽。

方：干芫荽 15g，蜂蜜 30ml。

加水共煎 15 分钟，去渣，顿服，日 1～2 剂。

15. 主治：咳嗽。

方：猪肺 1 具，桔梗、杏仁、紫菀、人参、地骨皮各 9g。

加水共煮 30 分钟，饮其汤，日 1 剂。

16. 主治：咳嗽。

方：金钱草、百合、生地黄、熟地黄、沉香、川贝母、朱砂、杏仁、桃仁、当归、芒硝、桑白皮、枳壳、枇杷叶、款冬花各 20g。

共为细末，每次服 10g，日 2～3 次。

17. 主治：剧烈咳嗽。

方：天竺黄 15g，半夏 6g，天麻、白附子、防风、胆南星各 3g，朱砂 0.3g（冲服）。

煎服法同 1，日 1 剂。

（《民间灵验便方》）

18. 主治：咳嗽。

方：生石膏 9g，甘草 6g，全蝎 1 个，白果 15g，麻黄 6g。

上诸药研末，炼蜜为丸，每丸重 9g，早晚各服 1 丸。

19. 主治：多年咳嗽（虚喘）。

方：茯苓 24g，山茱萸、怀山药、熟地、生白术各 12g。

煎服法同 1，日 1 剂。

20. 主治：咳嗽兼虚喘。

方：紫河车 1 具，蛤蚧 1 对，川贝母 60g。

各焙干，研为细末，炼蜜为丸，每丸重 9g。每日早、晚各服 1 丸，温开水送服。

21. 主治：咳嗽兼喘。

方：豆腐 60g，麻黄 5g，冰糖 15g。

加水煎，去麻黄服食之。

22. 主治：咳嗽兼喘。

方：生黄柏 12g，白果 14 个，麻黄、茶叶各 6g。

共研细末，炼蜜为丸，每丸 9g 重，早、晚各服 1 丸。

（以上摘自《单方验方汇集》1970）

23. 主治：咳嗽气喘。

方：炙麻黄、七爪橘红各9g，五味子5g，炙甘草6g。

煎服法同1，日1剂。

24. 主治：咳嗽，伤寒表不解，心下有水气，头眩晕，心烦而悸，干呕发热而咳等症。

方：白芍、五味子、麻黄、桂枝、细辛、干姜各9g，清半夏12g，炙甘草6g。

煎服法同1，日1剂。

小便不利者，加茯苓、泽泻各10g。

25. 主治：咳嗽喘息咳逆痰嗽等症。

方：麻黄、杏仁（炒）、生石膏、清半夏、百合（炒）、甘草各20g。

共研为细面，早晚各服3g，极重者3.6～3.9g，观人壮弱，酌量服用。如有外感者用姜汤送服。

26. 主治：远年近日中年咳嗽痰喘，昼夜不得倚息者。

方：生石膏12g，桑白皮、杏仁（炒）各9g，麻黄、甘草各6g。

煎服法同1，日1剂。

咽干口渴加麦门冬9g；喘者加黄芩9g，当归6g；喘甚加罂粟壳6g。

27. 主治：风寒咳嗽痰喘。

方：麻黄5g（蜜炙），款冬花、杏仁、紫苏子、黄芩各9g，白果（去皮）、半夏、神曲、槟榔（炒）、甘草各6g。

煎服法同1，日1剂。

28. 主治：久病喘息咳嗽之症。

方：当归、川芎、陈皮、清半夏、川贝母、桑白皮、甘草、冰糖各6g，青皮、杏仁（炒）、五味子、茯苓各9g。

煎服法同1，日1剂。温服，服后忌烟、酒100天。

29. 主治：气短咳嗽（气虚上气喘促）。

方：人参6g，半夏曲、紫苏子、肉桂、橘红各3g，当归、前胡、厚朴、炙甘草各2g。

煎服法同1，日1剂。

气虚加麦门冬、五味子各6g；阴虚加熟地黄15g。

30. 主治：咳嗽气喘，风湿痰饮，鼻塞头眩，脊强，呕哕，胸胁满闷等症。

方：党参、半夏各6g，细辛2g，茯苓9g，白芷2g，五味子、桂枝、枳壳（炒）、炙甘草各3g，生姜4片，大枣2枚，前胡、白芍各5g（酒制）。

加水煎服法同1，日1剂。

31. 主治：咳嗽痰喘，短气难卧，感触风寒即犯（类似现代病名"气管炎"）有卓效，实热嗽喘无效。

方：知母24g（炒），阿胶24g（炒成珠），款冬花、五味子各24g，桔梗、人参各3g，陈皮、马兜铃、麻黄（炙）、旋覆花各6g，葶苈子3g（纸上焙），杏仁、半夏（姜制）、甘草各9g。

共研为细面，炼蜜为丸，每次服6g，引用生姜3片，大枣3枚，乌梅3个，煎汤冲服。轻症，每日1次，晚上临睡时或黎明时服。重症，每日早、晚各服1次。

32. 主治：多年的咳嗽气喘。

方：蛤蚧1对，高丽参、干姜、百合、杏仁（炒）、桑白皮、沙参、橘红、紫菀、半夏、川贝母、甘草（炙）各15g。

共为细面，炼蜜为小丸，每服9～15g，空腹温白开水送下，每日3次。

33. 主治：肺燥咳嗽，日久不愈，并治小儿百日咳。

方：百合6g（炙），款冬花（炙）、桑白皮（炙）各9g，莱菔子5g，冰糖9～12g。

前四味用水煎，煎妥后去渣，入冰糖溶化，此为成年人一次量，每日早、晚各服一剂。儿童用量随年龄酌减。服后，多喝热开水。

34. 主治：喘咳痰嗽。

方：麻黄（炙）、五味子（炒）各150g，罂粟壳（炙）、杏仁（炒）各120g，胡桃仁、法半夏各60g，干姜30g（炒）。

共为极细面，炼蜜为丸，每丸9g重，每日1丸，早或晚，白开水送下。

35. 主治：痰凝膈间，胸胁疼闷，咳嗽气喘，呼吸困难，呕吐水液，咳吐稀痰，周身不适之症。

方：紫苏子、茯苓、旋覆花、五味子各9g，薄荷叶15g，杏仁（炙）、百部草、清半夏、桔梗各6g，陈皮12g，细辛、枳实各3g，柴胡24g，生姜3片，大枣2枚。

加水煎法同1，日1剂，临卧时服一半，隔2小时再服另一半，取汗。

36. 主治：因气虚而致的咳嗽气喘症。

方：熟地黄、麦门冬、党参各60g，牛膝15g，五味子9g，山茱萸12g。

加水4茶杯煎，煎剩1杯，空腹1次服下，每日1剂。

服后半小时，腹内略有热感，至1小时即觉上气下达而呼吸顺适。

（以上摘自《中医验方汇选》1972）

哮喘

1. 主治：吸入致敏物质引起的哮喘。

方：杏仁、白果、川贝母、葶苈子、五味子、桔梗、紫苏子、麻黄各10g，甘草5g。

加水煎沸15分钟，滤出药液，再加水煎20分钟，去渣，两煎所得药液兑匀，分服，日1剂。

2. 主治：感染所致的哮喘。

方：金银花、连翘、桔梗、鱼腥草、紫菀各20g，前胡、杏仁、半夏、浙贝母各10g。

煎服法同1，日1～2剂。

（以上二方摘自《强化疗法临证试尝》）

3. 主治：过敏性哮喘。

方：地龙适量。

研末，装入胶囊，每粒0.5g，每次服5～8粒，日3～4次。

（《上海中医药杂志》1964.11）

4. 主治：哮喘。

方：白芥子100g，轻粉10g，白芷10g。

共研细末，以蜜和制成饼，敷于身柱穴上，8～12小时后起水泡，去饼，涂香油，水泡愈后再敷。与大椎穴轮流敷贴，至药饼不能使局部发泡时再换药饼。

（《江苏中医》1960.2）

5. 主治：肺痨哮喘。

方：山药、枸杞子各30g，代赭石粉、生地黄各18g，山茱萸、天花粉各12g，党参、天门冬、牛蒡子各9g，射干6g，鸡内金5g，三七3g（为末冲服）。

煎服法同1，日1剂。

（《医学衷中参西录》）

6. 主治：支气管哮喘。

方：熟地黄、山药、茯苓各15g，泽泻、枸杞子、牡丹皮、附子、胆南星、葶苈子各9g，肉桂3g（为末，冲服）。

煎服法同1，日1剂。

（《千家妙方》）

7. 主治：支气管哮喘。

方：紫苏子、葶苈子各15g，地龙、淫羊藿、补骨脂、炙甘草各10g，麻黄、吴茱萸、乌梅各6g，细辛4.5g，全蝎、沉香各3g。

煎服法同1，日1～2剂。

（《中国医药学报》1986.3）

8. 主治：哮喘。

方：山药20g，大枣15g，胡桃肉15

枚, 茯苓、五味子各 12g, 熟地黄、牡丹皮、泽泻、补骨脂各 10g。

煎服法同 1, 日 1 剂。

偏肾阳虚加附子、肉桂、蛤蚧各 9g; 偏肾阴虚加女贞子、石斛各 15g; 痰多加杏仁、半夏、紫苏子各 9g。

(《四川中医》1988.7)

9. 主治: 支气管哮喘。

方: 白芥子、甘遂各 21g, 延胡索、细辛各 12g。

共研细末, 生姜汁调成糊状。敷于肺俞、心俞、膈俞穴。敷前, 先撒 0.3g 麝香粉末, 外以玻璃纸和纱布包扎固定。10 日 1 次。

(《陕西中医》1988.6)

10. 主治: 过敏性哮喘。

方: 防风、银柴胡、五味子、乌梅各 12g。

煎服法同 1, 日 1 ～ 2 剂。

(《湖南中医杂志》1988.3)

11. 主治: 支气管哮喘。

方: 蜀椒目 100g。

炒、研末, 遇冷则喘者, 以姜汤送服 7g; 遇热则喘者, 以桑白皮汤送服 7g。

12. 主治: 支气管哮喘。

方: 活蟾蜍 (以色黄个大者佳) 10 个, 白胡椒 60g, 半夏 50g, 陈皮末 20g, 蛤蚧 1 对, 三七末 12g。

将蟾蜍去皮及内脏, 每只腹中纳白胡椒 6g, 半夏末 5g, 陈皮末 2g, 用线缝好, 外以黄泥包裹, 置炭火中煅存性, 取出, 去黄泥, 研末。再将蛤蚧焙焦研末, 与三七末共混合均匀, 分成 30 包。每日早、晚各服 1 包。

(以上二方摘自《上海中医药杂志》1984.11)

13. 主治: 哮喘。

方: 茯苓 12g, 半夏、皂角子、紫苏子各 6g, 麻黄、白芥子各 3g。

煎服法同 1, 日 1 ～ 2 剂。

(济南二四二部队)

14. 主治: 顽固哮喘。

方: 山药 20g, 威灵仙、炮穿山甲各 15g, 蜂房、赤芍、地鳖虫各 10g, 蝉蜕、蛇蜕、地龙、川芎各 6g。

煎服法同 1, 日 1 剂。

(《光明中医》1988.6)

15. 主治: 老年人哮喘。

方: 紫石英 15g, 山茱萸、麦门冬、熟地黄、山药、牡丹皮、茯苓、泽泻各 10g, 五味子、肉桂各 5g。

煎服法同 1, 日 1 ～ 2 剂。

(《光明中医》1989.1)

16. 主治: 哮喘、伴咳嗽。

方: 紫河车 1 具, 蛤蚧 1 对, 黄芪 40g, 白术 30g, 川贝母 20g, 甘草 10g。

共为细末, 每次冲服 3g, 日 3 次。

(《河南中医》1981.2)

17. 主治: 哮喘。

方: 黄药子 100g, 大枣 10 枚, 冰糖 20g。

加水煎, 去渣, 分 3 次服, 日 1 剂。

(《中成药研究》1983.9)

18. 主治: 哮喘。

方: 葶苈子、杏仁、桑白皮、大黄各 6g。

煎服法同 1, 日 1 剂。

(《江苏中医》1965.11)

19. 主治: 哮喘。

方: 金针菜 120g, 白果 15 个 (打碎)。共煎, 去渣, 加白糖 20g, 顿服, 日 1 剂。

20. 主治: 哮喘。

方: 灵芝 6g, 半夏、紫苏叶、厚朴、茯苓各 9g。

加水煎，去渣，加冰糖 20g，顿服。

21. 主治：哮喘（老年人尤宜）。

方：附子 15g，葶苈子、牛膝、杜仲、巴戟天各 9g，麻黄、炮姜各 3g，白果 20 粒（打碎），生姜 5 片。

煎服法同 1，日 1 剂。

（以上摘自《民间灵验便方》）

22. 主治：哮喘。

方：全瓜蒌、金银花各 30g，桔梗 20g，黄连、半夏、知母、青皮各 10g。

煎服法同 1，日 1～2 剂。

（《中医药信息》1981.1）

23. 主治：哮喘。

方：猪蹄甲 2 枚。

炒焦，为末，入麝香 0.5g，共研为末，用清茶水调服 1，日 2 次。

（《奇效良方》）

24. 主治：老年哮喘。

方：人参 30g。

为细末，每次冲服 0.5g，日 2 次。

（《肘后方》）

25. 主治：哮喘。

方：白芥子、紫苏子、莱菔子各 15g。

煎服法同 1，日 1 剂。

26. 主治：哮喘。

方：葶苈子 15g，莱菔子 9g，红枣 5 个。

加水煎服法同 1，日 1 剂。

27. 主治：哮喘（寒性哮喘）。

方：罂粟壳 9g，干姜 3g。

加水煎服法同 1，日 1 剂。

（以上李建国供）

28. 主治：哮喘。

方：川芎、川贝母、槟榔各 9g。

将上药放在乌鸡肚内，不加调料，煮熟吃鸡弃药渣，日 1 次。

（以上摘自《单方验方汇集》）

29. 主治：肺炎呼吸气短。

方：金银花 30g，当归 15g，玄参 8g，蒲公英 9g。

煎服法同 1，日 1 剂。

（《种福堂公选良方》）

胸痛

主治：胸痛。

方：黄芪 30g，党参、山药、当归各 15g，知母 10g，桂枝 6g，柴胡、桔梗、升麻、甘草各 3g。

加水煎沸 15 分钟，滤出药液，再加水煎 20 分钟，去渣，两煎药液兑匀，分服，日 1 剂。

冠心病，失眠心烦加瓜蒌 30g，酸枣仁 15g，远志 10g；慢性支气管炎、肺气肿，咳喘咯痰加金银花 30g，浙贝母 10g，黄芩 15g；胸膜炎，午后发热加杏仁 20g，地骨皮 5g，桃仁 6g；肋间神经痛加乳香、没药、丝瓜络各 10g；风湿性心脏病，咳嗽气喘加桑白皮、大腹皮、山茱萸各 30g；自发气胸加五味子、山茱萸、百合各 10g。

（《浙江中医杂志》1989.2）

急性大出血

1. 主治：急性大出血，咯血。

方：茜草、侧柏叶、仙鹤草、旱莲草、白及各 100g，生地黄、牛膝各 50g，花蕊石 20g，阿胶、甘草各 15g，三七 10g（研，冲服）。

加水煎沸 15 分钟，滤出药液，再加水煎 20 分钟，去渣，两煎药液兑匀，分服，日 1 剂。

2. 主治：急性大出血，鼻出血。

方：侧柏叶、茜草、白及各150g，仙鹤草100g，荆芥穗炭80g，牛膝50g，甘草、降香各15g，三七5～10g（研，冲服）。

煎服法同1，日1剂。

3. 主治：急性大出血，胃及十二指肠溃疡出血。

方：白及200g，龙骨、牡蛎各150g，茜草100g，火煅花蕊石20g，海螵蛸、白术、阿胶各15g，甘草12g，三七（研，冲）、马勃（研，冲）各5g，大黄（研，分冲）4g。

煎服法同1，日1剂。

4. 主治：急性大出血，血崩。

方：茜草、旱莲草、龙骨、牡蛎各150g，仙鹤草100g，升麻、地榆各20g，白术、阿胶、鹿角胶、杜仲、牡丹皮各15g，甘草10g，五倍子（研，冲）3g。

煎服法同1，日1剂。

（以上摘自《陕西中医学院学报》1987.4）

5. 主治：急性大出血。

方：白茅根50g，白及、生地黄各30g，红人参、阿胶各15g，冬瓜子、茜草各12g，侧柏叶、血余炭各10g，三七（研，冲）3g。

煎服法同1，日1剂。

（《四川中医》1988.10）

自汗

1. 主治：自汗，汗出如洗，终日不能止，浸衣湿被，梦多纷纭，不因寒热，其汗自出。

方：浮小麦30g，龙骨、牡蛎各15g，白芍、麦门冬、五味子各12g，黄芪、白术、防风各9g，桂枝、甘草各6g，人参、生姜各3g，大枣3枚。

加水煎沸15分钟，滤出药液，再加水煎20分钟，去渣，两煎药液兑匀，分服，日1剂。

（《山西中医》1988.5）

2. 主治：自汗，多汗。

方：党参、黄芪、牡蛎各15g，麻黄根、桃干、浮小麦、生地黄各10g，五味子、甘草、白芍各7g。

煎服法同1，日1剂。

3. 主治：自汗。

方：郁金30g，五倍子9g。

共研细末，每次服5g，日3次。

（以上二方摘自《广西中医药》1985.6）

4. 主治：自汗。

方：浮小麦30g，龙眼肉10g，大枣10g。

加水共煮，熟后，1次食服。

（《河北验方选》）

5. 主治：自汗。

方：桂枝、白芍、附子各10g，甘草5g，生姜3片，大枣5枚。

煎服法同1，日1剂。

（《江苏中医》1988.3）

盗汗

1. 主治：盗汗，睡则汗出，醒则汗止。

方：黄芪、地骨皮各30g，五味子10g。

加水煎沸15分钟，滤出药液，再加水煎20分钟，去渣，两煎药液兑匀，分服，日1剂。

（《临证用方选粹》）

2. 主治：盗汗。

方：黄芪15g，生地黄、当归各15g，黄芩、黑豆衣、瘪桃干各10g。

煎服法同1，日1剂。

（《浙江中医杂志》1982.9）

3. 主治：盗汗。

方：黄芪 15g，浮小麦、大黑豆各 10g。

加水煎，去渣，分服，日 2～3 剂。

4. 主治：盗汗。

方：牡蛎 60g，韭菜根、玉米轴各 30g。

加水煎，去渣，顿服，日 1～2 剂。

5. 主治：盗汗。

方：青蒿、黄芩、茯苓皮各 15g，柴胡、竹茹、陈皮、半夏、枳实各 10g，碧玉散 20g。

加水煎，去渣，分服，日 1 剂。

（以上三方摘自《新中医》1988.6）

6. 主治：盗汗。

方：桑叶、糯稻根各 30g，乌梅、浮小麦、大红枣各 15g。

加水煎，去渣，分服，日 1 剂。

7. 主治：盗汗。

方：黄芪 30g，当归、生地黄、熟地黄、黄连、黄芩、黄柏、麻黄根各 10g。

煎服法同 1，日 1 剂。

8. 主治：盗汗，睡则汗出，醒则汗止，犹如偷盗。

方：五倍子 1.5g，朱砂 0.3g。

共为细末，水调敷于神阙穴，日换 1 次。

（以上三方摘自《山东中医杂志》1982.2）

9. 主治：盗汗。

方：白芷 30g，朱砂 15g。

共为细末，每次冲服 3g，日 2 次。

（《民间灵验便方》）

10. 主治：盗汗。

方：山茱萸、黄芪、防风各 10g。

煎服法同 1，日 1 剂。

（《河北中医》1984.6）

11. 主治：盗汗。

方：浮小麦 30g，生地黄、龙骨各 15g，地骨皮 10g。

（《中医杂志》1966.3）

红汗

主治：红汗，汗出色红，红染衣被。

方：黄芪 30g，生地黄、熟地黄、龙骨各 20g，当归、茜草各 15g，黄芩、黄柏各 10g，黄连 6g。

加水煎沸 15 分钟，滤出药液，再加水煎 20 分钟，去渣，两煎药液兑匀，分服，日 1 剂。

（《湖南中医杂志》1988.2）

口噤不开

1. 主治：口噤不开。

方：皂荚、生半夏、细辛各 10g。

共为细末，吹鼻中取嚏。

2. 主治：口噤不开。

方：乌梅肉适量。

擦牙。

3. 主治：口噤不开。

方：荆芥穗 10g。

加水煎，去渣，鼻饲，日 1～2 剂。

（以上三方摘自《河北验方选》）

第二节　心血管系统疾病病症奇方

风湿热

1. 主治：风湿热，高烧不退，四肢关节肿胀疼痛，心慌气短，全身有环形红斑。

方：制川乌、桂枝、连翘、羌活、防风、炮穿山甲、乌蛇、乳香、没药各 10g，麻黄、细辛各 3g，蜈蚣 4 条。

加水煎沸 15 分钟，滤出药液，再加水煎 20 分钟，去渣，两煎所得药液兑匀，分

服，日 1 剂。

（《临证用方选粹》）

2. 主治：肢体关节红肿热痛，活动受限，发热，心悸心烦，血沉增快。

方：生石膏240g，生地黄120g，知母45g，山药30g，制川乌9g，乳香、没药、甘草、三七（为末，冲）各6g。

煎服法同1，日1剂。

热盛加大黄15g（先煎），金银花30g；舌苔黄腻加黄连、黄柏各10g；关节不利加松节10g，威灵仙15g，地龙12g；舌红口干加石斛、玄参、枸杞子各15g；恶风加桂枝、白芍各10g；气虚自汗加黄芪30g。

（《河北中医》1989.4）

3. 主治：风湿热，多发性、游走性、对称性关节疼痛，皮下结节，环形红斑。

方：淫羊藿、虎杖、防风、寻骨风、木瓜、白花蛇各15g，川芎、桂枝、独活各10g。

煎服法同1，日1剂。

（《辽宁中医杂志》1983.9）

4. 主治：风湿热，低热。

方：薏苡仁、山药各100g，茯苓30g，独活、羌活、赤芍、当归、白芥子、泽泻、柴胡各10g，甘草5g。

煎服法同1，日1剂。

（《强化疗法临证试尝》）

风湿性心脏病

1. 主治：风湿性心脏病，呼吸困难，发绀，咳嗽，心慌气短。

方：黄芪、玉竹、生地黄各15g，徐长卿、桑寄生、白薇、麦门冬、秦艽、甘草各10g。

加水煎沸15分钟，滤出药液，再加水煎20分钟，去渣，两煎所得药液兑匀，分服，日 1 ～ 2 剂。

（《千家妙方》）

2. 主治：风湿性心脏病，胸闷、心悸，两颧潮红。

方：龙骨、牡蛎各15g，柴胡、白芍、枳实、炙甘草、茯苓、半夏、瓜蒌、桔梗、连翘、生姜各9g，黄连、桂枝各6g，大枣10枚。

煎服法同1，日1剂。

3. 主治：风湿性心脏病，头晕气短，胸胁满痛，腰腿酸软无力。

方：鸡内金12g，薤白、党参、麦门冬、川芎、香附、砂仁、延胡索、陈皮、茯苓、石决明、柴胡、柿蒂、甘草各9g，生姜10g。

煎服法同1，日1剂。

4. 主治：风湿性心脏病，胸闷心悸，面白无华，语言声低，唇色暗红。

方：黄芪15g，五味子、附子、桂枝、人参各9g。

煎服法同1，日1剂。

（以上三方摘自《医药集锦》）

5. 主治：风湿性心脏病，心慌气短。

方：黄芪60g，茯苓、桑枝、熟附子各30g，夏枯草、五味子、巴戟天、淫羊藿各15g，桂枝、白芍、白术、山茱萸、炮姜、威灵仙、全蝎、乌蛇各10g，蜈蚣2条，甘草5g。

煎服法同1，日1剂。

（《强化疗法临证试尝》）

6. 主治：风湿性心脏病，心悸。

方：淡竹叶30g，玉竹、生地黄各12g，甘草6g。

煎服法同1，日 1 ～ 2 剂。

（《中草药单方验方汇选》）

高血压

1. 主治：高血压，头晕目眩，头痛耳鸣，胸闷心悸，失眠多梦，记忆力减退，腰酸肢麻，夜尿频。

方：女贞子、旱莲草、珍珠母各30g，桑椹子、白芍、丹参各15g，钩藤、茺蔚子、杜仲、牛膝各12g，地龙10g。

加水煎沸15分钟，滤出药液，再加水煎20分钟，去渣，两煎所得药液兑匀，分服，日1～2剂。

（《湖南中医杂志》1986.5）

2. 主治：高血压。

方：牡丹皮、丹参、山楂、葛根、泽泻、何首乌、黄芪各30g，地龙、五味子、赤芍、川芎、夏枯草各15g。

煎服法同1，日1剂。

（《湖北中医杂志》1983.3）

3. 主治：高血压。

方：牛膝、丹参、泽泻各20g，钩藤30g，益母草、地龙、生地黄、山药、枸杞子各10g，桑寄生15g，川贝母6g，附子3g。

煎服法同1，日1剂。

失眠加夜交藤、酸枣仁各15g；心悸气短加五味子、党参各10g；腰酸肢冷加杜仲10g；神疲乏力加白术、黄芪各15g；肢麻加全蝎、白僵蚕各10g；动脉硬化加草决明、何首乌各15g；血脂升高加山楂20g。

（《江苏中医》1988.8）

4. 主治：高血压。

方：女贞子15g，夏枯草20g，白蒺藜、菊花、黄芩各9g，肉桂1g（研末，冲服）。

煎服法同1，日1剂。

（《上海中医药杂志》1981.6）

5. 主治：高血压。

方：钩藤18g（后下），菊花12g，桑叶、白蒺藜、青葙子、青木香、夏枯草、地龙、决明子、川牛膝、桑寄生各9g。

煎服法同1，日1剂。

（《中医杂志》1983.1）

6. 主治：高血压。

方：茺蔚子、桑树嫩枝、桑叶各20g。

加水煎，每晚睡前趁热洗脚30分钟。

（《广西中医药》1983.5）

7. 主治：高血压。

方：夏枯草40g，决明子、白糖各30g。

加水煎，去渣，分服，日1剂。

（《四川中医》1989.7）

8. 主治：高血压。

方：丹参50g，白茅根、生龙齿、珍珠母、石决明、夏枯草各30g，牛膝20g，海藻15g，龙胆草10g。

煎服法同1，日1剂。

肝胆火旺加黄芩、栀子、菊花各10g；肝肾阴虚加山茱萸、麦门冬、玄参、生地黄各10g；阴虚风动，肢体麻木加桑枝、钩藤、天麻各10g。

（《陕西中医》1988.9）

9. 主治：高血压。

方：海蜇130g，荸荠380g。

加水煎，去渣，分服，日1剂。

（《中华医学杂志》1955.10）

10. 主治：高血压。

方：益母草、夏枯草、双钩藤、决明子、桑寄生、菊花各30g，白芍、丹参、牛膝、刺蒺藜、马兜铃、牡丹皮、生地黄、玄参、麦门冬、茺蔚子、夜交藤各20g，枸杞子、菟丝子、女贞子各10g。

煎服法同1，日1剂。

（《强化疗法临证试尝》）

11. 主治：高血压。

方：黄精20g，豨莶草、益母草、车前草、夏枯草各15g。

煎服法同 1，日 1 剂。

（《光明中医》1989.1）

12. 主治：高血压。

方：夏枯草、杜仲各 15g，白芍、黄芩各 9g。

煎服法同 1，日 1 剂。

（《中医验方汇选》）

13. 主治：高血压。

方：黄芪 9g，当归 6g，赤芍、川芎各 5g，地龙、桃仁、红花各 3g。

煎服法同 1，日 1 剂。

（《单方验方汇集》）

14. 主治：高血压。

方：花生米 200g，食醋 500ml。

浸泡 7 日，每次食 5 粒，日 3 次。

（《民间灵验便方》）

15. 主治：高血压。

方：猪苦胆 1 个，绿豆 20g。

将绿豆装入猪胆内，吊起，待胆汁渗完为止。每次服 3g，日 2～3 次。

（《河北验方选》）

16. 主治：高血压，动脉硬化，脑梗死。头晕，头痛，肢体不灵活。

方：黄芪、丹参、鸡血藤、茯苓各 30g，赤芍、白芍各 20g，党参、当归各 15g，苍术、白术、陈皮、升麻、柴胡各 10g，生姜、薄荷、甘草各 6g。

煎服法同 1，日 1 剂。

（《辽宁中医杂志》1969.3）

17. 主治：高血压。

方：钩藤 30g（后下），牛膝、白蒺藜、白芍、白术、茯苓各 15g，石斛 10g，甘草 5g。

煎服法同 1，日 1 剂。

（《新中医》1974.3）

18. 主治：高血压。

方：磁石、石决明各 30g，何首乌、丹参各 15g，旱莲草、女贞子、龟版各 9g，熟附子 6g。

煎服法同 1，日 1 剂。

（《中医杂志》1974.10）

19. 主治：高血压。

方：黑芝麻 500g，泽泻、夜交藤各 250g，地龙 120g。

为末，炼蜜为丸，每次服 9g，日 2～3 次。

（济南六一六七部队卫生科）

20. 主治：高血压。

方：罗布麻叶 30g。

泡水代茶饮，日 1 剂。

（采自民间方）

21. 主治：高血压。

方：钩藤、当归各 9g，黄芩、桑寄生、杜仲各 6g，枳实、川牛膝各 4.5g。

煎服法同 1，日 1 剂。

22. 主治：由于血压过高，眩晕迷乱，目眩而黑，呕吐黄绿苦水或痰涎，视物皆转动，甚至昏厥跌仆，不省人事。本方能使血压迅速下降，诸症减轻。

方：竹茹、龙胆草、天麻、黄芩、石菖蒲、栀子（炒黑）、桑寄生、夏枯草各 9g，茯苓、牡蛎各 15g，川芎、黄连各 6g，龙骨 12g。

煎服法同 1，4 小时后再服二煎。不可吃东西，酌饮淡白糖水、加食盐少许。

23. 主治：血压过高，脉象弦长有力，头目时常眩晕，或脑中时常作痛，发热，或目胀，耳鸣，或肢体渐觉不利，或口眼渐喝斜，或面色如醉，甚或眩晕至跌仆，昏不知人，移时始醒，或醒后不能复原，精神萎靡，或肢体萎废，或成偏枯。

方：怀牛膝 30g，生赭石 21g（轧细），生龙骨（捣碎）、生龟版（捣碎）、玄参各 15g，生牡蛎（捣碎）、生白芍、茵陈、生麦芽各9g，川楝子6g，天门冬12g，甘草4.5g。

煎服法同1，日1剂。

如心中热甚者加生石膏30g，痰多者加胆南星9g，尺脉重按虚者加熟地黄24g，净山茱萸15g；大便不实者去龟版、赭石，加赤石脂30g。

（以上摘自《中医验方汇选》1977）

充血性心力衰竭

1. 主治：充血性心力衰竭，心悸，气短，咳唾稀痰，带有泡沫，胸胁胀满，纳谷不香，腹胀满，尿少，浮肿，难能平卧。

方：太子参30g（或人参10g），黄芪、丹参各30g，川芎、麦门冬各15g，五味子10g。

加水煎沸15分钟，滤出药液，再加水煎20分钟，去渣，两煎所得药液兑匀，分服，日1剂。

不能平卧，尿少水肿加葶苈子30g；胁下痞块加香附、郁金、青皮、红花、当归、赤芍各10g；胃失和降加陈皮、半夏、泽泻、白术、茯苓各10g；肾阳虚加附子5g，车前子20g。

（《中国医药学报》1986.3）

2. 主治：充血性心力衰竭。

方：葶苈子30～50g，枳实30g，大枣15枚。

煎服法同1，日1剂。

（《中医急症通信》1988.5）

3. 主治：充血性心力衰竭。

方：车前子、茯苓各30g，熟地黄、山茱萸、附子、黄芪各20g，桂枝、麦门冬、白术各15g，人参、五味子各10g。

煎服法同1，日1剂。

（《临证用方选粹》）

4. 主治：充血性心力衰竭，肝肿大，压痛，水肿，呼吸困难，颈静脉怒张。

方：红人参10g，茯苓20g，酸枣仁、白术、当归各15g，熟附子、炙甘草、菖蒲、远志、五味子、阿胶（烊化）各10g。

煎服法同1，日1剂。

（《千家妙方》）

5. 主治：充血性心力衰竭，水肿。

方：茯苓30g，防己15g，黄芪20g，白术、玉竹各9g。

煎服法同1，日1剂。

6. 主治：充血性心力衰竭。

方：鱼腥草、河白草、茶树根、万年青树根各30g，开金锁、山海螺、泽泻、桃仁、杏仁各15g，桂枝、赤芍、红花、葶苈子、槟榔各9g。

煎服法同1，日1剂。

（以上摘自《辽宁中医杂志》1971.3）

7. 主治：充血性心力衰竭。

方：黄芪、丹参各30g，白术20g，附子、茯苓、防己各15g，桂枝、甘草各10g，生姜3片，大枣10枚。

煎服法同1，日1剂。

（《新中医》1967.7）

8. 主治：充血性心力衰竭。

方：黄芪60g，丹参20g，肉苁蓉、猪苓、茯苓各15g，附子、桂枝、麦门冬、石菖蒲、车前子各10g，甘草、五味子、泽泻各6g。

煎服法同1，日1剂。

（《北京中医》1979.3）

风湿性心脏病心力衰竭

1. 主治：风湿性心脏病心力衰竭，长期发作的心慌气短，呼吸困难，不能平卧。

方：瓜蒌皮30g，丹参20g，柴胡、枳壳、党参、红花、车前子、北五加皮各10g。

加水煎沸15分钟，滤出药液，再加水煎20分钟，去渣，两煎药液兑匀，分服，日1剂。

心阳虚伴四肢浮肿、寒冷，尿少加附子10g（先煎），桂枝、泽泻各10g，茯苓、白术各15g；心阴虚伴心烦失眠，口舌干燥，五心烦热加麦门冬、五味子、牡丹皮、栀子各10g；脾阳虚见腹胀便溏、神倦肢冷加黄芪、白术、茯苓各15g；咳嗽重加桑白皮、桔梗、枇杷叶各10g；瘀血甚加生蒲黄、五灵脂各12g。

（《北京中医学院学报》1987.3）

2. 主治：风湿性心脏病心力衰竭，心悸，头晕，失眠，咳嗽，气短。

方：紫苏叶、柴胡、桔梗、川贝母、枳壳、瓜蒌仁、羌活、栀子各9g，白芍、茯苓各20g，薤白15g，半夏18g，甘草6g。

煎服法同1，日1～2剂。

（《四川中医》1988.7）

3. 主治：风湿性心脏病，心力衰竭。

方：黄芪40g，当归、川芎各15g，赤芍、桃仁、红花各12g，地龙10g。

煎服法同1，日1剂。

亡阳欲脱加人参、附子各10g；阴虚血燥加女贞子、旱莲草各15g；肺热咳嗽加车前子20g；夜寐不宁加熟酸枣仁、知母各15g。

（《中西医结合杂志》1988.2）

急性左心衰竭

主治：急性左心衰竭。劳动性呼吸困难，咳嗽，咳粉红色泡沫痰，面汗，发绀。

方：附子10g，蛤蚧2g（磨冲），黄精、黄芪、麦门冬各15g，红人参、五味子各5g。

加水煎沸15分钟，滤出药液，再加水煎20分钟，去渣，两煎药液兑匀，分服，日1剂。

（《基层医生实用手册》）

心源性休克

主治：心源性休克。

方：红人参、山茱萸各15g，附子（先煎30分钟）、黄芪各12g，麦门冬10g，五味子、肉桂各5g。

加水煎沸15分钟，滤出药液，再加水煎20分钟，去渣，两煎药液兑匀，分服，日1剂。

（《湖南中医杂志》1989.4）

高血压性心脏病

1. 主治：高血压性心脏病，心力衰竭，头痛头晕，恶心呕吐，心悸，水肿。

方：熟附子、白芍、代赭石各30g，牛膝、茯苓、杜仲、丹参、泽泻各15g，白术10g，干姜、肉桂各5g。

加水煎沸15分钟，滤出药液，再加水煎20分钟，去渣，两煎药液兑匀，分服，日1剂。

（《新中医》1968.4）

2. 主治：高血压性心脏病，心力衰竭，头面、下肢浮肿，肢冷倦怠，冷汗出，胸闷气短，心悸，不能平卧。

方：熟附子60g（先煎30分钟），益母草40g，茯苓、泽泻各30g，白术、大腹皮各20g，红人参10g，补骨脂15g，干姜

10g，五味子、肉桂各 6g。

煎服法同 1，日 1 剂。

（《新中医》1981.9）

心律失常

1. 主治：心律不规则，心悸，胸闷，心前区不适，饥饿感。

方：灵磁石 60g（先煎），黄芪、玉竹各 30g，苦参、丹参各 15g，甘草 2g。

加水煎沸 15 分钟，滤出药液，再加水煎 20 分钟，去渣，两煎所得药液兑匀，分服，日 1 剂。

（《千家妙方》）

2. 主治：心律失常。

方：炙甘草、党参、麦门冬、五味子、炒酸枣仁、丹参、柏子仁各 15g，阿胶、生地黄各 12g，黄芪 30g，桂枝、生姜各 10g。

煎服法同 1，日 1 剂。

冠心病心律失常加重丹参用量，再加赤芍、川芎各 15g；心率快加龙骨、牡蛎各 20g；心率慢加重桂枝用量，再加附子 20g；高血压加石决明 30g，天麻 10g；风湿性心脏病加防己、防风、秦艽、威灵仙各 10g；心肌炎心肌病加板蓝根、大青叶、金银花各 20g；肺心病加陈皮、半夏、茯苓各 10g。

（《陕西中医》1989.7）

窦性心律不齐

主治：窦性心律不齐。

方：泽泻、白术各 120g，桂枝 45g。

为细末，每次冲服 9g，日 2 次。

（《河南中医》1984.4）

病态窦房结综合征

1. 主治：病态窦房结综合征，胸闷心悸，气短烦躁，便溏，手足心热，心率 38 次 / 分钟。

方：黄芪 35g，淫羊藿、地龙各 25g，薤白、狗脊各 20g，丹参、白术各 15g，附子、降香、桂枝各 10g，细辛、五味子各 5g。

加水煎沸 15 分钟，滤出药液，再加水煎 20 分钟，去渣，两煎药液兑匀，分服，日 1 剂。

（《实用内科杂志》1988.2）

2. 主治：病态窦房结综合征，心率 40 次 / 分钟。

方：丹参、毛冬青各 30g，鹿角霜 12g，党参、桂枝、附子、桃仁、红花各 9g，甘草 6g。

煎服法同 1，日 1 剂。

（《中医药研究》1979.3）

3. 主治：病态窦房结综合征，胸闷如塞，气急，善太息，心率 45 次 / 分钟。

方：益母草、茶树根各 30g，黄芪、丹参各 15g，党参、附子、仙茅、淫羊藿各 12g，麻黄、桂枝各 6g，鹿角粉 3g（吞服）。

煎服法同 1，日 1 剂。

（《吉林中医药》1973.3）

4. 主治：病态窦房结综合征，心动慢。

方：生地黄、牡丹皮、赤芍、薤白、川芎、丹参、红花、黄精、玉竹、天门冬、麦门冬、附子、桂枝、淫羊藿、何首乌、甘草各 10g。

煎服法同 1，日 1 剂。

5. 主治：心动过缓，病态窦房结综合征，胸闷，隐痛，心慌，头晕乏力，气短。

方：黄芪 20g，麻黄 10g，附子 5g，细辛 3g。

煎服法同 1，日 1 剂。

（以上二方摘自《江苏中医》1988.3）

期前收缩

主治：心律失常，期前收缩，心悸胸闷，表现为室性早搏。

方：生地黄 60g，炙甘草 30g，党参 15g，麻仁、生姜各 9g，阿胶 6g（烊化），大红枣 5 枚，肉桂 5g，白酒 10ml。

加水煎沸 15 分钟，滤出药液，再加水煎 20 分钟，去渣，两煎药液兑匀，分服，日 1 剂。

（《新中医》1971.4）

室性早搏

1. 主治：室性早搏，心动过速。

方：太子参 30g，麦门冬、赤芍、川芎各 15g，五味子、牡丹皮各 10g。

加水煎沸 15 分钟，滤出药液，再加水煎 20 分钟，去渣，两煎药液兑匀，分服，日 1 剂。

兼气郁加郁金、乌药各 10g；兼痰湿加陈皮、半夏、菖蒲各 10g；兼心神不宁加酸枣仁、远志、龙骨各 10g；兼脾虚湿盛加山药、白术、茯苓各 10g；兼见代脉加人参、黄芪各 10g；兼见涩脉加阿胶、生地黄、玄参各 10g。

（《北京中医学院学报》1986.3）

2. 主治：频发室性早搏。

方：苦参、炙甘草各 15～30g，茵陈、瓜蒌皮、虎杖各 9～15g，丹参、黄芪各 15～30g，常山 3～12g，半夏 9g。

煎服法同 1，日 1 剂。

常山、苦参用量由小到大；心衰明显加附子、党参、枳壳各 10g；胸痛甚加姜黄、川芎、檀香各 10g；血压高加珍珠母、苦丁茶、葛根各 10g；心率超过 130 次/分钟加远志、莲子、生大黄各 10g；低于 50 次/分钟加麻黄、桂枝、白芍各 10g。

（《新中医》1987.8）

3. 主治：室性早搏。

方：党参、黄芪各 30g，丹参、龙齿各 15g，桂枝、僵蚕、蝉蜕、防风、白附子各 9g，炙甘草 12g。

（《上海中医药杂志》1984.6）

4. 主治：阵发性室性早搏心动过速。

方：黄芪 50g，党参、丹参各 30g，龙骨、牡蛎、当归各 20g，麦门冬、赤芍、玄参各 15g，五味子、川芎、降香各 10g，琥珀 3g（冲）。

煎服法同 1，日 1 剂。

（《浙江中医杂志》1971.4）

5. 主治：阵发性室性早搏，心动过速。心悸，气促，心率 200 次/分钟。

方：炒酸枣仁、龙骨各 30g，熟地黄、山茱萸各 15g，茯神、菖蒲、琥珀、人参、当归、枸杞、肉苁蓉各 12g。

为末，蜜为丸，9g 重，每次服 1 丸，日 3 次。

（《千家妙方》）

6. 主治：室性早搏（发热恶寒关节疼痛后，遗有室早）。

方：党参、灵芝、淫羊藿、鸡血藤各 30g，麦门冬、桂枝、熟地黄各 12g，五味子、甘草、阿胶（烊化）、红花各 10g。

煎服法同 1，日 1 剂。

（《湖南中医杂志》1988.4）

7. 主治：室性早搏，心律失常，心动过速。

方：丹参、党参各 30g，黄连、苦参、沙参、玄参各 15g，附子 10g。

煎服法同1，日1剂。

（《天津中医》1989.2）

8. 主治：室性早搏，心律失常。

方：熟地黄30～60g，五味子15～30g。

煎服法同1，日1剂。

心气虚加黄芪、党参各20g；阳虚加附子、桂枝各10g；血瘀加当归、川芎、丹参、三七各10g；痰浊加瓜蒌、半夏各10g。

（《四川中医》1987.12）

9. 主治：室性早搏，心律失常。

方：丹参、党参各30g，紫石英、生地黄各30g，麦门冬、川芎各15g，连翘10g，炙甘草9g，桂枝6g。

煎服法同1，日1剂。

（《中医杂志》1985.5）

10. 主治：室性早搏。

方：葛根60g，全瓜蒌、灵磁石、珍珠母各30g，郁金、泽兰各15g，刘寄奴、当归、炙甘草各9g。

煎服法同1，日1剂。

（《中西医结合杂志》1984.9）

心房颤动

1. 主治：心房颤动。

方：生地黄45g，炙甘草15g，桂枝、麻子仁、麦门冬、生姜、阿胶各10g，生龙骨30g，大红枣10枚。

加水煎沸15分钟，滤出药液，再加水煎20分钟，去渣，两煎药液兑匀，分服，日1剂。

（《黑龙江中医药》1981.3）

2. 主治：心房颤动，心慌，胸闷。

方：黄芪50g，丹参、党参各30g，龙骨、牡蛎、当归各20g，麦门冬、赤芍、玄参各15g，五味子、川芎、降香各10g，琥珀末3g（冲），大枣10枚。

煎服法同1，日1剂。

（《浙江中医杂志》1931.4）

3. 主治：心房颤动。

方：酸枣仁、松节各9g，半夏、茯苓各6g，橘红、党参各5g，石菖蒲、枳实、远志各3g，炙甘草2g。

煎服法同1，日1～2剂。

（《千家妙方》）

心悸

1. 主治：心悸不眠，或因思虑过度，心悸不宁，狂言乱语，呼叫奔走。

方：生龙骨15g，生牡蛎15g，丹参30g，茯神30g，酸枣仁24g（炒），菖蒲12g，雄黄0.3g（研冲），朱砂0.3g（研冲），血琥珀3g（研冲）。

前六味加水3碗煎留1碗，将药面混合先送下，随后服下汤药。

2. 主治：心脏虚弱，头疼失眠，心悸怔忡等症。

方：生白芍、白茅根各15g，磁石12g（煅），天竺黄、龙骨（煅）、牡蛎（煅）、忍冬藤、钩藤、茯神（朱砂拌）、石菖蒲（朱砂拌）、远志（朱砂拌）各9g。

加水煎服法同1，日1剂。同时服牛黄清心丸更好。

3. 主治：心悸，面无血色，梦遗失精，失血后的贫血，诸血不足之症。

方：桂枝、当归、黄芪、生姜各15g，大枣12枚，白芍18g，甘草9g（炙），饴糖60g。

加水煎服法同1，日1剂。

4. 主治：因过度劳神伤脑所致的头眩、心悸、失眠。

方：竹茹、连翘、栀子、龙齿、龙眼肉各 9g，麦门冬、酸枣仁（炒）各 15g，砂仁 5g，淡竹叶、甘草各 6g。

煎服法同 1，日 1 剂。

（以上四方摘自《中医验方汇选》1977）

房室传导阻滞

1. 主治：房室传导阻滞。

方：黄芪 20g，淫羊藿 15g，麦门冬 12g，人参、附子、五味子、枳壳各 10g，桂枝 6g。

加水煎沸 15 分钟，滤出药液，再加水煎 20 分钟，去渣，两煎药液兑匀，分服，日 1 剂。

（《中医急症通讯》1988.1）

2. 主治：房室传导阻滞。

方：黄芪、党参（或人参 10g）各 30g，生地黄、丹参、当归、红花、淫羊藿各 15g，赤芍、川芎、降香、补骨脂、郁金、薤白、半夏各 10g，肉桂、瓜蒌、甘草各 5g。

煎服法同 1，日 1 剂。

（《广西中医药》1988.1）

3. 主治：房室传导阻滞。

方：黄芪、石菖蒲各 24g，白术、丹参、太子参、赤芍、白芍、黄精、百合、麦门冬各 15g，五味子、红花、当归、龙眼肉、桂枝、郁金、玉竹、女贞子、酸枣仁、珍珠母各 10g。

煎服法同 1，日 1 剂。

（《河北中医》1986.1）

4. 主治：完全性房室传导阻滞。

方：黄芪 150g，炙甘草 60g，附子 45g，干姜 35g，麦门冬 15g，桂枝、五味子各 10g，当归 20g，川芎 9g，淫羊藿 20g，枳实 6g，大枣 50 枚，红人参、茯苓、生姜各 30g。

煎服法同 1，日 1 剂。

（《中医杂志》1989.1）

完全性右束支传导阻滞

主治：完全性右束支传导阻滞。

方：丹参 50g，降香 30g，木香 10g，檀香、红花各 5g。

加水煎沸 15 分钟，滤出药液，再加水煎 20 分钟，去渣，两煎药液兑匀，分服，日 1 剂。

（《四川中医》1983.5）

心动过缓

主治：心动过缓。

方：附子 30～100g（先煎 1 小时），黄芪、丹参各 30g，党参、当归各 20g，麻黄、川芎、干姜、甘草各 15g，细辛 10g。

加水煎沸 15 分钟，滤出药液，再加水煎 20 分钟，去渣，两煎药液兑匀，分服，日 1 剂。

（《中医杂志》1975.6）

先天性心脏病

主治：先天性心脏病，胸闷，心悸，喘气，憋气。

方：防己 15g，茯苓 30g，黄芪 18g，玉竹、白术各 9g。

加水煎沸 15 分钟，滤出药液，再加水煎 20 分钟，去渣，两煎药液兑匀，分服，日 1 剂。

（《河北验方选》）

冠心病

1. 主治：冠心病，胸闷，胸痛，心电图提示心肌缺血。

方：丹参、瓜蒌皮、葛根、白芍各15g，桂枝、枳壳各9g，红花6g。

加水煎沸15分钟，滤出药液，再加水煎20分钟，去渣，两煎所得药液兑匀，分服，日1～2剂。同时服冠心苏合丸1粒，日2次。

（《陕西中医》1988.3）

2. 主治：冠心病。

方：瓜蒌壳30g，茯苓、降香、丹参、川芎、白术各15g，陈皮、半夏、竹茹、枳实、薤白、红花、桂枝各9g。

煎服法同1，日1剂。

（《千家妙方》）

3. 主治：冠心病。

方：丹参40g，党参、生地黄、黄精、玉竹、瓜蒌、川芎、红花、薤白各15g，檀香、甘草各10g，三七粉3g（分2次冲服）。

煎服法同1，日1剂。

（《强化疗法临证试尝》）

4. 主治：冠心病。

方：黄芪50g，党参（或人参15g）、丹参、五味子各25g，当归、酸枣仁各20g，川芎、枳壳、郁金各15g。

煎服法同1，日1剂。

（《吉林中医药》1987.6）

5. 主治：冠心病。

方：太子参、丹参各30g，白术、茯苓各15g，陈皮、赤芍、麦门冬各12g，半夏、五味子各9g，甘草6g。

煎服法同1，日1剂。

气虚明显加党参、黄芪各20g；阳虚加淫羊藿、桂枝各15g；痰湿偏寒加远志、南星各10g；偏热加瓜蒌、葶苈子各10g；心悸明显加柏子仁、炒枣仁、生龙骨、生牡蛎各15g；阴虚加何首乌、沙参、黄精各10g；阳亢加牛膝、罗布麻各15g。

（《新中医》1988.1）

6. 主治：冠心病，心悸。

方：龙眼肉15g，龙齿、牡蛎、磁石各15g。

加水煎20分钟，去渣，顿服，日1～2剂。

7. 主治：冠心病，心悸。

方：五味子、菟丝子、茯苓各10g。

加水煎20分钟，去渣，兑入蜂蜜30ml，顿服，日1剂。

（《单方验方汇集》）

8. 主治：冠心病。

方：丹参40g，黄芪30g，党参、川芎各25g，赤芍20g，当归、五味子各15g，麦门冬、红花各10g。

煎服法同1，日1剂。

合并自发性心绞痛、心烦加茯苓30g，香附20g，黄芩15g；心绞痛、出冷汗，舌淡加附子（先煎50分钟）、茯苓各30g，龙骨25g，桂枝15g；收缩压高去五味子、麦门冬，加磁石50g，生石决明25g，罗布麻40g；舒张压高去五味子、麦门冬，加旱莲草、女贞子各25g；室性早搏多去党参，加红人参15g，酸枣仁50g，茯苓20g，桂枝10g；胸闷不适加枳实30g。

（《吉林中医药》1988.3）

9. 主治：冠心病。

方：黄芪、党参、当归、川芎、红花各

10g。

煎服法同 1，日 1 剂。

（《中西医结合杂志》1988.1）

10. 主治：冠心病。

方：益母草、黄芪各 30g，淫羊藿、丹参、山楂、檀香、川芎各 15g，石菖蒲 10g，北细辛、三七末各 3g。

煎服法同 1，日 1 剂。

（《现代中医》1989.1）

11. 主治：冠心病。

方：人参 5g，附子 15g，乳香、没药、紫苏子、半夏、白芷各 10g，橘叶 5g。

煎服法同 1，日 1 剂。

（《四川中医》1989.7）

12. 主治：冠心病，频发室性早搏，心悸，胸闷。

方：徐长卿、平地木各 15g，太子参、苦参、丹参、沙参、山楂、白英、白术、香附各 9g，紫苏梗、柴胡各 6g。

煎服法同 1，日 1 剂。

（《上海中医药杂志》1985.5）

13. 主治：冠心病。

方：丹参、全瓜蒌各 18g，茯苓、陈皮、半夏、莱菔子、枳壳各 9g，檀香、甘草各 6g。

煎服法同 1，日 1 剂。

（《河南中医》）

14. 主治：冠心病。

方：瓜蒌 60g，百合、党参、紫苏子、牡蛎各 30g，柴胡、黄芩各 15g，蜀椒、郁金、乌药、五味子、甘草各 10g。

（《中医药研究》）

15. 主治：冠心病，胸痛，咳嗽，舌苔黄。

方：黄连 10g，合欢花 20g，沉香 5g，附子 3g，远志、丹参、茯神、郁金、陈皮、灯心各 15g。

煎服法同 1，日 1 剂。

（《江苏中医》1983.4）

16. 主治：冠心病。

方：生地黄 24g，桑寄生、丹参各 18g，山茱萸、泽泻、山药各 12g，牡丹皮、茯苓、枸杞子、菊花、沙苑子、白蒺藜各 10g。

煎服法同 1，日 1 剂。

（《新中医》1984.6）

冠心病心绞痛

1. 主治：冠心病，心肌梗死，心绞痛。

方：川芎 25g，柴胡 20g，半夏、炙甘草、附子、当归各 15g，生姜 12g，人参 10g，黄芩 9g，大枣 12 枚。

加水煎沸 15 分钟，滤出药液，再加水煎 20 分钟，去渣，两煎所得药液兑匀，分服，日 1 剂。

《（河南中医》1986.3）

2. 主治：冠心病，心肌梗死，心绞痛。

方：鸡血藤、淫羊藿、巴戟天各 30g，附子、桂枝各 10g，红花 3g。

煎服法同 1，日 1 剂。

（《湖南中医杂志》1988.4）

3. 主治：冠心病，心肌梗死，胸骨后及心前区疼痛，向左肩、颈、臂放射。

方：大黄 10g，黄芩、黄连各 6g，干姜 3g。

煎服法同 1，日 1 剂。

4. 主治：冠心病，心绞痛，心悸。

方：瓜蒌 24g，丹参 18g，郁金 12g，赤芍、薤白、半夏各 10g，红花、川芎、降香各 6g，黄连 3g。

（《新中医》1981.3）

5. 主治：冠心病，头晕气短，胸膺满闷，心前区疼痛，牵引肩背，劳累加重。

方：瓜蒌、薤白、丹参、降香、毛冬青各15g，半夏、川芎、郁金、橘红各10g，甘草5g。

煎服法同1，日1剂。

（《北京中医学院学报》1979.4）

6. 主治：冠心病，心绞痛，烦躁，失眠。

方：全瓜蒌30g，炒酸枣仁24g，茯神12g，薤白、半夏、川芎、炙甘草各10g，桂枝、知母各6g。

煎服法同1，日1剂。

（《黑龙江中医药》1981.3）

7. 主治：冠心病，心绞痛，发作时大汗淋漓，面黄气短。

方：山楂30g，炒麦芽15g，茯苓、炒莱菔子、神曲、白术各12g，半夏、陈皮、连翘、党参各9g。

（《河南中医》1982.6）

8. 主治：冠心病，心绞痛，心悸。

方：丹参20g，红花、延胡索、当归、郁金各9g，降香5g，沉香、三七末（冲）、琥珀末（冲）各3g。

煎服法同1，日1剂。

（《河南中医》1983.4）

9. 主治：冠心病，心绞痛。

方：决明子、山楂肉各30g，黄芪、丹参、党参各15g，葛根、川芎、赤芍、菖蒲、降香各9g，三七粉（冲）、血竭粉（冲）各1.5g。

煎服法同1，日1剂。

（《千家妙方》）

10. 主治：冠心病，心绞痛。

方：生地黄、瓜蒌、丹参、川芎各30g，黄精、玉竹、党参、薤白、陈皮、淫羊藿各20g，檀香10g，附子、肉桂各5g。

煎服法同1，日1剂。

（《强化疗法临证试尝》）

11. 主治：冠心病，心绞痛。

方：黄芪40g，党参、丹参、川芎各25g，山楂15g，三七粉10g（冲服）。

煎服法同1，日1剂。

阴虚加麦门冬、生地黄各20g；气滞加川楝子、郁金各15g；阳虚加肉桂、桂枝各10g；痰浊加瓜蒌、半夏各15g。

（《中医药信息》1988.1）

12. 主治：冠心病，心绞痛。

方：全蝎、蜈蚣各3g，黄芪30g。

共为细末，每次冲服12g，日1～3次。

（《陕西中医》1989.6）

急性心肌梗死

1. 主治：急性心肌梗死，胸部闷痛，痛有定处，气短乏力，自汗，舌紫黯。

方：黄芪、莪术、玄胡、丹参各30g，党参20g，白术、炙甘草、神曲、麦芽各15g，三七10g。

加水煎沸15分钟，滤出药液，再加水煎20分钟，去渣，两煎所得药液兑匀，分服，日1剂。

（《辽宁中医杂志》1983.6）

2. 主治：急性心肌梗死，心悸胸闷，短气倦怠，心前区痛，失眠多梦，头晕耳鸣，盗汗。

方：人参10g，麦门冬、五味子各15g，郁金、丹参、瓜蒌、赤芍、川芎、当归、柏子仁各10g。

煎服法同1，日1剂。

3. 主治：急性心肌梗死，心慌气喘，胸闷心痛，畏寒肢冷，面白，指甲色青，舌黯。

方：人参10g，附子（先煎）、黄芪、蒲黄、五灵脂、丹参、赤芍、红花各15g。

煎服法同1，日1剂。

4. 主治：急性心肌梗死，头晕目眩，

耳鸣肢麻，心烦易怒，失眠多梦，胸闷心痛，面红口干。

方：天麻10g，钩藤30g，黄芩、菊花、枸杞子、丹参、当归、生地黄、赤芍、白芍、珍珠母、夜交藤、二至丸各15g。

煎服法同1，日1剂。

5. 主治：急性心肌梗死，胸闷脘痞，心前区疼痛，恶心、咳嗽吐痰。

方：瓜蒌、薤白、半夏各20g，桃仁、红花、南星、枳壳、陈皮、木香各10g。

煎服法同1，日1剂。

（以上四方摘自《中西医结合杂志》1983.2）

6. 主治：急性心肌梗死。

方：金银花、蒲公英、牡丹皮、连翘、生地黄、全瓜蒌、紫花地丁各15g，党参、丹参、川芎、红花、黄精、玉竹、玄参、甘草各10g。

煎服法同1，日1剂。同时服云南白药0.1～0.2g。日1～2次。

（《强化疗法临证试尝》）

7. 主治：急性心肌梗死。

方：党参（或人参10g）、赤芍各15g，麦门冬、五味子、延胡索各10g，丹参30g。

煎服法同1，日1剂。

（《中国中药杂志》1989.7）

8. 主治：急性心肌梗死。

方：红花、血竭、桃仁、川芎、当归各30g，麝香3g。

共为细末，每次冲服5g，日2～3次。

（《光明中医》1988.5）

动脉硬化

1. 主治：动脉硬化。

方：槐花、山楂、丹参、木贼各25g，赤芍、黄精、川芎、徐长卿、牛膝、虎杖、何首乌各15g。

加水煎沸20分钟，滤出药液，再加水煎20分钟，去渣，两煎所得药液兑匀，分服，日1剂。

（《全国名老中医验方选编》）

2. 主治：主动脉硬化。

方：鳖甲、牡蛎各60g，生地黄、熟地黄、女贞子、甘蔗各20g。

煎服法同1，日1剂。

（《全国名老中医验方选编》）

3. 主治：脑动脉硬化症，失眠，多梦。

方：山茱萸、山楂肉、龙眼肉各20g，石决明、决明子、菊花、何首乌各15g，生地黄、金银花、蒲公英、赤芍、甘草各10g。

煎服法同1，日1剂。

（《临证用方选粹》）

4. 主治：动脉硬化，心悸，健忘，多梦。

方：人参5g（切成薄片）。

泡水代茶饮，日1剂。

（《中医验方汇选》）

5. 主治：动脉硬化。

方：桃仁20g。

加水煮熟，饮其汤，食其仁，日1剂。

（《河北验方选》）

肺源性心脏病

1. 主治：肺源性心脏病（简称肺心病），咳嗽，咳白色黏痰，夹有泡沫，畏寒，喘息。

方：丹参30g，白芥子15g，南星、半夏、干姜、赤芍、桃仁、菖蒲、葶苈子各10g，细辛5g。

加水煎沸15分钟，滤出药液，再加水

煎20分钟，去渣，两煎所得药液兑匀，分服，日1剂。

2. 主治：肺心病，咳嗽，咳黄色黏稠痰液，发热，口渴。

方：鱼腥草、蒲公英、丹参各30g，金银花、连翘各20g，胆南星、沙参、赤芍、麦门冬、茯苓各15g，陈皮、竹茹各10g。

煎服法同1，日1剂。

3. 主治：肺心病，水肿，心悸，气短。

方：附子（先煎30分钟）、白术、猪苓、泽泻、防己各15g，茯苓、车前子各30g，白芍12g，肉桂5g。

煎服法同1，日1剂。

4. 主治：肺心病，四肢厥逆，大汗，面白，心悸气短。

方：附子（先煎30分钟）、龙骨、牡蛎各30g，人参、枸杞子、甘草各15g，干姜、桂枝、当归各10g。

煎服法同1，日1剂。

（以上四方摘自《中医药学报》1986.4）

5. 主治：急性肺心病。

方：鱼腥草、黄芩、虎杖、半枝莲、白花蛇舌草、蒲公英、金银花、连翘、紫花地丁、葶苈子、丹参、川芎、瓜蒌、冬瓜仁、地龙各10g，甘草5g。

煎服法同1，日1剂。

大便秘结加大黄、芒硝各5g。

（《新中医》1988.10）

6. 主治：肺心病，急性发作。

方：生石膏30g，麻黄、杏仁、甘草各10g。

煎服法同1，日1剂。

痰黄不易咳出，舌红苔黄加金银花、板蓝根各30g；心脾阳虚水泛加附子10g，白术、茯苓、桂枝各15g；昏迷加安宫牛黄丸1粒，口服。

（《中西医结合杂志》1988.1）

7. 主治：肺心病。

方：蛤蚧、红人参各30g。

为末，蜜丸，每次服3g，日3次。

（编者临床经验方）

8. 主治：肺心病，咳嗽，喘息，浮肿。

方：党参、车前子、丹参各15g，麦门冬、桑白皮、瓜蒌皮、冬瓜仁各12g，葶苈子、五味子、川贝母、沉香各9g。

（《江西中医药》1983.2）

9. 主治：肺心病，发热，咳嗽，吐黄痰，神识昏糊，呼吸急促，小便不利。

方：蒲公英20g，黄精、瓜蒌皮各12g，天门冬、麦门冬、知母、杏仁、茯苓各9g，西洋参、远志、甘草各6g。

煎服法同1，日1剂。

（《北京中医》1982.2）

10. 主治：肺心病。

方：山药30g，熟地黄、山茱萸、紫石英、磁石各15g，人参10g，冬虫夏草、五味子各9g，熟附子6g，胡桃肉3个，沉香2g（为末，冲服），胎盘粉9g（冲服）。

煎服法同1，日1剂。

（《千家妙方》）

11. 主治：肺心病。

方：熟附子、五味子、枸杞子、何首乌、补骨脂、菟丝子、川芎、当归、黄柏、赤芍、丹参、黄芪、沙参、麦门冬、生地黄、玄参、知母各10g。

为末，蜜丸，每次服9g，日2～3次。

（《中西医结合杂志》1988.1）

12. 主治：肺心病，酸碱失衡。

方：金银花、虎杖、野荞麦根、地龙各30g，黄芩15g，枳壳、浙贝母各12g，大黄、桔梗各9g。

煎服法同1，日1剂。

嗜睡加胆南星、石菖蒲各15g；昏迷加安宫牛黄丸1粒；水肿加车前子、茯苓各30g；出血加水牛角30g，三七粉3g（冲服）。

（《浙江中医杂志》1988.4）

13.主治：肺心病，心悸，咳嗽，气喘。

方：益母草50g，葶苈子30g，五味子、麦门冬各20g，茯苓25g，白术、菖蒲、郁金各15g，干姜10g。

煎服法同1，日1剂。

（《吉林中医药》1987.5）

感染性心内膜炎

主治：感染性心内膜炎，恶寒发热，心悸，胸闷，头痛，乏力，食欲不振。

方：金银花、连翘、紫花地丁、黄连、黄芩、栀子、菖蒲、郁金、牡丹皮、麦门冬、生地黄、当归、川芎、党参、丹参、桂枝、甘草各10g。

加水煎沸15分钟，滤出药液，再加水煎20分钟，去渣，两煎所得药液兑匀，分服，日1～2剂。

同时服太乙紫金锭1～2g，日1～2次。

（《强化疗法临证试尝》）

病毒性心肌炎

1.主治：病毒性心肌炎初期，发热恶寒，头痛，项强，汗出，喘息，胸闷，心烦，身疲乏力，食少纳呆，恶心。

方：荆芥、防风、黄芪、金银花、连翘各15g，党参、炙甘草、麦门冬、生地黄、阿胶（烊化）、火麻仁、柏子仁各10g。

加水煎沸15分钟，滤出药液，再加水煎20分钟，去渣，两煎所得药液兑匀，分服，日1～2剂。

（《江苏中医杂志》1983.3）

2.主治：病毒性心肌炎，心悸，乏力。

方：玄参、生地黄各20g，蒲公英、沙参、麦门冬、黄芩各10g，甘草、大青叶各9g。

煎服法同1，日1剂。

（《中西医结合杂志》1983.1）

3.主治：病毒性心肌炎。

方：人参、麦门冬、酸枣仁、瓜蒌壳、炙甘草各10g，生地黄、丹参各15g，夜交藤20g，桂枝6g。

煎服法同1，日1剂。

（《江苏中医》1985.6）

4.主治：病毒性心肌炎。

方：忍冬藤、黄芪、桑寄生、板蓝根、大青叶、茯苓各20g，金银花、桔梗、秦艽各15g，生地黄、黄精、玉竹、麦门冬、党参、赤芍、川芎、丹参、红花各10g。

煎服法同1，日1剂。

（《临证用方选粹》）

5.主治：病毒性心肌炎，发热，心悸。

方：金银花、板蓝根各30g，连翘、大青叶、芦根、生地黄、麦门冬各18g，牡丹皮、玄参各12g。

煎服法同1，日1剂。

（《全国名老中医验方选集》1989）

6.主治：病毒性心肌炎，面白，心悸，乏力，气短。

方：茯苓、肉桂、白术、炙甘草、莲子肉各6g，党参9g。

煎服法同1，日1剂。

7.主治：病毒性心肌炎，伴房室传导阻滞，心悸，乏力。

方：党参、莲子肉各9g，白术、茯苓、肉桂、炙甘草、五味子各6g。

煎服法同1，日1剂。

8.主治：病毒性心肌炎，心脏扩大。

方：党参、白术、茯苓各9g，莲子肉

12g，肉桂、炙甘草各6g。

煎服法同1，日1剂。

9. 主治：病毒性心肌炎，病窦综合征。

方：党参15g，白术、茯苓、五味子、莲子肉各9g，甘草6g。

煎服法同1，日1剂。

10. 主治：病毒性心肌炎，房室传导阻滞。

方：麦门冬24g，炙甘草、党参、生地黄各15g，桂枝、麻仁、阿胶（烊化）各9g，大枣5枚。

煎服法同1，日1剂。

11. 主治：病毒性心肌炎，房室传导阻滞。

方：生地黄、牡丹皮、龙眼肉、地骨皮、合欢树皮各12g，夜交藤、珍珠母各15g。

煎服法同1，日1剂。

12. 主治：病毒性心肌炎，室性早搏。

方：生地黄、牡丹皮、麦门冬、玉竹、龙眼肉、莲子肉、地骨皮各12g，知母、酸枣仁各9g，黄柏6g，黄连3g，珍珠母15g。

煎服法同1，日1剂。

（以上七方摘自《全国名老中医验方选集》1989）

13. 主治：病毒性心肌炎，胸痛面红，乏力，ST段下降，T波低平。

方：金银花、板蓝根各30g，连翘、大青叶、芦根、生地黄、麦门冬各30g，玄参、牡丹皮各12g，丹参、赤芍、川芎各10g。

煎服法同1，日1剂。

（《河北中医学院学报》1987.2）

心包炎

1. 主治：心包炎，发热，乏力，精神抑

郁或焦虑不安，胸痛，深吸气时加重。

方：百部30g，土茯苓、白花蛇舌草各20g，金银花、连翘、蒲公英、紫花地丁各10g，麦门冬、浙贝母、生地黄、赤芍各10g。

加水煎沸15分钟，滤出药液，再加水煎20分钟，去渣，两煎所得药液兑匀。分服，日1剂。

（《临证用方选粹》）

2. 主治：化脓性心包炎，高热寒战。

方：党参、当归、赤芍、桃仁、茯苓各15g，白芥子10g，桂枝5g。

煎服法同1，日1～2剂。

（《辽宁中医杂志》1986.10）

3. 主治：心包炎，心包积液，咳嗽喘满，心悸，纳呆，浮肿。

方：葶苈子20g，桑白皮、大枣各15g，茯苓、泽泻、冬瓜皮各12g，白术、桂枝、猪苓、半夏、白芥子各10g，甘草3g。

煎服法同1，日1～2剂。

（《湖南中医杂志》1988.2）

大动脉炎

1. 主治：大动脉炎（无脉症），发热，盗汗，软弱，肌肉关节疼痛，结节性红斑，厌食，呕吐，心悸，血沉加快。

方：忍冬藤60g，玄参、当归、丹参、薏苡仁各30g，川芎、赤芍、海风藤各15g，桃仁、甘草、桂枝各12g，红花9g。

加水煎沸15分钟，滤出药液，再加水煎20分钟，去渣，两煎所得药液兑匀，分服，日1剂。

下肢无脉加川牛膝、地鳖虫各10g；胸闷气短加厚朴、土茯苓各10g；脾肾两虚加淫羊藿、黄芪、桑寄生各20g；阳虚加附子10g；阴虚加生地黄、熟地黄、何首乌各10g；心虚，失眠多梦加柏子仁、酸枣仁各10g；肾虚肝旺加桑寄生、淫羊藿、天麻、石决明各10g。

（《北京中医》1987.5）

2.主治：大动脉炎（无脉症）。

方：黄芪、鸡血藤各15g，桂枝、白芍、当归、熟地黄、牛膝、生姜各9g，大枣4枚。

煎服法同1，日1～2剂。

（《千家妙方》）

3.主治：多发性大动脉炎。

方：干姜、饴糖各20g，川楝子、延胡索各15g，人参、川芎、当归各10g。

煎服法同1，日1剂。

（《辽宁中医杂志》1973.2）

4.主治：结节性动脉周围炎。

方：白花蛇舌草、茅莓根、虎杖各30g，生地黄12g，黄芪、党参、玄参、麦门冬、丹参、当归各9g，白术6g，甘草3g。

煎服法同1，日1剂。

（《辽宁中医杂志》1979.3）

血栓闭塞性脉管炎

1.主治：血栓闭塞性脉管炎，干性坏死，患肢冷，麻木不仁，局部皮肤苍白，间歇性跛行，动脉搏动减弱或消失，剧痛难眠。

方：川乌头、草乌、乌梢蛇、水蛭、壁虎、附子、乳香、没药、延胡索、地龙（用量酌情）。

加水煎沸15分钟，滤出药液，再加水煎20分钟，去渣，两煎所得药液兑匀，分服，日1～2剂。

2.主治：血栓闭塞性脉管炎，湿性坏疽，局部红肿，疼痛剧烈，脓液多，有恶臭腐烂，发热。

方：金银花、黄连、乳香、水蛭、穿山甲珠、地龙（用量酌情）。

煎服法同1，日1～2剂。

3.主治：血栓闭塞性脉管炎，气血虚弱，病久不愈，皮肤干燥，肌肉萎缩，久不收口，消瘦乏力，畏寒自汗。

方：人参、黄芪、当归、水蛭、蜈蚣（用量酌情）。

止痛可用乳香、没药、洋金花、三七、延胡索（用量酌情）。

煎服法同1，日1剂。

（以上三方摘自《上海中医药杂志》1987.7）

4.主治：血栓闭塞性脉管炎。

方：当归60g，附子45g，桂枝40g，土牛膝24g，金银花、丹参、三棱、莪术、地龙、水蛭、甘草各15g，蜈蚣15条，细辛、赤芍、干姜各10g。

煎服法同1，日1剂。

久病体虚加黄芪、人参各10g；溃烂处，以大黄30g浓煎外洗。

（《浙江中医学院学报》1985.3）

5.主治：血栓闭塞性脉管炎。

方：金银花90g，玄参60g，当归30g，黄芪18g，土茯苓、连翘各15g；白芷、牛膝、甘草各12g，荆芥、防风各9g。

煎服法同1，日1剂。

疮面处理：朱砂、冰片、象皮各3g，珍珠1g，麝香0.2g，共研极细末，外用。

（《广西中医药》1986.1）

6.主治：血栓闭塞性脉管炎，初期患肢麻木，发凉怕冷，酸胀疼痛，皮肤苍白，沉重，跛行，患肢动脉搏动减弱或消失。

方：桂枝、牛膝、川乌头、干姜各10g，当归、赤芍、川芎、熟地黄、黄芪各

15g，乳香、没药各 6g。

煎服法同 1，日 1 剂。

7. 主治：血栓闭塞性脉管炎，中期患肢麻木酸痛，患处青紫或苍黄，干燥脱皮，肌肉萎缩，动脉搏动消失。

方：玄参、金银花、当归、赤芍各 15g，乳香、没药、蜈蚣各 6g，牛膝、石斛、泽兰各 10g，紫花地丁 30g。

煎服法同 1，日 1 剂。

（以上摘自《北京中医学院学报》1985.5）

8. 主治：血栓闭塞性脉管炎。

方：玄参、金银花各 30g，当归、乳香、没药、白扁豆各 12g，陈皮、苍术各 10g，甘草 3g。

煎服法同 1，日 1 剂。

呕吐加生姜、半夏、砂仁各 10g；腹胀加神曲、麦芽、厚朴各 10g；失眠加茯神、柏子仁、酸枣仁各 10g。

（《中华内科杂志》1959.3）

9. 主治：血栓闭塞性脉管炎。

方：黄芪、鸡血藤、金银花各 30g，当归、玄参各 20g，丹参、川芎、党参、乳香、没药、肉桂、甘草各 15g。

煎服法同 1，日 1 剂。

（《中西医结合杂志》1989.7）

10. 主治：血栓闭塞性脉管炎，溃破。

方：活蜗牛数只。

连壳捣如泥状，敷患处，干则换之。本方对臁疮亦有良好效果。

（《江西中医药》1982.4）

11. 主治：坏死性脉管炎。

方：冰硼散 30g，栀子、七叶一枝花、青黛各 30g。

共为细末，米泔水调涂患处，日 2～3 次。

（《四川中医》1988.8）

12. 主治：血栓闭塞性脉管炎。

方：黄芪 200g，地龙 30g，赤芍 20g，川芎、当归各 15g。

煎服法同 1，日 1 剂。

（《黑龙江中医药》1989.3）

13. 主治：血栓闭塞性脉管炎。

方：丹参、赤芍、鸡血藤各 30g，当归、熟附子、牛膝各 15g，地龙 12g，干姜、甘草各 6g，蜈蚣 1 条（研末，冲服）。

煎服法同 1，日 1 剂。

（《山东中医杂志》1988.1）

14. 主治：血栓闭塞性脉管炎，热毒盛。

方：土茯苓、黄芪、牛膝各 30g，生地黄、蒲公英、紫花地丁、金银花、连翘、忍冬藤、鸡血藤、牡丹皮、玄参各 20g，当归、赤芍、川芎、红花、制乳香、制没药各 5g。

煎服法同 1，日 1 剂。

15. 主治：血栓闭塞性脉管炎，虚寒为主。

方：桂枝、附子（先煎 30 分钟）、鹿角霜、黄芪各 30g，干姜、麻黄、生地黄、玄参、麦门冬、党参、白术、鸡血藤、赤芍、牛膝、白芥子各 10g，乳香、没药各 5g。

煎服法同 1，日 1 剂。

16. 主治：血栓闭塞性脉管炎，热毒和虚寒皆不明显，叫稳定型。

方：益母草、嫩桑枝、薏苡仁、黄芪各 30g，忍冬藤、鸡血藤、生地黄、麦门冬、玄参、牡丹皮、乳香、没药、桂枝、附子各 10g。

煎服法同 1，日 1 剂。

（以上三方摘自《新中医》1988.5）

17. 主治：血栓闭塞性脉管炎。

方：金银花 50g，玄参、连翘各 30g，蒲公英、当归、丹参、路路通、石斛各 20g，甘草、穿山甲珠、乳香、没药、桃仁、红花、川芎、牛膝、麦门冬各 10g，三棱 8g。

煎服法同 1，日 1 剂。

（《河北中医》1987.6）

18. 主治：血栓闭塞性脉管炎。

方：黄柏、白芷、姜黄各 225g，生南星 150g，川芎、肉桂、细辛、花粉各 75g，生川乌头 60g。

共为细末，和醋调涂患处，日 2～3 次。本方对痈疖也有很好的治疗效果。

19. 主治：血栓闭塞性脉管炎。

方：牛膝 15g，当归、骨碎补各 12g，延胡索、秦艽、羌活、白芷、防风、没药、桂枝、木瓜、防己各 9g，三七粉 9g（分次冲服），甘草 6g。

煎服法同 1，日 1 剂。

（以上二方摘自《河北验方选》）

20. 主治：血栓闭塞性脉管炎。

方：当归、玄参、金银花各 90g，甘草 30g。

煎服法同 1，日 1 剂。

（天津专区医院）

21. 主治：溃破型脉管炎（脱骨疽）。

方：露蜂房 1 个。

焙干研末，加冰片少许，和醋调涂。日 1～2 次。

（《乾坤生意》）

22. 主治：血栓闭塞性脉管炎（脱骨疽）。

方：金银花 30g，玄参、当归、丹参各 20g，红花、蒲公英、紫花地丁各 10g，乳香、没药、甘草各 5g。

加水煎沸 15 分钟，滤出药液，再加水煎 20 分钟，去渣，两煎药液兑匀，分服，日 1 剂。

（《中国医药学报》1987.3）

23. 主治：血栓闭塞性脉管炎（脱骨疽）。

方：生黄芪 50g，当归、桂枝、附子各 12g，赤芍、牛膝、红花各 10g，细辛、木通各 6g，大枣 6 枚。

煎服法同 1，日 1 剂。

（《四川中医》1988.7）

24. 主治：血栓闭塞性脉管炎（脱骨疽）。

方：当归 60g，玄参、金银花各 30g，黄芪、甘草、乳香各 15g，没药、赤芍、穿山甲各 10g。

煎服法同 1，日 1 剂。

25. 主治：血栓闭塞性脉管炎（脱骨疽）。

方：金银花、玄参各 90g，当归 60g，甘草 30g。

煎服法同 1，分多次服下，日 1 剂。

（以上二方摘自《中医验方汇选》）

血栓性静脉炎

1. 主治：下肢血栓性静脉炎，畏寒，发热，口渴，局部皮肤微热，肿胀、疼痛。

方：金银花、蒲公英各 30g，紫花地丁、天葵子、生地黄、黄芪各 15g，黄芩 12g，牡丹皮、连翘、甘草、大黄各 10g，蝉蜕、栀子各 6g。

加水煎沸 15 分钟，滤出药液，再加水煎 20 分钟，去渣，两煎所得药液兑匀，分服，日 1～2 剂。

2. 主治：下肢血栓性静脉炎，麻木沉重，青筋盘曲，活动后稍轻，夜间疼痛加重，遇寒则发凉，有索状硬物，皮色在初期不变，以后变为紫黯。

方：鸡血藤、丹参、路路通各 15g，桃仁、赤芍、乳香、没药、王不留行子、土贝母、木通、牛膝各10g，红花、地鳖虫、桂枝、甘草各6g。同时服小活络丹1粒，日2次。

煎服法同1，日1剂。

3. 主治：血栓性静脉炎，患肢肿胀隐痛久不痊愈，日轻夜重，遇冷、行走、站立时症状加重，无力，纳差，便溏。

方：麻黄、干姜、鹿角霜、白芥子、熟地黄、莲子肉、玄参、薏苡仁、丹参、枸杞子、土贝母各10g，黄芪15g，陈皮、天麻、乳香、没药各5g。

煎服法同1，日1剂。

（以上三方摘自《湖南中医学院学报》1987.3）

4. 主治：胸腹壁血栓性静脉炎。

方：当归、柴胡、穿山甲珠、天花粉、桃仁、红花各10g，甘草、大黄（后下）各5g。

煎服法同1，日1剂。

（《新中医》1983.6）

5. 主治：浅静脉急性血栓性静脉炎。

方：苍术、黄柏、连翘、忍冬藤、苏木、赤芍、薏苡仁各20g，当归、川芎、红花、地龙、黄芪、络石藤各10g。

煎服法同1，日1剂。

（《北京中医学院学报》1987.3）

6. 主治：下肢深层静脉炎，患肢肿胀。

方：生地黄50g，连翘20g，鸡血藤、川牛膝、丝瓜络各15g，蜈蚣1条。

煎服法同1，日1剂。

（《黑龙江中医药》1983.4）

7. 主治：血栓性静脉炎，局部有不同程度的自发性疼痛，触痛，牵掣痛，皮色不变。

方：当归、赤芍、黄芪各23g，川芎、地龙、苏木、郁金各15g，乳香、红花各9g，络石藤45g。

煎服法同1，日1剂。

（《中医杂志》1983.2）

8. 主治：血栓性静脉炎。

方：黄芪30g，党参、当归、川芎、皂角刺、赤芍各15g，木通、木香、穿山甲、大黄各10g，忍冬藤20g。

煎服法同1，日1～2剂。

湿热瘀滞加金银花、地龙各30g；气滞血瘀加桂枝10g，鸡血藤30g；疼痛较著加川楝子15g，延胡索10g。

（《浙江中医杂志》1988.10）

9. 主治：血栓性静脉炎。

方：水蛭、当归、赤芍、川芎、红花、牛膝各15g，黄芪50g。

煎服法同1，日1剂。

（《云南中医杂志》1985.3）

10. 主治：深部血栓性静脉炎。

方：桑枝、忍冬藤、鸡血藤、益母草各30g，黄芪、茯苓各20g，丹参、桃仁、红花、连翘、川芎、牛膝、防己、泽泻、陈皮、黄芩、乳香、没药、浙贝母各10g，甘草5g。

煎服法同1，日1剂。

11. 主治：血栓性浅静脉炎。

方：鸡血藤、威灵仙、嫩桑枝、忍冬藤各30g，连翘、蒲公英、紫花地丁、牛膝、知母、黄芩、佩兰叶、昆布、海藻各10g，乳香、没药各5g。

煎服法同1，日1剂。

（以上二方摘自《临证用方选粹》）

12. 主治：腹壁浅静脉炎。

方：五灵脂、川芎、牡丹皮、赤芍、乌药各6g，桃仁、红花、甘草各10g，香附、枳壳各4g。

煎服法同1，日1剂。

（《四川中医》1988.7）

雷诺病

1. 主治：雷诺病，手指冷痛、发绀。

方：地鳖虫、全蝎、蜈蚣、水蛭、鹿角片、琥珀各18g，洋金花9g，干姜、附子各24g。

加水煎沸15分钟，滤出药液，再加水煎20分钟，去渣，两煎所得药液兑匀，分2～3次服，日1剂。或为细末。每次5g，日2次。

再用川乌头、草乌、细辛、三棱各25g，透骨草、肉桂、红花、苏木、桃仁各50g，加水煎洗患处。

（《浙江中医杂志》1988.2）

2. 主治：雷诺病。

方：黄芪、白芍各15g，当归、丹参、桂枝各10g，乳香、没药、生姜各6g。

煎服法同1，日1剂。

寒甚加细辛、吴茱萸各5g；血热加生地黄、牡丹皮各10g；气滞加香附、乌药各10g。

（《辽宁中医杂志》1988.10）

3. 主治：雷诺病，指端冰冷疼痛。

方：茯苓、当归、黄芪各60g，赤芍、桂枝、桑寄生、附子各30g，干姜、党参、麻黄、熟地黄、玄参、羌活、桃仁、红花、丹参、鸡血藤各10g。

煎服法同1，日1剂。

（《强化疗法临证试尝》）

4. 主治：雷诺病，两手指发凉，麻木刺痛。

方：黄芪45g，鸡血藤15g，桂枝、赤芍、白芍、熟附子、生姜各12g，白蒺藜9g，红花、白芥子各6g，大枣5枚。

加水煎沸15分钟，滤出药液，再加水煎20分钟，去渣，两煎药液兑匀，分服，

日1剂。

（《安徽中医学院学报》1988.3）

手足发绀症

1. 主治：肢端青紫。

方：黄芪15g，熟地黄、鹿角片、川芎、桃仁、红花、白芥子各10g，桂枝5g，肉桂、麻黄、炮姜、甘草各3g。

加水煎沸15分钟，滤出药液，再加水煎20分钟，去渣，两煎所得药液兑匀，分服，日1～2剂。

（《上海中医药杂志》1973.2）

2. 主治：肢端青紫，阴虚血凝。

方：鸡血藤、豨莶草各20g，当归、丹参、川芎各15g，桂枝、甘草各6g，生姜10g。

煎服法同1，日1剂。

（《上海中医药杂志》1975.5）

3. 主治：手足发绀症。

方：乳香、没药、轻粉、白芷各30g。

共为细末，与猪板油共杵成膏，外敷，日换1次。

（《河北中医》1986.4）

闭塞性动脉粥样硬化

1. 主治：闭塞性动脉粥样硬化，局部肿胀疼痛。

方：丹参、赤芍、当归、鸡血藤、桑寄生各3g，黄芪、郁金、川芎、川牛膝各15g。

加水煎沸15分钟，滤出药液，再加水煎20分钟，去渣，两煎所得药液兑匀，分服，日1剂。

患肢冰冷加附子、桂枝各12g；血瘀重加红花30g；有轻度坏疽加金银花

50g。

服煎剂的同时，可加服四虫片（全蝎、蜈蚣、地鳖虫、地龙各等份，为末，压片，片重0.5g）4～6片，日3次。

（《山东中医学院学报》1987.3）

2. 主治：肢体动脉硬化性闭塞。

方：党参、黄芪、鬼箭羽各30g；葛根18g，当归15g，川芎、红花各12g。

共为细末，每次服3g，日3次。

（《山东中医杂志》1984.4）

3. 主治：闭塞性动脉粥样硬化。

方：薏苡仁、丹参各30g，牡蛎18g，牛膝、玄参、郁金、鸡血藤、苍术各12g，黄柏、穿心莲各9g，青黛6g，浙贝母3g，牛黄2g，白及1g。

共为细末，每次服2g，日2～3次。

（《中医杂志》1984.6）

静脉曲张

1. 主治：静脉曲张。

方：黄芪50g，当归、赤芍各10g，地龙、川芎、桃仁、红花各5g。

加水煎沸15分钟，滤出药液，再加水煎20分钟，去渣，两煎所得药液兑匀，分服，日1～2剂。

（《上海中医药杂志》1988.5）

2. 主治：静脉曲张所致的水肿，色素沉着，皮炎和组织炎症。

方：大黄䗪虫丸。

每次服1粒，日2～3次。

（《中医药学报》1987.1）

心血管神经官能症

1. 主治：心血管神经官能症，心悸，烦躁，身体振摇。

方：龙骨、牡蛎各30g，紫石英、生地黄、太子参各15g，白芍、麦门冬、当归、大红枣、百合各10g，桂枝、甘草各6g。

加水煎沸15分钟，滤出药液，再加水煎20分钟，去渣，两煎所得药液兑匀，分服，日1剂。

（《黑龙江中医药》1979.1）

2. 主治：心血管神经官能症，心悸汗出。

方：百合，浮小麦，龙骨、牡蛎各45g，酸枣仁、远志、莲子心、五味子、何首乌各20g，茯苓、菖蒲、郁金、桔梗各10g，砂仁、甘草各5g。

煎服法同1，日1剂。

（《河北中医》1985.5）

3. 主治：心血管神经官能症，心悸不宁，头晕目眩，两眼干涩，性欲淡漠，舌红无苔。

方：生地黄、熟地黄各12g，淫羊藿、锁阳、楮实子、玄参、枸杞子、大红枣、白芍各10g，桂枝6g，龙骨、牡蛎各30g。

煎服法同1，日1剂。

（《广西中医药》1984.4）

第三节　消化系统疾病病症奇方

食管炎

1. 主治：食管炎。

方：沙参、麦门冬、桔梗、金银花、连翘、甘草各10g，胖大海5g。

加水煎沸15分钟，滤出药液，再加水煎20分钟，去渣，两煎所得药液兑匀。分

2 次，空腹服下，日 1 ～ 2 剂。

（《福建中医药》1982.4）

2. 主治：食管炎。

方：连翘、栀子、赤芍、金银花、桔梗、山楂各 12g，浙贝母、大黄各 10g，枳壳 7g，天花粉 20g，甘草 5g。

煎服法同 1，日 1 剂。

（《安徽中医学院学报》1982.3）

3. 主治：食管炎。

方：海螵蛸 60g，黄连、砂仁、半夏各 10g，干姜 1g。

加水煎，去渣，分次徐徐服下，日 1 剂。

（《强化疗法临证试尝》）

4. 主治：食管炎。

方：半夏 9g，醋适量。

共煎，去渣，加入鸡子清 1 个，搅拌均匀，顿服，每晚 1 剂。

（《江苏中医》1966.4）

胆汁反流性食管炎

1. 主治：胆汁反流性食管炎，口苦。

方：陈皮、茯苓各 12g，黄芩、半夏、柴胡、沉香各 10g，甘草 5g。

加水煎沸 15 分钟，滤出药液，再加水煎 20 分钟，去渣，两煎所得药液兑匀，分服，日 1 ～ 2 剂。

（赵彦明）

2. 主治：胆汁反流性食管炎。

方：海螵蛸 30g，浙贝母、黄连、吴茱萸、白芍、砂仁、半夏、沉香、甘草、蜀椒各 10g。

煎服法同 1，日 1 剂。

（《强化疗法临证试尝》）

食管憩室

主治：经胃镜确诊的食管憩室，胃脘不适，食欲不振。

方：党参、黄芪、白芍、茯苓各 12g，当归、白术、升麻、甘草各 9g。

加水煎沸 15 分钟，滤出药液，再加水煎 20 分钟，去渣，两煎所得药液兑匀，分服，日 1 ～ 2 剂。

（《上海中医药杂志》1978.3）

食管贲门黏膜裂伤

主治：食管贲门黏膜裂伤，恶心呕吐，胸脘部不适。

方：代赭石 30g，当归、赤芍、白芍各 10g，瓜蒌、薤白、旋覆花、川楝子、延胡索、橘核、荔枝核各 9g，吴茱萸、甘草各 6g。

加水煎沸 15 分钟，滤出药液，再加水煎 20 分钟，去渣，两煎所得药液兑匀，分次服，日 1 剂。

（《上海中医药杂志》1979.5）

贲门失弛缓症

1. 主治：贲门失弛缓症。

方：木香、厚朴、大腹皮、槟榔、莱菔子、枳壳、代赭石各 30g，旋覆花 20g，牛膝 15g。

加水煎沸 15 分钟，滤出药液，再加水煎 20 分钟，去渣，两煎所得药液兑匀，分服，日 1 剂。

服药前 5 分钟，先服利多卡因 10ml（2%）。

（《实用中医内科杂志》1988.2）

2. 主治：贲门失弛缓症。

方：代赭石 60g，赤芍、白芍各 30g，旋覆花 20g，党参、穿山甲珠、皂角刺各 10g，甘草 5g，干姜 3g。

煎服法同 1，日 1 剂。

（《强化疗法临证试尝》）

3. 主治：贲门失弛缓症。

方：桂枝、地龙、当归、半夏各 9g，橘红、紫苏子、沉香、麻黄、生姜、甘草各 6g。

煎服法同 1，日 1 剂。

（《新中医》）

4. 主治：贲门失弛缓症。

方：党参 30g，茯苓、生姜、大枣各 15g，吴茱萸、半夏各 12g，荜茇、公丁香各 6g。

煎服法同 1，日 1 剂。

（《成都中医学院学报》1980.5）

5. 主治：贲门失弛缓症。

方：瓦楞子、刀豆子、赤芍、白芍各 30g，当归、木瓜、藕节各 12g，杏仁、旋覆花、橘红、代赭石、红花、香附、玫瑰花各 10g，砂仁、生姜各 5g。

煎服法同 1，日 1 剂。

（《千家妙方》）

6. 主治：食管失弛缓症。

方：2% 利多卡因 10ml，进行内关、足三里、合谷、公孙穴位封闭，日 1 次。

（《基层医生实用手册》）

食管贲门癌

1. 主治：食管贲门癌，胸骨后隐痛，并有不适感。

方：代赭石粉 30g，党参、天门冬各 15g，半夏、白芍各 12g，肉苁蓉、紫苏子、旋覆花、蛀螂、薤白各 9g，竹茹 6g。

加水煎沸 15 分钟，滤出药液，再加水煎 20 分钟，去渣，两煎所得药液兑匀，分服，日 1 剂。

2. 主治：食管贲门癌，吞咽困难，吐食。

方：石见穿 15g，半夏、柿霜（分 2 次冲服）、党参各 12g，鸡内金、紫苏子各 9g，硼砂、水蛭、郁金各 6g，急性子 9g，半枝莲 30g。

煎服法同 1，日 1 剂。

3. 主治：食管贲门癌，吐食。

方：代赭石 30g，瓜蒌皮 15g，柿蒂 9g，半夏 6g，胆南星、薤白、硼砂各 5g，公丁香 3g，蜈蚣 2 条，生姜 3 片。

煎服法同 1，日 1 剂。

（以上三方浙江中医学院潘国贤供）

4. 主治：食管贲门癌。

方：大黄 30g，蛀螂 26 个，木香 24g，火硝 24g。

为细末，每次冲服 0.6g，日 2 次。

（《陕西中草药》）

5. 主治：食管贲门癌。

方：鲜无花果 500g，猪瘦肉 100g。

加水共炖 30 分钟，饮其汤，食其肉。

（《草药手册》）

6. 主治：食管贲门癌。

方：山慈菇 120g，海藻、浙贝母、柿蒂、柿霜各 60g，半夏、红花各 30g，乳香、没药各 15g，三七 18g。

共为细末，每次服 6g，加适量蜂蜜，日 2 次。

（《安徽单验方选集》）

7. 主治：食管贲门癌。

方：七叶一枝花、夏枯草、山豆根各 30g。

煎服法同 1，日 1 剂。

（《常见肿瘤的防治》）

8. 主治：食管贲门癌。

方：急性子、郁金、沙参、荷叶蒂各15g，浙贝母12g，丹参24g，乌梅炭6g，砂仁3g，白硇砂2g。

以米泔代水煎，煎服法同1，日1剂。

（福建晋江地区医院）

9. 主治：食管贲门癌。

方：白英、龙葵各30g，石见穿、半枝莲、蛇莓、黄毛耳草各15g。

煎服法同1，日1剂。

（上海群力草药店）

10. 主治：食管贲门癌。

方：威灵仙60g，板蓝根、猫眼草各30g，南星9g，人工牛黄6g，硇砂3g。

为末，每次服1.5g，日4次。

（《千家妙方》）

11. 主治：食管贲门癌。

方：①龙葵500g，白花蛇舌草、半枝莲各50g，半夏30g，皂角刺20g，党参、白术、黄芪、瓜蒌、三棱、莪术、陈皮各10g。②泼尼松片5mg，消炎痛胶囊25mg，共研成粉末，以少量白开水徐徐冲服。立效。

煎服法同1，日1剂。

（田凤鸣、田旭光《强化疗法临证试尝》1991）

12. 主治：食管贲门癌。

方：鲜番泻叶9g，薏苡仁30g，决明子12g。

煎服法同1，日1剂。

13. 主治：食管贲门癌。

方：鲜半夏适量。

剥去外皮，捣烂，每取2g，置于舌下，徐徐含服，日3～4次。

食管黏膜有炎症反应，用10%链霉素溶液徐徐口服，每日总量1g；食管贲门痉挛，用2%利多卡因溶液10ml，徐徐咽下；

吐血者，口服云南白药。

（《新中医》1988.1）

14. 主治：食管贲门癌。

方：皂角1条，红人参15g，白术30g，半夏10g。

煎服法同1，日1剂。

（《四川中医》1988.2）

15. 主治：初病饮食不顺，渐渐饮食不能下咽，只吃稀粥，少顷即吐，大便燥如羊粪粒，六脉细微。

方：生赭石30g（研细），野台参15g，生山药18g，天花粉18g，天门冬12g，桃仁9g（捣），红花6g，地鳖虫5个（捣），汉三七6g（研细面，另用）。

前八味加水煎服法同1，日1剂。每次服用汤送服汉三七面3g，早晨饭前服1次，晚间睡时服1次。

16. 主治：噎膈、翻胃、梅核气（咽间如物堵塞状，咽之不下，吐之不出）。

方：郁金15g，白蔻2g，陈皮、青皮、半夏、沉香、粉甘草各6g，前胡、檀香、茯苓、紫苏子（炒）各9g，木香2g。

加水煎服法同1，日1剂。

有燥痰，加瓜蒌仁15g，竹沥30g，竹茹9g，蜂蜜30g；脾胃虚寒，加白术9g，砂仁3g，藿香6g；气逆，加白芥子6g，莱菔子9g，香附15g；咽肿，加金银花15g，熟大黄6g；胃痛，加桃仁9g。

17. 主治：噎膈翻胃。

方：沉香15g，木香、公丁香、檀香、真降香各9g，郁金、蓬莪术各5g，当归尾、赤芍、建曲、槟榔、枳实（炒）、砂仁各6g，香附、芒硝各3g，紫豆蔻5g，麝香0.3g，蝼蛄2个（炒），壁虎2个（炒），蜣螂3个（炒）。

上药共为细面，另用好白蜜250g化开，猪脂膏30g化开，白雄鸡冠血20滴，与药面调匀，收瓶听用。每日早、午、晚空腹服共 3 次，每次服 9g，温白开水送下。连服 15 剂可愈。

18. 主治：噎嗝翻胃。

方：海螵蛸 30g，急性子、海浮石、花蕊石（煅）各 9g，代赭石 6g（煅）。

共研细末，掺入一些飞罗面，和水为丸，如绿豆大。每次服 16 丸，温白开水送下，每日早晚饭前各服一次。

有内热，用栀子、黄芩、知母各 6g，煎汤送服；有寒用砂仁、肉蔻、干姜各 5g，煎汤送服。

19. 主治：噎食。

方：白豆蔻 15g，硼砂 12g，木香、乌梅（去核）各 9g。

以上各药，共研细末，炼白蜜（红蜜无效）为丸，分为 10 副，每日服 1 副，温白开水送下。

20. 主治：噎嗝，食后即吐，呃逆，痰涎上壅等。并治慢性胃炎。

方：白豆蔻 15g（去皮），木香、白及、乌梅、硼砂各 9g，铅丹 8g，雄黄 3g。

共为细面，炼蜜为丸。

每日服 2 次，每次服 3～6g，饭前温白开水送下，或在口内徐徐含化咽下。

21. 主治：噎嗝翻胃。

方：威灵仙 30g，白蜜 30g。

加水煎 3 次，每煎分 2 次服，每 4 小时服一次，1 日服完。一日一副，连服 7 日，停药以后继续用健胃营养剂慢慢调养。

22. 主治：食道癌。

方：三七 30g，碘化钾 15g，桃仁 30g，百部 21g，硼砂 18g，甘草 12g。

将上药研成细末，炼蜜为丸，每丸重 9g，每日早、晚服 1 丸。

23. 主治：噎嗝翻胃（食管癌，胃癌）。

方：威灵仙 30g，白蜜 30g，山慈菇 10g。

水煎 3 次，每煎分 2 次服，每 4 小时服 1 次，1 日服完。连服 7 日。

24. 主治：噎食（食管癌）。

方：瓜蒌、玄参各 12g，桃仁、牡丹皮、当归、赤芍、没药、桔梗各 9g，生甘草 6g。

加水煎服法同 1，日 1 剂。

25. 主治：食管癌，亦治纵隔肿瘤。

方：夏枯草 30g，煅牡蛎、川贝母、苦桔梗、牡丹皮各 15g，橘叶、丹参、赤芍各 6g，生地黄、淮山药、昆布各 12g，龙胆草 21g。

煎服法同 1，日 1 剂。

（以上摘自《单方验方汇集》1970）

幽门痉挛

1. 主治：幽门痉挛。
方：代赭石、牛膝各 10g。
共研末，每次冲服 2g，日 3 次。
（《云南中医学院学报》1983.3）

2. 主治：幽门痉挛。
方：白芍 30g，甘草、生姜各 10g。
加水煎，去渣，频服。

（田凤鸣）

急性胃肠炎

1. 主治：急性胃肠炎，呕吐，腹泻。

方：鱼腥草、白药子、黄药子、土茯苓各 20g，茵陈、藿香、佩兰、半夏、生姜、公丁香各 10g。

加水煎沸 15 分钟，滤出药液，再加水煎 20 分钟，去渣，两煎所得药液兑匀，分服，日 1 剂。

（《中医杂志》1961.6）

2. 主治：急性胃肠炎，呕吐，腹泻。

方：薄荷、细辛各9g，猪牙皂角、黑胡椒、雄黄各6g，二郎戟（鹅不食草）、冰片、白芷、麝香、生半夏、公丁香各3g。

为细末，每次冲服1g，日3～4次。

（成都部队四〇医院）

3. 主治：急性、慢性胃肠炎。

方：木香9g，黄连、草果、大黄炭各3g，甘草2g。

为末，压片，每次2g，日3次。

（成都部队康定军分区医院）

4. 主治：急性胃炎。

方：龙齿30g，龙骨18g，肉豆蔻9g，附子、阿胶珠、黄连、补骨脂、乌梅各10g。

煎服法同1，日1剂。

（《中医杂志》1959.10）

5. 主治：急性胃炎。

方：半夏、茯苓、干姜、肉桂、黄连、沉香、人参、瓜蒌壳各10g，大红枣10枚。

煎服法同1，日1剂。

6. 主治：急性胃炎，发热，肢厥。

方：生石膏60g，西洋参、半夏、淡竹叶、麦门冬各10g，甘草5g。

煎服法同1，日1剂。

（以上二方摘自《浙江中医学院学报》1981.3）

7. 主治：急性胃炎。

方：红人参（切成薄片）20g，黄芪、附子各15g。

煎服法同1，日1剂。

（《新中医》1983.5）

8. 主治：急性胃炎。

方：党参15g，附子、干姜、乌梅、诃子、白术、神曲、山楂各9g。

煎服法同1，日1剂。

（《中医杂志》1966.6）

慢性浅表性胃炎

1. 主治：慢性浅表性胃炎，胃脘胀满，嗳腐吞酸，胃脘部隐痛。

方：苏梗、荷梗、香附、陈皮、山楂、麦芽、神曲、大腹皮各15g，连翘、蒲公英、土贝母各10g。

加水煎沸15分钟，滤出药液，再加水煎20分钟，去渣，两煎所得药液兑匀，分服，日1～2剂。

烧心，吐酸，嘈杂加黄连5g，吴茱萸3g，海螵蛸10g；舌苔黄腻加瓜蒌仁20g，半夏10g，黄连、黄芩各5g；腹胀满加莱菔子15g；胃痛加蒲黄、五灵脂各10g；口苦恶心加半夏、生姜、黄芩各10g。

（《北京中医学院学报》1985.5）

2. 主治：慢性浅表性胃炎。

方：白术、丹参各15g，党参、茯苓、香附各10g，良姜、甘草各5g，青黛1g。

煎服法同1，日1剂。

（《北京中医》1986.5）

3. 主治：慢性浅表性胃炎。

方：桂枝、白芍、赤芍、白术、苍术、陈皮、半夏、茯苓、枳壳、青皮、郁金、白芷、厚朴、大腹皮、延胡索、川楝子、木香、天门冬各10g，吴茱萸、黄连、公丁香、砂仁、甘草各5g。

煎服法同1，日1剂。

（《强化疗法临证试尝》）

萎缩性胃炎

1. 主治：萎缩性胃炎。

方：白芍、山药、党参各15g，柴胡12g，郁金、玉竹、川楝子、佛手各10g，甘草6g。

加水煎沸 15 分钟，滤出药液，再加水煎 20 分钟，去渣，两煎所得药液兑匀，分服，日 1 剂。

肝胃郁热，泛酸嘈杂，口干口苦，舌苔黄腻加栀子、知母、龙胆草各 10g；胃脘隐痛，吐清水，喜温畏寒加白扁豆 15g，升麻、良姜各 6g。

（《湖南中医学院学报》1987.4）

2. 主治：萎缩性胃炎，胃脘痛，食后为甚，喜按，口淡乏味，食少，腹胀，大便干。

方：党参、乌梅、麦芽各 12g，香附、天门冬、麦门冬、山楂、砂仁、白芍、石斛、鸡内金、玉竹、神曲各 10g，五味子 15g。

煎服法同 1，日 1 剂。

3. 主治：萎缩性胃炎，喜温畏寒，纳差泛酸，腹胀。

方：党参、炮姜、白术、茯苓、半夏、砂仁、白豆蔻、罂粟壳、枳壳各 10g，木香、陈皮、甘草各 6g。

煎服法同 1，日 1 剂。

4. 主治：萎缩性胃炎，胃脘疼痛久久不愈，情志不畅则加剧，食少，泛酸，喜温，苔白腻。

方：党参、薏苡仁、白芍各 12g，白术、茯苓、白豆蔻、山药、建莲子、石斛、天门冬、麦门冬、砂仁各 10g，甘草 6g。

煎服法同 1，日 1 剂。

（以上三方摘自《中医杂志》1984.10）

5. 主治：萎缩性胃炎，胃脘痞闷隐痛，嘈杂，纳差，神疲，乏力。

方：沙参、麦门冬、玉竹、石斛、党参、黄芪、茯苓、白术、青皮、陈皮、枳壳、厚朴、大腹皮各 10g。

煎服法同 1，日 1 剂。

伴肠上皮化生加白花蛇舌草、半枝莲各 20g，三七 3g（研冲），赤芍 10g。

（《北京中医学院学报》1985.5）

6. 主治：萎缩性胃炎，伴肠腺上皮化生。

方：乌梅、枳壳各 50g，仙鹤草、白矾、郁金、火硝各 30g，制马钱子 20g，干漆 10g。

共为细末，每次冲服 5g，日 2～3 次。

（《中医杂志》1985.12）

7. 主治：萎缩性胃炎，舌质紫黯。

方：丹参 20g，蒲黄、五灵脂、佛手、香橼、赤芍、白术、苍术各 10g，三棱、莪术、乳香、没药各 5g。

煎服法同 1，日 1 剂。

（《河北中医》1983.3）

8. 主治：萎缩性胃炎。

方：西洋参、红人参、汉三七、石斛、白木耳、香蘑菇、灵芝、紫河车各 30g。

为末，每次冲服 3g，日 2～3 次。

（《千家妙方》）

9. 主治：萎缩性胃炎。

方：百合 30g，山药、黄芪各 20g，白芍、红花各 15g，陈皮、乌药各 10g，黄连、甘草各 5g。

煎服法同 1，日 1 剂。

伴胃黏膜糜烂加锡类散 1g，冲服，伴肠上皮化生加半枝莲 20g；伴憩室再加赤芍 20g。

（《辽宁中医杂志》1988.4）

10. 主治：萎缩性胃炎。

方：乌梅 20g，白芍 15g，白术、白蔻仁、鸡内金、延胡索、枳壳各 10g，甘草 6g。

煎服法同 1，日 1 剂。

脾虚加党参、茯苓各 15g；胃阴不足加沙参、麦门冬各 10g；中焦积热加黄连、金银花各 10g，痰湿中阻加陈皮、半夏各 10g；肠上皮化生加白花蛇舌草、半枝莲各 20g。

（《四川中医》1988.6）

11. 主治：萎缩性胃炎。

方：柴胡、黄连、枳壳、青皮、陈皮、草豆蔻、槟榔、莱菔子、黄芩各10g，瓜蒌仁、半夏、木香各15g。

煎服法同1，日1剂。

(《黑龙江中医药》1987.6)

12. 主治：萎缩性胃炎。

方：鸡内金、山药各100g，半夏60g，川贝母、白及各50g，三七30g。

共为细末，每次冲服3g，日3～4次。

(《四川中医》1988.1)

13. 主治：萎缩性胃炎。

方：蒲公英30g，丹参18g，海螵蛸15g，熟大黄12g，黄芩、白及、木香、石菖蒲、炙甘草、橘红各9g。

煎服法同1，日1剂。

气滞加川楝子、沉香、柴胡各5g；兼寒加高良姜、香附各5g；食滞加草豆蔻、山楂肉各9g；气虚加党参、黄芪各10g；血虚加当归、阿胶各10g。

(《广西中医药》1989.4)

14. 主治：萎缩性胃炎。

方：马齿苋、黄芪各30g，白蔹、蚕砂各10g，五倍子、乳香、没药各5g。

煎服法同1，日1剂。

(《中国医药学报》1987.2)

慢性胃炎

1. 主治：慢性胃炎，胃溃疡，肠炎及各种消化不良引起的食少纳呆，腹胀，肠鸣。

方：党参、茯苓、麦芽、谷芽各45g，黄芩、丹参、玉竹各36g，白术、陈皮、木香、藿香、砂仁、山药、白芍、厚朴、山楂、神曲各27g，半夏、炙甘草各20g。

加水煎沸15分钟，滤出药液，再加水煎20分钟，去渣，两煎所得药液兑匀，分服，日1剂。

(《药学通报》1987.5)

2. 主治：慢性胃炎，胃脘疼痛，脘腹胀满，口苦咽干，嗳气。

方：平地木、代赭石、八月札各15g，白芍、香附、白术、旋覆花各9g，紫苏梗、黄芩各5g，炙甘草3g。

煎服法同1，日1剂。

(《上海中医药杂志》1983.5)

3. 主治：慢性胃炎。

方：白术12g，白芍、当归、茯苓、延胡索各9g，吴茱萸、砂仁、炮姜各5g，丁香3g，大红枣3枚。

煎服法同1，日1剂。

(《千家妙方》)

4. 主治：慢性胃炎。

方：菖蒲、香附各100g，益智仁、草蔻仁、高良姜各50g，砂仁20g。

共为细末，每次冲服1g，日3次。

(海军四〇〇九部队)

5. 主治：慢性胃炎。

方：白胡椒、半夏各30g。

研末，为丸，绿豆大。每次服10丸，日3次。

(以上摘自《单方验方汇选》)

6. 主治：慢性胃炎。

方：蒲公英30g，海螵蛸、大黄、橘红各12g，黄芩、木香、菖蒲、甘草各10g。

煎服法同1，日1剂。

(《实用中医内科杂志》1988.2)

7. 主治：慢性胃炎。

方：白花蛇舌草50g，沙参15g，生地黄、川楝子各12g，麦门冬、当归、枸杞子各10g。

煎服法同1，日1剂。

（《四川中医》1983.1）

8. 主治：慢性胃炎。

方：党参、黄芪、龙葵、菝葜各30g，白术、当归、白芍、茯苓、石斛、丹参各15g，甘草9g，大红枣10g。

煎服法同1，日1剂。

（《陕西中医》1987.7）

9. 主治：慢性胃炎。

方：黄芪30g，丹参15g，蒲黄13g，川芎12g，吴茱萸、三棱、莪术、乌梅各10g，乳香、没药、肉桂各8g。

煎服法同1，日1剂。

（《中医杂志》1983.9）

10. 主治：慢性胃炎。

方：菝葜60g，白花蛇舌草50g，僵蚕15g，壁虎1g。

煎服法同1，日1剂。

11. 主治：慢性胃炎。

方：白芍20g，丹参、党参各15g，当归、乌药、郁金各10g，甘草6g。

煎服法同1，日1剂。

（以上二方摘自《江西中医药》1986.5）

12. 主治：慢性胃炎。

方：黄芪20g，当归、川芎、枳实各15g，高良姜、乳香、没药、甘草各10g。

煎服法同1，日1剂。

（《中西医结合杂志》1986.5）

13. 主治：慢性胃炎。

方：党参、白术、茯苓、甘草、当归、白芍、麦门冬、五味子、延胡索、川楝子、香附、蒲黄、五灵脂各等份。

共为细末，每次冲服20g，日3次。

（《云南中医杂志》1983.5）

14. 主治：慢性胃炎。

方：茯苓、山药、甘草各15g，青皮、陈皮、香橼、佛手、白芍各12g，白术、党

参、川楝子各10g，柴胡8g。

煎服法同1，日1剂。

肝郁胃热加蒲公英50g，金银花25g，黄连5g；脾胃虚寒加附子15g，半夏、吴茱萸各10g。

（《陕西中医》1990.2）

15. 主治：慢性胃炎。

方：柴胡18g，党参、茯苓、白芍、半夏各15g，瓜蒌皮12g，桂枝、干姜、厚朴、桔梗、浙贝母、炙甘草各10g，陈皮8g，黄连6g，大枣5枚。

煎服法同1，日1剂。

（《湖南中医杂志》1988.5）

16. 主治：慢性胃炎，急性呕吐、胃痛。

方：瓜蒌18g，半夏6g，黄连3g。

煎服法同1，日1剂。

（《天津中医》1986.6）

17. 主治：慢性胃炎。

方：山楂45g，党参、茯苓、瓜蒌仁、瓦楞子、代赭石各30g，白术21g，肉桂、大黄、枳壳、厚朴、紫苏子、甘草各9g，大枣10枚。

煎服法同1，日1剂。

（《千家妙方》）

18. 主治：慢性胃炎。

方：玄参、生地黄、麦门冬、玉竹、石斛、知母、天花粉、扁豆、牛膝、桑叶、地骨皮各6g，甘草3g。

（《贵阳中医学院学报》1987.2）

19. 主治：慢性胃炎。

方：茯苓、薏苡仁各9g，附子、大黄、黄芩、白术各6g，黄连3g。

煎服法同1，日1剂。

（《黑龙江中医药》1988.4）

20. 主治：慢性胃炎。

方：黄芪24g，附子、炮姜、吴茱萸、

桂枝、甘松各6g，青皮、陈皮、白术、白芍各9g，党参、瓦楞子各15g。

煎服法同1，日1剂。

21. 主治：慢性胃炎，纳呆，腹胀。

方：柴胡、半夏、陈皮、竹茹各10g，龙胆草2g，大黄1g。

煎服法同1，日1剂。

（以上二方摘自《上海中医药杂志》1983.1）

22. 主治：慢性胃炎。

方：白花蛇舌草、仙鹤草各30g，九香虫、柴胡、黄芩、藿香、山药、白芍、香附、延胡索各9g，薏苡仁、茯苓各20g。

煎服法同1，日1剂。

（《辽宁中医杂志》1984.3）

23. 主治：慢性胃炎。

方：黄芪30g，三七末2g（冲服），甘松、鸡内金、徐长卿各10g，凤凰衣、玉蝴蝶、莪术各6g。

煎服法同1，日1剂。

（《新中医》1985.8）

24. 主治：慢性胃炎。

方：红藤、菝葜、半枝莲各30g，檀香、升麻、枳壳、青皮、柴胡各10g，丹参20g。

煎服法同1，日1剂。

（《辽宁中医杂志》1983.6）

胆汁反流性胃炎

1. 主治：胆汁反流性胃炎。

方：茯苓15g，半夏、枳实各12g，陈皮10g，竹茹9g，甘草6g，生姜3片。

加水煎沸15分钟，滤出药液，再加水煎20分钟，去渣，两煎所得药液兑匀，分服，日1剂。

郁热加黄连、黄芩各5g；胃痛加延胡索、五灵脂各10g；腹胀加莱菔子、厚朴各10g；呕吐加代赭石、旋覆花各10g；湿重加苍术、白蔻各10g；胃寒加吴茱萸子5g；便秘加大黄5g；胃阴亏加白芍、乌梅各10g。

（《福建中医杂志》1987.4）

2. 主治：胆汁反流性胃炎。

方：半夏、茯苓、当归、延胡索、黄芩各10g，丹参、白芍各15g，陈皮、枳壳、甘草各6g。

煎服法同1，日1剂。

糜烂型加服云南白药0.2g，日2次；萎缩型加乌梅、丹参各10g。

（《江西中医药》1987.8）

3. 主治：胆汁反流性胃炎。

方：柴胡、木香、丹参、虎杖、姜黄、威灵仙、鸡内金、白术各20g。

煎服法同1，日1剂。

（《浙江中医杂志》1989.2）

4. 主治：胆汁反流性胃炎。

方：代赭石20g，党参、半夏、紫苏梗各15g，大腹皮、川楝子各10g。

煎服法同1，日1剂。

肝郁气滞加柴胡、白芍、枳壳各10g；中气虚弱加黄芪、白术各10g，木香5g；胃阴不足加麦门冬、沙参各10g；呕吐，口苦，舌苔黄腻加半枝莲30g。

（《浙江中医学院学报》1989.3）

胃窦炎

主治：胃窦炎。

方：白芍25g，百合15g，乌药、当归、川芎、延胡索、香附各9g，茯苓、五灵脂、威灵仙各12g，白术6g，三七粉2g（冲服）。

加水煎沸 15 分钟，滤出药液，再加水煎 20 分钟，去渣，两煎所得药液兑匀，分服，日 1 剂。

（李恩复）

消化性溃疡

1. 主治：消化性溃疡，包括胃溃疡和十二指肠球部溃疡。脘腹胀闷，隐痛，泛酸嘈杂，嗳气，易怒。

方：海螵蛸 20g，柴胡、浙贝母、川楝子、香附、白芍、陈皮各 10g，砂仁、甘草各 5g。

加水煎沸 15 分钟，滤出药液，再加水煎 20 分钟，去渣，两煎所得药液兑匀，分服，日 1～2 剂。

2. 主治：消化性溃疡，胃脘疼痛，呕吐清水或酸水，喜温畏寒，便溏，舌淡苔薄白。

方：党参、白术、白芍、浙贝母、茯苓各 10g，甘草、干姜、砂仁各 5g，吴茱萸子、山药、陈皮各 15g，海螵蛸 20g。

煎服法同 1，日 1～2 剂。

3. 主治：消化性溃疡，胃脘疼痛，连及胁背，嗳气泛酸。

方：柴胡、香附、延胡索、吴茱萸、陈皮各 15g，党参、白术、茯苓、浙贝母、白芍各 10g，甘草 5g，海螵蛸 20g。

煎服法同 1，日 1～2 剂。

有消化道出血加白及、地榆各 10g。

（以上三方摘自《安徽中医学院学报》1984.3）

4. 主治：消化性溃疡，脾胃虚寒，上腹隐痛，喜暖喜按，畏寒乏力，面白，舌淡。

方：茯苓、白芍各 20g，炙甘草 15g，党参、黄芪各 12g，干姜 10g。

煎服法同 1，日 1 剂。

5. 主治：消化性溃疡，胃阴不足，上腹灼痛，嘈杂吞酸，心烦口干，纳呆，便干，舌红。

方：白芍 20g，沙参、麦门冬、当归各 12g，炙甘草、生地黄各 15g。

煎服法同 1，日 1 剂。

6. 主治：消化性溃疡，气滞血瘀，上腹痛如针刺，固定不移，舌质紫黯。

方：白芍 20g，乳香、没药各 10g，炙甘草、丹参、川芎各 15g。

煎服法同 1，日 1 剂。

7. 主治：消化性溃疡，肝胃不和，上腹胀满疼痛，痛掣胸胁，嗳气，善太息。

方：炙甘草 15g，柴胡、白术、陈皮、青皮各 10g，白芍、茯苓各 20g。

煎服法同 1，日 1 剂。

（以上四方摘自《山东中医杂志》1984.2）

8. 主治：消化性溃疡。

方：诃子 30g，延胡索 20g，白及、甘草各 10g，天仙子 1g。

共为细末，每次冲服 3g，日 3 次。

（解放军三〇一医院）

9. 主治：消化性溃疡。

方：入地金牛根皮 30g，九里香叶、鸡骨草、救必应各 10g，黑老虎（饭团藤）20g。

研末，为丸，每次服 5g，日 3 次。

（广州一一二部队）

10. 主治：消化性溃疡。

方：高良姜、延胡索各 5g，草果仁、制乳香各 3g。

煎服法同 1，日 1 剂。

（广州部队某部卫生队）

11. 主治：消化性溃疡。

方：三七、陈皮、吴茱萸、入地金牛、姜炭、肉桂各 30g。

为末，压片，每次服 8 片，日 2～3 次。

（广州部队某部卫生队）

12. 主治：消化性溃疡。

方：金不换 50g，海螵蛸 40g，入地金牛、甘草各 20g，香附 10g。

为末，压片，每次 2g，日 3～4 次。

13. 主治：消化性溃疡。

方：海螵蛸 85g，浙贝母 15g。

为末，每次冲服 5g，日 3 次。

（以上二方海军四二五医院供）

14. 主治：消化性溃疡。

方：丹参、山药、薏苡仁、瓦楞子各 15g，当归、紫草各 12g，苍术、厚朴、陈皮、蒲黄、五灵脂各 10g，甘草 9g。

煎服法同 1，日 1 剂。

（《千家妙方》）

15. 主治：消化性溃疡。

方：代赭石末 30g，槐角、生地黄、白芍、山药各 20g，半夏、竹茹、玄参、天花粉各 15g，三七 3g（研末，冲服）。

煎服法同 1，日 1 剂。

（《辽宁中医杂志》1980.6）

16. 主治：消化性溃疡，吐血。

方：代赭石末 18g，佛手、党参、海螵蛸各 15g，旋覆花、白及、半夏各 10g，甘草、黄连各 6g，三七 3g（研末，冲服）。

煎服法同 1，日 1 剂。

（《河北中医》1985.4）

17. 主治：消化性溃疡，胃部烧灼感。

方：大黄、桃仁、地鳖虫、赤芍、延胡索、牵牛子、枳实各 10g，干姜 5g。

煎服法同 1，日 1 剂。

18. 主治：消化性溃疡，气滞，脘腹胀满，攻冲肋胁，嗳气反酸。

方：党参、厚朴、陈皮、神曲、枳实、山楂、半夏、香附、砂仁、槟榔各 15g，木香、肉桂各 10g，甘草 5g。

煎服法同 1，日 1 剂。

19. 主治：消化性溃疡，胃脘疼痛不移，食后加重，吐血，便黑。

方：蒲黄、五灵脂、当归、白及、香附、延胡索、神曲、麦芽各 20g，赤芍 15g，海螵蛸 10g（研末，冲服）。

煎服法同 1，日 1 剂。

20. 主治：消化性溃疡，阴虚，胃脘隐痛，烧灼不适，泛酸嘈杂，口干，便干。

方：沙参、玉竹、桃仁、麦门冬、石斛各 20g，玄参、栀子各 15g，黄连 10g。

煎服法同 1，日 1 剂。

（以上摘自《吉林中医药》1983.6）

21. 主治：消化性溃疡，胃热，烧灼喜冷。

方：沙参、麦门冬、天门冬、白芍各 12g，太子参、蒲公英、糯稻根须各 15g，佛手 9g，砂仁 3g。

煎服法同 1，日 1 剂。

（《新中医》1978.4）

22. 主治：消化性溃疡，脾虚阴亏。

方：沙参、白芍、莲子肉、麦芽各 12g，白术、白扁豆、青皮各 9g，白蔻、陈皮、枳壳、降香各 6g，桂枝、九香虫各 3g。

煎服法同 1，日 1 剂。

（《山东中医学院学报》1979.3）

23. 主治：消化性溃疡，脘腹不适。

方：黄连、赤芍、石斛、川楝子、延胡索、佛手、谷芽、太子参各 10g，吴茱萸 5g，甘草 3g，瓦楞子（煅，为末）20g。

煎服法同 1，日 1 剂。

胃酸过多加海螵蛸 8g，浙贝母 2g，为末，冲服；出血加白及 6g，为末，冲服。

（《上海中医药杂志》1980.6）

24. 主治：消化性溃疡，胃脘灼热隐痛。

方：蒲公英、天花粉、白芍、海螵蛸、瓦楞子各 30g，郁金、佛手、五灵脂各

15g，延胡索、甘草各 10g。

煎服法同 1，日 1 剂。

25．主治：消化性溃疡，胃脘痛，饥饿加重，大便色黑。

方：决明子 21g，肉苁蓉 15g，巴戟天、酸枣仁、党参、海螵蛸各 12g，螳螂、刺猬皮、甘草各 9g。

煎服法同 1，日 1 剂。

（以上二方摘自《新中医》1978.3）

26．主治：消化性溃疡，脘腹胀痛。

方：瓦楞子、龙葵、菝葜各 30g，白芍、枳壳、丹参各 15g，蜀椒、吴茱萸、黄连、甘草、檀香、砂仁各 5g。

煎服法同 1，日 1 剂。

27．主治：消化性溃疡，气滞血瘀。

方：人工牛黄粉末 1.5g（分 3 次冲服），三七 1.5g（为末，分 3 次冲服），灶心土、龙葵、菝葜各 30g，丹参、黄芪、白芍各 15g，蒲黄、五灵脂、紫花地丁各 10g，檀香、乳香、蜀椒、细辛各 3g。

煎服法同 1，日 1 剂。

（以上二方摘自《辽宁中医杂志》1981.3）

28．主治：消化性溃疡。

方：黄芪、白芍各 30g，炒山楂 20g，当归、神曲、苍术各 12g，桂枝、甘草、陈皮、乌药、火麻仁、生姜各 6g。

煎服法同 1，日 1 剂。

（《山西中医》1986.1）

29．主治：消化性溃疡，吐血，便血。

方：赤石脂 30g，黄芪 15g，白术、附子、阿胶（烊化）、党参各 9g，炮姜、甘草各 6g。

煎服法同 1，日 1 剂。

（《中医杂志》1979.10）

30．主治：消化性溃疡，嗳气吞酸，烦躁易怒，饥饿时疼痛。

方：海螵蛸、牡蛎各 20g，甘草、川贝母各 15g。

煎服法同 1，日 1 剂。

（《北京中医学院学报》1985.4）

31．主治：消化性溃疡。

方：丹参 18g，紫苏梗、香附、炙甘草、白芍各 10g，檀香、陈皮各 6g，砂仁 3g。

煎服法同 1，日 1 剂。

面白神疲，气虚无力加太子参、党参、白术各 10g；头昏乏力，唇淡舌白，爪甲不荣，血虚加熟地、当归、何首乌各 10g；胃酸过多，泛酸吐清水加海螵蛸、瓦楞子各 20g；吐血便血加大黄炭、地榆各 10g；大便溏薄加山药、白扁豆、木香各 10g；便秘加瓜蒌仁、肉苁蓉各 10g；胃脘烧灼加栀子、牡丹皮各 10g；胃脘疼痛加蒲黄、五灵脂、川楝子、延胡索各 10g。

（《安徽中医学院学报》1986.3）

32．主治：消化性溃疡，胃脘胀痛不适。

方：百合、白芍、海螵蛸各 20g，乌药、郁金、川楝子、延胡索、甘草各 10g，枳实、黄连、吴茱萸各 5g。

煎服法同 1，日 1 剂。

（《江苏中医》1984.5）

33．主治：消化性溃疡，吐血，便血。

方：仙鹤草 30g，黄芪、麦门冬、丹参、地榆、蒲黄各 15g，红人参 10g，砂仁 3g，三七、白及、生大黄各 3g（后 3 味共为细末，分 3 次冲服）。

煎服法同 1，日 1 剂。

（《江苏中医》1982.1）

34．主治：消化性溃疡。

方：海螵蛸 40g，枯矾 20g，延胡索 10g。

共为细末，每次冲服 5g，日 3 次。

（《河北验方选》）

35. 主治：消化性溃疡。

方：海螵蛸、白芍、大枣肉各60g，浙贝母、乳香、没药、珍珠母、党参、瓦楞子、延胡索、甘草、沙参、仙鹤草、麦门冬各30g，桂枝、阿胶珠、砂仁、半夏、生姜、代赭石、白蔻各20g。

共为细末，炼蜜为丸。每次服10g，日3～4次。

（河北医学院）

36. 主治：消化性溃疡。

方：金银花、黄芪、当归、白芍各15g，麦门冬、枸杞子、甘草各12g，沙参、川楝子、熟地各9g。

煎服法同1，日1剂。

37. 主治：消化性溃疡，气血虚弱。

方：党参、黄芪、甘草各12g，茯苓皮、赤芍各9g，当归6g。

煎服法同1，日1剂。

38. 主治：消化性溃疡。

方：甘草50g，川楝子18g，黄芪、延胡索各15g。

煎服法同1，日1剂。

亦可制成散剂。每服5g，日3～4次。

（以上三方张家口机关门诊部供）

39. 主治：消化性溃疡。

方：甘草、黄芪、当归各15g，党参、大腹皮、茯苓、苍术、川楝子、白芍各9g。

煎服法同1，日1剂。

40. 主治：消化性溃疡。

方：海螵蛸（去壳）100g，炉甘石（煅）250g，五倍子20g，血竭、儿茶各15g。

为末，每次冲服6g，日3次。

（以上二方摘自《中医杂志》1987.11）

41. 主治：消化性溃疡。

方：黄芪、海螵蛸各30g，浙贝母、黄连、延胡索、川楝子、枯矾、吴茱萸、甘草各10g。

共为细末。每次冲服5g，日3～4次。同时餐前1小时口服庆大霉素8万单位。

（《强化疗法临证试尝》）

42. 主治：消化性溃疡。

方：白及、海螵蛸各60g，生甘草、浙贝母、延胡索各30g，白芷、砂仁各10g，鸡蛋黄粉100g。

各为细末，合匀，每次冲服5g，日3次。

（《河北中医》1979.1）

43. 主治：消化性溃疡。

方：鸡蛋壳100g，鸡内金20g，荔枝核、荜茇、高良姜、佛手、白及、甘草各10g，海螵蛸25g。

共为细末，每次服2g，日3次。

（《中西医结合杂志》1984.3）

44. 主治：消化性溃疡。

方：煅牡蛎30g，党参、白及各20g，附子、沙参、茯苓、白术、三棱各15g，没药、黄连、陈皮、甘草各10g。

煎服法同1，日1剂。

吐血、便血加生地榆30g，并冲服大黄粉末2g；脘腹胀满加枳壳、厚朴各10g；舌苔黄腻、口干去附子，加蒲公英30g；泛酸加海螵蛸30g，吴茱萸3g；恶心呕吐加半夏、藿香各10g；食少纳呆加焦三仙各15g，龙胆草3g；胸满闷，肢体困重，有湿加苍术、菖蒲各10g；舌黯有瘀加当归12g，丹参20g。

（《陕西中医》1990.2）

45. 主治：消化性溃疡。

方：当归、丹参、乳香、没药、白芍、甘草、海螵蛸各30g。

为末，每次服8g，日3次。

（《武汉中医院院刊》1984）

46. 主治：消化性溃疡。

方：砂仁、木香、乳香、甘草各6g，鸡蛋壳60g。

共为细末，每次冲服 2g，日 3 次。

47. 主治：消化性溃疡。

方：猪肚 1 个，小茴香 30g，何首乌 60g。

加水共煮，猪肚熟烂为度，去渣，食其猪肚，饮其汤，日 3 次。以上为 3 日量。

（《湖北中医杂志》1981.1）

48. 主治：消化性溃疡。

方：青石 500g，延胡索 50g，共为细末。另取红糖 500g，清水 20ml，入铁锅中，文火溶化，和以上药末，制成糖块，每块重 20g。空腹含服 2～3 块。

（《陕西中医》1984.3）

49. 主治：消化性溃疡。

方：白及、枳实各 10g。

加水煎 3 遍，取药液 300ml。每用 100ml 药液送服痢特灵 0.15g，日 3 次。第 6 天开始，送服痢特灵 0.1g，日 3 次。10 日为 1 疗程。若不愈，2 周后，行第 2 疗程的治疗。

（《江苏中医》1987.9）

50. 主治：消化性溃疡。

方：鸡 1 只，去毛及内脏后，约 500g，鲜姜 300g。

将姜切成细末，装入鸡腹，缝合，加水炖熟。食鸡肉、饮其汤，3 日 1 剂。

（以上摘自《中医验方汇选》）

51. 主治：消化性溃疡。

方：核桃仁、生姜、红糖各 200g。

共捣如泥，放笼屉上蒸熟，每次服 10g，日 3～4 次。

（采自民间方）

52. 主治：消化性溃疡。

方：海螵蛸、甘草、白及各 500g，半夏、浙贝母、公丁香各 50g。

共为细末，每次冲服 5g，日 3 次。

（《河南中医》1989.4）

53. 主治：消化性溃疡。

方：仙人掌（去皮刺，切片，晒干）、鸡内金、海螵蛸各 500g。

共为细末，每次服 10g，日 3 次。

（福州部队一七一医院）

胃酸过多

1. 主治：胃酸过多。

方：牛奶 200ml。

烧开，顿服，日 2～3 次。

2. 主治：胃酸过多。

方：三七粉末 2g，猪瘦肉 200g。

加水共炖，肉熟，食肉饮汤。日 2 剂。

（《单方验方汇集》）

3. 主治：胃酸过多。

方：芝麻（炒熟）100g。

嚼食，日 2 次。

4. 主治：胃酸过多。

方：花生米（生）100g。

嚼食，日 2 次。

（以上二方采自民间）

5. 主治：胃酸过多。

方：白术、海螵蛸（去壳）各 30g。

为末，每次冲服 10g，日 2～3 次，同时口服雷尼替丁 150mg，早、晚各 1 次。

（《强化疗法临证试尝》）

胃酸过少

1. 主治：胃酸过少，消化不良。

方：莲子、大枣、龙眼肉各 20g。

加水煎，去渣，分 3 次服。

2. 主治：胃酸过少。

方：山楂、槟榔各 30g，冰糖 180g。

共为细末，每次冲服 10g，日 2～3 次。

3. 主治：胃酸过少。

方：薏苡仁 15g，厚朴 3g，大枣 7 枚，茶叶 5g。

加水煎，去渣，分服，日 1 剂。

（以上三方摘自《中医验方汇选》）

4. 主治：胃酸过少。

方：山药 100g。

切片，煮熟，食其山药，饮其汤，日 1～2 剂。

（民间方）

5. 主治：胃酸过少。

方：山楂片适量。

饭后嚼食 3～5 片，日 3 次。

（《河北验方选》）

食积

1. 主治：食积，因食年糕过量，胃脘不适，胀满闷痛，食少纳呆。

方：五灵脂、香附、牵牛子各 30g。

共为细末，每次冲服 10g，日 3 次。

2. 主治：食积，食欲不振，胃脘不适。

方：芜荑子、莱菔子、陈皮各 20g。

共为细末，每次冲服 10g，日 3 次。

（以上二方摘自《单方验方汇集》）

3. 主治：食积，不欲食，食则欲呕，胃脘不适。

方：山药 120g，半夏、党参、茯苓、神曲、山楂、麦芽各 90g，砂仁、木香、草果各 60g，大黄、陈皮、甘草、黄连各 30g。

共为细末，每次服 10g，日 3 次。

（《强化疗法临证试尝》）

胃黏膜脱垂

主治：胃黏膜脱垂，上腹疼痛，餐后更甚，腹胀满，嗳气，食欲减退，恶心。

方：黄芪、丹参各 30g，党参、升麻、柴胡、蒲公英、枳实、肉桂、红花、蒲黄、川芎、三棱、莪术、牡丹皮各 10g，甘草、细辛各 6g。

加水煎沸 15 分钟，滤出药液，再加水煎 20 分钟，去渣，两煎所得药液兑匀，分服，日 1 剂。

兼见消化性溃疡加白及 12g，白芷、儿茶各 10g，延胡索 8g；兼见疣状胃炎或肥厚性胃炎加王不留行子 12g，穿山甲珠 10g；兼见肠上皮化生和萎缩性胃炎加地鳖虫 10g，水蛭 5g，兼见食管炎加黄连 0.4g（为末，冲服）。

（《中医杂志》1986.9）

胃下垂

1. 主治：胃下垂，餐后腹胀，并有下坠感，食欲减退，倦怠，腹泻。

方：茯苓 35g，枳壳、黄芪各 20g，白术 12g，佛手 9g，升麻、炙甘草、肉桂各 6g。

加水煎沸 15 分钟，滤出药液，再加水煎 20 分钟，去渣，两煎所得药液兑匀，分服，日 1～2 剂。

（《辽宁中医杂志》1973.3）

2. 主治：胃下垂，饮食减少，腹满坠胀，眩晕，乏力。

方：枳壳 40g，黄芪 50g，党参 30g，白术、茯苓、槟榔各 15g，木香 10g，柴胡、升麻、炙甘草各 6g。

煎服法同 1，日 1 剂。

（《四川中医》1987.4）

3. 主治：胃下垂。

方：茯苓 18g，枳壳、白术、车前子、

炒麦芽、黄芪各15g，桂枝、半夏、陈皮、鸡内金、白蔻、山药各9g，木香、甘草各6g。

煎服法同1，日1剂。

（《广西中医药》1980.3）

4. 主治：胃下垂，纳差，腹胀。

方：升麻、木香各60g，太子参、合欢皮、谷芽、保和丸（冲服）各12g，吴茱萸、五灵脂、黑蒲黄、肉豆蔻、生香附、熟香附各5g。

煎服法同1，日1剂。

（《陕西中医》1985.6）

5. 主治：胃下垂，胸脘痞闷，嗳气泛酸，大便难，舌苔薄白。

方：半夏、枳实、党参、旋覆花、瓜蒌仁各9g，茯苓12g，陈皮、干姜、黄连、甘草各6g。

煎服法同1，日1剂。

（《新中医》1985.4）

6. 主治：胃下垂，胃脘堵闷，腹胀纳差。

方：黄芪30g，海螵蛸12g，知母、桔梗、丹参、乌药、香附、延胡索、蒲黄、五灵脂、桃仁、乳香、没药、浙贝母、甘草各9g，柴胡、升麻各5g。

煎服法同1，日1剂。

（河北省中医门诊部）

7. 主治：胃下垂，脘腹胀闷，重坠不适，食少纳呆，短气乏力。

方：黄芪60g，大黄3g，枳壳、防风、鸡内金、白芍、当归、柴胡、升麻、神曲、陈皮、半夏各10g。

煎服法同1，日1剂。

（《强化疗法临证试尝》）

8. 主治：胃下垂。

方：佛手60g，桂花树根、橄榄、梅花树根各15g。

共为细末，每次冲服10g，日3次。

9. 主治：胃下垂。

方：石菖蒲、枳壳、小茴香各60g。

为粗末，投入1000ml白酒中，浸泡10日。每次饮酒20ml，日3次。

10. 主治：胃下垂。

方：白胡椒200g，猪肚1个。

将白胡椒装入猪肚内，缝合，加水炖熟。每次吞服白胡椒10粒，日3次。

（以上摘自《单方验方汇集》）

11. 主治：胃下垂。

方：何首乌30g，五倍子2g，肉桂1g。

为末，分3次冲服，日1剂。

（《江苏中医》1982.3）

12. 主治：胃下垂。

方：党参、黄芪各60g，升麻、枳实各10g。

煎服法同1，日1剂。

（《医案验方集锦》1990）

胃石症

1. 主治：胃石症。食柿子或黑枣过多，引起上腹疼痛，食少纳呆，恶心泛酸。并在X线下，确定为胃内结石。

方：山楂30g，鸡内金、桃奴各15g。

加水煎沸15分钟，滤出药液，再加水煎20分钟，去渣，两煎所得药液兑匀，分服，日1剂。

（《千家妙方》）

2. 主治：胃石症，因食黑枣所致。

方：山楂、神曲、麦芽、槟榔各15g，枳实、厚朴、大黄各9g。

煎服法同1，日1剂。

（解放军某部陈树森）

3.主治：胃石症，因食柿子、黑枣所致。

方：山楂、神曲、麦芽、鸡内金、枳实、白术、苍术各20g，砂仁10g，干姜、甘草各5g。

煎服法同1，日1剂。

（《临证用方选粹》）

4.主治：胃石症，因食黑枣、柿子所致。

方：海螵蛸（带壳）300g。

研末，每次冲服20g，日3次。

（民间方）

5.主治：胃石症。

方：丹参30g，山楂20g，半夏、鸡内金、三棱、莪术、钩藤、莱菔子各12g，陈皮、连翘、茯苓、木香各10g，大黄8g，甘草6g。

煎服法同1，日1剂。

（《江苏中医》1989.4）

胃扩张

主治：胃扩张。

方：鸡内金、香橼、大腹皮、枳壳各10g，砂仁、木香各6g，沉香3g。

加水煎沸15分钟，滤出药液，再加水煎20分钟，去渣，两煎所得药液兑匀，分服，日1～2剂。

（《光明中医》1989.1）

胃癌

1.主治：胃癌，胃脘不适，疼痛，嘈杂，消化不良，并经胃镜及病理诊断为胃癌。

方：红糖90g，白花蛇舌草、白茅根、薏苡仁各75g。

加水煎沸15分钟，滤出药液，再加水煎20分钟，去渣，两煎所得药液兑匀，分服，日1剂。

（《千家妙方》）

2.主治：胃癌。

方：半枝莲、白茅根各30g，代赭石、鸡内金各15g，党参、丹参、半夏、枳壳各9g，川乌头3g，巴豆霜0.15g，白糖50g。

煎服法同1，日1剂。

（《辽宁中医杂志》1980.6）

3.主治：胃癌，病理确诊。

方：半枝莲30g。

泡水代茶饮，日1剂。

（河北新医大学第四医院）

4.主治：胃癌。

方：蜈蚣50条，僵蚕、雄黄各60g，穿山甲珠、山慈菇、马钱子（麻油炸焦）各45g，朱砂25g。

共为细末，炼蜜为丸，朱砂为衣，6g重，餐前服1丸，日3次。

（石家庄地区医院）

5.主治：胃癌。

方：党参、黄芪、白术、半枝莲、白花蛇舌草、皂角刺、瓜蒌各30g，七叶一枝花、山慈菇、半夏各10g，沙参、麦门冬、石斛各15g，甘草5g。

煎服法同1，日1剂。

（《经验方》）

6.主治：胃癌，肠癌，宫颈癌。

方：牛蒡根（鲜）200g。

加水煎汤，去渣，分服，日1剂。

7.主治：胃癌，肠癌。

方：薏苡仁30g，决明子12g，菱草120g，鲜番泻叶3g。

煎汤，去渣，分服，日1剂。

8.主治：胃癌，肠癌。

方：金银花60g，蜈蚣10条。

共煎，去渣，顿服，日1～2剂。

9. 主治：肠癌，胃癌，宫颈癌。

方：蘑菇 50g，夏枯草 30g。

共煎，去渣，食蘑菇，饮汤，日 1 剂。

（以上摘自《临床经验选编》）

十二指肠壅积症

主治：十二指肠壅积症，脘腹胀满不适，食少纳呆。

方：代赭石 30g，川芎 20g，旋覆花、半夏、人参、甘草、鸡内金、枳实各 10g，生姜 3g，大枣 5 枚。

加水煎沸 15 分钟，滤出药液，再加水煎 20 分钟，去渣，两煎所得药液兑匀，分服，日 1 剂。

（《河北中医》1987.5）

胃十二指肠出血

主治：胃十二指肠出血。

方：白矾 0.6g，三七、地榆、白及各 1g，大黄、阿胶珠各 0.5g。

共为细末，1 次冲服，日 1～2 剂。

（《中医杂志》1988.9）

十二指肠炎

1. 主治：十二指肠炎，肝胃不和，嗳气，脘腹胀满，胁痛。

方：柴胡、枳实、木香、陈皮、延胡索、川楝子各 10g，黄连 5g。

加水煎沸 15 分钟，滤出药液，再加水煎 20 分钟，去渣，两煎所得药液兑匀，分服，日 1 剂。

2. 主治：十二指肠炎，胃脘隐痛，喜温喜按，吐清水，乏力，神疲，肢冷，便溏。

方：党参 20g，白术、茯苓、白扁豆、干姜各 10g，木香、砂仁、诃子各 5g。

煎服法同 1，日 1 剂。

3. 主治：十二指肠炎，胃脘灼热嘈杂，喜冷饮，口苦，口臭，舌苔黄腻。

方：黄连、吴茱萸、藿香、厚朴、半夏、茯苓、车前子、白术、陈皮各 10g。

煎服法同 1，日 1 剂。

4. 主治：十二指肠炎，胃脘疼痛不移，如锥如刺，舌质紫黯。

方：蒲黄、五灵脂、桃仁、红花、当归、川芎、赤芍各 10g，甘草 5g。

煎服法同 1，日 1 剂。

（以上四方摘自《新中医》1987.8）

胃脘痛

1. 主治：胃脘痛，酸多便干型，呕吐酸水或清水，心烦嘈杂，不喜甜食，便干，舌苔黄，舌质红。

方：煅瓦楞子 50g，柴胡、陈皮、半夏各 10g，黄芩、竹茹各 12g，赤芍 20g，大黄、生姜各 6g。

加水煎沸 15 分钟，滤出药液，再加水煎 20 分钟，去渣，两煎所得药液兑匀，分服，日 1 剂。

2. 主治：胃脘痛，纳少型，食少纳呆，脘腹胀满，胸闷不舒，恶心，舌苔少。

方：柴胡、半夏各 10g，黄芩、竹茹各 12g，生姜、陈皮各 6g，龙胆草 2g，大黄 1g。

煎服法同 1，日 1 剂。

3. 主治：胃脘痛，压痛型，恶心，便干。

方：柴胡、半夏、陈皮各 10g，茯苓、竹茹各 12g，瓜蒌 30g，生姜 6g，黄连 3g，龙胆草2g，大黄1g。

煎服法同1，日1剂。

4. 主治：胃脘痛，嗳气，胀闷型，胀甚于痛，嗳气，太息。

方：香附12g，紫苏叶、柴胡、陈皮各10g，佛手6g，玫瑰花、黄连各3g。

煎服法同1，日1剂。

5. 主治：胃脘痛，痉挛型，多见于青少年，疼痛骤起而剧，拒按，纳少，呃逆。

方：赤芍、白芍各30g，甘草、木瓜各12g，丹参、当归各15g，延胡索、乌药各10g。

煎服法同1，日1剂。

6. 主治：胃脘痛，食后饱闷，嗜甘型，纳少胀痛，口干喜甘，舌红。

方：沙参、生地黄、白芍、天花粉各15g，玉竹、黄精各10g，川贝母粉3g，蜂蜜30g。

煎服法同1，日1剂。

（以上六方摘自《浙江中医杂志》1983.7）

7. 主治：胃脘痛。

方：沙参、白芍各18g，甘草6g，麦门冬、当归、川楝子、石斛各12g，麦芽30g，生地黄、枸杞子各15g。

煎服法同1，日1剂。

痛甚加延胡索10g，并加重白芍用量；呕吐加竹茹、枇杷叶各10g；泛酸烧心加海螵蛸、煅瓦楞子各20g；大便黑色，潜血阳性加三七粉3g（冲服），白及、阿胶珠各10g。

（《河南中医》1983.4）

8. 主治：胃脘痛。

方：香附、枳壳、佛手、紫苏梗、白芍各10g，陈皮、鸡内金各6g，甘草3g。

煎服法同1，日1剂。

脾胃气虚加黄芪15g，白术10g，太

子参12g，山药20g，茯苓30g，木香6g，炙甘草4g，大枣7枚；胃阴不足加沙参15g，麦门冬、白芍、白及、当归各12g，木蝴蝶、绿萼梅各6g，甘草5g。

（《中国医药学报》1986.2）

9. 主治：胃脘痛，胃阴虚型。

方：沙参、石斛各15g，麦门冬、生地黄、白芍、当归各12g，乌梅、川楝子各10g。

煎服法同1，日1剂。

（《浙江中医杂志》1987.2）

10. 主治：胃脘痛，得食能缓，畏寒喜暖。

方：黄芪、大枣各12g，高良姜、陈皮、佛手各5g，白芍、香附、神曲、甘草各9g，香橼6g。

煎服法同1，日1剂。

（《上海中医药杂志》1983.10）

11. 主治：胃脘痛，痛引胸胁，肝气不舒。

方：夏枯草30g。

加水煎，去渣，顿服，日1剂。

12. 主治：消化不良引起的胃脘痛。

方：厚朴、沉香、黄连、党参、甘草各15g，菖蒲、木香、白术、砂仁、没药、山奈、香附各24g，苍术、延胡索、龙胆草、陈皮、公丁香、藿香各9g，吴茱萸、熊胆、草果、鸡内金各6g。

共为细末，每次冲服3g，日3次。

13. 主治：消化不良引起的胃脘痛。

方：白胡椒10粒，大黄1g。

研末，冲服，日1～2次。

（以上摘自《临床经验选编》）

14. 主治：饮食不节引起的胃痛。

方：山楂、神曲、麦芽、陈皮、半夏、茯苓、连翘、莱菔子、白术各9g，高良姜、木香各2g。

煎服法同1，日1剂。

15.主治：肝气郁滞引起的胃痛。

方：佛手6g，香附9g。

加水煎，去渣，顿服，日1～2剂。

16.主治：因寒引起的胃脘痛。

方：蜀椒、苍术各6g，公丁香3g。

加水煎，去渣，顿服，日1～2剂。

17.主治：因寒引起的胃脘痛。

方：小茴香、荔枝核、吴茱萸各6g。

加水煎，去渣，顿服，日1剂。

18.主治：因寒引起的胃脘痛。

方：橘皮、生姜、蜀椒各10g。

加水煎，去渣，顿服，日1剂。

19.主治：因寒所致胃脘痛。

方：苍术6g，吴茱萸、生姜、半夏、神曲、党参、砂仁各3g，大红枣3枚。

煎服法同1，日1剂。

（以上摘自《中国秘方全书》）

20.主治：虚寒性胃脘痛。

方：九香虫（研末冲服）、白术、党参、高良姜、藿香、厚朴各10g，山楂、茯苓各15g，砂仁6g，檀香3g。

煎服法同1，日1剂。

（《陕西中医》1989.7）

21.主治：胃脘痛。

方：丹参、海螵蛸、甘草各30g，三七9g。

共为细末，每次冲服2g，日2～3次。

（《江苏中医》1965.11）

22.主治：胃脘痛。

方：白胡椒、黑胡椒各5粒，大红枣肉3枚，甜杏仁5粒。

共为末，一次冲服，日2～3次。

（《中医杂志》1966.2）

23.主治：胃脘痛。

方：炙甘草24g，莲子、白扁豆、山药、薏苡仁各12g，厚朴、藿香、紫苏梗、陈皮、茯苓、白术各9g，半夏、木香各6g。

煎服法同1，日1剂。

（《山西中医》1988.5）

24.主治：郁热型胃脘痛。

方：百合、蒲公英各30g，乌药、青皮、五灵脂各10g。

煎服法同1，日1剂。

胃脘胀痛加沉香、莱菔子各10g；恶心呕吐加竹茹、半夏各10g；食少纳呆加鸡内金、神曲各10g；大便干燥难解加大黄5g；泛酸烧心加黄连6g，吴茱萸3g，海螵蛸30g；呕血便血加白及、地榆各10g。

（《云南中医杂志》1987.6）

25.主治：胃脘痛。

方：蒲公英、丹参、白芍、甘草各30g。

煎服法同1，日1剂。

腹胀满加莱菔子、半夏、厚朴各10g；疼痛甚者加三棱、莪术各10g；舌红、苔少、口干加百合30g；脾胃虚寒加党参、黄芪、桂枝、白术、陈皮各10g；泛酸加海螵蛸、瓦楞子各20g；上消化道出血加白及、大黄各5g。

（《广西中医药》1987.5）

26.主治：胃脘痛。

方：姜黄、郁金、海螵蛸各30g。

为末，每次冲服10g，日3～4次。

（《陕西中医函授》1988）

27.主治：胃脘痛。

方：百合40g，川楝子20g，荔枝核、乌药各15g。

煎服法同1，日1剂。

（《中医杂志》1988）

28.主治：胃脘痛。

方：瓦楞子、炙甘草、白术、延胡索各20g。

煎服法同1，日1剂。

（《浙江中医杂志》1989.5）

29. 主治：胃脘痛。

方：麻油（香油）50ml。

倾入锅中，置火上烧开，取下待温，顿服。

（《食医心镜》）

30. 主治：胃脘痛。

方：五灵脂 80g，生硫黄 40g，海螵蛸 20g。

为末，每次冲服 6g，日 3～4 次。

（《家庭中医灵验便方》）

31. 主治：胃脘痛。

方：人参、附子、干姜、白术、陈皮、香附、乌药、延胡索、五灵脂、山楂、神曲、麦芽、厚朴各 30g，半夏、茯苓、枳实、栀子、黄芩、百合各 24g，沙参、麦门冬、砂仁、白蔻、肉桂、木香、沉香、大黄、甘草、蒲公英各 21g。

共为细末，每次冲服 10g，日 3～4 次。

（《医案验方集锦》）

胃肠神经官能症

1. 主治：胃肠神经官能症，胸腹部似有气体攻窜疼痛，胀满不适，莫可名状。

方：枳实、半夏、茯苓、泽泻、石菖蒲、赤芍各 10g，胆南星、木香、竹茹、肉桂、甘草、生姜各 5g。

加水煎沸 15 分钟，滤出药液，再加水煎 20 分钟，去渣，两煎所得药液兑匀，分服，日 1～2 剂。

（《江西中医药》1986.4）

2. 主治：胃肠神经官能症，自觉食物停滞胃脘，梗死不下。

方：龙骨、牡蛎、代赭石各 30g，白芍、党参、半夏、枳壳、大红枣、旋覆花各 10g，甘草、桂枝、吴茱萸各 5g。

煎服法同 1，日 1 剂。

3. 主治：胃肠神经官能症。

方：紫苏梗、草豆蔻、香附各 10g，乌药、公丁香、陈皮、枳实、生姜各 6g。

煎服法同 1，日 1 剂。

（以上二方摘自《黑龙江中医药》1980.6）

呕吐

1. 主治：呕吐。

方：大黄、芒硝、枳实、厚朴各 30g。

加水煎沸 15 分钟，滤出药液，再加水煎 20 分钟，去渣，两煎所得药液兑匀，频服，以吐止为期，或以药液灌肠，4 小时重复 1 次。

（《新中医》1987.2）

2. 主治：呕吐。

方：木香、大黄各 15g，芒硝 10g，甘遂 0.6g。

共为细末，每次冲服 10g，日 3～4 次。

（《上海中医药杂志》1983.4）

3. 主治：呕吐。

方：神曲、山楂各 100g，土茯苓、陈皮、厚朴、隔山撬（隔山消）各 50g。

为末，每次冲服 10g，日 2～3 次。

（成都七八五二部队）

4. 主治：呕吐。

方：黄连、紫苏梗各 10g。

加水煎，去渣，频服，日 1 剂。

（《湖南中医杂志》1987.5）

5. 主治：神经性呕吐。

方：藿香、紫苏梗、生姜各 15g。

加水煎沸 15 分钟，滤出药液，再加水煎 20 分钟，去渣，两煎所得药液兑匀，分服，日 1～2 剂。

（《人民军医》1960.11）

肠炎

1. 主治：急性肠炎，发热，恶寒，腹痛腹泻，恶心呕吐。

方：茯苓 15g，苍术、泽泻、猪苓、白术、车前子、白芍、厚朴、陈皮各 10g。

加水煎沸 15 分钟，滤出药液，再加水煎 20 分钟，去渣，两煎所得药液兑匀，分服，日 1 剂。

寒湿加荆芥、防风、藿香各 10g；湿热加葛根 15g，黄连、黄芩各 9g；暑湿加香薷、扁豆花各 10g，六一散 10g；呕吐加竹茹、半夏各 10g；食滞加莱菔子、山楂、神曲各 10g。

（《陕西中医》1989.12）

2. 主治：急性肠炎，腹痛腹泻。

方：地锦草 30g，藿香、黄芩、车前子、山楂各 15g，木香 10g，炙甘草 3g。

煎服法同 1，日 1 剂。

（《江苏中医》1988.5）

3. 主治：肠炎。

方：苍术、茯苓、金银花各 10g。

煎服法同 1，日 1 剂。

（《中医杂志》1955.9）

4. 主治：肠炎。

方：白术（煨）、石榴皮、神曲（炒）各 6g，甘草 3g。

煎服法同 1，日 1 剂。

（《江苏中医》1961.9）

5. 主治：肠炎。

方：山楂、神曲、麦芽、陈皮、茯苓、泽泻、白术各 10g，半夏、厚朴、苍术、藿香、甘草各 5g。

煎服法同 1，日 1 剂。

（《天津医药》1964.8）

6. 主治：肠炎，腹泻。

方：地肤子 30g，地榆、石榴皮各 15g。

煎服法同 1，日 1 剂。

7. 主治：肠炎，腹泻。

方：吴茱萸、肉豆蔻、炒焦小米各 60g。

为末，每次冲服 10g，日 3 次。

8. 主治：肠炎，腹泻。

方：马齿苋 60g，大蒜 15g（捣烂）。

先以马齿苋煎汤，冲服蒜泥，加红糖适量。顿服，日 2～3 次。

（以上摘自《单方验方汇集》）

9. 主治：消化不良引起的腹泻。

方：白胡椒、吴茱萸、陈皮各 10g。

共为细末，每次冲服 3g，日 3 次。

（李建国）

10. 主治：肠炎，腹泻。

方：黄连、黄芩、地榆各 30g。

共为细末，每次冲服 10g，日 3 次。

11. 主治：肠炎，腹泻。

方：鸡蛋 2 个，白矾 3g（为末）。

共搅匀，炒熟，顿食，日 2～3 次。

（以上二方济南九六五六部队供）

12. 主治：肠炎，腹泻。

方：黄药子 20g，石榴皮 10g。

共为细末，每次冲服 3g，日 2～3 次。

（昆明部队五十九医院）

13. 主治：肠炎，腹泻。

方：金樱子 10g，黄柏 20g。

共为细末，每次冲服 10g，日 3 次。

14. 主治：肠炎，腹泻。

方：地锦草 40g，马齿苋 20g，野麻草（铁苋）、凤尾草、节节花、百部各 10g。

为末，压片，每次服 3g，日 3～4 次。

（以上二方福州部队一一〇医院供）

15. 主治：慢性肠炎。

方：补骨脂、黄芪、党参各 20g，白术、茯苓各 10g，吴茱萸、肉豆蔻、五味子、石榴皮、陈皮、乌梅、附子、桂枝各6g。

煎服法同1，日1剂。

（《千家妙方》）

16. 主治：慢性肠炎。

方：党参、白术、茯苓、山药、薏苡仁、肉豆蔻、补骨脂各10g，乌梅、桔梗、甘草各6g，干姜3g。

煎服法同1，日1剂。

（《福建中医药》1988.6）

17. 主治：慢性肠炎。

方：金银花60g，罂粟壳10g。

共为细末，每次冲服10g，日3次。

（《新中医》1981.8）

18. 主治：慢性肠炎。

方：天仙子12g，赤石脂、枯矾各100g。

共为细末，每次冲服2g，日3～4次。

（《中西医结合杂志》1984.3）

19. 主治：慢性肠炎。

方：黄酒250ml，红糖50g，食醋10ml，鲜姜片20g。

加水共煎，饮其汤液，再以姜片敷脐。

（《上海中医药杂志》1983.10）

慢性结肠炎

1. 主治：慢性结肠炎，腹痛，腹泻，大便不实，形瘦，面晦暗。

方：人参、黄芪、白术、炮姜、补骨脂、当归、延胡索、木香、白芍、儿茶、赤石脂、甘草各10g。

加水煎沸15分钟，滤出药液，再加水煎20分钟，去渣，两煎所得药液兑匀，分服，日1剂。

（《辽宁中医杂志》1988.3）

2. 主治：慢性结肠炎。

方：党参、白术、五味子、补骨脂各20g，白芍、白扁豆、槐花、地榆、陈皮各15g，干姜、甘草各10g。

煎服法同1，日2剂。

（《辽宁中医杂志》1989.5）

3. 主治：慢性结肠炎。

方：石榴皮20g，白芷、黄芪各15g，木香、白术、乌梅、干姜、苦参各10g，陈皮、甘草各5g。

煎服法同1，日1剂。

（《陕西中医》1988.2）

4. 主治：慢性结肠炎，伴低热。

方：茯苓、黄芪各20g，山药、太子参各30g，白芍、葛根各9g，干姜、甘草各6g。

煎服法同1，日1～2剂。

（《四川中医》1983.6）

5. 主治：慢性结肠炎，寒热错杂。

方：薏苡仁20g，白术、白芍各12g，白头翁10g，乌梅9g，黄连、炮姜、黄柏、附子各6g，艾叶、甘草各3g。

煎服法同1，日1剂。

（《江苏中医》1986.1）

6. 主治：慢性结肠炎。

方：牡蛎30g，枳壳24g，薏苡仁、车前子各15g，炒白扁豆、山药、白术各128，党参15g，附子、木香、秦皮各9g，炮姜6g，黄连3g。

煎服法同1，日1～2剂。

7. 主治：慢性结肠炎，脾胃虚弱。

方：白术、白扁豆、车前子、白芍各10g，枳壳、木香各5g，厚朴、吴茱萸、炮姜、甘草各3g，荷叶1块。

煎服法同1，日1剂。

8. 主治：慢性结肠炎。

方：伏龙肝60g，党参、黄芪各30g，

麦门冬 15g，当归 12g，苍术、白术、陈皮、柴胡、升麻、五味子各 10g，甘草 6g。

煎服法同 1，日 1 剂。

（以上三方摘自《辽宁中医杂志》1988.3）

9. 主治：慢性结肠炎。

方：党参、白术各 12g，罂粟壳、诃子、木香、白芍各 9g，阿胶 6g（烊化），黄连、肉桂各 3g。

煎服法同 1，日 1 剂。

（《中医杂志》1985.12）

10. 主治：慢性结肠炎，腹泻。

方：铁苋菜、党参各 15g，乌梅、附子、黄柏、当归各 9g，诃子、干姜各 6g，黄连 3g。

煎服法同 1，日 1 剂。

（《天津中医学院学报》1980.4）

11. 主治：慢性结肠炎，腹泻。

方：失笑散、茯苓、海藻、秦皮各 12g，党参、白术、神曲、大腹皮、木香、白扁豆、夏枯草各 10g，柴胡 5g。

煎服法同 1，日 1 剂。

12. 主治：慢性结肠炎。

方：党参、白术、木香、白芍、防风、山楂、神曲、秦皮各 10g，陈皮、甘草各 6g，炮姜 3g。

煎服法同 1，日 1～2 剂。

13. 主治：慢性结肠炎，脾阳不振。

方：党参、炮姜、白术、茯苓、山楂、白芍各 10g，附子、黄芪、甘草、木香、防风、桂枝、大红枣各 5g。

煎服法同 1，日 1 剂。

（以上摘自《新中医》1973.5）

14. 主治：慢性结肠炎，腹泻。

方：糯米、干姜各 30g，厚朴 15g，附子 12g，肉桂、五味子、荜澄茄各 10g，大枣 20 枚，炙甘草 6g。

煎服法同 1，日 1 剂。

（《陕西中医》1986.3）

15. 主治：慢性结肠炎。

方：当归、白术各 9g，柴胡、白芍、茯苓各 10g，甘草、生姜各 6g，大枣 3 枚。

煎服法同 1，日 1 剂。

（《河南中医》1981.6）

16. 主治：慢性结肠炎。

方：山药 20g，白芍、白术、茯苓各 15g，砂仁、肉豆蔻、茯苓、罂粟壳、半夏、厚朴、栀子、人参各 10g，吴茱萸、五味子、木香、甘草、炮姜各 5g。

煎服法同 1，日 1 剂。

（《河北中医》1985.4）

17. 主治：慢性结肠炎。

方：白扁豆、山药各 15g，白术、茯苓、莲子肉、肉蔻、党参（或人参）、白芍、薏苡仁、补骨脂各 12g，吴茱萸、陈皮各 9g，砂仁、炙甘草各 6g，大枣 3 枚。

煎服法同 1，日 1 剂。

（《广西中医药》1987.6）

18. 主治：慢性结肠炎。

方：白头翁 15g，秦皮、地榆各 12g，山楂、党参、赤芍、白芍、陈皮、木香、槐花各 9g，甘草、当归各 6g，白术、炮姜各 3g。

煎服法同 1，日 1 剂。

19. 主治：慢性结肠炎。

方：党参、黄芪、白术、白芍各 12g，补骨脂、诃子各 9g，甘草、熟附子各 6g，炮姜、肉桂各 3g。

煎服法同 1，日 1 剂。

（以上二方摘自《上海中医药杂志》1984.2）

20. 主治：慢性结肠炎。

方：当归、白芍各 50g，滑石 10g，枳壳、槟榔、木香、甘草各 6g，莱菔子 3g。

煎服法同 1，日 1 剂。

（《实用中医内科杂志》1988.2）

溃疡性结肠炎

1. 主治：溃疡性结肠炎，腹痛，腹泻，脓血便，缓解、发作更迭，胸闷纳呆，短气乏力，舌淡，苔白。

方：人参10g，白术、茯苓、白扁豆、甘草、陈皮各15g，砂仁5g。

加水煎沸15分钟，滤出药液，再加水煎20分钟，去渣，两煎所得药液兑匀，分服，日1剂。

夹湿热加白头翁、黄连、连翘各10g，白芍、延胡索各5g，薏苡仁30g。另用苦参、黄芪、白及各20g，云南白药0.5g，煎汤灌肠。

2. 主治：溃疡性结肠炎，肠鸣腹泻，形寒腹冷，面白，腰酸膝软。

方：党参、白术、白芍、黄芪、黄精、枸杞子、菟丝子、木香、升麻各10g，吴茱萸、附子、肉桂各5g。

煎服法同1，日1剂。

另用党参、白及、甘草、黄芪各20g，煎汤灌肠，日1次。

3. 主治：溃疡性结肠炎，腹痛，里急后重，面晦暗，舌紫黯或有斑点。

方：当归、赤芍、桃仁、杏仁、丹参、白蔻仁、滑石、厚朴各10g，木通5g。

煎服法同1，日1剂。

另用乳香、没药、白及、莪术、丹参各20g煎汤灌肠，日1次。

（以上三方摘自《新中医》1982.10）

4. 主治：溃疡性结肠炎。

方：柴胡、枳实、黄柏、苦参各9g，白芍15g，木香、乌梅各6g，甘草3g。

煎服法同1，日1剂。

另用马齿苋15g，苦参、黄柏各9g，乌梅6g。煎汤30ml，保留灌肠，每日1次。

（《福建中医药》1986.4）

5. 主治：溃疡性结肠炎。

方：鸦胆子仁5粒，龙眼肉1个。

以龙眼肉包鸦胆子仁，吞服，日1～3剂。

（《实用中医内科杂志》1988.1）

6. 主治：溃疡性结肠炎。

方：黄芪60g，海螵蛸、赤石脂各15g，血竭、大黄各10g。

加水煎，去渣，适寒温，保留灌肠，日1剂。

（《新中医》1989.8）

7. 主治：溃疡性结肠炎。

方：朱砂7g，蜈蚣7条，白及、白术各15g，二色补血草、小蓟、地榆、铁苋菜、黄柏、千里光、虎杖、白花蛇舌草、薏苡仁、败酱草各30g。

加水煎，去渣，保留灌肠，日1剂。

8. 主治：溃疡性结肠炎。

方：煅石膏、白及、白芍各300g，焙乌梅、石榴皮各200g，党参、白术、黄芪各150g，黄连、血竭、甘草各60g，炮姜、枳壳各50g。

共为细末，每于餐前吞服4.0g。

（以上二方摘自《浙江中医杂志》1988.3）

9. 主治：溃疡性结肠炎。

方：黄连、白芍、地榆、白茅根各30g，木香、槟榔、侧柏叶炭、槐花炭、牡丹皮各10g，罂粟壳6g。

煎服法同1，日1剂。

另用黄连、黄柏、地榆、白芍各30g，三七粉末10g煎汤灌肠，日1剂。

（《河北中医》1987.6）

10. 主治：溃疡性结肠炎。

方：牛黄、麝香、珍珠、青黛各1g，红花、血竭、枯矾、白及各2g。

为末，加水、加温以淀粉为糊。每晚1剂，保留灌肠。

（《山西中医》1988.1）

11. 主治：溃疡性结肠炎。

方：黄芪、菟丝子、海螵蛸各30g，白术20g，白及、木香、赤石脂各12g，柴胡10g，三七、白矾各3g。

煎服法同1，日1剂。

偏热加黄芩、地榆炭、黄柏炭各10g；偏寒加补骨脂、肉豆蔻、五味子各10g。

（《四川中医》1988.4）

12. 主治：溃疡性结肠炎。

方：黄芪30g，柴胡、羌活、升麻、防风、葛根各12g，党参、白术、当归、陈皮、炙甘草各10g。

煎服法同1，日1剂。

（《陕西中医》1988.8）

13. 主治：溃疡性结肠炎。

方：马齿苋、苦参各30g，半枝莲20g，白及、五倍子各15g，黄连、栀子、白矾、枯矾各10g。

煎服法同1，日1剂。

（《内蒙古中医药》1988.1）

14. 主治：溃疡性结肠炎。

方：丹参、薏苡仁、黄芪各30g，党参、茯苓、赤芍、川芎、丹皮、山药、白术各15g。

煎服法同1，日1剂。

（《千家妙方》）

15. 主治：溃疡性结肠炎。

方：巴豆仁300g，蜂蜡适量。

将蜂蜡置砂锅内文火熔化，以毫针扎巴豆仁在熔蜡中蘸一下，待凉再蘸，反复两次，拔出毫针，捏闭针孔即成。

每次吞服1～7粒（由少到多，逐渐增加），日3次。

（《河北中医》1990.4）

16. 主治：溃疡性结肠炎。

方：红糖、白糖各30g，生山楂18g，白头翁、黄柏各12g，木香、枳实各10g。

煎服法同1，日1剂。

（《医案验方集锦》1990）

泄泻

1. 主治：急性泄泻，腹痛，恶心呕吐。

方：马齿苋30g，黄芩15g，蒲公英12g，藿香9g，木香6g。

加水煎沸15分钟，滤出药液，再加水煎20分钟，去渣，两煎所得药液兑匀，分服，日1～2剂。

（《新中医》1988.9）

2. 主治：急性泄泻，因夏季伤暑。

方：苦参20g。

加水煎，去渣，顿服，日1～2剂。

3. 主治：泄泻。

方：白术、车前子、诃子各15g。

煎服法同1，日1～2剂。

（《新中医》1981.7）

4. 主治：泄泻。

方：鸡内金、枯矾各50g。

共为细末，每次冲服4g，日2～3次。

（《云南中医杂志》1984.3）

5. 主治：泄泻。

方：丁香、木香各10g，肉桂6g。

为末，浸湿，装纱布袋内敷脐，日1剂。

（《中医杂志》1985.6）

6. 主治：泄泻。

方：泽泻64g（炒炭存性），车前子32g（微炒），木瓜、黄连、焦白术、炒白扁豆、山药各24g，党参、木香、砂仁、葛根各16g，桔梗9g。

共为末，每次冲服10g，日2～3g。

（《上海中医药杂志》1985.12）

7. 主治：泄泻。

方：枣树老皮适量。

焙干，为末，每次冲服 5g，日 2 ～ 3
次。

（北京四六八八部队）

8. 主治：泄泻。

方：五味子、车前子、莱菔子、吴茱
萸、黄药子各 5g。

煎服法同 1，日 1 剂。

（《湖南中医杂志》1988.4）

9. 主治：泄泻。

方：大红枣 500g（去核，烤干），山药
250g，赤石脂 150g，硫黄 20g。

共为细末，每次冲服 15g，日 2 ～ 3 次。

（《河南中医》1988.3）

10. 主治：泄泻。

方：熟地黄 30g，白术、山药、白扁
豆、炙甘草各 15g，炮姜、吴茱萸各 3g。

煎服法同 1，日 1 剂。

（《中医杂志》1988.10）

11. 主治：泄泻。

方：鲜艾叶 500g。

加水煎，洗脚，每晚 1 次。

（《广西中医药》1988.6）

12. 主治：泄泻。

方：藿香、苍术、槟榔各 10g，厚朴
6g，黄连 3g，木香 5g，地锦草、铁苋菜各
30g。

煎服法同 1，日 1 剂。

（《中医杂志》1983.8）

13. 主治：泄泻，肠有湿热。

方：滑石 24g，茯苓、白芍各 12g，猪
苓、泽泻、木通、葛根各 9g，枳壳 6g，黄连
3g。

煎服法同 1，日 1 剂。

（李建国）

14. 主治：泄泻。

方：莲子、粳米各 30g。

加水煮粥，顿食，日 3 次。

15. 主治：泄泻。

方：石榴皮适量。

焙干为末，每次服 9g，日 3 次。

（以上二方摘自《单方验方汇集》）

16. 主治：泄泻。

方：罂粟壳 10g，乌梅、大红枣各 7
枚。

加水煎，去渣，顿服，日 1 ～ 2 剂。

（《经验良方》）

17. 主治：泄泻。

方：白胡椒适量。

为末，与米饭和饼，敷脐上，日换 1
次。

（《三因方》）

18. 主治：泄泻。

方：朱砂 20g，肉桂、枯矾各 3g。

共为细末，浸湿，敷脐，日 1 ～ 2 次。

（《仁存堂方》）

19. 主治：泄泻。

方：五倍子适量。

为末，米饭为丸，每次服 5g，日 2 ～ 3
次。

（《余居士选奇方》）

20. 主治：泄泻。

方：枯矾 30g，诃子 20g。

为末，每次冲服 5g，日 3 次。

（《圣惠方》）

上消化道出血

1. 主治：上消化道出血，吐血，黑大
便。

方：代赭石粉、海螵蛸各 30g，大黄、
黄芩、牡丹皮、丹参、白及、藕节各 10g，
三七（为末，冲服）3g。

加水煎沸 15 分钟，滤出药液，再加水

煎20分钟，去渣，两煎所得药液兑匀，分服，日1～2剂。

（《新中医》1973.5）

2.主治：上消化道出血，胃脘痛，吐血。

方：海螵蛸、大黄各30g。

共为细末，装入胶囊，每次服3g，日3次。

（《中西医结合杂志》1986.11）

3. 主治：上消化道出血，面色苍白，四肢欠温，脘腹隐痛，心悸神倦，呕血便血量少。

方：海螵蛸、白及各5g。

共为末，加水加温如糊状，顿服，日1～2剂。

（《江苏中医》1983.1）

4. 主治：上消化道出血，脾气虚弱，气短懒言，吐血便血量大。

方：党参15g，黄芪12g，白术、当归、阿胶、艾叶炭各9g，炙甘草6g，炮姜炭3g。

煎服法同1，日1～2剂。

5. 主治：上消化道出血，胃热型，脘腹胀满疼痛，口干渴，吐血色暗，黑便。

方：侧柏叶、芦根各30g，生地黄、地榆、黄芩、知母各10g。

煎服法同1，日1剂，送服黄白粉（大黄1.5g，白及3g）4.5g。

6. 主治：上消化道出血，肝郁气滞，口苦胁痛，心烦喜怒，泛酸呕血，黑便量多。

方：仙鹤草、茜草各12g，柴胡、黄芩、白芍、牡丹皮、栀子、川楝子各9g。

煎服法同1，日1剂，同时冲服黄白散4.5g。

（以上三方摘自《江苏中医》1983.1）

7. 主治：上消化道出血。

方：大黄3g。

为细末，顿服，日2～3剂。

（《新中医》1983.5）

8. 主治：上消化道出血。

方：黄连10g，地榆50g，党参12g。

煎服法同1，日1～2剂，血止停服。

（《中级医刊》1983.9）

9. 主治：上消化道出血，脾胃虚弱，胃寒隐痛，喜暖喜按，心悸面白，手足欠温。

方：党参25g，蒲黄炭15g，茯苓、海螵蛸各12g，炙甘草、白术、半夏各10g，炮姜炭、五味子各5g。

煎服法同1，日1～2剂。

10. 主治：上消化道出血，胃热，吐血鲜红，舌赤，小便赤，大便秘，舌苔黄腻。

方：大黄、黄芩、侧柏叶、仙鹤草各15g，黄连5g。

煎服法同1，日1剂。

11. 主治：上消化道出血，肝气犯胃，胃脘胀闷，攻冲疼痛，连及两胁，性急躁，善怒，口干苦，目赤。

方：柴胡、栀子、黄芩、牡丹皮、枳实各15g，白芍12g，生地黄、龙胆草、甘草各5g。

煎服法同1，日1剂。

12. 主治：上消化道出血。

方：紫珠草50g，白及20g，赤石脂15g，煅花蕊石10g。

共为细末，每次冲服3g，日2～3次。

（以上四方摘自《基层医生实用手册》）

13. 主治：上消化道出血。

方：五倍子6g。

加水煎沸20分钟，去渣，分3次服，日1剂。

（《浙江中医学院学报》1987.6）

14. 主治：上消化道出血。

方：大黄3g，白及5g，三七2g，阿胶10g。

共为细末，以仙鹤草 30g 煎汤，送服 10g，日 2～3 次。

（《四川中医》1988.8）

15. 主治：上消化道出血。

方：地榆炭、仙鹤草、瓦楞子各 30g，三七、甘草各 3g。

煎服法同 1，日 2 剂。

（《湖南中医杂志》1989.4）

16. 主治：上消化道出血。

方：龙骨、牡蛎各 20g，海螵蛸、茜草、白及、地榆、白芍各 15g，桂枝、甘草各 7g。

煎服法同 1，日 1 剂。

（《湖北中医杂志》1989.1）

17. 主治：上消化道出血。

方：煅花蕊石 9g，海螵蛸 7g，甘草 6g，三七、大黄各 6g。

共为细末，每次服 10g，日 3 次。

（《广西中医药》1981.2）

18. 主治：上消化道出血。

方：白及、旱莲草各 30g，侧柏叶炭、地榆炭各 20g。

煎服法同 1，日 1 剂。

气脱加红人参 6g；血热加生地黄 15g。

（《广西中医药》1983.4）

19. 主治：上消化道出血。

方：竹茹、忍冬藤、藕节、冬瓜皮各 30g，旋覆花、栀子、半夏、陈皮、甘草、黄芩、代赭石各 10g，太子参 15g，荷叶梗、丝瓜络、生姜各 6g。

煎服法同 1，日 1 剂。

（《北京中医》1981.4）

20. 主治：上消化道出血。

方：煅花蕊石、白及各 60g，海螵蛸 40g，蒲黄炭、地榆炭各 20g，三七 10g。

为末，每次冲服 10g，日 2～3 次。

阴虚有热，以生地黄、牡丹皮、百合各 10g 煎汤冲服；脾胃虚寒，以黄芪、党参、白术各 10g 煎汤冲服；有湿热者，以白头翁、秦皮、黄芩各 10g 煎汤冲服。

（《国医论坛》1988.2）

消化道出血

1. 主治：消化道出血。

方：鲜旱莲草 50g，岗稔根、铁苋菜各 25g，甘草 16g。

加水煎沸 15 分钟，滤出药液，再加水煎 20 分钟，去渣，两煎所得药液兑匀，分服，日 1～2 剂。

（《广西中医药》1988.1）

2. 主治：消化道出血。

方：人参 9g，大黄 12g，黄精 20g，甘草 5g，生姜 3 片。

煎服法同 1，日 1 剂。

（《江西中医药》1988.5）

3. 主治：消化道出血。

方：旱莲草 30g，白及 20g，甘草 10g。

煎服法同 1，日 2～3 次。

（《民间灵验便方》）

4. 主治：消化道出血。

方：白茅根 60g（鲜），藕 60g。

加水煎，去渣，顿服，日 1～2 剂。

（《河北验方选》）

5. 主治：消化道出血。

方：黑山楂肉、芡实各 15g，莲子肉、高丽参、西洋参、茯苓、麦芽、白术、山药、薏苡仁各 12g，炙甘草 6g。

共研细末，每次冲服 10g，日 2～3 次。

6. 主治：消化道出血。

方：人参、瓦楞子各 15g，白术、石

膏、茯苓各9g，陈皮、半夏、升麻各6g，甘草5g，大红枣10枚。

煎服法同1，日1～2剂。

（以上二方摘自《医案验方集锦》）

7.主治：消化道出血，吐血，其人善怒。

方：当归、白芍各60g，炒黑荆芥穗、炒黑栀子各9g，柴胡、红花、甘草各6g。

煎服法同1，日1剂。

8.主治：消化道出血，吐血，气短乏力。

方：西洋参9g。

开水浸泡，代茶饮，日1剂。

（以上二方摘自《河北中医》1984.4）

9.主治：消化道出血，阴虚有热。

方：天门冬、麦门冬、生地黄、熟地黄各6g，川贝母、甘草、百合、当归、白芍、桔梗、玄参各3g。

煎服法同1，日1剂。

（《临证用方选粹》）

肝内结石

主治：肝内结石。

方：金钱草50g，海金沙、鸡内金各25g，黄芩、枳壳、茵陈、川楝子各15g，麦芽、甘草各10g，大黄5g。

加水煎沸15分钟，滤出药液，再加水煎20分钟，去渣，两煎所得药液兑匀，分服，日1剂。

（《中医药学报》1989.3）

肝硬化

1.主治：肝硬化，食少纳呆，腹胀，消瘦，神疲乏力，口苦。

方：赤芍、猪苓、泽泻、枳壳各20g，茵陈、丹参、白芍、山楂各30g，柴胡、牡丹皮各10g。

加水煎沸15分钟，滤出药液，再加水煎20分钟，去渣，两煎所得药液兑匀，分服，日1剂。

（《中草药土单验方选编》）

2.主治：肝硬化。

方：生地黄15g，沙参、麦芽、鳖甲、猪苓各12g，麦门冬、当归、枸杞子、郁金各9g，川楝子、丹参各6g，黄连3g。

煎服法同1，日1剂。

（《千家妙方》）

3.主治：肝硬化。

方：白花蛇舌草、半枝莲、黄芪各30g，党参、丹参、白术、当归、赤芍、白芍、鸡内金、熟地黄、枳实、枳壳、大腹皮、车前子、木香、香附各10g，三棱、莪术、桃仁、红花、甘草各5g。

煎服法同1，日1剂。

（《强化疗法临证试尝》）

4.主治：肝硬化。

方：鲤鱼1条（约500g），赤小豆500g。

将鲤鱼去鳞及内脏，与赤小豆一起加水炖熟。食其肉豆，饮其汤液。

（采自民间有效验方）

5.主治：肝硬化。

方：白茅根、冬瓜皮各30g，鸡内金、女贞子、旱莲草各15g，生地黄、白芍、白术、柏子仁、葫芦、车前子各10g。

煎服法同1，日1剂。

（《上海中医药杂志》1987.6）

6.主治：肝硬化。

方：黄芪60g，白术、苇根、葫芦巴各30g，赤芍、茯苓皮、泽泻各15g，附子、大黄、大腹皮、槟榔、枳实、地鳖虫各9g，红人参6g。

煎服法同1，日1剂。

7. 主治：肝硬化，胁痛。

方：黄芪、党参、鳖甲各 15g，五灵脂、丹参、当归、海藻各 9g，桃仁、地鳖虫、川芎各 6g，九香虫 3g，大黄 1g。

煎服法同 1，日 1 剂。

8. 主治：肝硬化。

方：柴胡、茵陈各 25g，泽泻、白术、茯苓各 15g，党参、半夏、黄芩各 12g，枳实、甘草各 10g，大黄 6g。

煎服法同 1，日 1 剂。

9. 主治：肝硬化。

方：生石膏 90g，党参、白茅根、六一散、生地黄各 30g，白芍 60g，麦门冬、石斛、山药各 15g，五味子、鸡内金、灯心各 6g。

煎服法同 1，日 1 剂。

10. 主治：肝硬化。

方：丹参 30g，桂枝、生姜、熟附子、白术、牛膝各 10g，麻黄、甘草、细辛、三棱各 6g，大枣 6 枚。

煎服法同 1，日 1 剂。

（以上五方摘自《辽宁中医杂志》1978.2）

11. 主治：肝硬化。

方：赤芍 15g，当归、桃仁、延胡索、香附、柴胡、三棱、莪术、穿山甲珠、乳香、没药各 10g，川芎、枳实各 6g。

煎服法同 1，日 1 剂。

12. 主治：肝硬化。

方：党参 30g，白术、茯苓、阿胶珠、大黄各 20g，熟附子、肉桂、牵牛子、甘遂、芫花、大戟、白芥子各 15g，大枣 60 枚（焙干）。

共为细末，每次冲服 5g，日 2～3 次。

13. 主治：肝硬化。

方：龟版 20g，生地黄、枸杞子、当归、赤芍、白芍、山楂、神曲、麦芽、党参、麦门冬、五味子各 15g，白术、郁金、丹

参、川楝子、鸡血藤、砂仁各 10g。

煎服法同 1，日 1 剂。

（以上摘自《陕西中医》1980.5）

14. 主治：肝硬化。

方：白背叶根 30g，党参、茯苓、茯苓皮、半枝莲、鳖甲各 15g，白芍、牡丹皮各 12g，白术、枳壳、陈皮各 9g。

煎服法同 1，日 1 剂。

（《新中医》1983.4）

15. 主治：肝硬化。

方：桑椹子、牡蛎、鳖甲各 50g，生地黄 40g，鸡内金 20g，党参、龟版胶、穿山甲珠、郁金、三棱、莪术各 15g，地鳖虫 10g，水蛭 5g。

煎服法同 1，日 1 剂。

（《吉林中医药》1979.3）

16. 主治：肝硬化。

方：黑豆、楮实子、大腹皮、半枝莲各 15g，泽兰、泽泻、路路通、马鞭草、海金沙各 12g，鸡内金 9g，木香、牵牛子各 6g。

煎服法同 1，日 1 剂。

（《江苏中医》1980.6）

17. 主治：肝硬化。

方：大蒜瓣 60g，砂仁 30g，猪肚 1 个。

前二味药共捣如泥，装入猪肚内缝合，加水炖熟。分次食药，并饮其汤。

（《新中医》1977.6）

18. 主治：肝硬化。

方：山楂、神曲、麦芽各 30g，茯苓 20g，太子参 15g，栀子、生姜、黄芩、旋覆花、代赭石、陈皮、半夏、甘草、枳壳、莱菔子、槟榔、竹茹各 10g。

煎服法同 1，日 1 剂。

（《北京中医》1983.6）

19. 主治：肝硬化。

方：鸡内金、白术各 9g。

为末，以白茅根 30g 煎汤送服，日

1～2 剂。

（《辽宁中医杂志》1980.3）

20. 主治：肝硬化。

方：酒炒大黄、昆布、香附、红花各 15g，三棱、莪术、青皮、陈皮、桃仁、牡蛎、乌药、赤芍、柴胡各 9g，肉桂 3g。

煎服法同 1，日 1 剂。

21. 主治：肝硬化。

方：苍术 36g，三棱、莪术、猪苓、茯苓、泽泻、牵牛子、车前子各 30g，枳壳、厚朴、大黄各 20g，淡竹叶、灯心各 9g。

煎服法同 1，日 1 剂。

22. 主治：肝硬化。

方：桃仁、大枣（焙干）、白矾、黑矾各 30g，馒头 2 个（去心）。

将白矾、黑矾捣为末，装入两个馒头内烤干，共研为细末，每次冲服 3g，日 3 次。

（以上三方摘自《医药集锦》）

23. 主治：肝硬化。

方：甲鱼 500g，独头大蒜 200g。

加水共煮熟，食鱼蒜，饮汤，日 1 剂。

（《中医杂志》1989.7）

24. 主治：肝硬化，肝大，脾大。

方：鳖甲、穿山甲各等份。

研成细末，餐后以蜂蜜调服 4g。

（《光明中医》1988.4）

肝硬化腹水

1. 主治：肝硬化腹水，虚实夹杂。

方：黄芪 60～150g，茯苓、赤芍、丹参、车前子各 30g，当归、白芍、白术、杏仁、陈皮、木瓜、泽兰、藕节、茵陈、香附各 20g，生姜 10g。

加水煎沸 15 分钟，滤出药液，再加水煎 20 分钟，去渣，两煎所得药液兑匀，分服，日 1 剂。

（《中医杂志》1985.5）

2. 主治：肝硬化腹水，肚大青筋，消瘦，疲倦乏力，小便短少，下肢浮肿。

方：白矾、大红枣、黑豆、胡桃仁各 120g。

各为细末，和匀，每次冲服 5g，日 3 次。

3. 主治：肝硬化腹水，肚大，青筋。

方：茯苓皮 15g，三棱、车前子各 9g，莱菔子、紫苏子、陈皮、大腹皮、生姜皮、大黄、鳖甲各 6g。

煎服法同 1，日 1～2 剂。

（以上二方摘自《中草药土单验方选编》1971）

4. 主治：肝硬化腹水。

方：陈皮、茯苓、香附各 25g，柴胡、枳壳、赤芍、人参、猪苓、泽泻、厚朴、黄芩、黄连各 15g，白术、知母各 10g，川芎、半夏、姜黄各 7.5g，砂仁、干姜各 5g。

煎服法同 1，日 1 剂。

（《千家妙方》）

5. 主治：肝硬化腹水。

方：金钱草、车前子、茯苓皮、大腹皮各 30g，泽泻、丹参、薏苡仁、黄芪各 25g，穿山甲珠、泽兰各 20g。

煎服法同 1，日 1 剂。

6. 主治：肝硬化腹水。

方：大黄豆 500g，青矾 50g。

以铁锅将黄豆炒焦，再以 50ml 开水将青矾溶化并倾入锅中，与黄豆搅拌，水分蒸发完毕即成。每次嚼服 30g，日 2 次，以缓泻为度。

（以上二方摘自《强化疗法临证试尝》）

7. 主治：肝硬化腹水。

方：蝼蛄 1 个（焙干），砂仁 6g。

共为细末，黄酒冲服，日 1～2 次。

（《民间灵验便方》）

8. 主治：肝硬化腹水。

方：蟾蜍 2 只（焙干），砂仁 10g，蝼蛄（焙干）10 个，陈葫芦 30g。

共为细末，黄酒冲服 6g，日 2 ～ 3g。

9. 主治：肝硬化腹水。

方：玉米须 60g，赤小豆 30g，冬瓜子 15g。

煎服法同 1，日 1 ～ 2 剂。

（以上二方摘自《单方验方汇集》）

10. 主治：肝硬化腹水。

方：苍术、白术、川牛膝、怀牛膝、防己、大腹皮各 30g。

煎服法同 1，日 1 剂。

（《中医药学报》1989.3）

11. 主治：肝硬化腹水。

方：当归、槟榔、白人参、丹参、大腹皮各 30g，三棱、莪术、鳖甲各 20g，吴茱萸、大戟、商陆各 15g，大黄、桃仁、赤芍、郁金、青皮、甘遂、芫花各 10g，木香 8g，麦芽 50g。

为末，每次冲服 2g，日 2 ～ 3 次。

腹胀加莱菔子 20g，枳壳、厚朴各 10g；大便秘结加番泻叶 10g；尿少加泽泻 10g；肝脾肿大，质坚硬加穿山甲珠、牡蛎各 10g。

（《中国医药学报》1988.4）

12. 主治：肝硬化腹水。

方：山药、白芍各 100g，生甘草 50g。

煎服法同 1，日 1 剂。

（《辽宁中医杂志》1982.8）

13. 主治：肝硬化腹水。

方：甘遂 100g。

为末，每次冲服 0.1g，视病人体质、病情逐渐增加至 0.6g，冲服，日 2 次。

（《新中医》1988.8）

14. 主治：肝硬化腹水。

方：藏红花、血竭、桃仁、川芎、当归

各 30g，麝香 3g。

为细末，每次冲服 5g，日 3 次。

（《光明中医》1988.5）

15. 主治：肝硬化腹水。

方：甘遂、芫花、大戟各等份。

为末，枣肉和丸，每次服 2g，日 3 次。

（《中草药土单验方选编》1971）

16. 主治：肝硬化腹水。

方：大田螺 1 个，雄黄 3g，甘遂末 3g，麝香 0.3g。

共捣如泥，敷脐，日 1 次。

（《医学纲目》）

肝性昏迷

1. 主治：有急慢性肝炎病史，逐渐出现定向障碍，谵妄，狂躁，嗜睡，乃至昏迷。

方：夜交藤 30g，黄芪、赤芍、白芍、茵陈各 15g，当归、藿香、佩兰叶、杏仁、橘红、郁金、远志、石菖蒲各 10g，黄连 5g，琥珀粉末、羚羊角粉末各 1g（冲服）。

加水煎沸 15 分钟，滤出药液，再加水煎 20 分钟，去渣，两煎所得药液兑匀，分服，日 1 剂。

（《千家妙方》）

2. 主治：肝昏迷。

方：黄芪、丹参、虎杖各 15g，碧玉散 30g，茯苓、皂角刺各 12g，附子、路路通、地鳖虫各 9g，干姜 3g，合成牛黄 1.5g（冲服）。

煎服法同 1，日 1 剂。

（《全国名老中医验方选编》）

3. 主治：肝昏迷。

方：柴胡、赤芍、白芍、香附、栀子、连翘各 15g，川楝子、当归、枳壳各 9g，薏苡仁、车前子各15g，碧玉散30g，人工合成的牛黄2g（研，冲服）。

煎服法同1，日1剂，不能口服则鼻饲。同时静脉滴注醒脑静注射液16ml，日2次。

（《黑龙江中医药》1979.3）

肝癌

1. 主治：肝癌胁痛，食少，右上腹肿块。

方：生铁片30g（醋淬），鳖甲20g，半枝莲、厚朴各10g，三棱、莪术、桃仁、杏仁各9g，大黄、苍术、赤芍各6g，沉香3g。

加水煎沸15分钟，滤出药液，再加水煎20分钟，去渣，两煎所得药液兑匀，分服，日1剂。

（《河北中医》1984.5）

2. 主治：肝癌疼痛，上腹肿块。

方：大黄、姜黄、黄柏、皮硝、芙蓉叶各50g，冰片、南星、乳香、没药各20g，雄黄30g，天花粉10g。

共为细末，水调如糊，敷患处，日1次。

（《浙江中医杂志》1983.3）

3. 主治：肝癌、胰腺癌晚期疼痛。

方：雄黄、白矾、青黛、皮硝、乳香、没药各60g，血竭30g，冰片10g。

共为细末，猪胆汁、食醋各半调成糊状，外敷患处，日换1次。

（《黑龙江中医药》1986.6）

4. 主治：肝癌。

方：水红花子30g，牡丹皮、甘草、茜草各10g，桂枝、砂仁各5g。

煎服法同1，日1剂。

黄疸加茵陈、姜黄、郁金、鸡内金各10g；肝脾肿硬加柴胡、三棱、莪术各10g。

（《医药集锦》）

5. 主治：肝癌。

方：金银花30g，土茯苓、白芍、当归各20g，栀子10g。

煎服法同1，日1剂，日服犀黄丸2粒。

（承德医专附院）

6. 主治：原发性肝癌，面色晦暗，乏力，纳差，便溏，右胁部不适。

方：黄芪、鸡血藤各30g，党参、白术、白芍、丹参各15g，赤芍、红花、五灵脂各10g（党参、五灵脂合用，补气活血）。

煎服法同1，日1剂。

（《江苏中医杂志》1989.7）

7. 主治：肝癌。

方：紫石英、姜黄、三棱各12g，人参、延胡索、木香、茯苓、苍术、穿山甲珠、乳香、没药各9g，琥珀、马宝、当归、麝香、沉香、雄黄、川芎、食盐各6g，附子3g，肉桂、猴枣各2g。

共为细末，炼蜜为丸，每次服6g，日2次。

（田凤鸣）

8. 主治：肝癌。

方：豨莶草90g，白花蛇舌草60g，半枝莲30g，黄芪24g，当归、栀子、延胡索、金银花、黄芩各15g，大黄6g。

煎服法同1，日1剂。

（张成运）

9. 主治：肝癌，胆癌，胰头癌。

方：生半夏、柑橘叶、过路黄各30g，大黄、柴胡各9g。

煎服法同1，日1剂。

（以上摘自《实用抗癌药物手册》）

10. 主治：原发性肝癌。

方：老鸦柿根60g，四季菜30g，一枝黄花20g，七叶一枝花15g，金锦香12g，马尾黄连9g。

煎服法同1，日1剂。

（《肿瘤要略》）

11. 主治：肝癌。

方：水蛭、僵蚕、蟑螂、全蝎、蝙蝠、蜈蚣、五灵脂各等份。

共为细末，每次服3g，日2次。

（《草药手册》）

12. 主治：原发性肝癌。

方：水红花子、益母草、黄精各30g，郁金、白术各15g，青皮、陈皮各12g。

煎服法同1，日1剂。

（浙江中医研究院）

13. 主治：肝癌。

方：龙葵60g，夏枯草、金银花各15g，十大功劳叶9g。

煎服法同1，日1剂。

（南昌市第一医院）

14. 主治：肝癌。

方：虎杖、党参、金银花、紫金牛、龙胆草、苦参、白芷、皂角刺各25g。

煎服法同1，日1剂。

（《肿瘤临证备要》）

15. 主治：肝癌，胰腺癌，胆囊癌，黄疸，身热，腹痛。

方：金银花12g，对坐草、三白草、茵陈、白茅根、仙鹤草各15g，黄芩、栀子、大黄、延胡索、川楝子各9g。

煎服法同1，日1剂。

16. 主治：肝癌，胰头癌。

方：菊花60g，青黛、人工牛黄各12g，紫金锭6g。

共为细末，每次冲服3g，日3次。

（以上二方安徽省人民医院供）

17. 主治：肝癌后期，气血不足。

方：黄芪、女贞子、桑寄生各30g，猪苓、旱莲草各20g，党参、生地黄、淫羊藿各15g，白术、枸杞子、山药、山茱萸各10g。

煎服法同1，日1剂。

（《肿瘤临证备要》）

18. 主治：肝癌。

方：喜树根皮60g，忍冬藤30g，蛇果草、龙葵各15g。

煎服法同1，日1剂。

（《验方选编》）

19. 主治：肝癌。

方：紫草125g，大黄75g，石膏、白矾各50g，蜈蚣、全蝎、马钱子各30g，五倍子97g，黑矾24g，铅丹、青黛各18g，乳香、没药各15g，冰片、白及各9g。

共为细末，桐油调膏，外敷肝区。

（《常见肿瘤的防治》）

20. 主治：肝癌。

方：槟榔、砂仁、草豆蔻各24g，地鳖虫、壁虎、沉香各15g，木香12g。

为末，每次冲服5g，日3次。

（《湖南中草药单方验方选编》）

21. 主治：肝癌。

方：薏苡仁、石见穿、半枝莲、半边莲各30g，小叶金钱草60g，白玉簪花15g。

煎服法同1，日1剂。

（《常见肿瘤的防治》）

22. 主治：肝癌。

方：干燥的蟾蜍皮适量。

研末，压片，每次0.5g，日4～6次。

（《青海常见肿瘤的防治》）

23. 主治：肝癌。

方：白花蛇舌草、半枝莲各60g，芦根30g，青铁树叶、红铁树叶各9g。

煎服法同1，日1剂。

（《中医学新编》）

24. 主治：肝癌。

方：牡蛎30g，穿山甲珠15g，地龙12g，川楝子、郁金、槐仁、红花各9g，常山、牡丹皮各6g。

煎服法同1，日1剂。

（《肿瘤要略》）

25. 主治：肝癌。

方：鲤鱼1条（约500g），绿矾30g（研末）。

将鲤鱼剖腹去内脏，装入绿矾，缝合，置炉旁煨干，为末。每次服50g，日3次。

（《上海中医药杂志》1988.4）

肝脏血管瘤

主治：肝脏血管瘤。

方：黄芪、土茯苓各30g，党参、蜀羊泉各20g，生地黄、何首乌、紫草、丹皮、赤芍、白芍、川楝子、延胡索、淫羊藿、黄柏、知母各12g，刘寄奴、田基黄、平地木、荷包草各15g。

加水煎沸15分钟，滤出药液，再加水煎20分钟，去渣，两煎所得药液兑匀，分服，日1剂。

（《上海中医药杂志》1988.10）

急性出血性小肠炎

1. 主治：急性出血性小肠炎，突然发病，发热，腹痛，腹胀，呕吐，下痢败腐腥臭之血便，阵发腹痛。

方：葛根、黄连、黄芩、地榆、赤芍、白芍、枳壳、赤茯苓、赤小豆、荷叶炭各10g。

加水煎沸15分钟，滤出药液，再加水煎20分钟，去渣，两煎所得药液兑匀，分服，日1～2剂。

2. 主治：急性出血性小肠炎，剧烈腹痛，拒按，下利不畅，无矢气。

方：桃仁、当归、白芍、赤芍各15g，大黄10g，芒硝6g（研，冲）。

煎服法同1，日1剂。

3. 主治：急性出血性小肠炎，腹痛，腹泻，面色苍白，额汗如珠，四肢厥冷。

方：人参10g，黄芪20g，附子、白术、生地黄、地榆、黄芩、升麻各10g，甘草5g。

煎服法同1，日1～2剂。

4. 主治：急性出血性小肠炎，面白神疲，隐隐腹痛，腹胀，食少，纳呆，为后期阶段。

方：葛根、苍术、石斛、陈皮、党参、茯苓、山药、白术、山楂、莲肉、神曲、甘草各10g。

煎服法同1，日1剂。

（以上四方摘自《辽宁中医杂志》1984.3）

急性坏死性小肠炎

1. 主治：急性坏死性小肠炎，突然发病，发热，腹痛，腹泻，脱水。湿热蕴结则见黏液血便，里急后重。

方：白头翁15g，秦皮、黄柏、车前子、枳壳各10g，黄连、木香各6g。

加水煎沸15分钟，滤出药液，再加水煎20分钟，去渣，两煎所得药液兑匀，分服，日1～2剂。

2. 主治：急性坏死性小肠炎，气滞血瘀，下午及夜间发热较著，口干，腹痛拒按，舌色紫黯。

方：丹参12g，当归、赤芍各10g，三七3g（研，冲），乳香、没药各6g，金银花、白头翁各15g，薏苡仁30g，党参20g，甘草3g，大黄5g。

煎服法同1，日1剂。

3. 主治：急性坏死性小肠炎，阳气虚弱，心悸乏力，气短懒言，腹泻，腹痛，腹胀，便下脓血，四肢欠温。

方：党参、黄芪各20g，牡丹皮、当归、赤芍各15g，川芎、木香各10g，肉桂4g，桃仁、白芷、薏苡仁各15g，川芎6g，荷叶6g。

煎服法同1，日1剂。

（以上三方摘自《湖南中医学院学报》1987.2）

4. 主治：急性坏死性小肠炎，满腹压痛，拒按，日泻10余次，如赤豆汤，或如西瓜水，特殊腥臭，痛苦表情，烦躁不安，呼吸急促，口干，发热，呕吐，白细胞升高，大便潜血。

方：大黄10g，芒硝6g（冲），桃仁、红花各10g，黄连、黄芩、金银花各15g，桂枝、枳实、莱菔子各10g。

煎服法同1，日1剂。

烦躁不安加犀角6g（冲），七叶一枝花、蒲公英各20g；舌苔黄厚腻加茵陈、佩兰各10g，薏苡仁20g；口干渴加葛根、石斛各10g。

（《中医杂志》1984.2）

5. 主治：急性坏死性小肠炎，突然腹痛，腹泻，大便为红色水样，腹痛拒按，腹胀。

方：白头翁、秦皮、金银花、赤小豆、鸡血藤各30g，白芍18g，地榆、当归各12g，甘草、黄连各5g，三七末3g（冲）。

煎服法同1，日1剂。

初期，正气未衰加大黄、厚朴各10g；病较久，正气虚弱加人参10g；下血不止，面色㿠白加阿胶珠20g，赤石脂30g，

干姜5g；有蛔虫加蜀椒、乌梅各15g。

（《千家妙方》）

肠结核

1. 主治：肠结核，右下腹或脐周阵发性绞痛，伴明显肠鸣，腹泻、便秘交替出现，消瘦，食少纳呆。

方：薏苡仁、沙参、山药各30g，百合、六月霜各24g，诃子、肉豆蔻、石榴皮各20g，百部、白扁豆、肉桂、茜草各15g，大蓟、小蓟各10g。

加水煎沸15分钟，滤出药液，再加水煎20分钟，去渣，两煎所得药液兑匀，分服，日1剂。

（《强化疗法临证试尝》）

2. 主治：肠结核。

方：紫皮大蒜适量。

第1疗程10天，每次与餐同食大蒜25g。第2疗程20天，每次与餐同食大蒜20g。第3疗程30天，每次与餐同食大蒜15g。第4疗程12个月，每次与餐同食大蒜10g。

（《黑龙江中医药》1989.4）

3. 主治：肠结核。

方：党参、黄芪、白术、半夏、沉香曲各9g，陈皮、枳壳、香附、香橼各5g，升麻、木香、甘草各3g，炮姜1g。

煎服法同1，日1剂。

（《辽宁中医杂志》1979.6）

4. 主治：肠结核。

方：沙参、沙氏鹿茸草（六月霜）各30g，薏苡仁、山药各24g，百合、百部、白扁豆各20g，茜草15g，大熟地10g，甘草5g。

煎服法同1，日1剂。

（《千家妙方》）

急性胆囊炎

1. 主治：急性胆囊炎，常在饱餐之后，脘腹剧烈疼痛，恶心，呕吐，腹胀，可有发热。

方：柴胡18g，生姜19g，大黄、白芍、枳实、黄芩、半夏、郁金各9g。

加水煎沸15分钟，滤出药液，再加水煎20分钟，去渣，两煎所得药液兑匀，分服，日1～2剂。

（《千家妙方》）

2. 主治：急性胆囊炎，腹痛，呕吐。

方：泥鳅适量。

焙干，研末，每次冲服9g，日3次。

对肝炎、黄疸也有很好的治疗作用。

3. 主治：急性胆囊炎。

方：蒲公英90g。

加水煎，去渣，顿服，日1～2剂。

（以上二方摘自《单方验方汇集》）

4. 主治：急性胆囊炎。

方：大黄30g，芒硝10g（冲），虎杖20g，枳壳、厚朴、柴胡、黄芩、枳实、槟榔、木香、郁金、鸡内金各10g。

煎服法同1，日1剂。

（《强化疗法临证试尝》）

5. 主治：急性胆囊炎。

方：大黄45g，白芍60g。

加水煎，去渣，频服，以缓泻为度。日2次。

（《河北中医》1989.2）

6. 主治：急性胆囊炎。

方：大黄、芒硝各30g。

共为细末，每次服10g，日3次。

（《河北验方选》）

急性胆道感染

1. 主治：急性胆道感染，右胁下胀痛，有时绞痛，纳差，厌油腻，恶心，呕吐。

方：柴胡、枳壳各12g，黄芩、郁金、川楝子、赤芍、白芍、乳香、没药各9g，木香6g，甘草3g，金钱草30g。

加水煎沸15分钟，滤出药液，再加水煎20分钟，去渣，两煎所得药液兑匀，分服，日1剂。

2. 主治：急性胆道感染，疼痛较著，寒热往来，口苦咽干，不思饮食，大便秘，发黄。

方：黄芩、柴胡、枳壳、半夏、大黄各9g，金银花、金钱草、败酱草、连翘、薏苡仁各30g，丹参20g。

煎服法同1，日1剂。

3. 主治：急性胆道感染，胆道梗阻，痉挛，感染化脓，持续高热，腹痛拒按，大便秘，小便赤，舌红，苔黄。

方：金钱草、金银花、连翘各30g，芒硝15g（冲），枳壳12g，栀子、黄芩、柴胡、半夏、赤芍、木香、大黄各9g。

煎服法同1，日1～2剂。

（以上三方摘自《陕西中医学院学报》1987.2）

4. 主治：急性胆道感染，高烧。

方：金银花、蒲公英各50g，赤芍40g，茵陈、连翘各30g，枳实、大黄各15g，柴胡、甘草各10g。

煎服法同1，日1剂。

里热炽盛加黄连10g；肝胆湿热加栀子、龙胆草、芦荟各10g；腹满加厚朴、木香各10g；湿盛去大黄、芒硝，加薏苡仁20g，苍术、白术各10g；恶心呕吐加半夏、竹茹各10g；血虚加黄芪、当归各15g；气虚加党参、黄芪各15g；腹泻去大黄、芒硝，加茯苓、白术、党参各 10g，干姜 5g；疼痛甚加延胡索、白芍、香附各 10g，两胁痛加川楝子、延胡索各 10g；胆结石加鸡内金、金钱草各 15g；食少纳呆加山楂、神曲、麦芽各 15g。

（《上海中医药杂志》1989.6）

5. 主治：急性胆道感染。

方：金钱草 40g，白芍、丹参各 20g，柴胡、黄芩、大黄、海金沙各 15g，枳实、海浮石各 12g。

煎服法同 1，日 1 剂。

（《湖北中医杂志》1989.1）

慢性胆囊炎

1. 主治：慢性胆囊炎，右胁及上腹部疼痛，恶心呕吐，食少纳呆，大便干，小便黄，厌食油腻，或有寒热。

方：茵陈、连翘、大青叶、金银花各 15g，延胡索、青蒿、柴胡、川楝子各 12g，栀子、青黛、黄芩各 10g。

加水煎沸 15 分钟，滤出药液，再加水煎 20 分钟，去渣，两煎所得药液兑匀，分服，日 1～2 剂。

急性发作加大黄、龙胆草各 9g；有胆石存在加金钱草，海金沙各 15g；胆道有蛔虫加乌梅、槟榔、蜀椒、细辛各 10g；食少纳呆加山楂、神曲、麦芽、鸡内金各 10g；腹胀满呕吐加青皮、枳壳、半夏、佛手各 10g；胁背肩痛加木香、郁金、姜黄各 10g；右上腹刺痛加蒲黄、五灵脂各 10g；病程长，肝区疼痛加当归、白芍、生地黄各 10g；黄疸加栀子 15g，并加重茵陈用量。

（《新中医》1988.11）

2. 主治：慢性胆囊炎。

方：白芍 20g，柴胡、黄芩、丹参、延胡索、连翘各 15g，甘草 5g。

煎服法同 1，日 1 剂。

气滞胆热加龙胆草、栀子、蒲公英、金钱草各 15g；大便秘加大黄 9g。

（《黑龙江中医药》1988.2）

3. 主治：慢性胆囊炎。

方：鲜牛胆 2 枚，黑豆 100g，郁金、半夏、枳壳、木香、白术各 30g。

将药物装入牛胆，待胆汁渗完，焙干，为末，每次冲服 5g，日 3～4 次。

（《新中医》1988.5）

4. 主治：慢性胆囊炎。

方：白术 12g，白芍、陈皮各 10g，防风 6g。

煎服法同 1，日 1～2 剂。

胁痛加川楝子、延胡索、橘络各 10g；有热加金钱草 30g，柴胡 12g；呕吐加竹茹、半夏各 10g，黄疸加茵陈 30g，郁金 12g；纳呆加神曲、麦芽各 20g。

（《辽宁中医杂志》1988.7）

5. 主治：慢性胆囊炎。

方：金钱草 30g，鸡内金、海金沙各 15g，虎杖、槟榔、莱菔子、半夏、当归、皂角刺、威灵仙、茵陈各 10g，大黄、甘草各 5g。

煎服法同 1，日 1 剂。

（《强化疗法临证试尝》）

6. 主治：慢性胆囊炎。

方：苦菜、蒲公英各 30g。

加水煎，去渣，顿服，日 1～2 剂。

7. 主治：慢性胆囊炎。

方：玉米须 60g，茵陈 30g，栀子、郁金各 15g。

煎服法同 1，日 1 剂。

（以上二方摘自《单方验方汇集》）

胆囊炎

1. 主治：胆囊炎，右上腹疼痛。

方：威灵仙60g，金钱草、郁金、金银花各40g，大黄30g，姜黄20g，黄芩、鸡内金各15g。

加水煎沸15分钟，滤出药液，再加水煎20分钟，去渣，两煎所得药液兑匀，分服，日1～2剂。

2. 主治：胆囊炎。

方：白芍100g，柴胡、黄芩、郁金、牡丹皮各50g，大黄、枳实、半夏各40g，干姜30g。

煎服法同1，日1剂。

（以上二方摘自《中医杂志》1986.5）

3. 主治：胆囊炎。阵发性胆绞痛，向背部放散，恶心呕吐。墨菲征阳性。

方：败酱草、板蓝根、蒲公英、金银花各90g，茵陈15g，柴胡、栀子、龙胆草、知母、白芍、郁金各10g。

煎服法同1，日1剂。

（邯郸市中医院）

4. 主治：胆囊炎。

方：茵陈、柴胡、栀子各15g，龙胆草、木通、泽泻、黄芩、半夏、生姜、木香、白芍、大黄、延胡索各9g。

煎服法同1，日1剂。

（滦县医院）

5. 主治：胆囊炎，黄疸，上腹疼痛。

方：生地黄30g，牡丹皮、白芍、粳米各15g，犀角、知母、甘草、黄连、黄芩、黄柏、枳实、大黄各10g，栀子15g，生石膏30g。

煎服法同1，日1剂。

（《中医杂志》1979.10）

6. 主治：胆囊炎，胆道阻塞，身目俱黄，腹痛拒按，日晡潮热，口苦，烦躁，大便干。

方：茵陈30g，大黄、蒲公英、柴胡、栀子、黄芩各15g，川楝子、延胡索、枳实、车前子、青黛、木通各10g。

煎服法同1，日1剂。

（《新中医》1977.5）

7. 主治：胆囊炎。

方：龟版30g，枸杞子、生地黄、麦门冬、石斛各15g，桑椹子、知母、西洋参各10g，甘草5g。

煎服法同1，日1剂。

（《安徽中医学院学报》1983.2）

8. 主治：胆囊炎。

方：大金钱草45g，金银花、柴胡、郁金、白芍各15g，连翘、七叶一枝花、鸡内金、菖蒲、五灵脂各9g，没药3g。

煎服法同1，日1剂。

（《陕西中医》1979.4）

9. 主治：胆囊炎。

方：柴胡、枳实、赤芍、甘草、木香、黄芩、黄连、大黄、玄明粉、延胡索、郁金、川楝子各10g。

煎服法同1，日1剂。

（《广西中医药》1981.5）

10. 主治：胆囊炎。

方：吴茱萸、木香各5g，香附、紫苏梗、郁金、川楝子、延胡索、郁李仁各9g，玄明粉5g（冲），干姜3g。

煎服法同1，日1剂。

（《陕西中医》1977.3）

11. 主治：胆囊炎。

方：生地黄、石斛、当归、黄芩各15g，白茅根、芦根各20g，白芍、竹茹、通草、甘草各10g。

煎服法同1，日1剂。

（《辽宁中医杂志》1983.6）

12. 主治：胆囊炎。

方：金钱草、柴胡、枳壳、赤芍、白芍、

平地木、板蓝根各 30g，大黄、甘草各 5g。

煎服法同 1，日 1 剂，同时冲服芒硝、绿矾各 0.3g，日 2 次。

（《上海中医药杂志》1984.3）

13. 主治：胆囊炎。

方：代赭石、旋覆花、牡蛎、虎杖、蒲公英各 30g，柴胡、郁金、川楝子、麦芽、竹茹、半夏、泡参各 10g。

煎服法同 1，日 1 剂。

（《四川中医》1986.4）

14. 主治：胆囊炎。

方：郁金、茵陈、栀子、龙胆草、金银花、连翘各 20g，柴胡、香附、枳壳、苦参各 15g。

煎服法同 1，日 1 剂。

（《吉林中医药》1980.3）

15. 主治：胆囊炎。

方：红藤乌叶根、七叶莲各 15g。

加水煎，去渣，顿服，日 1 ～ 2 剂。

（昆明部队某部）

胆汁淤积症

主治：胆汁淤积症，黄疸。

方：赤芍 80g，丹参、葛根各 40g，茜草 20g。

加水煎沸 15 分钟，滤出药液，再加水煎 20 分钟，去渣，两煎所得药液兑匀，分服，日 1 剂。

（《中医杂志》1988.8）

胆石症

1. 主治：胆石症，肝胆湿热，往来寒热，胸胁苦满，胁痛掣背，厌食油腻，尿黄。

方：金钱草、海金沙、鸡内金各 15g，柴胡、枳实、半夏、大黄、白芍各 10g，甘草 5g。

加水煎沸 15 分钟，滤出药液，再加水煎 20 分钟，去渣，两煎所得药液兑匀，分服，日 1 ～ 2 剂。

2. 主治：胆石症，肝郁脾虚，身倦乏力，食少腹胀，胁隐痛，大便不实。

方：党参、白术、茯苓、木香、砂仁、柴胡、白芍各 15g，金钱草 20g，海金沙、鸡内金各 10g，甘草 5g。

煎服法同 1，日 1 剂。

3. 主治：胆石症，少阳郁结，午后低热，胁痛胀满，口苦咽干，喜呕，厌油。

方：柴胡 30g，黄芩、半夏、陈皮、青皮、枳壳、厚朴、金钱草、海金沙、鸡内金各 15g，甘草 5g。

煎服法同 1，日 1 剂。

胁痛久不愈，舌质黯加桃仁、红花、威灵仙各 10g；热象明显加蒲公英、紫花地丁各 20g；结石超过 1.5mm 加海藻 20g。

（以上三方摘自《山东中医学院学报》1986.1）

4. 主治：胆石症。

方：金钱草 20g，芒硝 15g（兑服），白芍、大黄各 12g，柴胡、枳实、黄芩、半夏各 10g，甘草 3g。

煎服法同 1，日 1 剂。

肝胆湿热加茵陈、栀子、车前草各 15g；肝气郁滞加木香、青皮、郁金各 10g；气滞血瘀加桃仁、红花、延胡索各 10g。

（《贵阳中医学院学报》1986.2）

5. 主治：胆石症。

方：金钱草 30g，茵陈 20g，柴胡 158，郁金 12g，大黄、姜黄各 10g，鸡内金 6g。

煎服法同 1，日 1 剂。

气滞加枳壳、川楝子、延胡索、青皮、陈皮各 10g；湿热加红藤 30g，龙胆草5g，玄明粉10g；血瘀加桃仁、红花、三棱、莪术各10g；脾虚减大黄用量，加党参、黄芪、苍术、白术各10g，肉桂6g。

（《新中医》1989.7）

6. 主治：胆石症。

方：金钱草30g，滑石20g，柴胡、虎杖、丹参、山楂各15g，黄芩、连翘、红花、玄明粉（冲）各10g。

煎服法同1，日1剂。

黄疸加茵陈、栀子、大黄各10g；胁痛加延胡索、木香各10g，乳香、没药各5g；湿重加苍术、厚朴、陈皮各10g；热重加板蓝根、生石膏各20g；气虚加党参、白术各10g；津少口干加沙参、麦门冬各10g。

（《四川中医》1986.7）

7. 主治：胆石症。

方：金钱草60g，橘核30g，鸡内金、怀牛膝各25g，郁金、川楝子、枳壳、大黄、延胡索各20g，三棱、莪术各15g。

煎服法同1，日1剂。

（《实用中医内科学》）

8. 主治：胆石症。

方：虎杖30g，茵陈26g，玉米须20g，黄芩、木香、郁金各15g。

煎服法同1，日1剂。

（《上海中医药杂志》1988.1）

9. 主治：胆石症。

方：威灵仙60g。

加水煎，去渣，分服，日1剂。

（《河南中医》）1987.6）

10. 主治：胆石症。

方：①金钱草30g，海金沙、鸡内金各15g，枳实、枳壳、厚朴、槟榔、木香、郁金、芒硝（冲）各10g。

煎服法同1，日1剂，连服3剂，改服下方。

②黄芪、白术各20g，人参、升麻、柴胡、当归、赤芍、陈皮、茯苓各10g。

煎服法同1，日1剂。服3剂，再改服①方。

（《强化疗法临证试尝》）

11. 主治：胆石症。

方：鱼头石30g（打碎），冬葵子、茵陈、白芍、鸡骨草、陈皮各15g。

煎服法同1，日1剂。

（《中医验方汇选》）

12. 主治：胆石症。

方：茵陈、鹅不食草、金钱草、蒲公英各15g，柴胡、延胡索、川楝子、黄芩、郁金各10g，通草3g。

煎服法同1，日1剂。

（《千家妙方》）

13. 主治：胆石症。

方：全瓜蒌、牡蛎各30g，柴胡、龙胆草、桂枝、乌药各15g，吴茱萸、干姜、甘草各5g。

煎服法同1，日1剂。

14. 主治：胆石症。

方：生地黄、沙参、麦门冬、石斛各20g，乌梅、白芍、柴胡、茵陈各10g，金钱草30g，升麻5g。

煎服法同1，日1剂。

（以上二方摘自《浙江中医杂志》1987.6）

15. 主治：胆石症。

方：川芎、苍术、神曲、香附、栀子、木香、枳壳、黄芩、茵陈、大黄（为末，冲）各20g。

煎服法同1，日1剂。

（《福建中医药》1986.5）

16. 主治：胆石症。

方：金钱草60g，蒲公英30g，枳实、浙贝母、郁金、枳壳、白芍、玫瑰花各10g。

煎服法同1，日1剂。

（《广西中医药》1987.3）

17. 主治：胆石症。

方：附子、党参、郁金各 10g，大黄（后下）15g，代赭石 20g，细辛 5g。

煎服法同 1，日 1 剂。

（《浙江中医学院学报》1988.4）

18. 主治：胆石症。

方：金钱草、茵陈、威灵仙各 30g，郁金、大黄、枳壳、柴胡、青皮、木香各 12g，姜黄、甘草各 5g。

煎服法同 1，日 1 剂。

（《浙江中医学院学报》1988.4）

19. 主治：胆石症。

方：当归、桂枝、赤芍、白芍各 9g，细辛、吴茱萸、甘草、蜀椒、木通各 3g，半夏 6g，生姜 3 片，大红枣 3 枚。

煎服法同 1，日 1 剂。

（《中医杂志》1975.10）

胆道残余结石

1. 主治：胆道残余结石。

方：大叶金钱草、槟榔各 30g，海金沙、白芍各 20g，鸡内金、郁金、大黄、柴胡、地鳖虫各 10g，甘草 5g。

加水煎沸 15 分钟，滤出药液，再加水煎 20 分钟，去渣，两煎所得药液兑匀，分服，日 1 剂。

（《浙江中医杂志》1987.9）

2. 主治：手术后胆道残余结石。

方：大黄 20g（后下），木香、枳壳、郁金各 15g，柴胡 12g，黄芩、白芍各 10g，芒硝 6g（冲服），金钱草 30g。

煎服法同 1，日 1 剂。

痛剧加川楝子、延胡索各 10g；热重加黄连 10g，金银花、紫花地丁各 20g；恶心呕吐加半夏、竹茹各 10g；纳呆，舌苔腻

加鸡内金、莱菔子、砂仁、藿香、佩兰叶各 10g；便秘加重大黄、芒硝用量；便溏去芒硝、大黄，加白术、茯苓各 20g。

（《中医杂志》1984.5）

3. 主治：胆道残余结石。

方：大叶金钱草、玉米须、白花蛇舌草各 30g，虎杖 24g，枳壳、郁金各 12g，鸡内金、木香各 9g，大黄 6g（后下）。

煎服法同 1，日 1 剂。

（《中成药研究》1985.5）

胆石症并发胆囊炎

1. 主治：胆石症并发胆囊炎，呕吐，厌食，胁痛掣背，发热。

方：金银花、大黄、金钱草、茵陈、大青叶、知母、白芍、柴胡、皮硝各 30g，木香 5g，黄芩 15g。

为末，压片，每次服 10g，日 3～4 次。

（空军医院）

2. 主治：胆石症并发胆囊炎。

方：金钱草 100g，郁金、枳壳各 10g，木香 5g（后下）。

加水煎，去渣，分 2 次服，日 1 剂。

（《黑龙江中医药》1986.1）

3. 主治：胆石症并发胆囊炎。

方：瓦楞子、延胡索、柴胡、黄连、雷丸、龙胆草、丹参、槟榔、吴茱萸、木香各 7g，火麻仁、使君子仁、茵陈、香橼各 9g，砂仁、鸡内金、海藻各 4g，金钱草、桃仁各 14g。

共为细末，蜜丸，每次 10g，日 3 次。

（新疆部队某部门诊部）

4. 主治：胆石症并发胆囊炎。

方：蒲公英、紫花地丁、金银花、连翘、牡丹皮、赤芍、柴胡各 10g，甘草 5g。

加水煎，分2次服，日1～2剂。

（田凤鸣）

胆石症并发胆道出血

1. 主治：胆结石并发胆道出血。

方：赤小豆、金钱草各15g，茵陈、连翘、茯苓、猪苓、厚朴、佛手各10g，甘草5g，大黄末5g（冲服）。

加水煎沸15分钟，滤出药液，再加水煎20分钟，去渣，两煎药液兑匀，分服，日1剂。

（《湖南中医杂志》1988.2）

2. 主治：胆石症并发胆道出血。

方：大蓟、小蓟、虎杖、郁金、木香、茵陈、大黄、金钱草、黄芩、地榆、栀子、生地黄、败酱草、茯苓皮、蒲公英各10g。

煎服法同1，日1剂。

（田凤鸣）

胆总管及肝胆管结石

1. 主治：胆总管及肝胆管结石。

方：茵陈45g，白术、泽泻、茯苓、猪苓、赤芍各15g，柴胡、黄芩、半夏、鸡内金、木香、山楂、神曲、麦芽、郁金、枳壳各10g，金钱草30g。

加水煎沸15分钟，滤出药液，再加水煎20分钟，去渣，两煎所得药液兑匀，分服，日1剂。

（《新中医》1988.8）

2. 主治：胆总管及肝胆管结石。

方：金钱草、海金沙、鸡内金、郁金、乌药、虎杖、大黄各10g，陈皮、青皮、木香、柴胡、甘草5g。

煎服法同1，日1剂。

（田凤鸣）

胆道蛔虫症

1. 主治：胆道蛔虫症，单纯型，胃脘部阵发性钻顶样疼痛，剧烈时，面色苍白，汗出肢冷，恶心。

方：乌梅、郁金、枳壳、槟榔、黄芩、大黄各9g，木香、苦楝根皮各15g，金钱草30g，使君子仁10g。

加水煎沸15分钟，滤出药液，再加水煎20分钟，去渣，两煎所得药液兑匀，分服，日1～2剂。

2. 主治：胆道蛔虫症，合并感染，腹痛腹胀，阵发性加剧，肌紧张，寒热往来，口苦咽干，舌苔黄腻。

方：茵陈、木香、厚朴、芒硝各30g，大黄10g，槟榔、苦楝皮各15g。

煎服法同1，日1剂。

3. 主治：胆道蛔虫症，合并感染较重。

方：茵陈30g，大黄、芒硝（冲）、枳实、厚朴各15g。

煎服法同1，日1剂。

（以上三方摘自《江西中医药》1987.3）

4. 主治：胆道蛔虫症。

方：茵陈100～180g，乌梅、川楝子各30g，白芍15g，木香、乌药各12g，甘草、干姜各6g。

煎服法同1，日1剂。

（《广西中医药》1987.3）

5. 主治：胆道蛔虫症。

方：乌梅、蜀椒、使君子、黄芩各15g，细辛、干姜各5g。

煎服法同1。服时加食醋30ml，日1剂。

（《湖南中医杂志》1987.4）

6. 主治：胆道蛔虫症，突发性右上腹阵发性绞痛，并有钻顶样感，可向右肩部放散，间歇期如常人。

方：甘草 60g，山药 30g。

煎服法同 1，日 1 剂。

（《广西中医药》1985.6）

7. 主治：胆道蛔虫症。

方：柴胡、黄芩、枳实、大黄、乌药、大腹皮、槟榔、郁金各 9g，乌梅 15g，蜀椒、黄柏、半夏各 6g。

煎服法同 1，日 1 剂。

8. 主治：胆道蛔虫症。

方：乌梅 20g，贯众、槟榔、使君子仁、延胡索、榧子肉、金钱草、苦楝根皮各 15g，番泻叶、干姜、黄连、甘草、龙胆草各 5g。

煎服法同 1，日 1 剂。

（以上二方摘自《辽宁中医杂志》1978.5）

9. 主治：胆道蛔虫症。

方：乌梅、党参、枳壳、延胡索、干姜、附子、川楝子、当归、桂枝、蜀椒各 10g，黄连、细辛各 6g，雄黄 3g（研，冲服）。

煎服法同 1，日 1 剂。

（《江苏中医》1983.4）

10. 主治：胆道蛔虫症。

方：甘草、蜂蜜各 15g，粳米粉 9g。

加水煎甘草，去渣，入蜂蜜及粳米粉，做成粥，顿服，日 2 剂。

11. 主治：胆道蛔虫症。

方：白矾、黄连、槟榔、藿香各 3g，乌梅、蜀椒各 9g。

煎服法同 1，日 1 剂。

（以上二方摘自《河北验方选》）

12. 主治：胆道蛔虫症。

方：鸡蛋 1 个，蜀椒粉 20g，麻油 50ml。

以油炸鸡蛋和椒粉，顿食，日 1～2 次。

（《河南中医》1983.6）

13. 主治：胆道蛔虫症。

方：白芍 20g，附子、黄连、木香各 10g。

煎服法同 1，日 1 剂。

（济南二四二部队）

14. 主治：胆道蛔虫症。

方：使君子仁 10g。

炒香，嚼食，日 1 次。

（李建国）

15. 主治：胆道蛔虫症。

方：白芍 30g，乌梅 20g，使君子仁、大黄、槟榔各 15g，苦楝子、蜀椒、木香、茵陈、蒲公英、龙胆草各 10g。

煎服法同 1，日 1 剂。

（《辽宁中医杂志》1981.7）

16. 主治：胆道蛔虫症。

方：苦楝皮 18g，香附、使君子仁、乌梅、芒硝各 15g，木香、枳壳各 12g，良姜、榧子、蜀椒、甘草各 9g。

煎服法同 1，日 1 剂。

（《山东中医杂志》1981.创刊号）

17. 主治：胆道蛔虫症。

方：麻油 50ml，花椒 9g。

以油炸花椒，至黑，去椒，待温，顿服。

（《新中医》1982.10）

18. 主治：胆道蛔虫症。

方：薏苡根 90g，槟榔 12g。

加水煎，去渣，顿服，日 1 剂。

（《江苏中医》1966.6）

19. 主治：胆道蛔虫症。

方：槟榔 30g，苦楝皮、使君子肉各 15g，木香、枳壳各 10g。

煎服法同 1，日 1 剂。

（《人民军医》1960.10）

20. 主治：胆道蛔虫症。

方：金钱草 258，茵陈 20g，白芍、川楝子各 15g，槟榔、乌梅各 12g。

煎服法同 1，日 1 剂。

（《湖南中医学院学报》1988.3）

21. 主治：胆道蛔虫症。

方：白芍 80g，乌梅、槟榔、大黄、桂枝各 15g，生姜、大枣各 10g。

煎服法同 1，日 1 剂。

（《四川中医》1988.4）

22. 主治：胆道蛔虫症。

方：食盐 1000g。

炒热，布包 3 层，熨敷右上腹，温降再换。

（民间方）

化脓性胆管炎

主治：化脓性胆管炎，发热。

方：马尾连、生大黄、芒硝各 10g。

共为细末，开水浸泡 10 分钟，顿服。

（《中西医结合杂志》1984.7）

胆囊积液

主治：胆囊积液。

方：党参 25g，黄芪、茯苓各 15g，白术、附子、干姜、肉桂各 12g，甘草 9g。

加水煎沸 15 分钟，滤出药液，再加水煎 20 分钟，去渣，两煎所得药液兑匀，分服，日 1 剂。

（《河北中医》1984.3）

胆囊手术后发热

主治：胆囊手术后发热。

方：生白术 60g，生地黄、决明子、肉苁蓉、蒲公英各 30g，柴胡、菊花各 15g，

生大黄 6g（后下）。

加水煎沸 15 分钟，滤出药液，再加水煎 20 分钟，去渣，两煎所得药液兑匀，分服，日 1 剂。

（《上海中医药杂志》1983.4）

肝脓肿

1. 主治：肝脓肿。

方：金钱草 50g，合欢皮 15g。

加水煎沸 15 分钟，滤出药液，再加水煎 20 分钟，去渣，两煎所得药液兑匀，分服，日 1～2 剂。

（《浙江中医杂志》1983.9）

2. 主治：肝脓肿。

方：蒲公英、紫花地丁、天花粉各 30g，柴胡、当归、桃仁、红花、大黄、金银花、连翘各 10g，穿山甲珠、甘草各 6g。

煎服法同 1，日 1 剂。

（《上海中医药杂志》1988.12）

3. 主治：肝脓肿并发黄疸，发热恶寒。

方：金银花、连翘、天花粉、青蒿、瓜蒌、桑白皮、地骨皮各 15g，柴胡、赤芍、黄连、黄芩、丹参、栀子、穿山甲珠各 10g，甘草 6g。

煎服法同 1，日 1 剂。

（《湖南中医杂志》1988.2）

急性胰腺炎

1. 主治：急性胰腺炎。饱餐之后，上腹疼痛，压痛明显，恶心呕吐，大便秘结。

方：柴胡、黄芩、大黄（后下）各 15g，白芍 12g，半夏、枳实、生姜各 10g。

加水煎沸 15 分钟，滤出药液，再加水煎 20 分钟，去渣，两煎所得药液兑匀，分

服，日1剂。

发热加金银花，蒲公英、栀子各10g；便秘不通加玄明粉10g（冲）；呕吐重加代赭石、竹茹各20g；腹胀加莱菔子、厚朴各10g；黄疸加茵陈20g，龙胆草10g；吐蛔加槟榔、使君子仁各10g；血瘀加桃仁、丹参各10g；腹痛甚加延胡索、川楝子、木香各10g。

（《湖南中医杂志》1987.1）

2. 主治：急性胰腺炎，脾胃实热，痞塞不通，大便秘结，小便赤，口干咽燥，发热。

方：柴胡、黄芩、白芍、大黄（后下）、厚朴各15g，木香、枳实各9g，玄明粉6g（冲），黄连3g。

煎服法同1，日1剂。

3. 主治：急性胰腺炎，肝胆湿热，脘腹胀满疼痛，恶心呕吐，身热不扬，黄疸，乏力。

方：柴胡、白芍、延胡索、栀子各15g，大黄、枳实、木香、黄芩各9g，蒲公英、虎杖各30g。

煎服法同1，日1剂。

（以上二方摘自《浙江中医学院学报》1984.4）

4. 主治：急性胰腺炎，腹痛。

方：柴胡、白芍、大黄（后下）各15g，黄芩、胡连、木香、延胡索、芒硝（冲）各10g。

煎服法同1，日1剂。

（《千家妙方》）

5. 主治：急性胰腺炎。

方：旋覆花、紫苏梗、大黄、枳实、黄芩、大腹皮、槟榔各9g，黄连、玄明粉（冲）、甘草各6g。

煎服法同1，日1剂。

（《广西中医药》1988.6）

6. 主治：急性胰腺炎。

方：大黄50g。

为末，开水泡30分钟，去渣，分服，若无腹泻，可加入芒硝10g。

同时应用输液和抗生素。

（《中西医结合杂志》1988.4）

7. 主治：急性胰腺炎。

方：金银花、连翘、蒲公英、紫花地丁各30g，大黄15g，芒硝10g（冲服），枳实、厚朴、赤芍、白芍各10g。

煎服法同1，日1剂。

如系急性坏死性（包括出血性）胰腺炎，病情危笃者，应立即送往条件好的医院抢救。

（《强化疗法临证试尝》）

8. 主治：急性胰腺炎。

方：茵陈、白芍各20g，金银花、大黄各15g，黄芩、香附、川楝子、枳实、半夏、黄连、柴胡、蒲公英各10g，甘草58。

煎服法同1，日1剂。

大便不通加芒硝10g冲服。

（《湖南中医杂志》1988.5）

9. 主治：急性胰腺炎。

方：大黄20g（后下），柴胡、玄明粉（冲）、枳壳、半夏、白芍、紫苏梗各10g。

煎服法同1，日1剂。

气滞加厚朴、大腹皮各10g；肝胃积热加黄连、竹茹各10g；湿热加栀子、龙胆草各10g；血瘀加赤芍、桃仁、红花各10g。

（《浙江中医杂志》1988.6）

10. 主治：急性胰腺炎。

方：红藤、败酱草各30g，薏苡仁、茯苓各15g，柴胡、白芍、枳实、川芎、甘草、香附、白术、丹参、木香、草蔻、延胡索、川楝子各10g，干姜、附子各5g。

煎服法同1，日1剂。

（《中医杂志》1983.2）

慢性胰腺炎

1. 主治：慢性胰腺炎，上腹疼痛，腹胀，食少纳呆，恶心，大便干。

方：山楂、神曲、麦芽、大腹皮各30g，肉蔻、当归、赤芍、穿山甲珠、枳实、枳壳、厚朴、丹参各10g，大黄、甘草各5g。

加水煎沸15分钟，滤出药液，再加水煎20分钟，去渣，两煎所得药液兑匀，分服，日1剂。

（《河北中医》1983.2）

2. 主治：慢性胰腺炎，上腹部持续性疼痛，拒按，胁胀脘闷，束带样拘急。

方：山楂、白芍、黄芩各15g，柴胡、半夏、郁金、党参各10g，黄连、大黄各5g。

煎服法同1，日1剂。

（《湖南中医杂志》1988.2）

3. 主治：慢性胰腺炎。

方：延胡索、五灵脂、草豆蔻、没药各等份。

为末，每次冲服10g，日3次。

（《万病单方大全》）

4. 主治：慢性胰腺炎。

方：木香、乌药、槟榔、郁金、当归、川芎、红花、桃仁各10g，大黄3g，甘草5g。

煎服法同1，日1剂。

（田凤鸣）

胰腺囊肿

1. 主治：胰腺囊肿，胃脘不适，左上腹包块，食欲不振。

方：山楂、神曲、麦芽各15g，半夏、陈皮、茯苓、枳壳、竹茹、大腹皮、佛手各10g，白豆蔻3g。

加水煎沸15分钟，滤出药液，再加水煎20分钟，去渣，两煎所得药液兑匀，分服，日1剂。

（《上海中医药杂志》1984.6）

2. 主治：急性胰腺炎后，脘腹胀满，胁痛掣背，胰腺囊肿。

方：金银花、蒲公英、白芍、鳖甲各30g，枳壳、厚朴、郁金、红花、三棱、莪术各10g，大黄5g。

煎服法同1，日1剂。

3. 主治：胰腺囊肿。

方：乳香、没药各30g，牛黄1g，麝香3g。

各为细末，和匀，小米粥为丸。每次服3g，日3次。

（《河南中医》1987.2）

4. 主治：胰腺囊肿。

方：鳖甲30g，浙贝母、赤芍各20g，当归、白芍各15g，茵陈、郁金、三棱、莪术、红花、大黄炭、鸡内金各10g，甘草5g。

煎服法同1，日1剂。

（《河南中医》1986.3）

疝气

1. 主治：疝气、腹胀、腹痛。

方：小茴香、茯苓、白术、泽泻、川楝子、荔枝核、桂枝、木香、猪苓、橘核各9g。

加水煎沸15分钟，滤出药液，再加水煎20分钟，去渣，两煎所得药液兑匀，分服，日1剂。

（《单方验方汇集》）

2. 主治：小肠疝气。

方：小茴香、枳壳各30g。

焙干，研末，每次冲服6g，日3次。

（《河南中医》1987.5）

3.主治：疝气。

方：乌梅肉、橘核仁、石榴皮、枳壳、川楝子、小茴香、向日葵秆瓢各10g，吴茱萸、肉桂各6g。

煎服法同1，日1剂。

（《新中医》1988.3）

4.主治：疝气。

方：党参、升麻、黄芪、白术、当归、柴胡、陈皮、炙甘草各10g。

煎服法同1，日1剂。

5.主治：疝气。

方：枯矾、芒硝、大黄、五倍子各30g。

加水煎，熏洗疝气处，日1～2次。

6.主治：疝气。

方：山楂30g，红糖20g。

加水共煎，去渣，顿服，日1剂。

（以上三方摘自《中医验方汇选》）

病毒性肠炎

主治：病毒性肠炎，腹泻，水样便，泻时腹痛，无特殊臭味，迅速出现脱水。

方：白头翁、金银花、板蓝根各30g，连翘、车前子各15g，木香、黄连、枳壳、木通各10g。

加水煎沸15分钟，滤出药液，再加水煎20分钟，去渣，两煎所得药液兑匀，分服，日1剂。

（《河北中医》1985.2）

流行性腹泻

主治：流行性腹泻。

方：大青叶、板蓝根各15g，藿香、紫苏梗、白芷、大腹皮、茯苓、白术、陈皮、半夏、厚朴、桔梗、甘草各10g。

加水煎沸15分钟，滤出药液，再加水煎20分钟，去渣，两煎所得药液兑匀，分服，日1～2剂。

（《黑龙江中医药》1989.4）

腹腔积液

主治：腹腔积液。

方：金钱蛙1只，砂仁20g。

将金钱蛙除去内脏，装入砂仁，缝合，焙干，研成细末，每次冲服10g，日3次。

（《单方验方汇集》）

滴虫性肠炎

1.主治：滴虫性肠炎，发热，腹痛腹泻，泻下黄色稀水便，继为脓血黏液便。经显微镜检为滴虫性肠炎。

方：苦参60g，仙鹤草根、白头翁各45g，石榴皮27g，辣蓼、凤尾草各21g，苦楝根皮、铁苋菜、槟榔、木香各15g，甘草12g。

加水煎沸15分钟，滤出药液，再加水煎20分钟，去渣，两煎所得药液兑匀，分服，日1剂。

（《浙江中医杂志》1981.8）

2.主治：滴虫性阴道炎，腹痛，腹泻。

方：山药30g，白头翁、白芍、秦皮、地榆各12g，三七粉4g（冲服），鸦胆子仁30粒，甘草10g。

煎服法同1，日1剂。

（《陕西中医》1989.1）

3.主治：滴虫性肠炎。

方：使君子仁 15g。

微炒，嚼食，日 1 剂。

（《江苏中医》1964.10）

肠绞痛

1. 主治：肠绞痛，食欲不振，呕吐，泻下清水，其味酸臭。

方：木香、山楂核各 5g，小茴香 20g，荔枝核、橘核各 10g。

加水煎沸 15 分钟，滤出药液，再加水煎 20 分钟，去渣，两煎所得药液兑匀，分服，日 1～2 剂。

（《黑龙江中医药》1983.1）

2. 主治：肠痉挛性肠绞痛。

方：橘核适量。

炒黄，为末，黄酒送服 6g，日 3 次。

（《中国秘方全书》）

3. 主治：肠痉挛性肠绞痛。

方：炒白芍 50g，生姜 20g。

加水煎 20 分钟，去渣，分服，日 1 剂。

（《河北验方选》）

疰夏

1. 主治：疰夏，每逢夏季食少纳呆，不思饮食，逐渐消瘦，乏力。

方：冬瓜子仁、薏苡仁各 30g，百合、莲子肉各 20g。

加水煎沸 15 分钟，滤出药液，再加水煎 20 分钟，去渣，两煎所得药液兑匀，分服，日 1～2 剂。

2. 主治：疰夏，食欲不振，头晕体倦。

方：大麦（炒）30g，薏苡仁 20g。

煎服法同 1，日 1 剂。

（以上二方摘自《中医验方汇选》）

食管癌放射治疗反应

主治：食管癌放射治疗反应，恶心呕吐，食少纳呆，疲倦。

方：生石膏 100g，金银花、黄芪、代赭石各 30g，生地黄、玄参、沙参、麦门冬各 15g，连翘、桃仁、牡丹皮、甘草、党参、当归、何首乌、延胡索、川楝子、旋覆花、神曲、谷芽、麦芽各 10g。

加水煎沸 15 分钟，滤出药液，再加水煎 20 分钟，去渣，两煎所得药液兑匀，分服，日 1 剂。

（张成运）

大肠癌

主治：大肠癌。

方：黄芪 30g，黄精、枸杞子、鸡血藤、槐花、败酱草、马齿苋、仙鹤草、白英各 15g。

加水煎沸 15 分钟，滤出药液，再加水煎 20 分钟，去渣，两煎所得药液兑匀，分服，日 1 剂。

脾肾两虚加党参 15g，白术、菟丝子、女贞子各 10g；脾胃不和加党参 15g，白术、茯苓、陈皮、半夏各 10g；心脾两虚加党参 15g，酸枣仁、当归、茯苓各 10g。同时服用抗癌药物。

（《中西医结合杂志》1988.5）

胃扭转

主治：胃扭转。

方：白芍、赤芍、甘草各 20g。

加水煎沸 15 分钟，滤出药液，再加水煎 20 分钟，去渣，两煎所得药液兑匀，分

服，日1剂。

（《上海中医药杂志》1981.4）

脾肿大

1. 主治：脾肿大。

方：小茴香、苍术、厚朴、三棱、莪术、枳壳、桔梗、牵牛子、槟榔、大黄、青皮、大腹皮、人参、泽泻、木通、木瓜、香附、草果、肉豆蔻、猪苓、陈皮各6g，木香、砂仁各3g，生姜5g。

加水煎沸15分钟，滤出药液，再加水煎20分钟，去渣，两煎所得药液兑匀，分服，日1剂。

（《医药集锦》）

2. 主治：脾肿大。

方：藏红花、血竭、桃仁、川芎、当归各30g，麝香3g。

共为细末，每次服5g，日2次。

（《光明中医》1988.5）

3. 主治：脾肿大。

方：醋炙鳖甲150g，大黄15g，干姜6g，麝香1g。

共为细末，每次冲服10g，日3次。

（《河北验方选》）

异食癖

1. 主治：异食癖，嗜食泥土。

方：黄芪20g，白扁豆、山药、伏龙肝各12g，党参、茯苓、白芍、山楂、神曲、麦芽各9g，甘草5g。

加水煎沸15分钟，滤出药液，再加水煎20分钟，去渣，两煎所得药液兑匀，分服，日1剂。

（《甘肃中医学院学报》1988.1）

2. 主治：异食癖，嗜食泥土、生黄豆和生玉米。

方：生石膏30g，茯苓25g，黄芩、陈皮、白术、使君子仁各20g，甘草5g。

煎服法同1，日1剂。

（《江苏中医》1985.5）

急性阑尾炎

1. 主治：急性阑尾炎，右下腹剧烈疼痛。

方：白花蛇舌草100g，蒲公英、生甘草各30g，红藤25g，火硝、芒硝各20g，泽兰叶、红花各10g。

加水煎沸15分钟，滤出药液，再加水煎20分钟，去渣，两煎所得药液兑匀，分数次服，日1剂。

（《中医杂志》1987.11）

2. 主治：急性阑尾炎，右下腹疼痛。

方：白芍120g，茯苓、泽泻各30g，香附18g，当归、川芎、白术各12g。

煎服法同1，日1～2剂。

（《四川中医》1988.7）

3. 主治：急性阑尾炎，右下腹疼痛，并有压痛，发热，便秘。

方：白花蛇舌草120g，冬瓜仁、败酱草各30g，牡丹皮15g，大黄、桃仁各10g。

煎服法同1，日1剂。

（《四川中医》1988.6）

4. 主治：急性阑尾炎。

方：薏苡仁、蒲公英、白花蛇舌草各30g，冬瓜仁、金银花、败酱草各20g，大黄、桃仁、芒硝、牡丹皮各10g，生甘草5g。

煎服法同1，日1～2剂。

（《云南医药》1984.3）

5. 主治：急性阑尾炎。

方：金银花、蒲公英、冬瓜子各60g，红藤30g，生大黄、木香各15g。

煎服法同1，日1剂。

热盛便秘加芒硝10g；气滞加川楝子、枳壳各10g；湿盛舌苔腻加薏苡仁、白花蛇舌草各20g；合并脓肿加败酱草、桔梗、桃仁、红花各10g；病情重者，日2剂。

（《江西中医药》1988.2）

6. 主治：急性阑尾炎。

方：白花蛇舌草150g，羊蹄草60g，入地金牛10g。

煎服法同1，日1剂。

（广州部队某部）

7. 主治：急性阑尾炎。

方：两面针根皮50g，天南星、了哥王叶、一点红、黄葵根皮各40g。

加食醋适量，共捣如泥，外敷患处。

8. 主治：急性阑尾炎。

方：党参、白术、延胡索、川楝子、荔枝核、槟榔、龟版、菊花、牡丹皮各10g，吴茱萸、姜黄、乳香、没药各6g，大黄15g，甘草、木香各3g，冬瓜子30g。

煎服法同1，日1剂。

（《天津医药》1959.5）

9. 主治：急性阑尾炎。

方：金银花30g，连翘、紫花地丁各15g，当归12g，生地黄、牡丹皮、乳香、蒲公英、川贝母9g，黄芪、没药、山甲珠、皂角刺、大黄各6g。

煎服法同1，日1剂。

有肿块加元明粉9g。

（李建国）

慢性阑尾炎

1. 主治：慢性阑尾炎。

方：木香、金银花、蒲公英各25g，牡丹皮、川楝子、大黄各12g。

加水煎沸15分钟，滤出药液，再加水煎20分钟，去渣，两煎所得药液兑匀，分服，日1～2剂。

2. 主治：慢性阑尾炎。

方：生石膏、薏苡仁、蒲公英、金银花各25g，大黄、败酱草、牡丹皮、桃仁各15g，延胡索、川楝子各12g。

煎服法同1，日1剂。

（《湖南中医杂志》1987.3）

3. 主治：慢性阑尾炎。

方：赤芍50g，泽泻25g，白术、茯苓各12g，当归、川芎各10g，败酱草30g。

煎服法同1，日1剂。

（《国医论坛》1988.1）

4. 主治：慢性阑尾炎。

方：白毛夏枯草、红藤各30g，枳壳、木香各15g。

煎服法同1，日1剂。

（《四川中医》1988.7）

5. 主治：慢性阑尾炎。

方：香附15g，栀子、枳实、桃仁、麦芽、山楂、木香、鸡内金各10g，远志、神曲、枳壳、甘草各5g。

煎服法同1，日1剂。

（《吉林中医药》1988.4）

6. 主治：慢性阑尾炎。

方：凤仙花全草1000g。

加水煎，分数次服，日1剂。

7. 主治：慢性阑尾炎。

方：莴苣菜500g，红藤30g，桃仁、红花各10g。

煎服法同1，日1剂。

（以上二方摘自《广西中医药》1980.4）

8. 主治：慢性阑尾炎。

方：鬼针草30g。

加水煎，去渣，分服，日 1～2 剂。

（《中医杂志》1958.11）

9. 主治：慢性阑尾炎。

方：大黄、牡丹皮、芒硝各 30g，瓜蒌仁 50g。

共为细末，每次服 3g，日 3 次。

（成都八八一六部队）

10. 主治：慢性阑尾炎。

方：败酱草、冬瓜仁、薏苡仁各 24g，桃仁 15g，大黄、牡丹皮、白芍、青皮、地鳖虫、陈皮、木香各 10g，乳香、甘草各 5g。

煎服法同 1，日 1 剂。

（《陕西中医函授》1988.2）

11. 主治：慢性阑尾炎。

方：败酱草、附子、当归各 10g，薏苡仁、金银花各 30g。

煎服法同 1，日 1 剂。

（《天津医药》1959.5）

12. 主治：慢性阑尾炎。

方：黄花地丁（蒲公英）、紫花地丁各 30g。

加水煎，去渣，分服，日 1 剂。

（昆明部队一四〇野战医院）

13. 主治：慢性阑尾炎，瘀滞型，发寒热，恶心呕吐，右下腹中度压痛。

方：红藤、牡丹皮、赤芍、蒲公英各 20g，枳壳、黄芩、大黄各 10g。

煎服法同 1，日 1 剂。

14. 主治：慢性阑尾炎，蕴热型，痛呕较剧，大便干，压痛明显，并有反跳痛，舌苔黄腻。

方：败酱草、冬瓜仁、金银花、紫花地丁各 30g，大黄、枳实、川楝子、黄芩、牡丹皮、甘草各 10g。

煎服法同 1，日 1 剂。

15. 主治：慢性阑尾炎，毒热型，高热不退，腹胀痛拒按，右下腹剧痛，乃至全腹疼痛。

方：①内服：金银花、紫花地丁、败酱草、冬瓜仁各 30g，大黄、芒硝、枳实、厚朴各 10g，黄芩、牡丹皮各 5g。煎服法同 1，日 1 剂。

②外敷：桃仁、红花、紫荆皮、当归、赤芍、乳香、没药、白芷、石菖蒲各 10g。为末，醋调敷。

（以上三方摘自《湖北中医杂志》1985.1）

阑尾周围脓肿

1. 主治：阑尾周围脓肿，右下腹包块。

方：红藤 60g，紫花地丁 30g，连翘、大黄、枳壳各 15g，金银花 20g，延胡索、牡丹皮、赤芍各 10g，乳香、没药、甘草各 5g。

加水煎沸 15 分钟，滤出药液，再加水煎 20 分钟，去渣，两煎所得药液兑匀，分服，日 1 剂。

（《四川中医》1988.1）

2. 主治：阑尾周围脓肿。

方：鲜千里光 60g。

加水煎，去渣，分次服下，日 1 剂。

（《广西中医药》1987.3）

3. 主治：阑尾周围脓肿。

方：红藤、败酱草各 30g，蒲公英、薏苡仁各 20g，丹参 15g，三棱、莪术、牡丹皮各 10g，甘草 5g。

煎服法同 1，日 1 剂。

（《中医药信息》1987.6）

4. 主治：阑尾周围脓肿。

方：金银花、冬瓜仁、红藤各 30g，大黄、牡丹皮、败酱草各 15g，川楝子、桃仁各 10g，红花 6g。

煎服法同 1，日 1 剂。

高热口渴加生石膏 30g，天花粉 15g；腹胀痛加延胡索、厚朴、枳实、莱菔子各 10g；温热盛加黄连、黄芩各 10g。

（《湖南中医杂志》1989.4）

5. 主治：阑尾周围脓肿。

方：筋骨草（千针万线草）30g。

加水煎，去渣，分次服下，日 1 剂。

（《江西中医药》1985.4）

急性肠梗阻

1. 主治：急性肠梗阻，腹痛拒按，恶心呕吐，大便不通，胸闷腹胀。

方：莱菔子 75g，大黄、芒硝、桃仁、赤芍、厚朴、当归、乌药、枳实、木香各 15g。

加水煎沸 15 分钟，滤出药液，再加水煎 20 分钟，去渣，两煎所得药液兑匀，分服，日 1 剂。

（《四川中医》1988.10）

2. 主治：急性肠梗阻，腹胀，不排气。

方：番泻叶 30g，当归、桃仁各 12g，木香、乌药、香附、厚朴、枳壳、甘草各 10g，莱菔子 15g。

煎服法同 1，日 1 剂。

（《湖南中医杂志》1988.1）

3. 主治：急性肠梗阻。

方：白酒 30ml，猪苦胆 1 个。

混合后，重汤炖熟，顿服。

（《广西中医药》1980.4）

4. 主治：急性肠梗阻。

方：甘遂末 1g（冲服），大黄、枳壳、杏仁、厚朴、木香、当归、莱菔子、槟榔各 10g。

煎服法同 1，日 1～2 剂。

（《浙江中医药》1984.11）

5. 主治：急性肠梗阻。

方：枳壳、厚朴、青木香、青皮、大黄各 10g。

煎服法同 1，日 1～2 剂。

（《浙江中医杂志》1979.9）

6. 主治：急性肠梗阻。

方：麻油 125ml。

一次口服，或胃管灌入，日 2～3 次。

（《浙江中医杂志》1979.9）

7. 主治：急性肠梗阻。

方：麝香 0.2g。

研末，置神阙穴上，胶布固定，艾条灸。

（《陕西中医》1984.5）

粘连性肠梗阻

1. 主治：粘连性肠梗阻。

方：大黄（后下）15g，芒硝、厚朴、枳实、木香、桃仁、赤芍各 10g，莱菔子 30g，番泻叶 5g。

加水煎沸 15 分钟，滤出药液，再加水煎 20 分钟，去渣，两次所得药液兑匀，分服，日 1～2 剂。

（《安徽医学》1988.1）

2. 主治：粘连性肠梗阻。

方：莱菔子 20g，番泻叶 5g，乌药、桃仁、赤芍、厚朴、杏仁、木香各 10g，芒硝 5g（冲服）。

（《中西医结合杂志》1984.11）

3. 主治：粘连性肠梗阻。

方：鲜萝卜 500g（切成细丝），芒硝 50g，甘草 15g。

煎服法同 1，日 1 剂。

（《天津中医》1988.3）

4. 主治：粘连性肠梗阻。

方：大黄 15g（后下），乌药、川楝

子、当归、莱菔子各12g，厚朴、延胡索、赤芍、枳壳各9g，芒硝6g（冲）。

煎服法同1，日1剂。

实热加黄连、黄芩各10g；体实加甘遂末1g（冲服），呕吐加代赭石30g，竹茹10g。

（《河北中医》1987.6）

5. 主治：粘连性肠梗阻。

方：黄芪20g，白芍15g，当归、延胡索各12g，党参、枸杞子、厚朴、枳壳、阿胶、陈皮各10g，肉苁蓉、乳香、没药各8g，儿茶6g，白豆蔻5g，木香、生甘草各3g。

共为细末，每次冲服10g，日2～3次。

（《湖北中医杂志》1981.6）

6. 主治：粘连性肠梗阻。

方：白毛夏枯草、黄芪各30g，皂角刺20g。

煎服法同1，日1剂。

（《四川中医》1988.7）

肠梗阻

1. 主治：肠梗阻，腹痛，腹胀，呕吐，大便闭和不排气。

方：大黄10g（后下），芒硝10g（冲服），莱菔子20g，木香、厚朴、枳壳、乌药、香附、瓜蒌、大腹皮、槟榔各10g。

加水煎沸15分钟，滤出药液，再加水煎20分钟，去渣，两煎所得药液兑匀，分服，日1剂。

2. 主治：肠梗阻，瘀结型，腹痛剧烈，拒按，呕吐频发，便闭。

方：赤芍、牡丹皮、生地黄各30g，桃仁、厚朴、熟大黄、芒硝（冲）、紫苏叶、黄连各10g，熟附子、甘草各6g。

煎服法同1，日1剂。

3. 主治：肠梗阻，气虚津亏，老年人腹胀腹痛，恶心呕吐，大便燥结，神疲懒言。

方：生地黄、玄参、麦门冬各15g，大黄9g，芒硝4g（分2次冲服），人参3g，当归、甘草各6g。

煎服法同1，日1剂。

（以上三方摘自《江苏中医》1983.2）

4. 主治：肠梗阻。

方：大黄、芒硝各30g，枳实、厚朴、莱菔子、黄芩各15g。

加水煎，去渣，分3次灌肠，日1剂。

（《中西医结合杂志》1989.5）

5. 主治：肠梗阻。

方：莱菔子末、石菖蒲末各60g，鲜橘叶（切碎）100g，葱白5根，白酒100ml。

共捣如泥，炒热，敷腹部。

（《湖南中医杂志》1988.2）

6. 主治：肠梗阻。

方：食盐500g，大葱50g，莱菔子、枳实、木香各30g，白酒30ml。

各为末，共炒热，敷脐腹，日2～3次。

（《江西中医药》1988.5）

7. 主治：肠梗阻。

方：白芍、茯苓、延胡索、玄明粉（冲服）各15g，大黄、枳实、厚朴各9g，甘草5g。

煎服法同1，日1剂。

（《千家妙方》）

麻痹性肠梗阻

1. 主治：麻痹性肠梗阻，腹胀，不排气。

方：大腹皮、大黄、附子各15g，干姜、桃仁、厚朴各10g。

加水煎沸 15 分钟, 滤出药液, 再加水煎 20 分钟, 去渣, 两煎所得药液兑匀, 分服, 日 1～2 剂。

（《湖南中医杂志》1988.5）

2. 主治: 麻痹性肠梗阻。

方: 皂角刺 50g, 火麻仁 20g。

加水煎, 去渣, 兑入蜂蜜 200g, 顿服。

（《四川中医》1989.7）

3. 主治: 麻痹性肠梗阻。

方: 鲜姜 30g, 樟脑粉 5g。

共捣如泥, 敷脐腹, 纱布盖严, 胶布固定, 干则易之。

（《千家妙方》）

4. 主治: 麻痹性肠梗阻。

方: 大葱白 30g, 大蒜瓣 20g。

共捣如泥, 敷脐腹。纱布盖严, 胶布固定, 干则易之。

（《河北验方选》）

5. 主治: 麻痹性肠梗阻。

方: 当归、白芍各 25g, 蒲公英、山楂、神曲、麦芽各 20g, 牡丹皮、阿胶、芒硝各 10g, 柴胡、厚朴、黄芩、黄连、没药、槟榔、枳壳各 6g。

煎服法同 1, 日 1 剂。

（《天津医药》1963.9）

蛔虫性肠梗阻

1. 主治: 蛔虫性肠梗阻。

方: 大黄、芒硝、枳实、厚朴、乌梅、干姜、细辛、蜀椒、黄芩、槟榔、苦楝皮各 10g, 甘草 5g。

加水煎沸 15 分钟, 滤出药液, 再加水煎 20 分钟, 去渣, 两煎所得药液兑匀, 分服, 日 1 剂。

（《河北中医》1984.4）

2. 主治: 蛔虫性肠梗阻。

方: 蜂蜜 30g, 麻油 50ml。

混合后, 加入 0.9% 食盐水 100ml, 搅匀, 加温, 顿服, 日 1～2 剂。

3. 主治: 蛔虫性肠梗阻。

方: 大葱 30g, 麻油 30ml。

将大葱捣绞取汁, 顿服, 2 小时后, 再将麻油顿服, 服后揉摩腹部。

（以上二方摘自《医药集锦》）

4. 主治: 蛔虫性肠梗阻。

方: 乌梅、大黄各 30g, 干姜 20g, 蜂蜜 100g。

加水共煎, 去渣, 频服, 日 1～2 剂。

（《浙江中医杂志》1988.3）

腰椎骨折肠麻痹

主治: 胸腰椎骨折所致的肠麻痹。

方: 桃仁、大黄、枳实各 10g, 芒硝（冲）、厚朴、桂枝、甘草各 6g。

加水煎沸 15 分钟, 滤出药液, 再加水煎 20 分钟, 去渣, 两煎所得药液兑匀, 分服, 日 1～2 剂。

（《江苏中医》1988.3）

肠易激综合征

1. 主治: 肠易激综合征, 肠鸣, 腹痛腹泻, 便后即安, 便下黏液, 腹满嗳气。

方: 白芍、肉豆蔻、补骨脂各 20g, 柴胡、陈皮、防风、白术、五味子各 15g。

加水煎沸 15 分钟, 滤出药液, 再加水煎 20 分钟, 去渣, 两煎所得药液兑匀, 分服, 日 1 剂。

（《黑龙江中医药》1986.6）

2. 主治: 肠易激综合征, 腹痛, 腹泻、便秘交替出现,便后痛减或消失,黏液便。

方:厚朴、五味子、黄芪、石榴皮各10g,乌梅3个,鸡内金3g。

煎服法同1,日1剂。

(《中级医刊》1982.10)

3. 主治:肠易激综合征(以往称痉挛性结肠炎、黏液便性结肠炎、结肠过敏),腹痛腹泻,黏液大便,遇冷或情志变化则发病。

方:党参、白术、茯苓各15g,秦皮、木香各10g,炮姜5g。

煎服法同1,日1剂。

(《上海中医药杂志》1986.1)

4. 主治:肠易激综合征。

方:党参、白术、茯苓、白芍各15g,陈皮、防风、炙甘草各10g。

煎服法同1,日1剂。

(《辽宁中医杂志》1988.6)

5. 主治:肠易激综合征。

方:白芍30g,当归、白术、酸枣仁各15g,郁金12g,柴胡、茯苓、香附、川楝子、延胡索各9g,甘草6g。

煎服法同1,日1剂。

(《陕西中医》1989.12)

6. 主治:肠易激综合征。

方:黄芪、党参、茯苓、白芍各25g,半夏、甘草、防风、羌活、陈皮、泽泻、柴胡、黄连、干姜、罂粟壳各15g。

煎服法同1,日1剂。

(《中医药学报》1988.4)

便秘

1. 主治:大便干燥,不易排出。

方:白术60g,生地黄30g,升麻3g。

加水煎沸15分钟,滤出药液,再加水煎20分钟,去渣,两煎所得药液兑匀,分服,日1剂。

(《河北中医》1986.5)

2. 主治:老年性便秘。

方:甜杏仁150g,黑芝麻、小米各60g。

共为细末,每次以100g加水加温至熟,顿服,日2~3次。

3. 主治:老年人便干燥。

方:火麻仁、柏子仁各10g。

为末,冲服,日2~3次。

(以上三方摘自《河北验方选》)

4. 主治:老年人大便秘结。

方:蜂蜜80g,火麻仁15g(炒,研)。

合匀,重汤炖熟,顿服,日1~2剂。

5. 主治:习惯性便秘。

方:大黄6g,麻油20ml。

将大黄研末,与麻油合匀,以水冲服,日服1剂。

(《医药集锦》)

6. 主治:大便秘结。

方:何首乌、胡桃仁、黑芝麻各60g。

共为细末,每次服10g,日3次。

(《陕西中医》1989.7)

7. 主治:老年人便秘。

方:何首乌、黄芪、瓜蒌仁各15g,生地黄、当归各10g,枳壳、陈皮各6g。

煎服法同1,日1剂。

(《陕西中医》1989.1)

8. 主治:大便秘结。

方:猪胆汁20ml。

用注射器抽取,接导尿管灌肠,日1~2次。

(《湖南中医杂志》1988.2)

9. 主治:老年人便秘。

方:白术60g,枳壳、火麻仁各30g,蜂蜜10g,胡桃仁2个(捣)。

煎服法同 1，日 1～2 剂。

（《江西中医药》1988.2）

10. 主治：老年性便秘。

方：枳实 10g。

加水煎沸 20 分钟，去渣，顿服，日 1～2 剂。

（《江苏中医》1985.9）

11. 主治：大便秘结。

方：当归、白芷各 20g。

共为细末，每次冲服 10g，日 2～3 次。

（《圣济总录》）

12. 主治：大便秘结。

方：桃花 6g。

为末，开水冲服，日 1～2 剂。

（吕乐远）

脱肛

1. 主治：脱肛。

方：棉花根 60g，升麻、白术各 10g，防风 5g。

加水煎沸 15 分钟，滤出药液，再加水煎 20 分钟，去渣，两煎所得药液兑匀，分服，日 1～2 剂。

（《新中医》1981.11）

2. 主治：脱肛。

方：五倍子、地榆、黄连各 30g。

加水煎沸 20 分钟，不去渣，熏洗坐浴 20 分钟，日 2 次。

（《河北中医》1987.4）

3. 主治：脱肛。

方：使君子仁 30g，饴糖 10g。

共捣制丸，以猪瘦肉 100g 煮汤送服 3g，日 3 次。

（《中医杂志》1985.2）

4. 主治：脱肛。

方：儿茶 30g。

研末，蜂蜜拌，涂患处，日 2～3 次。

（《民间灵验便方》）

5. 主治：脱肛。

方：黄芪 30g，党参 20g，升麻、白术、当归各 10g，五倍子 5g，乌梅、小茴香各 6g。

煎服法同 1，日 1 剂。

（《河北中医》1979·创刊号）

6. 主治：脱肛。

方：甲鱼头及颈各 2 个，五倍子 6g，地龙 3g。

焙干，为末，将药粉撒于患处，日 2～3 次。

7. 主治：脱肛。

方：枣树皮、石榴皮、五倍子各 10g。

焙干为末，撒患处，日 2～3 次。

8. 主治：慢性腹泻引起的脱肛。

（以上摘自《四川中医》1988.7）

9. 主治：脱肛。

方：五倍子、煅龙骨各等份。

研成细末，涂撒患处，日 2～3 次。

（《上海中医药杂志》1956.10）

10. 主治：脱肛。

方：黄芪 60g，党参、玄参、生地黄炭各 20g，当归、芡实、白术、地榆、槐米、陈皮、香附、柴胡、升麻各 10g，杏仁、黄芩、罂粟壳各 6g。

煎服法同 1，日 1 剂。

（《陕西中医》1988.11）

11. 主治：脱肛。

方：生黄芪 30g，续断、菟丝子、知母、桔梗各 9g，柴胡 1.5g，山茱萸 15g，防风、升麻各 6g。

加水煎沸 15 分钟，过滤取液，渣再加水煎 20 分钟，滤过去渣，两次滤液兑匀，分 2～3 次服，日 1 剂。

12. 主治：脱肛。

方：炙黄芪 15g，人参、当归各 9g，白术、白芍各 6g，干姜（炮）、柴胡、甘草各 2.4g，升麻 1.2g，羌活 4.5g。

水煎服法同 1，日 1 剂，临卧时服用效果最佳。

13. 主治：脱肛日久。

方：当归身、炙黄芪各 9g，白术（炒）、陈皮、党参、粉甘草各 6g，升麻 0.9g，柴胡 1.8g，生姜 3 片，大枣 2 枚。

煎服法同 1，日 1 剂，连服 3 日。

（以上三方摘自《中医验方汇选》）

14. 主治：脱肛。

方：五倍子 9g，白矾少许。

上药共为末，水一碗，煎汤洗之立效。若妇人产后脱肛，五倍子末掺之。

（《种福堂公选良方》）

15. 主治：脱肛。

方：生黄芪 60g，防风 6g。

煎服法同 1，日 1 剂。

16. 主治：脱肛。

方：石榴皮 90g，白矾 15g。

加水煎沸 30 分钟后，趁热熏洗肛门，日 2 次。

17. 主治：脱肛。

方：五倍子、艾叶各 15g。

加水煎汤，先熏后洗肛门患处。

（以上摘自《单方验方汇集》）

大便下血

1. 主治：大便下血。

方：生绿豆芽、生白萝卜、椿根皮各 120g。

加水煎沸 15 分钟，滤出药液，再加水煎 20 分钟，去渣，两煎所得药液兑匀，分服，日 1～2 剂。

（《江西中医药》1990.1）

2. 主治：大便下血。

方：荷叶、荷叶梗、荷叶蒂各 30g。

加水煎沸 20 分钟，去渣，加饴糖适量，顿服，日 1～2 剂。

3. 主治：大便下血。

方：金银花、菊花、茵陈、甘草各 20g。

共为细末，每次取 10g 冲水代茶饮。

（以上摘自《河北验方选》）

4. 主治：大便下血。

方：黄精 30g，黄芪 20g，人参、大黄各 10g，甘草、大枣、生姜各 5g。

煎服法同 1，日 1 剂。

（《江西中医药》1988.5）

5. 主治：肠风下血，大便前后均有血。

方：椿根白皮 30g，红花、当归、灯心、淡竹叶、粉甘草各 9g，红糖 120g，黄酒 250g。

用水一大碗同黄酒、红糖及各药共煎成一茶碗，每饭前 1 小时温服，分早、午、晚 3 次服完。重症者可连服 4 剂，每日 1 剂。轻症者连服 2 剂，即可痊愈。

6. 主治：大便下血。

方：灶心土 60g，甘草、生地黄、阿胶、黄芩、白术、熟附子各 9g。

先将灶心土泡水，用澄清水煎药，饭前空腹服下，日 1 剂。

7. 主治：大便下血。

方：椿根白皮 75g（蜜炒），艾叶 6g（炒），黄芩 6g（炒）。

共研细面，每服 9g，黄酒送下，日 1 次。无论症属虚实，均可奏效。

8. 主治：大便下血。

方：木瓜 6g（研），蜂蜜 6g。

上药为 1 次量。先用白开水将蜂蜜溶

解，再加入木瓜面，冲服，每日早、晚各服1次，连续服用。

9. 主治：大便下血。便前便后见血，或大便中带血。

方：椿根白皮60g，当归、生香附、白芍各15g，陈皮、甘草各9g，米醋250g。

将各药用醋泡半小时，再加适量水，煎剩一大茶杯，分2次温服。

（以上摘自《中医验方汇选》）

第四节 泌尿系统疾病病症奇方

急性肾炎

1. 主治：急性肾炎，发热恶寒，肉眼血尿，浮肿，高血压，头晕，乏力，食少。

方：玉米须、茯苓各30g，白术、桂枝、紫苏叶、木瓜、大腹皮、车前子各15g。

加水煎沸15分钟，滤出药液，再加水煎20分钟，去渣，两煎所得药液兑匀，分服，日1～2剂。

（《医案验方集锦》）

2. 主治：急性肾炎，起病急，发热恶寒，眼睑浮肿，小便如洗肉水，血压升高，乏力。

方：荆芥、防风、生地黄、木通、淡竹叶、甘草、金钱草、石韦各10g，萹蓄、瞿麦、车前子、白花蛇舌草各20g。

煎服法同1，日1～2剂。

（《强化疗法临证试尝》）

3. 主治：急性肾炎。

方：蝉蜕、白僵蚕、地龙、白鲜皮、地肤子各10g，浮萍、防己各15g。

煎服法同1，日1剂。

风寒感冒，发热轻，恶寒重，头痛鼻塞流清涕加麻黄、紫苏叶各10g；风热感冒，发热咽痛加桑叶、牛蒡子各10g；风寒咳嗽加杏仁、紫苏子各10g；风热咳嗽加天竺黄、海浮石各10g；扁桃体炎加玄参、蒲公英各10g；化脓性扁桃体炎加水牛角、紫草各10g；脓疱疮引起皮肤感染加野菊花、紫花地丁、土茯苓各10g；急性肾功能不全伴小便短赤、大便秘结加大黄、附子片、人参、车前草各10g；浮肿明显，气急咳嗽，心力衰竭，肺水肿加葶苈子、桑白皮各10g。

（《湖南中医学院学报》1985.2）

4. 主治：急性肾炎，血尿，眼睑水肿。

方：黄芪15g，半枝莲、半边莲、茜草、蒲黄、丹参各10g。

煎服法同1，日1剂。

（《上海中医药杂志》1987.3）

5. 主治：急性肾炎。

方：佩兰叶、连翘、黄芩、薏苡仁、木通、白茅根、石韦、益母草各10～15g。

煎服法同1，日1剂。

急性期湿热型加小量麻黄、荆芥、薄荷、金银花各5～10g；风寒型加麻黄和少量桂枝；寒湿型加藿香、麻黄、苍术、厚朴、陈皮各5～10g；血压升高突出而头晕加龙胆草、泽兰叶、牛膝、莱菔子、厚朴各10g。

（《中华肾脏病杂志》1987.4）

6. 主治：急性肾炎。

方：丹参50g，川芎、赤芍各15g，益母草、白茅根各30g，红花10g。

煎服法同1，日1剂。

发热加金银花、蒲公英、连翘各10g；浮肿加猪苓、茯苓、冬瓜皮、大腹皮、泽泻、车前子各10g；尿蛋白不消加芡实、白果、石韦、金樱子、黄芪各10g；尿少尿毒症加大黄、番泻叶各 5g。

（《山东中医杂志》1984.6）

7. 主治：急性肾炎，尿中蛋白久不消失。

方：黄芪、山药各 50g，菟丝子、地肤子各 25g，茯苓 30g，覆盆子 20g，水蛭 3g（焙干，为末，分 2 次吞服）。

煎服法同 1，日 1 剂。

血尿加白茅根、仙鹤草各 20g；尿中有白细胞加白花蛇舌草、连翘各 15g；尿中有管型加石韦 20g；咽肿痛加牛蒡子、射干各 10g；血胆固醇、尿素氮偏高加大黄 10g；湿重加苍术、黄柏各 10g。

（《内蒙古中医药》1988.2）

8. 主治：急性肾炎。

方：土牛膝叶 15g，凉开水 50ml。

共捣绞汁，加白糖适量，顿服，日 1～2 剂。

（《新中医》1987.9）

9. 主治：急性肾炎。

方：赤小豆、玉米须各 20g，白茅根 30g，车前草 15g，金银花、冬瓜皮、连翘各 12g，蝉蜕 9g。

煎服法同 1，日 1 剂。

（《江苏中医杂志》1982.6）

10. 主治：急性肾炎。

方：益母草 60g，金银花、白茅根、黄芪、茯苓、丹参、山药各 30g，党参、菟丝子、麦芽各 20g，淡竹叶、白术、陈皮各 10g。

煎服法同 1，日 1 剂。

（《山东中医杂志)1989.1）

11. 主治：急性肾炎。

方：白茅根 250g，大蓟、小蓟、生地黄各 15g。

煎服法同 1，日 1 剂。

（《天津医药》1960.11）

12. 主治：急性肾炎。

方：党参、丹参、赤芍、桑白皮、茯苓、枸杞子各 15g，黄芪、夏枯草、蒲公英、白茅根、车前子各 20g。

煎服法同 1，日 1 剂。

（谢惠芬）

13. 主治：急性肾炎。

方：白花蛇舌草、黄芪、白茅根各 20g，益母草 30g，丹参、连翘各 15g，防己、泽兰叶各 6g。

煎服法同 1，日 1 剂。

（《江苏中医杂志》1987.12）

14. 主治：急性肾炎。

方：紫苏叶、防己、杏仁、桑白皮、葶苈子各 10g，麻黄、浮萍、桂枝各 5g。

煎服法同 1，日 1 剂。

（《千家妙方》）

15. 主治：急性肾炎。

方：白茅根、车前草各 60g，益母草 30g。

煎服法同 1，日 1 剂。

（武汉八一七〇部队）

16. 主治：急性肾炎。

方：茯苓 60g，白术、大腹皮、生姜皮各 15g，五加皮、大戟、车前子、牛膝、芫花、金银花各 3g。

煎服法同 1，日 1 剂。

（《临证用方选粹》）

17. 主治：急性肾炎。

方：益母草 72g，党参、黄芪各 18g。

煎服法同 1，日 1 剂。

（谢惠芬）

18. 主治：急性肾炎，身热、面目浮肿，小便短赤，扁桃体肿大。

方：淡竹叶、黄芩各 12g，牛蒡子、瓜蒌皮、连翘、玄参、桑白皮、牡丹皮各 9g，岗梅根、薏苡仁各 18g，薄荷、栀子各 5g。

煎服法同 1，日 1 剂。

19. 主治：急性肾炎。

方：生石膏 12g，连皮茯苓、白术各 9g，泽泻、冬葵子、大腹皮、陈皮、生姜、大枣各 6g，麻黄 3g。

煎服法同 1，日 1 剂。

（以上二方摘自《新中医》1969.3）

20. 主治：急性肾炎。

方：西瓜皮、茯苓、黄芪、乌梅、车前子、滑石、连翘各 15g，牛膝、泽泻、牡丹皮、牵牛子各 10g。

煎服法同 1，日 1 剂。

（《辽宁中医杂志》1984.7）

21. 主治：急性肾炎。

方：薏苡仁、赤小豆各 30g，冬瓜仁、茯苓皮、山药各 20g，黄芪 15g，木香、泽泻、通草、白术各 10g，麻黄、桂枝各 5g。

（《广西中医药》1978.4）

22. 主治：急性肾炎。

方：板蓝根、蒲公英、白茅根、冬瓜皮各 18g，大蓟、小蓟、泽泻、玄参、黄柏各 9g。

煎服法同 1，日 1 剂。

23. 主治：急性肾炎。

方：茯苓皮 12g，生地黄、熟地黄、枸杞子、白芍、栀子、车前子、阿胶、大蓟、小蓟、泽泻、陈皮、牛膝、续断、桑寄生各 9g，甘草 6g。

煎服法同 1，日 1 剂。

（以上摘自《医药集锦》）

慢性肾炎

1. 主治：慢性肾炎，全身浮肿，小便少，厌食。尿中蛋白（+++）和颗粒管型。

方：黄芩、地骨皮、连翘各 20g，麦门冬、车前子、柴胡、莲子、茯苓各 15g，党参、黄芪各 50g，甘草 5g。

加水煎沸 15 分钟，滤出药液，再加水煎 20 分钟，去渣，两煎所得药液兑匀，分服，日 1 剂。

兼咽干咽痛减党参、黄芪各 20g，加金银花、白花蛇舌草各 50g；兼浮肿加益母草 30g，白茅根、冬瓜皮各 50g；腰膝酸软加杜仲、女贞子各 20g，山茱萸 15g，旱莲草 50g；尿中红细胞增多加萹蓄、瞿麦各 20g，蒲公英 50g，紫花地丁 30g。

（《上海中医药杂志》1987.3）

2. 主治：慢性肾炎。

方：益母草、半枝莲、半边莲、紫苏叶各 30g，黄芪、熟地黄、泽泻各 15g，山药、茯苓、大枣、牡丹皮各 10g。

煎服法同 1，日 1 剂。

兼肾阳虚加葫芦巴、淫羊藿各 20g；兼脾阳虚加白术 15g；兼肝阳上亢加怀牛膝、杜仲、石决明各 20g；咽喉肿痛加连翘 20g；皮肤瘙痒加蝉蜕 15g；瘀血明显重用益母草至 60g。

（《中医杂志》1986.12）

3. 主治：慢性肾炎，面目浮肿，脘腹胀满，纳食少，口中乏味，大便溏稀（肾病型）。

方：太子参 15g，白术、莲子肉各 10g，炙甘草、木香、砂仁各 3g，谷芽、麦芽、茯苓、山药各 12g，陈皮 6g。

煎服法同 1，日 1 剂。

4. 主治：慢性肾炎，高血压，眩晕，神疲，纳少，口干，心烦。蛋白尿，血尿为主。

方：沙参、天花粉、石斛、麦门冬、川楝子各 10g，木瓜、鸡内金各 5g，谷芽 15g。

煎服法同 1，日 1 剂。

5. 主治：慢性肾炎，肾功能不全，水肿严重，呕吐，恶心，纳呆，精神萎靡，腹胀，尿素氮明显升高。

方：炙枇杷叶21g，半夏9g，茯苓21g，竹茹、陈皮、姜汁炒黄连各5g。

煎服法同1，日1剂。

6. 主治：慢性肾炎，普通型，脘腹胀闷，纳呆，腹痛，口干，大便干。

方：大黄、厚朴、黄芩、枳壳、山楂、神曲、麦芽各10g，木香5g，茯苓、谷芽各15g。

煎服法同1，日1剂。

7. 主治：慢性肾炎，肾功能不全，面色萎黄、体肿、头身困重，神识昏沉。尿素氮高。

方：藿香、佩兰、菖蒲、紫苏梗、陈皮各6g，猪苓、茯苓各12g，白蔻仁、厚朴各3g，竹茹、枳壳、郁金各9g。

煎服法同1，日1剂。

（以上五方摘自《浙江中医杂志》1986.4）

8. 主治：慢性肾炎，蛋白尿为主。

方：鹿含草30g，益母草、白茅根、茯苓、芡实、黄芪各15g，僵蚕、地龙、乌蛇各9g，地鳖虫、蝉蜕各5g。

煎服法同1，日1剂。

（《山西中医》1988.5）

9. 主治：慢性肾炎。

方：商陆、泽泻、杜仲各10g。

煎服法同1，日1剂。

（《中华医学杂志》1955.10）

10. 主治：慢性肾炎。

方：黄芪、丹参各30g，仙茅、金樱子、白果、蝉蜕各10g，山茱萸、猫爪草各15g。

煎服法同1，日1剂。

（《陕西中医》1988.6）

11. 主治：慢性肾炎。

方：黄芪、益母草各60g，白花蛇舌草、茯苓、丹参各30g，淫羊藿、泽泻各15g，大黄5～10g。

煎服法同1，日1剂。

（《广西中医药》1988.5）

12. 主治：慢性肾炎。

方：栀子20g，黄芪、石韦各12g，黄芩、甘草各9g。

煎服法同1，日1剂。

（《湖北中医杂志》1981.5）

13. 主治：慢性肾炎，以高血压、浮肿、蛋白尿、管型和肾功能减退为主要特征。常见恶心，呕吐，贫血，乏力。

方：益母草30g，丹参、当归、白茅根、车前子、泽泻各15g，红花、川芎、牛膝、白术各12g，麻黄9g。

煎服法同1，日1剂。

（《千家妙方》）

14. 主治：慢性肾炎。

方：鱼腥草、鹿含草、益母草各30g，党参、车前子、茯苓皮各24g，白术、泽泻、附子、桂枝各9g。

煎服法同1，日1剂。

（《千家妙方》）

15. 主治：慢性肾炎。

方：金钱草、车前草、白茅根、白花蛇舌草各60g。

煎服法同1，日1剂。

（成都部队四〇医院）

16. 主治：慢性肾炎。

方：侧柏叶50g，车前草、丹参各25g，铁苋菜、马鞭草、泽漆各15g。

煎服法同1，日1剂。

（济南部队一四七仓库卫生所）

17. 主治：慢性肾炎。

方，益母草、桑寄生、茯苓、鱼腥草、淫羊藿、丹参、车前子、白茅根各30g，党参、黄芪、白术、附子、当归、川芎、枸杞子、赤芍、牡丹皮各10g。

煎服法同1，日1剂。

（《强化疗法临证试尝》）

18. 主治：慢性肾炎。

方：益母草90g，黄芪60g，白扁豆、芡实各20g，党参、白术、覆盆子各15g，补骨脂、熟附子、陈皮各10g。

煎服法同1，日1剂。

（《新中医》1978.3）

19. 主治：慢性肾炎。

方：太子参、黄芪、白茅根、石韦各20g，滑石15g，猪苓、茯苓、泽泻、阿胶各12g，川牛膝、车前子各9g。

煎服法同1，日1剂。

（《中医杂志》1977.3）

20. 主治：慢性肾炎，双下肢浮肿，口干苦，眩晕，干呕，纳差。

方：柴胡25g，党参、甘草、白芍各15g，半夏、防己、生姜、大枣各10g。

煎服法同1，日1剂。

（《辽宁中医杂志》1980.2）

21. 主治：慢性肾炎，脾肾阳虚型。

方：茯苓皮、大腹皮、生姜皮各30g，黄芪、白术、猪苓、茯苓、泽泻各20g，桂枝、附子、陈皮各10g，甘遂粉0.8g(冲服)。

煎服法同1，日1剂。

22. 主治：慢性肾炎，脾肾阳虚。

方：薏苡仁、黄芪各25g，党参、白术、茯苓、山药、牛膝、菟丝子各15g，肉桂2g，甘草5g。

煎服法同1，日1剂。

23. 主治：慢性肾炎，蛋白尿。

方：黄芪、玉米须、茯苓皮各30g，薏苡仁、山药各15g，龟版10g。

煎服法同1，日1剂。

24. 主治：慢性肾炎，蛋白尿。

方：大黑豆250g，山药、苍术、茯苓各60g，白术10g。

共为细末，水泛为丸，每次服10g，日3次。

25. 主治：慢性肾炎，蛋白尿。

方：益母草30g，蝉蜕、海藻、石韦各15g，枳实、水皂角（合萌）各10g。

煎服法同1，日1剂。

26. 主治：慢性肾炎，蛋白尿。

方：黄芪、山药各30g，糯米100g，枸杞子15g。

煎服法同1，日1剂。

（以上摘自《山西中医》1983.4）

27. 主治：慢性肾炎，全身浮肿，大量蛋白尿。

方：茯苓、茯苓皮、炒白术、山药、薏苡仁各15g，半夏、大腹皮、草豆蔻、泽泻、谷芽各9g，陈皮6g，肉桂5g，生姜皮3g。

煎服法同1，日1剂。

（《安徽中医学院学报》1988.3）

28. 主治：慢性肾炎，肝肾阴虚型。

方：金樱子、白茅根、生地黄各30g，益母草、旱莲草、女贞子、芡实、苍术、牛膝、当归、赤芍各15g，黄柏、川芎各10g。

煎服法同1，日1剂。

（《陕西中医》1984.5）

29. 主治：慢性肾炎，病程长，久不愈。

方：丹参、地榆、马鞭草、桑椹子各30g，党参、黄芪、当归、茯苓、白术各15g，甘草10g，黄连、炮姜各3g。

煎服法同1，日1剂。

30. 主治：慢性肾炎，后期阶段。

方：石韦、覆盆子、大蓟、黄精、益母草各30g，熟地黄、杜仲、补骨脂各15g，细辛3g，核桃仁50g。

煎服法同1，日1剂。

少腹胀坠，小便不畅加升麻 10g，党参 15g；体虚怕冷，易患感冒加黄芪 30g，白术 15g，防风 10g；皮肤湿疹加地肤子、白鲜皮各 30g；关节疼痛加徐长卿、威灵仙、金雀根各 30g。

煎服法同 1，日 1 剂。

（以上二方摘自《上海中医药杂志》1987.3）

31.主治：慢性肾炎，尿蛋白长期不消。

方：玉米须 30g，黄芪、山药、薏苡仁各 15g，山茱萸、茯苓、石韦、蝉蜕、玄参各 10g，乌梅炭 3g（研，冲服）。

煎服法同 1，日 1 剂。

（《浙江中医杂志》1987.9）

32.主治：慢性肾炎，周身浮肿，精神萎靡，腰酸腿软，食少便溏。

方：生地黄、枸杞子、地骨皮、山药各 20g，黄芪、何首乌、山茱萸、菟丝子、巴戟天、茯苓皮、泽泻、地榆、石斛、牡丹皮各 15g。

煎服法同 1，日 1 剂。

（《北京中医》1979.3）

33. 主治：慢性肾炎，脾肾两虚。

方：赤小豆、益母草各 30g，白术、茯苓、白芍、大腹皮各 15g，附子、干姜、炙甘草、桂枝各 8g。

煎服法同 1，日 1 剂。

（《辽宁中医杂志》1981.3）

34.主治：慢性肾炎，肾病型肾炎。

方：天花粉 40g，沙参 30g，茯苓 20g，瞿麦 15g，附子 10g。

煎服法同 1，日 1 剂。

（《浙江中医杂志》1982.5）

35.主治：慢性肾炎，湿热壅盛，水肿。

方：白茅根 100g，土茯苓、金银花、猪苓、防己、泽泻各 30g，黄柏、木通各 15g，赤芍、栀子各 10g。

煎服法同 1，日 1 剂。

36. 主治：慢性肾炎，全身浮肿较著。

方：益智仁、山茱萸各 25g，茯苓、白术、淫羊藿、巴戟天、海蛇、砂仁各 15g，熟地黄、泽泻、白果仁各 10g，牡丹皮 5g。

煎服法同 1，日 1 剂。

（以上摘自《陕西中医》1988.6）

37. 主治：慢性肾炎，并发痈、疮。

方：白茅根 60g，白花蛇舌草、紫花地丁、车前草各 30g，生地黄、七叶一枝花、牡丹皮、赤芍、大黄各 10g，商陆 6g。

煎服法同 1，日 1 剂。

38. 主治，慢性肾炎，血压升高。

方：石决明（先煎）、薏苡仁、白茅根各 30g，生地黄、旱莲草、山药、女贞子、滑石各 20g，桑叶、牡丹皮、通草、猪苓、菊花、白蒺藜各 10g。

煎服法同 1，日 1 剂。

（以上摘自《安徽中医学院学报》1986.5）

急性肾盂肾炎

1. 主治：急性肾盂肾炎，尿急尿频，小便涩痛，口干苦，不欲饮，腰部肾区叩击痛。

方：萹蓄、瞿麦、金钱草、忍冬藤各 30g，车前子、熟地黄、石韦、茯苓、泽泻、蒲公英各 20g，淡竹叶、木通各 10g，甘草 5g。

加水煎沸 15 分钟，滤出药液，再加水煎 20 分钟，去渣，两煎药液兑匀，分 2～3 次服，日 1 剂。

（田凤鸣）

2. 主治：急性肾盂肾炎，尿频尿急。

方：白花蛇舌草 120g，绿豆 1 把，生地黄、熟地黄、牛膝、猪苓、泽泻、知母、黄柏、车前子各10g，龙胆草5g。

煎服法同1，日1剂。

（《四川中医》1988.6）

3. 主治：急性肾盂肾炎，尿急尿频。

方：蒲公英40g，金银花30g，六一散20g，丹参、香附各10g。

煎服法同1，日1剂。

（《千家妙方》）

4. 主治：急性肾盂肾炎，恶寒发热，尿急尿频，腰痛。

方：生石膏、金银花、车前草、白茅根、山楂、神曲、麦芽各30g，连翘20g，滑石、萹蓄各15g，麦门冬、栀子各10g，甘草5g。

煎服法同1，日1剂。

5. 主治：急性肾盂肾炎，尿急尿频。

方：黄芩、党参、滑石、茯苓各15g，柴胡、木通各10g，甘草、大枣、生姜各5g。

煎服法同1，日1剂。

（以上二方摘自《天津中医》1983.6）

6. 主治：急性肾盂肾炎，尿急尿频。

方：土茯苓、紫花地丁、蒲公英、车前子各30g，太子参、黄芪、山药、白术、茯苓、泽泻各10g，鸡内金5g。

煎服法同1，日1剂。

（《福建中医药》1981.4）

7. 主治：急性肾盂肾炎，尿频尿痛。

方：荷叶、淡豆豉、苍术各12g，琥珀粉末2g（冲服）。

煎服法同1，日1剂。

（《北京中医》1980.5）

8. 主治：急性肾盂肾炎，发热，小便红。

方：黄芩、滑石、大青叶、石韦、车前子各30g，白茅根、柴胡各20g，木香3g。

煎服法同1，日1剂。

（《医案验方集锦》）

9. 主治：急性肾盂肾炎，小便不利。

方：紫草30g。

加水煎，去渣，温分服，日1剂。

（《千金翼》）

10. 主治：急性肾盂肾炎，小便热而赤，短而涩。

方：马齿苋100g。

煎服法同1，日1～2剂。

（《圣惠方》）

11. 主治：急性肾盂肾炎，小便涩热。

方：海金沙草30g。

加水煎，去渣，分服，日1～2剂。

（《夷坚志》）

慢性肾盂肾炎

1. 主治：慢性肾盂肾炎，腰酸乏力。

方：金钱草20g，熟地黄、山茱萸、牡丹皮、茯苓、泽泻、海金沙、石韦各15g，川芎、赤芍、阿胶各10g。

加水煎沸15分钟，滤出药液，再加水煎20分钟，去渣，两煎药液兑匀，分2～3次服，日1～2剂。

（《强化疗法临证试尝》）

2. 主治：慢性肾盂肾炎。

方：野菊花、赤小豆、马齿苋、萹蓄、车前草各15g。

煎服法同1，日1剂。

（南京部队一二四医院）

3. 主治：慢性肾盂肾炎。

方：猪苓、茯苓、金银花、连翘、车前子、黄柏各30g。

共为细末，每次冲服10g，日3次。

（昆明部队六十三医院）

4. 主治：慢性肾盂肾炎。

方：黄芪、白茅根各30g，当归、地肤

子、熟地黄各15g，白僵蚕、桑白皮、阿胶各10g，白果、肉桂各5g。

煎服法同1，日1剂。

（《千家妙方》）

5.主治：慢性肾盂肾炎，低热，腰痛。

方：金银花、连翘、石斛、山药、茯苓、菟丝子、生地黄、熟地黄、牡丹皮各10g，甘草5g。

煎服法同1，日1～2剂。

6.主治：慢性肾盂肾炎。

方：车前子、土茯苓各30g，金银花、连翘各15g，山药、石斛、茯苓、生地黄、熟地黄、淡竹叶、泽泻各10g。

煎服法同1，日1剂。

（以上二方摘自《福建中医药》1985.3）

7.主治：慢性肾盂肾炎，反复发作。

方：土茯苓60g，车前子、紫花地丁、蒲公英各30g，茯苓、泽泻、半夏、白术、黄柏、知母各10g，陈皮5g。

煎服法同1，日1剂。

（《福建中医药》1986.4）

8.主治：慢性肾盂肾炎，尿急尿频。

方：猪蹄甲（炒焦）15g，牡丹皮、地骨皮、香附、牛膝、茯苓、穿山甲珠、地龙、通草、萆薢、车前子、红花、木通各10g，甘草5g。

煎服法同1，日1剂。

（《四川中医》1980.5）

9.主治：慢性肾盂肾炎。

方：薏苡仁、滑石各30g，杏仁、茯苓、连翘各12g，半夏、淡竹叶各10g，白蔻仁、厚朴、通草、甘草各5g。

煎服法同1，日1剂。

热重加金钱草、金银花、苦参各30g；往来寒热加柴胡、黄芩各20g；尿道涩痛加车前子、黄柏、小蓟各15g，琥珀末5g（冲）；腰痛加木瓜、杜仲、狗脊各15g；

尿痛难消加马齿苋、金钱草、连翘各30g。

（《湖南中医杂志》1989.4）

泌尿系感染

1.主治：泌尿系感染，尿急尿频，小便涩痛，发热恶寒，小便赤色。

方：萹蓄、瞿麦、车前子、木通、黄柏、栀子各10g，益母草15g，甘草5g。

加水煎沸15分钟，滤出药液，再加水煎20分钟，去渣，两煎药液兑匀，分2～3次服，日1～2剂。

湿热蕴结，小腹胀痛，体困，舌苔黄腻加海金沙藤、石韦、穿心莲各15g；肝气郁滞，急躁易怒，妇女乳房胀痛加柴胡、白芍、川楝子各10g；阴虚湿热，头晕耳鸣，手足心热加生地黄、女贞子、知母、地骨皮各10g；脾肾两虚，倦怠心悸，气短，食少，便溏，四肢不温加薏苡仁30g，党参、黄芪各20g，肉桂10g。

（《广西中医药》1983.5）

2.主治：泌尿系感染，尿频尿急，尿痛。

方：金银花、金钱草、蒲公英、大青叶、白茅根、紫花地丁各20g，生地黄、连翘、旱莲草、知母、黄柏、牛膝、栀子、海金沙各10g，丹参、玄参、玉竹、甘草、木通各5g。

煎服法同1，日1剂。

（《强化疗法临证试尝》）

3.主治：泌尿系感染。

方：生地黄、北沙参各15g，木通、黄芩、麦门冬、赤茯苓各10g，甘草、淡竹叶各5g。

煎服法同1，日1剂。

全身发热恶寒加金银花、连翘各30g；小便色赤加大蓟、小蓟各30g；脓球多加蒲公英、鱼腥草各 30g；气虚加人参、黄芪各 10g。

（《陕西中医》1990.2）

4. 主治：泌尿系感染。

方：海金沙、石韦、车前子、蒲公英各 15g。

煎服法同 1，日 1 剂。

（南京部队某部）

5. 主治：泌尿系感染，尿频尿急。

方：连翘、黄连、柴胡、泽泻、茯苓皮、木通、丹参、益母草各 10g。

煎服法同 1，日 1 剂。

6. 主治：泌尿系感染，尿频尿急。

方：蒲公英、一枝黄花、半枝莲、车前草、鲜葎草、鲜白茅根各 30g。

煎服法同 1，日 1 剂。

（以上二方摘自《辽宁中医杂志》1984.6）

7. 主治：泌尿系感染，尿频尿急尿痛。

方：山药 30g，栀子、黄柏、黄芩、猪苓、泽泻、菟丝子、乌药、益智仁各 10g，生地黄 20g，阿胶珠 15g，龙胆草、甘草、木通、柴胡、黄连、肉苁蓉各 5g。

煎服法同 1，日 1 剂。

（《浙江中医杂志》1979.3）

8. 主治：泌尿系感染，肾盂有结石。

方：金钱草 60g，海金沙、鸡内金、冬葵子、白芍各 15g，木香、柴胡、枳壳各 12g，大黄 10g（后下），琥珀末 3g（冲服）。

煎服法同 1，日 1 剂。

（《河南中医》1980.5）

9. 主治：泌尿系感染，脾虚，小便淋漓。

方：山药、黄芪各 15g，太子参、陈皮、白术、当归、升麻、柴胡、益智仁、淫羊藿各 10g，甘草 5g。

煎服法同 1，日 1 剂。

（《新中医》1989.2）

10. 主治：泌尿系感染，脾肾阳虚。

方：地肤子 50g，小茴香、仙茅、通草、肉桂各 15g，知母、黄柏各 10g，威灵仙、附子各 5g。

煎服法同 1，日 1 剂。

（《吉林中医药》1980.4）

11. 主治：泌尿系感染，发热，尿急尿频。

方：玄参、红藤、板蓝根、芦根、沙参、山药各 15g，金银花、连翘、萹蓄、益智仁、乌药、生甘草各 10g。

煎服法同 1，日 1 剂。

（《湖北中医杂志》1985.1）

热淋

1. 主治：热淋，膀胱湿热，尿频尿急尿痛，腰痛，少腹坠痛，尿混浊色黄带血，发热心烦。

方：车前草、萹蓄、瞿麦、石韦各 30g，木通、滑石、栀子、甘草各 5g。

加水煎沸 15 分钟，滤出药液，再加水煎 20 分钟，去渣，两煎药液兑匀，分 2～3 次服，日 1～2 剂。

如有血尿加地榆、生地黄、小蓟、白茅根各 10g。

2. 主治：热淋，半表半里证，往来寒热，口干苦，恶心呕吐，心烦喜饮。

方：柴胡、黄芩、车前草、石韦、六一散各 30g。

煎服法同 1，日 1 剂。

大便秘结难解加大黄 10g（后下）；发热著加忍冬藤、连翘各 20g；尿急，涩痛加金钱草、海金沙各 10g。

3. 主治：热淋，虚实错杂，尿频，尿急尿痛，面目浮肿，口干，神倦乏力，精神萎靡。

方：知母、黄柏、生地黄、茯苓、牡丹皮、泽泻、山药各10g，黄芪、党参、白术各10g。

煎服法同1，日1剂。

（以上三方摘自《湖北中医杂志》1986.1）

4. 主治：热淋，尿急尿频尿痛。

方：薏苡仁、白茅根各30g，地肤子20g，车前子、蒲公英、茯苓各15g，木通、泽泻、六一散、黄柏各10g。

煎服法同1，日1剂。

腰酸加续断、生地黄各15g；气虚加黄芪30g；结石加生鸡内金、金钱草各20g；少腹痛加乌药、香附各10g。

外洗方：苦参、土茯苓、地肤子各20g，雄黄2g。

加水煎，熏洗坐浴，日1～2剂。

（《陕西中医》1990.2）

5. 主治：热淋，尿红如洗肉水，时如脂膏，有大量红细胞和蛋白。

方：白茅根、金钱草各30g，仙鹤草、大蓟、小蓟、车前子各15g，黄芪、草薢各12g，党参、茜草、瞿麦、益智仁各10g，甘草5g。

煎服法同1，日1剂。

（《四川中医》1988.7）

6. 主治：淋症反复发作，久治不愈，致阴虚内热，尿频涩痛，腰酸大便秘。

方：生地黄、旱莲草、女贞子、桑寄生、山药、茯苓、牡丹皮、泽泻各10g，黄柏、栀子、甘草各6g。

煎服法同1，日1～2剂。

（《四川中医》1988.7）

7. 主治：热淋，尿频尿急。

方：生地黄、土茯苓、金银花各15g，淡竹叶、木通各10g，栀子、甘草各5g。

煎服法同1，日1～2剂。

（《成都中医学院学报》1989.2）

8. 主治：淋病，尿频，尿痛。

方：滑石、白茅根、蒲公英各30g，栀子、木通、车前子、黄柏、丹参、生地黄各12g，蒲黄、甘草各10g。

煎服法同1，日1剂。

小便中有血加当归、小蓟、藕节各15g；小便涩痛，尿中有砂石加石韦、金钱草、海金沙各10g；少腹胀痛，气滞不畅加青皮、乌药、沉香各10g；小便混浊加草薢、茯苓、白术各10g；口干舌红少津加玄参、知母、熟地黄各10g。

（《陕西中医》1989.12）

9. 主治：热淋。

方：蒲公英、半枝莲各60g，萹蓄、石韦各30g，黄柏、淡竹叶、陈皮、甘草各10g。

煎服法同1，日1剂。

（《福建中医》1988.2）

尿血

1. 主治：尿血，下焦湿热。

方：羌活、茵陈、黄芩、甘草、防风、猪苓、泽泻、知母、当归、升麻、葛根、苦参、苍术、白术、蒲公英各10g。

加水煎沸15分钟，滤出药液，再加水煎20分钟，去渣，两煎药液兑匀，分服，日1～2剂。

（《黑龙江中医药》1986.5）

2. 主治：尿血。

方：白茅根60g，黄芪、党参、白术各20g，升麻、当归、地榆、白及、仙鹤草、蒲公英各10g，三七3g（研，冲服）。

煎服法同1，日1剂。

（田凤鸣）

3. 主治：尿血。

方：大蓟、小蓟、紫花地丁各30g，牡丹皮、赤芍、皂刺、地榆、土茯苓、旱莲草各20g，木通、淡竹叶、生地黄、玄参各10g。

煎服法同1，日1剂。

（《临证用方选粹》）

4. 主治：尿血。

方：鲜莲藕500g（切），冬瓜皮500g（切）。

加水共煎，去渣，顿服，日1～2剂。

（采自民间）

5. 主治：尿血。

方：槐花适量。

研成细末，每次冲服3g，日3～4次。

6. 主治：尿血久不愈，头晕耳鸣，遗精心慌。

方：刘寄奴、当归、生地黄、车前子、旱莲草、黑豆豉各10g。

煎服法同1，日1～2剂。

（《湖南中医杂志》1988.3）

7. 主治：血尿。

方：车前子30g，石韦、瞿麦、天花粉各20g。

煎服法同1，日1剂。

（济南二六三五部队）

8. 主治：尿血，四肢无力，面色淡黄。

方：旱莲草、仙鹤草、阿胶（烊化）、党参、黄芪各15g，熟地黄20g，当归、地榆各10g，白术、升麻、甘草各6g。

煎服法同1，日1剂。

（《新中医》1978.3）

9. 主治：尿血，溲热，尿涩。

方：瞿麦、小蓟、牡丹皮各10g，白头翁、木通、秦皮、知母、黄柏各5g，黄连3g。

煎服法同1，日1～2剂。

（《中医杂志》1980.2）

10. 主治：尿血。

方：马齿苋、山药、茯苓、熟地黄、旱莲草各10g，枸杞子、牡丹皮、泽泻各5g。

煎服法同1，日1剂。

11. 主治：尿血。

方：党参、黄芪各15g，地榆10g，当归、白术、升麻、陈皮、柴胡、甘草各5g。

煎服法同1，日1剂。

（以上摘自《福建中医药》1981.3）

12. 主治：尿血。

方：何首乌、生地黄、白茅根、地榆、小蓟各15g，栀子、女贞子、旱莲草、黄柏、泽泻、牡丹皮、车前子各12g，知母10g。

煎服法同1，日1剂。

（《北京中医》1985.4）

13. 主治：尿血。

方：白术、百部、茯苓各15g，附子、干姜、蒲黄、甘草、补骨脂各10g。

煎服法同1，日1剂。

（《四川中医》1987.3）

14. 主治：尿血。

方：东北人参10g（另煎，兑入），伏龙肝60g，茯苓、熟地黄各30g，党参、附子、白术各15g，山茱萸、牡丹皮、泽泻、淫羊藿、芡实、金樱子各10g，肉桂、仙茅各5g。

煎服法同1，日1剂。

15. 主治：尿血。

方：车前子40g，菟丝子、生地黄炭各30g，赤茯苓、郁金、当归、芥穗炭、牡丹皮、苏木各10g，灯心3g。

煎服法同1，日1剂。

（以上二方摘自《辽宁中医杂志》1988.6）

16. 主治：尿血。

方：生地黄、牛膝各20g，滑石、生蒲黄、栀子、郁金、龙胆草、柏子仁各15g，石莲子 25g（打碎），大黄 10g，白茅根 100g，小蓟 50g。

煎服法同 1，日 1 剂。

（《中医函授通讯》1988.3）

17. 主治：尿血。

方：生地黄 25g，五灵脂、蒲黄、牡丹皮、赤芍、牛膝、郁金、山楂各 10g，红花 3g。

煎服法同 1，日 1 剂。

（《新中医》1978.2）

18. 主治：尿血。

方：葶苈子、冬瓜子、冬瓜皮、杜仲各 10g，猪苓、枸杞子、蒲黄、黄柏、陈皮、阿胶（烊化）各 5g，济生肾气丸 1 粒（吞服）。

煎服法同 1，日 1 剂。

（《黑龙江中医药》1981.3）

19. 主治：尿血。

方：车前子 30g。

加水煎，去渣，调服黄连、黄柏各 3g 为末，日 2～3 剂。

（《三因极一方》）

20. 主治：尿血。

方：延胡索 10g，朴硝 7g。

共为细末，每次冲服 5g，日 3 次。

（《朱肱活人书》）

21. 主治：尿血。

方：鲜旱莲草、鲜车前草各 50g。

捣绞取汁，顿服，日 1～2 剂。

（《医学正传》）

22. 主治：尿血。

方：琥珀 5g。

为末，以灯心汤调服，日 1～2 次。

（《直指方》）

23. 主治：尿血。

方：萱草根 30g，莲子须、白芍、熟地黄、人参、蚕绢灰、冬葵子各 9g，人参 6g，血余炭 3g。

煎服法同 1，日 1 剂。忌辣物。

（李建国）

尿蛋白

1. 主治：尿蛋白，脾虚湿盛，面色不华，微肿，食少倦怠，小便少，大便溏。

方：党参、黄芪、白术各 20g，陈皮、大腹皮、冬瓜皮、生姜皮、防风、赤小豆各 10g。

加水煎沸 15 分钟，滤出药液，再加水煎 20 分钟，去渣，两煎药液兑匀，分 2～3 次服，日 1～2 剂。

2. 主治：尿蛋白，肾虚失固，头昏腰酸，小便昼少夜多，大便时干时溏。

方：黄芪、枸杞子、龟鹿胶（烊化）各 20g，覆盆子、巴戟天、菟丝子各 10g。

煎服法同 1，日 1～2 剂。

3. 主治：尿蛋白，肝肾两虚，腰膝酸冷，夜尿清长。

方：附子、肉桂各 5g，茯苓、熟地黄、山药、金樱子、车前子、茺蔚子各 20g，韭菜子、菟丝子、覆盆子、乌梅炭各 10g。

煎服法同 1，日 1 剂。

4. 主治：尿蛋白，阴阳两虚，头晕耳鸣，腰酸肢冷，小便时清时黄。

方：生地黄、熟地黄、巴戟天、牛膝、淫羊藿各 20g，知母、黄柏、川芎、当归各 10g。

煎服法同 1，日 1 剂。

（以上四方摘自《四川中医》1983.5）

5. 主治：尿蛋白，湿邪阻滞。

方：马蹄金、益母草、白茅根、河白草、薏苡仁、山药各 20g，蝉蜕、芡实各 10g。

煎服法同 1，日 1～2 剂。

6. 主治：尿蛋白，脾虚。

方：黄芪 60g，党参、白术、茯苓各 20g，白扁豆、砂仁、陈皮各 10g。

煎服法同 1，日 1 剂。

（以上二方摘自《中国农村医学》1983.3）

7. 主治：尿蛋白，肾阴虚。

方：黄精、山药、山茱萸、枸杞子、女贞子、菟丝子、龟版、大红枣、薏苡仁、泽泻、沙参、白茅根、益母草、白花蛇舌草各 10g。

煎服法同 1，日 1 剂。

8. 主治：尿蛋白，肾阳虚。

方：黄精、山药、山茱萸、枸杞子、茯苓、泽泻、菟丝子、车前子、牛膝、薏苡仁、益母草各 10g，附子、肉桂各 5g。

煎服法同 1，日 1～2 剂。

9. 主治：尿蛋白。

方：薏苡仁 30g，大红枣 20 个。

加水煮熟，食之，并饮其汤，日 1～2 剂。

（以上三方摘自《江西中医药》1987.2）

10. 主治：尿蛋白。

方：黄芪 40g，莱菔子 25g，芡实、菟丝子、萆薢、泽兰、益母草、丹参、地龙各 20g，山药 15g。

煎服法同 1，日 1 剂。

脾肾气虚加五味子 20g；阳虚甚加益智仁 25g；阴虚甚加莲子心、生地黄各 20g。

（《中医药学报》1989.5）

11. 主治：尿蛋白。

方：黄精、山药、芡实各 30g，桑寄生、益母草各 25g，山茱萸、茯苓、泽泻、石韦、当归、陈皮各 15g。

煎服法同 1，日 1 剂。

肾阳虚加淫羊藿、附子各 10g；脾虚加黄芪、白术各 15g；阴虚阳亢加夏枯草、菊花各 15g；湿热加萹蓄、瞿麦、蒲公英各 15g；血瘀加桃仁、红花各 10g；胃纳不佳加山楂、神曲、麦芽各 10g。

（《临证用方选粹》）

12. 主治：尿蛋白。

方：益母草、桑寄生、丹参、赤芍、黄芪各 60g，龙葵、白花蛇舌草、半枝莲各 50g。

煎服法同 1，日 1 剂。

（田凤鸣）

13. 主治：尿蛋白。

方：玉米须、赤小豆、黄芪、凤眼草各 60g，甘草 10g。

煎服法同 1，日 1 剂。

（《河北验方选》）

14. 主治：尿蛋白。

方：甲鱼 1 只（约 500g），猪肚 500g。

切碎，加水共煮如粥，每次食服 100g，日 3 次。

（《广西中医药》1985.4）

急性肾衰竭

1. 主治：急性肾衰竭，表情淡漠，周身浮肿，尿少。有明显的氮质血症，水电解质紊乱，血肌酐升高，代谢性酸中毒。

方：①内服金银花、连翘、石韦、丹参、白茅根各 30g，益母草、车前子、紫苏叶、白术各 15g。

加水煎沸 15 分钟，滤出药液，再加水煎 20 分钟，去渣，两煎药液兑匀，分 2～3 次服，日 1 剂。

呕吐重加代赭石 30g，半夏 10g；无尿加猪苓、茯苓、泽泻、桂枝各 10g；尿血加小蓟、藕节各20g；进入多尿期去车前子、紫苏叶，加黄芪20g，茯苓10g；恢复期加山药20g，仙茅10g。

②灌肠用半枝莲、牡蛎各30g，大黄、熟附子各20g。

加水煎，去渣，保留灌肠，日1～2剂。

（《河南中医》1989.2）

2. 主治：急性肾衰竭。

方：大黄、槐花、桂枝各30g。

加水煎，去渣，保留灌肠，日1～2剂。

（《中医杂志》1988.6）

3. 主治：急性肾衰竭。

方：北沙参、麦门冬、杏仁、石斛、丹参、大腹皮、黑大豆、玉米须、泽泻、竹茹各15g，琥珀5g（为末，冲服）。

煎服法同1，日1剂。

（《浙江中医杂志》1978.3）

慢性肾衰竭

1. 主治：慢性肾衰竭，面色㿠白，体倦嗜卧，畏寒肢冷，浮肿，尿少，恶心呕吐，纳呆，便溏，属阳虚寒湿型。

方：泽泻30g，党参、茯苓各15g，淫羊藿、白术各12g，附子、半夏各10g，陈皮6g，吴茱萸、肉桂（研末，冲服）各2g。

加水煎沸15分钟，滤出药液，再加水煎20分钟，去渣，两煎药液兑匀，分服，日1剂。

2. 主治：慢性肾衰竭，湿热互结型，面色萎黄，倦怠乏力，口臭纳差，胸脘闷胀，呕恶，烦躁，大便秘。

方：党参、茯苓、枳实、竹茹各12g，黄芩、大黄、半夏各10g，陈皮8g，黄连3g。

煎服法同1，日1剂。

3. 主治：慢性肾衰竭，气阴两虚，面色晦暗，精神萎靡，乏力，头晕耳鸣，腰酸气促，心烦失眠，四肢抖动。

方：太子参、益母草各30g，生地黄、白芍、女贞子各15g，黄芪、山药、茯苓、竹茹各10g，陈皮5g。

煎服法同1，日1剂。

4. 主治：慢性肾衰竭，任何一种类型都可配合下方中药灌肠。

方：牡蛎30g，生大黄、熟附子各10g。

加水煎，去渣，保留灌肠，日1～2剂。

（以上四方摘自《上海中医药杂志》1983.7）

5. 主治：慢性肾衰竭。疲乏无力，恶心呕吐，厌食，气短，表情淡漠，失眠。

方：桑白皮、莱菔子、草果仁、大黄（后下）各30g。

加水煎，去渣，保留灌肠，日1～2次。

（《中医药学报》1986.1）

6. 主治：慢性肾衰竭。

方：冬虫夏草5g。

为末，加水煎，连渣服，日1剂。同时服用中药，中药的配方，视病情辨证用药。

（《上海中医药杂志》1984.2）

7. 主治：慢性肾衰竭。

方：大黄、黄芪各30g，红花、丹参各20g。

加水煎取药液200ml，保留灌肠，日1～2次。同时，辨证论治，口服中药。

（《中国急救医学》1983.3）

8. 主治：慢性肾衰竭。

方：大黄40g，益母草、煅牡蛎各30g。

加水煎取药液150ml，保留灌肠，日1～2次。

阳虚加肉桂20g；阴虚去附子；血压高加槐米、赤芍各20g；大便带血加地榆炭20g；小便有脓细胞加蒲公英、黄柏各20g。

（《山东中医杂志》1988.4）

9.主治：慢性肾衰竭。由氮质及其代谢产物潴留引起的恶心呕吐、乏力、头痛、精神萎靡和贫血。

方：牡蛎60g，大黄、附子各30g，芒硝15g。

加水共煎，去渣，保留灌肠，日1剂。

（《千家妙方》）

10.主治：慢性肾衰竭。

方：①口服大黄、党参、车前子各20g，陈皮、泽泻、石韦、萆薢各15g，黄芪40g，附子、甘草各10g。

煎服法同1，日1剂。

血压高加夏枯草、牛膝、杜仲各10g；尿血加白茅根、小蓟、紫珠草各10g；尿蛋白高加山药20g，黄柏10g；恶心呕吐加半夏、竹茹各10g。

②灌肠牡蛎50g，大黄、益母草各30g。

加水煎，去渣，灌肠，日1～2次。

（《吉林中医药》1987.3）

11.主治：慢性肾衰竭。

方：益母草、炒麦芽各50g，半夏、茯苓各25g，生姜20g，大黄15g，肉豆蔻5g，伏龙肝250g煎汤代水。

煎服法同1，日1剂。

（《实用中医内科杂志》1989.1）

慢性肾功能不全

1.主治：慢性肾功能不全，气阴两虚。

方：黄芪30g，太子参、黄精、女贞子各15g，山药、生地黄、熟地黄、牡丹皮、丹参、泽泻、茯苓各12g，山茱萸9g。

加水煎沸15分钟，滤液，再加水煎20分钟，去渣，两煎药液兑匀，分服，日1～2剂。

2.主治：慢性肾功能不全，肝肾阴虚。

方：土茯苓、六月雪、牡蛎各30g，枸杞子、山药、生地黄、熟地黄、龟版、鳖甲各15g，山茱萸、牡丹皮、丹参、泽泻各9g。

煎服法同1，日1剂。

3.主治：慢性肾功能不全，阴阳俱虚。

方：黄芪、土茯苓各30g，淫羊藿、党参各15g，生地黄、熟地黄、山药、牡丹皮、丹参、泽泻、当归、半夏各12g，附子、山茱萸、赤芍、白芍各9g，肉桂3g。

煎服法同1，日1剂。

呕吐甚加紫苏叶9g，黄连3g；抽搐加龙齿、代赭石各30g；血压高加羚羊角粉0.6g（冲服）；瘀血加桃仁9g，刘寄奴15g。

（以上三方摘自《中医杂志》1987.2）

4.主治：慢性肾功能不全，腰酸，乏力，畏寒，面色黄，尿少，水肿，或血压升高。

方：益母草15g，黄芪12g，锁阳、丹参、茯苓各10g，附子、泽泻各6g。

煎服法同1，日1剂。

（《中西医结合杂志》1985.3）

5.主治：慢性肾功能不全。

方：益母草60g，丹参、黄芪各30g，赤芍、当归、川芎各20g。

煎服法同1，日1剂。

（田凤鸣）

6.主治：慢性肾功能不全，全身浮肿，按之没指，面色㿠白，精神倦怠，食欲不振，恶心呕吐，大便溏。

方：茯苓皮 30g，菟丝子、泽泻、桑椹子、白茅根、车前子、地肤子各 12g，巴戟天、当归、白术、白芍、山楂各 10g。

煎服法同 1，日 1～2 剂。

7. 主治：慢性肾功能不全，面色晦暗，肢体浮肿。

方：麦门冬 30g，天花粉、淫羊藿各 20g，红人参、菟丝子各 15g，仙茅、补骨脂各 12g，五味子、石菖蒲、远志、佩兰叶、藿香各 9g，甘草 6g。

煎服法同 1，日 1 剂。

（以上二方摘自《北京中医》1985.4）

8. 主治：慢性肾功能不全，感情淡漠。

方：茯苓 20g，黄芪、大腹皮、仙茅、谷芽各 12g，黑附子、白术、山药各 9g，枳壳 6g，干姜 3g。

煎服法同 1，日 1 剂。

（《黑龙江中医药》1988.6）

9. 主治：慢性肾功能不全，全身浮肿，食欲差，恶心呕吐，表情淡漠。

方：紫苏叶、紫苏梗各 30g，人参、甘草、大黄、半夏各 10g，绿豆衣、六月雪、丹参各 15g，黄连、砂仁各 5g，白金丸（冲服）5g。

煎服法同 1，日 1 剂。

（《浙江中医杂志》1984.3）

10. 主治：慢性肾功能不全，脾肾阳虚。

方：茺蔚子、丹参各 15g，白蒺藜、当归各 12g，黑附子、川芎、郁金各 9g，肉桂 5g。

煎服法同 1，日 1 剂。

11. 主治：慢性肾功能不全（多囊肾）。

方：生地黄 30g，天门冬、麦门冬、玄参、牛膝、人参各 15g，五味子、当归、桃仁、红花、枳壳、柴胡、川芎、赤芍、白芍各 10g，桔梗、甘草各 6g。

煎服法同 1，日 1 剂。

（以上二方摘自《辽宁中医杂志》1983.2）

12. 主治：慢性肾功能不全，脾肾阳虚。

方：丹参、六月雪、半枝莲、绿豆、白花蛇舌草各 30g，附子、白术各 20g，党参 15g，半夏 10g，黄连 2g。

煎服法同 1，日 1 剂。

（《中医杂志》1981.7）

13. 主治：慢性肾功能不全。

方：黄芪 24g，茯苓、熟地黄各 15g，竹茹、半夏、生姜、枸杞子、厚朴、白术、党参、旱莲草、女贞子各 10g。

煎服法同 1，日 1 剂。

（《广西中医药》1980.4）

14. 主治：慢性肾功能不全。

方：山药 15g，人参、补骨脂、白术、茯苓、干姜各 12g，陈皮、鸡内金、厚朴各 10g，木香、石榴皮各 6g。

煎服法同 1，日 1 剂。

（《陕西中医》1984.2）

15. 主治：慢性肾功能不全。

方：龙葵 100g，黄芪、益母草、丹参各 30g，附子、肉桂各 3g。

煎服法同 1，日 1 剂。

（《强化疗法临证试尝》）

慢性肾炎氮质血症

1. 主治：慢性肾炎氮质血症，全身浮肿，四肢乏力，恶心呕吐。

方：黄芪、六月雪各 60g，益母草、丹参各 30g，党参、杜仲、菟丝子、当归各 15g，桃仁 10g。

加水煎沸 15 分钟，滤出药液，再加水煎 20 分钟，去渣，两煎药液兑匀，分服，日 1 剂。

（《南京中医学院学报》1987.4）

2. 主治：慢性肾炎氮质血症，肾络瘀阻，血病及水，腰痛，水肿，尿少，恶心呕吐，舌质紫黯。微循环郁滞，血黏度增高。

方：黄芪、半枝莲、半边莲、益母草各15g，丹参、茜草、蒲黄、栀子、大黄（后下）各10g，牡丹皮5g。

煎服法同1，日1剂。

3. 主治：慢性肾炎氮质血症，肾阳不足，湿浊困脾，尿闭水肿，脘腹胀闷，恶心呕吐。

方：茯苓、泽泻各30g，党参、半夏、大腹皮、附子、大黄（后下）、元明粉（冲）各10g。

煎服法同1，日1剂。

4. 主治：慢性肾炎氮质血症，湿毒壅盛，水邪泛溢，胸满而喘。

方：大黄（后下）、元明粉（冲）各10～30g，甘遂（研细，吞服）2g，巴豆仁（为末，装入空心胶囊，吞服）0.1g。

煎服法同1，日1～2剂。

5. 主治：慢性肾炎氮质血症，正气虚衰。

方：黄芪30g，冬虫夏草、丹参、茯苓各10g，红人参3g，西洋参、三七各2g。

煎服法同1，日1剂。

（以上四方摘自《江苏中医》1986.9）

6. 主治：慢性肾炎氮质血症，面色晦黄，口有浊气，胸闷懊恼，呕吐频繁，尿少腹胀。

方：六月雪、益母草各30g，大黄（后下）、茯苓各15g，竹茹10g，黄连、木香各6g，紫金锭2片（吞服）。

煎服法同1，日1剂。

7. 主治：慢性肾炎氮质血症，面色晦暗，时有呕恶，皮肤瘙痒，紫癜，鼻出血，咽痛。

方：益母草、泽兰、六月雪、半边莲、生绿豆各30g，川芎、赤芍、大青叶各15g，黄柏10g。

煎服法同1，日1剂。

8. 主治：慢性肾炎氮质血症，恶心呕吐，汤药难进。

方：大黄60g。

加水煎，去渣，保留灌肠，日1剂。

阳虚加附子15g；阴虚加六月雪30g。本方可以单用，可以和其他方法合用。

（以上三方摘自《浙江中医杂志》1985.3）

9. 主治：慢性肾炎氮质血症。

方：黄芪50g，赤芍25g，半夏、人参、炙甘草、防风、羌活、独活、陈皮、土茯苓、泽泻、柴胡、黄连、干姜、大黄、泽兰各15g。

煎服法同1，日1剂。

（《中医药学报》1988.4）

慢性肾炎尿毒症

1. 主治：慢性肾炎尿毒症。

方：附子（先煎3小时）30g，车前子、党参各25g，牵牛子20g，生姜、白术各15g，厚朴、半夏、泽泻各12g。

煎服法同1，日1剂。

同时用牡蛎30g，金银花、槐花各20g，大黄10g。加水煎取150ml药液，保留灌肠，日1～2次。

（《云南中医学院学报》1984.2）

2. 主治：慢性肾炎尿毒症，面色㿠白，腰酸乏力，恶心呕吐，口淡，纳差。

方：车前草20g，茯苓15g，党参12g，白术、陈皮、当归、牡丹皮、黄柏各9g，柴胡、黄芩、甘草、白蔻仁各6g。

煎服法同1，日1剂。

（谢惠芬）

3. 主治：慢性肾炎尿毒症。

方：杜仲90g，黄芪、附子（先煎1小时）、肉桂、党参各80g，大蓟、小蓟各30g，陈皮、泽泻、商陆各10g。

煎服法同1，分多次服，日1剂。

（《强化疗法临证试尝》）

4. 主治：慢性肾炎尿毒症。

方：茯苓、甘草各18g，防己、黄芪、桂枝各9g。

煎服法同1，日1～2剂。

（《民间灵验便方》）

5. 主治：慢性肾炎尿毒症。

方：益母草40g，丹参、赤芍、茯苓、草果仁、党参各20g，全蝎15g，蜈蚣7条。

煎服法同1，日1剂。

肾阳虚加附子（先煎1小时）25g，黄芪40g，桂枝15g；肝肾阴虚加茺蔚子25g，夏枯草、牛膝各20g；脾肺气虚加黄芪40g，白术、泽泻各20g。

同时用大黄50g，槐花40g，草果仁30g，芒硝20g。加水煎，去渣，保留灌肠，日1剂。

（《黑龙江中医药》1987.5）

6. 主治：慢性肾炎尿毒症。

方：大黄、蒲公英、牡蛎各30g。

加水煎取药液200ml，保留灌肠，日1剂。

（《中医杂志》1988.3）

肾病综合征

1. 主治：肾病综合征，尿量减少，面目浮肿，下肢浮肿，尿蛋白高，并有红白细胞。

方：益母草、茯苓各30g，丹参、金银花各20g，赤芍、车前子各15g，川芎、红花、桃仁、连翘各10g，甘草6g。

加水煎沸15分钟，滤液，再加水煎20分钟，去渣，两煎药液兑匀，分2～3次服，日1剂。

（《中西医结合杂志》1984.5）

2. 主治：肾病综合征。

方：鱼腥草150g。

开水浸泡，代茶饮之，日1剂。

（《山西中医》1988.2）

3. 主治：肾病综合征。

方：玉米须90g，氯化钾（分2次冲服）1g。

加水煎，去渣，分2次冲服氯化钾。

（《中华内科杂志》1960.6）

4. 主治：肾病综合征。

方：金钱草、鱼腥草、白花蛇舌草、黄芪、赤小豆、玉米须、薏苡仁各30g，鹿衔草、金樱子、白术、猪苓、茯苓、泽泻、生地黄、石韦、连翘、党参各15g，车前子、山茱萸、芡实、苍术各10g。

煎服法同1，日1剂。

（田凤鸣）

5. 主治：肾病综合征。

方：丹参、黄芪、石韦、益母草各30g。

煎服法同1，日1剂。

（《中医杂志》1982.2）

6. 主治：肾病综合征。

方：芡实30g，菟丝子、黄芪各20g，白术、茯苓、山药、金樱子、黄精、百合各15g，党参、枇杷叶各10g。

煎服法同1，日1剂。

（《广西中医药》1984.3）

7. 主治：肾病综合征。

方：熟附子、黄芪、茯苓、泽泻、益母草各30g，生姜、大腹皮各20g，白术、猪苓、白芍各15g，肉桂3g。

煎服法同1，日1剂。

（《新中医》1981.6）

8. 主治：肾病综合征。

方：玉米须 30g，白茅根 15g，薏苡仁 12g，冬瓜皮、夏枯草、菊花、车前草各 9g，茯苓皮、大腹皮、苍术各 6g。

煎服法同 1，日 1 剂。

（《浙江中医学院学报》1987.4）

肾病综合征高黏质血症

主治：肾病综合征高黏质血症。

方：蛇莓、半枝莲、生地黄、黄芪、丹参各 30g，川芎、红花、当归、牛膝、三棱、白术各 15g，陈皮、甘草各 10g。

加水煎沸 15 分钟，滤液，再加水煎 20 分钟，去渣，两煎药液兑匀，分服，日 1 剂。

（《中西医结合杂志》1988.4）

紫癜肾

1. 主治：紫癜肾，以发斑、尿血和水肿为主，常伴腹痛。

方：山楂 30g，鹿含草、紫草各 15g，甘草 12g，生地黄、大黄、防风各 10g。

加水煎沸 15 分钟，滤出药液，再加水煎 20 分钟，去渣，两煎药液兑匀，分服，日 1～2 剂。

咽痛加蝉蜕、玄参、山豆根各 10g；紫癜密布、经久不消，或反复发斑加牡丹皮、赤芍各 15g，并加重紫草用量至 25g；血尿重加白茅根、旱莲草各 20g；腹痛兼便血加白芍、炒大黄各 10g；倦怠乏力加冬虫夏草 10g，太子参、黄芪各 15g；阴虚明显加女贞子、旱莲草各 20g；热象明显加白花蛇舌草、败酱草各 30g。

（《中级医刊》1985.5）

2. 主治：紫癜肾。

方：白茅根 20g，大红枣 20 枚，黄芪 15g，党参、虎杖、金银花、连翘各 10g。

煎服法同 1，日 1 剂。

3. 主治：紫癜肾。

方：茜草 30g，紫草、阿胶、侧柏叶、生地黄、牡丹皮、赤芍、防风、地肤子、益母草、苦参各 10g，大红枣 12g，蝉蜕、甘草各 3g。

煎服法同 1，日 1 剂。

发热咽痛加连翘、山豆根、牛蒡子各 10g；腹痛加木香、白芍、延胡索各 10g；关节痛加防己、秦艽、威灵仙各 10g；尿血加白茅根、大蓟、小蓟各 20g；尿蛋白加草薢、莲须、姜黄各 10；紫癜鲜红加玄参、仙鹤草各 20g；斑色紫黯加丹参 20g，三七 5g（冲服）。

（以上二方摘自《浙江中医杂志》1989.8）

狼疮性肾炎

1. 主治：狼疮性肾炎，红斑，腰膝冷痛，四肢不温，疲乏，下肢浮肿，小便量少。有肾损害。

方：车前子 30g，黄芪、猪苓各 20g，党参 12g（或人参 6g），仙茅、泽泻、淫羊藿、杜仲各 10g。

加水煎沸 15 分钟，滤出药液，再加水煎 20 分钟，去渣，两煎药液兑匀，分服，日 1～2 剂。

（《中医杂志》1982.10）

2. 主治：狼疮性肾炎，头晕，腰酸腿痛，手足心热，浮肿，心烦。肾功能异常。

方：南沙参、北沙参、枸杞子、旱莲草、桑椹子各 30g，菟丝子、女贞子、石斛各 20g，生地黄、熟地黄、牡丹皮各 10g。

煎服法同 1，日 1 剂。

3. 主治：狼疮性肾炎，腰酸，面㿠白，浮肿，少尿。

方：肉苁蓉 30g，黄芪、芡实各 20g，山药、沙苑子各 15g，太子参、补骨脂、韭菜子各 10g。

煎服法同 1，日 1 剂。

（以上二方摘自《中医杂志》1980.9）

肾绞痛

1. 主治：肾绞痛，肾、输尿管结石引起的肾绞痛。

方：白芍、枳壳各 30g，黄芪 20g，乌药、牛膝、王不留行、当归各 15g，甘草 10g，沉香 5g。

加水煎沸 15 分钟，滤出药液，再加水煎 20 分钟，去渣，两煎药液兑匀，分服或顿服，日 1 剂。

寒滞血脉，腹冷痛加小茴香、香附各 10g，吴茱萸、细辛各 3g；尿血严重加白茅根、小蓟各 20g；小便频数，尿道灼热涩痛加车前子、生地黄各 15g，木通、栀子各 10g；疼痛剧烈，持续不减加乳香、没药各 5g，或山莨菪碱注射液穴位注射，或加用针灸。

（《江西中医药》1986.1）

2. 主治：肾绞痛。

方：针刺精灵穴（位于手背第 4～5 掌骨间，近腕处），强刺激 3～5 分钟，酸麻痛胀感传至指尖，留针 10 分钟。

（《中医杂志》1988.10）

肾下垂

1. 主治：腰痛，久立后痛剧，休息后稍减，伴乏力、心悸、纳少，B 超证实肾下垂。

方：党参、黄芪各 20g，葛根、枳壳各

15g，柴胡、槟榔、九香虫、鸡内金各 10g，肉桂、五灵脂、甘草各 5g。

加水煎沸 15 分钟，滤出药液，再加水煎 20 分钟，去渣，两煎药液兑匀，分服，日 1～2 剂。

（《千家妙方》）

2. 主治：肾下垂。

方：针刺华佗夹脊（四椎）。中强刺激，得气后，留针 30 分钟，日 1 次。

（《江西中医药》1988.4）

多囊肾

1. 主治：多囊肾，浮肿，腰痛，头痛，呕吐，倦怠，面色晦暗。

方：茯苓 20g，党参、白术、白芍、附子各 15g，桃仁、红花、川芎、生姜、吴茱萸各 10g。

加水煎沸 15 分钟，滤液，再加水煎 20 分钟，去渣，两煎所得药液兑匀，分服，日 1～2 剂。

（《湖南中医杂志》1988.2）

2. 主治：多囊肾，腰酸乏力，浮肿，尿少，纳差，恶心呕吐。B 超证实，多囊肾。

方：天门冬、玄参、生地黄、熟地黄、牛膝、人参、当归各 15g，五味子、桃仁、红花、枳壳、柴胡、川芎、赤芍、白芍各 10g，桔梗、甘草各 5g。

煎服法同 1，日 1 剂。

（《辽宁中医杂志》1985.6）

水肿

1. 主治：水肿，慢性肾炎水肿。

方：防己、黄芪各 60g，猪苓、薏苡仁、车前草各 30g，附子、黄精各 10g。

加水煎沸 15 分钟，滤出药液，再加水煎 20 分钟，去渣，两煎药液兑匀，分服，日 1 剂。

（《江西中医药》1988.4）

2. 主治：水肿，因心脏疾患，四肢浮肿，气喘，不能平卧，肝大，心包积液及腹水。

方：芫花根 10g，大红枣肉 10 枚。

共捣为丸，如绿豆大，每次服 1g，日 1～2 次。

（《上海中医药杂志》1955.9）

3. 主治：水肿，以面目为著。

方：白茅根 60g，车前子 40g，淡竹叶 20g，木通、生姜各 10g。

煎服法同 1，日 1 剂。

（田凤鸣）

4. 主治：水肿，以面目浮肿为著。

方：大腹皮、冬瓜皮、茯苓皮、生姜皮各 60g，陈皮、桑白皮、青皮、猪苓各 20g。

煎服法同 1，日 1 剂。

（张成运）

5. 主治：水肿，以腹部为著。

方：牵牛子、莱菔子、车前子、葶苈子各 30g，蜀椒目、紫苏子、白芥子各 10g。

煎服法同 1，日 1 剂。

（《强化疗法临证试尝》）

6. 主治：水肿，以下肢为著。

方：黄芪 100g，白术、桂枝、茯苓、泽泻各 60g，附子 20g（先煎 30 分钟），防己、商陆各 10g。

煎服法同 1，日 1 剂。

（《临证用方选粹》）

7. 主治：水肿，肚大青筋。

方：甘遂、芫花、大戟各 10g。

共为细末，以大红枣 10 枚，煎汤送服 1g，日 1～2 次。

（《伤寒论方》）

8. 主治：水肿。

方：蟾蜍 1 个，砂仁（研末）20g。

将蟾蜍剖去内脏，装入砂仁末，缝合，焙干，研末。每次以水冲服 5g，日 1～2 次。

（《河北验方选》）

9. 主治：水肿。

方：活蟾蜍 1 个，巴豆仁 7 个。

将巴豆仁装入蟾蜍口中，令咽下，缝合其口，阴凉通风处吊干，除去巴豆，研成细末，每次服 1～3g（以缓泻为宜），日 1～2 次。

（谢惠芬）

10. 主治：水肿。

方：白茅根 60g，薏苡仁、赤小豆各 30g。

煎服法同 1，日 1 剂。

（《光明中医》1988.4）

11. 主治：水肿。

方：茶叶 200g，白茅根、冬瓜各 500g，大红枣 300g，生姜 50g（切片）。

以水共煮 30 分钟，去渣。再入乌鱼 500g（去内脏及头），冰糖 250g，葱白 7 根，再煮至鱼熟，分数次食鱼，并饮其汤。

（《上海中医药杂志》1985.7）

12. 主治：水肿。

方：甘遂末 10g。

填脐，令满，敷定，内服甘草汤，日 1 剂。

（《万病单方大全》）

小便不通

1. 主治：小便不通（妇人转胞）。

方：生地黄 20g，木通、甘草、阿胶（烊化）各 10g。

加水煎沸 15 分钟，滤液，再加水煎 20 分钟，去渣，两煎药液兑匀，分服，日 1 剂。

（田凤鸣）

2. 主治：小便不通。

方：大蒜 1 枚，栀子 7 枚，食盐少许。

共捣如泥，敷脐上，胶布固定。

（《江苏中医》1960.3）

3. 主治：小便不通，大便不行。

方：大黄、荆芥穗各 6g。

为末，冲服，日 2 剂。

（《江西中医药》1956.4）

4. 主治：小便不通，或小便不畅。

方：肉桂、知母、黄柏、生地黄、淡竹叶各 10g。

煎服法同 1，日 1 剂。

（《新中医》1988.10）

5. 主治：小便不畅。

方：葫芦皮、冬瓜皮、西瓜皮各 60g。

煎服法同 1，日 1 剂。

（《民间灵验便方》）

6. 主治：小便不通。

方：大田螺、大蒜瓣各 20g。

共捣如泥，敷少腹部。

（采自民间）

7. 主治：小便不通。

方：玉米天穗 120g，小茴香 10g。

煎服法同 1，日 1 剂。

（《河北验方选》）

8. 主治：小便不通，全身水肿。

方：金针菜根 20g。

加水煎，去渣，顿服，日 1～2 剂。

9. 主治：小便不通。

方：郁李仁、薏苡仁各 30g。

加水煎，去渣，顿服，日 1～2 剂。

（以上二方摘自《医药集锦》）

10. 主治：小便不通。

方：茯苓、赤芍、瞿麦、车前子、生地

黄、萹蓄各 9g，淡竹叶 6g，木通 4.5g，灯心草 3g。

煎服法同 1，日 1 剂。

（李建国）

尿潴留

1. 主治：尿潴留。

方：泽泻 40g，猪苓、茯苓各 20g，党参、白术、桂枝、附子、乌药、木香、五味子、麦门冬、淡竹叶各 10g。

加水煎沸 15 分钟，滤液，再加水煎 20 分钟，去渣，两煎药液兑匀，分服，日 1～2 剂。

（《临证用方选粹》）

2. 主治：尿潴留。

方：大葱 3 根，麝香 0.2g。

共捣如泥，敷脐，日 1 剂。

（《新中医》1981.6）

3. 主治：尿潴留，产后尿潴留。

方：黄芪 50g，党参、白术各 30g，车前子 20g，附子、桂枝、茯苓、泽泻、知母、黄柏各 10g。

煎服法同 1，日 1 剂。

（《强化疗法临证试尝》）

4. 主治：尿潴留，前列腺肥大。

方：黄芪 50g，熟地黄、泽泻、萹蓄、玄参、瞿麦各 20g，王不留行、升麻、冬葵子、穿山甲珠、石韦各 10g。

煎服法同 1，日 1 剂。

（《河北中医》1987.6）

5. 主治：尿潴留，前列腺肥大。

方：大葱 1 把。

加水煎，捞出，敷会阴处，日 2～3 次。

（民间方）

6. 主治：尿潴留。

方：针刺阴陵泉、三阴交、足三里、气海、太溪；灸百会。

（《陕西中医》1987.10）

7. 主治：尿潴留，前列腺肥大所致。

方：黄芪60g，党参、冬葵子各20g，茯苓12g，白术、知母、金银花各10g，柴胡、升麻、肉桂各6g，通草、甘草各3g。

煎服法同1，日1剂。

（《山东中医杂志》1984.4）

8. 主治：尿潴留，前列腺肥大所致。

方：枳实、厚朴、大腹皮各9g，大黄、乌药、木通、白芍各6g，柴胡、甘草、石菖蒲各3g。

煎服法同1，日1剂。

（《中医杂志》1976.10）

9. 主治：尿潴留，前列腺肥大所致。

方：灯心草60g，六一散30g，黄柏15g，木通、苍术、杏仁各6g。

煎服法同1，日1剂。

（《福建中医药》1983.6）

遗尿

1. 主治：遗尿，气血两亏，肾气不固。

方：鹿角霜、黄芪、当归、白芍、龙骨、牡蛎各15g，熟地黄、芡实、何首乌、女贞子、核桃仁各12g，附子、乌梅、五味子各10g。

加水煎沸15分钟，滤液，再加水煎20分钟，去渣，两煎药液兑匀，分服，日1剂。

（《中医杂志》1979.2）

2. 主治：遗尿。

方：白果仁7个。

每晚嚼服，日1剂。

（以上二方摘自《医药集锦》）

3. 主治：遗尿。

方：生龙骨30g。

加水煎，去渣，入鸡蛋1个，煮熟，饮汤，食蛋，日1～3剂（根据食量）。

（《新中医》1981.7）

4. 主治：遗尿。

方：柿蒂30g，桑螵蛸、益智仁、熟地黄、补骨脂各12g，石菖蒲10g，黄连5g，升麻2g。

煎服法同1，日1剂。

（《云南中医杂志》1984.3）

5. 主治：遗尿。

方：猪膀胱1个，茯苓、龙眼肉各15g。

加水共煎，饮汤，食其膀胱，日1剂。

（《河北验方选》）

尿频

1. 主治：尿频。

方：补骨脂、韭菜子、菟丝子、巴戟天、肉苁蓉各20g，金樱子、覆盆子、益智仁、芡实、熟地黄各10g，附子、肉桂各5g。

加水煎沸15分钟，滤液，再加水煎20分钟，去渣，两煎药液兑匀，分服，日1剂。

（田凤鸣）

2. 主治：尿频，神经性多尿。

方：白芍15g，覆盆子、甘草各9g，桂枝6g。

煎服法同1，日1剂。

（《江苏中医》1982.4）

3. 主治：尿频。

方：甘草20g。

为末，每次冲服5g，日4次。

（《中华内科杂志》1959.12）

4. 主治：小便频数，排尿无力。

方：芡实、金樱子各15g，菟丝子、车前子各9g。

煎服法同1，日1剂。

（《河北验方选》）

5. 主治：小便频数，排尿无力。

方：白果肉120g，猪瘦肉120g。

加水共炖，分2次食肉及白果，饮其汤，日1剂。

6. 主治：小便频数，排尿无力。

方：山药120g。

加水煮熟，饮其汤，食其山药，日3剂。

（以上二方摘自《民间灵验便方》）

7. 主治：尿频尿急。

方：木瓜15g。

加水煎，去渣，顿服，日1剂。

（《辽宁中医杂志》1985.1）

尿失禁

主治：尿失禁。

方：菟丝子、益智仁、枸杞子、补骨脂、黄芪、杜仲、锁阳、知母、黄柏、当归各20g，龟版30g，陈皮、白芍、牛膝、虎骨各10g。

加水煎沸15分钟，滤液，再加水煎20分钟，去渣，两煎药液兑匀，分服，日1剂。

（田凤鸣）

肾结核

1. 主治：肾结核，血尿。

方：黄芪、核桃仁各15g，杜仲、秦艽、桑寄生各9g，补骨脂6g。

加水煎沸15分钟，滤液，再加水煎20分钟，去渣，两煎药液兑匀，分服，日1～

2剂。

同时冲服紫河车粉9g。

（《医药集锦》）

2. 主治：肾结核。

方：糯米根40g，夜交藤30g，生地黄、熟地黄、龙骨、牡蛎、肉苁蓉、桑螵蛸、山药各15g，地骨皮、枸杞子、白薇、龟版、阿胶（烊化）各12g，煅人中白、山茱萸各8g，甘草3g。

煎服法同1，日1剂。

（《千家妙方》）

急性膀胱炎

1. 主治：急性膀胱炎，尿急，尿痛和血尿，发热恶寒。

方：生地黄、小蓟各40g，藕节、六一散、薏苡仁各20g，木通、萹蓄、瞿麦、淡竹叶、蒲黄、栀子、山药、草薢各10g。

加水煎沸15分钟，滤液，再加水煎20分钟，去渣，两煎药液兑匀，分服，日1～2剂。

（《天津中医》1982.5）

2. 主治：急性膀胱炎，发冷热，尿痛。

方：金银花、连翘、蒲公英、紫花地丁各30g，荆芥、牡丹皮、生地黄、地榆、当归、淡竹叶各10g，甘草5g。

煎服法同1，日1～2剂。

（田凤鸣）

3. 主治：急性膀胱炎，尿痛，膀胱剧痛，血尿，少腹坠胀。

方：金樱子根、鸡爪黄连各120g。

加水煎，去渣，频服，日1～2剂。

（《广东中医》1962.3）

4. 主治：急性膀胱炎。

方：带蒂泡桐树花30枚。

加水煎，去渣，顿服，日 1～2 剂。

（《上海中医药报》1990.5）

5. 主治：急性膀胱炎。

方：小蓟 30g，藕节、山药各 20g，连翘 15g，生地黄、滑石、当归、甘草各 10g。

煎服法同 1，日 1～2 剂。

6. 主治：急性膀胱炎。

方：白茅根 30g，萹蓄、滑石各 15g，生地黄、连翘各 12g，木通、栀子、赤芍、淡竹叶、甘草各 10g。

煎服法同 1，日 1～2 剂。

（以上二方摘自《天津中医》1983.2）

7. 主治：膀胱憩室所致膀胱炎。

方：车前子 60g，茯苓 20g，浙贝母、白僵蚕各 12g，苦参、五灵脂、淡竹叶各 10g，灯心草 5g。

煎服法同 1，日 1～2 剂。

（《辽宁中医杂志》1981.2）

泌尿系结石

1. 主治：泌尿系结石，包括肾结石、输尿管上段结石、中段结石、下段结石及膀胱结石。

方：黄芪 60g，续断、丹参、益母草各 30g，桑寄生、地龙各 15g，三棱、莪术、乌药、桃仁、红花、川牛膝各 10g。

加水煎沸 15 分钟，滤液，再加水煎 20 分钟，去渣，两煎药液兑匀，分服，日 1～2 剂。

下焦湿热加金钱草、薏苡仁各 30g，黄柏 10g；脾气虚滞加木香、厚朴、陈皮、半夏各 10g；心气虚加酸枣仁、桂枝、五味子各 10g；血尿加小蓟、党参、白术各 30g；肾气虚加补骨脂、金樱子、菟丝子各 10g；结石位于输尿管下段及膀胱加金钱草、车前子各 30g，木通 10g。

（《云南中医杂志》1984.2）

2. 主治：泌尿系结石。

方：金钱草、海金沙、石韦、半枝莲、滑石、白茅根各 30g，郁金、鸡内金各 20g，三棱 18g，牛膝、瞿麦各 15g，木通、甘草各 10g。

煎服法同 1，日 1～2 剂。

腰痛加延胡索 15g，气虚加黄芪 30g，肾虚加菟丝子 20g。配合：①大量饮水；②跳跃运动；③叩打肾区。

（《山东中医杂志》1985.5）

3. 主治：泌尿系结石。

方：金钱草 45g，穿破石、车前草、泽泻、生地黄、白茅根各 15g，鸡内金、石韦、枳实各 10g。

煎服法同 1，日 1 剂。

气虚加党参、黄芪各 20g；腰痛加五灵脂、木香各 10g，琥珀 3g（研，冲）；血尿加大蓟、小蓟各 20g，并重用白茅根至 60g；热象明显加金银花、蒲公英各 30g。

（《广西中医药》1984.6）

4. 主治：泌尿系结石。

方：急性子、王不留行、牛膝、枳壳各 15g，鸡内金 10g，石韦、萹蓄各 30g。

煎服法同 1，日 1～2 剂。

腰酸痛加续断、狗脊各 10g；肾阴虚加生地黄、旱莲草各 15g；肾阳虚加肉桂、附子各 5g；气虚加党参，黄芪 20g；血尿加琥珀末 5g（冲）。

（《中医杂志》1986.11）

5. 主治：泌尿系结石。

方：赤芍、蒲黄、五灵脂、川芎、延胡索、当归、制没药各 10g，小茴香、干姜、肉桂各 3g。

煎服法同 1，日 1～2 剂。

肾绞痛加白芍 30g，甘草 10g；血尿加白茅根 30g，琥珀末 10g（冲服）；气虚加黄芪 30g，党参 15g；阴虚加生地黄 20g，旱莲草 30g；小便涩痛加金钱草 30g，石韦 20g；有热去干姜、肉桂。

（《中西医结合杂志》1985.5）

6. 主治：泌尿系结石。

方：金钱草 60g，车前子 30g，海金沙、滑石、冬葵子、石韦各 15g，生地黄 12g，通草、制大黄、枳壳、厚朴各 10g，甘草 6g。

煎服法同 1，日 1 剂。

血虚加熟地黄、何首乌各 15g；气虚加党参、黄芪各 15g；脾虚纳少加白术、山药各 15g；肾阳虚加菟丝子、补骨脂各 15g；肾阴虚加女贞子、旱莲草各 15g；血尿加大蓟、小蓟、仙鹤草各 15g；结石位置不移加三棱、莪术、桃仁、红花各 10g。

（《上海中医药杂志》1982.7）

7. 主治：泌尿系结石。

方：金钱草 30g，三棱、莪术、赤芍、车前子各 15g，穿山甲珠、皂角刺、桃仁、川牛膝、青皮、白芷、枳壳各 9g，厚朴、乳香、没药、薏苡仁各 6g。

煎服法同 1，日 1～2 剂。

（《中医杂志》1984.2）

8. 主治：泌尿系结石。

方：金钱草 30g，生地黄 25g，石韦、冬葵子、黄芪、白芍、地龙各 15g，三棱、莪术、滑石、党参、枸杞子、麦门冬、牛膝、王不留行、甘草各 10g，火硝、小茴香、肉桂各 6g。

煎服法同 1，日 1～2 剂。

（《湖南中医杂志》1986.3）

9. 主治：泌尿系结石。

方：海金沙草、车前草、金钱草各 30g，石韦、王不留行、补骨脂各 15g。

煎服法同 1，日 1 剂。

10. 主治：泌尿系结石，病久肾虚，肾盂积水。

方：金钱草、海金沙草、车前草各 30g，石韦、王不留行、补骨脂各 15g，熟地黄、锁阳、续断、狗脊、当归、赤芍各 9g。

煎服法同 1，日 1 剂。

（以上二方摘自《上海中医药杂志》1985.12）

11. 主治：泌尿系结石。

方：白芍、金钱草各 30g，滑石 24g，茯苓、泽泻、车前子各 18g，鸡内金、甘草、地龙、怀牛膝各 9g，皮硝（冲）6g，火硝（冲）、硼砂（冲）各 4g。

煎服法同 1，日 1 剂。

肾阳虚加淫羊藿、枸杞子、胡桃仁各 10g；肾阴虚加熟地黄、大枣、旱莲草各 10g；血虚加当归、生地黄、黄芪各 10g；腰痛加川续断、杜仲、桑寄生各 10g；合并感染加金银花、蒲公英、紫花地丁各 10g；胃酸多加龙骨、牡蛎、海螵蛸各 15g。

（《中医杂志》1984.10）

12. 主治：泌尿系结石。

方：冬葵子、白茅根、金钱草、滑石各 30g，王不留行、鸡内金、萹蓄、瞿麦、车前子、牛膝各 15g，木通 5g。

煎服法同 1，日 1 剂。

（《千家妙方》）

13. 主治：泌尿系结石。

方：羊蹄草 60g，白花蛇舌草、车前草、海金沙草各 30g。

煎服法同 1，日 1 剂。

（广州部队某部卫生队）

14. 主治：泌尿系结石。

方：千斤拔 60g，车前草 30g，入地金牛、穿破石根各 15g。

煎服法同 1，日 1 剂。

15. 主治：泌尿系结石。

方：冬瓜皮、白茅根、车前草、金钱草各30g，地龙10g。

煎服法同1，日1剂。

（以上二方广州部队某部供）

16. 主治：泌尿系结石。

方：嫩桑枝、滑石、金钱草、海金沙草各30g，鸡内金（研末，冲）、冬葵子、石韦、萆薢各15g，琥珀末（冲服）3g。

煎服法同1，日1剂。

（《强化疗法临证试尝》）

17. 主治：泌尿系结石。

方：茯苓、泽泻、猪苓、滑石、萆薢各10g，海藻、知母、桔梗、五灵脂各5g。

煎服法同1，日1剂。

18. 主治：泌尿系结石，膀胱结石。

方：车前子30g，车前草60g。

加水煎，去渣，分服，日1～2剂。

（以上二方摘自《医药集锦》）

19. 主治：泌尿系结石。

方：夏枯草、满天星、金钱草各50g，石韦、萹蓄各30g，川牛膝15g，枳壳、鸡内金（研末冲服）各10g。

煎服法同1，日1剂。

（《新中医》1988.6）

20. 主治：泌尿系结石。

方：金钱草、海金沙、莱菔子、石韦各30g，茯苓、车前子各20g，白术、巴戟天、怀牛膝、滑石、鸡内金、白芥子、王不留行、冬葵子、鳖甲各15g，紫苏子、乌药、熟地黄各10g。

煎服法同1，日1剂。

（《云南中医学院学报》1988.2）

21. 主治：泌尿系结石。

方：金钱草75g，橘核、荔枝核、小茴香、鸡内金、海金沙各15g，琥珀末（研，冲）5g。

煎服法同1，日1剂。

湿热明显去小茴香，加滑石20g，瞿麦、苦参各15g；绞痛加川楝子、路路通各15g，沉香（研，冲）5g；血尿加白茅根30g，小蓟15g；久病气虚加党参、黄芪各20g；结石在输尿管中粘连嵌顿加穿山甲珠（研，冲）5g，芒硝（研，冲）5g，三棱、莪术各15g。

（《实用中医内科杂志》1988.2）

22. 主治：泌尿系结石。

方：金钱草60g，萹蓄、瞿麦各30g，芒硝、鸡内金、鱼脑石、海金沙、冬葵子、生地黄各15g，甘草12g。

煎服法同1，日1剂。

（《吉林中医药》1988.4）

23. 主治：泌尿系结石。

方：丹参、金钱草、滑石各30g，连翘20g，海金沙、赤芍、白茅根、牛膝各15g，猪苓10g。

煎服法同1，日1～2剂。

疼痛剧烈加川楝子、乌药各10g，乳香、没药各5g；结石久不下移加桃仁、皂角刺、三棱、莪术各10g。

（《陕西中医》1988.12）

24. 主治：泌尿系结石。

方：白芍60g，金钱草、石韦、鸡内金、海金沙、滑石、瞿麦、萹蓄各10g，甘草5g。

煎服法同1，日1剂。

（《安徽中医学院学报》1987.1）

25. 主治：泌尿系结石。

方：木贼60g，猪苓、车前子、石韦、黑豆各30g，赤茯苓、萹蓄、泽泻各20g，王不留行、附子、木通各10g，酒炒大黄、甘草各6g，肉桂3g，胡桃仁5枚（生食服）。

煎服法同1，日1剂。

（《陕西中医》1989.7）

26. 主治：泌尿系结石。

方：金钱草30g，石韦20g，巴戟天

15g，生大黄、甘草各 10g。

煎服法同 1，日 1～2 剂。

（《河南中医》1988.5）

27. 主治：泌尿系结石。

方：牛膝 30g，乳香 9g。

加水煎，去渣，顿服，日 1～2 剂。

（《广东中医》1962.6）

28. 主治：泌尿系结石。

方：鹿角霜 30g，黄芪、党参、白术各 20g，当归、小茴香、川楝子各 10g，升麻、柴胡、陈皮、沉香、甘草各 5g，大红枣 5 枚，生姜 3 片。

煎服法同 1，日 1 剂。

（《浙江中医杂志》1988.6）

29. 主治：泌尿系结石。

方：金钱草 30g，虎杖 18g，石韦 15g，海金沙、滑石各 12g，葶苈子、冬葵子、皂角刺各 9g，通草 6g。

煎服法同 1，日 1 剂。

（《广西中医药》1988.2）

30. 主治：泌尿系结石，肾结石，下肢冷。

方：金钱草 30g，熟地黄 20g，熟附子 12g，泽泻 10g。

煎服法同 1，日 1 剂。

（《千家妙方》）

31. 主治：泌尿系结石。

方：丹参、白术各 15g，赤芍、白芍、党参、枳壳、木香、茯苓各 10g，桃仁、红花、香附、陈皮、乌药、砂仁各 6g，甘草 3g。

煎服法同 1，日 1 剂。

（《江西中医药》1982.3）

32. 主治：泌尿系结石，肾结石。

方：小蓟、白花蛇舌草各 40g，生地黄 20g，当归、白芍、牛膝各 15g，川芎 10g。

煎服法同 1，日 1 剂。

（《中医函授通讯》1981.3）

33. 主治：泌尿系结石，肾结石。

方：玉竹 24g，羊蹄草、滑石、旱莲草、茯苓各 18g，车前草 12g，三七末（冲）、琥珀末（冲）各 3g。

煎服法同 1，日 1 剂。

（《新中医》1983.4）

34. 主治：泌尿系结石。

方：炒胡桃仁、蜂蜜各 500g，炙鸡内金 150g。

各为末，合为膏，每次 30g，日 3～4 次。

（《广西中医药》1982.5）

35. 主治：泌尿系结石，输尿管结石最佳。

方：海金沙、泽泻、云茯苓、牛膝、杜仲、秦艽、白芍、三七（冲服）各 9g，甘草梢 3g。

煎服法同 1，日 1 剂。

（李建国）

肾积水

1. 主治：肾积水，面色㿠白，腰胀痛，怕冷，夜尿多，便溏，虚肿，泌尿系结石所致。

方：附子 20g（先煎 30 分钟），桂枝、续断、淫羊藿、黄精、蜀椒、牛膝、枳实各 15g，车前子 10g。

加水煎沸 15 分钟，滤液，再加水煎 20 分钟，去渣，两煎药液兑匀，分 2 次服，日 1～2 剂。

阴虚去附子、桂枝，加生地黄、白芍各 10g；血尿加三七末（冲服）3g。

（《中医杂志》1985.5）

2. 主治：肾积水，浮肿，面黄。

方：山药 40g，熟地黄、黄芪、桑寄

生、金钱草、鱼腥草各30g，白术、茯苓、泽泻、山茱萸各15g，牡丹皮、覆盆子、枸杞子、升麻、菟丝子、当归、益智仁、附子、百部、白茅根各10g。

煎服法同1，日1剂。

（田凤鸣）

3. 主治：肾积水。

方：制附子15g（先煎30分钟），茯苓、白芍、干姜、白术各12g。

煎服法同1，日1剂。

（《四川中医》1988.12）

4. 主治：肾积水。

方：金钱草30g，牛膝18g，车前子15g，续断12g，猪苓、茯苓、泽泻、滑石、阿胶各9g，甘草6g。

煎服法同1，日1剂。

腰痛加延胡索15g；气虚加党参、黄芪各20g；小便混浊加萆薢15g。

（《河北中医》1987.5）

5. 主治：肾积水。

方：生地黄、山茱萸、茯苓、牛膝、山药、车前子、续断、鸡血藤各15g，牡丹皮、桂枝、熟附子、枳实各10g。

煎服法同1，日1剂。

小便不利加金钱草、海金沙、木通、石韦、萹蓄、瞿麦各10g；血尿加旱莲草、白茅根各20g；腰痛加杜仲、桑寄生各20g。

（《湖北中医杂志》1989.4）

第五节　造血系统和血液病病症奇方

缺铁性贫血

1. 主治：缺铁性贫血，面目及口唇苍白，头晕乏力，心悸气短，舌质淡白。

方：党参、熟地黄、大红枣、黄芪各20g，茯苓、当归、乌梅、山茱萸、菟丝子、阿胶（烊化）各10g，陈皮、甘草各5g。

加水煎沸15分钟，滤出药液，再加水煎20分钟，去渣，两煎药液兑匀，分服，日1～2剂。

（《基层医生实用手册》）

2. 主治：缺铁性贫血。

方：铁落100g，食醋100ml。

将铁落煅红，放醋中，浸30分钟，去渣，分次服下，日1～2剂。

（《四川中医》1988.5）

3. 主治：缺铁性贫血。

方：大枣30枚，党参、黄芪、当归、何首乌、阿胶（烊化）各20g，甘草5g。

煎服法同1，日1剂。

（田凤鸣）

4. 主治：缺铁性贫血。

方：大红枣20枚，皂矾1g。

加水煎，去渣，顿服，日1～2剂。

5. 主治：缺铁性贫血。

方：铁落、红糖各30g。

加水煎，去渣，顿服，日1～2剂。

（《民间灵验便方》）

6. 主治：缺铁性贫血。

方：当归、黄芪、生地黄、熟地黄各15g。

加水煎服法同1，日1剂。

（李建国）

巨红细胞性贫血

1. 主治：巨红细胞性贫血，面色苍白，口唇淡白，营养不良，气短乏力，皮肤色素沉着，可伴感染和出血倾向。用叶酸和维生素B$_{12}$治疗有良好效果是治疗性诊断本病的简易方法。

方：黄芪60g，当归30g，白术20g，茯苓、陈皮、半夏、青皮、郁金、木香、砂仁、枳壳各10g，大枣30g，甘草5g。

加水煎沸15分钟，滤出药液，再加水煎20分钟，去渣，两煎药液兑匀，分2次服，日1～2剂。

（《临证用方选粹》）

2.主治：巨红细胞性贫血。

方：猪肝（或牛羊肝）、猪胃（或牛羊胃）、大红枣各100g。

加水炖熟。食其肝胃及大枣，饮其汤，日1～2剂。

（《河北中医》1985.6）

3.主治：巨红细胞性贫血。

方：当归、川芎、熟地黄、白芍、阿胶、车前子各10g，甘草5g。

煎服法同1，日1剂。

4.主治：巨红细胞性贫血。

方：大红枣30g，阿胶10g。

煎服法同1，日1剂。

（田凤鸣）

再生障碍性贫血

1.主治：再生障碍性贫血（简称再障，下同），肾阴虚型。

方：生地黄、女贞子、旱莲草、枸杞子、何首乌、菟丝子、淫羊藿、丹参、鸡血藤、黄芪各20g，桃仁、红花、当归、阿胶、黄精各10g，制马钱子0.25g。

加水煎沸15分钟，滤出药液，再加水煎20分钟，去渣，两煎所得药液兑匀，分服，日1剂。

2.主治：再障，脾肾阳虚。

方：补骨脂、骨碎补、淫羊藿、菟丝子、女贞子、何首乌、黄芪、党参、白术、黄精、丹参、鸡血藤各20g，当归、川芎、桃仁、红花各10g，制马钱子0.25g。

煎服法同1，日1剂。

同时配合西医常规用药。

（以上二方摘自《中西医结合杂志》1984.12）

3.主治：再障，肾阴虚型，腰膝酸软，头晕耳鸣，潮热盗汗，手足心热，或鼻衄，齿衄，肌衄，舌质淡，舌苔薄白。

方：当归、生地黄、熟地黄、天门冬、麦门冬、旱莲草、女贞子、何首乌、阿胶（烊化）、紫河车、山茱萸各20g，党参、黄芪、茯苓、甘草、桑椹子、草蔻、大枣、干青蛙各10g。

煎服法同1，日1剂。

4.主治：再障，肾阳虚型，腰膝酸软，阳痿遗精，短气懒言，精神萎靡，面色苍白，形寒肢冷，自汗，便溏，舌体胖有齿痕。

方：熟地黄30g，山药、山茱萸、蛤蚧、海马、鹿鞭、鹿肾、鹿茸、党参各20g，牡丹皮、茯苓、泽泻、白芍、枸杞子、菊花、牛膝、五味子、淫羊藿、鸡血藤、砂仁各10g。

煎服法同1，日1剂。亦可配制成丸药，用量酌情。

5.主治：再障，阴阳俱虚型，以上两种证型的表现皆有。

方：党参、黄芪、当归、白芍、枸杞子、山茱萸、何首乌、天门冬、麦门冬、仙茅、淫羊藿、菟丝子、鸡血藤各20g，甘草、附子、肉桂各10g。

煎服法同1，日1剂。或制成丸散服。

（以上三方摘自《黑龙江中医药》1984.2）

6.主治：再障，发病急，进展快，以内脏或体表出血、感染发热为主证，伴头晕乏力，面色苍白，舌淡，全血细胞显著减少。

方：生地黄、玄参、蒲公英、金银花、仙鹤草各25g，当归、白芍各20g，牡丹皮、连翘、阿胶、龟版胶各15g，陈皮、鸡内金各10g。

煎服法同1，日1剂。

7. 主治：再障，肾阴虚型，手足心热或低热，紫癜，四肢躯干有散在出血点，头晕乏力，常为慢性阶段。

方：黄芪、山药、枸杞子、生地黄、何首乌各25g，当归、白芍各20g，熟地黄、龟版胶、阿胶各15g，陈皮、鸡内金各10g。

煎服法同1，日1剂。

8. 主治：再障，肾阳虚型，形寒肢冷，头晕乏力，大便溏稀，舌淡，紫癜少有。

方：黄芪、何首乌、枸杞子、肉苁蓉、补骨脂、仙茅、巴戟天、菟丝子各25g，当归、阿胶、鹿角胶、鸡血藤各15g，白参、鸡内金、甘草各10g。

煎服法同1，日1剂。

（以上三方摘自《辽宁中医杂志》1984.4）

9. 主治：再障，肾阴虚型，五心烦热，头晕耳鸣，口干咽燥，舌苔少或薄黄。

方：生地黄、白茅根、玄参各20g，金银花、连翘、阿胶、紫草、白芍、龟版、广牛角各10g，甘草5g。

煎服法同1，日1剂。

（《河北中医》1988.1）

10. 主治：再障，进行性贫血，体表及内脏出血，反复感染，发热。

方：皂矾500g，紫河车粉210g，阿胶90g，海螵蛸、肉桂各45g。

共为细末，每次服3g，日2～3次。

（《千家妙方》）

11. 主治：再障，阴虚型。

方：大红枣30枚，熟地黄20g，黄芪、菟丝子、地榆、桑椹子各15g，鹿角

胶、山药、补骨脂、牡丹皮、茯苓、泽泻、山茱萸、白术、女贞子、当归、何首乌、川芎、党参各10g，三七末（冲服）3g。

煎服法同1，日1剂。

12. 主治：再障，阳虚型。

方：黄芪60g，仙鹤草、鸡血藤、党参、熟地黄各30g，制附子、当归、白术、龟版胶、鹿角胶、阿胶各15g，三七（研、冲）、木香、甘草各5g。

煎服法同1，日1剂。

（以上二方田凤鸣供）

13. 主治：再障。

方：乌骨鸡1只（去毛及内脏），大红枣30枚，九层塔（荫风轮）60g，仙鹤草9g，白芍6g，党参3g。

加水共煮至鸡熟，饮汤食肉，隔日1剂。

14. 主治：再障。

方：党参、黄芪、何首乌、熟地黄、白芍各30g，枸杞子、阿胶、黄芩各15g，三七粉（冲服）3g。

煎服法同1，日1剂。

（以上二方摘自《湖南中医杂志》1988.5）

15. 主治：再障。

方：黄芪60g，仙鹤草、鸡血藤、党参、熟地黄各30g，白术、当归、附子、鹿角胶、阿胶、龟版胶各15g，木香、三七（研、冲）、甘草各6g。

煎服法同1，日1剂。

（《千家妙方》）

16. 主治：再障。

方：生地黄、女贞子、旱莲草各30g，蒲公英、白芍各20g，牡丹皮、川楝子、枳壳、柴胡、大黄各10g，甘草5g，犀角3g。

煎服法同1，日1剂。

（《陕西中医》1989.6）

17. 主治：再障。

方：黄芪、何首乌各30g，白芍15g，枸杞子、女贞子、鸡血藤各12g，当归、淫羊藿各10g，冬虫夏草、人参粉各6g。

煎服法同1，日1剂。

（《湖南中医杂志》1988.4）

18.主治：再障。

方：小蓟炭60g，鹿角胶、黄芪各30g，陈皮、阿胶珠、白芍、莲房炭、大熟地、枸杞子各24g，人参、血余炭、天门冬各15g，丹参、砂仁、五味子、木香、甘草各9g。

共为细末，牛骨髓1000g，蜂蜜500g，共和为丸，每次服5～10g，日3次。

（济南部队四〇五医院）

19.主治：再障。

方：杜仲60g，何首乌、地榆各15g，金毛狗脊、续断、黄精、太子参、丹参、黄芪、白及、天花粉、葛根、山药、山楂、麦门冬、酸枣仁、阿胶、当归、生地黄、枸杞子各9g。

煎服法同1，日1剂。

（武汉部队湖北军区）

20.主治：再障，头晕乏力，唇甲淡白。

方：生地黄、山药各30g，黄芪24g，女贞子、旱莲草、阿胶各20g，鹿角胶、党参、当归各15g。

煎服法同1，日1剂。

出血加侧柏叶、藕节各10g；有热去党参、黄芪，加玄参20g；腰酸腿软加淫羊藿、巴戟天、桑寄生各15g；失眠加夜交藤、炒酸枣仁各15g；大便溏稀加白术、茯苓各15g。

（《河北中医》1986.4）

21.主治：再障。

方：仙鹤草30g，桑椹子20g，何首乌、黄精各15g，熟地黄、党参、黄芪各12g，紫河车、当归、龟版胶、鹿角胶各10g，砂仁6g。

煎服法同1，日1剂。

（《上海中医药杂志》1978.3）

22.主治：再障急性期。

方：生地黄、茜草各24g，苍耳子12g，辛夷、牡丹皮、板蓝根、黄芩各10g，三七末（冲）、琥珀末（冲）各2g，羚羊角（冲）1g。

煎服法同1，日1～2剂。

23.主治：再障，肾阳虚型，乏力嗜睡，畏寒肢冷，腰膝酸软，小便清长，舌质淡白。

方：黄芪50g，党参30g，熟地黄、鸡血藤各25g，淫羊藿、鹿角胶各20g，红人参（研末，冲服）、麦门冬、茯苓、山药、枸杞子、当归、白术、补骨脂、附子、肉桂各15g。

煎服法同1，日1剂。

24.主治：再障，出血较重。

方：生石膏、旱莲草、茜草、仙鹤草各50g，生地黄、知母各25g，牡丹皮、玄参、麦门冬各20g，没食子、土大黄、地骨皮各15g，三七5g，犀角3g。

煎服法同1，日1剂。

（以上吕乐远供）

25.主治：再障，脾肾阳虚。

方：仙鹤草30g，黄芪、淫羊藿、仙茅、菟丝子、旱莲草、牛膝各12g，附子、甘草各9g，肉桂5g。

煎服法同1，日1剂。同时服乌鸡白凤丸1粒，日3次。

26.主治：再障，周身乏力，唇甲淡白。

方：熟地黄、阿胶、代赭石各20g，黄柏、知母、龟版、山楂、神曲、麦芽、甘草各15g。

煎服法同1，日1剂。

发热加胡黄连、地骨皮、连翘各15g，出血加板蓝根、白茅根各30g，生地黄、白芍、连翘、白及各20g，三七（冲服）3g。

27.主治：再障，气血两虚，脾肾不足。

方：天花粉、山药、大红枣、丹参各15g，党参、当归、补骨脂各12g，生地黄、熟地黄、白术、白芍、枸杞子、天门冬、麦门冬各10g，鹿角片、甘草各5g。

煎服法同1，日1剂。

28.主治：再障，心脾两虚。

方：炒酸枣仁、朱茯苓、何首乌各12g，党参、黄芪、生地黄、熟地黄、当归、白术、白芍、鳖甲、阿胶、肉苁蓉各9g，五味子、山茱萸各5g。

煎服法同1，日1剂。

（以上四方摘自《辽宁中医杂志》1981.4）

29.主治：再障，面色无华，唇暗乏力，心悸，耳鸣。

方：黄芪、白术各30g，当归、炒酸枣仁、茯苓、龙眼肉各15g，红人参、紫河车、远志、甘草各9g，木香6g。

煎服法同1，日1剂。

30.主治：再障，鼻衄，牙龈出血，肢体紫斑及月经过多，面色苍白。

方：生石膏100g，生地黄、玄参各20g，黄连、栀子、桔梗、黄芩、知母、连翘、牡丹皮、淡竹叶、马勃、仙鹤草、血余炭、白及各10g，甘草5g，犀角3g。

煎服法同1，日1剂。

31.主治：再障。

方：太子参18g，金银花、连翘、玄参、仙鹤草各15g，山豆根、茜草各12g，黄芩、黄柏、紫草、栀子各9g，黄连3g。

煎服法同1，日1剂。

32.主治：再障，脾肾阳虚，气血双亏。

方：党参、黄芪、黄精、鸡血藤、枸杞子、肉苁蓉、漏芦、荷叶、丹参各15g，白术、骨碎补、补骨脂、阿胶、当归各9g，三七粉3g（冲服），大枣10枚。

煎服法同1，日1剂。

33.主治：再障。

方：鹿角胶150g，党参、肉苁蓉、黄芪各90g，山药、熟地黄、枸杞子、土大黄、菟丝子、漏芦、仙茅、巴戟天、血余炭、淫羊藿各60g，补骨脂、骨碎补、牛膝、三七、仙鹤草各90g，鹿茸、红人参各15g，紫河车1具。

为末，蜜丸，每次服10g，日2～3次。

34.主治：再障。

方：白花蛇舌草、黄芪、鸡血藤各30g，漏芦、紫草、骨碎补、人参、阿胶、肉苁蓉各15g。

煎服法同1，日1剂。

（以上摘自《新中医》1980.2）

35.主治：再障，肾阴虚型。

方：玄参、生地黄各24g，当归18g，五味子15g，海螵蛸、何首乌各12g，龟版胶、白术、山药、阿胶、茜草、磁石各10g，犀角粉、血竭粉各1g（同研，冲服）。

煎服法同1，日1剂。

36.主治：再障。

方：紫石英、白术、鹿角胶、巴戟天、磁石、山药各15g，补骨脂、当归、何首乌各12g，人参、肉桂各3g。

煎服法同1，日1剂。

37.主治：再障。

方：补骨脂15g，山药、当归各12g，紫石英、炒白术、阳起石、鹿角胶、木香、丹参各10g，附子、肉桂各5g，人参3g。

煎服法同1，日1剂。

（以上三方摘自《江西中医药》1980.3）

38.主治：再障，肾阴虚型。口干舌燥，心中烦热，夜寐盗汗，鼻出血遗精，牙龈出血，皮肤有瘀斑、瘀点，毛发焦燥，两颧如妆。

方：玄参、生地黄各24g，当归、海螵蛸、五味子、何首乌各15g，龟版胶、白术、山药、阿胶、茜草、磁石各 10g。

煎服法同 1，日 1 剂。

39. 主治：再障，阴阳俱虚。

方：山药、当归、补骨脂各 15g，紫石英、磁石、白术、巴戟天、何首乌各 10g，人参、肉桂、鹿茸、甘草各 3g。

煎服法同 1，日 1 剂。

（以上二方河北新医大学供）

40. 主治：再障，急性发热期。

方：板蓝根、蒲公英、小蓟、太子参各 30g，生石膏 45g，贯众、赤芍、知母、紫草各 15g，甘草 10g。

煎服法同 1，日 1 剂。

（《中西医结合杂志》1988.6）

41. 主治：再障。

方：丹参 120g，当归 15g，党参 12g，益智仁、阿胶（烊化、冲服）各 9g，川芎、牡丹皮、赤芍各 6g。

煎服法同 1，日 1 剂。

（李建国）

蚕豆病

1. 主治：蚕豆病，因进食新鲜蚕豆所致的急性溶血性贫血。临床以黄疸明显和贫血为主要表现。

方：艾叶 60g，党参 30g，茵陈、槐花各 15g，大黄 9g。

加水煎沸 15 分钟，滤出药液，再加水煎 20 分钟，去渣，两煎药液兑匀，分服，日 1 剂。

呕吐加竹茹、藿香、半夏各 10g，腹泻去大黄，加茯苓、山药各 10g。

（《千家妙方》）

2. 主治：蚕豆病。

方：黄果树根 30g，过山龙根 6g，枫

树果、甘草各 3g。

煎服法同 1，日 1 剂。

（《广东中医》1959.2）

3. 主治：蚕豆病。

方：党参、白术、茯苓各 20g，当归、黄芪、赤芍各 10g，茵陈、栀子、大黄各 5g。

煎服法同 1，日 1 剂。

（田凤鸣）

自身免疫性溶血性贫血

主治：自身免疫性溶血性贫血。

方：党参、黄芪、当归、龙眼肉、熟地黄各 20g，白芍、川芎、白术、远志、茯神、酸枣仁各 10g，甘草 5g。

加水煎沸 20 分钟，滤出药液，再加水煎 20 分钟，去渣，两煎药液兑匀，分服，日 1 剂。

（《强化疗法临证试尝》）

阵发性睡眠性血红蛋白尿

1. 主治：阵发性睡眠性血红蛋白尿，尿色如酱油，有黄疸和贫血，伴倦怠食少，舌苔黄腻，脉滑数。

方：猪苓、茯苓、泽泻、白术、板蓝根、栀子各 10g，大黄 5g。

加水煎沸 15 分钟，滤出药液，再加水煎 20 分钟，去渣，两煎所得药液兑匀，分服，日 1 ～ 2 剂。

2. 主治：阵发性睡眠性血红蛋白尿，脾肾阳虚，气短懒言，神疲乏力，便溏，脉细弱。

方：党参、黄芪、白术各 15g，升麻、

柴胡、茵陈、茯苓各 10g，附子、肉桂各 5g。

煎服法同 1，日 1～2 剂。

3. 主治：阵发性睡眠性血红蛋白尿，肝肾阴虚，面色晦暗，头晕耳鸣，五心烦热，腰膝酸软。

方：熟地黄 30g，山药、泽泻、出茱萸、茯苓、菟丝子、女贞子、何首乌、枸杞子、海螵蛸各 15g，甘草 3g。

煎服法同 1，日 1～2 剂。

溶血急性发作或加剧时加用泼尼松，持续贫血或全血减少时加丙酸睾酮。

（以上三方摘自《中西医结合杂志》1983.5）

4. 主治：阵发性睡眠性血红蛋白尿，起病隐袭，睡眠后发生阵发性血红蛋白尿，伴贫血、黄疸和肝脾肿大，或不能解释的腹痛、腰背痛、头痛等，有时出现寒战和高热。

方：黄芪、仙鹤草、小蓟各 30g，熟地黄、当归各 15g，人参、远志、白术、茯苓、阿胶（烊化）各 9g，大枣 9 枚，甘草 6g。

煎服法同 1，日 1～2 剂。

（《千家妙方》）

5. 主治：阵发性睡眠性血红蛋白尿。

方：女贞子、熟地黄、白茅根、黄芪、人参叶各 30g，山茱萸、补骨脂、附子（先煎）各 15g，肉桂 3g。

加水煎沸 15 分钟，滤出药液，再加水煎 20 分钟，去渣，两煎所得药液兑匀，分服，日 1 剂。

6. 主治：阵发性睡眠性血红蛋白尿。

方：黄精、菟丝子、芡实、仙鹤草、续断、白茅根各 30g，枸杞子、阿胶、鹿角胶、茜草各 15g，三七粉（冲服）3g。

煎服法同 1，日 1 剂。

（以上二方摘自《百病良方》）

贫血

1. 主治：贫血，面色㿠白或苍白，头晕心悸，短气不足以息，动则气喘，唇白舌淡。

方：黄芪 30g，大枣 18g，人参、炙甘草、白术、山药各 12g，生姜、桂枝、五味子、砂仁各 9g。

加水煎沸 15 分钟，滤出药液，再加水煎 20 分钟，去渣，两煎药液兑匀，分服，日 1～2 剂。

兼痰湿加薏苡仁 20g，茯苓、半夏各 10g；伴血瘀加丹参 20g，赤芍、姜黄、血竭各 10g；血溢络外加藕节、侧柏叶各 15g，三七粉（研，冲）3g；寒甚加高良姜、吴茱萸各 3g。

（《中医杂志》1985.1）

2. 主治：贫血。

方：鸡血藤 150g，白及 60g。

共为细末，每次服 6g，日 3 次。

（成都部队四十八医院）

3. 主治：贫血，老年性贫血。

方：黄芪、党参、白术、白芍各 20g，鹿角霜 30g，鸡血藤、熟地黄各 15g，仙茅、当归、陈皮、菟丝子、代赭石各 10g，熟附子 5g，大枣 10 枚。

煎服法同 1，日 1～2 剂。

消化道出血去附子、仙茅、鹿角霜，加海螵蛸、地榆炭各 20g，浙贝母 5g；咳嗽，咯血去附子、仙茅、鹿角霜，加仙鹤草 30g，白及 20g，茜草 10g；慢性支气管炎伴感染去附子、仙茅，加鱼腥草、败酱草各 20g，醋炙麻黄 5g。

（《四川中医》1989.1）

4. 主治：贫血。

方：猪肝、牛肝、狗肝、羊肝各 50g。

加水煮熟，加食盐少许，食其肝，饮其汤，日 1 剂。

5.主治：贫血。

方：鸡血、鸭血、鹅血各50g，白酒少许。

混合后加热，分饮，日1剂。

（以上二方摘自《河北科技报》1989.6）

6.主治：贫血。

方：龙眼肉、芡实、莲子、五味子、五加皮各10g。

煎服法同1，日1剂。

（《河北验方选》）

7.主治：贫血。

方：当归、生地黄、白芍各10g，淫羊藿、川芎各5g，人参2g，黄芪15g，母鸡（去毛及内脏）1只。

加水共炖至鸡熟，去其药渣，饮其汤，食其肉，隔日1剂。

（《医药集锦》）

8.主治：贫血。

方：黄芪40g，当归、何首乌各10g。

共为细末，每次服3g，日3次。

（成都部队四〇医院）

9.主治：贫血。

方：瘦鲜羊肉（不带油皮）120g，当归、鲜姜各15g。

药及羊肉同煮，肉熟为度，1日内食完。

（李建国）

真性红细胞增多症

1.主治：真性红细胞增多，无白细胞和血小板增多，骨髓象无增生表现。

方：生地黄、泽泻各15g，龙胆草、栀子、黄芩、柴胡、牡丹皮、知母、菊花各10g。

加水煎沸15分钟，滤出药液，再加水煎20分钟，去渣，两煎药液兑匀，分服，

日1～2剂。

（《千家妙方》）

2.主治：真红细胞增多症，胸闷不适。

方：鸡血藤30g，瓜蒌壳、当归、桃仁、佩兰各12g，薤白、桂枝、川芎、红花各10g。

煎服法同1，日1剂。

（《成都中医学院学报》1986.4）

3.主治：真红细胞增多症。

方：青黛30g，雄黄、乳香各15g，麝香0.3g。

共为细末，每次服1g，日3次。

（《河北验方选》）

嗜酸细胞增多性肺浸润

主治：嗜酸细胞增多性肺浸润。

方：海蛤壳、鱼腥草各30g，桑白皮18g，地骨皮、白芍各12g，黄芩9g，甘草6g，青黛5g。

加水煎沸15分钟，滤出药液，再加水煎20分钟，去渣，两煎药液兑匀，分服，日1剂。

胸胁疼痛加郁金、川楝子各10g；咯血加仙鹤草、藕节各15g；咳喘甚加竹沥、天竺黄各10g；嗜酸细胞不降加乌梅20g。

（《浙江中医杂志》1988.2）

白细胞减少症

1.主治：白细胞减少症，头晕乏力，腹满纳差，耳鸣，或伴有感染。

方：鸡血藤60g，当归、川芎、丹参各30g，赤芍20g，红花10g。

加水煎沸15分钟，滤出药液，再加水

煎20分钟，去渣，两煎药液兑匀，分服，日1～2剂。

脾气虚馁加党参、黄芪、白术、山楂、神曲、谷芽、陈皮、厚朴各10g；肾阳虚加肉苁蓉、淫羊藿、菟丝子各15g，附子、肉桂各5g；伴感染加蒲公英、七叶一枝花、板蓝根、贯众、野菊花各10g。月经期间停服。

（《中西医结合杂志》1984.12）

2. 主治：白细胞减少症，气血两亏。

方：黄芪、熟地黄、虎杖、鸡血藤各30g，丹参20g，党参15g，当归、阿胶、川芎、补骨脂各10g。

煎服法同1，日1剂。

3. 主治：白细胞减少症，脾肾阳虚。

方：黄芪、熟地黄、鸡血藤、益母草各30g，党参12g，山茱萸、补骨脂、仙茅、何首乌、淫羊藿、当归、桂枝、菟丝子各10g。

煎服法同1，日1剂。

有瘀血加赤芍、红花各10g。

（以上摘自《中医杂志》1986.9）

4. 主治：白细胞减少症，头晕眼花，身倦乏力，纳少便溏，面㿠白少华，舌淡白。

方：黄芪、黄精、薏苡仁各30g，枸杞子15g，补骨脂10g，炙甘草6g。

煎服法同1，日1剂。

脾虚明显加赤小豆30g，党参、白术、陈皮各10g；血虚明显加鸡血藤、女贞子、党参、当归各10g；阴虚明显加女贞子、何首乌、玉竹、生地黄各10g；阳虚明显加党参、鸡血藤、续断各10g，肉桂3g。

（《河南中医》1986.2）

5. 主治：白细胞减少症。

方：黄芪、茯苓、大枣、鸡血藤各18g。

煎服法同1，日1～2剂。

（《中医杂志》1985.3）

6. 主治：白细胞减少症。

方：紫河车（干燥粉末）6g。

温开水一次冲服，日2次。

（《基层医生实用手册》）

7. 主治：白细胞减少症。

方：黄芪60g，何首乌、鸡血藤各30g，枸杞子15g，升麻、肉桂各3g。

煎服法同1，日1剂。

（《新中医》1988.10）

8. 主治：白细胞减少症。

方：大枣、鸡血藤各60g，黄芪30g，黄精、女贞子、丹参各15g。

煎服法同1，日1剂。

（《广西中医药》1985.2）

9. 主治：白细胞减少症。

方：鸡血藤20g，党参、黄芪、石韦各15g，大枣10枚。

煎服法同1，日1～2剂。

（《湖北中医杂志》1981.6）

10. 主治：白细胞减少症。

方：党参、黄芪各30g，当归、柴胡各12g，陈皮、升麻各9g，白术、黄精、山药各15g，阿胶10g，炙甘草6g。

煎服法同1，日1剂。

（《四川中医》1988.7）

11. 主治：白细胞减少症。

方：菟丝子、山药、酸枣仁各30g，黄芪、党参、白术、柏子仁、狗脊、当归、丹参各20g，枸杞子、砂仁、远志各10g。

煎服法同1，日1剂。

（田凤鸣）

升高白细胞的中药

三颗针、苦参、小茴香、茜草、灵芝、刺五加、女贞子、山茱萸、黄芪、白术、鹿茸、肉桂、鸡血藤、川芎、莪术、蟾酥、苎麻、胡桃青皮、马兜铃、补骨脂、虎杖、牛角、蜂乳、枸杞子、仙鹤草、覆盆子、山豆根、茶叶等。

遗传性球形细胞增多症

主治：遗传性球形细胞增多症，有慢性溶血表现，溶血性黄疸，脾肿大，易发热。

方：补骨脂、肉苁蓉、人参、白术、当归、花生米、赤小豆各60g，蜻蜓40只。

各焙干为细末，蜜为丸，每次服3g，日2～3次。

（《千家妙方》）

过敏性紫癜

1. 主治：过敏性紫癜，可查出致敏因素引起的皮肤紫斑或紫点，可伴腹痛及关节痛。

方：蒲公英50g，苍术30g，鸡血藤、金银花、板蓝根各25g，黄柏、石斛、滑石各20g，续断、大青叶、连翘、甘草各15g。

加水煎沸15分钟，滤出药液，再加水煎20分钟，去渣，两煎药液兑匀，分服，日1剂。

（《千家妙方》）

2. 主治：过敏性紫癜，紫癜可查出致敏原，多发生于腰以下。

方：大红枣30枚，仙鹤草、党参、茯苓、黄芪各20g，牡丹皮、当归、熟地黄、苦参、槐米、地榆各10g，甘草5g。

煎服法同1，日1剂。

（田凤鸣）

3. 主治：过敏性紫癜。

方：白芍60g，柴胡、枳实、甘草各15g。

煎服法同1，日1剂。

（《河南中医》1988.4）

4. 主治：过敏性紫癜。

方：黄芩、大枣各30g，侧柏叶、牡丹皮、紫草、黄连、仙鹤草各15g，党参、白术、黄芪、赤芍、甘草各12g，金银花、连翘、当归各9g。

煎服法同1，日1剂。

（张成运）

5. 主治：过敏性紫癜。

方：白茅根、紫草各30g，益母草、茜草、丹参、生地黄、赤芍、鸡血藤、牡丹皮各15g、甘草6g。

煎服法同1，日1剂。

（《湖南中医杂志》1988.3）

6. 主治：过敏性紫癜，腹型过敏性紫癜。

方：白芍、乌梅各30g，党参、黄芩、蜀椒、姜半夏、枳实各10g，黄连、干姜各6g。

煎服法同1，日1剂。

血热较甚去党参，加牛角30g，生地黄、牡丹皮各10g；紫癜瘙痒较甚加紫草、防风各10g；鼻出血或血尿加地榆、大蓟、小蓟、栀子各15g；关节疼痛加防己、桂枝、秦艽各10g。

（《江苏中医》1988.3）

7. 主治：过敏性紫癜，皮肤出现紫斑，常伴衄血、齿龈出血或月经过多，或有发热，口渴，心烦，舌红苔黄。

方：槐花95g，金银花、生地黄、白茅根、大红枣各20g，地榆、白芍、玄参、鸡内金各15g，山楂、神曲、麦芽各10g。

煎服法同1，日1～2剂。

8. 主治：过敏性紫癜，血热型。

方：金银花 60g，蒲公英 30g，生地黄、玄参各 25g，犀角、牡丹皮、黄芩、当归、红花、紫花地丁各 10g，青黛、赤芍、大黄、桃仁各 6g，牛黄 3g（研，吞）。

煎服法同 1，日 1 剂。

（以上二方摘自《江西中医药》1983.4）

9. 主治：过敏性紫癜，外感风邪型。

方：连翘 15g，金银花、生地黄、山楂各 10g，牡丹皮 6g，紫草 3g。

煎服法同 1，日 1 剂。

10. 主治：过敏性紫癜，脾虚型。

方：仙鹤草、旱莲草各 12g，黄芪、熟地黄、鸡血藤各 9g，白术、党参、阿胶各 6g，甘草 3g。

煎服法同 1，日 1 剂。

（以上二方摘自《陕西中医》1980.4）

11. 主治：过敏性紫癜，阴津亏损。

方：生石膏 60g，山药 20g，粳米、沙参、石斛、金银花各 15g，知母、地骨皮、麦门冬各 10g。

煎服法同 1，日 1 剂。

12. 主治：过敏性紫癜，血热型。

方：水牛角 60g，白茅根、生地黄、鹿含草、仙鹤草各 30g，牡丹皮、赤芍各 12g，甘草 3g

煎服法同 1，日 1 剂。

13. 主治：过敏性紫癜。

方：地榆 30g，桑叶、菊花、浙贝母、苍耳子、牡丹皮各 12g，辛夷 9g，薄荷、甘草各 3g。

煎服法同 1，日 1 剂。

（以上三方摘自《浙江中医学院学报》1978.4）

14. 主治：过敏性紫癜。

方：生地黄 12g，水牛角、牡丹皮、枸杞子、旱莲草各 10g，大黄（后下）、僵蚕、甘草各 3g。

煎服法同 1，日 1 剂。

15. 主治：过敏性紫癜。

方：黄芪、淫羊藿、鸡血藤各 15g，枸杞子、补骨脂各 12g，当归、松节各 10g，甘草 5g，炮姜 2g。

煎服法同 1，日 1 剂。

（以上二方摘自《浙江中医杂志》1981.1）

16. 主治：过敏性紫癜，腰以下较多。

方：党参 10g，茯苓、枳壳、桔梗、独活、川芎、地肤子、黄芪各 5g，柴胡、羌活、前胡、紫草、甘草各 5g。

煎服法同 1，日 1 剂。

（《河北中医》1988.4）

血小板减少性紫癜

1. 主治：血小板减少性紫癜，血热妄行，舌苔黄或黄腻，舌红，有紫斑紫点，鼻齿衄血，尿血，大便下血，月经过多，色紫晦暗。骨蒸潮热，五心烦热，颧红目赤，口干，胸闷。

方：生地黄 100g，茜草、地榆、牡丹皮各 30g，赤芍 15g。

加水煎沸 15 分钟，滤出药液，再加水煎 20 分钟，去渣，两煎药液兑匀，分服，日 1 剂。

2. 主治：血小板减少性紫癜，气虚型，舌质淡紫，有齿痕。有出血症状，形瘦，气短音微，心悸自汗。

方：党参 60g，黄芪、茜草、仙鹤草各 30g，当归 15g，甘草 10g。

煎服法同 1，日 1 剂。

3. 主治：血小板减少性紫癜，脾肾阳虚，舌淡白，舌苔薄白，有出血现象。形寒肢冷，面色无华，困倦腰酸，腹痛便溏。月经色淡，带下清稀。

方：仙鹤草、茜草、肉苁蓉、鹿角各30g，黄芪、当归各25g。

煎服法同1，日1剂。

（以上三方摘自《上海中医杂志》1986.3）

4. 主治：血小板减少性紫癜，并有鼻、牙龈出血，妇女月经过多。

方：仙鹤草、旱莲草各20g，鸡血藤、牡丹皮、茜草、当归、大枣、白茅根、栀子各15g，三七粉（冲服）5g。

煎服法同1，日1剂。

（《千家妙方》）

5. 主治：血小板减少性紫癜。

方：水牛角60g。

削成薄片，加水煎2小时，去渣，顿服，日1～2剂。

（《广西中医药》1986.3）

6. 主治：血小板减少性紫癜，血虚寒型。

方：黄芪、仙鹤草各30g，阿胶20g，党参、枸杞子、何首乌、当归、熟地黄、淫羊藿、菟丝子、续断、地榆各15g，白芍10g，甘草5g。

煎服法同1，日1剂。

7. 主治：血小板减少性紫癜，血虚热型。

方：生地黄20g，侧柏叶、牡丹皮、沙参、玄参、党参、当归、大蓟、小蓟、白茅根、仙鹤草、旱莲草各10g，甘草5g。

煎服法同1，日1剂。

（以上河北医学院附二院．田永淑供）

8. 主治：血小板减少性紫癜。

方：黄芪、大枣各60g，白茅根、仙鹤草、甘草各30g，牡丹皮20g，赤芍、连翘、阿胶各10g。

煎服法同1，日1剂。

血热加紫草30g，黄芩10g；气虚加人参10g（或党参20g）；阴虚加地骨皮30g；血瘀加三七粉6g（冲服）。

（《陕西中医》1988.3）

9. 主治：血小板减少性紫癜。

方：仙鹤草、茜草、白及、紫珠草各15g，栀子、牡丹皮、生地黄、赤芍各12g，当归、阿胶、何首乌各9g，白茅根、麦门冬各5g。

煎服法同1，日1剂。

（《中西医结合杂志》1988.7）

10. 主治：血小板减少性紫癜。

方：地榆、仙鹤草各30g，商陆、党参、白术、山茱萸、丹参各10g，何首乌、玄参、熟地黄各15g，甘草6g。

煎服法同1，日1剂。

阴虚血热去党参、白术，加黄柏、知母、牡丹皮、鳖甲各10g；气虚加茯苓、大枣各20g；脾肾阳虚加菟丝子、补骨脂各10g，附子3g；脾脏肿大为瘀血难消，加蒲黄、五灵脂各10g。

（《浙江中医杂志》1988.2）

11. 主治：血小板减少性紫癜。

方：甘草20g。

煎服法同1，日1剂。

（《浙江中医杂志》1988.2）

12. 主治：血小板减少性紫癜。

方：生地黄、仙鹤草各30g，何首乌、枸杞子、肉苁蓉、补骨脂、丹参各15g，赤芍、茜草各12g，当归、山茱萸、牡丹皮各10g。

煎服法同1，日1剂。

脾虚加黄芪30g，党参15g；鼻衄、齿衄加白茅根30g，黄连5g。

（《浙江中医杂志》1988.2）

13. 主治：血小板减少性紫癜。

方：黄芪60g，益母草、鸡血藤、党参、当归、川芎各30g，赤芍20g，红花10g。

煎服法同1，日1剂。

（《中医杂志》1987.9）

14.主治：血小板减少性紫癜，气血虚弱。

方：党参、黄芪、仙鹤草各15g，当归、白术、茯苓、炒枣仁、大红枣各10g，木香、甘草、生姜各3g。

（《北京中医》1984.3）

15.主治：血小板减少性紫癜，血热型。

方：生石膏100g，生地黄60g，白芍、丹参、玄参、牡丹皮、知母各20g，黄芩、甘草各10g，羚羊角3g。

煎服法同1，日1剂。

（《吉林中医药》1984.4）

16.主治：血小板减少性紫癜，阴虚血热。

方：石斛50g，生地黄、生石膏各30g，龙齿、沙参、白茅根各20g，天花粉、白芍各15g，龟版、牡丹皮各10g。

煎服法同1，日1剂。

（《吉林中医药》1984.5）

17.主治：血小板减少性紫癜。

方：虎杖、丹参各30g，大生地黄、桃仁、红花、当归各10g，川芎、升麻各6g。

煎服法同1，日1剂。

18.主治：血小板减少性紫癜，瘀血型。

方：薏苡仁30g，党参、桃仁、红花、生地黄各20g，地榆、柴胡、黄芩、升麻、半夏各10g，甘草6g。

（以上二方摘自《陕西中医》1983.4）

19.主治：血小板减少性紫癜。

方：白茅根、大红枣各60g，藕节、大蓟、小蓟各30g，黄芩、栀子、当归各10g。

煎服法同1，日1剂。

（保定地区第二医院）

血小板衰弱症

1.主治：血小板衰弱症（非血小板减少性紫癜）。

方：党参、黄芪、黄精、枸杞子、阿胶、补骨脂、白术、茯苓、甘草各10g。

加水煎沸15分钟，滤出药液，再加水煎20分钟，去渣，两煎所得药液兑匀，分服，日1剂。

（田凤鸣）

2.主治：血小板衰弱症。

方：大红枣500g。

煮熟，每次食50g，日3次，并饮其汤。

（《上海中医药杂志》1962.4）

血小板增多症

1.主治：血小板增多症。

方：皂刺30g，当归、桃仁、红花、乳香、没药、赤芍各10g。

加水煎沸15分钟，滤出药液，再加水煎20分钟，去渣，两煎所得药液兑匀，分服，日1剂。

（《中医杂志》1979.6）

2.主治：血小板增多症。

方：水蛭适量。

焙干，轧成细粉，每次冲服0.3g，日3次。

（《河北验方选》）

血友病

1.主治：血友病。

方：熟地黄、天门冬各15g，当归、赤芍、白及、知母各10g，川芎、阿胶、牡丹皮、石斛各5g，三七粉3g（冲服）。

加水煎沸 15 分钟，滤出药液，再加水煎 20 分钟，去渣，两煎药液兑匀，分服，日 1 剂。

（《千家妙方》）

2. 主治：血友病。

方：鲜梨汁、荸荠汁、甘蔗汁各 500ml，鲜生地黄汁 120ml，混合后，每次服 200ml，日 3 次。

（《中医杂志》1958.9）

3. 主治：急性血友病。

方：生地黄、熟地黄、鳖甲、玄参、生石膏各 15g，夏枯草、太子参、白芍、钩藤、天门冬、地龙、槐花、甘草各 9g，广犀角 4.5g。

煎服法同 1，日 1 剂。

（李建国）

白血病

1. 主治：急性高白细胞型白血病，气阴两虚型。

方：党参、黄芪、白花蛇舌草、半枝莲、小蓟、蒲公英各 30g，生地黄、黄精各 20g，天门冬、麦门冬、莪术、茯苓各 15g，甘草 6g，三七粉（冲服）3g，丹参 18g。

加水煎沸 15 分钟，滤出药液，再加水煎 20 分钟，去渣，两煎药液兑匀，分服，日 1 剂。

2. 主治：急性高白细胞型白血病，气血双亏型。

方：党参、黄芪、女贞子、小蓟、白花蛇舌草各 30g，补骨脂 24g，枸杞子 18g，莪术、当归各 15g，白术、茯苓、陈皮、阿胶各 12g，三七粉（冲服）3g，甘草 5g。

煎服法同 1，日 1 剂。

（以上二方摘自《中西医结合杂志》1989.8）

3. 主治：急性粒细胞型白血病。

方：薏苡仁、白花蛇舌草、半枝莲各 30g，山豆根 15g，黄药子、生地黄、玄参、金银花、乌梅各 10g。

煎服法同 1，日 1 剂。

（《临证用方选粹》）

4. 主治：慢性粒细胞型白血病。

方：梅花点舌丹 18 粒。

口服，日 2 次。

5. 主治：慢性粒细胞型白血病。

方：杜仲、白花蛇舌草、半枝莲各 30g，生地黄、熟地黄、枸杞子、山药、党参、大红枣、茯苓、蒲公英、地丁、当归、菟丝子、女贞子各 20g，五味子、青黛、甘草各 5g，雄黄 3g。

煎服法同 1，日 1 剂。

（以上二方田凤鸣供）

6. 主治：白血病。

方：野苜蓿、大红枣、黑芝麻、冬葵子各 20g。

煎服法同 1，日 1 剂。

7. 主治：急性白血病，阴虚内热。

方：半枝莲 40g，白茅根 30g，枸杞子、生地黄各 20g，熟地黄、地骨皮、党参、黄精各 15g，知母、黄柏、牡丹皮、山茱萸各 10g。

煎服法同 1，日 1 剂。

（以上二方摘自《陕西中医》1979.2）

8. 主治：急性粒细胞型白血病。

方：山药 12g，党参、黄芪、淫羊藿、补骨脂、菟丝子、山茱萸、茯苓、鸡血藤、黄精、枸杞子、白蒺藜、旱莲草、肉苁蓉、白术、何首乌各 10g，人参、海参、巴戟天、桂枝、白芍、陈皮、黑芝麻各 5g，鱼鳔胶、鹿角胶各 12g。

煎服法同 1，日 1 剂。

（《中医杂志》1982.7）

9. 主治：急性淋巴细胞型白血病。

方：水牛角、牡蛎、生地黄各 30g，赤芍 12g，麦门冬、阿胶、栀子、川贝母、玄参、夏枯草、黄芩各 10g。

煎服法同 1，日 1 剂。

（《江苏中医》1983.4）

10. 主治：慢性骨髓性白血病，气血两亏。

方：黄芪 24g，党参、龟版、石决明、地骨皮、生地黄、阿胶各 15g，当归、牡丹皮、苏木各 10g。

煎服法同 1，日 1 剂。

（《福建中医药》1980.3）

11. 主治：慢性粒细胞型白血病。

方：青黛 30g，雄黄、乳香各 15g，麝香 0.5g。

共为细末，每次服 0.2g，日 3 次。

（《福建中医药》1981.2）

12. 主治：慢性粒细胞型白血病。

方：水牛角、白花蛇舌草各 30g，太子参、麦门冬、蒲公英、牡丹皮、丹参、赤芍、白芍、生地黄各 15g，栀子、黄芩、紫草、玄参、川楝子、延胡索、三棱、莪术、郁金、夏枯草各 10g。

煎服法同 1，日 1 剂。

（《江苏中医杂志》1985.2）

13. 主治：白血病。

方：白花蛇舌草、半枝莲各 60g。

煎服法同 1，日 1 剂。

（《河北验方选》）

脾功能亢进

主治：脾功能亢进，脾肿大，全血细胞减少，鼻及牙龈出血，倦怠乏力。

方：穿山甲珠、炙鳖甲各 15g，丹参、红

花、黄芪、陈皮各 12g，三棱、莪术各 10g。

加水煎沸 15 分钟，滤出药液，再加水煎 20 分钟，去渣，两煎药液兑匀，分服，日 1～2 剂。

（《千家妙方》）

恶性淋巴肉瘤

1. 主治：恶性淋巴肉瘤。

方：鳖甲、半枝莲各 20g，当归、赤芍、牡丹皮、桃仁、槟榔各 10g，厚朴、大黄、枳壳、苍术、沉香各 5g。

加水煎沸 15 分钟，滤出药液，再加水煎 20 分钟，去渣，两煎药液兑匀，分服，日 1 剂。

（《河北中医》1987.3）

2. 主治：恶性淋巴肉瘤。

方：生牡蛎 30g，海蛤壳、丹参、山药、玄参各 15g，海藻、昆布、土贝母、天葵子、夏枯草、白术、当归各 10g。

煎服法同 1，日 1 剂。

（《浙江中医学院学报》1986.5）

第六节　内分泌系统疾病病症奇方

垂体前叶功能低下

1. 主治：垂体前叶功能低下，身瘦如柴，目光呆滞，面色憔悴，毛发稀疏，少气懒言，畏寒肢冷，恶心呕吐，舌体胖大有齿痕。

方：菟丝子 25g，熟地黄 20g，巴戟天、锁阳、龙眼肉、黄芪、茯苓、甘草各 15g，人参、淫羊藿、附子、半夏、生姜各 10g。

加水煎沸 15 分钟，滤出药液，再加水

煎 20 分钟，去渣，两煎药液兑匀，分服，日 1 剂。

（《陕西中医》1988.7）

2. 主治：垂体前叶功能低下，虚实互见，寒热错杂，阴阳失调。

方：党参、黄芪、白术、大枣各 15g，桂枝、白芍、黄芩、柴胡、附子、仙茅、黄柏、益智仁、淫羊藿各 10g，生姜、干姜、肉桂各 3g，甘草 5g。

煎服法同 1，日 1 剂。

（《辽宁中医杂志》1979.6）

甲状腺功能减退

1. 主治：甲状腺功能减退，心肾阳衰，水气上泛。

方：小麦 50g，白芍 20g，人参、附子、茯苓、生姜、甘草、白术、陈皮、枳壳、大红枣各 15g。

加水煎沸 15 分钟，滤出药液，再加水煎 20 分钟，去渣，两煎药液兑匀，分服，日 1 剂。

（《黑龙江中医药》1988.1）

2. 主治：甲状腺功能减退。

方：人参、附子、巴戟天、仙茅、淫羊藿、肉桂各 10g，甘草 5g。

煎服法同 1，日 1 剂。

（田凤鸣）

甲状腺功能亢进

1. 主治：甲状腺功能亢进（简称甲亢，下同），烦躁易怒，口干咽燥，渴而欲饮，食欲旺盛，目睛外突，发热，羞明畏光。

方：生石膏 100g，大黄（后下）18g，玄明粉 12g（研，分冲服），知母

15g，枳实、厚朴各 10g。

加水煎沸 15 分钟，滤出药液，再加水煎 20 分钟，去渣，两煎药液兑匀，分服，日 1 剂。

2. 主治：甲亢，突眼。

方：生石膏 80g，白花蛇舌草、夏枯草各 50g，牡蛎 30g，泽泻、车前子各 20g，黄芩、浙贝母、石决明、葶苈子、柴胡各 15g。

煎服法同 1，日 1 剂。

（以上二方摘自《山西中医》1988.4）

3. 主治：甲亢。

方：白蒺藜、白芍、生地黄、玄参、枸杞子、茺蔚子各 15g。

煎服法同 1，日 1 剂。

（《北京中医》1983.2）

4. 主治：甲亢，肝火旺型。

方：白芥子 40g，麦门冬、生地黄、牡丹皮、夜交藤各 20g，龙胆草 15g。

煎服法同 1，日 1 剂。

5. 主治：甲亢，肝肾阴虚。

方：白芥子 40g，生地黄、牡丹皮、黄芪、夜交藤各 20g，麦门冬 15g。

煎服法同 1，日 1 剂。

（以上二方摘自《中西医结合杂志》1988.7）

6. 主治：甲亢，突眼，手颤，手足心出汗，心悸，失眠，乏力，消瘦。

方：茯苓 15g，当归、白芍、柴胡、白术、牡丹皮、栀子、香附、薄荷、远志各 10g。

煎服法同 1，日 1 剂。

7. 主治：甲亢。

方：生地黄、鳖甲各 18g，夏枯草 30g，麦门冬、茯苓、香附各 15g，柴胡、阿胶、火麻仁、栀子、密蒙花各 10g。

煎服法同 1，日 1 剂。

（以上二方摘自《河南中医》1986.5）

8. 主治：甲亢。

方：夏枯草、石决明、牡蛎、柴胡各25g，龟版20g，牡丹皮、玄参、白芍各15g，龙胆草、黄柏、决明子各10g，五味子5g。

煎服法同1，日1剂。

（《吉林中医药》1987.3）

9. 主治：甲亢，阴虚胃热型。

方：生地黄24g，酸枣仁20g，龙骨、牡蛎、石斛、沙参、麦门冬各15g，白芍、柴胡、桔梗、山慈菇、天花粉各10g，甘草5g。

煎服法同1，日1剂。

10. 主治：甲亢。

方：生地黄、女贞子、枸杞子、珍珠母各25g，龙骨、牡蛎、石斛各15g，黄芩、天花粉、陈皮、山慈菇各10g，甘草5g。

煎服法同1，日1剂。

（以上二方摘自《山东中医学院学报》1984.1）

11. 主治：甲亢，心悸，水肿。

方：茯苓60g，泽泻、大腹皮、黄芪、赤芍、丹参各20g，桂枝、生姜、白药子、大枣各15g。

煎服法同1，日1剂。

（《广西中医药》1985.6）

12. 主治：甲亢。

方：黄芪30g，夏枯草、忍冬藤、桔梗、生地黄、当归各90g。

煎服法同1，日1剂。

（《临证用方选粹》）

甲状腺炎

主治：甲状腺炎，甲状腺红肿疼痛。

方：生石膏、玄参、夏枯草、白芍、当归、浙贝母各15g，牡丹皮、枳实、柴胡、栀子、黄芩各10g。

加水煎沸15分钟，滤出药液，再加水煎20分钟，去渣，两煎药液兑匀，分服，日1剂。

（《湖北中医杂志》1983.4）

甲状腺腺瘤

1. 主治：甲状腺腺瘤。

方：生地黄、牡蛎各30g，夏枯草15g，三棱、莪术、穿山甲各10g，甘草3g。

加水煎沸15分钟，滤出药液，再加水煎20分钟，去渣，两煎药液兑匀，分服，日1剂。

（《新中医》1980.2）

2. 主治：甲状腺腺瘤，甲状腺囊肿和甲状腺炎。

方：牡蛎、忍冬藤各30g，昆布、海藻、黄药子、土贝母各15g，穿山甲珠、乌蛇、七叶一枝花各10g，瓜蒌30g。

煎服法同1，日1剂。

发热加山豆根10g；气郁加郁金、香附各10g；血瘀加蜈蚣2条，地鳖虫2只。

（《陕西中医》1988.7）

3. 主治：甲状腺腺瘤。

方：海蛤壳、牡蛎各30g，八月札、白花蛇舌草各20g，瓜蒌15g，香附、郁金、三棱、莪术、山慈菇、白芥子、青皮各10g。

煎服法同1，日1剂。

甲状腺腺瘤随喜怒而消长加木香、川楝子各10g；瘤体坚硬，病程久加桃仁、鬼箭羽、皂角刺、穿山甲珠、海螵蛸、瓦楞子各10g；大便燥结重用瓜蒌并加大黄10g；妇女经期去三棱、莪术，加丹参、赤芍各10g。

（《南京中医学院学报》1985特刊）

甲状腺腺肿

1. 主治：甲状腺腺肿。

方：当归、熟地黄、昆布、海藻、浙贝母各15g，桃仁、红花、川芎、赤芍、桔梗各10g，甘草3g。

加水煎沸15分钟，滤出药液，再加水煎20分钟，去渣，两煎药液兑匀，分服，日1剂。

（《云南中医杂志》1983.4）

2. 主治：甲状腺腺肿。

方：鲫鱼1条（约100g），急性子、山慈菇各30g。

将山慈菇、急性子研为末，与鲫鱼共捣如泥，敷患处，日换1次。

（《云南中医杂志》1982.2）

3. 主治：甲状腺腺肿。

方：昆布、海藻、海带、海螵蛸各60g，青木香、海蛤粉、陈皮各15g。

共为细末，每次服9g，日2～3次。

（《江苏中医》1958.9）

4. 主治：甲状腺腺肿。

方：黄药子适量。

为细末，每次服2g，日3次。

（《中华医学杂志》1961.4）

5. 主治：甲状腺腺肿。

方：海带30g，黄药子12g。

煎服法同1，日1剂。

（《河北验方选》）

6. 主治：甲状腺腺肿。

方：浙贝母、海藻、牡蛎各100g。

共为细末，每次冲服6g，日3次。

（《医药集锦》）

7. 主治：甲状腺腺肿。

方：猫爪草30g，夏枯草20g，三棱、莪术、浙贝母、牡蛎、丹参、金银花、甘草各10g。

煎服法同1，日1剂。

（《中医杂志》1987.9）

8. 主治：甲状腺肿大。

方：昆布、海藻、海带、海螵蛸、陈皮、木香、桔梗、夏枯草各15g。

共研细末，炼蜜为丸，每丸重6g，每次服1丸，日服2次。

（李建国）

皮质醇增多症

1. 主治：皮质醇增多症。

方：槟榔、厚朴、白芥子、青皮、苍术、半夏、茯苓、枳壳、山楂各15g，大黄5g。

加水煎沸15分钟，滤出药液，再加水煎20分钟，去渣，两煎所得药液兑匀，分服，日1剂。

2. 主治：皮质醇增多症。

方：橘叶、蜀羊泉、蛇果草各18g，桑叶、桑白皮、夜交藤各15g，桔梗、连翘、淡竹叶、竹茹、柏子仁、白芍各10g，蝉蜕、远志、灯心、甘草各5g。

煎服法同1，日1剂。

（以上二方摘自《辽宁中医杂志》1983.4）

肾上腺皮质功能低下

主治：肾上腺皮质功能低下。

方：龟版30g，夜交藤、茯神、紫河车、补骨脂、菟丝子、沙苑子、熟地黄各15g，山茱萸、枸杞子、覆盆子、鹿角胶各10g。

加水煎沸15分钟，滤出药液，再加水煎20分钟，去渣，两煎所得药液兑，分服，日 1 剂。

（《广西中医药》1983.7）

特发性水肿

1. 主治：特发性水肿，不明原因的下肢、颜面浮肿，女性多见。

方：黄芪 30g，桂枝、茯苓各 20g，柴胡、益母草各 15g，白芍、香附、枳壳各 10g，甘草 5g。

加水煎沸 15 分钟，滤出药液，再加水煎 20 分钟，去渣，两煎所得药液兑匀，分服，日 1 剂。

（《四川中医》1987.11）

2. 主治：特发性水肿。

方：黄芪、党参、当归各 15g，白术、茯苓、泽泻、白芍、阿胶、防己、木香各 10g，陈皮 5g。

煎服法同 1，日 1 剂。

心悸失眠加酸枣仁、远志各 10g；纳差腹胀加山楂、神曲、麦芽各 10g；行经腹痛加丹参、川芎各 10g。

（《广西中医药》1988.1）

3. 主治：特发性水肿。

方：茯苓皮 30g，黄芪、车前子、郁金、山药各 15g，三棱、莪术、防己、附子各 10g，甘草 6g。

煎服法同 1，日 1 剂。

（《千家妙方》）

4. 主治：特发性水肿。

方：党参、黄芪各 30g，茯苓、山药、陈皮各 15g，白术、薏苡仁、车前子各 10g，砂仁 5g。

煎服法同 1，日 1 剂。

（赵彦明）

肥胖病

1. 主治：肥胖病。

方：车前子、莱菔子、牵牛子各 20g，蜀椒目、商陆、青皮、桑皮、桂枝、茯苓、陈皮、柴胡、郁金各 10g。

加水煎沸 15 分钟，滤出药液，再加水煎 20 分钟，去渣，两煎药液兑匀，分服，日 1 剂。

（《临证用方选粹》）

2. 主治：肥胖病。

方：枸杞子 60g。

加水煎，去渣，分服，日 1 剂。

（《新中医》1988.7）

3. 主治：肥胖病，脾不健运，聚湿成胖。

方：苍术、白术各 15g，茯苓、泽泻、陈皮、半夏、黄芪、防己各 10g。

煎服法同 1，日 1 剂。

4. 主治：肥胖病，兼有水肿。

方：桂枝、茯苓、陈皮、青皮、姜皮、桑白皮、大腹皮、泽泻各 10g，附子 3g。

煎服法同 1，日 1 剂。

（以上二方摘自《北京中医学院学报》1985.2）

5. 主治：肥胖病。

方：生地黄、黑豆、水牛角、黄芪各 30g，漏芦、决明子、泽泻、荷叶、防己各 15g，人参 6g，蜈蚣 2 条。

煎服法同 1，日 1 剂。

（《河南中医》1988.2）

尿崩症

1. 主治：尿崩症，小便次数增多，夜间为甚，尿量大，身体消瘦，口干渴，舌淡。

方：芡实、山药、黄芪各 30g，党参、

陈皮、当归各 15g，升麻、益智仁、金樱子、补骨脂、白蒺藜各 10g。

加水煎沸 15 分钟，滤出药液，再加水煎 20 分钟，去渣，两煎所得药液兑匀，分服，日 1 剂。

（田凤鸣）

2. 主治：尿崩症。

方：山茱萸、覆盆子、茯苓、熟地黄各 15g，附子 5g。

煎服法同 1，日 1 剂。

（《河北验方选》）

3. 主治：尿崩症。

方：芡实、山茱萸各 10g，五味子、益智仁各 5g。

煎服法同 1，日 1 剂。

（《河北中医》1985.5）

4. 主治：尿崩症。

方：益智仁 30g，山茱萸、覆盆子、鹿茸、山药、乌药各 15g。

共为细末，每次服 5g，日 3 次。

（张成运）

5. 主治：尿崩症。

方：黄芪、牡蛎各 30g，天花粉、桑螵蛸、葛根各 20g，五味子、白术、陈皮、升麻、甘草各 10g。

煎服法同 1，日 1 剂。

（《千家妙方》）

6. 主治：尿崩症。

方：熟地黄、茯苓各 25g，山茱萸、麦门冬、山药、龟版、天花粉、枸杞子各 20g，五味子、沙参、甘草各 10g。

煎服法同 1，日 1 剂。

（《黑龙江中医药》1988.1）

7. 主治：尿崩症，小便次数增多，尿量增加，烦渴多饮，如限制饮水，可迅速发生脱水。尿比重多在 1.000～1.006。

方：黄芪、牡蛎各 30g，葛根 20g，

天花粉、桑螵蛸各 15g，五味子、白术各 10g，升麻、陈皮、甘草各 6g。

煎服法同 1，日 1 剂。

（《千家妙方》）

席汉综合征

1. 主治：席汉综合征，产后失血过多，精神萎靡，倦怠乏力，面黄舌淡，毛发腋毛脱落等衰退征象，表现为气血两虚。

方：党参、黄芪、白术、当归、熟地黄、半夏各 20g，代赭石、陈皮、竹茹、麦门冬、佩兰、益母草、白芍、石菖蒲各 15g。

加水煎沸 15 分钟，滤出药液，再加水煎 20 分钟，去渣，两煎药液兑匀，分服，日 1 剂。

（《河北中医》1982.3）

2. 主治：席汉综合征。

方：淫羊藿 10g，熟地黄、菟丝子、枸杞子、仙茅、牛膝、白术、山茱萸各 12g，五味子、当归、女贞子、黄芪、沙苑子各 10g，川芎 5g。

煎服法同 1，日 1 剂。

（《河北中医》1985.6）

3. 主治：席汉综合征。多现体虚，头晕心悸，夜寐多梦，腰酸膝软，气短懒言，食欲减退，毛发脱落，性欲减退，乳房、外阴、子宫萎缩等症。

方：仙鹤草、紫草、炙绵黄芪各 30g，生地黄、熟地黄各 15g，赤芍、白芍、茯苓各 12g，制附子、泽泻、牡丹皮各 10g，山茱萸 9g，肉桂 4.5g，大枣 10 枚。

煎服法同 1，日 1 剂。

（《实用内科杂志》1988.2）

4. 主治：席汉综合征。

方：代赭石 25g，当归、党参、半夏各

20g，陈皮、竹茹、麦门冬、佩兰、川芎、生地黄、茯苓各15g，白芍、石菖蒲各12g。

加水煎服法同1，日1剂。

5. 主治：席汉综合征。

方：熟地黄30g，生地黄15～20g，白术8g，炮姜1.5g。

加水煎服法同1，日1剂。

6. 主治：席汉综合征。

方：干生地黄90g（切成碎片）。

上药加水900ml，煎沸并不断搅拌1小时，滤出药液约200ml，一次服完。连服3日，隔3日再连续服药3日，再隔3日再服药3日，共36日18个服药日。此后每隔1个月，视病情重复前法1次。

（以上三方摘自《中西医结合杂志》1985.8）

第七节 营养与代谢疾病病症奇方

糖尿病

1. 主治：糖尿病。燥热灼肺，耗伤津液，烦渴引饮，口干咽燥，尿多而频，皮肤干燥。

方：天花粉120g，生石膏90g，山药45g，生地黄、玄参各30g，沙参24g，玉竹、麦门冬各20g，知母18g。

加水煎沸15分钟，滤出药液，再加水煎20分钟，去渣，两煎药液兑匀，分服，日1剂。

2. 主治：糖尿病。中焦燥热，消谷善饥，尿黄尿频，形体消瘦，倦怠乏力，大便干结，舌红或舌苔黄燥。

方：天花粉120g，生石膏90g，山药45g，生地黄、黄芪、熟地黄、玄参、白术、

何首乌各30g，麦门冬、玉竹各20g，知母18g。

煎服法同1，日1剂。

3. 主治：糖尿病。真阴不足，下元不固，小便频数而量多，尿如脂膏，形体消瘦，倦怠乏力，腰膝酸软。

方：天花粉60g，山药40g，黄芪、白术、枸杞各30g，生地黄、熟地黄各20g，山茱萸、桑螵蛸、黄柏各12g。

煎服法同1，日1剂。

（以上三方摘自《山东中医杂志》1984.5）

4. 主治：糖尿病。口渴，多饮，多食，多尿，消瘦，乏力，四肢酸软或身痒。

方：黄连、人参各10g，天花粉、泽泻各2g。

共为细末，每次服3g，日3次。

（《山东中医杂志》1983.5）

5. 主治：糖尿病。

方：党参、黄芪、玉米须、桃树胶各30g，蚕蛹15g，淫羊藿、菟丝子、枸杞子、柏子仁、熟地黄各12g。

煎服法同1，日1剂。

（《中西医结合杂志》1986.10）

6. 主治：糖尿病。

方：黄芪、玄参、丹参、益母草各30g，山药、苍术、葛根、生地黄、熟地黄各15g，当归、赤芍、川芎、木香各10g。

煎服法同1，日1剂。

烦渴、饥饿感明显加天花粉、生石膏、玉竹各30g，知母10g；肾阳虚加附子、肉桂各10g；头痛、头晕加夏枯草、石决明各30g，槐花、菊花、钩藤各15g；视物不清加青葙子、枸杞子、决明子、谷精草、女贞子、菊花各15g；疮疡痈疽加金银花、蒲公英、紫花地丁各30g，黄芩10g。

（《北京中医学院学报》1986.5）

7. 主治：糖尿病。

方：鲜山药 150g，枸杞子、天花粉各 30g。

加水共煎至山药烂熟，去枸杞子、天花粉，饮其汤，食其山药，日 1 剂。

（《云南中医杂志》1984.5）

8. 主治：糖尿病。

方：山药 15g，沙参、石斛、生地黄、天花粉、泽泻各 12g，麦门冬、茯苓各 10g，牡丹皮 6g，鸡内金 5g。

煎服法同 1，日 1 剂。

9. 主治：糖尿病。

方：天花粉 60g，黄芪、葛根、山药各 30g，茯苓 20g，玄参 15g，白术 8g，苍术 6g。

煎服法同 1，日 1 剂。

（以上二方摘自《福建中医药》1983.2）

10. 主治：糖尿病。

方：乌梅 50g，丹参 30g，党参 15g，玉竹 12g，元参、沙参、天花粉各 10g。

煎服法同 1，日 1 剂。

（《山西中医》1988.4）

11. 主治：糖尿病。

方：生石膏 30g，黄精 20g，黄芪 15g，知母、天花粉、芦根、人参须各 10g，五味子、黄连各 5g，甘草 3g。

煎服法同 1，日 1 ～ 2 剂。

（《湖南中医杂志》1988.5）

12. 主治：糖尿病。

方：菟丝子（酒浸）、山茱萸（酒浸）各 150g，五味子、莲子肉各 15g，茯苓 5g。

焙干，为末，每次服 10g，日 2 ～ 3 次。

13. 主治：糖尿病。

方：黄芪 18g，山药 15g，人参、天花粉、白术各 9g。

煎服法同 1，日 1 ～ 2 剂。

（以上二方摘自《河北验方选》）

14. 主治：糖尿病。

方：黄连 10g，冬瓜皮、麦门冬各 60g。

煎服法同 1，日 1 剂。

（《民间灵验便方》）

15. 主治：糖尿病，多食。

方：肉苁蓉、山茱萸、菟丝子、黄芪各 50g。

共为细末，每次服 10g，日 3 次。

16. 主治：糖尿病。

方：生地黄 60g，山药、菟丝子、山茱萸、五味子各 30g，牡丹皮、泽泻、茯苓、莲肉各 24g，肉桂 15g。

共为细末，炼蜜为丸，每次服 15g，日 3 次。

17. 主治：糖尿病。

方：山药 30g，黄芪、知母、山茱萸各 15g，天花粉 10g，鸡内金、葛根各 5g。

煎服法同 1，日 1 剂。

（《千家妙方》）

18. 主治：糖尿病。

方：山药、天花粉各 30g，黄芪、生地黄各 12g，知母、党参、麦门冬、山茱萸、五倍子各 9g，五味子 3g。

煎服法同 1，日 1 剂。

（后字二〇一部队）

19. 主治：糖尿病。

方：地骨皮、生地黄各 50g，山茱萸、山药、玉竹、枸杞子、女贞子、麦门冬、天花粉、何首乌、乌梅各 30g，甘草 10g，砂仁 5g。

煎服法同 1，日 1 剂。

（《临证用方选粹》）

20. 主治：糖尿病。

方：山药 50g，桑螵蛸、天花粉、青皮各 30g，五倍子 10g，生地黄 30g。

煎服法同 1，日 1 剂。

（河北医学院附属第二医院．田永淑）

21. 主治：糖尿病。

方：生石膏、何首乌各 100g，生地黄 60g。

煎服法同 1，日 1 剂。

22. 主治：糖尿病。

方：山药 40g，天花粉 30g，瞿麦、玄参各 20g，茯苓 15g，附子、苍术、白术各 6g。

煎服法同 1，日 1 剂。

（《浙江中医杂志》1987.3）

23. 主治：糖尿病伴发多数神经炎，下肢疼痛，不愿着衣被。

方：黄芪、桑枝、白芍各 15g，当归、生地黄、牛膝、山药、茯苓、地龙各 10g，防风、桂枝、独活、炙甘草各 5g。

煎服法同 1，日 1 剂。

（《北京中医》1988.6）

24. 主治：糖尿病。

方：生石膏 50g，金樱子、天花粉、女贞子、枸杞子、知母各 25g，麦门冬、石斛、生地黄各 20g，党参 15g，五味子 10g。

煎服法同 1，日 1 剂。

阴虚著加山茱萸 15g；血糖不降加苍术、玄参各 15g；尿糖不降加黄芪、山药、草薢各 15g；心火偏盛加黄连、白薇各 10g。

（《吉林中医药》1985.4）

25. 主治：糖尿病。

方：生石膏 60g，黄芪、山药各 20g，芡实 15g，人参、天花粉、葛根、金银花、知母、麦门冬、玄参各 10g，乌梅、五味子各 6g。

煎服法同 1，日 1 剂。

（《辽宁中医杂志》1984.3）

26. 主治：糖尿病。

方：黄芪、白芍各 30g，淫羊藿 15g，

葛根、乌梅、甘草各 10g。

煎服法同 1，日 1 剂。

（《中医杂志》1982.1）

27. 主治：糖尿病。中焦燥热，消谷善饥。

方：生石膏 30g，天门冬、麦门冬、天花粉、粳米各 20g，栀子、玄参各 15g，酒制大黄 10g，甘草 5g。

煎服法同 1，日 1 剂。

大便干结加芒硝 10g（冲服）；口干咽燥，口鼻气热加金银花、紫花地丁、连翘、蒲公英、败酱草各 10g。

28. 主治：糖尿病。

方：黄芪 25g，熟地黄、山药各 20g，覆盆子、巴戟天、菟丝子、山茱萸各 15g，五味子 10g，制附子 8g，砂仁 5g。

煎服法同 1，日 1 剂。

（以上二方摘自《陕西中医》1988.6）

29. 主治：糖尿病，脾虚湿困。

方：薏苡仁 24g，滑石 12g，藿香、杏仁、白豆蔻、半夏、厚朴、大腹皮、陈皮、栀子、淡豆豉、通草各 10g。

煎服法同 1，日 1 剂。

（《成都中医学院学报》1981.3）

30. 主治：糖尿病，阴虚型。

方：生地黄、菟丝子、生石膏、五味子各 30g，天花粉 25g，玄参、枸杞子各 18g，知母 12g，牡丹皮、栀子、胡黄连各 9g，黄连（为末，冲服）3g。

煎服法同 1，日 1 剂。

（《广西中医药》1980.5）

31. 主治：糖尿病。

方：天花粉 90g，玉竹、山药、山茱萸、天门冬、黄芪、麦门冬、生地黄、熟地黄、泽泻、人参各 15g。

煎服法同 1，日 1 剂。

（河北省保定中医门诊部）

32. 主治：糖尿病。

方：生地黄 300g，天门冬、白术各 120g。

为末，每次冲服 15g，日 3 次。

（张家口医学院附院内科）

33. 主治：糖尿病。

方：生石膏 120g，熟地黄、山药、天花粉各 30g，知母 20g，麦门冬 15g，黄柏、茯苓、山茱萸各 12g，牡丹皮、泽泻各 10g。

煎服法同 1，日 1 剂。

（《祁州中药志》）

34. 主治：糖尿病。

方：黄连适量。

为末，每次服 5g，日 3 次。

（《奉亲养老书》）

35. 主治：糖尿病（下消）。

方：桑螵蛸、覆盆子各 18g，山茱萸、菟丝子各 15g，熟地黄、生地黄、川草薢、蜜炙远志各 12g，牡丹皮、人参各 9g，云茯苓、泽泻各 6g。

煎服法同 1，日 1 剂。

（李建国）

36. 主治：糖尿病。

方：地骨皮 60g，山药、黄芪各 30g，生地黄、熟地黄、丹参各 15g，甘草 10g。

煎服法同 1，日 1 剂。

（《河北中医》1990.3）

血卟啉病

1. 主治：肝性血卟啉病。卟啉病，即血紫质病，是一种代谢紊乱疾病，以尿中出现大量卟啉为特点。肝性血卟啉病是卟啉病中常见的一种，间歇的急性腹痛和神经症状发作为临床表现，但腹痛部位难定。

方：芒硝、白芍各 15g，桃仁、延胡索各 10g，大黄 9g，桂枝 7g，琥珀、甘草各 3g，珍珠母 20g。

加水煎沸 15 分钟，滤出药液，再加水煎 20 分钟，去渣，两煎药液兑匀，分服，日 1 剂。

（《中医杂志》1987.5）

2. 主治：血卟啉病，恶心呕吐，大便秘结，小便如洗肉水，腹部绞痛周期性发作，经尿检，诊断为本病。

方：蒲公英 30g，赤芍、白芍、郁金、枳壳、川楝子、延胡索各 12g，柴胡、木香、大黄各 9g。

煎服法同 1，日 1 剂。

（《中医杂志》1987.5）

高脂血症

1. 主治：高脂血症，痰湿阻滞，嗜食肥甘，形体肥胖，面有油光，头晕昏闷，吐痰涎，胸闷，脘痞，肢麻，倦怠。

方：山楂、丹参、麦芽各 30g，瓜蒌皮 20g，半夏 10g，陈皮 15g。

加水煎沸 15 分钟，滤出药液，再加水煎 20 分钟，去渣，两煎药液兑匀，分服，日 1 剂。

2. 主治：高脂血症，肝肾不足，头晕头痛，视物模糊，耳鸣健忘，心悸失眠，腰酸肢麻，口干舌燥，舌质红。

方：制何首乌、枸杞子、桑寄生、泽泻、决明子各 20g。

煎服法同 1，日 1 剂。

（以上二方摘自《南京中医学院学报》1987.3）

3. 主治：高脂血症。

方：山楂、何首乌各 15g，决明子

9g，橘皮 4.5g，猪胆汁粉 0.2g。

共为细末，每次服 15g，日 3 次。

（《中医杂志》1985.5）

4. 主治：高脂血症。

方：决明子、山楂、制何首乌、泽泻、桑寄生各 30g。

煎服法同 1，日 1 剂。

（《江苏中医杂志》1982.6）

5. 主治：高脂血症。

方：花生壳 100g，黄精、何首乌各 15g。

煎服法同 1，日 1 剂。

（《广西中医药》1980.4）

6. 主治：高脂血症。

方：丹参 90g，决明子 85g，山楂 45g。

共为细末，每次服 15g，日 3 次。

（《河南中医》1983.4）

7. 主治：高脂血症。

方：决明子 50g。

煎服法同 1，日 1 剂。

（《中国医药学报》1987.9）

8. 主治：高脂血症。

方：麦芽 40g，山楂 50g，丹参 30g，延胡索、菊花、红花各 15g。

煎服法同 1，日 1 剂。

（《中西医结合杂志》1987.10）

9. 主治：高脂血症。

方：泽泻、山楂各 30g，茵陈 15g，大黄 5g。

煎服法同 1，日 1 剂。

（《四川中医》1988.1）

10. 主治：高脂血症。

方：蒲公英 70g，山楂、桑寄生、黄芪各 30g，五味子 10g。

共为细末，每服 3g，日 3 次。

（《新中医》1988.2）

11. 主治：高脂血症。

方：罗布麻适量。

为末，每次口服 3g，日 3 ～ 4 次。

（《中医杂志》1988.2）

12. 主治：高脂血症。

方：丹参、泽泻各 20g，山楂 10g，天竺黄 5g。

为末，每次口服 3g，日 3 次。

（《云南中医杂志》1988.4）

13. 主治：高脂血症。

方：山楂、何首乌各 30g，菊花、女贞子各 20g，生大黄 6g。

煎服法同 1，日 1 剂。

（《陕西中医》1988.8）

14. 主治：高脂血症。

方：柴胡 15g，决明子、山楂各 12g，大黄 10g。

煎服法同 1，日 1 剂。

脾虚痰湿加半夏、陈皮各 10g，气滞血瘀加当归、川芎、青皮、枳实各 10g；胸闷腹胀加麦芽、鸡内金各 10g。

（《辽宁中医杂志》1988.7）

15. 主治：高脂血症。

方：何首乌、决明子各 30g，白术 15g，大黄 6g。

煎服法同 1，日 1 剂。

（《中医药研究》1988.4）

16. 主治：高脂血症。

方：没药适量。

为末，装胶囊内，每次服 0.5g，日 3 次。

（《中医杂志》1988.6）

17. 主治：高脂血症。

方：虎杖、赤芍、泽泻、茯苓各 30g，大黄、郁金、茵陈、萆薢、何首乌各 15g。

煎服法同 1，日 1 剂。

（《广西中医药》1988）

降低血脂的中药

蒲黄、大黄、姜黄、大蒜、没药、月见草、人工冬虫夏草、决明子、何首乌、山楂、虎杖等。

维生素 B$_1$ 缺乏症

1. 主治：维生素 B$_1$ 缺乏症，表现为对称性、多发性周围神经炎，常以下肢远端为常见。下蹲和起立，腓肠肌疼痛。心悸浮肿，脉压差显著。肌肉酸痛，食欲不振和失眠。

方：党参、白术、苍术、山药、黄芪、车前子各 30g，陈皮、半夏、茯苓、甘草各 10g。

加水煎沸 15 分钟，滤出药液，再加水煎 20 分钟。去渣，两煎药液兑匀，分服，日 1 剂。

（田凤鸣）

2. 主治：维生素 B$_1$ 缺乏症。

方：薏苡仁、赤小豆、花生米各 100g。

加水适量，煮熟食之。

（《民间灵验便方》）

3. 主治：维生素 B$_1$ 缺乏症。

方：鲫鱼 1 条（去鳞及内脏），大蒜 60g，赤小豆、生姜各 30g。

加水炖熟，食鱼蒜姜豆，饮其汤，日 1 剂。

4. 主治：维生素 B$_1$ 缺乏症。

方：羊骨 250g（打碎），陈皮 10g，大红枣、青豆各 30g。

煎服法同 1，日 1 剂。

（以上二方摘自《河北验方选》）

5. 主治：维生素 B$_1$ 缺乏症。

方：细米糠、麦麸各 90g，干姜 3g，陈皮 10g，木瓜 6g。

煎服法同 1，日 1 剂。

（《医药集锦》）

6. 主治：维生素 B$_1$ 缺乏症。

方：白茅根 30g，山慈菇 6g，鸡爪 1 双（打碎），木香 10g。

煎服法同 1，日 1 剂。

（《临证用方选粹》）

7. 主治：维生素 B$_1$ 缺乏症。

方：苍术、白术、山药各 60g，陈皮、甘草各 10g，干姜 3g。

煎服法同 1，日 1 剂。

（田凤鸣）

维生素 C 缺乏症

1. 主治：维生素 C 缺乏症，表现为牙龈易出血和全身毛细血管的脆性增加。

方：山楂、神曲、麦芽、车前子各 30g，当归、川芎、熟地黄、白芍、大青叶、白及、仙鹤草各 10g。

加水煎沸 15 分钟，滤出药液，再加水煎 20 分钟，去渣，两煎药液兑匀，分服，日 1 剂。

同时口服维生素 C。

（《强化疗法临证试尝》）

2. 主治：维生素 C 缺乏症。

方：山楂、黑豆（捣碎）、红糖各 120g。

加水煎，去渣，兑入黄酒 120ml，分 3 次口服，日 1 剂。

（《中医杂志》1957.3）

3. 主治：维生素 C 缺乏症。

方：鲜西红柿 200g，白糖 30g。

切碎，拌食，日 1 ～ 3 剂。

（田凤鸣）

佝偻症

1. 主治：佝偻症，"O"形腿。

方：麻黄、前胡、大黄、桂枝各 4g，独活、防风、松之花各 3g。

加水煎沸 15 分钟，滤出药液，再加水煎 20 分钟，去渣，两煎药液兑匀，分服，日 1 剂。

或为细末，炼蜜为丸，每次服 10g，日 3 次。

（《医药集锦》）

2. 主治：佝偻症。

方：党参、白术、茯苓、黄芪各 15g，龙骨、牡蛎、珍珠母、石决明各 10g，当归、甘草、川芎各 5g。

煎服法同 1，日 1 剂。

（常楼起）

3. 主治：佝偻症。

方：金针菜、木耳、银耳、海蜇各 10g。
煎服法同 1，日 1 剂。
并可做成菜肴、汤羹食用。

（《民间灵验便方》）

低血钾症

1. 主治：低血钾症。

方：何首乌、浮小麦各 30g，当归 20g，生地黄 15g，香附、苍术、神曲、川芎、白芍、葛根各 10g，栀子、甘草各 5g，大枣 10 枚。

加水煎沸 15 分钟，滤出药液，再加水煎 20 分钟，去渣，两煎药液兑匀，分服，日 1 剂。

（田风鸣）

2. 主治：低血钾症。

方：黄芪、党参各 30g，当归、白芍各

20g，赤芍、红花、川芎、地龙各 10g。

煎服法同 1，日 1 剂。

（张成运）

低血糖症

1. 主治：低血糖症，眩晕，两胁痛，不欲食，恶心，大便干。

方：金钱草 50g，海金沙 40g，郁金 20g，柴胡、川楝子、枳实、鸡内金各 15g，大黄 10g，甘草 5g。

加水煎沸 15 分钟，滤出药液，再加水煎 20 分钟，去渣，两煎药液兑匀，分服，日 1 剂。

（《湖南中医杂志》1988.4）

2. 主治：低血糖症，心悸，汗出，乏力。

方：五味子、补骨脂、黄芪、升麻、天花粉、龙眼肉各 10g。

煎服法同 1，日 1～2 剂。

（《河北验方选》）

夜盲症

1. 主治：夜盲症。

方：谷精珠、双钩藤各 15g，猪肝 12g，石决明、小茴香、姜黄各 1g。

加水共煎，去药渣，食肝饮汤，日 1 剂。

（《江苏中医》1959.4）

2. 主治：夜盲症。

方：苍术 15～20g。

加水煎沸 15 分钟，过滤取液，渣再加水煎 20 分钟，滤过去渣，两次滤液兑匀，分早、晚两次服，日 1 剂。

（《广西中医》1960.1）

3. 主治：夜盲症。

方：决明子 12g，石决明、车前子、苍术各 9g。

共为细末，以猪肝 18g 包裹煮熟，弃药及肝，饮其汤，日 1 剂。

（《江苏中医》1959.6）

4. 主治：夜盲。

方：苍术 30g，谷精草 24g，夜明砂 9g，猪肝 1 个。

将猪肝切几个裂口，再将前 3 味药研末撒入肝内，用线扎好，煮熟，吃肝喝药汤，每日 2 次，空腹随意吃。

（《单方验方汇集》）

5. 主治：两眼夜不见物（夜盲症）。

方：黑羊肝 1 副，谷精草、细米各适量。

羊肝不见水，不沾铁器，以竹刀切开，入谷精草、细米，瓦罐内煮熟，不时服之屡验。

（《奇方类编》）

6. 主治：雀目（夜盲症），日落黑不见物。

方：猪肝、白羊肝各 30g，石决明、夜明砂各 6g。

将肝两片，中间盛药，麻线扎定，淘米泔水一碗，砂罐煮熟，临卧时服。

（《种福堂公选良方》）

7. 主治：夜盲症。

方：石决明（研末）、夜明砂（研末）各 10g，羊肝 1 具。

将羊肝切开，药末撒入，蒸熟，分 2 次食服。同时以生地黄 100g，煎汤饮，日 1 剂。

（《陕西中医函授》1988.3）

双手鱼际肌肌萎缩

1. 主治：双手鱼际肌肌萎缩。

方：石斛、石决明、玉竹各 30g，白

芍、生地黄、麦门冬各 12g，何首乌、胡麻仁、钩藤各 10g，甘草 6g。

加水煎沸 15 分钟，滤出药液，再加水煎 20 分钟，去渣，两煎药液兑匀，分服，日 1 剂。

（刘渡舟）

2. 主治：双手鱼际肌肌萎缩。

方：人参、白术、黄芪、当归各 10g，淫羊藿、巴戟天、肉苁蓉各 5g。

煎服法同 1，日 1 剂。

（田凤鸣）

第八节　运动系统疾病病症奇方

风湿性关节炎

1. 主治：风湿性关节炎，膝踝肩肘等大关节对称性疼痛，与天气寒冷、劳累有关。

方：黄芪 15g，当归 13g，川乌、草乌、乳香、没药、乌梢蛇、寻骨风、桃仁、威灵仙各 10g，附子（先煎）6g。

加水煎沸 15 分钟，滤出药液，再加水煎 20 分钟，去渣，两煎药液兑匀，分服，日 1～2 剂。

（《中级医刊》1984.11）

2. 主治：风湿性关节炎。

方：马钱子（沙炒至黄褐色）、麻黄、乳香及没药（麸炒至油尽）各 30g。

共为细末，每次服 3g，日 1 次。服药后，心跳加强，头晕失眠，汗出，肌肉轻微痉挛为最佳剂量。据其反应轻重，可增可减。

（《南京中医》1984.5）

3. 主治：风湿性关节炎。

方：金银花 60g，桂枝、红花、延胡索各 30g，白酒 500ml。

混合浸泡半个月，去渣，每日服 5ml。

4. 主治：风湿性关节炎。

方：豨莶草、桂枝、白茄子根各 15g。

煎服法同 1，日 1～2 剂。

5. 主治：风湿性关节炎初期，发热恶寒。

方：生石膏 30g，茯苓、威灵仙各 15g，秦艽 10g，麻黄 3g。

煎服法同 1，日 1～2 剂。

（以上摘自《浙江中医杂志》1983.12）

6. 主治：风湿性关节炎。

方：川乌 15g（先煎），防己 12g，酒炒当归 10g。

煎服法同 1，日 1 剂。

（《光明中医》1989.1）

7. 主治：风湿性关节炎。

方：桑枝、桑椹子、桑寄生各 12g，桑白皮、桑叶、钩藤、鸡血藤、忍冬藤各 9g，天仙藤、防己各 6g。

煎服法同 1，日 1～2 剂。

（《中医报》1988.2）

8. 主治：风湿性关节炎，类风湿性关节炎，关节疼痛。

方：地龙 500g，马钱子（沙炒至黄，并鼓起）、红花各 350g，防己、乳香、没药、骨碎补、五加皮各 150g。

共为细末，每次服 1g，日 3 次。

（《山东中医杂志》1985.1）

9. 主治：风湿性关节炎。

方：薏苡仁、当归、白术各 15g，鹿角霜、补骨脂、续断、骨碎补、降香各 10g，乳香、没药、桃仁、牛膝、草乌各 6g。

煎服法同 1，日 1 剂。

腰腿冷痛加附子、细辛各 6g；气血虚弱加黄芪、苍术、防己、秦艽各 10g；血瘀加红花、桃仁各 10g，三七 3g（研冲）。

（《湖北中医杂志》1988.4）

10. 主治：风湿性关节炎。

方：桔梗、柴胡、枳壳各 6g，茯苓、前胡、独活、党参、羌活、甘草、川芎、薄荷、玄参、紫苏梗、生姜、大枣各 3g。

煎服法同 1，日 1 剂。

（常楼起）

11. 主治：风湿性关节炎。

方：陈皮、鸡血藤、当归、丹参、羌活、草乌、细辛、天南星、秦艽各 10g，天麻、穿山甲、熟地黄、乳香、没药、川芎、防风、白芍各 6g，白酒 1000ml。

混合后，浸泡 2 周，每次服 5ml，日 3 次。

（《河北中医》1086.1）

12. 主治：风湿性关节炎。

方：川乌、草乌、何首乌、乌梅各 20g。

共为粗末，白酒 500ml，浸泡 2 周，每次服 5ml，日 3 次。

（《吉林中医药》1988.3）

13. 主治：风湿性关节炎，类风湿性关节炎，以疼痛为主要表现。

方：干姜 60g，干红辣椒 30g，川乌头 20g，木瓜 15g。

加水煎煮，熏洗敷患处。

14. 主治：风湿性关节炎。

方：干生地黄 90g，当归 30g，穿山甲、半夏、天麻各 10g。

煎服法同 1，日 1 剂。

（以上二方摘自《四川中医》1988.5）

15. 主治：风湿性关节炎。

方：白芥子、延胡索各 30g，甘遂、细辛各 15g，麝香 1g。

共为细末，姜汁调如糊状，敷患处，日换 1 次。

（《新中医》1987.7）

16. 主治：风湿性关节炎，类风湿性关节炎，关节肿胀疼痛，遇寒加重。

方：西圣柳（桎柳）、十大功劳叶、虎杖各30g，稀莶草、威灵仙、赤芍各15g，防己、秦艽、地鳖虫、当归各10g，川乌、草乌各3g。

煎服法同1，日1剂。

（《江苏中医》1989.7）

17. 主治：风湿性关节炎。

方：黄芪30g，防风、当归、白芍、桂枝、附子（先煎）、川乌（先煎）各20g。

煎服法同1，日1剂。

（《黑龙江中医药》1989.4）

18. 主治：风湿性关节炎，类风湿性关节炎，关节疼痛。

方：黄芪20g，夏枯草、生地黄各15g，玄参、知母各12g，昆布、海藻、丹参、浙贝母、桂枝、白芍、皂角刺、红花、连翘各10g。

煎服法同1，日1剂。

（田永淑）

19. 主治：风湿性关节炎，关节疼痛。

方：忍冬藤、鸡血藤、威灵仙、薏苡仁、赤芍、昆布、海藻各30g，生石膏、滑石、蒲公英、黄芩、桂枝、川乌、乳香、没药、松节各10g。

煎服法同1，日1剂。

（田风鸣）

20. 主治：风湿性关节炎。

方：生地黄30g，蚕砂30g，威灵仙15g，乌蛇、秦艽各9g。

煎服法同1，日1剂。

疼痛较著加乌头、附子、乳香、没药各5g；肿甚加当归、赤芍各20g；急性发作期加茯苓、车前子各20g；关节变形加黄精、玉竹、玄参、伸筋草各15g；病久不愈加黄芪、党参、桑寄生、白芍各20g；有湿加薏苡仁30g，秦艽15g。

（《中国医药学报》1988.1）

21. 主治：风湿性关节炎。

方：蜈蚣90g，土牛膝60g，羌活150g。

共为粗末，白酒1000ml，浸泡2周，每次服10ml，日3次。

（成都部队三十七医院）

22. 主治：风湿性关节炎。

方：桑枝、槐枝、柳枝、松叶、柏叶、杨枝各60g。

煎服法同1，日1剂。

（空军青岛疗养院）

23. 主治：风湿性关节炎。

方：生地黄50g，黄芪、续断、五加皮、地骨皮各15g，川乌（先煎）、防己、桂枝各10g，甘草5g。

煎服法同1，日1剂。

（《黑龙江中医药》1989.6）

24. 主治：风湿性关节炎，双膝如鹤，活动痛剧。

方：黄芪、忍冬藤、当归各15g，赤芍、羌活、防风、川芎、苍术、茯苓、白芥子、牛膝、附子各10g。

煎服法同1，日1剂。

（《湖北中医杂志》1981.1）

25. 主治：风湿性关节炎。

方：白花蛇1条（研末，冲服），黄芪50g，地龙、山楂、独活、威灵仙、红花、防风、海桐皮各20g，麻黄、桂枝、草果各10g。

煎服法同1，日1剂。

（《辽宁中医杂志》1988.5）

26. 主治：风湿性关节炎。

方：薏苡仁50g，草薢20g，通草、防己、木瓜、黄柏、海桐皮、苍术、牛膝、王不留行、滑石、姜黄、独活各10g。

煎服法同1，日1剂。

（《吉林中医药》1984.3）

27. 主治：风湿性关节炎。

方：知母、栀子、连翘、当归、黄芩、薏苡仁、防风、防己、独活、羌活、忍冬藤、海桐皮各15g，甘草10g。

煎服法同1，日1剂。

（《广西中医药》1984.4）

28. 主治：风湿性关节炎。

方：威灵仙、桂枝各15g，川乌（先煎）、鸡血藤各12g，地龙、全蝎、两头尖、生姜、大枣各9g，乳香、没药各6g。

煎服法同1，日1剂。

（《山东中医学院学报》1985.5）

29. 主治：风湿性关节炎。

方：当归、黄芪、牛膝、鸡血藤各30g，白芍、老鹳草各20g，防风、木瓜、伸筋草、威灵仙各15g，陈皮、桂枝各10g。

煎服法同1，日1剂。

（《河北中医》1988.1）

30. 主治：风湿性关节炎。

方：鸡血藤、牛膝、当归各30g，通草20g，白芍、桂枝、姜黄、甘草各15g，细辛5g。

煎服法同1，日1剂。

（《辽宁中医杂志》1981.6）

31. 主治：风湿性关节炎。

方：马钱子30g（土炒至黄，并鼓起，再入麻油内炸至紫黑），地龙、地鳖虫、全蝎各3g，朱砂1g。

各为末，泛为丸，每次服1g，日3次。

（《上海中医药杂志》1988.4）

32. 主治：风湿性关节炎。

方：忍冬藤、络石藤、青风藤、海风藤、鸡血藤各15g，制川乌3g。

煎服法同1，日1剂。

（《四川中医》1981.5）

33. 主治：风湿性关节炎。

方：当归20g，桂枝、白芍、麻黄、牛膝各10g，细辛、木通、羌活、独活、制川乌、甘草各6g，生姜3片，大枣5枚。

煎服法同1，日1剂。

（《医学论坛》1982.3）

34. 主治：风湿性关节炎，关节肿痛，关节红肿，多汗身热，口渴欲饮。

方：生石膏、薏苡仁各30g，赤芍、知母、白术、黄柏、牛膝、地龙、桂枝、乳香、没药各10g，甘草5g。

煎服法同1，日1剂。

（《中医杂志》1974.3）

35. 主治：风湿性关节炎。

方：牛蒡子30g，豆豉、羌活各10g。

共为末，每次服10g，日3次。

（《本事方》）

类风湿性关节炎

1. 主治：类风湿性关节炎，寒型，关节肿痛，多发于指（趾）关节，晨僵，游走性，遇寒加重。

方：雷公藤25g，青风藤15g，黄芪8g，川乌（先煎60分钟）、桂枝、牛膝、海风藤、秦艽各6g，当归、防己各4g，红花3g，甘草2g。

加水煎沸15分钟，滤出药液，再加水煎20分钟，去渣，两煎药液兑匀，分服，日1～2剂。

2. 主治：类风湿性关节炎，热型，关节肿痛，怕热，以指（趾）关节为著，晨僵。

方：雷公藤95g，青风藤15g，生地黄10g，黄精、秦艽、丹参各8g，海风藤、忍冬藤、牛膝各6g，银耳、石斛各4g。

煎服法同1，日1～2剂。

（以上二方摘自《河北中医》1985.2）

3. 主治：类风湿性关节炎，指（趾）关

节肿胀疼痛,变形,或腕、肘、踝关节受累。

方:细辛30～60g,制附子10～30g,豨莶草30～60g,川芎30g。

煎服法同1,日1剂。

关节疼痛,游走不定加防风、羌活、独活各15g;肿胀加薏苡仁30g;腰痛加金毛狗脊、续断各15g;颈、胸、腰椎变形加白芍、木瓜各15g。

(《河北中医》1984.1)

4. 主治:类风湿性关节炎,寒型。

方:制川乌、制草乌、薏苡仁各100g,生地黄200g,制乳香、制没药各150g,制马钱子50g。

共为细末,每次服3g,日3～4次。或压片剂口服。

(《河南中医》1985.5)

5. 主治:类风湿性关节炎,寒湿型。

方:附子(先煎60分钟)、茯苓各30g,桂枝、威灵仙、白术各15g,麻黄6g,细辛3g。

煎服法同1,日1剂。

6. 主治:类风湿性关节炎,湿热型。

方:生石膏、生地黄、茯苓各30g,白术、桑枝、秦艽、威灵仙、防己、伸筋草各15g,玄参20g,麻黄、独活、甘草各10g。

煎服法同1,日1剂。

(以上二方摘自《云南中医杂志》1984.5)

7. 主治:类风湿性关节炎。

方:制川乌10g(先煎60分钟),黄芪、鸡血藤各30g,白芍、防己各20g,麻黄、甘草各10g。

煎服法同1,日1剂。

属热加生石膏30g,知母15g;属寒加桂枝30g,白芷15g,细辛5g;疼痛甚加伸筋草15g,白花蛇12g,乳香、没药各10g;血虚夹瘀加丹参20g,姜黄15g;湿重加草

薢30g,苍术、薏苡仁各15g。

(《云南中医学院学报》1984.2)

8. 主治:类风湿性关节炎。

方:桂枝20g,黄芪、防己、防风、当归、秦艽、钻地风、威灵仙、雷公藤各12g,制川乌、白术、独活、羌活各10g。

煎服法同1,日1剂。

(《千家妙方》)

9. 主治:类风湿性关节炎。

方:黄芪15g,桑寄生、熟地黄、秦艽、肉桂、当归、半夏、人参、威灵仙、草薢、川续断各9g,防风、细辛、白芍、茯苓、杜仲各6g,川芎、甘草各3g。

煎服法同1,日1～2剂。

10. 主治:类风湿性关节炎。

方:黄芪60g,当归、白芍、地龙各15g,制乳香、制没药、天南星、桂枝各12g,制川乌(先煎)、甘草各10g。

煎服法同1,日1剂。

(《中国医药学报》1988.3)

11. 主治:类风湿性关节炎。

方:黄芪80g,当归、赤芍、桃仁、红花、地龙各9g。

煎服法同1,日1剂。

病变部位在上肢加防风、羌活、姜黄各9g;在下肢加薏苡仁20g,木瓜、独活、牛膝各9g;痛甚加制马钱子1g,全蝎3g,蜈蚣3条,丹参10g;关节变形加狗脊、鹿角、续断各9g;寒湿加附子、细辛、桂枝各9g;湿热加忍冬藤90g,知母、黄柏各10g;腰痛加杜仲、菟丝子、桑寄生各9g;体质虚弱加人参5g。

(《四川中医》1988.7)

12. 主治:类风湿性关节炎,指关节屈曲,腕、肘、膝关节僵直畸形,春季疼痛剧烈。

方:白花蛇舌草、地龙各150g,地鳖

虫、蜈蚣、僵蚕、全蝎、蜣螂各30g，穿山甲20g。

共为细末，分成20包，每日1包，分2次冲服。

（《广西中医药》1985.3）

13. 主治：类风湿性关节炎。

方：西河柳（柽柳）、十大功劳叶、虎杖根各30g，豨莶草、赤芍、威灵仙各15g，防己、秦艽、地鳖虫、当归各10g。

煎服法同1，日1剂。

14. 主治：类风湿性关节炎，关节肿痛。

方：生石膏50g，薏苡仁30g，防己、滑石、连翘各20g，桂枝、姜黄、黄柏、桑枝、苍术、海桐皮各15g。

煎服法同1，日1剂。

（以上二方摘自《吉林中医药》）1983.5）

15. 主治：类风湿性关节炎，湿偏盛。

方：薏苡仁24g，苦参、滑石、忍冬藤各15g，当归、防己、甘草、连翘、防风、秦艽、海桐皮各12g，半夏、黄芩各9g。

煎服法同1，日1剂。

（《广西中医药》1987.6）

16. 主治：类风湿性关节炎，寒热夹杂。

方：薏苡仁24g，忍冬藤、当归、海桐皮各15g，羌活、甘草、白术、附子、连翘、防风各12g，半夏9g。

煎服法同1，日1剂。

（《广西中医药》1982.5）

17. 主治：类风湿性关节炎。

方：白芍、海风藤、宽筋藤各15g，黑老虎、两头尖、鸡骨香各12g，乌蛇、地龙、甘松各10g，制川乌6g。

共为细末，每次冲服10g，日3次，可加适量蜂蜜。

18. 主治：类风湿性关节炎。

方：九层塔15g，黄芪12g，七叶莲、牛膝、威灵仙各9g，制川乌、桂枝、白芍、甘草、红花各6g。

煎服法同1，日1剂。

（以上二方摘自《新中医》1984.2）

19. 主治：类风湿性关节炎，腰痛，游走性关节痛。

方：狗脊、鸡血藤各30g，菟丝子、淫羊藿、宽筋藤各12g，续断、仙茅、枸杞子、秦艽、豹皮樟各9g。

煎服法同1，日1剂。

20. 主治：类风湿性关节炎。

方：乌蛇30g，附子（先煎）、石楠藤、当归各15g，桂枝、地龙、白芍、生地黄、熟地黄、甘草各9g，全蝎、细辛、川芎、红花、延胡索各6g。

煎服法同1，日1剂。

（以上二方摘自《中医杂志》1978.9）

21. 主治：类风湿性关节炎。

方：生地黄90g，防己、钻地风各15g，麻黄、桂枝、羌活、独活、川乌、雷公藤、乳香、葛根、姜黄、当归各9g。

煎服法同1，日1剂。

22. 主治：类风湿性关节炎，有热象。

方：生石膏60g，桑枝30g，忍冬藤20g，桂枝、白芍、知母、牛膝、甘草、钩藤、石斛、天花粉、海桐皮各10g。

煎服法同1，日1剂。

（以上二方摘自《广西中医药》1984.5）

23. 主治：类风湿性关节炎。

方：络石藤30g，怀牛膝、鹿角霜各15g，苍术、桂枝、乌头、豨莶草、葫芦巴、续断、乌蛇、防己各9g。

煎服法同1，日1剂。

24. 主治：类风湿性关节炎。

方：生地黄、熟地黄各15g，苍术、当归、黄柏、防己、秦艽、白附子、龟版胶、鹿角胶各 10g。

　　煎服法同 1，日 1 剂。

　　（以上二方摘自《山东中医杂志》1981.6）

　　25. 主治：类风湿性关节炎。

　　方：黄芪、青风藤各 15g，白术、鬼箭羽、白薇、威灵仙、白芍各 10g，附子、天南星、甘草、穿山甲、细辛、全蝎各 5g。

　　煎服法同 1，日 1 剂。

　　26. 主治：类风湿性关节炎。

　　方：熟地黄、鬼箭羽各 15g，鹿角胶、僵蚕各 10g，麻黄、白芥子、穿山甲珠、桂枝、制草乌各 6g，甘草 3g。

　　煎服法同 1，日 1 剂。

　　（以上二方摘自《中医药研究》1985.2）

热痹

　　1. 主治：热痹，关节红肿疼痛，发热。

　　方：豨莶草、海桐皮、薏苡仁、忍冬藤、桑枝各 30g，鸡血藤 15g，知母、桔梗、葛根、防己、秦艽各 10g。

　　加水煎沸 15 分钟，滤出药液，再加水煎 20 分钟，去渣，两煎药液兑匀，分服，日 1 剂。

　　经久不愈，关节变形加丹参 20g，姜黄 10g，地鳖虫 6g，蜈蚣 3 条；局部红肿较著，湿热较盛加黄柏 15g；气虚加黄芪 30g。

　　（《新中医》1989.11）

　　2. 主治：热痹。

　　方：防己（为粗末）100g，白酒1000ml。

　　浸泡 2 周，去渣，20ml，口服，日 2～3 次。

　　（《山东中医杂志》1987.6）

　　3. 主治：热痹。

　　方：细桑枝、生石膏各 30g，知母、防风、地龙、丹参、黄柏、忍冬藤、赤芍、薏苡仁各 10g，甘草 5g。

　　煎服法同 1，体质虚弱，热势不盛减石膏，加黄芪、生地黄各 15g；日久不愈，瘀血凝滞加穿山甲、全蝎、乳香、没药各 10g，日 1 剂。

　　（《湖南中医杂志》1988.4）

　　4. 主治：热痹。

　　方：花椒、葱根、蒜秧各 200g。

　　水煎熏洗患处，日 1 剂。

　　（兰州八〇三八部队）

痛风性关节炎

　　1. 主治：痛风性关节炎，以疼痛为主要表现的骨关节疾病，反复发作，可伴有红肿或血尿。

　　方：忍冬藤、蒲公英、薏苡仁各 30g，当归、蚕砂各 15g，六一散、车前草、苍术、黄柏、络石藤、没药各 10g。

　　加水煎沸 15 分钟，滤出药液，再加水煎 20 分钟，去渣，两煎药液兑匀，分服，日 1 剂。

　　病在下肢加牛膝 15g；病在上肢加威灵仙 15g；伴血尿加小蓟、石韦、瞿麦各 10g；红肿者，外敷芙蓉叶、生大黄（1∶1）末，醋调。

　　（《江苏中医》1988.9）

　　2. 主治：痛风性关节炎。

　　方：鸡血藤 15g，牛膝、杜仲、续断、椿根皮、青风藤、海风藤、虎骨、当归、熟地黄、黄芪、白芍、桂枝各 10g，白酒100ml。

　　煎服法同 1，日 1 剂。

　　（张成运）

3. 主治：痛风性关节炎。

方：黄芪、牛膝各10g，当归、独活、桂枝、石菖蒲、木瓜、龟版胶、蝉蜕、炙甘草各5g。

煎服法同1，日1～2剂。

（《临证用方选粹》）

4. 主治：痛风性关节炎。

方：黄芪30g，人参、附子、羌活、白芍、半夏、淫羊藿、萆薢、当归、酸枣仁、白术、茯苓各10g，炙甘草、肉桂、防风、细辛、独活、川芎各5g。

煎服法同1，日1剂。

（田凤鸣）

5. 主治：痛风性关节炎。

方：黄芪、威灵仙各10g，白术、苍术、白芷、防风各5g。

煎服法同1，日1剂。

（常楼起）

6. 主治：痛风性关节炎。

方：鸡血藤、薏苡仁各30g，当归、赤芍、苍术、滑石、黄柏、牛膝、木瓜、萆薢各15g，知母、青黛各9g。

煎服法同1，日1剂。

（印会河）

7. 主治：痛风和痛风性关节炎。

方：忍冬藤、鸡血藤各50g，苍术、荆芥、防风、独活、羌活、桂枝、秦艽、威灵仙、牛膝、当归、川芎、赤芍各15g，乳香、没药、附子、川乌各5g。

煎服法同1，日1剂。

（《强化疗法临证试尝》）

骨质增生

1. 主治：骨质增生，关节疼痛，僵硬，晨起加重，活动后减轻，劳累后加重，与天气变化关系不大，多见于40岁以上患者。

方：牛膝、鸡血藤、海风藤各30g，威灵仙20g，菟丝子、骨碎补、穿山甲珠、皂角刺、鹿衔草各15g，补骨脂10g。

加水煎沸15分钟，滤出药液，再加水煎20分钟，去渣，两煎药液兑匀，分服，日1剂。

关节肿胀加薏苡仁、防己、萆薢各10g；关节冷感加桂枝、川乌各10g；关节热感加忍冬藤、地骨皮各15g。

（《新中医》1988.8）

2. 主治：骨质增生性骨关节炎。

方：熟地黄、制马钱子、骨碎补、鸡血藤、肉苁蓉各60g，三七、乳香、没药、川芎各30g。

共为细末，炼蜜为丸，每次6g，日2～3次。

（《陕西中医》1985.2）

3. 主治：骨质增生性骨关节炎。

方：当归、红花、乳香、没药各10g，三仙丹3g。

共为细末，糯米粉糊调涂患处，日1次。

（《山东中医杂志》1989.5）

4. 主治：骨质增生性骨关节炎。

方：五灵脂20g，皂角刺、穿山甲、豨莶草、透骨草、乳香、没药、威灵仙、淫羊藿各15g，乌蛇、细辛、川乌、草乌各10g，白花蛇1条。

共为细末，以米醋调涂患处。

（《北京中医》1988.1）

5. 主治：腰椎骨质增生。

方：牛膝、狗脊、鸡血藤各30g，桑寄生、续断、威灵仙各20g，骨碎补、鹿衔草各15g，乳香、没药各10g，地鳖虫6g。

煎服法同1，日1剂。

压迫下肢，伴发坐骨神经痛加桃仁、

红花、丹参各10g；腰膝无力加菟丝子、枸杞子各10g。

（《新中医》1988.8）

6. 主治：骨质增生。

方：淫羊藿、鹿衔草、鸡血藤各30g，骨碎补、木瓜各15g，熟地黄、当归、鳖甲、龟版、甘草各10g，桂枝、细辛各5g。

煎服法同1，日1剂。

发于颈椎加葛根10g；发于腰椎加附子10g；发于下肢加牛膝10g。

（《湖南中医杂志》1988.5）

7. 主治：骨质增生。

方：白僵蚕、白芷各6g，全蝎3g，蜈蚣2条。

共为细末，撒于患处，伤湿止痛膏固定，日换1次。

（《浙江中医杂志》1984.1）

8. 主治：增生性膝关节肿大。

方：何首乌30g。

加水煎，去渣，加白酒30ml，口服，日1剂。

（《民间灵验便方》）

9. 主治：增生性骨关节炎，风湿性关节炎和筋骨酸痛。

方：当归、木瓜各10g，独活、桑寄生、防风、秦艽、枸杞子、续断、桂枝、怀牛膝、川牛膝、甘草各5g。

煎服法同1，日1剂。

（《临证用方选粹》）

10. 主治：骨质增生性骨关节炎，膝肿大。

方：石斛130g，杜仲、牛膝、钻地风各45g，金银花（后下）30g，马尾松叶250g（加水捣绞取汁）。

除马尾松汁外，加水煎，去渣，再兑马尾松汁，分服，日1剂。

（《河北中医》1989.3）

11. 主治：骨质增生。

方：川乌、草乌各等份。

为细末，装小布袋内，缝合，敷患处。

（《河北中医》1983.2）

颈椎病

1. 主治：颈椎病，风寒湿型，头项强痛，掣引肩背手痛，麻木，甚则引胸作痛，头项转动时痛剧，阴雨天加重。

方：淫羊藿、仙茅、当归、威灵仙、豨莶草各12g，黄芪15g，姜黄、羌活、防风、葛根、鸡血藤各9g，三七3g。

加水煎沸15分钟，滤出药液，再加水煎20分钟，去渣，两煎药液兑匀，分服，日1剂。

同时用桑枝30g，艾叶20g，木瓜15g，刘寄奴、独活、秦艽、伸筋草、芒硝、透骨草、铅丹各12g，桂枝、白矾、干姜、花椒、川乌、草乌各10g，大葱3根。共为粗末，分装布袋，开水浸湿，外敷患处。日3～4次，每次30分钟，2日换1袋。

2. 主治：颈椎病，晕厥型，头晕痛，耳鸣聋，视力下降，突然转头时发生晕厥，心悸，恶心，腰酸腿软。

方：紫河车15g，龟版、骨碎补、党参、黄芪、鸡血藤各12g，黄柏、知母、熟地黄、天门冬、麦门冬、葛根各10g。

煎服法同1，日1剂，外敷法同1。

3. 主治：颈椎病，肝阳上亢型，项强，头晕目眩，腰膝酸软。

方：石决明、代赭石、牛膝、杜仲各12g，天麻、钩藤、栀子、夜交藤、黄芩、茯神各9g，三七粉3g。

煎服法同1，日1剂，外敷法同1。

4. 主治：颈椎病，痿躄型，下肢沉重

疼痛，酸困无力，尿频，步态不稳，甚则下肢痉挛，瘫痪，二便失禁，颈部肌肉抽搐眴动，阵发性头摇头颤，语言謇涩。

方：鹿角、龟版、枸杞、黄芪、仙茅、淫羊藿、葛根各12g，芡实、川芎、白僵蚕各10g，人参6g，三七3g。

煎服法同1，日1剂。外敷法同1。

（以上四方摘自《陕西中医学院学报》1987.1）

5. 主治：颈椎病，颈椎骨质增生，颈项强直疼痛，麻木，头晕，失眠。

方：白芍30g，葛根、秦艽、威灵仙、当归各20g，延胡索、川乌、独活各10g，天麻6g（研，冲），蜈蚣3条。

煎服法同1，日1剂。

偏寒加细辛、桂枝、白芥子、制附子、淫羊藿各10g；偏热加板蓝根、金银花、连翘各10g；偏湿酌加薏苡仁30g，茯苓、苍术各10g；气虚血瘀加黄芪、党参、丹参各10g；肾虚加枸杞子、巴戟天各10g。

（《新中医》1985.10）

6. 主治：颈椎病，头晕痛，反复落枕，晨起颈部酸胀板硬，颈部肌肉有压痛，单侧上肢酸痛麻木无力，小鱼际肌萎缩。

方：白芍30g，葛根25g，威灵仙、鸡血藤各15g，甘草6g，蜈蚣2条（研，冲）。

煎服法同1，日1剂。

气虚加黄芪20g；血虚加当归20g；偏寒加淫羊藿、桂枝、附子各10g；偏热加生地黄、知母、黄柏各10g；痛甚加川乌、草乌各5g。

外用淫羊藿、威灵仙各50g，米醋500ml，共煎外敷。

（《陕西中医》1987.2）

7. 主治：颈椎病，头痛，肩背痛，寒热夹杂。

方：鸡血藤30g，白芍20g，附子、当归、桂枝、防己各15g，黄柏、甘草各10g，麻黄、川乌各5g。

煎服法同1，日1剂。

（《黑龙江中医药》1984.2）

8. 主治：颈椎病，牵掣胸部及右手臂内侧疼痛。

方：桑枝、葛根各30g，威灵仙15g，白芷、桃仁、赤芍、延胡索各10g，羌活、胆南星、龙胆草、川芎、白芥子各5g。

煎服法同1，日1剂。

9. 主治：颈椎病，颈部板硬疼痛，夜间尤甚。

方：山药30g，熟地黄、枸杞子、莲子肉、党参、黄芪各15g，当归6g，母鸡1只（去毛及内脏）。

加水共炖，至熟，饮汤，食肉，2日1剂。

（以上二方摘自《新中医》1985.1）

10. 主治：颈椎病，神经根型，头颈、肩、臂、手放射性疼痛、麻木及相关肌肉的痉挛、萎缩和无力。

方：丹参30g，川芎、当归、赤芍、鸡血藤、威灵仙各15g，姜黄、羌活、桂枝各10g。

煎服法同1，日1剂。

（《实用中医内科杂志》1989.2）

11. 主治：颈椎骨质增生，眩晕。

方：丹参30g，夜交藤24g，钩藤20g，茯苓、白芍各15g，天麻、半夏、全蝎、僵蚕各10g。

煎服法同1，日1剂。

（《陕西中医》1988.7）

12. 主治：颈椎骨质增生，眩晕。

方：茯苓20g，天麻、竹茹各15g，枳实、陈皮、半夏、天南星、菖蒲、浙贝母各10g。

煎服法同1，日1剂。

（《湖南中医学院学报》1988.2）

13. 主治：颈椎骨质增生。

方：葛根、姜黄、狗脊、鸡血藤各30g，威灵仙20g，白芍、桂枝、淫羊藿各15g。

煎服法同1，日1剂。

头晕，恶心加天麻、钩藤、半夏各10g；手臂麻木加丝瓜络、地龙各10g。

（《新中医》1988.8）

14. 主治：颈椎骨质增生。

方：白芍240g，伸筋草90g，葛根、乳香、没药、桃仁、红花各60g，甘草30g。

共为细末，每次服3g，日3～4次。

（《中西医结合杂志》1988.5）

15. 主治：颈椎骨质增生。

方：葛根30g，鹿衔草20g，当归、路路通、黄芪、寻骨风各15g，桂枝、全蝎、穿山甲珠、甘草各10g，蜈蚣2条。

煎服法同1，日1剂。

（《湖北中医杂志》1988.2）

肩周炎

1. 主治：肩周炎，肩周疼痛，功能受限，夜间尤甚，向前臂放散。

方：黄芪、葛根、秦艽各20g，三七、当归、防风、山茱萸、伸筋草、桂枝、姜黄各10g，甘草6g。

加水煎沸15分钟，滤出药液，再加水煎20分钟，去渣，两煎药液兑匀，分服，日1剂。

（《陕西中医》1988.12）

2. 主治：肩周炎。

方：斑蝥10g，大蒜50g。

共捣如泥浆，每穴取0.5g，敷于肩髃、天宗、肩井穴上，外以胶布固定，4～8小时取下，即有一小水泡，刺破后，涂紫药

水，隔日1次，与巨骨、肩贞、曲池、条口等穴轮换贴敷。

（《陕西中医》1989.7）

3. 主治：肩周炎。

方：茯苓、桑枝、白术、半夏、白芥子各15g，枳壳、姜黄、生姜各10g，玄明粉6g。

煎服法同1，日1剂。

掣痛引臂，遇寒冷加重加川乌头10g，细辛5g；重着麻木、拘急痉挛加地龙、伸筋草各10g；气血虚加黄芪、鸡血藤各20g；日久不愈加白花蛇1条，蜈蚣2条。

（《湖南中医杂志》1988.2）

4. 主治：肩周炎。

方：天南星、川乌、草乌、羌活、苍术、姜黄、半夏各20g，白附子、白芷、乳香、没药各15g，红花、细辛各10g。白胡椒30粒。

共为细末，取药末30g，与葱白、食醋、蜂蜜、白酒、鲜姜共捣如泥，敷肩疼最处，日换1次。

（《浙江中医杂志》1982.5）

5. 主治：肩周炎。

方：黄芪30g，羌活25g，当归、防风各20g，姜黄、赤芍各15g，甘草、生姜各5g。

煎服法同1，日1剂。

肩部恶风怕寒加桂枝、川乌、草乌各10g；疼痛著加乳香、没药各10g；屈伸受限加木瓜、防己各10g；气虚加重黄芪用量；血瘀加桃仁、红花各10g；肾阳亏加巴戟天，补骨脂各10g。

（《实用中医内科杂志》1988.2）

6. 主治：肩周炎。

方：桑枝90g，槐枝、柏枝各60g，柳枝、松枝、艾叶、桂枝各30g。

加水煎，去渣，加白酒50ml，熏洗或

热敷患处。

（《中国中医骨伤科杂志》1989.1）

7.主治：肩周炎。

方：威灵仙20g，丹参、桂枝、羌活、姜黄各15g，蜈蚣4条。

煎服法同1，日1剂。

（《浙江中医杂志》1988.10）

8.主治：肩周炎。

方：熟地黄、鹿角霜各30g，桂枝、炮姜、麻黄、白芥子、姜黄、没药、羌活各10g，甘草5g。

煎服法同1，日1剂。

（《山东中医杂志》1979.4）

9.主治：肩周炎。

方：黄芪、桑枝各60g，桑寄生、桂枝、白芍、生姜、羌活、姜黄、大枣各15g。

煎服法同1，日1剂。

（《安徽中医学院学报》1983.6）

10.主治：肩周炎，肩及上臂麻木疼痛。

方：黄芪50g，红花20g，泽兰叶、木瓜、地龙、赤芍、羌活、独活、桑寄生、桂枝各15g，苏木、乳香、没药、地鳖虫各10g，蜈蚣3条。

煎服法同1，日1剂。

（《辽宁中医杂志》1986.3）

11.主治：肩周炎。

方：黄芪、金银花各30g，紫花地丁、连翘、牡丹皮、赤芍各15g，桔梗、皂角刺、陈皮、浙贝母各10g，甘草5g。

煎服法同1，日1剂。

（《安徽中医学院学报》1987.1）

12.主治：肩周炎，肩痛掣引背痛。

方：穿山龙20g，五加皮、防风、葛根、牛膝、黑豆、甘草各15g，附子10g，全蝎3条。

煎服法同1，日1剂。

（工程兵建筑一总队卫生队）

13.主治：肩周炎。

方：五灵脂、泽兰各15g，穿山甲、白芷、当归、肉桂各10g。

煎服法同1，日1剂。

（《医药集锦》）

肋软骨炎

1.主治：肋软骨炎。

方：丹参30g，金银花、郁金、柴胡、当归、延胡索各15g，穿山甲、桃仁、红花、桂枝各6g。

加水煎沸15分钟，滤出药液，再加水煎20分钟，去渣，两煎药液兑匀，分服，日1剂。

气虚加黄芪、太子参各20g；咽痛加板蓝根30g；腹胀加厚朴、枳壳各10g；失眠加远志、柏子仁各10g。

（《新中医》1987.2）

2.主治：肋软骨炎，肋骨疼痛。

方：党参、熟地黄各15g，白术、茯苓、当归、白芍各10g，川芎、甘草各5g。

煎服法同1，日1剂。

脾虚加木香、青皮、肉桂各5g；疼痛加延胡索15g；气虚加黄芪20g；有热加栀子、黄连各10g；夹湿加薏苡仁30g；兼瘀加桃仁、红花、赤芍各10g。

煎服法同1，日1剂。

（《中西医结合杂志》1989.2）

3.主治：肋软骨炎。

方：板蓝根、蒲公英各30g，金银花25g，瓜蒌、赤芍各15g，牡丹皮、没药、紫苏梗各10g。

煎服法同1，日1剂。

（《陕西中医》1987.12）

4.主治：肋软骨炎。

方：云南白药 1g。

以 75% 酒精调涂患处，外敷胶布。

（《中级医刊》1987.11）

5. 主治：肋软骨炎。

方：益母草 30g，丹参、王不留行、地鳖虫、郁金、当归、延胡索各 15g，赤芍、香附、川芎各 10g。

煎服法同 1，日 1 剂。

（《上海中医药杂志》1988.4）

6. 主治：肋软骨炎。

方：川乌、草乌、天南星、半夏、白附子各 10g。

共为细末，开水调敷，日换 1 次。

（《江西中医药》1988.4）

风湿性腰痛

1. 主治：风寒腰痛、腿痛。

方：黄柏、苍术、牛膝、独活各 15g，干姜、麻黄各 5g。

加水煎沸 15 分钟，滤出药液，再加水煎 20 分钟，去渣，两煎药液兑匀，分服，日 1 剂。

（兰州部队空军医院）

2. 主治：风湿性腰痛、腿痛。

方：黑老虎、大罗伞、小罗伞、大血藤、钩藤、七叶莲藤、铜罗伞各 90g，细辛 30g。

以茶油 600g，将上药炸枯，去渣，加入乳香末、没药末、铅丹粉各 150g，搅成膏，摊布上，敷患处，1 周换 1 次。

（二炮部队卫生队）

3. 主治：风湿性腰痛、腿痛。

方：苍术、五灵脂、川乌头各 50g。

为末，每次服 1g，日 3 次。

（济南六一八六部队）

4. 主治：风湿性腰痛、腿痛。

方：大血藤、狗脊、骨碎补各 30g，八角莲、地苦胆各 15g。

共为粗末，白酒 500ml，浸泡 3 日，去渣，每次服 15ml，日 3 次。

（成都部队三七二医院）

5. 主治：风湿性腰痛、腿痛。

方：秦艽、防风、党参各 20g，红花 10g。

煎服法同 1，日 1 剂。

（兰州部队某部）

6. 主治：风寒湿性腰痛、腿痛。

方：白龙须（八角枫根）90g。

为粗末，加白酒 300ml，浸泡 3 日，去渣，每次服 10ml，日 3 次。

（后字二〇四部队）

7. 主治：风湿性腰痛、腿痛。

方：麻黄 30g，桂枝、牛膝、淫羊藿各 24g，木瓜、当归、没药、千年健、钻地风、杜仲、地龙、菟丝子、甘草各 18g，附子、肉桂各 12g，制马钱子 6g。

共为粗末，白酒 2000ml，浸 3 日，去渣，每次服 5ml，日 3 次。

（兰州部队第三医院）

8. 主治：风湿性腰痛、腿痛。

方：制马钱子、麻黄各 60g，全蝎、白僵蚕、苍术各 30g，自然铜、桂枝、牛膝、羌活、防风、杜仲、千年健、钻地风、乳香、没药、白花蛇、甘草各 5g。

共为细末，炼蜜为丸，每次服 2g，日 2～3 次。

（北京一六五〇部队）

腰肌劳损

1. 主治：腰肌劳损，腰肌疼痛。

方：骨碎补、金毛狗脊、赤芍、当归、熟地黄各10g，没药、川乌、云木香、甘草各5g。

加水煎沸15分钟，滤出药液，再加水煎20分钟，去渣、两煎药液兑匀，分服，日1剂。

因风寒湿邪、阴雨天气疼痛加重，加重川乌、金毛狗脊用量；肝郁气滞加重赤芍、当归、木香用量；肾虚加重骨碎补、熟地黄用量；血瘀加重没药用量，并加红花10g。

（《湖南中医杂志》1988.4）

2. 主治：腰肌劳损，腰肌酸痛。

方：生山楂、小茴香各30g。

煎服法同1，日1剂。

（田凤鸣）

3. 主治：腰肌劳损，腰肌疼痛。

方：当归15g，地龙、苏木、桃仁各10g，麻黄、黄柏、肉桂、甘草各5g。

煎服法同1，日1剂。

（《湖北中医杂志》1983.1）

4. 主治：腰肌劳损，腰痛。

方：薏苡仁、何首乌各150g。

共为粗末，白酒500ml，浸泡3日，去渣，每次服20ml，日3～4次。

（《浙江中医杂志》1982.5）

5. 主治：腰肌劳损，腰痛。

方：地鳖虫7个。

焙干，为粗末，白酒30ml，浸泡1昼夜，去渣，分服，日1剂。

（《河北中医》1984.2）

6. 主治：腰肌劳损，腰肌疼痛。

方：侧柏叶、柳叶、桂枝、杜仲、牛膝各12g，甘草6g。

煎服法同1，日1～2剂。

（南京部队一二四医院方）

7. 主治：腰肌劳损，腰肌疼痛。

方：嫩桑枝、葡萄藤、野苜蓿、晚蚕砂各30g。

煎服法同1，日1剂。

（采自民间）

8. 主治：腰肌劳损。

方：苍术、黄柏、山茱萸、羌活各15g。

煎服法同1，日1剂。

（《河北验方选》）

9. 主治：腰肌劳损，腰痛。

方：白术30g，薏苡仁20g，芡实10g。

煎服法同1，日1剂。

（《应验良方》）

10. 主治：腰肌劳损，腰痛。

方：杜仲10g。

炒黄，为末，黄酒冲服，日1次。

（《三因方》）

11. 主治：腰肌劳损，腰痛。

方：补骨脂10g。

炒，为末，黄酒冲服，日1次。

（《经验良方》）

12. 主治：腰肌劳损，腰痛。

方：白芥子、黄芥子各10g。

为末，酒调敷患处。

（《摘元方》）

急性腰扭伤

1. 主治：急性腰扭伤，腰痛。

方：木香、香附各15g，三棱、莪术、牛膝各10g，桔梗5g。

加水煎沸15分钟，滤出药液，再加水煎20分钟，去渣，两煎药液兑匀，分服，日1剂。

（《四川中医》1988.10）

2. 主治：急性腰扭伤，腰痛。

方：酿酒糟、鲜地黄各 100g。

共捣，蒸热，敷腰部。

（《河北验方选》）

3. 主治：急性腰扭伤，腰痛。

方：赤芍、红花、栀子、五加皮各 10g，白芥子、乳香、没药、木香各 5g。

煎服法同 1，日 1 剂。

（《临证用方选粹》）

4. 主治：急性腰扭伤，腰痛。

方：韭菜 30g，黄酒 100ml。

加水共煎，去渣，顿服，日 1 ～ 2 剂。

5. 主治：急性腰扭伤，腰痛。

方：鲜马铃薯 500g。

捣如泥，加面粉适量，敷患处。

（以上二方摘自《民间灵验便方》）

6. 主治：急性腰扭伤，腰痛。

方：云南白药 0.5g。

口服，日 2 ～ 3 次。

（《河北中医》1986.3）

7. 主治：急性腰扭伤，腰痛。

方：补骨脂、白蒺藜、地鳖虫、桃仁、延胡索各 10g，白芥子、红花各 5g。

煎服法同 1，日 1 剂。

（《四川中医》1988.5）

8. 主治：急性腰扭伤，腰痛。

方：大黄、白芷、肉桂、樟脑各 10g。

共为粗末，白酒 250ml，浸泡 3 日，去渣，每次服 15ml，日 3 次。

（《湖南中医杂志》1987.3）

9. 主治：急性腰扭伤。

方：地鳖虫 3 个。

焙焦，为末，黄酒冲服，日 1 剂。

（《中医杂志》1965.10）

10. 主治：急性腰扭伤。

方：生大黄 30g，葱白 5 根，生姜 10g。

共捣如泥，炒热，敷患处，日换 1 次。

（《浙江中医杂志》1966.1）

11. 主治：急性腰扭伤。

方：铁落 500g。

醋 200ml，拌匀，装布袋内，敷患处。

（《福建中医药》1966.1）

腰椎间盘突出症

1. 主治：腰椎间盘突出症。

方：地龙 21g，地鳖虫、全蝎、乌蛇、穿山甲各 9g。

加水煎沸 15 分钟，滤出药液，再加水煎 20 分钟，去渣，两煎药液兑匀，分服，日 1 剂。

疼痛剧烈，卧床不能起加乳香、没药、川芎、生地黄、牡丹皮各 9g；掣引腰间疼痛加羌活 10g；腿痛加独活 10g；偏于寒加附子、桂枝、当归、川芎各 6g；偏于热（局部热痛）加赤芍、牡丹皮、黄柏各 9g；风邪盛加麻黄、防风、荆芥穗各 6g；偏于湿加茯苓、苍术、防己各 9g；肾阳虚加补骨脂、菟丝子、杜仲各 9g；肾阴虚加枸杞子、熟地黄、桑寄生各 9g。

（《湖南中医杂志》1989.3）

2. 主治：腰椎间盘突出症。

方：制马钱子、地鳖虫、牛膝、麻黄、僵蚕、全蝎、甘草、乳香、没药、苍术各等份。

共为细末，每次服 1g，日 2 ～ 3 次。

（《上海中医药杂志》1986.4）

软组织损伤

1. 主治：软组织损伤，局部疼痛、肿胀及压痛。

方：伸筋草、红花、海桐皮、秦艽、当归、钩藤、乳香、没药、菟丝子各10g。

加水煎沸15分钟，滤出药液，再加水煎20分钟，去渣，两煎药液兑匀，分服，日1剂。

（《上海中医药杂志》1980.3）

2. 主治：软组织损伤，局部疼痛、压痛。

方：制川乌、制草乌各30g，当归、肉桂、血竭、木香各24g，川芎、乳香、没药、桃仁、红花、地鳖虫、公丁香各18g。

共为细末，水泛为丸，每次服3g，日3次。

（《浙江中医杂志》1982.1）

3. 主治：软组织损伤，局部疼痛。

方：栀子40g，乳香20g，黄连、细辛、三七、樟脑各10g。

为细末，取50g，以醋拌湿，装布袋内，敷患处，日换1次。

（《人民军医》1982.2）

4. 主治：软组织损伤。

方：鲜韭菜、栀子各30g。

共捣如泥，鸡蛋清调涂，日换1次。

（《甘肃中医学院学报》1988.1）

5. 主治：软组织损伤。

方：红花、泽兰、香附各30g，白芷、当归、川乌、没药各15g，川续断、附子、延胡索各10g。

共为细末，白酒调敷，日换1次。

（《四川中医》1989.7）

6. 主治：软组织损伤。

方：大黄末、泽兰末、生姜、葱白各20g。

共捣如泥，以白酒调敷，日换1次。

（《人民军医》1960.2）

7. 主治：软组织损伤。

方：苏木适量。

为细末，白酒调敷，日换1次。

（《福建中医药》1960.6）

8. 主治：软组织损伤。

方：麻黄、透骨草、伸筋草、红花、桑枝、葱白、蒜苗各20g。

加水煎，熏洗或热敷患处，日2～3次。

（《江苏中医》1965.10）

9. 主治：软组织损伤。

方：栀子250g，白芥子175g，白胡椒30g，小麦面粉200g。

共为细末，白酒和麻油调涂患处，日换1次。

（《人民军医》1960.2）

10. 主治：软组织损伤。

方：韭菜250g，大黄、泽兰各60g，红花、樟脑各15g，栀子10g。

为末，白酒调敷，日换1次。

（《陕西中医》1989.10）

11. 主治：软组织损伤。

方：黄柏30g，延胡索、鸡血藤各12g，白芷、羌活、独活、木香各9g，血竭3g。

共为细末，水和蜂蜜调敷，日换1次。

（《北京中医》1988.4）

12. 主治：软组织损伤。

方：红花、樟脑各9g，地龙、苏木、乳香、血竭、连翘、川乌、花椒各3g。

共为粗末，浸于500ml白酒中，浸泡3天，以毛笔蘸药水，涂患处，日3～4次。

13. 主治：软组织损伤。

方：柳树细枝5000g。

切碎，以水煎取浓汁500ml，浸湿纱布，外敷患处，日换2～3次。

（以上二方沈阳部队二一五医院供）

14. 主治：软组织损伤。

方：黄柏、白及、续断、巴戟天、当

归、黄芩、透骨草、老鹳草、凤尾草各 10g。

研成细末，白酒调敷，日换 1 次。

（成都部队三七二医院）

15. 主治：软组织损伤。

方：刘寄奴、大蓟、小蓟、草薢、羌活、独活各 15g，川芎、桑枝各 10g，地鳖虫 6g。

煎服法同 1，日 1 剂。

16. 主治：软组织损伤及皮肤溃烂。

方：金银花、蝉蜕、白僵蚕、蒲公英、紫花地丁、钩藤、千里光、贯众各 10g，薄荷、白菊花、黄菊花各 5g。

煎服法同 1，日 1 剂。

（以上二方摘自《上海中医药杂志》1981.6）

17. 主治：软组织损伤。

方：丹参 30g，檀香 6g，砂仁 3g。

煎服法同 1，日 1 剂。

（《四川中医》1981.4）

18. 主治：软组织损伤，跌打肿痛。

方：大黄 10g，芒硝 10g（冲），当归、川芎、熟附子、肉桂、泽兰、乳香、没药各 3g。

煎服法同 1，日 1 剂。

（《新内科全书》）

足跟痛

1. 主治：足跟痛。

方：当归、女贞子、菟丝子、枸杞子各 12g，川续断、威灵仙、赤芍、牛膝各 9g，秦艽、地鳖虫、地龙各 6g，甘草 3g。

加水煎沸 15 分钟，滤出药液，再加水煎 20 分钟，去渣，两煎药液兑匀，分服，日 1 剂。

（《广西中医药》1981.2）

2. 主治：足跟痛。

方：熟地黄 25g，肉桂、牛膝、木瓜、杜仲、枸杞子、当归各 9g，防己、甘草各 6g。

煎服法同 1，日 1 剂。同时，可用皂角 60g，加水煎，熏洗脚，日 2 次。

（《山西卫生》1966.1）

3. 主治：足跟痛。

方：红藤 30g，忍冬藤、桂枝、丹参、寻骨风、透骨草各 15g，麻黄、川乌、草乌、乳香、没药、地龙、赤芍、白芍、延胡索、桃仁、红花、干姜、附子、细辛各 10g。

加水煎，熏洗足跟，日 2～3 次。

（田凤鸣）

4. 主治：足跟痛。

方：当归 20g，川芎、乳香、没药、栀子各 15g。

共为细末，装入小布袋内，垫足跟处。

（《中国中医骨伤科杂志》1988.3）

5. 主治：足跟痛。

方：夏枯草 50g，食醋 1000ml。

共煮，熏洗足跟，日 2～3 次。

（《浙江中医杂志》1985.7）

6. 主治：足跟痛。

方：鲜苍耳子叶适量。

捣烂，敷足跟，日 5～6 次。

（《山东中医杂志》1981.2）

7. 主治：足跟痛。

方：威灵仙 60g，乌梅、石菖蒲各 30g，艾叶、独活、羌活、蜀羊泉、红花各 20g。

加水 1000ml，食醋 500ml，加热熏洗，日 2～3 次。

（《安徽中医学院学报》1982.1）

8. 主治：足跟痛。

方：威灵仙、楮实子、马鞭草、苏木、海带、皂角刺、蒲公英、延胡索、防己各

10g，地鳖虫 6g，五灵脂、白芥子、制川乌、三棱各 3g，葱白 20g，食醋 100ml。

加水共煎，熏洗足跟。

（张成运）

膝关节滑膜炎

1. 主治：膝关节滑膜炎，膝关节疼痛，遇寒、劳累后加重。

方：赤小豆 30g，乌蛇 25g，生地黄、茯苓皮、赤芍、三棱、莪术各 15g，牡丹皮、制川乌、制草乌、寻骨风、生甘草各 10g。

加水煎沸 15 分钟，滤出药液，再加水煎 20 分钟，去渣，两煎药液兑匀，分服，日 1 剂。

（《中医杂志》1988.10）

2. 主治：膝关节滑膜炎，滑囊积液。

方：熟地黄、川续断各 20g，牛膝、鸡血藤各 15g，独活、五加皮、红花、白芷、防风、制乳香、制没药各 10g。

煎服法同 1，日 1 剂。同时用川乌、草乌、五加皮、菖蒲、白芷、小茴香、威灵仙、花椒、桂枝、乳香、没药各 10g，为粗末，醋拌，敷于膝部。

（《安徽中医学院学报》1988.7）

3. 主治：膝关节滑囊积液。

方：当归、白芍、川芎、紫苏梗、桔梗、黄芪、枳壳、乌药、陈皮、半夏、茯苓、防风、青皮各 6g，槟榔、枳实、泽泻、木香、甘草、生姜、大枣各 3g。

煎服法同 1，日 1 剂。

（《中医杂志》1957.1）

4. 主治：膝关节滑囊积液。

方：熟地黄 40g，熟附子 20g，鹿角胶 12g，肉桂、白芥子、牛膝各 10g，炮姜 5g，麻黄、细辛、甘草各 3g。

煎服法同 1，日 1 剂。

（《新中医》1988.8）

5. 主治：膝关节滑膜炎。

方：薏苡仁 30g，土茯苓、槟榔各 18g，当归、赤芍、桃仁、红花、生地黄、牛膝、泽兰、黄柏、牡丹皮、姜黄各 9g。

煎服法同 1，日 1 剂。

（《江苏中医》1989.10）

肱骨外上髁炎及桡骨茎突炎

1. 主治：肱骨外上髁炎及桡骨茎突炎，桡骨茎突腱鞘炎。

方：当归、延胡索、没药、续断各 15g，地鳖虫、桂枝各 10g。

加水煎沸 15 分钟，滤出药液，再加水煎 20 分钟，去渣，两煎药液兑匀，分服，日 1 剂。

（《辽宁中医杂志》1981.3）

2. 主治：肱骨外上髁炎及桡骨茎突炎。

方：川乌、草乌、半夏各 15g，蜀椒、苏木、天南星、细辛、桂枝各 12g。

加水煎，熏洗或热敷患处，日 3 ～ 4 次

（《安徽中医学院学报》1985.1）

3. 主治：肱骨外上髁炎及桡骨茎突炎。

方：大黄、青黛各 30g，冰片 15g。

共为细末，凡士林 100g 调成膏，敷患处，日换 2 次。

（《中国中医骨伤科杂志》1989.1）

4. 主治：肱骨外上髁炎，桡骨茎突炎。

方：栀子、乳香、没药、血竭各 10g。

共为细末，食醋调敷，日换 2 次。

（《新中医》1989.5）

5. 主治：肱骨外上髁炎及桡骨茎突炎。

方：生穿山甲片 7 片，大蜘蛛、全蝎、

蜈蚣、僵蚕各 7 个，麝香、公丁香、母丁香、冰片、滑石各 3g。

共为细末，取 3g，食醋调敷患处。

（《江苏中医》1962.12）

6. 主治：腱鞘炎（桡骨茎突炎）。

方：生白附子 60g，白芷、天南星、天麻、防风各 30g。

共为细末，取药末适量，食醋调敷，日换 2～3 次。

（《江苏中医》1960.12）

7. 主治：肱骨外上髁炎，桡骨茎突炎。

方：海风藤、石南藤、青风藤、宽筋藤、鸡血藤、四方藤、十大功劳叶各 15g，桑枝 12g，苍耳子、艾叶、乳香、没药、大黄、七叶莲、穿破石、苏木各 10g。

加水煎，熏洗患处，日 3～4 次。

（《广西中医药》1985.4）

8. 主治：肱骨外上髁炎及桡骨茎突炎。

方：斑蝥适量。

研末，取绿豆大一堆，置患处，外敷胶布，8 小时揭去，即起一小水泡，刺破，涂紫药水，7 日后，重复一次。

（《新中医》1983.11）

关节扭伤

1. 主治：关节扭伤。

方：桃树皮、桃树根、韭菜、酸味草各 30g。

共捣如泥，加酒适量，涂敷患处，日换 1 次。

（广州部队某部方）

2. 主治：关节扭伤。

方：苏木、川芎、丹参、赤芍、鸡血藤、木瓜、金银花、连翘各 30g，牛膝 20g，当归、红花、大黄、甘草各 15g，地鳖虫 10g。

加水共煎，再加硫酸镁 200g，浸洗患处，日 2 次。

（《中西医结合杂志》1989.9）

3. 主治：关节扭伤。

方：韭菜 300g。

捣烂，敷患处，日换 2～3 次。

（《人民军医》1959.6）

4. 主治：关节扭伤。

方：栀子适量。

捣烂，加醋调涂患处。

5. 主治：关节扭伤及跌打损伤。

方：20% 续断酊、20% 当归酊各 50ml。

混合后涂患处，日 2～3 次。

（以上二方兰州部队某部供）

6. 主治：关节扭伤，跌打损伤。

方：一叶消、三枝枪、葱头各 10g，仙人掌、姜黄、凡士林各 20g。

各为细末，共拌成糊，涂敷患处，日换 1 次。

（海军四四二〇部队）

7. 主治：关节扭伤，跌打损伤。

方：生石膏 120g，金银花、白芷各 90g，大黄、黄柏各 60g，黄连、甘草各 30g，麝香 3g。

各为末，加凡士林共调成膏，涂敷患处，日换 1 次。

（成都部队直属第二门诊部）

8. 主治：关节扭伤，骨折后的功能障碍。

方：当归、苏木、红花各 30g，续断、黄柏、羌活、秦艽、防风、伸筋草、川芎、乳香、没药、桃仁、蒲公英各 20g，白芷、牛膝、独活、艾叶、茜草、透骨草、夏枯草各 15g。

加水煎，趁热熏洗，日 2～3 次。

（《山东中医杂志》1985.3）

腓肠肌痉挛

1. 主治：腓肠肌痉挛。

方：当归 100g，白芍 45g，川芎 15g，伸筋草 12g，甘草 10g。

加水煎沸 15 分钟，滤出药液，再加水煎 20 分钟，去渣，两煎药液兑匀，分服，日 1 剂。

（《光明中医》1989.6）

2. 主治：腓肠肌痉挛。

方：吴茱萸 30g。

炒热，装布袋内，敷于腘窝处。

3. 主治：腓肠肌痉挛。

方：向日葵秆白髓、伸筋草各 30g，猪爪 1 个。

共炖至猪爪熟，去渣，饮其汤，日 1 剂。

（《医药集锦》）

4. 主治：腓肠肌痉挛。

方：薏苡仁 60g，猪瘦肉 100g。

加水共煮至肉熟，1 次食服，日 1 剂。

5. 主治：腓肠肌痉挛。

方：木瓜 60g，黄酒 50ml。

加水共煎，去渣，顿服，日 1 剂。

（以上二方摘自《河北验方选》）

6. 主治：腓肠肌痉挛。

方：白芍 30g，牛膝、桂枝各 15g，木瓜、独活、五加皮、甘草、秦艽各 10g。

煎服法同 1，日 1 剂。

（《河北中医》1988.2）

不安腿综合征

1. 主治：不安腿综合征。

方：白芍、赤芍、葛根、丹参各 30g，木瓜、牛膝各 15g，甘草 10g。

加水煎沸 15 分钟，滤出药液，再加水煎 20 分钟，去渣，两煎药液兑匀，分服，日 1 剂。

失眠多梦加龙齿、酸枣仁、夜交藤各 20g；湿热浸淫、舌苔黄腻加苍术、黄柏、淡竹叶各 10g，车前子 15g；高烧后发病加生石膏 30g，桂枝 10g，沙参 15g。

（《山东中医杂志》1986.2）

2. 主治：不安腿综合征。

方：白芍、甘草各 30g。

煎服法同 1，日 1 剂。

（《河北中医》1985.4）

3. 主治：不安腿综合征。

方：柴胡、黄芩、半夏、乌药、木香、赤芍、白芍各 15g，甘草 10g。

煎服法同 1，日 1 剂。

（常楼起）

落枕

1. 主治：落枕，颈部筋脉拘急，不能转侧，甚则疼痛。亦治闪腰岔气。

方：南山楂、北山楂、杜仲、续断各 50g，葛根 20g，青皮、延胡索各 15g，羌活 10g。

加水煎沸 15 分钟，滤出药液，再加水煎 20 分钟，去渣，两煎药液兑匀，分服，日 1 剂。

（《光明中医》1989.6）

2. 主治：落枕。

方：木瓜（鲜）1 个，乳香、没药各 6g。

将木瓜剖开，去心，入乳香、没药，缚定，蒸熟，为末，取 9g，黄酒 1 杯，冲服，日 2 次。

（《广西中医药》1978.2）

3. 主治：落枕。

方：针刺后溪、中渚穴（双侧）。强刺激，留针 20 分钟，日 1 次。

（《陕西中医函授》1987.2）

骨质疏松症

1. 主治：骨质疏松症，肾阳虚型。

方：山药、补骨脂、黄芪、菟丝子、杜仲、肉苁蓉各 20g，附子、桂枝各 10g。

加水煎沸 15 分钟，滤出药液，再加水煎 20 分钟，去渣，两煎药液兑匀，分服，日 1 剂。

2. 主治：骨质疏松症，肾阴虚型。

方：山药、补骨脂、黄芪、菟丝子、枸杞子、五味子、山茱萸各 15g。

煎服法同 1，日 1 剂。

（以上二方摘自《上海中医药杂志》1986.11）

骨髓炎

1. 主治：骨髓炎。

方：蒲公英 30g，金银花、黄柏各 15g，地龙 10g，苍术 8g。

加水煎沸 15 分钟，滤出药液，再加水煎 20 分钟，去渣，两煎药液兑匀，分服，日 1 剂。

（《上海中医药杂志》1980.6）

2. 主治：骨髓炎，足跖骨骨髓炎。

方：当归、白芥子、熟地黄、炮姜炭、牛膝各 10g，肉桂 5g，麻黄、细辛、甘草各 3g。

煎服法同 1，日 1 剂。

（《安徽中医学院学报》1983.4）

3. 主治：骨髓炎。

方：当归、牛膝、黄芪各 12g，木瓜、熟附子、陈皮、续断、杜仲各 9g，制川乌、制草乌、木香、地鳖虫各 6g，大黄 3g。

煎服法同 1，日 1 剂。

（《山西中医》1984.6）

4. 主治：骨髓炎，化脓性骨髓炎。

方：熟地黄 15g，黄芪 30g，丹参 15g，白芍 12g，当归、陈皮、当归、茯苓、炙甘草、五味子、乳香、白芷各 9g，肉桂、大枣各 6g，生姜 3 片。

煎服法同 1，日 1 剂，外用红灵丹祛腐。

5. 主治：骨髓炎。

方：黄芪 30g，熟地黄 15g，枸杞子 12g，党参、茯苓、牛膝、木瓜、穿山甲珠、没药、肉桂各 9g，白术、乳香、大枣各 6g。

煎服法同 1，日 1 剂。

（以上二方摘自《陕西中医》1984.6）

6. 主治：骨髓炎。

方：金银花、连翘、蒲公英、紫花地丁、天花粉各 9g，赤芍、白芷、当归、乳香、没药各 6g，陈皮、甘草各 3g。

煎服法同 1，日 1 剂。

（《江西中医药》1987.1）

7. 主治：骨髓炎。

方：蜈蚣、雄黄、乳香、没药、轻粉、血竭、斑蝥、穿山甲珠各 10g，冰片 2g。

共为细末，外敷患处，日换 1 次。

（李建国）

骨结核

1. 主治：骨结核。

方：地鳖虫 50g，蜈蚣、全蝎各 40g。

共为细末，每用 3g 与鸡蛋共蒸熟，顿

食之，日2～3次。

（《中西医结合杂志》1988.6）

2.主治：关节结核。

方：鹤膝草、红糖各10g。

共捣如泥，涂敷患处，1日后，局部肿大起泡，刺破，涂紫药水。1周后重复1次。

（《江苏中医》1960.2）

3.主治：骨结核。

方：青木香、青檀香、穿山甲珠、黄芪各9g，沉香3g。

共为细末，每次冲服1g，日3次。

（第四军医大学）

4.主治：骨结核。

方：鸡蛋15个，全蝎15g，蜈蚣、地鳖虫各12g。

将全蝎、蜈蚣、地鳖虫共研为末，分成15份，分别装入15个鸡蛋内，放笼屉上蒸熟，每次食服1个，日3次。

（《山西中医》1989.5）

骨肿瘤疼痛

1.主治：骨肿瘤疼痛。

方：熟地黄、鸡血藤各15g，党参、黄芪各12g，地鳖虫、白花蛇、当归、徐长卿各10g，乳香、没药各9g，露蜂房、炙甘草各6g，蜈蚣3g。

加水煎沸15分钟，滤出药液，再加水煎20分钟，去渣，两煎药液兑匀，分服，日1剂。

（《浙江中医杂志》1988.8）

2.主治：骨肿瘤疼痛。

方：当归、川芎、乳香、没药、延胡索、川楝子、全蝎各10g。

共为细末，每次服3g，日3次。

（田凤鸣）

梨状肌综合征

1.主治：梨状肌综合征，下肢外后侧臀至腘窝部梨状肌疼痛和压痛。

方：生地黄、玄参、赤芍、白芍、牛膝、杜仲各15g，羌活、独活、当归、黄芪、鸡血藤、牡丹皮各10g，川乌头、木瓜各5g。

加水煎沸15分钟，滤出药液，再加水煎20分钟，去渣，两煎药液兑匀，分服，日1剂。

（田凤鸣）

2.主治：梨状肌综合征，臀及大腿后外侧疼痛，并有压痛。

方：针刺环跳、秩边、居髎、臀部压痛点。

中等刺激手法。

根据疼痛部位，可加针阳陵泉、丘墟、足三里、委中、昆仑和背部腧穴。

（《江苏中医》1988.7）

3.主治：梨状肌综合征。

方：金银花、连翘、党参、白术、黄芪各20g，淫羊藿、巴戟天、乳香、没药各5g。

煎服法同1，日1剂。

（田凤鸣）

莱特尔综合征

1.主治：莱特尔综合征，以关节炎、尿道炎、结膜炎三联征为特点。多发性关节炎且不对称，尿中大量白细胞。风湿热型骨关节红肿疼痛，发热烦渴，咽痛少饮。

方：石膏、知母、黄柏、忍冬藤、鸡血藤、晚蚕砂、牡丹皮、土茯苓、赤芍、地龙、桂枝各10g。

加水煎沸 15 分钟，滤出药液，再加水煎 20 分钟，去渣，两煎药液兑匀，分服，日 1 剂。

2. 主治：莱特尔综合征，风湿寒型，骨关节疼痛剧烈，不红，畏寒喜暖。

方：桂枝、白芍、苍术、黄芪、土茯苓、五加皮、乌蛇各 10g，川乌、麻黄、细辛各 5g。

煎服法同 1，日 1 剂。

3. 主治：莱特尔综合征，寒热夹杂型，关节肿胀灼痛，喜温，屈伸艰难，日轻夜重。

方：桂枝、知母、白芍、苍术、黄芪、土茯苓、鸡血藤、地龙、防风、甘草各 10g，麻黄 5g，蜈蚣 3 条。

煎服法同 1，日 1 剂。

尿道炎较重，主方中加入败酱草、马齿苋、乌药、牛膝各 10g；结膜炎较重，主方中加入木贼、菊花、白蒺藜、蝉蜕各 10g；肠道有炎症加白头翁、木香、黄连各 10g。

（以上三方摘自《中医杂志》1985.11）

先天性肌强直和萎缩性肌强直

1. 主治：先天性肌强直和萎缩性肌强直。

方：白芍 40g，薏苡仁 30g，甘草、牛膝、木瓜各 25g，蝉蜕、僵蚕各 12g。

加水煎沸 15 分钟，滤出药液，再加水煎 20 分钟，去渣，两煎药液兑匀，分服，日 1 剂。

（《中西医结合杂志》1984.8）

2. 主治：先天性肌强直和萎缩性肌强直。

方：蝉蜕、白僵蚕各 30g，党参、黄芪、茯苓、泽泻各 20g，菊花、川芎、牡丹皮、木瓜各 10g，甘草 5g。

煎服法同 1，日 1 剂。

3. 主治：先天性肌强直和萎缩性肌强直。

方：全蝎、蜈蚣、地鳖虫各 30g。

共为细末，每次服 1g，日服 3 次，30 天为 1 疗程。

（田凤鸣）

嗜酸性筋膜炎

1. 主治：嗜酸性筋膜炎，皮肤硬。

方：黄芪 50g，丹参、当归各 25g，赤芍、红花、黄芩、栀子、白花蛇舌草、桃仁、三棱各 15g，地龙、郁金各 10g。

加水煎沸 15 分钟，滤出药液，再加水煎 20 分钟，去渣，两煎药液兑匀，分服，日 1 剂。

（《四川中医》1989.8）

2. 主治：嗜酸性筋膜炎。

方：薏苡仁 30g，金银花、连翘、蒲公英、紫花地丁、黄芪、党参各 10g，当归、红花各 5g。

煎服法同 1，日 1 剂。

（田凤鸣）

第九节 精神与神经系统疾病病症奇方

精神病

1. 主治：精神病。幻听、幻觉、幻视，惊恐不安，形体消瘦。

方：龙齿 60g，熟地黄、小茴香、山茱萸、胆南星各 10g，熟附子、吴茱萸、陈皮、龙胆草各 5g。

加水煎沸 15 分钟，滤出药液，再加水

煎20分钟，去渣，两煎药液兑匀，分服，日1剂。

（《北京中医》1986.3）

2. 主治：妇女经闭蓄血型精神病，烦躁不安，哭笑无常，欲坐不坐，欲卧不卧。

方：大黄30g，代赭石、石菖蒲、生龙骨各15g，桃仁、木香各12g，郁金、半夏、甘草各9g，硫酸镁10g（冲服），朱砂1.5g（研细，冲服）。

煎服法同1，日1剂。

3. 主治：精神病。妇女精神病，月经不调，妄见神鬼，哭闹骂詈，打人毁物，昼夜不眠，奔走嚎叫。

方：生地黄30g，赤芍、黄芩各12g，牡丹皮、当归、红花、丹参、犀角各9g，木通6g。

煎服法同1，日1剂。

4. 主治：孕期受惊，精神失常，坐卧不宁，语无伦次，饮食无度。

方：大黄20g，芒硝（冲）、郁金各15g，桃仁、青皮各12g，当归、香附、柴胡、桂枝、桑白皮、紫苏子、厚朴、大腹皮各9g。

煎服法同1，日1剂。

5. 主治：妇女产后，心脾两虚，精神失常，心悸胆怯，幻觉，失眠，喃喃自语。

方：酸枣仁20g，人参、白术、当归、黄芪、木香、茯苓、龙眼肉、甘草各10g。

煎服法同1，日1剂。

6. 主治：精神病。妇女产后，恶露骤止，败血攻心，狂言妄语，少腹硬痛，大便不通。

方：大黄10g，生地黄、桃仁各12g，当归、红花、赤芍、牛膝各9g，柴胡、桔梗、川芎各6g，甘草3g。

煎服法同1，日1剂。

大便已通，恶露复见去大黄，加党参、黄芪各10g。

7. 主治：更年期，精神失常，烦躁不安，失眠多梦，语无伦次，精神恍惚。

方：大黄30g，芒硝（冲服）、生地黄、玄参各15g，柴胡、桔梗、陈皮、半夏、麦门冬各9g。

煎服法同1，日1剂。

（以上摘自《河北中医》1984）

8. 主治：精神病。恍惚朦胧，自言自语，时怒时笑，似聋非聋。

方：郁金20g，白矾10g。

共为细末，每次以石菖蒲10g煎汤冲服3g，日2～3次。

（《医药集锦》）

9. 主治：精神失常，痰迷心窍，时而痴呆，时而癫狂。

方：朱砂、胆南星、酸枣仁、远志、茯神、柴胡各9g，半夏、陈皮、木香、砂仁各6g。

共为细末，蜜丸，每次服10g，日3次。

（张成运）

10. 主治：精神失常，痰迷心窍。

方：桃仁、红花、赤芍各12g，紫苏子、桑白皮、大腹皮、青皮、石菖蒲、郁金、白芍各9g，麝香（冲）、牛黄（冲）各0.3g，琥珀（冲）9g，朱砂（冲）0.3g。

煎服法同1，日1剂。

（田凤鸣）

11. 主治：精神病。痰火实盛，烦躁不安，毁物打人，登高而歌，弃衣而走，哭笑无常，语无伦次，昼夜不眠，妄见妄闻，溲赤便秘。

方：大黄、芒硝（冲）各15g，礞石、海浮石、黄柏、黄芩、菊花、代赭石、牵牛子各12g，栀子、知母、麦门冬、天花粉、竹茹各9g。

煎服法同1，日1剂。

12. 主治：精神病。火盛阳亢，发病急，兴奋乱动，情绪高亢，语言杂乱，夸大妄言妄想，骂詈不避亲疏，不食不眠，面红目赤，神识迷惘。

方：生地黄、代赭石各15g，栀子、龙胆草、玄参、知母、麦门冬、菊花、柴胡、郁金、白芍、女贞子、地龙、牵牛子、大黄、芒硝各12g。

煎服法同1，日1剂。

13. 主治：精神病。气滞血瘀，胸胁满闷，情绪急躁，抑郁恼怒，狂乱无知，精神恍惚，月经不调，经色紫黯，舌有瘀斑瘀点。

方：茯神、郁金、当归、生地黄、川芎、桃仁、红花、合欢皮、远志、柏子仁、女贞子各12g，柴胡、木香、赤芍各9g。

煎服法同1，日1剂。

（以上三方摘自《新中医》1985.6）

14. 主治：精神病。狂症，打骂不避亲疏，狂妄高歌，登高弃衣。

方：龙齿、礞石、牡蛎、石决明、珍珠母各30g，黄芩、龙胆草、石菖蒲、郁金、旋覆花、代赭石各10g，大黄6g，沉香3g。

煎服法同1，日1剂。同时冲服甘遂末、朱砂粉各1.5g。

15. 主治：精神病。癫症，沉默寡言，喃喃自语，喜笑无常，语无伦次。

方：磁石30g，龙齿、牡蛎各15g，远志、茯神、竹茹各12g，半夏、枳实、石菖蒲、郁金、天竺黄、陈皮、胆南星各10g，朱砂（冲）1.5g。

煎服法同1，日1剂。

（以上二方摘自《北京中医》1984.1）

16. 主治：精神病。两目怒视，狂乱无知，妄言叫骂，昼夜不眠，舌苔黄燥。

方：大黄、莱菔子各30g，芒硝24g，白芥子9g。

煎服法同1，日1剂。

（《中药通报》1988.12）

17. 主治：精神病，狂躁型。

方：生地黄50g，大黄20g，龙胆草、栀子、枳实、芒硝（冲）各12g，黄芩、木香、知母各10g。

煎服法同1，日1剂。

（《四川中医》1988.7）

精神分裂症

1. 主治：精神分裂症。

方：钩藤30g，甘草10g，制川乌、红花各5g，洋金花1g。

加水煎沸15分钟，滤出药液，再加水煎20分钟，去渣，两煎药液兑匀，分服，日1剂。

（《湖南中医学院学报》1987.4）

2. 主治：精神分裂症。

方：柴胡、牡丹皮、桃仁、生姜各12g，大黄、枳实、赤芍、竹茹、栀子、郁金、陈皮、半夏各9g。

煎服法同1，日1剂。

（刘渡舟）

3. 主治：精神分裂症。

方：浮小麦60g，甘草、大枣各10g。

煎服法同1，日1剂。

（《河北验方》）

4. 主治：精神分裂症。

方：青牛角粉末、白砂糖各3g。

加水煎，顿服，日2剂。

（《铁道医学》1987.5）

5. 主治：精神分裂症。

方：大黄、赤芍各40g，桃仁20g。

煎服法同1，日1剂。

（《中医杂志》1986.9）

6. 主治：精神分裂症。

方：龙骨30g，生地黄、熟地黄各20g，香附、赤芍、白芍各20g，柴胡、当归、川芎、桃仁各10g，甘草6g。

煎服法同1，日1剂。

烦闷急躁加黄连、栀子各10g；胸痹叹息加佛手、郁金各10g；心悸失眠加茯神、枣仁各10g；气短乏力加黄芪、党参各10g；肾虚腰酸加续断、桑寄生各10g；白带多加茯苓、白术、海螵蛸各10g；服药后，月经当至而不来潮加大黄、生鸡内金各10g。

（《北京中医学院学报》1984.4）

7. 主治：精神分裂症，虚证型。

方：石菖蒲、酸枣仁各12g，远志、当归、川芎、赤芍、牛膝、桔梗、柴胡、大黄、白术各9g，桃仁、红花、胆南星、甘草各6g。

煎服法同1，日1剂。

心惊妄见加茯神9g，琥珀3g；痰多加陈皮、半夏各10g；有热加黄连9g，犀角6g。

8. 主治：精神分裂症，实证型。

方：大黄15g，珍珠母12g，郁金、半夏、当归、白芍、川芎、桔梗、荆芥、防风、黄芩、白术、芒硝各9g，桃仁、红花、黄连各6g。

煎服法同1，日1剂。

（以上二方摘自《山西中医》1988.4）

9. 主治：精神分裂症。

方：生铁落30g，龙骨、牡蛎、赤芍、白芍、半夏各18g，柴胡、牡丹皮、大黄各10g，吴茱萸、甘草各5g。

煎服法同1，日1剂。

（《黑龙江中医药》1983.4）

10. 主治：精神分裂症。

方：酒浸大黄120g，竹茹30g，枳实、茯苓、陈皮各15g，石菖蒲、半夏、生姜各10g。

煎服法同1，日1剂。

（《陕西中医》1982.3）

11. 主治：精神分裂症。

方：龙齿、牡蛎、丹参、茯苓各15g，柏子仁12g，桂枝、炒酸枣仁、远志、郁金、何首乌、枸杞子各10g，甘草5g。

煎服法同1，日1剂。

（《江西中医药》1987.5）

12. 主治：精神分裂症。

方：百合30g，生地黄15g，白蒺藜、知母、麦门冬、郁金、柏子仁、合欢皮、朱茯神各10g，远志、甘草各5g。

煎服法同1，日1剂。

（《安徽中医学院学报》1986.5）

13. 主治：精神分裂症，失语（癔症性失语）。

方：天南星、半夏、石菖蒲、郁金、枳实、神曲、栀子、黄芩、大黄、川芎、川贝母、柴胡、茯苓、远志、麦门冬各10g。

煎服法同1，日1剂。

（《临证用方选粹》）

14. 主治：精神分裂症，木僵型。

方：小麦30g，甘草12g，大枣10枚，桂枝、白芍、石菖蒲各10g，川芎3g。

煎服法同1，日1剂。

（《四川中医》1988.7）

15. 主治：精神分裂症，喜笑不休。

方：鸡心脏1个（煮熟），朱砂1g，白糖10g。

拌调，1次食下，日2剂。

（《河北验方选》）

血管神经性头痛

1. 主治：血管神经性头痛。

方：川芎、白芍、葛根、白芷、藁本各15g，细辛、蝉蜕、牛膝各10g，甘草6g，全蝎3g（研，冲），蜈蚣2条（研，冲）。

加水煎沸15分钟，滤出药液，再加水煎20分钟，去渣，两煎药液兑匀，分服，日1剂。

有瘀血加桃仁、红花、赤芍各10g；呕吐加代赭石30g、半夏10g；夹痰加天竺黄、胆南星各10g；风寒诱发加桂枝、葱白各10g；失眠加炒酸枣仁、夜交藤各15g；前额及眉棱骨痛加升麻10g；太阳穴疼痛加柴胡、黄芩各10g；巅顶痛加吴茱萸5g；枕骨及项部疼痛加羌活10g。

（《江苏中医》1986.11）

2. 主治：血管神经性头痛，肝胆郁火，失眠易怒，心烦焦躁，口苦咽干，头晕目眩，两胁胀满。

方：白芍、龙骨、牡蛎、菊花、香附各30g，酸枣仁24g，栀子、黄芩、牡丹皮、川芎各20g，龙胆草、甘草各15g，远志12g。

煎服法同1，日1剂。

3. 主治：血管神经性头痛，阴虚火旺，头晕目眩，心烦急躁，五心烦热，口燥咽干，腰酸腿软，头痛多在午后。

方：生地黄、白芍、玄参、菊花、生龙骨、牡蛎、木瓜、夜交藤各30g，酸枣仁24g，天门冬、麦门冬、女贞子、牡丹皮、栀子、黄芩、川芎各20g，远志12g。

煎服法同1，日1剂。

4. 主治：血管神经性头痛，阴虚血亏，头晕眼花，失眠健忘，心悸，气短，面白，肢麻，唇色淡白。

方：熟地黄、当归、白芍、何首乌、菊花、生龙骨、牡蛎各30g，酸枣仁24g，川芎、女贞子、五味子各20g，远志12g。

煎服法同1，日1剂。

5. 主治：血管神经性头痛，心脾两亏，心悸气短，失眠健忘，疲乏无力，纳少便溏，面白无华，舌质淡有齿痕。

方：黄芪60g，山药、茯苓、白芍、当归、龙眼肉、菊花、龙骨、牡蛎各30g，酸枣仁24g，党参、白术各20g，远志、甘草各12g。

煎服法同1，日1剂。

（以上四方摘自《陕西中医学院学报》1984.3）

6. 主治：血管神经性头痛。

方：黄芪30g，川芎15g，当归、地龙各10g，细辛6g。

煎服法同1，日1剂。同时服头痛散（黄芪、当归、川芎、地龙各2g，细辛1g，共为细末）9g。

（《陕西中医》1984.9）

7. 主治：血管神经性头痛。

方：白芷6g，川芎、川乌、甘草各3g。

共为细末，分2次冲服，日1剂。

（《浙江中医杂志》1983.6）

8. 主治：血管神经性头痛。

方：夏枯草30g，石菖蒲15g，菊花20g，珍珠母2g（研细，冲）。

煎服法同1，日1剂。

9. 主治：血管神经性头痛。

方：当归、黄芪、葛根、川芎、白芷、羌活、防风、麦门冬、独活、黄芩、菊花各10g，细辛、生姜、甘草各3g。

煎服法同1，日1剂。

（以上二方摘自《湖南中医杂志》1987.5）

10. 主治：血管神经性头痛。

方：生地黄12g，黄芩、菊花、赤芍、牛膝、当归各10g，白芷、藁本、川芎各6g。

煎服法同1，日1剂。

（《新中医》1988.10）

11. 主治：血管神经性头痛。

方：白茅根、连翘、菊花、夏枯草各 12g，桑叶、黄芩、荷叶、苦丁茶各 6g，薄荷、藁本、白芷各 3g。

煎服法同 1，日 1 剂。

（《浙江中医杂志》1988.10）

12. 主治：血管神经性头痛。

方：川芎、羌活、白芷、菊花、当归、钩藤各 15g，天麻、全蝎各 10g，细辛 3g。

煎服法同 1，日 1 剂。

（《河北中医》1988.5）

13. 主治：血管神经性头痛。

方：羌活、独活、防风、川乌、草乌、南星、川芎、白芷、细辛、麻黄、蚕砂、松节、僵蚕、生姜、蜀椒、葱白各 10g，白酒 100ml。

加水煎熏洗头部，日 1～2 次。

（《新中医》1987.1）

14. 主治：血管神经性头痛。

方：川芎 30g，丹参 20g，白芍、白芥子、白芷、香附、柴胡、郁李仁、甘草各 10g。

煎服法同 1，日 1 剂。

（《陕西中医函授》1987.4）

15. 主治：血管神经性头痛，顽固性头痛。

方：当归、川芎、生姜各 10g，桃仁、红花、赤芍、葱白各 6g，麝香 0.3g（冲）。

煎服法同 1，日 1 剂。

（《光明中医》1989.1）

16. 主治：血管神经性头痛。

方：当归、柴胡各 12g，僵蚕、川芎、白芷各 10g，白附子、全蝎各 6g，蜈蚣 1 条。

煎服法同 1，日 1 剂。

17. 主治：血管神经性头痛。

方：蔓荆子、菊花、生地黄、赤芍、麦门冬各 15g，川芎、木通、柴胡、桑白皮各 10g，升麻、甘草各 5g。

煎服法同 1，日 1 剂。

（以上二方摘自《新中医》1988.6）

18. 主治：血管神经性头痛。

方：川芎、天麻、僵蚕、羌活各 10g，全蝎 4 只，生姜 3 片，黄酒 1 盅。

煎服法同 1，日 1 剂。

（《上海中医药杂志》1982.12）

19. 主治：血管神经性头痛。

方：葛根 50g，川芎 40g，香附、蔓荆子各 25g，柴胡、白芷、荜茇、地鳖虫各 20g，羌活 15g，全蝎 10g。

煎服法同 1，日 1 剂。

（《陕西中医》1988.2）

20. 主治：血管神经性头痛。

方：当归、丹参、延胡索、钩藤各 15g，川芎、白芷、天麻、防风各 10g，羌活、细辛各 5g。

煎服法同 1，日 1 剂。

发热加菊花、薄荷各 10g；呕吐加生姜、吴茱萸各 5g；舌苔厚腻加藿香 20g。

（《陕西中医》1988.7）

21. 主治：血管神经性头痛，头痛剧烈。

方：太子参 30g，菊花 20g，赤芍、蔓荆子各 15g，七叶一枝花、川芎各 10g，蜈蚣 3 条。

煎服法同 1，日 1 剂。

（《湖南中医杂志》1988.5）

22. 主治：血管神经性头痛。

方：川芎、白芍各 30g，当归、生地黄、菊花、白芷各 15g，枸杞子、藁本各 12g，细辛 10g。

煎服法同 1，日 1 剂。

风热加生石膏 20g，蝉蜕、桑叶各 10g；肝火旺盛加石决明、豨莶草、钩藤、地龙各 15g；失眠多梦加合欢皮、夜交藤、菖蒲、远志各10g；体质虚弱加党参、黄芪、何首乌、鸡血藤各10g；血瘀加桃仁、红花、赤芍、牛膝各10g；久痛或痛不可忍加全蝎、蜈蚣各3g，水蛭1g；呕吐加代赭石30g，半夏10g。

（《陕西中医》1989.7）

23．主治：血管神经性头痛。

方：白芷、僵蚕各9g，制川乌、制草乌、生甘草各3g。

共为细末，每次以茶水冲服1g，日3次。

（《江苏中医》1956·试刊）

24．主治：血管神经性头痛。

方：藁本25g，川芎、羌活、蔓荆子、陈皮各20g，苍术、厚朴、半夏、独活、防风各15g。

煎服法同1，日1剂。

（《四川中医》1988.7）

25．主治：血管神经性头痛。

方：龙胆草、生龙骨、牡蛎各30g，生地黄、车前子各15g，牡丹皮、白芷、栀子、黄芩、柴胡、当归、泽泻、木通、甘草各10g。

煎服法同1，日1剂。

（《四川中医》1988.7）

26．主治：血管神经性头痛。

方：天花粉、白芥子、熟地黄各12g，黄芩、柴胡、白芷各10g，荆芥6g。

煎服法同1，日1剂。

（《贵阳中医学院学报》1988.3）

27．主治：血管神经性头痛，疼痛剧烈。

方：川芎、沙参各30g，蔓荆子、细辛各6g。

煎服法同1，日1剂。

（《医药集锦》）

28．主治：血管神经性头痛。

方：川乌、草乌、天南星、半夏、生石膏各30g，白芷、细辛、全蝎、葱白各3g。

韭菜汁和蜂蜜为丸，每次服2g，日2～3次。

29．主治：血管神经性头痛。

方：白术15g，紫葳、天门冬、百合、黄芩、黄连、白蒺藜、龙胆草、天花粉、杜仲、甘草、萆薢各10g。

煎服法同1，日1剂。

30．主治：血管神经性头痛，偏头痛。

方：川芎、葛根、白芷、丹参、地龙各30g。

煎服法同1，日1剂。

（以上三方摘自《陕西中医》1989.12）

31．主治：血管神经性头痛，前额痛著。

方：生石膏、生石决明、珍珠母、生牡蛎各60g，大黄、菊花、生地黄各20g，天麻10g。

煎服法同1，日1剂。

32．主治：血管神经性头痛，两太阳痛著。

方：桑枝、钩藤、川芎、赤芍、牛膝、僵蚕、蝉蜕、柴胡各30g。

煎服法同1，日1剂。

（以上二方摘自《强化疗法临证试尝》）

33．主治：血管神经性头痛。

方：白芷20g，细辛、高良姜、羌活、川芎各10g。

共为极细末，取少许，涂鼻孔中，日2～3次。

34．主治：血管神经性头痛。

方：当归、川芎各30g，蔓荆子、甘草各6g。

煎服法同1，日1剂。

35．主治：血管神经性头痛。

方：钩藤、川芎各30g，地龙、生地黄

各 15g，乌蛇、莪蔚子各 10g。

煎服法同 1，日 1 剂。

（《江西中医药》1989.1）

36. 主治：血管神经性头痛。

方：益母草 60g，大黄、白芍各 30g，白芷、菊花、蔓荆子、僵蚕、蝉蜕各 10g。

煎服法同 1，日 1 剂。

37. 主治：血管神经性头痛。

方：生石膏、黄芪、防风、生地黄、桑枝、钩藤、鸡血藤、忍冬藤、当归、牛膝各 30g。

煎服法同 1，日 1 剂。

（以上二方田凤鸣供）

38. 主治：血管神经性头痛。

方：鸡血藤 30g，钩藤 20g，川芎、白芍各 15g，当归、生地黄、桃仁、红花、防风、白芷、羌活、独活各 10g。

煎服法同 1，日 1 剂。

（《千家妙方》）

39. 主治：血管神经性头痛。

方：制川乌、半夏各 15g，白附子、天南星各 12g。

煎服法同 1，日 1 剂。

40. 主治：血管神经性头痛，前额为甚，痛时汗出，日晡潮热，大便秘结。

方：枳壳、厚朴、郁李仁、牛蒡子各 10g，大黄 6g。

煎服法同 1，日 1 剂。

（以上二方摘自《山东中医杂志》1979.2）

41. 主治：血管神经性头痛，三叉神经痛，肝胆热壅。

方：生地黄、白芍、地龙各 20g，黄芩 15g，白芷、龙胆草各 10g，全蝎、细辛各 5g。

煎服法同 1，日 1 剂。

（《中医药学报》1986.2）

42. 主治：血管神经性头痛，头痛顽

固，日久不愈，肾气不足。

方：夜交藤、生石膏、白芍各 30g，钩藤、石斛、牛膝各 15g，旋覆花、代赭石、生地黄、木瓜、当归、川芎、香附、佩兰叶、藕节各 10g，甘草 5g。

煎服法同 1，日 1 剂。

（《广西中医药》1978.1）

43. 主治：血管神经性头痛，瘀血型，痛有定处，如锥如刺，头顶及脑后阵发性胀痛，月经期加重。

方：桃仁、红花、当归、川芎、牛膝、生地黄、柴胡、枳壳、桔梗、独活、藁本各 10g，甘草 5g。

煎服法同 1，日 1 剂。

（《新中医》1973.2）

44. 主治：血管神经性头痛，偏头痛，三叉神经痛。

方：薏苡仁、茯苓各 15g，夏枯草、菊花、白蒺藜、半夏、赤芍、黄芩、陈皮、苦丁茶各 10g。

煎服法同 1，日 1 剂。

（《安徽中医学院学报》1985.1）

45. 主治：血管神经性头痛，肝阳上亢。

方：石决明、代赭石、珍珠母各 30g，生地黄、白芍、白蒺藜、地骨皮、泽泻、蔓荆子、白芷、夏枯草、黄芩、香附、远志各 12g。

煎服法同 1，日 1 剂。

（《吉林中医药》1980.3）

46. 主治：血管神经性头痛（头痛）。

方：葶苈子 100g。

加水煎，熏洗头，日 1～2 次。

（《肘后方》）

47. 主治：血管神经性头痛，偏头痛。

方：蓖麻子（去皮）、乳香、食盐各 10g。

共捣如泥，敷患处，日换 1 次。

（《广笔记》）

48. 主治：血管神经性头痛，头痛欲死。

方：硝石 10g。

研末，涂鼻孔中，日 2 ～ 3 次。

（《雷公炮炙论》）

49. 主治：血管神经性头痛。偏正头痛。

方：大黄、苍耳子（炒）各 9g，龙胆草、夏枯草、石决明、生地黄、桑白皮各 6g，木贼、防风各 4.5g，杭菊花、羌活 3g，蝉蜕 5g。

加水煎服法同 1，日 1 剂。

服后微泻，无其他不良反应，大便不干者可少用或不用大黄。一般 2 ～ 3 剂可愈。

50. 主治：血管神经性头痛。头痛剧烈，如锥刺之状，或按压则疼，或常年头痛。脑充血及脑血行障碍均有卓效。

方：（甲）丹参 18g，延胡索、白芍各 9g，桃仁 6g（生），香附 1.5g，红花、川楝子各 3g。

（乙）石决明 24g（生研细），磁石 18g（研细），生牡蛎（研细）、生龙骨（研细）、麦门冬、法半夏各 9g，女贞子 12g，黄连 3g。

加水煎服法同 1，日 1 剂。脑血行障碍者，服甲方；脑神经不安者，服乙方；兼症者服甲乙合服。

51. 主治：血管神经性头痛。因劳神过度所致的头痛，经服散风镇痛剂无效者，宜用本方治疗。

方：川芎、枣仁、知母各 9g，甘草 3g，天麻、茯苓、白薇各 6g。

加水煎服法同 1，食前服，日 1 剂，服药期间宜静养。

前额痛加白芷 3g；巅顶痛加蔓荆子

3g；后脑痛加羌活 3g；左偏痛合四物汤；右偏痛加川贝母 6g；两边俱痛再加菊花 6g，龙胆草 5g。

52. 主治：血管神经性头痛，偏正头痛。

方：白芷 30g，川芎 15g，甘草 6g。

共研为细面，每日早、晚各服一次，每次 9g，茶水送下。或配为蜜丸，或酌加减分量改为煎剂皆可。

53. 主治：血管神经性头痛。偏头痛多年不愈，时好时犯者。

方：樟脑 3g，冰片 0.6g。

将药放碗底下，用火点着，鼻嗅其烟，左痛用左鼻孔嗅，右痛用右鼻孔嗅。上药分量为一次用量，每日嗅 3 次。

（以上摘自《中医验方汇选》）

脑瘤

1. 主治：脑瘤，头痛，呕吐痰涎，睡卧不安，恶梦多，胸脘痞闷，舌苔厚腻。

方：薏苡仁、茯苓、半枝莲各 30g，瓜蒌 24g，穿山甲珠 15g，陈皮、半夏、天南星、天麻、白芷各 12g。

加水煎沸 15 分钟，滤出药液，再加水煎 20 分钟，去渣，两煎药液兑匀，分服，日 1 剂。

2. 主治：脑瘤，头痛剧烈，固定不移，进行性加剧，伴喷射性呕吐，偏盲，复视，或一侧耳聋。

方：生地黄、莪术、穿山甲珠各 15g，当归、川芎、赤芍、桃仁、红花、地鳖虫各 12g。

煎服法同 1，日 1 剂。

3. 主治：脑瘤。

方：昆布、海藻各 60g，黄药子 15g，僵蚕、地龙、苍耳子各10g，全蝎6g，蜈蚣2条。

煎服法同1，日1剂。

（以上三方摘自《百病良方》）

脑动脉硬化症

1. 主治：脑动脉硬化症，气血虚夹瘀，头痛头晕，遇劳即发，面色不华，失眠健忘，心悸，焦虑，忧郁，精神紧张，喜怒，甚则震颤，步态不稳，动作缓慢。

方：当归、黄芪、茯苓各15g，党参、龙眼肉、熟地黄、阿胶、白术、红花、川芎各12g，木香10g，丹参30g。

加水煎沸15分钟，滤出药液，再加水煎20分钟，去渣，两煎药液兑匀，分服，日1剂。

2. 主治：脑动脉硬化症，肝肾虚夹瘀，头痛头晕，耳鸣，面潮红，急躁，失眠健忘，腰酸遗精，目眩，肢颤。

方：龙骨、珍珠母、丹参、山楂、菊花各30g，夏枯草20g，钩藤、生地黄、白芍、何首乌、枸杞子、龟版胶、牛膝各15g，天麻、栀子、黄柏各10g。

煎服法同1，日1剂。

3. 主治：脑动脉硬化症，痰阻血瘀，头痛头晕，头沉重，体位改变时眩晕加重，胸闷，恶心呕吐，表情淡漠，语言障碍，或有一过性肢麻乏力等。

方：丹参、山楂各30g，茯苓15g，天麻、半夏、白术、枳实、陈皮、桃仁、红花、菖蒲各12g。

煎服法同1，日1剂。

（以上三方摘自《河南中医》1987.1）

4. 主治：脑动脉硬化症，头痛眩晕，健忘，性格变化，情绪波动，震颤，平衡失调。

方：熟地黄、何首乌、枸杞子、石菖蒲、益智仁、山茱萸、桑椹子、女贞子、补骨脂、鹿角胶、山药、白芍、龟版、远志、丹参、当归、桃仁、赤芍、川芎、红花、牡丹皮、山楂、虎杖、生地黄、三七、鳖甲各10g。

煎服法同1，日1剂。

阳虚加肉苁蓉、仙茅、淫羊藿各10g；阴虚加玄参、沙参、麦门冬各10g；气虚加党参、黄芪、黄精、五味子各10g；痰湿加半夏、苍术、茯苓、厚朴各10g；肝阳上亢加羚羊角、石决明、天麻、白蒺藜、钩藤各10g；气滞加木香、砂仁、陈皮各10g；心神不宁加柏子仁、酸枣仁、朱茯苓、浮小麦、珍珠母各10g。

5. 主治：脑动脉硬化症。

方：石菖蒲、熟地黄、何首乌、枸杞子、虎杖、女贞子、丹参各15g，川芎、山楂、益智仁、红花、远志各6g。

煎服法同1，日1剂。

（以上二方摘自《浙江中医杂志》1986.3）

6. 主治：脑动脉硬化症。

方：黄精、枸杞子、淫羊藿、熟地黄、黄芪、山楂、刺五加各10g。

煎服法同1，日1剂。

（《中西医结合杂志》1986.2）

7. 主治：脑动脉硬化症。

方：葛根、鸡血藤、枸杞子各30g，女贞子、当归各20g，丹参、川芎各15g，石菖蒲、菊花、甘草各10g。

煎服法同1，日1剂。

（《广西中医药》1988.7）

8. 主治：脑动脉硬化，记忆力减退。

方：淫羊藿20g。

加水煎，去渣，顿服，日1～2剂。

9. 主治：脑动脉硬化症。

方：合欢树枝、柏树枝、国槐树枝、石榴树枝、桑树枝各100g。

煎服法同1，日1剂。

（以上摘自《验方集锦》）

10.主治：脑动脉硬化症。

方：山楂60g，熟地黄、玄参、沙参、山茱萸、枸杞子、天门冬、麦门冬各15g，牡丹皮、菊花、当归、川芎、赤芍、丹参、决明子、茯苓、泽泻各10g。

煎服法同1，日1剂。

（田凤鸣）

11.主治：脑动脉硬化症。

方：桑寄生、茯苓各15g，竹茹12g，陈皮、半夏、枳壳、钩藤、葛根各9g，甘草、莲子心各6g。

煎服法同1，日1剂。

（《中医杂志》1979.3）

眩晕

1.主治：眩晕，天旋地转，恶心呕吐，不欲睁眼。

方：川芎、仙鹤草、金银花、连翘、泽泻、车前子各30g，柴胡、半夏、黄芩各15g，甘草10g。

加水煎沸15分钟，滤出药液，再加水煎20分钟，去渣，两煎药液兑匀，分服，日1剂。

（田凤鸣）

2.主治：眩晕，天如云雾，双目朦胧。

方：天南星、半夏、天竺黄、白附子、生姜、竹沥膏（冲服）各20g。

煎服法同1，日1剂。

（《临证用方选粹》）

3.主治：眩晕，短气乏力，面白困倦。

方：黄芪100g，党参、白术各20g，陈皮、半夏、当归、升麻、桔梗各10g，甘草5g。

煎服法同1，日1剂。

（《强化疗法临证试尝》）

4.主治：眩晕。

方：决明子、菊花各20g，槐花、茶叶各10g，甘草5g。

共为粗末，泡水代茶饮，日1剂。

5.主治：眩晕。

方：泽泻60g，白术20g，天麻、半夏各10g。

煎服法同1，日1剂。

（以上二方张成运供）

6.主治：眩晕致厥，反复发作。

方：磁石、珍珠母、石决明、寒水石各30g，朱茯苓20g，半夏、天竺黄、石菖蒲、远志、栀子、黄连、竹叶各10g。

煎服法同1，日1剂。

7.主治：眩晕。

方：陈皮、半夏、茯苓、香附各15g，当归、川芎、天麻、白芍、紫苏梗各10g，甘草3g。

共为细末，为丸，每次服9g，日3次。

（以上二方摘自《中医验方汇编》）

8.主治：眩晕。

方：白果仁30g。

焙干研末，每次冲服6g，日3次。

9.主治：眩晕。

方：猪大脑1个，天麻15g（研末）。

共放皿器中蒸熟，顿食之，日1～2剂。

（以上二方摘自《民间灵验便方》）

10.主治：眩晕。

方：熟地黄、肉苁蓉、枸杞子、茯苓、川芎各10g，大枣、山药、细辛、酸枣仁、远志、甘草各5g。

煎服法同1，日1剂。

11. 主治：眩晕。

方：枸杞叶、石斛各 15g，枸杞子、龙眼肉、甘草各 10g。

煎服法同 1，日 1 剂。

（以上二方摘自《验方集锦》）

12. 主治：眩晕。

方：黄芪、茯苓、泽泻、神曲各 15g，天麻、半夏、苍术、白术、党参、麦芽、陈皮、黄柏各 10g。

煎服法同 1，日 1 剂。

（《广西中医药》1983.4）

13. 主治：眩晕。

方：钩藤 30g，代赭石 20g，旋覆花、党参、川楝子、川芎、半夏、天南星、葛根、白芍各 15g，生姜 10g。

煎服法同 1，日 1 剂。

（《河北中医》1988.6）

14. 主治：眩晕，阳虚型。

方：吴茱萸、党参、生姜、半夏、天麻、白术、茯苓、陈皮、钩藤各 15g，干姜 10g，大枣 15 枚。

煎服法同 1，日 1 剂。

（《黑龙江中医药》1985.3）

15. 主治：眩晕。

方：生石膏 50g，决明子、牛膝、夏枯草、玄参、白芍各 20g，石决明 5g。

煎服法同 1，日 1 剂。

（《吉林中医药》1981.2）

16. 主治：眩晕。

方：熟地黄、磁石各 20g，山茱萸、山药各 15g，茯苓、泽泻、牡丹皮、五味子各 10g。

煎服法同 1，日 1 剂。

（《陕西中医》1981.6）

17. 主治：眩晕，耳鸣，眼花，耳聋，视物不清，如在雾中。

方：生石决明（先煎）40g，钩藤 20g，生地黄、陈皮、石斛、茯苓、蔓荆子各 15g，决明子、谷精草、半夏、菊花、白蒺藜、地骨皮、夜明砂各 10g，甘草 5g。

煎服法同 1，日 1 剂。

（《吉林中医药》1982.5）

18. 主治：眩晕，耳源性眩晕。

方：石决明 30g，夏枯草、竹茹各 15g，瓜蒌皮、瓜蒌仁、白蒺藜、钩藤各 10g，天麻（研末、冲服）、左金丸（冲服）各 3g。

煎服法同 1，日 1 剂。

（《上海中医药杂志》1984.2）

19. 主治：眩晕。

方：钩藤、菊花、泽泻、黄芩、桑寄生、石决明、当归、白芍、牛膝、益母草、丹参各 20g，天麻、杜仲各 10g。

煎服法同 1，日 1 剂。

20. 主治：眩晕，眩晕欲仆，步态蹒跚。

方：茯苓 24g，党参、麦芽各 15g，白术 10g，甘草、半夏、陈皮各 6g，大枣 5枚，生姜 3 片。

煎服法同 1，日 1 剂。

（以上二方摘自《新中医》1983.4）

21. 主治：眩晕。

方：茯苓 12g，地鳖虫、桃仁、桂枝、白术各 9g，大黄、川芎各 6g。

煎服法同 1，日 1 剂。

（《北京中医》1985.3）

22. 主治：眩晕。

方：桑枝、黄芪、丹参、川芎各 50g，蝉蜕、僵蚕、全蝎各 10g。

煎服法同 1，日 1 剂。

（《强化疗法临证试尝》）

美尼尔综合征

1. 主治：内耳性眩晕（美尼尔综合征）。

方：酸枣仁、山药、当归、五味子、山茱萸各10g。

加水煎沸15分钟，过滤取液，渣再加水煎20分钟，滤过去渣，两次滤液兑匀，分2次服，日1剂。

痰涎壅盛加天竺黄、姜半夏；气虚加党参、黄芪；血虚加熟地、丹参；肝阳上亢加罗布麻、夏枯草、羚羊角粉（冲服）。用量临证酌情掌握。

2. 主治：内耳性眩晕。

方：泽泻、白术各60g。

加水煎服法同1，日1剂。

（以上二方摘自《陕西中医》1989.12）

3. 主治：内耳性眩晕。

方：茯苓、泽泻、半夏、神曲各12g，炙甘草、干姜各3g，薏苡仁15g，磁石20g，附片、桂枝各5g。

加水煎服法同1，日1剂。

血虚加当归、炙黄芪；气虚加党参、制黄精；湿重加白术、白蔻仁；眩晕严重加天麻、白芷；呕吐剧烈加吴茱萸、丁香；失眠加枣仁、夜交藤。用量据证酌情加减。

（《浙江中医杂志》1988.2）

4. 主治：内耳性眩晕。

方：茯苓、泽泻、猪苓各20g，生南星12～15g，法半夏、白术、桂枝各12g。

加水煎服法同1，日1剂。

本方无不良反应。临床症状消失后续服3剂，巩固疗效。必须注意，本病发作时应卧床休息治疗，减少和避免活动，否则影响疗效，延长治疗时间。

（《新中医》1988.6）

5. 主治：内耳性眩晕。

方：瞿麦、地龙、葛根各20g，石菖蒲15g，升麻6g，蜈蚣2条（去足不去头）。

加水煎服法同1，日1剂。

气阴两虚，瞿麦、葛根、石菖蒲改5～9g，去升麻加人参、黄芪、麦冬、生地黄等益气滋阴之品；如体质素盛，症状较剧，瞿麦可用30～50g，蜈蚣3～4条，石菖蒲25g；若痰湿困扰而头沉重加天南星、半夏、僵蚕、苍术；肝阳扰动者，地龙30～40g，葛根40～60g，去升麻加夏枯草、代赭石、磁石。

（《辽宁中医杂志》1988.1）

6. 主治：内耳性眩晕。

方：麸炒白术、泽泻、炒薏苡仁各30g。

加水煎服法同1，日1剂。

（《湖北中医杂志》1983.4）

7. 主治：内耳性眩晕。

方：制南星（先煎半小时）30g，党参、当归、钩藤各15g，熟地黄、白芍、僵蚕、炒黄芩各10g，石菖蒲、炙远志各6g，全蝎3g，大枣5枚。

加水煎服法同1，日1剂。忌食酸冷辛辣鱼腥食物。

（《云南中医杂志》1982.5）

8. 主治：内耳性眩晕。

方：半夏、白术、川芎、茯苓、泽泻、钩藤各10g，陈皮、甘草各6g。

加水煎服法同1，日1剂。

有热象者加黄芩10g，头痛加白芷、菊花各10g。

（《广西中医药》1981.2）

9. 主治：内耳性眩晕。

方：泽泻、茯苓各30g，丹参、葛根各20g，白芍、柴胡各15g。

加水煎服法同1，日1剂。

恶心呕吐加竹茹、代赭石；头痛加菊花、川芎；听力下降加石菖蒲、枸杞。用量据证酌情加减。

（《四川中医》1984.1）

10. 主治：内耳性眩晕，兼有高血压。

方：泽泻、白术各 30g，党参 15g，茯苓、牛膝各 10g。

加水煎服法同 1，日 1 剂。

11. 主治：内耳性眩晕，呕吐症状明显。

方：代赭石 30g，夏枯草、车前草各 20g，党参、大枣、生姜各 15g，吴萸、法半夏各 10g。

加水煎服法同 1，日 1 剂。

12. 主治：内耳性眩晕。

方：葛根、丹参、磁石各 30g，钩藤 20g，茯苓 15g，法夏 12g，竹茹、枳实、陈皮、甘草各 10g。

加水煎服法同 1，日 1 剂。

（以上三方摘自《百病良方》）

13. 主治：内耳性眩晕。

方：泽泻 15～30g，生石膏、白术、茯苓各 12～30g，生龙骨、牡蛎各 25g，野菊花 12g，黄芩、桂枝、陈皮、半夏各 10g，甘草 6g。

加水煎沸 15 分钟，过滤取液，渣再加水煎 20 分钟，滤过去渣，两次滤液兑匀，分早晚两次服，日 1 剂。

（《山东中医杂志》1984.6）

14. 主治：内耳性眩晕。

方：龙骨 30g，泽泻 24g，白蒺藜 20g，法半夏、明天麻、白术各 15g，淡竹茹、茯神、橘红各 12g。

加水煎服法同 1，日 1 剂。服药期间，禁食油腻、辛辣之品。

（《浙江中医杂志》1988.9）

15. 主治：内耳性眩晕。

方：熟地、当归、怀牛膝、黄芪各 15g，光桃仁、红花、川芎、京赤芍、桔梗、枳壳、僵蚕各 10g，柴胡、全蝎尾各 5g，蜈蚣 3 条。

加水煎服法同 1，日 1 剂。

（《辽宁中医杂志》1989.1）

16. 主治：美尼尔综合征。

方：茯苓 15g，法半夏、附片、泽泻各 12g，竹茹 10g，陈皮、枳实各 6g，砂仁 3g（后下），大枣 4 枚，生姜 3 片。

加水煎沸 15 分钟，过滤取液，渣再加水煎 20 分钟，过滤去渣，两次滤液兑匀，分早晚两次服，日 1 剂。

（《湖南中医杂志》1988.3）

17. 主治：美尼尔综合征。

方：茯苓、桂枝、泽泻各 20g，白术 15g，猪苓 12g。

加水煎服法同 1，日 1 剂。

若伴有恶心呕吐者加生姜 10g，半夏 12g；有心悸、烦躁、恐惧不安，加郁金、钩藤各 15g；服药期间应休息，避免活动，头部固定，双目闭合。

（《中西医结合杂志》1986.5）

18. 主治：美尼尔综合征。

方：五味子、酸枣仁、怀山药各 10g，龙眼肉 15g，当归 6g。

加水煎服法同 1，日 1 剂。

（《中华耳鼻喉科杂志》1960.1）

19. 主治：美尼尔综合征。

方：生石决明 24g，天麻、钩藤各 12g，黄芩、益母草、茯神、桑寄生各 9g，陈皮 6g，法半夏 4.5g。

加水煎服法同 1，日 1 剂。

（广州部队某部）

20. 主治：美尼尔综合征。

方：茯苓、磁石各 30g，钩藤 12g，白术 9g，桂枝、胆草、炙甘草各 6g，川黄连、吴萸各 3g。

加水煎服法同 1，日 1 剂。

（兰州五三七九部队医院）

21. 主治：美尼尔综合征急性发作。

方：白术、白蒺藜各 12g，秦艽、郁李

仁、天麻各 9g，法半夏、陈皮、泽泻各 6g。

加水煎服法同 1，日 1 剂。

（广州部队某部）

22. 主治：美尼尔综合征。

方：银针数枚，消毒棉球适量。

（1）体针：取风池（双）、百会、印堂、合谷（双）、人中、安眠（双）、太冲等穴，每次针 3～4 穴。恶心伴呕吐者取内关、神门、足三里，耳鸣取翳风、听宫、率谷、中渚。先局部消毒后进针，采用平补平泻，留针 40 分钟，每 40 分钟行针 1 次。

（2）头针：取双侧晕听区，以 28 号 2 寸毫针捻转进针，进针前先用棉球消毒局部，用中强手法捻转 3 分钟，留针 30 分钟。日 1 次。

（《上海针灸杂志》1988.3）

晕车晕船

1. 主治：晕车晕船。

方：以拇指按压双侧太阳穴、外关穴、内关穴，局部呈现酸麻痛胀时生效。

（《广西中医药》1985.5）

2. 主治：晕车晕船。

方：胶布 1 块（3cm×4cm）。

贴于脐部或用 2 块，贴于双侧内关穴上。

（民间方）

3. 主治：晕车晕船。

方：硫黄粉末 3g。

填脐中，外敷伤湿止痛膏 1 贴。

（《河北验方选》）

4. 主治：晕车晕船。

方：松树脂 3g。

为末，口服。

（《民间灵验便方》）

链霉素中毒眩晕

1. 主治：链霉素中毒眩晕。

方：柴胡、香附各 30g，川芎 15g。

加水煎沸 15 分钟，滤出药液，再加水煎 20 分钟，去渣，两熬药液兑匀，分服，日 1 剂。也可制成散剂装入胶囊，每次服 3g，日 3 次。

（《四川中医》1987.12）

2. 主治：链霉素中毒眩晕。

方：六味地黄丸 2 盒。

日服 3 次，每次服 1 丸（约 9g 重）。

（田凤鸣）

脑血栓形成

1. 主治：脑血栓形成，头痛头晕，口干口苦，失眠多梦，半身不遂，口眼㖞斜，语言謇涩，证属风火上扰型。

方：鸡血藤 30g，钩藤、生地黄、石决明、丹参、牛膝各 15g，天麻、栀子、黄芩、石菖蒲、郁金、远志、大黄、龙胆草各 10g，甘草 5g。

加水煎沸 15 分钟，滤出药液，再如水煎 20 分钟，去渣，两煎药液兑匀，分服，日 1 剂。

（《湖南中医学院学报》1986.2）

2. 主治：脑血栓形成，风痰阻络型，身体丰满，头晕目眩，胸闷痰多，恶心纳呆，半身不遂，语言謇涩，舌苔厚腻。

方：鸡血藤 30g，钩藤 15g，半夏、天南星、天麻、红花、生姜、桂枝各 10g，竹沥 10ml，甘草 5g。

煎服法同 1，日 1 剂。

3. 主治：脑血栓形成，气虚斑瘀型，神疲乏力，面色苍白，头晕气短，自汗，半身不遂，语言謇涩，舌有瘀斑瘀点。

方：黄芪60g，桑枝、鸡血藤、丹参各30g，赤芍15g，当归、川芎、桃仁、红花、地龙、牛膝、桂枝各10g，甘草5g，蜈蚣2条。

煎服法同1，日1剂。

（以上二方摘自《湖南中医学院学报》1986.2）

4. 主治：脑血栓形成。

方：黄芪50g，桂枝、地龙、当归、牛膝、鸡血藤各30g，川芎、丹参、桃仁、红花各15g，甘草5g。

煎服法同1，日1剂。

语言障碍加石菖蒲、郁金各10g；神昏不语加大黄、代赭石、胆南星各10g；头痛加石决明20g；痰盛加陈皮、半夏各10g；气虚加党参、白术各10g；阴虚阳亢加生地黄、菊花、枸杞子各10g；纳呆加山楂、神曲、麦芽各10g；大便稀溏加附子、益智仁各10g；便秘加火麻仁、郁李仁各10g；血压高加石决明、杜仲各10g；血压低加党参10g；上肢恢复慢加升麻、葛根、柴胡各10g；烦躁加丹参、麦门冬各10g；失眠加酸枣仁、远志各10g；二便失禁加罂粟壳10g。

（《新中医》1986.1）

5. 主治：脑血栓形成。

方：葛根30g，黄芪、丹参、当归、地龙各20g，党参、石菖蒲各15g，赤芍、川芎、桃仁、黄精各10g，三七5g。

煎服法同1，日1剂。

（《湖北中医杂志》1987.5）

6. 主治：脑血栓形成后遗症。

方：黄芪120g，川芎、淫羊藿、制附子各30g，丹参、赤芍、桃仁、红花、地龙各10g。

煎服法同1，日1剂。

（《国医论坛》1989.2）

7. 主治：脑血栓形成初期。

方：忍冬藤200g，黄芪60g，槐米50g，丹参、赤芍、皂角刺各30g，紫花地丁20g。

煎服法同1，日1剂。

8. 主治：脑血栓形成一周后。

方：黄芪120g，丹参、川芎、赤芍各60g，蒲公英、半夏、生地黄、玄参、牡丹皮、牛膝、菊花、决明子、郁金、栀子、红花、地龙、水蛭各10g。

煎服法同1，日1剂。

（以上二方田凤鸣供）

9. 主治：脑血栓形成。

方：穿山甲珠、制川乌各30g。

共为细末，每次以葱白3根，煎汤冲服1g，日2～3次。

10. 主治：脑血栓形成后遗症。

方：黄芪、丹参、川芎、红花、桑寄生、葛根、海藻各30g，当归18g。

煎服法同1，日1剂。

（《浙江中医杂志》1981.2）

11. 主治：脑血栓形成。

方：黄芪25g，桃仁、红花、地龙、僵蚕、当归、赤芍、蜈蚣、甘草各9g。

煎服法同1，日1剂。

（《广西中医药》1982.1）

12. 主治：脑血栓形成。

方：黄芪60g，川芎、地龙各30g，生地黄20g，当归、赤芍各15g，桃仁、红花各10g，丹参30g。

煎服法同1，日1剂。

（《江苏中医》1988.10）

13. 主治：脑血栓形成。

方：黄芪40g，当归、赤芍、地龙、桃仁、红花各9g，川芎6g。

煎服法同1，日1剂。

（《中级医刊》1988.10）

14. 主治：脑血栓形成。

方：龙骨、牡蛎、代赭石、桑寄生、丹参各30g，钩藤20g，牛膝、续断、赤芍、红花、乳香、没药各10g。

煎服法同1，日1剂。

（《山东中医杂志》1989.3）

15. 主治：脑血栓形成。

方：水蛭、大黄、山药各15g，桃仁12g，甘草9g，虻虫3g。

煎服法同1，日1剂。

脑水肿严重者，大黄可增至60g。

（《国医论坛》1989.5）

16. 主治：脑血栓形成。

方：丹参20g，牛膝15g，川芎、赤芍、桃仁、红花、葛根、僵蚕、地龙、天竺黄、胆南星各10g，大黄6g。

煎服法同1，日1剂。

（《浙江中医杂志》1987.10）

17. 主治：脑血栓形成。

方：生石膏、丹参各15g，玄明粉（冲）、胆南星各10g，全蝎5g，安宫牛黄丸1粒（冲）。

煎服法同1，日1剂。

（《辽宁中医杂志》1989.1）

18. 主治：脑血栓形成。

方：石决明、珍珠母各30g，瓜蒌、竹茹、枳实各12g，胆南星、天竺黄、地龙各10g，龙胆草、夏枯草、栀子、远志各6g，钩藤、白芍、牛膝各20g，大黄、甘草、三七各5g。

煎服法同1，日1剂。

（《江苏中医》1988.3）

19. 主治：脑血栓形成。

方：枳实、厚朴各45g，大黄（后下）30g，玄明粉20g，天竺黄、胆南星、石菖蒲各10g，竹沥、生姜汁各10ml，安宫牛黄丸2粒（冲）。

煎服法同1，日1剂。

（《湖南中医杂志》1988.2）

20. 主治：脑血栓形成。

方：丹参60g，钩藤、豨莶草、夏枯草各30g，桑枝、橘枝、松枝、桃枝、柳枝、竹枝、杉枝各15g，地龙、红花各10g。

煎服法同1，日1剂。

（《千家妙方》）

21. 主治：脑血栓形成。

方：桑寄生、茯苓、钩藤各15g，半夏、陈皮、牛膝、大黄、枳实、厚朴、甘草、羌活各9g，竹沥60ml。

煎服法同1，日1剂。

22. 主治：脑血栓形成。

方：桑寄生、茯苓各15g，陈皮、半夏、僵蚕、石菖蒲、枳壳、钩藤、瓜蒌各10g，白附子、天竺黄各6g。

煎服法同1，日1剂。

（《中医杂志》1985.3）

23. 主治：脑血栓形成，中风偏废。

方：制附子、羌活、乌药各30g。

共为细末，以生姜煎汤冲服5g，日2～3次。

（《王氏易简方》）

24. 主治：脑血栓形成，或有轻度意识障碍，或有偏瘫、偏盲或失语，或有眩晕、猝倒。

方：制豨莶草50g，赤芍30g，知母20g，干地黄、当归、枸杞子、菊花、郁金、丹参各15g，龟版、牛膝、黄柏各10g。

煎服法同1，日1剂。

（任应秋）

脑出血及其后遗症

1. 主治：脑出血，颅内血肿。

方：黄芪 60g，山楂 30g，当归、川芎、桃仁、红花、泽泻、莪术、茯苓、藁本、黄精、姜黄各 10g。

加水煎沸 15 分钟，滤出药液，再加水煎 20 分钟，去渣，两煎药液兑匀，分服，日 1 剂。

出血停止后，方中加水蛭 6g。

（《中医杂志》1988.2）

2. 主治：脑出血，脑内血肿。

方：丹参、牛膝、车前子各 15g，当归、赤芍、川芎、桃仁、泽兰各 12g，甘草 5g。

煎服法同 1，日 1 剂。

呕吐加代赭石 20g，姜半夏 10g；头痛加延胡索、蔓荆子各 10g；痰多加竹沥 30ml；大便干加大黄 6g；发热加金银花、连翘、蒲公英、黄芩各 15g。

（《中医杂志》1989.9）

3. 主治：脑出血（内囊出血）。

方：豨莶草 50g，黄芪 15g，天南星、白附子、附子、防风、牛膝、苏木各 10g，川芎、红花、僵蚕、细辛各 5g。

煎服法同 1，日 1 剂。

（任应秋）

4. 主治：脑出血急性期，语言障碍。

方：僵蚕、蝉蜕、黄连、海浮石、胆南星、天竺黄、石菖蒲各 30g，羚羊角、犀角、朱砂、琥珀各 10g，珍珠 6g，牛黄、麝香各 3g，冰片 1.5g。

研成细末，每次冲服 3g，日 3 次。

（《上海中医药杂志》1980.3）

5. 主治：脑出血后遗症，失语。

方：僵蚕、蝉蜕、海浮石、胆南星、石菖蒲、天竺黄、陈皮、郁金各 30g，琥珀 10g，珍珠、朱砂各 3g，牛黄、麝香各 1.5g。

共研成细末，每次冲服 3g，日 3 次。

（《上海中医药杂志》1982.4）

6. 主治：脑出血，出血量不大，血肿小。

方：龙骨、牡蛎、代赭石各 30g，僵蚕、菊花、瓜蒌、川贝母、竹沥、玄参、天门冬、白芍各 10g。

煎服法同 1，日 1 剂。

（《吉林中医药》1986.5）

7. 主治：脑出血。

方：地龙、钩藤、石决明、桑寄生、淡竹叶各 30g，黄芩、龙胆草、连翘、莲子心、石菖蒲、川贝母各 6g。

煎服法同 1，日 1 剂。

（《新中医》1979.6）

8. 主治：脑出血，蛛网膜下隙出血。

方：仙鹤草、钩藤、桑寄生各 60g，龙胆草、生地黄、玄参、白芍各 10g，三七 3g（研末，冲服）。

煎服法同 1，日 1 剂。

9. 主治：脑出血后遗症。

方：当归、川芎、桃仁、红花、丹参、赤芍、乳香、没药、生地黄、玄参、枸杞子、地骨皮各 10g。

煎服法同 1，日 1 剂。

（以上二方田凤鸣供）

10. 主治：脑出血后遗症，失语。

方：海浮石、石菖蒲、天竺黄、胆南星、僵蚕、蝉蜕、川贝母各 30g，琥珀 10g，珍珠、朱砂各 3g，麝香、牛黄各 1.5g。

共为细末，每次冲服 3g，日 3 次。

（《上海中医药杂志》1982.6）

蛛网膜下隙出血及其后遗症

1. 主治：蛛网膜下隙出血，严重的头痛，恶心，呕吐，并有脑膜刺激征。

方：生地黄、玄参、生石膏、仙鹤草各

15g，知母、麦门冬、黄芩、陈皮、菊花、薄荷各10g，甘草5g，安宫牛黄丸1粒（冲服）。

加水煎沸15分钟，滤出药液，再加水煎20分钟，去渣，两煎药液兑匀，分服，日1剂。

2. 主治：蛛网膜下隙出血后遗症。

方：当归、川芎、桃仁、红花、生地黄、牡丹皮、茯苓、赤芍、菊花、牛膝、甘草各10g。

煎服法同1，日1剂。

（以上二方摘自《强化疗法临证试尝》）

3. 主治：蛛网膜下隙出血。

方：金银花、忍冬藤、石决明、葛根、白茅根各30g，全蝎20g，菊花、生地黄、玄参、郁金、钩藤各15g，牡丹皮10g，甘草5g，羚羊角3g。

煎服法同1，日1剂。

（《湖北中医杂志》1982.6）

4. 主治：蛛网膜下隙出血后遗症。

方：丹参、山楂、当归各15g，羌活、独活、仙茅、钩藤、黄芪、伸筋草、黄芩各12g，荆芥、防风、秦艽、红花各6g。

煎服法同1，日1剂。

（成都部队三十七医院）

5. 主治：蛛网膜下隙出血，发病突然，剧烈头痛、呕吐，继而昏迷，脑膜刺激征明显。

方：生地黄12g，当归、赤芍、桃仁、红花、川芎、丹参各9g，三七6g（研，冲）。

煎服法同1，日1剂。

肝火炽盛加羚羊角、黄连、龙胆草各6g；肝阳上亢加钩藤15g，白芍、龙骨、牡蛎各10g；热结大肠，大便不通加大黄9g。

（《千家妙方》）

脑萎缩

1. 主治：脑萎缩，头痛，舌红，目赤。

方：忍冬藤、蒲公英、黄芪各60g，山楂、山茱萸、赤芍、白芍、何首乌、枸杞子各30g，当归、川芎、牛膝、茯苓、泽泻、牡丹皮、熟地黄、山药各10g。

加水煎沸15分钟，滤出药液，再加水煎20分钟，去渣，两煎药液兑匀，分服，日1剂。

（《临证用方选粹》）

2. 主治：脑萎缩。

方：石决明30g，钩藤、枸杞子、生地黄、白芍各15g，知母、黄柏、僵蚕各10g，广牛角粉（冲）、琥珀粉（冲）各3g，羚羊角粉（冲）0.5g。

煎服法同1，日1剂。

（《河北中医》1986.1）

3. 主治：脑萎缩。

方：何首乌、枸杞子各30g，核桃仁、桃仁、杏仁各20g，人参5g。

煎服法同1，日1剂。

（田凤鸣）

老年性痴呆

1. 主治：老年性痴呆。

方：黄芪、党参、益智仁、熟附子、山药、越鞠丸（冲）各12g，白术、石菖蒲、半夏各9g，干姜3g。

加水煎沸15分钟，滤出药液，再加水煎20分钟，去渣，两煎药液兑匀，分服，日1剂。

（《辽宁中医杂志》1980.3）

2. 主治：老年性痴呆。

方：桃花60g，石菖蒲20g，何首乌、

鹿角胶、莲藕各10g，远志、茯苓、桔梗、甘草各5g。

煎服法同1，日1剂。

（《河北中医》1988.6）

3. 主治：老年性痴呆。

方：猪心1个，朱砂3g。

将朱砂装猪心内，炖熟，食之，日1剂。

（《验方集锦》）

脑震荡后遗症

1. 主治：脑震荡后遗症，气滞血瘀型，头痛剧烈，如刀劈针刺，因精神刺激而诱发加重，舌质黯。

方：柴胡、升麻、青皮、地龙、丹参各15g，乳香、没药各5g。

加水煎沸15分钟，滤出药液，再加水煎20分钟，去渣，两煎药液兑匀，分服，日1剂。

2. 主治：脑震荡后遗症，肝风痰热型，眩晕，恶心呕吐，肢体震颤，耳鸣聋，胸闷脘痞，食少纳呆，夜寐不安。

方：代赭石30g，旋覆花、半夏、陈皮、黄连、竹沥、僵蚕各10g，全蝎5g。

煎服法同1，日1剂。

3. 主治：脑震荡后遗症，痰阻中阳型，心下痞，头晕嗜睡。

方：党参、天麻、半夏、陈皮、茯苓、苍术、薄荷、旋覆花、荷叶、升麻各10g。

煎服法同1，日1剂。

4. 主治：脑震荡后遗症，气血亏损型，头晕短气，面色无华，心悸不寐，精神萎靡。

方：党参、黄芪、白术、山药各15g，茯苓、甘草、当归、川芎、熟地黄、白芍各10g。

煎服法同1，日1剂。

（以上四方摘自《浙江中医杂志》1983.12）

5. 主治：脑震荡后遗症，头痛头晕，恶心、失眠，怕震动和声响，注意力不集中，记忆力减退，精神痴呆，视物不清。

方：当归、生地黄各30g，牛膝、桃仁各20g，红花、枳壳、川芎、桔梗、乳香、没药、柴胡各15g，地鳖虫10g。

煎服法同1，日1剂。

短气乏力，面色苍白加黄芪60g；做过开颅手术或有颅骨骨折加自然铜30g。

（《辽宁中医杂志》1987.1）

6. 主治：脑震荡后遗症。

方：酸枣仁、柏子仁各30g，当归、生地黄、桃仁、枳壳、赤芍、龙骨、牡蛎各15g，柴胡、红花、甘草、川芎、桔梗、牛膝各10g。

煎服法同1，日1剂。

（《陕西中医》1987.6）

7. 主治：脑震荡后遗症。

方：钩藤、大黄、葛根、羌活、竹茹、滑石、桃仁、红花、白芷、甘草各10g。

煎服法同1，日1剂。

（《福建中医药》1960.6）

8. 主治：脑震荡后遗症，头痛头晕，视力减退，健忘，乏力，失眠，食少，急躁，面色晦暗。

方：紫河车、鸡内金各24g，地鳖虫、当归、枸杞子各21g，人参、制马钱子、川芎、地龙各15g，乳香、没药、全蝎各12g，血竭、甘草各9g。

共为细末，每次冲服3g，日3次。

（《中医杂志》1989.1）

9. 主治：脑震荡后遗症。

方：何首乌、菊花、钩藤、葛根、丹

参、川芎各 20g,白僵蚕、蝉蜕、白芍、桑枝、天南星、半夏、白芷各 10g,桃仁、红花各 5g,麝香 0.1g（研,冲）。

煎服法同 1,日 1 剂。

（田凤鸣）

10. 主治:脑震荡后遗症。

方:石决明 50g,丹参 25g,赤芍、桃仁、红花各 20g,川芎、菊花、牛膝、白芷各 15g,葱白 3 根,大枣 3 枚,生姜 3 片。

煎服法同 1,日 1 剂。

（《新中医》1987.5）

11. 主治:脑震荡后遗症。

方:牛膝、龙骨、牡蛎各 20g,朱茯苓、丹参各 15g,当归、川芎、赤芍、石菖蒲各 12g,钩藤、白芷、薄荷各 10g。

煎服法同 1,日 1 剂。

脑震荡初期,头痛剧烈加三七 6g（研,冲）;胸闷恶心,烦躁易怒,口苦加菊花、白蔻仁、半夏各 6g。

（《湖北中医杂志》1988.6）

12. 主治:脑震荡后遗症。

方:龙齿 15g,当归 12g,茺蔚子、蔓荆子、石菖蒲、川芎各 10g,桃仁、红花、甘草各 5g。

煎服法同 1,日 1 剂。

（《湖南中医杂志》1988.6）

13. 主治:脑震荡后遗症。

方:骨碎补 20g,龙齿 15g,党参、黄芪、酸枣仁各 10g,桃仁、红花、防风各 6g,甘草、三七各 3g。

煎服法同 1,日 1 剂。

（《安徽中医学院学报》1987.4）

14. 主治:脑震荡后遗症,脑震荡颅内出血,形成血肿。

方:黄芪 120g,石决明、丹参各 30g,当归、薏苡仁、郁金各 15g,天麻、大黄各 10g。

煎服法同 1,日 1 剂。

（《浙江中医杂志》1987.2）

15. 主治:脑震荡后遗症,头痛。

方:熟地黄、川芎、白芍各 30g,香附、牡丹皮、山药各 15g,白芷、白芥子、甘草、红花、丹参各 10g。

煎服法同 1,日 1 剂。

眩晕加天麻、钩藤、菊花、珍珠母各 10g。

（《四川中医》1988.3）

16. 主治:脑震荡后遗症。

方:龟版、山药、龙骨、牡蛎、何首乌、丹参各 30g,枸杞子、天麻、郁金、牛膝各 15g,当归、赤芍、石菖蒲各 10g。

煎服法同 1,日 1 剂。

（《湖南中医学院学报》1988.2）

肺脑综合征

1. 主治:肺脑综合征。

方:丹参 20g,川芎、红花、赤芍、牡丹皮、浙贝母、石菖蒲、胆南星、郁金、钩藤各 10g,吉林人参、麦门冬、五味子各 6g。

加水煎沸 15 分钟,滤出药液,再加水煎 20 分钟,去渣,两煎药液兑匀,分服,日 1 剂。

重型患者,加用复方丹参注射液 10g加入 10% 葡萄糖 500ml 中,缓慢静脉点滴。

（《浙江中医杂志》1988.10）

2. 主治:肺脑综合征,神识不清,大便燥结。舌苔黄厚而干,脉弦。

方:大黄、芒硝、番泻叶、厚朴、枳壳、当归各 10g。

水煎分 4 次服下,日 1 剂。

（田凤鸣）

颅内肿瘤

主治：颅内肿瘤，夜间头痛，痛甚则吐，消瘦，复视。

方：白毛藤 30g，夏枯草、龙胆草、神曲各 20g，山豆根、山慈菇、山茱萸、瓜蒌、玄参、丹参、桃仁、薏苡仁各 15g，紫草、甘草各 10g。

加水煎沸 15 分钟，滤出药液，再加水煎 20 分钟，去渣，两煎药液兑匀，分服，日 1 剂。

（《四川中医》1988.7）

脊髓空洞症

1. 主治：脊髓空洞症，空洞常从颈段开始，多在 30 岁以前发病，起病缓慢，首先在颈髓破坏的颈髓段出现痛觉的减退。

方：山药 30g，熟地黄、补骨脂、香附、当归、山茱萸、黄芪、骨碎补、鸡血藤各 12g，炮姜、鹿角胶、桂枝、神曲、熟附子、木香各 9g，麻黄 4g。

加水煎沸 15 分钟，滤出药液，再加水煎 20 分钟，去渣，两煎药液兑匀，分服，日 1 剂。

（《千家妙方》）

2. 主治：脊髓空洞症（胸腰段）。

方：巴戟天、肉苁蓉、淫羊藿、黄芪各 20g，阿胶、龟版胶、鹿角胶各 10g，甘草 5g。

煎服法同 1，日 1 剂。

（田凤鸣）

癫痫

1. 主治：癫痫。

方：代赭石 50g，地龙、茯苓各 20g，全蝎、蜈蚣、白僵蚕、钩藤、陈皮各 15g，朱砂 6g。

加水煎沸 15 分钟，滤出药液，再加水煎 20 分钟，去渣，两煎药液兑匀，分服，日 1 剂。

痰郁型，情志抑郁，胸胁苦满，胁肋胀痛加香附、青皮、柴胡各 15g；痰湿型，呕吐痰涎，肢体困倦，大便不调加白术、淫羊藿、莱菔子各 15g；痰火型，精神亢奋，心烦意乱，口干苦，大便干加生石膏 50g，栀子、知母各 15g。或配成丸、散剂，每次冲服 5g，2～3 次。

（《陕西中医学院学报》1984.3）

2. 主治：癫痫。

方：郁金、白矾、石菖蒲、香附各 30g，木香、朱砂 18g。

共为细末，每次冲服 3g，日 3 次。

（《陕西中医学院学报》1988.4）

3. 主治：癫痫，风痰型，突然仆倒，不省人事，口吐涎末，四肢抽搐，发出畜叫声。

方：制马钱子 20g，天竺黄、地龙各 10g。

共为细，每次服 1g，日 2～3 次。

4. 主治：癫痫，痰热型，急躁易怒，心烦少寐，口苦痰多，昏迷，抽搐，夜间多发，口吐白沫。

方：半夏、茯苓、枯矾、朱砂、郁金各 15g，胆星、白矾、琥珀、甘草各 10g，金箔 10 张，牛黄 5g。

共为细末，每次服 2g，日 2～3 次。

5. 主治：癫痫，外伤型，有外伤史，头目眩晕，每因情志不遂而诱发，突然昏倒，两目上视，四肢抽搐，舌紫黯。

方：磁石、朱砂各 25g，代赭石 5g，三七、琥珀各 3g。

共为细末,每次服3g,日2～3次。

(以上三方摘自《辽宁中医杂志》1984.7)

6. 主治;癫痫,痰盛闭窍。

方:钩藤30g,丹参12g,天麻、全蝎、僵蚕、川贝母、胆南星、陈皮、半夏各9g,茯苓、石菖蒲各15g,远志、甘草各6g,生姜5g,竹沥10ml(冲服),朱砂(研、冲)、琥珀(研、冲)各1.5g。

煎服法同1,日1剂。

7. 主治;癫痫,痰逆扰神。

方:当归、龙脑(冰片)、川芎、栀子、大黄、羌活、防风、龙胆草各10g。

共为细末,每次服2g,日2～3次。

(以上二方摘自《安徽中医学院学报》1983.4)

8. 主治:癫痫。

方:生石膏30g,朱砂12g,白矾9g。

共为细末,每次服1g,日2～3次。

9. 主治:癫痫。

方:党参24g,白术、制附子各15g,茯神、山药、薏苡仁、半夏、肉桂各9g。

煎服法同1,日1剂,

10. 主治:癫痫。

方:青果60g,石决明、茯神、天南星、夜交藤、白术各10g,党参、陈皮、厚朴、泽泻、天麻、半夏、沉香各5g。

煎服法同1,日1剂。

(以上三方摘自《河北中医》1988.6)

11. 主治:癫痫。

方:钩藤、僵蚕各30g,蝉蜕、天麻、郁金、川芎、白矾、全蝎、防风、甘草各15g,朱砂6g,蜈蚣3条。

共为细末,每次服6g,日2～3次。

12. 主治:癫痫。

方:绿茶15g,白矾30g。

共为细末,每次服3g,日2～3次。

(以上二方摘自《广西中医药》1980.5)

13. 主治:癫痫。

方:白僵蚕、紫苏子、牛蒡子各10g,朱砂1g。

煎服法同1,日1剂。

(《河南中医》1989.4)

14. 主治:癫痫,惊恐诱发,手足抽搐,角弓反张,口吐白沫,两目上视,痰声漉漉。

方:乌蛇100g,地龙50g。

共为细末,每次服10g,日3次。

(《安徽中医学院学报》1983.4)

15. 主治:癫痫。

方:葛根、郁金、木香、香附、丹参、胆南星各30g,白胡椒、白矾、朱砂各15g。

共为细末,每次服7g,日2～3次。

(《湖北中医杂志》1981.5)

16. 主治:癫痫。

方:七叶一枝花、郁金、白矾各15g,木香、香附各9g,朱砂1.5g。

共为细末,每次服3g,日2～3次。

(《安徽中医学院学报》1982.2)

17. 主治:癫痫。

方:全蝎、蜈蚣、乌蛇、僵蚕、地鳖虫各30g。

共为细末,每次服10g,日3次。

(《江苏中医》1982.3)

18. 主治:癫痫。

方:猪牙皂角、乳香、没药、陈皮各10g,郁金、木香、紫豆蔻、巴豆霜各8g,甘草6g,朱砂5g,牛黄、麝香各1g。

共为细末,每次服1g,日2～3次。

(《山东中医杂志》1982.3)

19. 主治:癫痫。

方:紫石英、郁金各25g,寒水石、

僵蚕、青礞石、磁石、天麻各20g，代赭石50g，白花蛇2条，蜈蚣5条，白附子、胆南星、大黄、石菖蒲各15g，全蝎、红花、人参各10g。

共为细末，每次服5g，日2～3次。

（《辽宁中医杂志》1982.7）

20. 主治：癫痫。

方：龙骨、牡蛎、磁石、礞石、代赭石各30g，桑枝、钩藤、决明子、石菖蒲、郁金、远志各20g，白附子、天南星、半夏、天竺黄、栀子、黄连、黄芩各10g，琥珀（研、冲）3g。

煎服法同1，日1剂。

（田风鸣）

21. 主治：癫痫。

方：龙骨、牡蛎各30g，柴胡、半夏、党参、茯苓、钩藤各15g，黄芩、大黄、桂枝、胆南星、僵蚕各10g，竹沥30ml，生姜3片，大枣5枚。

煎服法同1，日1剂。

22. 主治：癫痫。

方：生石膏30g，龙骨、牡蛎、寒水石、滑石粉、赤石脂、白石脂、紫石英各25g，大黄10g，干姜、桂枝、甘草各5g。

煎服法同1，日1剂。

（以上二方摘自《新中医》1980.6）

23. 主治：癫痫。

方：白茅根30g，生地黄20g，菖蒲15g，牡丹皮、白芍、栀子、黄芩、侧柏叶、茜草、降香、大黄各10g，犀角1g（为末，冲服）。

煎服法同1，日1剂。

（《广西中医药》1982.4）

24. 主治：癫痫。

方：钩藤60g，僵蚕、甘草、银柴胡各45g，郁金35g，天竺黄30g，胆南星20g，琥珀、黄连各15g，朱砂10g，牛黄2g，麝香1g。

各为细末，炼蜜共为丸，每次服10g，日2～3次。

（《吉林中医药》1988.2）

25. 主治：癫痫。

方：雄黄、乳香、钩藤各25g，琥珀、天竺黄、天麻、全蝎、胆南星、郁金、黄连、木香各19g，荆芥穗、白矾、甘草各13g，朱砂5g，珍珠、冰片各2g，绿豆200粒。

共为细末，每次服5g，日2～3次。

（《上海中医药杂志》1987.10）

26. 主治：癫痫。

方：白矾、硼砂各50g，全蝎、天麻、桃仁、黄芪、酸枣仁各30g。

共为细末，每次服5g，日2～3次。

（《实用中医内科杂志》）1987.2）

周围性面瘫

1. 主治：周围性面瘫，口眼㖞斜，眼睑闭合不全，口角流涎、流水或漏食。

方：黄芪120g，当归、赤芍、地龙各15g，桃仁、红花、川芎、僵蚕、桂枝各10g，生姜3片，大枣2枚，蜈蚣（研、冲）1条，甘草（研、冲）3g。

加水煎沸15分钟，滤出药液，再加水煎20分钟，去渣，两煎药液兑匀，分服，日1剂。

风邪盛加防风、全蝎、白附子、秦艽各10g；头痛加羌活、白芷各10g；肝阳上亢加石决明、牡蛎、牡丹皮各10g；血压高加钩藤、石菖蒲、菊花各10g；语言障碍加竹沥、天竺黄各10g。

（《陕西中医函授》1986.4）

2. 主治：周围性面瘫。

方：白附子 60g，生地黄 24g，防风 18g，赤芍、川芎各 12g，甘草 6g，蜈蚣（焙研，冲服）5 条。

煎服法同 1，日 1 剂。

风寒盛加麻黄 10g，细辛 4g；风热盛加桑叶、薄荷各 10g；气血虚加黄芪、当归、白芍各 15g；痰盛加礞石 20g，天麻 10g。

（《中医杂志》1987.12）

3. 主治：周围性面瘫。

方：制草乌、白芥子、制马钱子、细辛各 9g。

共为细末，以凡士林、松节油调成糊状，涂敷瘫侧，日换 1 次。

（《四川中医》1986.4）

4. 主治：周围性面瘫。

方：路路通 20g，白附子、白僵蚕各 10g，全蝎 5g，蜈蚣 3 条。

煎服法同 1，日 1 剂。

（《新中医》1988.3）

5. 主治：周围性面瘫。

方：乳香、没药、蓖麻仁各 30g。

共捣如泥，加冰片 1g，麝香 0.1g，巴豆仁 3 粒，再捣匀，敷患处，日换 1 次。

（《河北中医》1987.6）

6. 主治：周围性面瘫。

方：荆芥、防风、地骨皮、柏树皮各 6g，蜈蚣 6 条。

共为末，每次冲服 5g，日 2 剂。

7. 主治：周围性面瘫。

方：防风、天麻各 15g，羌活、白芷各 12g，制南星、白附子各 10g。

煎服法同 1，日 1 剂。

体虚加黄芪 30g，当归 12g；流泪多加桑叶、菊花各 12g；血瘀加丹参 30g，川芎 10g；肝火旺加白芍 30g，牡丹皮 12g；面肌痉挛加僵蚕、地龙各 10g。

（以上二方摘自《四川中医》1987.9）

8. 主治：周围性面瘫。

方：制马钱子粉 1g，樟脑粉 0.3g，膏药脂 4g。

调匀，敷瘫侧。

（《江苏中医》1988.6）

9. 主治：周围性面瘫，瘫侧烘热，耳周疼痛，牙痛。

方：忍冬藤、青风藤、鸡血藤、连翘、蒲公英、紫花地丁、板蓝根、大青叶各 20g，防风、白附子、蝉蜕、僵蚕、天南星、半夏、党参、黄芪、白术各 10g。

煎服法同 1，日 1 剂。

（田凤鸣）

10. 主治：周围性面瘫。

方：熟附子、制川乌各 90g，乳香、没药各 30g。

共为细末，每次冲服 10g，日 1～2 次。

（《河北验方选》）

11. 主治：周围性面瘫。

方：蓖麻子仁适量。

捣如泥，摊青布上，敷瘫侧，日换 1 次。

12. 主治：周围性面瘫。

方：全蝎、蝉蜕各 10g，蜈蚣、蛇蜕各 5 条。

共为细末，每次冲服 1g，日 3 次。

（以上摘自《医药集锦》）

13. 主治：周围性面瘫。

方：斑蝥、雄黄各 5g。

共为细末，蜂蜜调成膏。取高粱米粒大小一块，选敷风池、翳风、四白、颊车、太阳等穴，外贴橡皮膏，24 小时取下，穴处起一小水泡，刺破，涂以紫药水。

（《实用中医内科杂志》1987.3）

14. 主治：周围性面瘫。

方：皂荚 40g，三七 10g。

共为细末，加米醋，熬成膏，摊布上，

敷患侧，隔日换 1 次。

（《中医研究》1988.1）

15. 主治：周围性面瘫。

方：钩藤、白附子、白僵蚕各 15g，全蝎、桂枝、乌蛇、半夏、陈皮、白芷、天南星、桃仁、防风各 10g。

煎服法同 1，日 1 剂。

（唐县医院）

16. 主治：周围性面瘫。

方：党参、黄芪各 30g，焦白术 15g，乌药、沉香、白芷、天麻、紫苏叶、青皮、木瓜、甘草各 10g。

煎服法同 1，日 1 剂。

（河北承德县医院）

17. 主治：周围性面瘫。

方：荆芥穗、防风、蔓荆子、白蒺藜、决明子、青葙子、牡丹皮、僵蚕、赤芍、白芍各 9g，夏枯草、丝瓜络、钩藤各 12g，板蓝根 15g。

煎服法同 1，日 1 剂。

（《上海中医药杂志》1979.3）

18. 主治：周围性面瘫。

方：白芥子 30g，葛根 15g，僵蚕、全蝎、白芷、荆芥穗、防风各 9g，薄荷、羌活各 6g，蜈蚣 3 条。

煎服法同 1，日 1 剂。

（《山东中医学院学报》1981.4）

19. 主治：周围性面瘫。

方：黄芪 60g，桂枝、白芍、炙甘草各 10g，升麻、柴胡、生姜、大枣各 6g。

煎服法同 1，日 1 剂。

（《广西中医药》1982.5）

20. 主治：周围性面瘫。

方：白芍、牡蛎各 30g，丹参、甘草、葛根、黄芪各 15g。

煎服法同 1，日 1 剂。

（张成运）

21. 主治：周围性面瘫，瘫侧疼痛不适。

方：荆芥、金银花、连翘各 20g，当归、川芎、桔梗、浙贝母各 10g，乳香、没药各 5g。

煎服法同 1，日 1 剂。

（常楼起）

22. 主治：周围性面瘫。

方：针灸取风池、下关、颊车、地仓、合谷、翳风、大迎、迎香、人中、承浆、曲池、四白、听宫穴。

轮流针刺，隔日 1 次。

（天津市立第一中心医院针灸科）

23. 主治：周围性面瘫。

方：针刺取颊车、下关、合谷、人中、地仓、本神、瞳子髎、太阳、风池、下关、迎香、承浆、水沟、足三里、上廉穴。

轮流针刺，隔日 1 次。

（河北医学院附属第二医院针灸科）

视神经脊髓炎

主治：视神经脊髓炎。

方：熟地黄 20g，龟版、杜仲、枸杞子、狗脊、女贞子各 15g，当归、锁阳、山茱萸、葳蕤仁各 10g。

加水煎沸 15 分钟，滤出药液，再加水煎 20 分钟，去渣，两煎药液兑匀，分服，日 1 剂。

（《陕西中医》1987.1）

运动神经元病

1. 主治：下运动神经元性瘫痪。

方：鹿角胶、龟版胶、枸杞、黄芪、淫羊藿各 15g，仙茅、葛根、丹参、芡实、川芎、虎杖、金银花、夏枯草各 10g，三七（研、冲）5g。

加水煎沸 15 分钟，滤出药液，再加水煎 20 分钟，去渣，两煎药液兑匀，分服，日 1 剂。

（《湖南中医杂志》1988.5）

2. 主治：运动神经元病，慢性进行性肌肉萎缩。

方：熟地黄 30g，白芍 25g，川续断、杜仲、菟丝子各 20g，知母、黄柏、陈皮、牛膝、虎骨、当归、茯苓、白术、甘草各 15g。

煎服法同 1，日 1 剂。

（《强化疗法临证试尝》）

3. 主治：运动神经元病。

方：桑叶、桑枝、益母草、忍冬藤各 1000g，枸杞子 500g，阿胶、红糖各 200g。

加水熬成膏，每次冲服 60ml，日 3 次。

（《临证用方选粹》）

急性横贯性脊髓炎

主治：急性横贯性脊髓炎，下肢瘫痪。

方：当归、熟地黄、牛膝、木瓜、茯苓、半夏、杏仁、白芥子、陈皮、杜仲、补骨脂、续断、萆薢、五灵脂、益母草、甘草各 10g。

加水煎沸 15 分钟，滤出药液，再加水煎 20 分钟，去渣，两煎药液兑匀，分服，日 1 剂。

（《湖南中医杂志》1988.5）

重症肌无力

1. 主治：重症肌无力，眼睑下垂。

方：黄芪 18g，党参 12g，赤芍、白芍、地龙各 10g，防风、甘草各 8g，柴胡、升麻各 7g，干姜、肉桂各 6g。

加水煎沸 15 分钟，滤出药液，再加水煎 20 分钟，去渣，两煎药液兑匀，分服，日 1 剂。

畏光流泪，纳呆加羌活、苍术各 9g；复视斜视，眼球转动不灵活加川芎 9g，全蝎 3g，蜈蚣 2 条；面色㿠白、乏力加人参 6g；病程长，反复发作，四肢欠温加熟附子 5g，鹿角霜 10g；烦热口渴，舌苔黄加金银花、连翘、仙鹤草、旱莲草各 8g，病情好转稳定后，可将汤剂改散剂继服以巩固疗效。

（《湖北中医杂志》1988.4）

2. 主治：重症肌无力，肝肾阴虚型。

方：生地黄 15g，山药、茯苓、党参、麦门冬、菟丝子、白芍、当归各 10g，山茱萸、泽泻、牡丹皮、枸杞子各 6g。

煎服法同 1，日 1 剂。

3. 主治：重症肌无力，脾胃气虚型。

方：黄芪 12g，党参、白术、山药、茯苓、当归各 10g，陈皮、甘草各 6g；大枣 5 枚。

煎服法同 1，日 1 剂。

（以上二方摘自《浙江中医杂志》1988.2）

4. 主治：重症肌无力，眼肌型。

方：黄芪 15g，党参、薏苡仁、枸杞子、菟丝子各 12g，白术、茯苓、当归、蚕砂各 10g，陈皮、升麻、桔梗、甘草各 5g。

煎服法同 1，日 1 剂。

腹胀，口中乏味加麦芽 10g，鸡内金、砂仁各 5g；斜视复视加山药、大枣各 12g。

（《湖南中医杂志》1988.3）

5. 主治：重症肌无力。

方：黄芪 50g，党参 25g，白术、茯苓、陈皮、薏苡仁、升麻、合欢皮各 15g，柴胡、远志、续断、枸杞子、杜仲、女贞子、甘草各 10g。

煎服法同 1，日 1 剂。

（《黑龙江中医药》1988.1）

6. 主治：重症肌无力。

方：黄芪 30g，党参 20g，当归、白术、陈皮、升麻、何首乌、枸杞子各 10g，麻黄、甘草各 5g。

煎服法同 1，日 1 剂。

（田凤鸣）

7. 主治：重症肌无力。

方：黑芝麻、黑大豆各 200g，杜仲、黄芪各 100g，黑母鸡 1 只（去毛及内脏）。

加水共炖至鸡肉熟烂，饮其汤，食其肉，3 日 1 剂。

（常楼起）

8. 主治：重症肌无力，眼肌无力最为明显，其次为四肢肌肉的无力和瘫软。

方：党参、黄芪、白术、当归、神曲、泽泻、藿香各 10g，陈皮、升麻各 6g，紫河车粉 5g（研，冲）。

煎服法同 1，日 1 剂。

（《基层医生实用手册》）

9. 主治：重症肌无力。

方：淫羊藿、黄芪各 60g，党参、山药、茯苓、白术、当归各 9g，柴胡、升麻各 5g。

煎服法同 1，日 1 剂。

（田凤鸣）

周期性麻痹

1. 主治：周期性麻痹。

方：桑螵蛸 30g，川续断、生地黄、女贞子、杜仲、芡实、金樱子、山茱萸、枸杞子、陈皮各 15g。

加水煎沸 15 分钟，滤出药液，再加水煎 20 分钟，去渣，两煎药液兑匀，分服，日 1 剂。

（《吉林中医药》1988.3）

2. 主治：周期性麻痹。

方：川草薢、茯苓各 12g，苍术、白术、白芍、泽泻、党参各 10g，黄芪、黄柏、半夏、陈皮各 6g，羌活、独活、防风、柴胡各 3g。

煎服法同 1，日 1 剂。

（《黑龙江中医药》1980.3）

脑动脉炎

主治：脑动脉炎。

方：黄芪 60g，党参 45g，丹参 30g，当归、赤芍、牛膝各 15g，桃仁、红花、地龙各 10g，川芎 6g，三七（研末冲服）4g。

加水煎沸 15 分钟，滤出药液，再加水煎 20 分钟，去渣，两煎药液兑匀，分服，日 1 剂。

伴发热加金银花、草河车各 15g；抽搐加全蝎、蜈蚣各 3g；呕吐加半夏、竹茹各 10g；神识不清加石菖蒲、郁金各 10g，至宝丹 1g。

（《安徽中医学院学报》1988.1）

肝豆状核变性

1. 主治：肝豆状核变性，复杂多样的不自主运动，运动失调。

方：穿心莲、半枝莲各 20g，黄芩、黄连各 10g，大黄 8g。

加水煎沸 15 分钟，滤出药液，再加水煎 20 分钟，去渣，两煎药液兑匀，分服，日 1 剂。

2. 主治：肝豆状核变性。

方：生地黄、麦门冬各 25g，大黄、黄

连、枳壳、桃仁、厚朴、山药、萆薢各15g,芒硝5g(研,冲)。

煎服法同1,日1剂。

(以上二方摘自《中医药学报》1988.4)

3. 主治:肝豆状核变性。

方:白芍、黄芩、酸枣仁、柏子仁、山楂、神曲、麦芽各15g,生地黄、枸杞子、沙参、麦门冬、当归、川楝子、泽泻、黄柏、大枣各10g,甘草5g。

煎服法同1,日1剂。

(《陕西中医》1988.11)

眼眶神经痛

1. 主治:眼眶神经痛。

方:半夏、防风、白芷、僵蚕各10g,天麻、白附子各6g,川芎5g,细辛3g,荷蒂、藕节各5个。

加水煎沸15分钟,滤出药液,再加水煎20分钟,去渣,两煎药液兑匀、分服,日1剂。

(《湖南医药杂志》1984.3)

2. 主治:眼眶神经痛。

方:羌活、防风、半夏各6g,黄芩、甘草、生姜各3g。

煎服法同1,日1剂。

(《中医验方汇编》)

3. 主治:眼眶神经痛。

方:川乌、草乌、荆芥、防风、川芎、全蝎各10g。

共为细末,每次服1g,日3次。

(田风鸣)

三叉神经痛

1. 主治:三叉神经痛。

方:川芎30g,荆芥、防风、全蝎、荜茇、天麻各12g,细辛5g,蜈蚣2条。

加水煎沸15分钟,滤出药液,再加水煎20分钟,去渣,两煎药液兑匀,分服,日1剂。

寒邪重,抽痛剧烈,遇冷即发,喜热畏寒,面肌紧缩,四肢不温加制附子20g(先煎);热偏重,痛如火燎,喜寒畏热,面红饮冷加生石膏30g,黄芩、黄连、大黄各10g;血瘀重,疼痛如锥刺,日久不愈,面色暗加丹参30g,赤芍、五灵脂各12g;阴虚重,失眠健忘,烦躁易怒,颧红加生地黄、女贞子、龟版各15g,知母、黄柏各12g。

(《新中医》1984.7)

2. 主治:三叉神经痛。

方:川芎30g,钩藤12g,赤芍、白芍、白芷、全蝎、制乳香、制没药、地龙各10g,当归、桃仁各9g,蜈蚣3条。

煎服法同1,日1剂。

偏风寒加防风9g,细辛3g;偏风热加菊花、白蒺藜、石决明各10g。

(《吉林中医药》1985.5)

3. 主治:三叉神经痛。

方:川芎、沙参各30g,白芷、蔓荆子各6g,细辛3g。

煎服法同1,日1剂。

左侧痛加黄芪15g;右侧痛加当归10g。

(《河南中医》1982.3)

4. 主治:三叉神经痛。

方:丹参30g,川芎、赤芍、白僵蚕各12g,桃仁、红花各10g,蜈蚣2条,全蝎5g。

煎服法同1,日1剂。

(《浙江中医杂志》1981.6)

5. 主治:三叉神经痛。

方：川芎 30g，柴胡 15g，当归、丹参、白芍各 12g，黄芩、白芷、全蝎、蝉蜕、地龙各 9g。

煎服法同 1，日 1 剂。

（《湖北中医杂志》1982.4）

6. 主治：三叉神经痛。

方：川芎、白芷、僵蚕各 20g，全蝎 15g，白附子 10g。

共为细末，每次服 2g，日 2 ～ 3 次。

（《广西中医药》1984.3）

7. 主治：三叉神经痛。

方：白芍 50g，炙甘草 30g，酸枣仁 20g，木瓜 10g。

煎服法同 1，日 1 剂。

（《中医杂志》1983.11）

8. 主治：三叉神经痛。

方：细辛、白芷、僵蚕各 18g，半夏、知母各 12g，蝉蜕 6g。

煎服法同 1，日 1 剂。

血瘀加鸡血藤、当归、赤芍各 12g，蜈蚣 2 条；气滞加延胡索、川芎、柴胡、青木香各 9g；痰盛加陈皮、苍术、天麻各 12g；肝阳上亢加磁石、龙骨、牡蛎各 18g。

（《四川中医》1988.8）

9. 主治：三叉神经痛。

方：代赭石 10g，当归、川芎、白芷、羌活、独活、苍术、麦门冬、黄芩、防风、茵陈、全蝎、川乌、土茯苓各 5g，菊花、细辛、蔓荆子、甘草各 3g。

煎服法同 1，日 1 剂。

（《辽宁中医杂志》1989.8）

10. 主治：三叉神经痛。

方：川芎、荜茇、白芷、蜀椒各 50g。

煎服法同 1，日 1 剂。

偏热加胆南星、栀子各 20g，偏寒加制川乌、细辛各 10g。

11. 主治：三叉神经痛。

方：忍冬藤、连翘、紫花地丁、鸡血藤各 20g，桔梗、白附子、僵蚕、蝉蜕、白芷、赤芍、当归、生地黄、川芎、红花各 10g，全蝎（研，冲）2g，蜈蚣（研，冲）2 条。

煎服法同 1，日 1 剂。

肋间神经痛

1. 主治：肋间神经痛。

方：柴胡、丹参、香附、白芍、延胡索、佛手各 20g，五灵脂、当归、川芎、乳香、没药各 10g，甘草 5g，三七（研，冲）3g。

加水煎沸 15 分钟，滤出药液，再加水煎 20 分钟，去渣，两煎药液兑匀，分服，日 1 剂。

（《临证用方选粹》）

2. 主治：肋间神经痛。

方：艾叶、夹竹桃叶各 30g。

加水适量，共捣如泥，敷痛处，日换 1 次。

（《民间灵验便方》）

3. 主治：肋间神经痛。

方：丹参、五灵脂、白芍、香附、延胡索、当归、佛手、柴胡各 15g，甘草 6g，三七（研，冲）3g。

煎服法同 1，日 1 剂。

4. 主治：肋间神经痛。

方：三七 20g，九香虫 15g，全蝎 10g。

共为细末，每次冲服 1g，日 3 次。

（以上二方昆明部队某部供）

5. 主治：肋间神经痛。

方：柴胡 30g，川楝子、延胡索各 20g，青皮、木香、郁金、乌药、半夏各 10g，全蝎、蜈蚣各 1g（研，冲）。

煎服法同1，日1剂。

（田凤鸣）

坐骨神经痛

1. 主治：坐骨神经痛，阵发性或持续性沿坐骨神经通路及其分布区疼痛，大腿后侧，小腿外侧及足背外侧放射性疼痛，并常伴有腰部及臀部疼痛，直腿抬高试验阳性。

方：黄芪60g，白芍20g，川续断、五加皮、威灵仙、制川乌、制草乌、牛膝、当归、桂枝各12g，甘草6g，生姜、大枣各5g。

加水煎沸15分钟，滤出药液，再加水煎20分钟，去渣，两煎药液兑匀，分服，日1剂。

气虚加重黄芪用量；血虚加重当归用量；阳虚加附子5g；肾虚加五加皮15g；挛急加木瓜15g；沉困重者加防己、羌活各10g；顽痛加全蝎、蜈蚣各2g；麻木加鸡血藤15g。

（《河南中医》1984.1）

2. 主治：坐骨神经痛。

方：六月雪、牛蒡子各10g。

煎服法同1，日1剂。

（广州部队某部）

3. 主治：坐骨神经痛。

方：乳香、没药、血竭、儿茶、朱砂、三七各15g，丁香、冰片、五灵脂各10g，甘草5g，麝香2g。

共为细末，每次服3g，日2～3次。

（兰州部队总医院）

4. 主治：坐骨神经痛。

方：乌蛇、全蝎、蜈蚣、地龙各20g。

共为细末，每次服2g，日2～3次。

（《新中医》1987.3）

5. 主治：坐骨神经痛。

方：鸡血藤、椿树根、丹参各30g，石楠藤、络石藤、千年健、钻地风、威灵仙、当归、牛膝各15g，独活、羌活、秦艽各10g。

煎服法同1，日1剂。

（《四川中医》1986.9）

6. 主治：坐骨神经痛。

方：白芍30g，独活、羌活、桑寄生、防风、当归、川芎、茯苓、牛膝、川续断、杜仲、党参、桂枝各10g，甘草6g，马钱子0.5g。

煎服法同1，日1剂。

气虚加黄芪30g；阳虚加附子、肉桂各5g；痛甚加全蝎、蜈蚣各1g（研，冲）；湿盛加薏苡仁30g，苍术5g。

（《广西中医药》1988.6）

7. 主治：坐骨神经痛。

方：制马钱子45g，乳香、没药、麻黄、肉桂、全蝎各30g。

共研细末，每次服0.5g，日2～3次。

（《上海中医药杂志》1988.7）

8. 主治：坐骨神经痛。

方：牛膝15g，狼毒、鸡血藤、青风藤、海风藤、钻地风、天麻、川乌、草乌、细辛、穿山甲、青黛各10g。

共为粗末，以65°白酒750ml浸泡4昼夜，去渣，每次服5ml，日2～3次。

（申玉通）

9. 主治：坐骨神经痛。

方：牛膝、续断、桑寄生各30g，木瓜、独活各15g，桃仁、红花各10g，蜈蚣、全蝎各1g（研，冲）。

煎服法同1，日1剂。

（《黑龙江中医药》1988.4）

10. 主治：坐骨神经痛。

方：黄芪、蜂蜜各60g，川乌（先煎1小时）、白芍各30g，独活、鸡血藤各20g，麻黄、乌蛇各15g，牛膝、金蝎、甘草各

10g，蜈蚣5条。

煎服法同1，日1剂。

（《天津中医》1988.3）

11. 主治：坐骨神经痛。

方：黄芪、桂枝、丹参、牛膝、赤芍各40g，秦艽、路路通、续断、杜仲、当归、白芍、羌活、独活、附子、防风、茯苓各20g。

煎服法同1，日1剂。

（田凤鸣）

12. 主治：坐骨神经痛。

方：白芍、炙甘草各50g，延胡索、罂粟壳各15g。

煎服法同1，日1剂。

（《河北验方选》）

13. 主治：坐骨神经痛。

方：蜈蚣1条，鸡蛋1个。

鸡蛋捅一小孔，装入蜈蚣蒸熟，食服，日2～3次。

14. 主治：坐骨神经痛。

方：白芍80g，牛膝30g，地鳖虫、杜仲各20g，赤芍、甘草各15g。

煎服法同1，日1剂。

（以上二方摘自《医药集锦》）

15. 主治：坐骨神经痛。

方：当归30g，秦艽、白芍、茯苓、大枣各15g，川乌、附子、肉桂、蜀椒各10g，细辛、干姜、甘草各5g。

煎服法同1，日1剂。

伴腰痛加川续断、杜仲、牛膝各12g；气虚加黄芪30g，人参10g；麻木加蜈蚣、全蝎各1g（研，冲），地龙10g；口渴、便秘去附子、干姜、肉桂，加天花粉、肉苁蓉各10g。

（申玉通）

16. 主治：坐骨神经痛。

方：黄芪24g，当归15g，川芎、桃仁、红花、赤芍、地龙各10g。

煎服法同1，日1剂。

寒湿加薏苡仁30g，狗脊15g，麻黄、细辛、附子各5g；湿热加苍术、黄柏各15g；瘀血重加鸡血藤15g，乌蛇10g，蜈蚣1条；肾阳虚加杜仲、牛膝、淫羊藿各15g。

（《陕西中医》1990.2）

多发性神经炎

1. 主治：多发性神经炎，筋脉弛纵，手足痿软无力，肺胃津伤，肌肉消瘦，皮肤干枯，心烦口渴，咳嗽痰少，咽干，手足心热，面色潮红，小便黄赤，舌苔薄黄。

方：沙参、麦门冬、石斛、生地黄、天花粉、玉竹、白芍各15g，甘草5g。

加水煎沸15分钟，滤出药液，再加水煎20分钟，去渣，两煎药液兑匀，分服，日1剂。

（《吉林中医药》1985.6）

2. 主治：多发性神经炎，病前有感染史，迅速发生进行性加重的四肢对称性瘫痪，有末梢感觉障碍。

方：乌药、秦艽、陈皮各15g，川芎、炮姜、桔梗、甘草、大枣、白芷各10g，麻黄、枳壳、僵蚕、生姜各5g。

煎服法同1，日1剂。

3. 主治：多发性神经炎。

方：黄豆、米糠各1500g。

共为细末，每取100g，以食油烙饼，顿食之，日3次。

（以上二方摘自《上海中医药杂志》1983.3）

4. 主治：多发性神经炎。

方：薏苡仁、藿香各30g，金银花、泽泻各15g，苍术、牛膝、茯苓、车前子各

10g、黄柏、半夏各 5g。

煎服法同 1，日 1 剂。

（《浙江中医杂志》1988.2）

5. 主治：多发性神经炎。

方：嫩桑枝 30g，金银花、连翘、牛蒡子、板蓝根、蒲公英各 20g，生地黄、玄参、知母、麦门冬、白芍、牛膝、大黄、芒硝、甘草各 10g。

煎服法同 1，日 1 剂。

（田风鸣）

6. 主治：多发性神经炎。

方：苍术、黄柏、牛膝、五加皮各 20g。

煎服法同 1，日 1 剂。

7. 主治：多发性神经炎。

方：薏苡仁、苍术、防风各 30g，浮萍 15g，甘草 5g。

煎服法同 1，日 1 剂。

（以上二方摘自《河北验方选》）

8. 主治：多发性神经炎。

方：黄芪 30g，党参、麦芽、伸筋草各 15g，白术、鸡血藤、牛膝、远志各 10g，陈皮、木香、升麻、细辛、白附子各 5g，制马钱子 1.5g。

煎服法同 1，日 1 剂。

（赵彦明）

9. 主治：多发性神经炎。

方：桑寄生、杜仲、鸡血藤、海桐皮、老鹳草、当归、黄芪各 15g，郁金、牛膝、补骨脂、乳香、没药、忍冬藤各 10g。

煎服法同 1，日 1 剂。

（《广西中医药》1983.4）

末梢神经炎

主治：末梢神经炎，上肢、下肢或上下肢末梢同时麻木不仁，感觉不真，如隔手套。

方：桂枝、当归、白芍各 15g，通草 5g，细辛、甘草各 3g，大枣 5 枚。

加水煎沸 15 分钟，滤出药液，再加水煎 20 分钟，去渣，两煎药液兑匀，分服，日 1 剂。

病在上肢加荆芥、防风、羌活各 10g；病在下肢加牛膝、薏苡仁、苍术、木瓜各 10g。

（《湖南中医学院学报》1988.3）

手足麻木

1. 主治：手足麻木。

方：薏苡仁 10g，苍术、当归、白芍、赤芍、当归、肉桂各 5g，麻黄 2g，甘草、生姜各 1g。

加水煎沸 15 分钟，滤出药液，再加水煎 20 分钟，去渣，两煎药液兑匀，分服，日 1 剂。

（张成运）

2. 主治：手足麻木。

方：木耳 120g，当归、牛膝各 30g，木瓜、杜仲各 24g，川芎、桂枝、没药各 15g。

煎服法同 1，日 1 剂。

（《河北中医》1988.4）

3. 主治：手足麻木。

方：霜降后的桑叶 100g。

加水煎，熏洗患处，日 2 次。

4. 主治：手足麻木。

方：车前子、菟丝子、苍术、桂枝各 30g，陈皮、半夏、茯苓、甘草各 10g。

煎服法同 1，日 1 剂。

（以上二方田风鸣供）

震颤麻痹

1. 主治：震颤麻痹（帕金森综合征），始于手指，延及下肢，面容刻板，表情缺乏，双目凝视，书写困难，慌张步态，说话缓慢，肌肉强直。

方：丹参、珍珠母各30g，牡蛎20g，白芍、茯苓各15g，川芎、菊花、白蒺藜、麻仁、生地黄、熟地黄、牡丹皮、泽泻、山药、地龙各10g。

加水煎沸15分钟，滤出药液，再加水煎20分钟，去渣，两煎药液兑匀，分服，日1剂。

（《新疆中医药》1980.3）

2. 主治：震颤性麻痹。

方：针刺取风池、章门、阳陵泉、风市、悬钟、带脉、天柱、委中、承筋、飞扬、肝俞、肾俞、华佗夹脊、睛明、天柱、至阳、秩边、太溪、金门、百会、足窍阴、通天等穴，可轮流、交替针刺，日1次或隔日1次。

（《广西中医药》1983.4）

嗜睡

1. 主治：嗜睡，精神萎靡，思想和注意力不能集中，面色㿠白，舌质胖嫩。

方：熟附子25g（先煎1小时），细辛、苍术、厚朴、陈皮各10g，麻黄6g。

加水煎沸15分钟，滤出药液，再加水煎20分钟，去渣，两煎药液兑匀，分服，日1剂。

（《四川中医》1988.7）

2. 主治：嗜睡。

方：黄芪20g，茺蔚子、五灵脂、当归各12g，蒲黄、赤芍、延胡索、没药各10g，干姜8g，小茴香、升麻、甘草各6g。

煎服法同1，日1剂。

（《上海中医药杂志》1989.1）

3. 主治：嗜睡。

方：茶叶10g。

加水煎沸，去渣顿服，日1剂。

（田凤鸣）

失眠

1. 主治：失眠。

方：甘草、陈皮、青皮、香附、桃仁、赤芍、桑白皮各15g，柴胡、木通、半夏、大腹皮、紫苏子各10g。

加水煎沸15分钟，滤出药液，再加水煎20分钟，去渣，两煎药液兑匀，分服，日1剂。

（《河北中医》1986.1）

2. 主治：失眠。

方：建莲子20粒，龙眼肉15g。

加水煮熟，睡前食服，并饮其汤。

3. 主治：失眠。

方：茯神、大枣、胡桃仁、淡竹叶、灯心草各10g，甘草3g。

煎服法同1，日1剂。

4. 主治：失眠。

方：建莲子、百合、酸枣仁各20g。

煎服法同1，日1剂。

（以上三方摘自《医药集锦》）

5. 主治：失眠。

方：酸枣仁、茯苓、知母各10g，川芎、甘草各5g。

煎服法同1，日1剂。

6. 主治：顽固性失眠。

方：珍珠母、夜交藤各30g，白术、白芍、酸枣仁、当归、丹参、茯苓各20g，三棱、莪术、柴胡、甘草各10g。

煎服法同 1，日 1 剂。

烦躁，舌红苔黄加栀子、牡丹皮各 10g；口干咽燥加沙参、麦门冬各 10g；心气心血不足加黄芪、龙眼肉各 10g。

（以上二方摘自《四川中医》1987.10）

7. 主治：失眠。

方：牡蛎 30g，熟地黄、枸杞子、酸枣仁、山药各 15g，山茱萸、熟附子、茯苓、知母各 9g，泽泻 6g，牡丹皮、肉桂各 3g。

煎服法同 1，日 1 剂。

（《江西中医药》1988.4）

8. 主治：顽固性失眠。

方：炒酸枣仁、磁石、龙骨、牡蛎各 30g，百合 20g，合欢皮、夜交藤、枸杞子各 15g，石斛、柏子仁、淫羊藿各 12g，豆豉、栀子、远志、陈皮、白术各 10g，天竺黄、知母、琥珀(研，冲)各 6g，朱砂(研，冲)1.5g。

煎服法同 1，口 1 剂。

（《陕西中医》1990.7）

9. 主治：失眠。

方：黄连 10g，淡竹叶 5g。

煎服法同 1，日 1 剂。

10. 主治：失眠，心烦，健忘，胸闷。

方：夜交藤、麦芽各 50g，百合 40g，白芍、莲子心、生地黄各 20g，郁金、香附、连翘、甘草各 15g，大枣 8 枚。

煎服法同 1，日 1 剂。

（以上二方摘自《辽宁中医杂志》1982.5）

11. 主治：失眠，头晕耳鸣，心悸。

方：熟附子 10g，半夏、苍术各 9g，陈皮、升麻、肉桂各 6g，吴茱萸、甘草各 5g，熟地黄、枸杞子、肉苁蓉各 15g。

煎服法同 1，日 1 剂。

（《北京中医》1980.4）

12. 主治：失眠，脑鸣。

方：牡蛎、白芍、麦门冬各 12g，半夏、茯苓、枳实、竹茹、石菖蒲各 10g，柴胡

6g。

煎服法同 1，日 1 剂。

（《河北中医》1987.6）

13. 主治：失眠，阴虚心烦。

方：龙骨、牡蛎各 30g，党参、炒酸枣仁各 25g，远志 15g，桂枝、甘草各 10g。

煎服法同 1，日 1 剂。

（《河南中医》1983.6）

14. 主治：失眠。

方：针刺双侧耳尖放血，每晚 1 次。

（《中国针灸》1989.3）

15. 主治：失眠。

方：朱砂 3g。

研，敷涌泉（双）穴，外以胶布固定。

原发性低血压

1. 主治：原发性低血压，神疲乏力，头晕心悸。

方：泽泻 18g，黄芪 15g，白术、生姜、川芎、茯苓各 12g，桂枝、甘草各 9g。

加水煎沸 15 分钟，滤出药液，再加水煎 20 分钟，去渣，两煎药液兑匀，分服，日 1 剂。

头痛加川芎至 30g；气短加党参 15g；失眠加酸枣仁 20g；耳鸣加石菖蒲、当归各 15g。

（《山西中医》1989.2）

2. 主治：原发性低血压。

方：桂枝、甘草、熟附子各 15g。

煎服法同 1，日 1 剂。

（《黑龙江中医药》1988.2）

3. 主治：原发性低血压。

方：党参、黄精各 30g，枸杞子、炙甘草各 15g，夜交藤、酸枣仁各 10g，熟附子、桂枝各 5g。

煎服法同 1，日 1 剂。

（《浙江中医杂志》1987.10）

4. 主治：原发性低血压。

方：甘草、桂枝、肉桂各 15g。

开水浸泡，代茶饮之，日 1 剂。

（《河北中医》1985.3）

5. 主治：原发性低血压。

方：党参、黄精各 15g，肉桂 10g，大枣 10 枚，甘草 6g。

煎服法同 1，日 1 剂。

（《广西中医药》1985.5）

6. 主治：原发性低血压。

方：黄芪、生地黄各 30g，炙甘草、陈皮、麦门冬、阿胶各 15g，五味子 12g，人参、桔梗、枳壳各 10g。

煎服法同 1，日 1 剂。

（赵彦明）

神经衰弱

1. 主治：神经衰弱，精神抑郁，情志不遂，久思妄想，胸腹胀满，嗳气不舒，呕恶，头晕头痛，性急易怒，喜哭善悲，失眠多梦，或喉中如絮，咳不出，咽不下。

方：柴胡、黄芩、半夏、枳壳、青皮、陈皮、木香、乌药各 10g，延胡索、川楝子各 5g。

加水煎沸 15 分钟，滤出药液，再加水煎 20 分钟，去渣，两煎药液兑匀，分服，日 1 剂。

2. 主治：神经衰弱，郁热化火，肝阳上亢，头晕目眩，胸胁满闷，面红口干，目赤。

方：丹参、牡丹皮、栀子、柴胡、黄芩、半夏、青皮、郁金、枳壳、龙胆草各 10g，生地黄、甘草各 5g。

煎服法同 1，日 1 剂。

3. 主治：神经衰弱，肝肾阴虚，头晕目眩，四肢发麻，虚烦多梦，耳鸣，健忘。

方：酸枣仁、熟地黄、山茱萸、枸杞子、牡丹皮、山药、泽泻、地骨皮、百合各 10g，阿胶、甘草各 5g。

煎服法同 1，日 1 剂。

4. 主治：神经衰弱，气血不足，心脾两虚，多梦易醒，心悸气短，倦怠乏力，面黄，便溏，手足欠温。

方：朱茯神、黄芪、人参、远志、甘草、酸枣仁、当归、龙眼肉、制附子、龙骨、白术各 10g，甘草 5g。

煎服法同 1，日 1 剂。

（以上四方摘自《中医杂志》1986.7）

5. 主治：神经衰弱，精神萎靡，似睡非睡，心悸怔忡，失眠健忘。

方：黄芪、党参、升麻、柴胡、百合、熟地黄、茯苓各 10g，甘草 5g。

煎服法同 1，日 1 剂。

（赵彦明供）

6. 主治：神经衰弱，失眠，夜寐不安。

方：酸枣仁、百合、浮小麦、大枣各 30g。

煎服法同 1，日 1 剂。

7. 主治：神经衰弱，失眠健忘，神疲。

方：柿叶、山楂核（炒，打碎）各 30g。

煎服法同 1，日 1 剂。

（以上二方摘自《四川中医》1983.2）

8. 主治：神经衰弱，精神萎靡。

方：淫羊藿 25g，黄芪、党参、枸杞子、酸枣仁各 15g，陈皮、半夏、桔梗、当归、白术、茯苓、郁金各 10g，甘草 6g，细辛 3g，大枣 5 枚。

煎服法同 1，日 1 剂。

（《云南医药》1981.2）

9. 主治：神经衰弱，失眠多梦。

方：当归 35g，茯苓、益智仁、枸杞子、菟丝子、牡蛎、巴戟天、莲子肉各 30g，白芍 25g，十大功劳叶、琥珀各 20g。

共为细末，每次冲服 6g，日 2～3 次。或为蜜丸，每次 10g，日 2～3 次。

10. 主治：神经衰弱，心烦失眠。

方：百合 30g，白芍、白薇、白芷各 12g。

煎服法同 1，日 1 剂。

（以上二方摘自《河北中医》1989.4）

11. 主治：神经衰弱。

方：丹参 130g，知母 120g，川芎、五味子、茯神、麦门冬各 98g，酸枣仁 40g，何首乌 33g。

共为细末，每次冲服 10g，日 2～3 次。

（《陕西中医》1988.7）

12. 主治：神经衰弱。

方：山药 30g，白术、茯苓、酸枣仁各 20g，党参、远志、知母各 10g，甘草、五味子各 5g，朱砂（研，冲）、寒水石（研，冲）各 1.5g。

煎服法同 1，日 1 剂。

（《河北中医》1988.6）

13. 主治：神经衰弱，头晕沉重，心悸胆怯，彻夜难眠，舌淡苔白。

方：龙齿、酸枣仁、茯神、麦门冬各 15g，丹参、竹茹、陈皮、远志各 10g，甘草 5g。

煎服法同 1，日 1 剂。

（《天津中医》1983.6）

14. 主治：神经衰弱，失眠严重，口苦舌尖红绛，腰酸腿软。

方：酸枣仁、浮小麦、珍珠母各 30g，白芍、麦门冬各 15g，黄芩、牡丹皮、生地黄各 10g，黄连、阿胶各 6g。

煎服法同 1，日 1 剂。

15. 主治：神经衰弱，急躁易怒，胸胁苦满，善太息，目眩。

方：合欢花 30g，当归、白芍、茯苓、白术各 20g，柴胡、薄荷、青皮、郁金各 10g，甘草 5g。

煎服法同 1，日 1 剂。

（以上二方摘自《辽宁中医杂志》1980.6）

16. 主治：神经衰弱，气血虚弱，胃失和降，食欲不振。

方：浮小麦 30g，白芍、代赭石、当归、珍珠母各 15g，丹参、党参、旋覆花、旱莲草、木香、香附各 10g，甘草 6g。

煎服法同 1，日 1 剂。

（《上海中医药杂志》1981.6）

17. 主治：神经衰弱，因情志不遂而致肝气郁结，胸胁胀满，心烦少寐。

方：合欢花、厚朴花、佛手花、菊花、玫瑰花各 10g。

煎服法同 1，日 1 剂。

18. 主治：神经衰弱，头晕头痛，耳鸣，记忆力减退，失眠多梦，肢体困倦。

方：黄精、玉竹各 30g，川芎、决明子各 10g，何首乌、枸杞子各 5g。

煎服法同 1，日 1 剂。

19. 主治：神经衰弱，心神恍惚，夜多恶梦，头目昏花，健忘，易激动，精神萎靡。

方：百合、浮小麦各 24g，龙齿、龙骨、甘草、大枣各 10g，琥珀（研，冲）3g。

煎服法同 1，日 1 剂。

（以上三方摘自《山东中医杂志》1983.4）

20. 主治：神经衰弱。

方：酸枣仁、丹参、五味子、淫羊藿各 20g，甘草 3g。

煎服法同 1，日 1 剂。

21. 主治：神经衰弱。

方：何首乌 150g，酸枣仁、茯神、远志、五味子、白芍各 30g，朱砂 6g。

共为细末，每次冲服 5g，日 2～3 次。

（以上二方成都八八一五部队供）

22.主治：神经衰弱，失眠多梦，头晕。

方：百合 30g，白芍、白薇、白芷各 12g。

煎服法同 1，日 1 剂。

（《河北中医》1988.5）

第十节　变态反应性疾病病症奇方

皮肤瘙痒症

1.主治：皮肤瘙痒症。

方：桂枝、白芍、当归各 9g，甘草 3g，大枣 5 枚，生姜 3 片。

加水煎沸 15 分钟，滤出药液，再加水煎 20 分钟，去渣，两煎药液兑匀，分服，日 1 剂。

（《辽宁中医杂志》1981.2）

2.主治：皮肤瘙痒症。

方：薏苡仁、雄黄各 30g，苦参、地肤子各 25g，黄柏 15g。

加水煎，熏洗患处，日 1～2 次。

（《江苏中医》1982.3）

3.主治：皮肤瘙痒症。

方：生地黄 30g，龙骨、牡蛎、丹参各 15g，牡丹皮、赤芍、玄参、白鲜皮、甘草、白蒺藜、蝉蜕各 10g。

煎服法同 1，日 1 剂。

（《新中医》1983.4）

4.主治：皮肤瘙痒症。

方：生地黄、熟地黄各 20g，天门冬、麦门冬、天花粉、白蒺藜、蝉蜕、桃仁各 10g，何首乌、当归各 15g。

煎服法同 1，日 1 剂。

（《河北中医》1987.5）

5.主治：皮肤瘙痒症。

方：钩藤、绿豆衣各 15g，白僵蚕、姜黄、牛蒡子、地肤子、龙骨、牡蛎各 10g，蝉蜕、大黄各 6g，威灵仙、苍耳子各 3g。

煎服法同 1，日 1 剂。

6.主治：老年皮肤瘙痒症。

方：生地黄 25g，白芍、制何首乌各 20g，当归、金银花、连翘、火麻仁各 15g，黄柏、牡丹皮各 18g，荆芥、蝉蜕各 10g，地肤子 12g，砂仁、陈皮各 3g。

煎服法同 1，日 1 剂。

（以上二方摘自《陕西中医》1990.2）

7.主治：皮肤瘙痒症。

方：全蝎、僵蚕、苦参各 6g，薄荷、甘草各 3g，生地黄 15g，荆芥、防风、牛蒡子、蝉蜕各 5g。

煎服法同 1，日 1 剂。

8.主治：瘙痒性皮肤病。

方：生地 30g，白鲜皮、玄参、苦参、金银花、连翘各 15g，地肤子、牡丹皮、赤芍各 12g，紫草、荆芥、防风各 10g，升麻、薄荷、生甘草各 6g，蝉蜕 3g。

煎服法同 1，日 1 剂。

（以上二方摘自《新中医》1984.5）

9.主治：皮肤瘙痒。

方：党参、茯苓、赤芍、黄芪、白芷各 20g，薏苡仁 35g，苦参 30g，当归、防风、白术、陈皮各 15g，川芎 5g，甘草 10g。

加水煎沸 15 分钟，过滤，再加水煎 20 分钟，滤过，渣加水煎 20 分钟，滤过去渣，三次药液兑匀，每 6 小时服 1 次。

（《辽宁中医杂志》1982.6）

10.主治：皮肤瘙痒。

方：当归、芍药、玄参、党参、酸枣

仁、牡丹皮、天门冬、麦门冬各 10g，丹参 15g，茯苓、柏子仁、远志各 9g，生地黄 15～30g，水牛角 30g。

煎服法同 1，日 1 剂，早、晚 2 次服。

11. 主治：全身性瘙痒症。症见皮肤弥漫性红斑，针尖大小丘疹遍布全身，痒甚，严重时如芒刺扎，兼有烦热，口干，小便黄赤脉洪大数，舌红苔黄等。

方：生石膏 15～30g（先煎），炒知母 6g，麦门冬、玄参、赤芍、炒牡丹皮各 10g，沙参 15g，生地黄 12g，防风、紫草各 6～10g，荆芥、细辛、红花各 3～6g，六一散 30～45g（荷叶包煎）。

煎服法同 1，日 1 剂。

12. 主治：皮肤瘙痒。症见瘙痒时轻时重，遇风遇冷痒感明显加重，皮肤有线状抓痕或针头大小的血痂。兼见气短乏力，纳谷不香，倦怠懒言，脉虚细弱等。

方：党参、黄芪各 12g，土炒白术、陈皮、防风各 10g，茯苓皮 15g，荆芥、砂仁（后下）、炒枳壳、玫瑰花、甘草各 6g，黄连 1.5g，木香 6g。

煎服法同 1，日 1 剂。

13. 主治：皮肤瘙痒。症见皮肤干燥，有糠秕状鳞屑脱落，痒以夜间为甚，兼有腰酸膝软，头晕眼花，夜寐欠安，阳痿，月经不调，脉多沉细等。

方：生地黄、枸杞子、白芍、当归、茯苓、肉苁蓉、炒杜仲各 10g，何首乌 15g，山茱萸、钩藤各 12g，炒黄柏、炒知母各 6g，山药 12g。

煎服法同 1，日 1 剂。

14. 主治：皮肤瘙痒。

方：路路通、苍术各 60g，百部、艾叶、枯矾各 15g。皮损肥厚、苔藓化加威灵仙 15g；阴痒加蛇床子 30g。

上药加水 1000～1500ml，煮沸 20 分钟，滤汁，先熏后洗（水温 38～40℃）。每日 1 剂，每剂可熏洗 2～3 次，每次 30 分钟。

忌食虾、蟹、海味及辛辣之品。

（以上五方摘自《辽宁中医杂志》1988.8）

15. 主治：老年性皮肤瘙痒症。

方：艾叶 90g，防风 50g，雄黄、花椒各 60g。

加水煎，熏洗，日 1～2 次，日 1 剂。

（《新中医》1989.9）

16. 主治：老年性皮肤瘙痒症。

方：艾叶 90g，雄黄 6g，花椒 6g，防风 30g。

加水煎，熏洗，日 1～2 次，日 1 剂。

（《新中医》1988.9）

荨麻疹

1. 主治：荨麻疹，风热型，疹块红赤，灼热剧痒，遇风遇热皮疹加重，唇面俱肿，甚则累及咽喉，呼吸困难，或脘腹疼痛，呕吐腹泻，舌质红。

方：金银花、苦参各 12g，防风、皂角荚、牛蒡子、赤芍各 10g，白蒺藜、荆芥、蝉蜕各 6g，甘草 3g。

加水煎沸 15 分钟，滤出药液，再加水煎 20 分钟，去渣，两煎药液兑匀，分服，日 1 剂。

风寒型加羌活 10g，附子、桂枝各 5g；血虚型加当归、川芎各 10g。

（《福建中医杂志》1983.4）

2. 主治：荨麻疹。

方：金银花、白鲜皮、地肤子各 15g，苍耳子 12g，荆芥穗、防风、苦参各 9g，牡丹皮、赤芍各 6g，甘草 3g。

煎服法同 1，日 1 剂。

皮疹色红，自感灼热加蒲公英、紫花地丁各 15g；发烧，体温增高加生石膏、金银花各 15g；皮疹色白，遇风冷加剧加麻黄、桂枝各 3g；颜面肿胀加茯苓皮、薏苡仁各 15g；恶心，胸闷加枳壳、紫苏梗各 6g；便秘加大黄 6g；腹泻加白术、山药、藿香各 10g；呼吸困难加紫苏子、杏仁各 6g，麻黄 3g。

（《天津中医学院学报》1984.1）

3. 主治：荨麻疹，急性期。

方：赤小豆 50g，连翘、蝉蜕各 20g，苦参、桑白皮各 15g，麻黄、杏仁各 10g。

煎服法同 1，日 1 剂。

4. 主治：荨麻疹，慢性期。

方：黄芪 50g，何首乌、白鲜皮各 20g，苦参 15g，杏仁、麻黄各 10g。

煎服法同 1，日 1 剂。

5. 主治：荨麻疹。

方：鲜龙葵全草适量。

捣烂如泥，外敷患处。

6. 主治：荨麻疹。

方：紫背浮萍、晚蚕砂各 200g。

加水煎，乘热熏洗浴身。

（以上摘自《广西中医药》1988.1）

7. 主治：荨麻疹。

方：黄芪、龙骨、牡蛎、白术各 30g，地肤子 12g，防风、紫草、苦参、甘草各 10g，蝉蜕 6g。

煎服法同 1，日 1 剂。

有热加生石膏 20g，白鲜皮 10g；兼寒加浮萍 10g，细辛 3g；兼瘀加赤芍、牡丹皮、生地黄各 10g；因药物过敏所致者加重甘草用量至 30g，再加绿豆 30g；因寄生虫所致者加槟榔、乌梅各 10g。

（《陕西中医》1989.10）

8. 主治：荨麻疹。

方：黄芪 30g，白芍、防风、桂枝各 15g，白术、乌蛇、甘草各 10g，麻黄、细辛各 5g。

煎服法同 1，日 1 剂。

久病体虚加党参、当归各 10g；瘙痒甚加蝉蜕、白鲜皮各 10g；兼血瘀加丹参 20g。

（《湖南中医学院学报》1988.2）

9. 主治：荨麻疹。

方：附子、桂枝、党参、白芍、生姜、羌活各 10g，防风 30g，川芎、甘草各 5g，细辛 3g，大枣 5 枚。

煎服法同 1，日 1 剂。

（《中医杂志》1985.7）

10. 主治：荨麻疹。

方：苦参 50g，白鲜皮 35g，黄芪 20g，荆芥、连翘、当归各 15g，蝉蜕、红花、赤芍各 9g，白花蛇舌草 6g。

煎服法同 1，日 1 剂。

（《河北中医》1983.2）

11. 主治：荨麻疹。

方：地肤子、乌蛇各 15g，苍术、黄柏、荆芥穗、蛇床子、白鲜皮、牡丹皮各 12g，防风、全蝎、蝉蜕、连翘、茯苓各 10g，甘草 7g。

煎服法同 1，日 1 剂。

（《河南中医》1983.3）

12. 主治：荨麻疹。

方：黄芪、地肤子各 30g，熟地黄 15g，党参、白术、茯苓、赤芍、白芍、当归各 12g，川芎、乌蛇、甘草各 9g，制附子、肉桂各 6g。

煎服法同 1，日 1 剂。

（《河南中医》1983.6）

13. 主治：荨麻疹。

方：防风、生石膏、苦参、紫草、白鲜皮、浮萍各 15g，红花、藿香、羌活、僵蚕、栀子、甘草各 10g。

煎服法同1，日1剂。

（《四川中医》1988.8）

14. 主治：荨麻疹。

方：山楂30g，麦芽、淡竹叶各15g，甘草3g。

煎服法同1，日1剂。

15. 主治：荨麻疹。

方：芝麻根、酸枣树皮各300g。

加水煎，熏洗患处。

16. 主治：荨麻疹。

方：白僵蚕、荆芥穗、蝉蜕各10g。

煎服法同1，日1剂。

（以上三方摘自《河北验方选》）

17. 主治：荨麻疹。

方：威灵仙、石菖蒲、胡麻仁、苦参、荆芥、何首乌各10g。

煎服法同1，日1剂。

（海军四四〇部队）

18. 主治：荨麻疹。

方：金银花、连翘、牡丹皮、赤芍、当归各9g，麻黄、甘草各6g。

煎服法同1，日1剂。

（《江苏中医杂志》1982.5）

19. 主治：荨麻疹。

方：黑芝麻30g，赤小豆15g，连翘、何首乌各9g，麻黄、甘草、石菖蒲、苦参各6g。

煎服法同1，日1剂。

（《中医杂志》1985.9）

20. 主治：荨麻疹。

方：地肤子30g，白鲜皮、蝉蜕、红花各15g，皂角刺、槟榔、羌活、荆芥、防风、全蝎、枳实、厚朴各10g。

煎服法同1，日1剂。

21. 主治：荨麻疹。

方：生石膏、酸枣仁、滑石各30g，麻黄、地肤子各15g，荆芥、薄荷、桔梗、黄芩、栀子、连翘、当归、川芎、赤芍、白术、红花、大黄、芒硝各10g。

煎服法同1，日1剂。

22. 主治：慢性荨麻疹。

方：何首乌、黄芪各30g，白鲜皮20g，当归、白芍、生地黄、苦参、淫羊藿、白僵蚕、乌蛇、地肤子各15g，紫草10g。

煎服法同1，日1剂。

23. 主治：慢性荨麻疹。

方：黄芪30g，白术15g，甘草、五味子、红花、防风、桂枝、乌梅各10g。

煎服法同1，日1剂。

（以上四方摘自《中医杂志》1978.10）

24. 主治：荨麻疹。

方：苦参、地肤子各15g，赤芍、当归、蝉蜕各12g，荆芥、防风、黄芩、金银花、连翘、柴胡各10g，黄连6g。

煎服法同1，日1剂。

25. 主治：荨麻疹。

方：黑芝麻、红糖各60g，黄酒30ml。

将芝麻炒研，混合，1次服下，日2～3次。

26. 主治：荨麻疹。

方：①芒硝9g，大黄、甘草各3g。

加水煎，去渣，饭前顿服，日1剂。

②石膏12g，粳米9g，知母6g，甘草3g。

加水煎，去渣，饭后服，日1剂。

（《中医验方汇选》）

蔬菜日光性皮炎

1. 主治：蔬菜日光性皮炎，吃某些蔬菜后，经日光照晒出现浮肿，皮疹或瘙痒。发于面、颈、手背等日光照射处。

方：生石膏50g，苍术、甘草各12g，麻黄10g，大枣7枚，生姜3片。

加水煎沸 15 分钟，滤出药液，再加水煎 20 分钟，去渣，两煎药液兑匀，分服，日 1 剂。

（《河北中医》1991.1）

2. 主治：日光病。日光照射后，出现肢麻、肢软或筋脉拘急。

方：土茯苓 50g，生石膏、玉竹各 30g，沙参、连翘、麦门冬各 15g，桑白皮 12g，甘草 6g，桑枝、木瓜、麻黄、阿胶各 10g。

煎服法同 1，日 1 剂。

（《浙江中医杂志》1988.6）

3. 主治：蔬菜日光性皮炎。

方：荆芥、防风、白芷、当归、川芎、蝉蜕、黄连、黄芩、白鲜皮、蒲公英各 10g，甘草 5g。

煎服法同 1，日 1 剂。

（田凤鸣）

寒冷性多形红斑

主治：寒冷性多形红斑，表现为鲜红色或暗红色皮损，具有典型的虹膜状浸润，略痒，每于寒冷季节发病。

方：当归、防己、赤芍各 12g，制川乌、生姜皮各 5g，羌活、川芎、红枣各 10g，桂枝、甘草各 6g，大葱白 2 根。

加水煎沸 15 分钟，滤出药液，再加水煎 20 分钟，去渣，两煎药液兑匀，分服，日 1 剂。

（《中医杂志》1984.12）

色素斑（包括雀斑）

1. 主治：黄褐斑，兼有情志抑郁。

方：丹参 30g，赤芍、白芍各 15g，柴胡、当归、川芎、红花、桃仁、炒枣仁、生地

黄各 10g，合欢皮 20g。

加水煎沸 15 分钟，过滤取液，再加水煎 20 分钟，滤过去渣，两次药液兑匀，分 2～3 次服，日 1 剂。

（《山西中医》1989.1）

2. 主治：多形性红斑。

方：川桂枝、甘草各 5～6g，炒赤芍、当归、防己各 10～12g，制川乌、生姜皮各 3～5g，羌活、制川芎各 9g，红枣 8～10g，葱管 2 根。

煎服法同 1，日 1 剂。

（《中医杂志》1984.12）

3. 主治：多形性红斑。

方：当归、川芎、红花、赤芍、桃仁、丹参、桂枝、制乳香、制没药、黄芪各等份。

共研细末，水泛为丸，每次服 10g，日 3 次，2 周为 1 疗程。

（《中医杂志》1984.11）

4. 主治：多形性红斑。

方：附子、川芎、红花各 15g，良姜 10g，肉桂、甘草各 5g，当归、紫草根各 25g。

煎服法同 1，日 1 剂。

瘙痒加苦参 5～10g；水肿及水疱加土茯苓 15g，口舌溃疡加金银花、连翘各 15g。

（《辽宁中医杂志》1985.12）

5. 主治：渗出性多形性红斑。

方：生石膏、白茅根各 15g，牡丹皮、芍药、大青叶、玄参各 10g，青黛、连翘、黄芩、生地黄、牛蒡子各 6g，黄连、升麻各 3g。

煎服法同 1，日 1 剂。

（《人民军医》1960.11）

6. 主治：面部黄褐斑。

方：夏枯草 6～15g，益母草 10～30g，白花蛇舌草 15～60g，旱莲草 15～30g，谷精草、豨莶草各 10～15g，

紫草 6 ～ 12g。

煎服法同 1，日 1 ～ 2 剂。

肝气郁加香附、柴胡、白芍各 9 ～ 15g；血瘀加川芎 6 ～ 12g；脾虚加白术、茯苓各 9 ～ 15g；肾虚加菟丝子、女贞子各 9 ～ 18g。

（《陕西中医》1990.2）

7. 主治：雀斑。

方：冬瓜仁 150g，建莲子粉 15g，白芷粉 9g。

诸药合研为细粉，每日饭后用开水冲服 10g，非常有效。

（《中医杂志》1959.3）

8. 主治：雀斑。

方：白芷、甘菊花各 9g，白果 20 个，红枣 15 个，珠儿粉（铅粉）15g，猪胰 1 个。

上药将珠粉研细，余俱捣烂拌匀，外以蜜拌酒酿炖化，入前药蒸过，每晚搽面，清晨洗去。

9. 主治：雀斑。

方：白僵蚕、白附子、白芷、山柰、硼砂各 9g，石膏、滑石各 15g，白丁香 3g，冰片 0.9g。

上诸药共为极细末，临睡用少许，水和搽面，人乳调搽更妙。日 2 次。

10. 主治：雀斑，酒刺，白屑疯皮作痒。

方：绿豆粉 240g，滑石、白芷各 30g，白附子 15g。

上药共研为极细末，每晚取药粉 10g 搽面，效果佳。

（以上摘自《种福堂公选良方》）

外阴瘙痒

1. 主治：外阴瘙痒。

方：大蒜 4 头（切），小蓟 120g。

加水煎，熏洗患处，日 2 ～ 3 次。

（《江苏中医》1966.3）

2. 主治：阴囊瘙痒。

方：浮萍 60g。

加水煎，熏洗患处，日 1 ～ 2 次。

3. 主治：阴囊瘙痒。

方：透骨草 15g，大葱、艾叶各 9g。

加水煎，熏洗患处，日 1 ～ 2 次。

（以上二方摘自《单方验方汇集》）

4. 主治：阴囊瘙痒。

蝉蜕、白鲜皮、地骨皮、五加皮、茯苓皮、柴胡各 10g，当归 5g。

水煎服，日 1 剂。

（张成运）

阴囊皮炎

1. 主治：阴囊皮炎。

方：艾条 10 支。

点燃后，熏灸阴囊，每次 15 分钟，日 2 次。

（《中医杂志》1958.5）

2. 主治：阴囊皮炎。

方：当归、艾叶、车前子、大腹皮、茵陈、栀子、黄芩、大黄、木瓜、荆芥各 10g。

水煎熏洗，日 2 次。每剂药用 2 日。

3. 主治：阴囊皮炎。

方：白矾末 10g，白凡士林 90g。

共调成膏，外涂患处，日 2 次。

（田凤鸣）

不明原因的皮炎

1. 主治：不明原因的皮炎。

方：满天星、滑石、黄柏各 20g，大风子、马钱子、蛇床子、苦参各 15g，五倍子、雄黄、白芷各 10g。

加水煎，熏洗患处，日 1～2 次。

（《湖南中医杂志》1989.2）

2. 主治：不明原因的皮炎。

方：乳香、没药、白及、红粉各 9g，轻粉 3g，冰片 2g。

共为细末，麻油调涂患处，日 1～2次。

（兰州五三九三部队医院方）

3. 主治：不明原因的皮炎。

方：紫草、黄连、大黄各 10g。

共为极细末，加白凡士林 70g，调成膏。外涂患处，日 2 次。

（田凤鸣）

剥脱性皮炎

1. 主治：剥脱性皮炎。

方：土茯苓、赤小豆、七叶一枝花、蒲公英各 30g，生地黄 20g，龙胆草、连翘各 15g，黄芩、车前子、木通、牡丹皮、当归、甘草各 10g。

加水煎沸 15 分钟，滤出药液，再加水煎 20 分钟，去渣，两煎药液兑匀，分服，日 1 剂。

（《北京中医学院学报》1987.6）

2. 主治：剥脱性皮炎。

方：党参、黄芪、紫花地丁、玄参各 15g，茯苓、薏苡仁、泽泻、菊花各 10g，甘草 5g。

煎服法同 1，日 1 剂。

（田凤鸣）

酒渣样皮炎

1. 主治：酒渣样皮炎。

方：苦参、百部、蛇床子、土荆皮、黄柏、乌梅、菊花、土茯苓各 15g。

加水煎，待凉敷，日 2 次，每次 20 分钟。

（《中医杂志》1989.8）

2. 主治：酒渣样皮炎。

方：白鲜皮、地骨皮、枸杞子、补骨脂各 10g，车前子、山药、甘草各 5g。

加水煎服，日 1 剂。

3. 主治：酒渣样皮炎。

方：七叶一枝花、黄连各 10g。

共为极细末，加白凡士林 80g，调成膏。涂患处，日 2～3 次。

（以上二方田凤鸣供）

脂溢性皮炎

1. 主治：脂溢性皮炎。

方：大黄 10g，冰片 2g。

共为细末，食醋 25ml 浸泡 2 日，涂患处，日 1～2 次。

（《上海中医药杂志》1988.9）

2. 主治：脂溢性皮炎。

方：石决明、草决明子、何首乌、泽泻、淡竹叶、木通各 10g，芹菜根 3 个。

水煎服，日 1 剂。

3. 主治：脂溢性皮炎。

方：山楂、山茱萸、白芷各 15g，薤白、大蒜各 10g。

水煎服，日 1 剂。

（以上二方田凤鸣供）

神经性皮炎

1. 主治：神经性皮炎。

方：乌蛇、荆芥、防风、黄连、黄芩、黄柏、当归、赤芍、丹参、白芷、白鲜皮、蝉蜕、柴胡、牡丹皮、浙贝母、甘草各 10g。

加水煎沸 15 分钟，滤出药液，再加水煎 20 分钟，去渣，两煎药液兑匀，分服，日 1 剂。

（田凤鸣）

2. 主治：神经性皮炎。

方：烟叶 100g，生石灰、硫黄各 50g。

加水共煎，熏洗患处，日 1～2 次。

（武汉部队七六四野战医院）

3. 主治：神经性皮炎。

方：胡桃仁 15g，樟脑 9g，硫黄、吴茱萸各 6g，蛇床子、大风子、水银各 3g，大枣肉 5 个。

各为末，共研匀，以麻油、鸡蛋清各 30g 调涂，日 1～2 次。同时，以马齿苋 30g 煎汤口服，日 2 剂。

（空军医院）

4. 主治：神经性皮炎。

方：大风子 30g，水银、狼毒、硫黄、轻粉各 15g，核桃仁 2 个。

各为末，共研匀，纱布包，擦患处，日 1～3 次。

5. 主治：神经性皮炎。

方：黄蚂蚁 20g。

捣如泥，涂患处，日 1 次。

（以上二方昆明三六七部队供）

6. 主治：神经性皮炎。

方：苦参 100g，食醋 250ml。

浸泡 4 小时，涂患处，日 2～3 次。

（沈阳三二二八部队）

7. 主治：神经性皮炎。

方：白及、斑蝥、半夏、白薇各 10g。

共研末，醋调涂患处，日 2～3 次。

（北京部队某部）

8. 主治：神经性皮炎。

方：土荆皮 9g，马钱子 6g，斑蝥 2 只。

为粗末，高粱酒浸泡 1 日，涂患处，日 1～3 次。

（《中成药研究》1983.3）

9. 主治：神经性皮炎。

方：苦参 30g，雄黄、铜绿、冰片各 6g，斑蝥 4g。

共为粗末，以 75% 酒精 500ml 浸 1 日，涂患处，日 1～4 次。

（《河南中医》1983.3）

10. 主治：神经性皮炎。

方：苦参 20g，烟叶 15g，细辛、雄黄、花椒各 10g。

共为粗末，以 90% 酒精 50ml 浸泡 3 日，加适量甘油，涂患处，日 2～3 次。

（《河北中医》1988.2）

11. 主治：神经性皮炎。

方：巴豆仁、蛇床子、大黄、海桐皮、蓖麻油各 5g，凡士林 10g。

各为末，共为膏，涂患处，日 1 次。

（《中华皮肤科杂志》1965.4）

12. 主治：神经性皮炎。

方：土荆皮、蛇床子、百部根各 30g，五倍子 25g，密陀僧 18g，轻粉 6g。

共为末，醋调涂，日 1 次。

（《中华皮肤科杂志》1965.6）

13. 主治：神经性皮炎。

方：大风子、白鲜皮各 30g，五倍子 15g，松香、鹤虱各 12g，苍术、苦参、防风、黄柏各 10g。

共为末，卷入草纸中，点燃熏灸，日 2 次，每次 20 分钟。

（《中华皮肤科杂志》1957.1）

过敏性皮炎

1. 主治：过敏性皮炎。

方：川芎、羌活各 12g，荆芥、薄荷、牛蒡子、独活、苍术、僵蚕、连翘各 10g，柴胡、赤芍、枳实、蝉蜕、甘草、生姜各 5g。

加水煎沸 15 分钟，滤出药液，再加水煎 20 分钟，去渣，两煎药液兑匀，分服，日 1 剂。

（武汉部队七六四野战医院）

2. 主治：过敏性皮炎。

方：百部、神曲各 60g。

加水煎，熏洗患处，日 1～2 次。

3. 主治：过敏性皮炎。

方：漆大姑、扛板归、金银花各 30g。

加水煎，熏洗患处，日 2～3 次。

（以上二方广州部队某部供）

4. 主治：过敏性皮炎。

方：蝉蜕、浮萍各 9g，麻黄、槐花、黄连各 6g，甘草 3g。

煎服法同 1，日 1 剂。

（《中医杂志》1964.7）

5. 主治：过敏性皮炎。

方：蒲公英、车前草、薏苡仁各 30g，茯苓皮、金银花、连翘、生地黄、牡丹皮各 20g，黄芩 10g。

煎服法同 1，日 1 剂。

6. 主治：过敏性皮炎。

方：苦参、紫草各 30g，菊花 20g，牛蒡子、荆芥、防风各 15g。

煎服法同 1，日 1 剂。

（以上二方摘自《河北验方选》）

7. 主治：过敏性皮炎。

方：生地黄、生石膏、升麻各 30g，玄参 20g，地肤子、牛蒡子各 15g，黄连、知母、蝉蜕、牡丹皮各 10g。

煎服法同 1，日 1 剂。

（《医药集锦》）

漆过敏性皮炎

1. 主治：漆过敏性皮炎。

方：紫花地丁、麻黄、甘草各 20g。

加水煎，熏洗患处，日 1～2 次。

（《百病良方》）

2. 主治：漆过敏性皮炎。

方：七叶一枝花 20g。

为细末，醋调涂患处，日 1～2 次。

（《河南中医》1989.1）

3. 主治：漆过敏性皮炎。

方：活蟹 1 个。

捣烂，涂患处，日 2～3 次。

（《河北验方选》）

稻田作业所致皮炎

1. 主治：稻田作业所致皮炎。

方：旱莲草、苦楝叶、薄荷、漆大姑各 100g。

加水煎，熏洗患处，日 2～3 次。

2. 主治：稻田作业所致皮炎。

方：五倍子 25g，白矾 10g。

共为细末，高粱酒 100ml 浸泡 2 日，涂搽患处，日 3～4 次。

3. 主治：稻田作业所致皮炎。

方：鲜乌桕叶、大叶桉树叶各 100g。

共煎，浓缩成膏，涂患处，日 2～3 次。

（以上三方广州部队一七九医院供）

4. 主治：稻田作业所致皮炎。

方：滑石、石膏各 120g，黄柏 60g，青黛 6g。

共为细末，以凡士林调成 25% 软膏，涂患处，日 1～2 次。

（兰州五三九三部队医院）

第十一节 结缔组织疾病病症奇方

系统性红斑狼疮

1. 主治：系统性红斑狼疮，头晕目眩，耳鸣，腰酸腿软，午后低热，脱发，口干咽燥，唇红掌红，指尖指甲鲜红光亮。锌值低，铜值高。

方：生地黄、熟地黄、七叶一枝花、白花蛇舌草、丹参、旱莲草各30g，牡丹皮、茯苓、赤芍、白芍各20g，玄参、知母、山茱萸各15g，甘草10g。

加水煎沸15分钟，滤出药液，再加水煎20分钟，去渣，两煎药液兑匀，分服，日1剂。

低热不退加青蒿60g，地骨皮30g；盗汗加五味子、莲子心各20g，浮小麦30g；脱发加何首乌、女贞子、枸杞子各20g；面颊红斑，口腔溃疡加芙蓉叶、野蔷薇花各15g，碧玉散10g；关节疼痛加虎杖、寻骨风、鸡血藤、益母草、地龙各15g。

（《中国医药学报》1987.5）

2. 主治：系统性红斑狼疮，脾肾阳虚，元气匮乏，湿热蕴遏，火毒伏营。

方：生地黄90g，黄芪、虎杖各60g，土大黄30g，土茯苓、赤芍、苦参、党参、牛膝各15g，牡丹皮、黄柏、泽泻各10g，附子、甘草各6g。

煎服法同1，日1剂。

3. 主治：系统性红斑狼疮，脾肾两虚。

方：土茯苓、六月雪、白花蛇舌草各30g，旱莲草、虎杖、大熟地黄、女贞子、茅莓根各15g，茯苓、泽泻、山药各10g。

煎服法同1，日1剂。

4. 主治：系统性红斑狼疮，气血两虚，热毒壅滞。

方：升麻60g，鳖甲、生地黄、赤芍、白芍、牡丹皮、鸡血藤、山楂、谷芽、麦芽、白茅根各30g，当归、黄芪、党参、薏苡仁、赤小豆各15g，鸡内金、神曲各10g，犀角5g。

煎服法同1，日1剂。

5. 主治：系统性红斑狼疮，热毒内蕴，经络瘀阻。

方：牛耳大黄、千里光、虎耳草、路路通各30g，生地黄20g，乌蛇15g，蝉蜕、蜂房、白鲜皮、赤芍、牡丹皮各10g。

煎服法同1，日1剂。

（以上四方摘自《辽宁中医杂志》1982.6）

6. 主治：系统性红斑狼疮，热盛络阻。

方：生地黄12g，当归、赤芍、牡丹皮、金银花、连翘、蒲黄、白茅根、茯苓、秦艽各10g，川芎、陈皮各6g，甘草3g。

煎服法同1，日1剂。

（《陕西中医》1983.4）

7. 主治：系统性红斑狼疮，肝肾不足，邪火内生，津伤液耗。

方：生地黄60g，黄芪、白花蛇舌草各30g，太子参、何首乌、天花粉、紫河车各15g，栀子、玄参、牡丹皮各10g，甘草6g，雄黄、青黛各1.5g。

煎服法同1，日1剂。

神识不清加神犀丹或紫雪散口服，并配合针刺；便秘加生大黄9g；尿中蛋白加金樱子9g，玉米须20g；关节疼痛加秦艽、威灵仙各9g。

8. 主治：系统性红斑狼疮。

方：熟地黄、党参、黄芪各20g，南沙参、北沙参、太子参各15g，白芍、麦门冬、陈皮、甘草各10g。

煎服法同1，日1剂。

（以上二方摘自《北京中医》1982.4）

9. 主治：系统性红斑狼疮，昏迷型。

方：牡蛎 30g，当归、丹参、石菖蒲、茯苓各 15g，赤芍、郁金、竹茹、桂枝各10g，局方至宝丹 1 粒（冲）。

加水煎，去渣，鼻饲，日 1 剂。并加刺人中、十宣等穴。

（《黑龙江中医药》1984.3）

10. 主治：系统性红斑狼疮。

方：牡蛎、瓦楞子、凌霄花各 30g，海藻 15g，青蒿、柴胡、黄芩、牡丹皮、赤芍、橘叶、枳壳、浙贝母各 10g。

煎服法同 1，日 1 剂。

（《湖北中医杂志》1980.3）

11. 主治：全身性红斑狼疮，多器官、系统受累，多发性关节炎，肾炎性变，狼疮肺，口腔鼻咽部溃疡，肝、脾、淋巴结肿大。其他如长期低热、各型皮疹和脱发等。

方：黄芪、鸡血藤、秦艽、丹参、女贞子、熟地黄各 30g，黄精、莲子心、白芍、当归各 15g，乌蛇、玉竹、白人参、黄连各 6g。

煎服法同 1，日 1 剂。

（《千家妙方》）

皮肌炎

1. 主治：皮肌炎，发热，皮肤瘙痒疼痛，遇热或阳光曝晒则疼痛加剧。

皮肤褐色，脱屑，毛发脱落，腰酸腿痛，大便干，食少纳呆。

方：生地黄、蒺藜、何首乌、白鲜皮、地肤子各 15g，当归 12g，赤芍、牡丹皮、栀子、桃仁、黄芩、荆芥穗各 10g，川芎、甘草各 6g。

加水煎沸 15 分钟，滤出药液，再加水煎 20 分钟，去渣，两煎药液兑匀，分服，日 1 剂。

（《湖南中医杂志》1988.2）

2. 主治：皮肌炎。

方：地骨皮 30g，生地黄、熟地黄、山药、龟版、鳖甲、党参、黄芪各 15g，紫草、牡丹皮、沙参、玄参、麦门冬、白术各10g。

煎服法同 1，日 1 剂。

（常楼起）

3. 主治：皮肌炎。

方：赤芍、鸡血藤各 30g，当归 20g，黄芪、川芎各 15g，地龙、红花、茯苓、穿山甲珠、防风、甘草各 10g。

煎服法同 1，日 1 剂。

（田凤鸣）

4. 主治：皮肌炎。

方：黄芪、茯苓、生地黄各 50g，丹参25g，党参、白术、地骨皮各 20g，知母、青蒿各 15g，柴胡 10g。

煎服法同 1，日 1 剂。

（《黑龙江中医药》1988.1）

5. 主治：皮肌炎，肝肾亏损，热毒入营，筋脉失养。

方：白花蛇舌草 30g，豨莶草、络石藤、生地黄各 15g，当归、赤芍、白芍、何首乌、茺蔚子、牡丹皮、谷芽、牛膝、半夏各10g。

煎服法同 1，日 1 剂。

（《上海中医药杂志》1981.1）

6. 主治：皮肌炎，寒湿型。

方：鸡血藤 30g，女贞子、黄芪各15g，菟丝子、沙苑子、韭菜子、桂枝、党参、白术、茯苓、丹参、秦艽各 10g。

煎服法同 1，日 1 剂。

关节疼痛较著加乌蛇 15g，延胡索10g，乳香、没药各 5g；浮肿加车前子、泽泻各 15g；红斑不消加鸡冠花、凌霄花各15g。

（《中医杂志》1976.3）

7. 主治：皮肌炎。

方：生地黄、何首乌、茯苓皮、侧柏叶、旱莲草、地骨皮、党参各30g，白芍、石斛、牡丹皮各15g，桃仁、红花、阿胶各10g，川芎、三七（为末，冲）各5g。

煎服法同1，日1剂。

（《新中医》1980.2）

8. 主治：皮肌炎，湿毒入血。

方：薏苡仁、猪殃殃、土茯苓、白花蛇舌草、半枝莲、排风藤各30g，乌蛇、蝉蜕、牡丹皮、赤芍、紫草各9g。

煎服法同1，日1剂。

（《辽宁中医杂志》1983.5）

9. 主治：慢性皮肌炎。

方：桑枝30g，葛根、白芍、生姜、大枣、姜黄各15g，桂枝10g，甘草5g。

煎服法同1，日1剂。

（《成都中医学院学报》1988.3）

10. 主治：多发性肌炎和皮肌炎，横纹肌呈非感染性弥漫性炎症病变，可引起疼痛、无力和肌萎缩。

方：地骨皮30g，生地黄、龟版、鳖甲、党参、黄芪、山药各15g，紫草、牡丹皮、南沙参、北沙参、麦门冬、白术各10g。

煎服法同1，日1剂。

（《千家妙方》）

硬皮病

1. 主治：硬皮病，皮肤紧张，表面光滑变薄，颜面光亮，鼻尖瘦，翼缩小，口张不大，指端皮肤苍白、冰冷，或有吞咽困难，或手指弯曲，屈伸困难。

方：黄芪、山药、赤芍各15g，党参、当归、丹参、茯苓各12g，白术、陈皮、制川草乌、桂枝、路路通、炙甘草各9g。

加水煎沸15分钟，滤出药液，再加水煎20分钟，去渣，两煎药液兑匀，分服，日1剂。

脾阳虚加炮姜、半夏、木香、砂仁各9g；肾阳虚加附子、巴戟天、仙茅、淫羊藿、鹿角胶、肉苁蓉各10g；肢端冰冷青紫加细辛、鸡血藤、红藤各10g；皮肤硬甚加穿山甲珠、皂角刺、川芎各10g；溃疡不敛加白蔹、赤小豆各10g。

（《上海中医药杂志》1983.5）

2. 主治：硬皮病。

方：党参、黄芪、熟地黄、何首乌、鸡血藤各30g，丹参、鹿角胶各15g，桂枝、赤芍、红花、陈皮、香附甘草各9g。

煎服法同1，日1剂。

阳虚畏寒加附子、肉桂各5g；脾虚腹泻加白术、五味子各10g；关节疼痛明显加桑寄生、秦艽、乌蛇各10g；便秘加当归、桃仁各10g；指端溃疡疼痛加玄胡10g，乳香、没药各5g；阳痿加淫羊藿20g；脉结代改甘草为炙甘草20g。

（《中西医结合杂志》1983.4）

3. 主治：硬皮病，亦治脉管炎。

方：丹参、鸡血藤各40g，郁金15g，玄胡、当归、牛膝各5g。

煎服法同1，日1剂，或为丸剂。

（沈阳部队二三〇医院）

4. 主治：硬皮病。

方：赤小豆30g，南沙参、麦门冬、天门冬、杏仁、薏苡仁、生地黄、金银花各15g，桑叶、连翘各10g。

煎服法同1，日1剂。

（《江西中医药》1983.6）

5. 主治：硬皮病。

方：生地黄、熟地黄、何首乌、鸡血藤、丹参、鳖甲、益母草、十大功劳叶各15g，玄参、天花粉、赤芍、白芍、当归、牡丹皮、苏木、桂枝、姜黄、制川乌各9g。

煎服法同1，日1剂。

（《广西中医药》1984.5）

6. 主治：硬皮病。

方：赤芍、威灵仙、土茯苓、菟丝子各15g，羌活、独活、麻黄、桂枝、制川乌、甘草、红花各10g。

煎服法同1，日1剂。

（《辽宁中医杂志》1980.7）

7. 主治：硬皮病。

方：伸筋草、连翘、黄芪各15g，制川乌头、桂枝、羌活、独活、防风、防己、白芥子、当归、桑寄生、牛膝、玄参各10g。

煎服法同1，日1剂。

肢端冷痛明显加附子、丹参、泽兰、漏芦各10g；肌肉关节酸麻疼痛加泽兰、丹参、白薇、贯众各10g；咳嗽加麻黄、前胡、桔梗各10g；尿蛋白阳性加白术、黑豆、玉米须、薏苡仁各10g；肝损害加香附、黄芩、牡丹皮各10g。

8. 主治：硬皮病。

方：当归、丹参、益母草、王不留行各15g，川芎、赤芍、泽兰、红花、莪术、地鳖虫各10g。

煎服法同1，日1剂。

（以上二方摘自《上海中医药杂志》1980.6）

9. 主治：硬皮病，常以雷诺现象开始，手指末端皮肤改变，开始肿硬，后硬化、萎缩，多发性关节痛，面部、四肢皮肤发硬，色暗。

方：生地黄、黑芝麻各50g，麦门冬、五加皮、桑白皮、当归各25g，枸杞子、桃仁、藁本、甘草各15g。

煎服法同1，日1剂。

（《千家妙方》）

白塞病

1. 主治：白塞病，口腔溃疡、生殖器溃疡，眼损伤，或有肠胃道症状，心血管损伤，静脉炎，关节炎，中枢神经系统损害。

肝胆湿热型，口苦咽干，心烦易怒。

方：金银花35g，连翘、生石膏、生地黄、板蓝根、滑石各25g，黄芩、黄柏、木通、淡竹叶、牡丹皮、黄连各15g，大黄、甘草各10g。

加水煎沸15分钟，滤出药液，再加水煎20分钟，去渣，两煎药液兑匀，分服，日1剂。

（《中国医药学报》1987.4）

2. 主治：白塞病，口腔、舌尖溃疡，结膜充血、干燥、糜烂，生殖器溃疡疼痛反复发作，下肢及臀部散在丘疹。

方：山药20g，玄参、生地黄、熟地黄、党参、茯苓皮各15g，山茱萸、菟丝子、泽泻各12g，郁金、牡丹皮各9g，甘草6g。

煎服法同1，日1剂。

（《福建中医药》1988.6）

3. 主治：白塞病。

方：黄芪50g，党参、苦参、茯苓各30g，白术、石决明各20g，黄连、陈皮、防风、地骨皮、柴胡、菊花各15g。

煎服法同1，日1剂。

（《中医药学报》1988.4）

4. 主治：白塞病，口眼舌目肛门生殖器糜烂生疮，时时作痛。

方：黄芩15g，黄连、生地黄各10g，木通、淡竹叶、大黄、灯心草各5g。

煎服法同1，日1剂。

（《吉林中医药》1980.6）

5. 主治：白塞病。

方：黄芪30g，白花蛇舌草、党参、金银花各15g，熟附子、仙茅、黄连、苦参、牡丹皮、甘草各9g，黄柏6g，干姜3g。

煎服法同1，日1剂。

（《上海中医药杂志》1983.1）

6. 主治：白塞病。

方：赤小豆、土茯苓各30g，甘草15g，黄柏、龙胆草、大黄、车前子各10g，黄连、草果、木通各5g。

煎服法同1，日1剂。

（《河北中医》1987.2）

7. 主治：白塞病。

方：薏苡仁、赤小豆各30g，苦参、玄参、赤芍各15g，防己、当归、黄柏、车前子、牡丹皮、苍术、紫草、红花各10g。

煎服法同1，日1剂。

（《广西中医药》1983.1）

8. 主治：白塞病，复发性口疮是本病的最早症状，继而外生殖器溃疡和眼结膜、虹膜的炎症。

方：土茯苓、赤小豆各25g，白花蛇舌草20g，露蜂房、苦参、鹿角、板蓝根、薏苡仁各15g，当归、滑石、黄柏各10g，壁虎4条。

煎服法同1，日1剂。

（《千家妙方》）

口眼干燥综合征

1. 主治：口眼干燥，阴虚内热，低热，口角疼痛，大便干燥，舌红绛，起芒刺。

方：太子参、浮小麦各30g，生地黄、天花粉、全瓜蒌、淫羊藿、大红枣各15g，石斛、菊花、枸杞子各10g，甘草5g。

加水煎沸15分钟，滤出药液，再加水煎20分钟，去渣，两煎药液兑匀，分服，日1剂。

2. 主治：口眼干燥，湿热内蕴，口苦、口臭腻，口角有白色分泌物，舌红，苔黄腻。

方：夏枯草15g，薏苡仁12g，苍术、郁金、藿香、佩兰叶、黄柏各9g，厚朴、陈皮各6g，甘草3g。

煎服法同1，日1剂。

3. 主治：口眼干燥，涎腺肿大，气阴两虚，倦怠乏力，腰膝酸软，便溏，易感冒。

方：太子参30g，黄芪、旱莲草各15g，生地黄、熟地黄、党参、当归、山药、何首乌、黄精、稽豆衣、白术、白芍各10g。

煎服法同1，日1剂。

4. 主治：口眼干燥，涎腺肿大，风热型。

方：板蓝根30g，桑叶、杏仁、荆芥、防风、僵蚕、半夏、沙参、麦门冬各10g，陈皮、桔梗、甘草各5g。

煎服法同1，日1剂。

（以上四方摘自《中医杂志》1987.2）

5. 主治：口眼干燥综合征。

方：当归、生地黄、天门冬、麦门冬、沙参、玄参、桔梗、蒲公英、紫花地丁、党参、黄芪、金银花、连翘、白术、茯苓、甘草各10g。

煎服法同1，日1剂。

（田凤鸣）

红斑性肢痛

1. 主治：红斑性肢痛，常在感冒后期，下肢灼热疼痛，红麻胀。

方：防己12g，苍术、白芷各10g，黄柏、牛膝各6g。

加水煎沸15分钟，滤出药液，再加水

煎 20 分钟，去渣，两煎药液兑匀，分服，日 1 剂。

（《湖南中医杂志》1987.5）

2. 主治：红斑性肢痛。

方：桃仁、红花、当归、黄芪、金银花、赤芍、黄柏、玄参、丹参各 10g，乳香、没药各 5g，甘草 3g。

煎服法同 1，日 1 剂。

麻木胀痛加白芍、牛膝各 10g；舌质瘀斑加苏木、刘寄奴各 10g；舌苔黄腻加苍术、薏苡仁各 15g。

（《中医杂志》1988.2）

3. 主治：红斑性肢痛。

方：生地黄 120g，黄芩 60g，苦参 30g。

煎服法同 1，日 1 剂。

（《山东中医杂志》1981.2）

第十二节 理化生物因素所致疾病病症奇方

冻疮

1. 主治：冻疮未溃破。

方：红辣椒、茄子枝各 100g。

加水煎，熏洗患处，日 3 次。

（南京部队一二四医院）

2. 主治：冻疮。

方：花生皮细粉末 50g，醋 100ml，樟脑 1g，酒精适量。

先以酒精将樟脑溶解，再入他药拌匀，涂患处，日 3 次。

3. 主治：冻疮溃烂。

方：猪油 10g，鸡蛋清 20g。

混合均匀，涂患处，日 2 次。

（《河北验方选》）

4. 主治：冻疮。

方：夹竹桃叶 50g。

加水煎，熏洗患处，日 2～3 次。

（《四川中医》1988.11）

5. 主治：冻疮。

方：干茄子梗 100g，芫花、生姜、当归、蜀椒各 15g，冰片 5g。

共为粗末，以 75% 酒精 1000ml 浸泡 1 周，去渣，涂患处，日 2～3 次。

（《河南中医》1989.1）

6. 主治：冻疮。

方：猪胰脏 1 具。

捣烂，涂患处，日 2～3 次。

（《四川中医》1986.1）

7. 主治：冻疮未溃。

方：川乌、草乌、小茴香、樟脑各 30g，红花 20g，桂枝 15g。

共为粗末，以白酒浸泡 1 周，去渣，涂患处，日 2～3 次。

（《四川中医》1988.11）

8. 主治：冻疮。

方：干辣椒 30g，冻麦苗 30g。

加水煎，熏洗患处，日 2～3 次。

9. 主治：冻疮。

方：鸡蛋黄 4 枚。

加热，熬出油，去渣，加入冰片少许，涂患处，日 2～3 次。

（以上二方摘自《天津医药》1964.12）

10. 主治：冻疮已溃。

方：干辣椒粉 30g，干姜粉 10g，黄柏粉 12g，白及粉 6g，凡士林 145g。

调匀，涂患处，日 2 次。

（《人民军医》1983.10）

11. 主治：冻疮。

方：当归 12g，桂枝、赤芍各 9g，生姜、甘草各 5g，大枣 10 枚。

加水煎，去渣，温服，日 1～2 剂。

（《湖北中医杂志》1982.5）

12. 主治：冻疮。

方：熟地黄 30g，鹿角胶 9g，白芥子 6g，麻黄、炮姜、肉桂、甘草各 3g。

加水煎，去渣，温服，日 1 剂。

（《新中医》1989.3）

13. 主治：冻疮。

方：桂枝、羌活、吴茱萸各 30g。

加水煎，熏洗患处，日 2～3 次。

（《广西中医药》1989.1）

14. 主治：冻疮肿痛，已溃未溃。

方：黄柏 21g，白蔹 9g。

以上二味，在肿痛未溃时，煎汤洗患处；已溃时研为极细末撒患处；初溃及将愈阶段用香油调敷患处。在肿疼时用此方煎汤洗后，亦可用药末调敷患处。

15. 主治：冻疮。初起只皮肉肿痛，久则变为紫黑，甚至化脓。好发于耳、面及手足。

方：母鸡油 21g，黄蜡 9g。

用砂锅将鸡油炼开去渣，再入黄蜡，化开撤火，凉即成膏。用温开水将患处洗净拭干，然后用膏少许抹患处，抹后用手揉搓多次。连用数次即愈。

16. 主治：冻疮。

方：茄子秧、辣椒秧各 500g。

加水煎汤，洗患处，日 2 次。

17. 主治：冻疮。

方：山里红果适量。

将山里红烤热，为泥，敷贴患处。

（以上摘自《单方验方汇集》）

毒蛇咬伤

1. 主治：毒蛇咬伤。

方：五灵脂、威灵仙、茯苓各 15g，吴茱萸、白芷、细辛、连翘、半夏、秦艽、甘草各 10g，雄黄 0.1g（研，冲）。

加水煎沸 15 分钟，滤出药液，再加水煎 20 分钟，去渣，两煎药液兑匀，分服，日 1 剂，重者，日服 2 剂。

局部肿胀加蝉蜕、车前子、泽泻各 10g；伤口紫黑加当归、赤芍、熟地黄、红花、牡丹皮、金银花、紫花地丁各 10g；疼痛较著加两面针 15g；痰多加天南星、白前各 10g；抽搐加全蝎 5g，蜈蚣 2 条；下肢被咬加牛膝、独活各 10g；上肢被咬加桂枝、桑枝各 10g；善后减雄黄、细辛、吴茱萸用量。

外敷用五灵脂 30g，雄黄 10g，共为末，冷水调敷伤口周围，勿涂伤口。

针刺局部放血，再刺八风、八邪等穴。

（《广西中医药》1983.4）

2. 主治：毒蛇咬伤，火毒型，伤口红肿疼痛，并有灼热感，有全身中毒症状，如恶寒发热，昏睡，烦躁，伤口流血，全身毛细血管出血，皮肤紫斑点，吐衄便血。

方：半边莲、生地黄各 30g，白茅根、旱莲草各 15g，牡丹皮、桃仁、栀子、白芍、大黄、黄芩、黄柏、薏苡仁、山豆根各 10g，黄连、蒲黄各 6g。

煎服法同 1，日 1 剂。

3. 主治：毒蛇咬伤，风毒型，双目昏花复视，张口难，语言不清，口流涎，四肢软瘫，腓肠肌麻痹，全身无力，胸闷腹痛，呼吸困难。

方：半边莲 30g，菊花、大黄、淡竹叶、生姜、白芷、桃仁、浙贝母、吴茱萸、车前子各 10g，白蔻仁、甘草各 5g，细辛 3g。

煎服法同 1，日 1 剂。

4. 主治：毒蛇咬伤，风火毒型，伤口红肿较轻而疼痛颇剧，黑麻色，恶心呕吐，神昏心慌，抽搐。

方：半边莲 30g，万年青 20g，大黄

12g，车前子、菊花、白芷、蒲公英各 10g，蜈蚣、全蝎、木香各 5g。

煎服法同 1，日 1 剂。

（以上三方摘自《湖南中医杂志》1986.3）

5. 主治：毒蛇咬伤。

方：醉鱼草、一点红、戢菜、一枝黄花、丝瓜叶、苦瓜叶、黄鹌菜、蟛蜞菊各 30g。

共捣如泥浆，涂患处，日 20～30 次。

6. 主治：毒蛇咬伤。

方：半边莲 30g，金银花 15g，青木香、菊花、白芷、半夏、赤芍、大黄各 10g，甘草 3g。

煎服法同 1，日 1 剂。

（以上二方摘自《湖南中医学院学报》1989.2）

7. 主治：毒蛇咬伤。

方：天南星 5g。

为细末，好醋调涂患处，日 2～3 次。

（《四川中医》1988.5）

8. 主治：毒蛇咬伤，地皮蛇咬伤，毒虫咬伤。

方：苍耳草嫩叶 300g。

捣绞汁服之，烂叶敷伤口上。

9. 主治：毒蛇咬伤，蜈蚣咬伤。

方：马桑根皮、盐各适量。

将二物捣烂如泥，敷于伤口上。

10. 主治：毒蛇咬伤，毒虫咬伤。

方：生姜、半夏各适量。

将二味药共捣烂，敷于患处。或将二味煎汤服亦可。

11. 主治：毒蛇咬伤，昏闷欲死者。

方：雄黄 1.5g，五灵脂 30g。

共为细末，每服 6g，好酒调服。再以 6g 酒调敷患处，良久再进一服即愈。

12. 主治：毒蛇咬伤。

方：天南星、防风各 6g。

煎服法同 1，日 1 剂。

（以上摘自《单方验方汇集》）

13. 主治：毒蛇咬伤。

方：细辛、白芷各 15g，雄黄 1.5g。

共为细末，每服 6g，好酒调服。

（《奇方类编》）

14. 主治：毒蛇咬伤。

方：烟袋油适量。

在蛇咬半小时用即可，日服 2 次，连服 3 日。每次用量成人 0.3～0.45g，用凉开水溶化服下，使毒由咬伤口处流出黄水。

15. 主治：毒蛇咬伤。

方：白芷 30g，五灵脂 30g。

加水煎服法同 1，日 1 剂。

（以上二方摘自《单方验方汇集》）

中暑

1. 主治：中暑，高热，昏迷。

方：生石膏 60g，知母 15g，山药、牛蒡子、金银花、连翘、甘草、党参各 10g，人参、麦门冬各 5g。

加水煎沸 15 分钟，滤出药液，再加水煎 20 分钟，去渣，两煎药液兑匀，分服，日 1～2 剂。同时冲服安宫牛黄丸 1 粒。

（田凤鸣）

2. 主治：中暑，昏迷。

方：皂角荚、细辛各 10g，雄黄 2g，冰片 1g，麝香 0.1g。

共为细末，口服 0.1g，日 1～2 次，另用少许，吹鼻孔内。

（成都部队康定军分区）

3. 主治：中暑。

方：炒白扁豆 40g，藿香叶 20g。

共为细末，每服 10g，日 3 次。

（兰州一三三部队）

4. 主治：中暑。

方：麦门冬 5g。

为末，加蜜 20ml，一次服，日 2 次。

（《河北验方选》）

5. 主治：中暑。

方：桃树叶 30g，食盐 5g。

共捣如泥，敷双足心。

（《医药集锦》）

6. 主治：中暑。

方：豨莶草、铁冬青各 150g，钩藤 90g，山芝麻 30g。

共为细末，每次冲服 5g，日 4～6 次。

（广州部队某部）

蝎蜇伤

1. 主治：蝎蜇伤。

方：食盐饱和溶液。

点双眼，并涂患处，日 4～6 次。

（《天津医药》1963.1）

2. 主治：蝎蜇伤。

方：地锦草 30g。

捣如泥，涂敷患处。

（《河北验方选》）

3. 主治：蝎蜇伤。

方：胶水（补自行车内胎用的胶水）3ml。

外涂患处，日 2～3 次。

4. 主治：蝎蜇伤。

方：汽油 10ml。

涂患处，日 2～3 次。

（以上二方田凤鸣供）

农药中毒

1. 主治：农药中毒。

方：绿豆、侧柏叶、金银花各 150g。

加水煎，去渣，频频饮服。

（《湖南中医杂志》1987.4）

2. 主治：农药中毒。

方：南瓜瓤、萝卜各 500g。

捣绞取汁，灌服催吐，效果良好。

（《河北验方选》）

3. 主治：有机磷农药中毒后遗症。

方：绿豆 60g，滑石 20g，甘草 15g，藿香、当归、茯苓、车前子各 12g，陈皮、半夏各 10g，大黄 6g。

加水煎沸 15 分钟，滤出药液，再加水煎 20 分钟，去渣，两煎药液兑匀，分服，日 1 剂。

头痛头晕加川芎、菊花、石菖蒲各 10g；食少纳呆加神曲、麦芽各 20g，身疲乏力加黄芪、党参各 15g；恶风怕冷加桂枝、防风各 10g；口服中毒者加白术、白蔻仁各 10g；皮肤中毒者加金银花、连翘各 10g；呼吸道吸入中毒者加桔梗 10g。

（《国医论坛》1989.3）

砒石中毒

1. 主治：砒石中毒。

方：防风 9g，藜芦、胆矾各 6g。

水煎，去渣，顿服，服后当吐。

（《上海中医药杂志》1956.4）

2. 主治：砒石中毒。

方：防风 30g。

水煎，去渣，分服，日 1～2 剂。

3. 主治：砒石中毒。

方：鲜鸭血 30ml。

一次冲服，日 2 剂。

（以上二方摘自《河北验方选》）

4. 主治：砒石中毒。

方：郁金、白扁豆各 10g。

为末，蜂蜜调服，日 1 剂。

(《事林广记》)

5. 主治：砒石中毒。

方：南天竹子 15g。

捣烂，以水冲服。

(《杨亿谈苑》)

狂犬咬伤

1. 主治：狂犬咬伤。

方：麝香 6g，雄黄、制炉甘石各 3g，牛黄 1.2g。

共为极细末，装瓶封固。用时，以少许点目内眦，日 3～4 次。再口服绿豆大 1 粒。

(《上海中医药杂志》1956.9)

2. 主治：狂犬咬伤。

方：斑蝥 1 个（同米炒黄），大黄 15g，金银花 10g，僵蚕 7 个。

加水共煎，去渣，顿服，日 1 剂。

(《应验良方》)

3. 主治：狂犬咬伤。

方：党参、羌活、独活、柴胡、甘草、前胡、生姜、茯苓各 10g，枳壳、桔梗、桂枝、川芎各 6g，地榆 3g，紫竹根 20g。

加水煎，去渣，分服，日 1 剂。

(《沈氏秘方》)

4. 主治：狂犬咬伤。

方：蜂蜜 15g，大黄 9g，桃仁、地鳖虫各 6g。

加水煎，去渣，顿服，日 1 剂。

(《浙江中医杂志》1984.10)

5. 主治：狂犬咬伤。

方：人参、羌活、独活、前胡、柴胡、川芎、桔梗、枳壳、生姜、甘草、生地榆各 9g，茯苓 6g，紫竹根 15g。

加水煎沸 15 分钟，过滤取液，渣再加水煎 20 分钟，过滤去渣，两次滤液兑匀。日 2 剂，早晚各服 1 剂。连服 10 剂即不再发。服后身必发痒。

6. 主治：狂犬咬伤。

方：当归 18g，川芎、荆芥、防风、大黄、通草、赤芍、桂枝、牡丹皮、红花各 9g，斑蝥 1 个，甘草 6g，黑丑（炒研）、白丑（炒研）各 4.5g。

先将斑蝥去足翅，用江米拌炒，去米，然后连同各药用水 4 碗煎至多半碗。先喝 120g 黄酒为引，继再服药，服后发汗。酒量小的，黄酒先喝一半，服二煎时再喝一半。每日 1 副早晚两次分服。轻者 1 副，重者可连服两副。被咬后，服药越早越好，7 日以内照方服用，如 7 日后，多加斑蝥，1 日增 1 个。但效果不如 7 日以内服药准确。过半个月后，即难收效。服后有轻微的腹痛及泄泻，小便赤红，稠似米汁样。忌食狗肉、牛肉、饮酒，以及一切辛辣食物和发物。

7. 主治：被狂犬咬伤后 7 日内，服此方可免患狂犬病。

方：大黄、麻黄各 9g，蝉蜕 7 个，蜣螂、牛角各 1 个。

将药装入牛角内，用陈棉絮塞口，再用盐水和泥封固，放入木柴火上烧，烧至牛角之油流出很多时，估计角内之药被油炸焦，存性时撤火，冷后，将药取出，研为细粉。黄酒为引，120～360g 均可，炖热，将药一次送下。盖被发汗。服后无反应，亦无任何禁忌。

8. 主治：狂犬咬伤。

方：穿山甲、大黄各 3 片，马钱子 3 个，猪脂膏、麻油各 120g。

先将麻油入锅内，文火熬之，熬开后，将前 3 药入油内，炸至焦枯变黑色，去药不用。将猪脂膏入内煎炸，至油渣发焦变黄色为度，去油只用油渣，一次吃完。

9. 主治：狂犬咬伤。

方：大腹皮、地肤子、铺地锦（俗名雀卧单）、地骨皮各15g，大黑豆49粒（用绿里的）。

水煎服，黄酒60g为引，能饮酒者可多喝点。每日1剂。服第一剂后发汗。以后再服时无须发汗，服至3～5剂后即可安然无恙。患者如系幼童，药量可以酌减。60天内避风、忌房事和高声音响，并忌食有刺激性的食物，忌过度劳累及惊恐，以免精神冲动，诱病发生。

10. 主治：狂犬咬伤。

方：青风藤30g，线麻30g。

将线麻烧灰存性，用青风藤煎汤，再兑入黄酒一杯为引，冲服。早晚分两次服，服后发汗。15岁者药量减半，年龄再小者酌减。服后有时感觉全身疼痛拘紧或发现浮肿，但无妨碍，药力过去，症状即自消失。

11. 主治：狂犬咬伤，亦治狂犬病。

方：青风藤18g，黄酒240g。

青风藤研为细末，黄酒温热。每次送下药末9g。服后安睡发汗。隔3小时后，仍用黄酒240g再服9g。服至抽搐、反张、口禁停止为度。愈后忌房事1个月。

12. 主治：狂犬咬伤，亦治狂犬病。

方：花椒18对(对生的)，斑蝥1个(去头足)，枯矾9g，黄酒120g。

先将斑蝥用江米拌炒，令微黄，去米，然后连同花椒、枯矾共研细末。用黄酒炖热一次冲服，不拘时间。

服后2小时，感觉腹部酸坠，是药已见效。3～8小时，伤轻者小便赤红；严重患者，小便见血丝。如现此征，即为毒气排出，不必再服。不然仍须续服。根据经验，最多不过两剂即愈。

13. 主治：狂犬咬伤，兼治破伤风。

方：乳香（制）、没药（制）、血竭、儿茶各9g，斑蝥4个（去头足翅），白花蛇舌草4.5g，麝香0.1g，冰片1.5g。

前六味先研为细面，后入麝香、冰片再研均匀即可，贮瓶内密封，勿使冰麝泄气。如系新伤口，即时将此药敷上以消毒纱布盖好、固定，勿使脱落，只上1次，不可见水。如咬伤日久，须先将伤处用温开水泡软，再以消毒刀刮痂见了鲜血，将药敷于血上，余同上法处理。治破伤风亦仿此法。

（以上摘自《中医验方汇选》）

蜂螫伤

1. 主治：蜂螫伤。
方：七叶一枝花10g。
为细末，好酒调涂患处，日2～3次。
（《广东医学》1966.1）

2. 主治：蜂螫伤。
方：马齿苋100g。
捣如泥，涂敷患处，日2～3次。

3. 主治：蜂螫伤。
方：蜂房20g。
焙干为末，猪油调敷，日2～3次。
（以上二方摘自《河北验方选》）

4. 主治：蜂螫伤。
方：蚯蚓3条。
捣烂，涂敷患处，日2～3次。
（《飞鸿集》）

5. 主治：蜂螫伤。
方：白酒20ml。
涂患处，日数次。
（《广利方》）

6. 主治：蜂螫伤。

方：香烟烟灰 1g。

以水调涂患处，日 2～3 次。

7. 主治：蜂螫伤。

方：童尿 10ml，黄土 5g。

调敷患处，日 2～3 次

（以上二方田凤鸣供）

蜈蚣咬伤

1. 主治：蜈蚣咬伤。

方：五灵脂 10g。

为细末，水调涂患处，日 2～3 次。

2. 主治：蜈蚣咬伤。

方：甘草、金银花各 12g。

加水煎，去渣，顿服，日 1 剂。

（以上二方摘自《江苏中医》1966.6）

3. 主治：蜈蚣咬伤。

方：桑枝 30g。

加水煎，去渣，顿服，并取鲜桑树嫩枝，折断，以其汁涂患处。

（《墨娥小录》）

4. 主治：蜈蚣咬伤。

方：鸡冠血 10ml。

一半以水冲服，一半涂患处，日 2～3 次。

（《青囊杂纂》）

5. 主治：蜈蚣咬伤。

方：茄子 1 个。

切片擦患处，日 3～6 次。

（民间方）

毒蕈中毒

1. 主治：毒蕈中毒。

方：绿豆 40g，甘草 10g。

加水煎，去渣，分服，日 1～2 剂。

（《河北验方选》）

2. 主治：毒蕈中毒。

方：鱼脑石 15g。

加水煎，去渣，分服，日 1～2 剂。

（《民间灵验便方》）

3. 主治：毒蕈中毒。

方：新鲜金银花 20g。

嚼食服。

（《产乳集验方》）

4. 主治：毒蕈中毒。

方：芫花 3g。

研末冲服。

（《危亦林得效方》）

5. 主治：毒蕈中毒。

方：鲜忍冬藤 30g。

嚼食服。

（《洪迈夷坚志》）

苦杏仁中毒

主治：苦杏仁中毒。

方：杏树根皮 60g。

加水煎，去渣，顿服。

（《中医杂志》1965.2）

食物中毒

1. 主治：食物中毒。

方：空心菜、金银花、韭菜、甘草各 120g。

加水煎，去渣，分服，日 1～2 剂。

（《应验良方》）

2. 主治：食物中毒。

方：杨梅树皮 100g。

加水煎，去渣，分服，日 1 剂。

（《验方选编》）

3. 主治：食物中毒。

方：刺猬皮 10g。

焙焦，研末，冲服。

（《医药集锦》）

4. 主治：食物中毒。

方：白头翁 30g，茵陈、板蓝根、葛根各 20g，川芎、羌活、白术、肉桂各 10g，炮姜 5g。

加水煎，去渣，分服，日 1 剂。同时以龙眼肉包鸦胆子 10g，吞服。

（《四川中医》1988.6）

地方性氟中毒

主治：地方性氟中毒。

方：熟地黄 20g，鸡血藤、骨碎补各 15g，肉苁蓉、海桐皮、川芎、鹿衔草各 10g。

共为细末，每次服 3 ～ 6g，日 3 次。

（《陕西中医》1982.1）

汞中毒

1. 主治：汞中毒。

方：金钱草、忍冬藤、夏枯草、蒲公英各 15g，谷精草、乳香、花椒、猪苓、贯众、甘草各 10g，黄连 5g，蔗糖适量。

加水煎，去渣，分服，日 1 ～ 2 剂。

（《河北中医》1985.3）

2. 主治：汞中毒。

方：草木灰 10g。

加水煎，去渣，顿服。

（《应验良方》）

铅中毒

1. 主治：铅中毒。

方：金钱草 35g，甘草、菊花各 15g。

加水煎，去渣，分服，日 1 剂。

（《江西中医药》1960.5）

2. 主治：铅中毒。

方：萝卜 1000g。

捣绞取汁，每次服 30ml，日 3 ～ 4 次。

（《急救良方》）

3. 主治：铅中毒。

方：荸荠 500g。

去皮，嚼食 30g，日 3 ～ 4 次。

（《饮膳正要》）

4. 主治：铅中毒。

方：麻油、蜂蜜、饴糖各 20g。

调食服，日 1 ～ 2 剂。

（《应验良方》）

一氧化碳中毒

主治：一氧化碳中毒。

方：桃仁 20g。

加水煎，去渣，分服，日 1 剂。

（《河北验方选》）

蜘蛛咬伤

1. 主治：蜘蛛咬伤。

方：蜈蚣 1 条（研末），猪胆汁 20g。

调涂患处，日 2 ～ 4 次。

2. 主治：蜘蛛咬伤。

方：苎麻全草 100g，青黛 10g。

将苎麻捣绞取汁，调青黛，涂患处。

（以上二方摘自《应验良方》）

3. 主治：蜘蛛咬伤。

方：槟榔 10g，小米熟饭、红糖各 5g，童便 10ml。

将槟榔研为细末，调匀，涂患处，日 2 次。

（《民间灵验便方》）

蚊虫咬伤

1. 主治：蚊虫咬伤。

方：肥皂。

蘸水，涂擦患处，日 3 ～ 4 次。

2. 主治：蚊虫咬伤。

方：紫金锭 1g，丝瓜叶 5g。

共捣如泥，涂敷患处。

（以上二方摘自《溯洄集》）

3. 主治：蚊虫咬伤。

方：紫苏叶 1 片。

拍荫（地方方言，意思是"揉搓拍打成湿漉漉的发荫，使叶子呈柔软状"），贴敷患处。

（民间方）

鼠咬伤

1. 主治：鼠咬伤。

方：猫骨。

烧成炭，为末，以香油调涂。

（《新中医》1987.11）

2. 主治：鼠咬伤。

方：荔枝肉数枚。

嚼烂，涂敷患处。

（《避暑录》）

鸦片中毒

1. 主治：鸦片中毒。

方：30% 食盐水 100ml。

一次口服。

2. 主治：鸦片中毒。

方：30% 白糖水 100ml。

一次口服。

（以上二方摘自《牧竖间谈》）

3. 主治：鸦片中毒。

方：鸭血 100ml。

一次服下。

（民间方）

鱼蟹中毒

1. 主治：鱼蟹中毒。

方：橄榄果 60g。

捣绞取汁，一次服下。

2. 主治：鱼蟹中毒。

方：紫苏叶、生姜各 30g，厚朴、甘草、芦根各 10g。

加水煎，去渣，分服，日 1 剂。

（以上二方摘自《千金方》）

河豚中毒

1. 主治：河豚中毒。

方：降香 10g。

为细末，以绿豆煎汤，调服 3g，日 3 次。

（《万全方》）

2. 主治：河豚中毒。

方：五倍子、白矾各 10g。

研细末，以水调服 3g，日 2 ～ 3 次。

（《事林广记》）

3. 主治：河豚中毒。

方：槐花适量。

炒黄，为末，与胭脂少许，调拌冲服。

（《临海水土记》）

烧伤

1. 主治：大面积烧伤后，残余溃疡，长期低热，头目眩晕，腰膝酸软，口干咽干，舌红少津，或有瘀斑。

方：生地黄、丹参各 20g，牡丹皮、金银花各 15g，连翘 12g，赤芍、白芍、茯苓各 9g，知母 6g。

加水煎沸 15 分钟，滤出药液，再加水煎 20 分钟，去渣，两煎药液兑匀，分服，日 1 剂。

（《中医杂志》1982.9）

2. 主治：烧伤。

方：儿茶、枯矾（后下）、白及、黄柏各 15g，葫芦茶、两面针、十大功劳叶、九里明、虎杖各 30g，地榆 10g，大黄 20g。

加水煎沸 25 分钟滤取液，倒入盆内外洗患处，每日 1 剂，日 4～5 次。

（《广西中医药》1988.3）

3. 主治：烧伤。

方：黄连、黄芩、黄柏、大黄、地榆炭、血余炭、玄参、天门冬、天花粉、白芷、苦参、甘草各 30g，穿心莲 60g，牡丹皮、紫草各 20g，红花 15g，冰片 10g，麻油 2000ml。

上药除冰片外浸入麻油中，文火煎煮至药物焦黄，滤渣，稍冷后放入冰片粉，搅拌均匀，高压消毒备用。用时先清洗创面，把涂有薄薄一层膏的无菌纱布紧贴于创面上，取半暴露并防受压，每日换药 1 次。

（《浙江中医杂志》1988.10）

4. 主治：烧伤。

方：生石灰 500g，凉开水 1000ml。

将石膏溶于凉开水中溶开，搅拌，静置，取其澄清水，加等量麻油，搅匀即成，外涂于患处。

（《哈尔滨中医》1968.7）

5. 主治：烧伤。

方：地榆炭 500g，鸡蛋清适量。

将地榆炭碾成细末，高温消毒，密闭贮藏。用时取地榆炭粉 10g，鸡蛋清适量，调成糊状。先用消毒液消毒患处，剪破水泡，然后涂敷糊剂包扎。伤后的前 3～4 日，每日检查患处 1 次，如无感染，消毒包扎；若有感染就除去感染处的痂，消毒后继续涂敷上药。

（《四川中医杂志》1988.7）

6. 主治：烧伤。

方：干生地黄、红花、当归、麦门冬、陈皮、甘草、地榆、冰片、朱砂各 120g，虎杖 500g，茶油或花生油 500ml。

上药除冰片、朱砂研细末外，各药均放入油内浸泡 24 小时，然后用文火煎熬至麦门冬变黑褐色为度，滤去药渣，待油温降至 60℃时投入冰片、朱砂末搅匀，油凉后备用。清创后，将上油均匀地涂在创面上，4～6 小时涂药 1 次，待创面结成薄药痂后，改为每日涂 1～2 次。注意勿受压过久或磨损，保持痂膜干燥油润，待痂膜自行脱落即愈。

（《广西中医药》1985.3）

7. 主治：Ⅰ～Ⅱ度烧伤。

方：黄柏粉 3 份，酸枣树皮粉 4 份，地榆粉 3 份，甘草粉少许。

上药粉混合均匀，装瓶高温消毒后保存。用生理盐水清洗伤口，撒上一层药粉，用喷雾器直接将药液喷入伤口。

（《新中医》1986.1）

8. 主治：烧伤。

方：黄芩、大黄、虎杖、地榆各 500g，黄柏、紫草、黄连各 400g，寒水石 200g，冰片 100g，鱼肝油 8000ml。

各研末，共调匀。再以盐水清理创面后，将烧伤水泡内水分以消毒针管抽尽。用消毒棉签蘸药涂创面，日 2～3 次。

（《四川中医》1983.3）

9. 主治：大面积烧伤残余溃疡。

方：生甘草 66g，全当归、黄芪、白蜡各 60g，白芷 30g，轻粉、紫草、血竭、黄连各 24g，象皮粉 12g。

先将当归、白芷、甘草、紫草、黄芪、黄连六味药放入 500ml 麻油内浸泡 3 日，放入大勺内文火熬至微枯，用细绢滤去渣，油复入勺内煎滚，入血竭化尽，次入象皮粉、白蜡，微火化开，待麻油降温片刻后下轻粉（研细）搅匀，冷成膏状备用。用新洁尔灭溶液和盐水清创面，再把涂有薄层药膏的纱布覆盖于创面上，取半露并防受压，每日更换 1 次。

（《中医杂志》1982.9）

10. 主治：大面积烧伤残余溃疡，兼有面色萎黄，嗜睡神疲，心悸怔忡，多梦，便溏。

方：薏苡仁 30g，党参、黄芪、丹参、鸡血藤、焦山楂各 20g，赤芍、白芍、茯苓各 9g，生甘草 6g。

水煎服法同 1，日 1 剂。

（《中医杂志》1982.9）

11. 主治：烧伤合并感染伤口。

方：黄柏粉 5 份，榆树皮粉 10 份，酸枣树皮粉 2.5 份，酒精适量。

将上药粉浸入 80% 酒精中浸泡 48～72 小时，酒精量超过药粉面 1 指左右，然后滤去渣，分装保存。用生理盐水清洗伤口，有水泡，先行挑开，用喷雾器直接将药液喷入伤口。

（《新中医》1986.1.25）

烫伤

1. 主治：烫伤。

方：大黄、黄连、栀子、白芷、连翘、当归、乳香、没药、儿茶、罂粟壳、海螵蛸各等份，冰片为上药总量的 5%。

以上诸药共为细末，用麻油调成糊状，敷患处，流水者可撒干粉，前 2 日每日换药 1 次，以后隔日 1 次。感染者，加入 0.5% 红升丹。

（《黑龙江中医药》1988.1）

2. 主治：烫伤。

方：连翘 30g，苦参、地榆、黄连各 90g。

共研成极细粉末，装瓶备用。用时以香油 300ml，将药粉浸入油中调匀，将药膏直接涂于创面，起泡者，用无菌针穿破。

（《中医杂志》1987.5）

3. 主治：烫伤。

方：文蛤 20 份（煅），儿茶 5 份，冰片 1 份，香油适量。

上药研极细末，装瓶备用。

使用时用香油调适量散成糊状，均匀敷于烫伤表面，每日 1 次。

（《河北中医》1984.3）

4. 主治：烫伤。

方：大黄、黄柏、黄芩、寒水石、地榆、冰片各 15g。

上诸药共研极细末，用麻油调匀即可。用鸡翎毛蘸药涂敷患处，日 1 次。

（《四川中医》1988.8）

5. 主治：烫伤。

方：生石膏 30g，地榆炭 15g，乳香 9g。

上药共为极细末，加獾油 90g，鸡子清 30g 调匀，涂患处，日 2～3 次。

（《中医杂志》1966.2）

6.主治：烫伤。

方：绿豆50g，滑石40g，黄柏20g。

上药共研成极细粉末，用鸡蛋清调匀，涂于患处，日2次。

（《上海中医药报》1990.5）

7.主治：烫伤。

方：十滴水适量。

将市售十滴水打开瓶口，涂于患处。涂后稍痛，瞬间痛止。日1～3次。

（《四川中医》1988.6）

8.主治：烫伤。

方：鲜蔷薇叶500g（以尖端嫩叶为优）。

将蔷薇嫩叶入铁锅内，用微火焙干，研粉过筛，装瓶备用。用时用冷浓茶水将药粉调成糊状，外涂于患处，日4次。

（《湖南中医杂志》1987.5）

9.主治：烫伤。

方：虎杖150g，冰片10g。

二药共研成极细粉，装铝制盒子内，然后再加入适量的凡士林混合调成软膏，高压消毒后，密封贮存备用。将烫伤处清洗干净，用药粉均匀地涂擦在创面上。冬季包扎为宜，夏季不必包扎，每日换药1次。

（《新中医》1987.12）

10.主治：烫伤。

方：枣儿红30g，三颗针15g。

将上药研成极细粉，加入凡士林90g中，加热熔化混匀即可用上药膏涂患处，日1次。

11.主治：烫伤。

方：地榆根120g，菜籽油240g，黄蜡60g。

将地榆切成小片，放入菜籽油内隔水蒸6～8小时，滤去药渣，加入黄蜡冷却即成。用时，将药油擦患处，日2次。

（以上二方摘自《中草药单验方汇编》）

烧烫伤

1.主治：烧烫伤。

方：白芷、血竭各25g，血余1握，当归、川芎、黄芩、黄柏、黄连、天花粉、红花各15g，紫草9g，麝香0.3g，冰片6g，黄蜡、白蜡各12g，鲜侧柏叶一大把，纯香油750g。

取香油置锅内，文火熬开，先下白芷、鲜侧柏叶、血余，熬20分钟；次下当归、川芎，熬8分钟；再下黄芩、黄连、黄柏、花粉，熬5分钟；最后下红花、紫草，熬5分钟。待侧柏叶变黑时捞出粗药渣，把黄蜡、白蜡溶化入药液中，然后用粗白布或三层纱布将油膏滤出，贮入瓦罐，与此同时，将血竭、麝香、冰片分研成细末，过120目筛，待油膏滤出物温度降低时，徐徐掺入，用鲜桑枝或柳枝不停地搅拌，使药末分布均匀。药膏完全变冷后，加盖勿令气泄，随即将瓦罐浸入冷水中，以泄出药膏之火毒。用时，先将患处用浓茶水拭净，以鸡毛蘸药膏搽敷患处，日搽4次。每次搽药前，都必须用冷茶水拭净患处。治疗期间忌辣椒、酒等食品。

《湖北中医杂志》1984.3）

2.主治：烧烫伤。

方：生地榆、黄柏、大黄、黄芩各32g，黄连15g，蓖麻油适量。

将前5味药晒干轧为细末，高压灭菌备用，或加蓖麻油配成30%～50%油膏使用。头面、会阴部在夏季大面积烧伤，应暴露创面，将药末撒布患处，促使结痂形成。四肢、躯干在寒冷季节烧伤，在清理创面后用本药膏搽患处，并以敷料覆盖包扎。

（《河南中医》1981.1）

3.主治：烧烫伤。

方：生姜适量。

将生姜捣烂榨汁，用药棉蘸姜汁敷于患处，能立即止痛。已起泡红肿者，能消炎退肿，消去水泡。水泡已破者，敷之亦无刺激。灼伤轻者，敷药1次即可。严重者可时时注入姜汁，保持湿润36小时，即可停药。

（《新中医》1984.2）

4. 主治：烧烫伤。

方：老黄瓜适量，10%氧化锌适量。

用温水洗净老黄瓜，切碎、取汁，纱布过滤，加入10%氧化锌。用药棉蘸取上药涂于患处。每日涂数次。

（《新中医》1958.4）

5. 主治：烧烫伤。

方：寒水石、大黄、黄连、白芷、刘寄奴、紫花地丁各9g。

共研细末，另以冰片4.5g调入研极细，再以香油调涂伤处。每日涂药1次。

（《中医杂志》1956.9）

6. 主治：烧烫伤。

方：龙骨、生石膏、大黄、儿茶各等份。

共研极细末，用冷茶水调成稀糊状，敷伤处，用消毒纱布盖好（面部可不盖），每日换药1次。

（《中医杂志》1957.4）

7. 主治：烧烫伤。

方：黄连30g，黄柏、当归尾、生地黄各60g，紫草90g，麻油1000g，黄蜡180g。

先将黄连、黄柏、当归尾、紫草、生地黄共放麻油内浸4小时，倾入铜锅，用慢火煎沸至药枯为度，以纱布滤去药渣，把煎好的药油倒入已放好黄蜡的干净瓷缸里，候冷即成紫红色软膏。用时先将创面消毒，然后直接涂以本药膏，亦可用纱布

涂成膏药贴于伤处。

（《中医杂志》1957.2）

8. 主治：烧烫伤。

方：黄芩、黄连、黄柏各50g，冰片5g，麻油100g。

将黄芩、黄连、黄柏烘干，研成细粉过细筛，入冰片，与麻油调匀即可。用生理盐水洗创面，用羽毛将药涂患处，再盖上消毒纱布，每日换药2次。

（《新中医》1987.1）

9. 主治：烧烫伤。

方：紫草、大黄、栀子、黄柏、薄荷各15g，石膏50g。

将药置入500ml豆油中浸泡24小时，然后放入锅中文火炸至焦黄去渣，离火趁热加入蜂蜡150g，搅匀冷却成膏，瓶贮密封备用。先局部清理创面后，涂抹本药膏于患处。

（《黑龙江中医药》1985.6）

10. 主治：烧烫伤。

方：鲜铺地蜈蚣250g。

加水煎汤温洗患处，每日2～3次。另用鲜铺地蜈蚣放瓦上烧炭、研末，调茶油外敷；若创面有渗出液可直接撒布于创面。

（《广西中医药》1981.1）

11. 主治：烧烫伤。

方：老松树皮炭（松树皮入铁锅内炒成像木炭一样即可）100g，大黄50g，冰片10g。

上药共研极细粉末，装瓶备用。先用75%酒精或生理盐水处理好创面，再撒本药适量，覆盖创面即可。

（《四川中医》1988.6）

12. 主治：烧烫伤。

方：麻油、细盐、大黄粉各适量。

先将烧、烫伤面清洗干净，用少量麻油涂敷在伤面上，再撒上少量细盐和大黄

粉,用消毒纱布覆盖,包扎。

(《四川中医》1988.7)

13. 主治:烧烫伤。

方:猫骨头1具,鸡蛋黄数个。

将猫骨头用微火烤成淡黄色,研极细末;再用鸡蛋黄熬油,调药末成糊状,涂于患处。开始2小时涂1次。24小时后改为上、下午各涂1次。

(《四川中医》1988.5)

14. 主治:烧烫伤。

方:新鲜大蓟之根、食用菜籽油各适量。

先将大蓟根洗净切细,捣烂取汁与食用菜籽油按一定比例调成糊状,装瓶备用。治疗时以糊剂涂抹患处。

(《中医杂志》1988.3)

15. 主治:烧烫伤。

方:地榆、黄连、黄柏、大黄各等份。

诸药共研极细末,加入凡士林适量搅成软膏状。用生理盐水清洗过患处,将药粉涂上,不必包扎。每日换药1次。

(《四川中医》1988.5)

16. 主治:烧烫伤。

方:黄柏、甘草各等份。

二药共研为细末,炎热季节酌加5%～10%冰片,寒冷季节酌加2%～4%冰片,用芝麻油调匀敷患处,日1次。

(《四川中医》1986.10)

17. 主治:烧烫伤。

方:大麦适量。

净砂锅内炒至漆黑为度。取出以纸铺地上,出火气,研细末。烂者,用药粉搽患处;破者,用香油调药末涂之。

18. 主治:烫泡、火烧伤。

方:生大黄末适量。

用香油或桐油调药粉成糊状,涂于患处。

19. 主治:烧烫伤。

方:百草霜6g,轻粉4.5g。

上二药共研细末,香油调药成糊,涂搽患处。可内服清凉散:薄荷、菊花、金银花各2g,为末,冲服。

(以上三方摘自《奇方类编》)

20. 主治:烧烫伤。

方:生石膏15g,寒水石、川大黄、杜仲炭、生黄柏各9g。

上诸药共研为极细粉末,用香油调药粉成糊状,涂于患处。

21. 主治:烧烫伤。

方:香油30g,白蜡15g,头发5g,鸡蛋清1个。

把香油加热,入鸡蛋清和头发炸焦后,去渣,然后把白蜡放入油内,溶化后,倾入碗内冷之,待凉,涂患处。

22. 主治:烧烫伤。

方:地榆炭12g,川黄连9g。

将上药共研为极细末,用香油调药成糊,涂搽患处。

23. 主治:烧烫伤。

方:地榆9g,冰片0.3g。

共研极细末,用香油调糊,涂搽患处。

(以上摘自《单方验方汇集》)

24. 主治:烧烫伤。

方:香油30g,罂粟子、白芷、黄蜡各3g。

将罂粟子研细,同白芷入油内炸焦为度,滤出渣,再将黄蜡入内溶化成膏,抹患处。

25. 主治:烧烫伤。

方:大黄30g,儿茶15g,松香、生石膏各9g。

共研极细末,香油调涂。涂后痛止,无刺激及毒性的反应。

26. 主治:烧烫伤。

方：芥穗（炒）12g，牛蒡子（炒）、生地、牡丹皮、地骨皮各9g，金银花、连翘、防风各6g，栀子（炒）、当归、赤芍、黄连（酒炒）各4.5g。

加水煎沸15分钟，滤过取液，渣再加水煎20分钟，过滤去渣，两次滤液兑匀，分早晚2次服，日1剂。

27. 主治：烧烫伤。

方：陈石灰60g，大黄4.5g，真藕粉6g。

共为细末，香油调匀敷患处。轻者每日夜2次，重者每日夜6次。

28. 主治：烧烫伤。

方：猪毛1撮，大黄9g，冰片0.3g。

将猪毛烧存性，加入大黄、冰片，共研细末，香油调匀涂擦患处。每日涂1次。涂后立即止痛。

29. 主治：烧烫伤。

方：鸡蛋清1个，白酒15g。

将鸡蛋清与酒合一处调匀，敷于患处，日3～4次。如伤处面积大，可按比例增加，如酒薄可多用。

30. 主治：烧烫伤。

方：大黄、寒水石各30g，冰片9g。

共为细末，伤处不烂用生香油调抹，伤处破烂用熟香油调抹。药膏多少，依伤处大小配制，一般2～3日起皮改色即愈。

31. 主治：烧烫伤。

方：芦苇穗7颗，地榆炭、黄柏炭、大黄炭、刘寄奴各9g，蛇蜕（微炒）1.5g，花椒少许。

前六味共为细末，用香油将花椒炸黑捞出，待油凉时，调和以上药末敷患处。

32. 主治：烧烫伤。

方：生地榆适量。

将生地榆研为细末，香油调敷患处。但须于伤后随即敷药，过6小时再敷无效。

（以上摘自《中医验方汇选》）

第三章 外科疾病病症奇方

疖

1. 主治：疖，头面部多发性疖肿。

方：熟地黄 20g，黄芪 15g，鹿角胶、人参各 8g，肉桂、麻黄、白芥子、炮姜、甘草各 3g。

加水煎沸 15 分钟，滤出药液，再加水煎 20 分钟，去渣，两煎药液兑匀，分服，日 1 剂。

（《新中医》1988.8）

2. 主治：疖，全身多发性疖肿。

方：柴胡、荆芥、防风、桔梗、川芎、陈皮、茯苓、生姜各 9g，独活、甘草各 3g。

煎服法同 1，日 1 剂。

（海军四四二〇部队）

3. 主治：疖。

方：当归 10g，制马钱子 3g，地鳖虫、胆南星、血竭、没药、乳香、红花、防风、白芷、升麻、川芎、细辛、川乌、草乌各 2g，龙骨、螃蟹骨、羌活、石菖蒲各 1g。

共为细末，酒精调糊，涂敷患处，以凡士林纱布包扎，日换 1～2 次。

（沈阳部队二二一医院）

4. 主治：疖。

方：黄连藤、鹅不食草、蓖麻子仁、紫花地丁、威灵仙、皂角刺、穿山甲各 12g，苦地胆、天南星、一见消、铅丹各 9g，栀子、连翘各 6g，麻油 500g。

除铅丹外，其他药物均以麻油炸焦，去渣，徐徐加入铅丹，至滴水成珠，制成膏药，贴疖，日换 1 次。

（海军四四二〇部队）

5. 主治：疖，全身多发性疖。

方：大黄 9g，蜈蚣 2 条，全蝎 2 个，冰片 2g。

共为细末，食醋调涂敷，日 1～2 次。

（兰州五三九五部队医院）

6. 主治：疖。

方：铅丹、白及各 20g。

研末，醋调涂敷患处，日 1～2 次。

（第四军医大学）

7. 主治：疖。

方：三颗针 3g，蒲公英、熟石膏、丹参、半夏、紫草各 2g。

研末，高粱酒调敷患处，日 1～2 次。

（成都部队西藏军区）

8. 主治：疖。

方：鲜马齿苋 60g，白矾 20g。

共捣如泥，敷患处，日 1～2 次。

9. 主治：疖。

方：白及、寒水石、铅丹各 20g。

共研细末，加凡士林50g，涂敷患处，日1～2次。

（以上二方摘自《中华医学杂志》1956.1）

10. 主治：疖。

方：紫花地丁、刺蒺藜各100g。

加水浓煎，得100ml药液，再加黄连素粉、氧化锌、凡士林、淀粉各100g，熬成膏，敷患处，日1～2次。

（《江西医药》1965.3）

11. 主治：疖。

方：炉甘石、赤石脂、枯矾、白芷、松香、冰片、铅丹各9g。

各为末，共研匀，加凡士林60g，敷患处，日1～2次。

（《哈尔滨中医》1960.6）

12. 主治：疖，全身多发性疖。

方：金银花、连翘、蒲公英、紫花地丁、当归、荆芥、防风、牡丹皮、赤芍、生地黄、党参、黄芪、皂角刺、甘草各10g。

煎服法同1，日1剂。

（田凤鸣）

13. 主治：疖。

方：黄柏、大黄、儿茶各15g，雄黄、黄连、青黛、枯矾、硼砂、人中白各9g，牛黄1g，冰片1g。

共研细末，麻油调敷，日2次。

（《中医杂志》1963.7）

14. 主治：疖。

方：大黄、天花粉各5g，黄柏、七叶一枝花、苍术、桃仁各4g，黄芩、栀子、甘草、防风、白芷、天南星、陈皮、厚朴、樟脑、赤芍、牡丹皮、姜黄各3g，乳香、没药、薄荷各2g。

共研细末，食醋调敷，日2～3次。

（《湖南中医杂志》1987.2）

15. 主治：疖。

方：藤黄10g，马钱子、樟脑各6g。

共研末，猪胆汁调敷，日1～2次。

（《新中医》1981.3）

16. 主治：疖。

方：蒲公英、紫花地丁、白茅根、牡蛎各30g，黄芪20g，当归、赤芍、昆布、海藻各12g，浙贝母、川芎、陈皮各9g。

（《浙江中医杂志》1981.10）

17. 主治：疖。

方：大黄80g，当归30g，紫草10g，麻油500g，黄蜜蜡20g。

先以油炸大黄、当归、紫草至焦，去渣，入蜡收膏，涂敷患处，日2～3次。

（《中华护理杂志》1982.4）

18. 主治：疖。

方：蓖麻子仁33g，铅丹、铅粉、银朱、松香各10g，冰片、轻粉各6g。

各为末，共捣如泥敷患处，日1～2次。

（《人民军医》1982.6）

19. 主治：疖，全身多发性疖。

方：活蟾蜍1个。

加水煮烂，弃蟾饮汤，一次服，日1剂。

20. 主治：疖。全身多发性疖，亦治黄水疮、毛囊炎。

方：朴硝30g，荆芥18g，艾叶15g，土茯苓、连翘、紫花地丁、透骨草、三春柳、甘草、花椒各9g。

加水煎，熏洗患处，日2～5次。

（以上二方摘自《中医验方汇选》）

21. 主治：疖。亦治湿疹和皮炎。

方：当归、赤小豆各30g，金银花、连翘、皂角刺、苍术各15g，牡丹皮、荆芥各10g，蝉蜕、黄连各6g。

加水煎，熏浴。

（《湖北中医杂志》1988.3）

疔疮

1. 主治：疔疮。

方：金银花、菊花、金石斛各 15g，蒲公英、紫花地丁、生地黄各 30g，夏枯草 20g，七叶一枝花 12g，生甘草 6g。

加水煎沸 15 分钟，过滤取液，再加水煎 20 分钟，滤过去渣，两次滤液兑匀，分 2～3 次服。日 1 剂。

（《四川中医》1988.11）

2. 主治：虚性疔疮。

方：黄芪 250g，当归 25g，蒲公英 30g。

水煎服法同 1，日 1 剂。

（《吉林中医药》1987.6）

3. 主治：蛇头疔。

方：雄黄 20g，白矾、乳香、没药各 10g，藤黄 6g，蟾酥、冰片 2g，蜈蚣 1 条。

共研细末贮瓶备用。用时先用 3% 碘酊消毒患指，取药末少许纳入猪胆中搅匀，然后将患指伸进猪胆汁内，外以丝线扎口，日 1～2 次。

（《四川中医》1986.6）

4. 主治：脓性蛇头疔。

方：远志 60g，白酒 60g，米醋 90g。

先将远志煮烂，然后同白酒、米醋捣成泥状，外敷于患处。

（《辽宁中医杂志》1981.2）

5. 主治：化脓性蛇头疔。

方：鲜紫苏叶 60g。

将药捣成糊状外敷于整个患指上，以纱布包扎，胶布固定。若药糊干燥可用米泔水湿润之。每日换药 1 次，至愈为止。

（《广西中医药》1981.1）

6. 主治：疔疮，痈肿。

方：六神丸 10～15 粒，牛黄上清丸 1 丸。

将六神丸放入几滴凉开水中磨成药浆，加牛黄上清丸（或水泛丸 10g 用凉水浸透），揉匀，然后外敷于疔疮痈肿上面，药厚 0.5mm 左右，以盖住红肿部位为宜，每日换药 1 次，有发热者，加服牛黄上清丸、六神丸。

（《大众中医药》1987.3）

7. 主治：颜面疔疮。

方：苍耳子虫 100 条，麻油 40ml。

取苍耳子虫放入麻油内浸泡，密封备用。局部常规消毒后，取苍耳子虫捣烂如泥敷于疮头，外用纱布覆盖，每日换药 1 次。无任何不良反应。

（《江西中医药》1988.1）

8. 主治：面上生疔肿大。

方：活蛤蟆 1 只。

用小刀划开胸前，露出肝，将肝取下贴在疔上，不日即愈。

9. 主治：唇上疔毒。

方：在腿弯中紫筋上（委中穴），用银针刺出血来即愈。

10. 主治：红丝疔。手足间有黄疱，即有红线 1 条，走入心腹，令人闷乱不救，皆因大喜大怒，气血逆行所致。

方：急用针于红线到之处刺之，挤出恶血，再用细碎浮萍草根捣烂，敷之立愈。

11. 主治：疔疮。

方：荔枝肉 2 个，磁石 0.3g，雄黄 0.9g。

先将后两味研极细末，然后再与荔枝肉共捣烂如泥，分成 3 个饼，分 3 次敷患处，其疔自落。

（以上四方摘自《外科经验集》）

12. 主治：疔。

方：乳香 1 粒，麝香（米大）1 粒、黄连末、连翘末各适量，桃仁 2 个（去皮）。

上药同蛤蟆肠肝肺三味共一处，入乳

钵内捣如泥，白皮纸一小方块，摊膏药贴患处，三四日连疗揭去。

（摘自《种福堂公选良方》）

13. 主治：疔疮。

方：大黄、黄柏、姜黄、生天南星、天花粉、生草乌、生川乌、生半夏、生白附子各150g，白芷、陈皮、苍术、厚朴、甘草各30g，黄连250g。

上药共碾成细粉，过筛，用凡士林适量调匀成膏，装瓶备用。使用时，根据疔疮大小范围，将膏药敷于疔疮之上，外盖纱垫，用胶布固定。每日换药1次。

（《湖北中医杂志》1984.5）

14. 主治：疔疮。

方：鲜夏枯草1000g。

清水煮烂，过滤去渣，浓缩呈糊状。内服每次2汤匙，日3次。外敷患部，日2～3次。

（《四川中医》1983.6）

15. 主治：疔毒，疮疡红肿高大，恶寒战栗或寒热往来。

方：当归、蒲公英、甘草各60g，天花粉15g，金银花120g，生地黄、玄参各30g。

加水煎服法同1，日1剂。

16. 主治：疔毒，丹毒，毒火内攻，身发寒热、坐卧不宁。

方：金银花120g，紫花地丁60g，当归、甘草各15g，白果、白矾各6g，大葱带胡3根。

加水煎服法同1，加酒作引同服，日1剂。

疔疮在头部加藁本6g；在中身加杜仲9g；在下肢加川牛膝4.5g；在上肢加桂枝4.5g。

（以上二方摘自《河北中医》1987.5）

17. 主治：头面疔疮、唇疔。

方：紫花地丁、金银花各30g，白果20粒，桔梗、甘草、知母各9g。

加水煎服法同1，日1剂。

18. 主治：各种疔毒，或走黄心神昏愦，口渴烦躁等症。

方：金银花12g，木通6g，栀子、地骨皮、连翘、牛蒡子、牡蛎、皂角刺、大黄、天花粉、乳香、没药各9g。

用水与黄酒各一盅煎药，煎至一盅，食远服。不能饮酒者，只用水煎，临服入黄酒一杯和服亦效，日服2次。

19. 主治：手部疔毒，恶疮。

方：穿山甲（土炒）6g，金银花、蒲公英、紫花地丁、甘草各9g。

加水煎服法同1，日1剂。

重者日服2～3剂。服后无反应。

（以上三方摘自《外科用方精粹》）

20. 主治：疔疮走黄，发冷发热，心神不安。

方：甘草3g，柴胡、金银花各9g，浮萍草4.5g，生地黄12g，黄芩、玄参、苦参、连翘、龙胆草、槐花（炒）、青木香、大黄、蒲公英、穿山甲（土炒）、皂角刺各6g。

加水煎服法同1，日1剂。酒两盅为引。

21. 主治：各种疔毒，心烦不安，发冷发烧，恶心昏迷。

方：黄连、黄芩、黄柏、栀子、木通、紫花地丁、牛蒡子各9g，金银花12g，菊花15g，甘草6g。

加水煎服法同1，日1剂。

走黄加皂角刺、牡蛎、大黄各9g；便秘加芒硝9g。

22. 主治：疔毒初起，或起红线，憎寒壮热，烦躁不宁。

方：紫花地丁、蒲公英、荆芥、防风、麻黄、桂枝、乌药、金银花、连翘、乳香、没药、甘草各9g。

黄酒 120g 为引，加水 500g 煎温服。服后发汗。4 小时后再煎第 2 剂，煎法如前。

疗在下部，加用川牛膝 9g。

23. 主治：各种疗毒。

方：蒲公英 15g，紫花地丁、甘草、荆芥、防风、乌药各 9g，麻黄 15g。

黄酒 90g，水两杯煎汤，分早、晚 2 次空腹服，日 1 剂。

（以上摘自《临证荟萃》）

24. 主治：疗毒恶疮。

方：麝香、蟾酥各 0.6g，冰片 0.3g，硼砂、枯矾各 3g，火硝 1.5g，雄黄、朱砂各 6g，玄明粉 1.5g，蜈蚣 3 条。

蟾酥用人乳煮化，其余药研为细末，合匀为丸，如绿豆大。

内服用半丸，葱白煎汤送下。其余半丸用水化开敷患处。重者一次可服 3 丸。服后有腹鸣现象，药即奏效。

25. 主治：疗毒初起，头疼寒热，恶心呕吐，眼珠发红，心中发烧，言语困难，不省人事。

方：蜈蚣 1 条（去头），斑蝥 2 个（去足翅），巴豆 2 粒（去油），朱砂、轻粉、砒石各 0.9g，珍珠 0.2g。

共研细末，枣泥为丸，分做两个。

男用左手右鼻，女用右手左鼻，把药丸塞在鼻孔一个，握在手心一个，多喝汤水，盖被发汗，20 ～ 30 分钟后去丸，汗后即愈。

用后鼻孔起泡，但无妨碍。

26. 主治：疗毒，疮痛，一切疖肿。

方：巴豆（去皮膜）、明雄黄、生大黄各 9g。

共为细末，醋糊为丸，如梧桐子大。

轻者每服 3 ～ 5 丸；重者每服 7 ～ 8 丸；极重者可服 10 ～ 12 丸。用白开水送下。务使患者大泻 3 ～ 5 次，病乃可愈。

如患者体弱，泻后饮以冷开水或冷稀粥，泻可立止。

27. 主治：蛇头疗。

方：明雄黄 6g，轻粉 1.5g，蟾酥 0.6g，冰片 0.3g。

共研细末，用新汲水调敷患处，日换 3 次，同时内服蟾酥丸。

（以上摘自《中医验方汇选》）

28. 主治：蛇头疗（化脓性指头炎）。

方：七叶一枝花、紫花地丁、蒲公英各 30g，金银花、菊花、连翘、赤芍各 20g。

煎服法同 1，日 1 剂。

29. 主治：蛇头疗。

方：鲜猪胆 1 个。

剪一小口，套缚患指上，日换 1 次。

（以上摘自《百病良方》）

30. 主治：蛇头疗。

方：刘寄奴 30g，斑蝥 15 个，高粱酒 30ml。

加水至 500ml，烧开 20 分钟，待温，浸指，日 2 ～ 3 次，每次 20 分钟。

31. 主治：蛇头疗。

方：鲜苍耳草虫 40 只，五倍子虫、朱砂各 3g，铁锈粉 2g，麝香 0.5g。

共捣如泥，涂敷患指，日 1 次。

（以上二方摘自《新中医药杂志》1958.9）

32. 主治：蛇头疗。

方：乌梅肉、醋各 20g。

共捣如泥，敷患指，日 1 ～ 2 次。

（《湖南中医杂志》1987.6）

痈

1. 主治：痈，痈症初起，红肿热痛，发热恶寒，头痛。

方：荆芥穗、防风、白芷、柴胡、紫花地丁、蒲公英、金银花、连翘、浙贝母、天花粉、瓜蒌、桔梗、当归、玄参、黄芩各10g，黄连、甘草、红花各5g。

加水煎沸15分钟，滤出药液，再加水煎20分钟，去渣，两煎药液兑匀，分服，日1剂。

（田凤鸣）

2. 主治：痈。

方：大葱、蜂蜜各100g。

共捣如泥，敷患处，日2次。

（《黑龙江中医药》1985.4）

3. 主治：痈。

方：黄连、黄芩、黄柏、大黄各30g，铅丹39g，黄蜡20g，麻油500g。

先以麻油炸四黄至焦，去渣，入黄蜡及铅丹，熬至滴水成珠，收膏，敷患处，日2次。

（《江苏中医》1958.5）

4. 主治：痈。

方：雄黄9g，露蜂房2个，冰片5g，猪胆2个。

各为末，共为膏，敷患处，日2次。

（《广西中医药》1983.3）

5. 主治：痈。

方：佛甲草250g，白及10g，食盐5g。

各为末，醋调敷，日1～2次。

6. 主治：痈。

方：天仙子300g。

为末，水调敷患处，日1～2次。

（以上二方摘自《人民军医》1983.2）

7. 主治：痈。

方：猫眼草2kg。

加水浓煎，去渣熬膏，涂敷患处，日1～2次。

（《单方验方汇集》）

8. 主治：痈。

方：活蜈蚣2条，菜籽油30g。

共捣烂，敷患处，日2～3次。

9. 主治：痈。

方：七叶一枝花30g。

为末，醋调敷，日1～2次。

（以上二方摘自《中草药单方验方汇编》）

10. 主治：痈。

方：天南星1枚。

为细末，醋调敷，日1～2次。

（《中医杂志》1958.5）

11. 主治：痈。

方：蒲公英、绿豆、冰糖各30g，猫眼草24g，金银花、连翘各15g，甘草6g。

煎服法同1，日1剂。

12. 主治：痈。

方：桃仁、杏仁各40g，铜绿9g，巴豆仁7g，冰片6g。

共捣如泥，麻油调敷，日1～2次。

（以上二方摘自《四川中医》1988.9）

13. 主治：痈。

方：板蓝根、延胡索各25g，连翘、僵蚕各20g，柴胡、香附、川楝子、薄荷、陈皮、甘草各15g，黄芩10g。

煎服法同1，日1剂。

（《黑龙江中医药》1988.2）

14. 主治：多头痈，未溃已溃均可服。

方：黄芪、金银花、蒲公英各15g，连翘、紫花地丁、当归各9g，牡丹皮、赤芍、川芎、穿山甲珠、皂角刺、荆芥、防风、甘草各6g。

煎服法同1，日1剂。

（《中医验方汇选》）

15. 主治：多头痈，已溃或久不收口。

方：巴豆仁10g，淀粉16g。

共研极细末，撒患处，日2次。

（《单方验方汇集》）

疽

1. 主治：阴性疽，久不成脓，或成脓而不溃，溃而不敛。

方：黄芪 30g，当归 20g，白术、白芍、茯苓、熟地黄各 9g，人参、川芎、牛膝、木瓜、甘草各 6g，附子、肉桂各 2g。

加水煎沸 15 分钟，滤出药液，再加水煎 20 分钟，去渣，两煎药液兑匀，分服，日 1 剂。

2. 主治：阴性疽，溃而不敛。

方：生地黄 60g，当归、川芎、白芍、白芷、牡丹皮、连翘各 9g。

以麻油 360g 将前药炸焦，去渣，入蜜蜡 40g，收膏，敷患处，日 1 次。

（以上二方摘自《中医验方汇集》）

3. 主治：阴性疽，溃而久不收口。

方：煅海蛤壳 10g，炉甘石、白砂糖各 3g，赤石脂、白芷、硇砂各 2g。

研成细末，撒于拔毒膏上，贴患处，日 1～2 次。

（《医药集锦》）

4. 主治：阴性疽。

方：黄芪、党参各 20g，熟地黄 30g，鹿角胶、白芥子各 9g，肉桂、甘草各 3g，干姜炭、附子、麻黄各 2g。

煎服法同 1，日 1 剂。

疼痛加金银花、白芷各 15g；血虚加当归 10g；流注加陈皮、半夏各 10g。

（《中医验方汇集》）

5. 主治：疽，根深蒂固，附筋着骨。

方：黄芪 40g，蒲公英、金银花、当归、菊花、紫花地丁各 15g，薏苡仁、白芷、苍术、黄柏各 10g，草果、白矾各 5g。

煎服法同 1，日 1 剂。

（《陕西中医学院学报》1986.2）

6. 主治：疽。

方：熟地黄 30g，鹿角胶 9g，白芥子 6g，肉桂、甘草各 3g，麻黄、姜炭各 2g。

煎服法同 1，日 1 剂。

（《陕西中医杂志》1989.12）

7. 主治：疽。

方：大黄、黄柏、姜黄、白芷各 5g，天南星、陈皮、苍术、厚朴、甘草各 2g，天花粉 1g。

共为细末，以凡士林 30g 调敷，日 2 次。

（《中医杂志》1983.5）

8. 主治：疽，成脓与未成脓皆可用之。

方：天花粉 150g，大黄、黄柏、姜黄、白芷各 80g，厚朴、甘草各 30g，猪牙皂、羌活、枯矾、雄黄各 18g，天南星、苍术、陈皮各 15g。

共为细末，未成脓或无头疽用葱白捣烂和酒调敷，已成脓或有头疽用蜜调敷，日 2 次。

（《四川中医》1986.6）

9. 主治：有头疽初起，恶寒发热，心烦乱，恶心。

方：金银花 24g，生地黄 18g，当归、连翘、玄参各 12g，赤芍、天花粉、紫花地丁、蒲公英、薄荷、桔梗、黄芩、栀子各 9g，生姜、甘草各 6g。

煎服法同 1，日 1 剂。

（《中医验方汇集》）

10. 主治：有头疽初起，红肿疼痛。

方：浙贝母、知母、天花粉、乳香、没药、白及、穿山甲、皂角刺、金银花各 6g。

煎服法同 1，日 1 剂。

（《医药集锦》）

11. 主治：有头疽溃破久不敛口。

方：石膏 30g，朱砂 9g，硼砂 2g，冰片 1g。

共研末，撒患处，日2次。

12.主治：疽，未成脓、已成脓皆可。

方：煅蜂房、白胡椒、黄连各15g，制乳香、制没药各5g，冰片1g。

共研细末，撒患处，外敷拔毒膏。

（以上二方摘自《单方验方汇集》）

发背未溃

1.主治：发背未溃。

方：土贝母、甘草各18g，穿山甲珠、皂角刺、知母各9g，半夏6g，葱白3根，生姜5片。

加水煎沸15分钟，滤出药液，再加水煎20分钟，去渣，两煎药液兑匀，分服，日1剂。

（《单方验方汇集》）

2.主治：发背未溃。

方：蒲公英、紫花地丁、金银花、连翘、牡丹皮、赤芍、柴胡各20g，甘草、丹参各10g。

煎服法同1，日1剂。

（田凤鸣）

发背已溃

1.主治：发背已溃，久不愈合。

方：全蝎、大黄、穿山甲珠各9g。

加水煎沸15分钟，滤出药液，再加水煎20分钟，去渣，两煎药液兑匀，分服，日1剂。

2.主治：发背已溃。

方：露蜂房、蓖麻子仁各60g，冰片5g。

各焙干，共研末，撒患处，日1～2次。

（以上二方摘自《河南中医》1986.3）

3.主治：发背已溃。

方：煅露蜂房、白胡椒、黄连各15g，乳香、没药各2g，冰片1g。

共研细末，撒患处，日1～2次。

（《单方验方汇集》）

4.主治：发背已溃，脓液清稀。

方：生大黄、熟大黄各9g，蜈蚣7条。

各焙干、研末，麻油调敷，日2～3次。

（《江苏中医》1958.7）

5.主治：发背已溃。

方：五倍子30g，冰片3g。

共研极细，撒患处，日2～3次。

（《江苏中医》1958.5）

6.主治：发背已溃。

方：轻粉、红粉、煅石膏各10g，硼砂5g，冰片3g，珍珠、麝香各1g。

各为末，共和匀，撒患处，外贴拔毒膏，日换1次。

（《中医验方汇集》）

7.主治：发背已溃。

方：百草霜、黑芝麻、飞罗面、寒水石各30g，银朱、麝香各1g。

蜂蜜调如糊状，摊白布上，贴患处，日换1次。

（《单方验方汇集》）

8.主治：发背已溃。

方：乳香、没药、鹿角霜、蓖麻子仁、炉甘石各6g。

研末，与猪脂膏捣如膏，敷患处，日1次。

（《医药集锦》）

搭手

1.主治：搭手已溃，愈合缓慢。

方：金银花10g，天花粉、皂角刺、穿

山甲珠各 6g，陈皮、当归、防风、白芷、甘草、浙贝母、没药炭、乳香炭各 5g。

加水煎沸 15 分钟，滤出药液，再加水煎 20 分钟，去渣，两煎药液兑匀，分服，日 1 剂。

2. 主治：搭手已溃。

方：露蜂房、百草霜、松香、五倍子各 10g。

各焙，研末，和匀，撒患处，日 2 次。

3. 主治：搭手。

方：露蜂房 1 个，黑芝麻适量，樟脑 5g。

将黑芝麻装入蜂房，焙焦，与樟脑共为末，撒患处，日 1～2 次。

（以上三方摘自《单方验方汇集》）

4. 主治：搭手。

方：蜣螂 1 个（焙焦，为末），蓖麻子仁 3g，面粉适量。

各为末，共和匀，水调敷，日 1～2 次。

（《医药集锦》）

5. 主治：搭手、痈疽、疔疮肿毒，已溃、未溃皆可服之。

方：蜈蚣 15g，全蝎、穿山甲珠、僵蚕、乳香、没药各 9g，雄黄、川乌各 6g，蟾酥 3g，麝香 2g。

各为末，共为水丸，每次服 0.3g，日 3 次，以温黄酒送服。

6. 主治：搭手未成脓者，亦治疖、痈、疽未成脓者。

方：五倍子（焙）9g，血竭 2g，冰片 1g，麝香 0.1g。

各研共为末，再用食醋 120ml 烧开，待温，入药末，涂患处，日 2～3 次。

（以上二方摘自《中医验方汇集》）

7. 主治：搭手，已溃、未溃均可用。

方：五倍子、红冰糖各 60g，露蜂房 1 个，冰片 1g。

各焙、研成细末，醋共调糊，未溃者涂于疮面，已溃者涂于疮口周围，日 2～3 次。

8. 主治：搭手。

方：五倍子 30g，雄黄 15g，石灰 3g，蛇蜕 1 条。

各焙黄，共为末，醋调涂，日 3～4 次。

9. 主治：搭手。

方：乳香、没药、松香各 9g，冰片 3g，大葱白 250g。

各为末，共捣为泥，摊布上，贴患处，日 1～2 次。如已溃破，则涂疮口周围。

（以上三方摘自《河北验方选》）

10. 主治：搭手。

方：大黄 18g，木瓜、牛膝、铅粉、铜绿、鸡内金、露蜂房各 9g，百草霜 6g，胡椒 8 个。

各炒黄，共为末，蜜调摊布上，贴患处，日 1～2 次。

11. 主治：搭手。

方：乳香、银朱、防风各 9g，龙骨、象皮、穿山甲、牛膝、血竭、透骨草、木瓜各 6g，冰片 0.9g，麝香 0.3g，铅粉 0.1g，蜜蜡 30g，铅丹 90g。

各为末，和匀，蜂蜜调敷，日 1～2 次。

（以上二方摘自《单方验方汇集》）

脑疽

1. 主治：脑疽（砍头疮、脑后发）。

方：①黄芪 30g，赤芍 20g，党参、皂角刺、浙贝母、桔梗、牛蒡子、玄参、当归、蒲公英、白花蛇舌草、七叶一枝花、半枝莲、熟地黄、甘草、穿山甲珠各 10g。

加水煎沸 15 分钟，滤出药液，再加水煎 20 分钟，去渣，两煎药液兑匀，分服，日 1 剂。

②五倍子80g，蜈蚣1条，冰片3g，蜂蜜60g，食醋170g。

先将五倍子、蜈蚣焙黄为末，再将蜂蜜熬炼滴水成珠，入药末捣成硬膏，再入醋化为软膏，入冰片搅匀，摊布上，贴患处，日1次。

（田凤鸣）

2. 主治：脑疽。

方：黄连15g，蚕豆荚30g（烧存性）。

共为细末，麻油调涂，日2～3次。

3. 主治：脑疽。

方：桃仁、杏仁、蓖麻子仁、胡桃肉、小红枣各7个。

各去皮核，将枣肉煮熟，共捣成泥，敷患处，日1次。

（以上赵彦明供）

4. 主治：脑疽。

方：绿豆90g，黑胡椒、川花椒、儿茶、乳香、没药各30g。

各为末，蜂蜜调如泥，敷患处，日1次。

5. 主治：脑疽。

方：葱白1个，蜂蜜15g，轻粉1g，乳香5g，杏仁7个，铜绿2g，制马钱子3个，朴硝3g。

各为末，共捣为泥，敷患处，日1次。

6. 主治：脑疽。

方：防风、薄荷各6g。

为粗末，取公鸡头1个，塞入嘴中，焙焦，为末，蜂蜜调敷，日1次。

（以上三方摘自《中医验方选》）

7. 主治：脑疽。

方：制乳香、制没药、蝉蜕、全蝎、雄胆、铜绿、荆芥穗、僵蚕、血竭、雄黄各9g，制川乌、制草乌、穿山甲珠、胆矾、皂荚、砒石各6g，蜈蚣5条，麝香2g，朱砂20g（一半入药，一半为衣）。

取豆腐250g，中挖一孔，纳砒石于中，酒煮6小时，取出备用。

各为末，共和匀，面糊为丸，朱砂为衣，每次以黄酒煎葱头和姜作汤送服1.2g，日1～2次，并酌量饮黄酒，盖被出汗。

（《奇方类编》）

8. 主治：脑疽。

方：巴豆仁3粒，鸡蛋1个。

将巴豆仁装鸡蛋内，蒸熟，去巴豆仁，食鸡蛋，日1个。

（《四川中医》1988.5）

髂窝流注

1. 主治：髂窝流注。

方：白头翁、金银花各30g，车前子、紫花地丁、川牛膝各12g，当归、赤芍、穿山甲珠、皂角刺、连翘、白芷、陈皮、甘草各10g。

加水煎沸15分钟，滤出药液，再加水煎20分钟，去渣，两煎药液兑匀，分服，日1剂。

2. 主治：髂窝流注。

方：仙人掌（去皮刺）180g，大蒜（去皮）、芒硝各30g，冰片15g。

共捣如泥，敷患处。

（以上二方摘自《四川中医》1988.1）

体表浅溃疡

1. 主治：体表浅溃疡。

方：白花蛇舌草30g，蒲公英、菊花、金银花、紫花地丁各10g，天葵子6g，露蜂房3g，全蝎1g。

加水煎沸15分钟，滤出药液，再加水煎20分钟，去渣，两煎药液兑匀，分服，日 1 剂。

2. 主治：体表浅溃疡。

方：白芷 10g，桑枝、大黄、地榆各 6g，川花椒 1g。

先以猪脂膏 250g 炼油去渣，再入诸药炸焦去渣，离火，徐徐加入研轻粉 0.5g，研硼砂 1g 和蜜蜡 2g，和匀，待冷，收膏，敷患处，日 1 次。

（以上二方摘自《中医杂志》1989.7）

3. 主治：体表浅溃疡。

方：血竭 40g，石膏、轻粉、赤石脂各 30g，龙骨、乳香、樟脑各 10g，铅丹、麝香各 6g。

共研细末，先以蒲公英、甘草、当归、白芷各 20g，煎汤洗患处，再涂药粉，日 1 次。

（《陕西中医》1988.12）

4. 主治：体表浅溃疡。

方：干茄子片 10g，煅猪头骨 3g，地龙、侧柏叶、灯心草各 2g，冰片 1g。

各焙黄，共为末，蜜调敷，日 2～3 次。

（《新中医》1987.4）

5. 主治：体表浅溃疡。

方：地鳖虫、血竭各 10g，川芎、红花、当归、大黄、白芷各 3g，麻油 500g，铅丹 180g。

制成膏药，贴患处，日 1～2 次。

（《陕西中医》1987.9）

6. 主治：体表浅溃疡。

方：硼砂 30g，乳香、没药、海螵蛸各 15g，雄黄 9g，蜈蚣 6g，冰片 3g。

共为细末，涂患处，日 1～2 次。

（《江苏中医》1965.5）

7. 主治：体表浅溃疡。

方：木耳、白砂糖各 20g。

各为末，和匀，涂患处，日 1～2 次。

（《广西中医药》1982.2）

8. 主治：体表浅溃疡。

方：鱼腥草 30g。

焙干为末，加食盐 5g 共研细，涂患处，日 1～2 次。

（《福建中医药》1982.5）

9. 主治：体表浅溃疡。

方：注射用葡萄糖粉 30g。

涂敷患处，日 2～3 次。

（《新医学》1989.4）

10. 主治：体表浅溃疡。

方：蜂蜜 50g。

涂患处，日 2～3 次。

11. 主治：体表浅溃疡。

方：活性炭、枯矾各 30g，珍珠粉 6g。

共为末，涂敷患处，日 1～2 次。

（以上二方摘自《云南中医杂志》1988.2）

12. 主治：体表浅溃疡。

方：滑石、龙骨各 15g，硼砂、浙贝母各 10g，冰片 6g，朱砂 3g，麝香 0.1g，麻油 60g。

各为末，共为膏，涂患处，日 1 次。

（《湖南中医杂志》1988.4）

脓疡

1. 主治：脓疡，疖痈溃后脓疡。

方：轻粉、白降丹、红升丹、乳香、没药、硇砂各 10g，冰片、麝香、蟾酥各 5g。

各为细末，共研匀，撒于疮疡面，如有窦道，可用药捻蘸药面塞于其内，日 1 次。

（《陕西中医》1987.9）

2. 主治：脓疡。

方：九节茶 30g。

加水煎，分服，日 1 剂。

（福州部队一八四医院）

3. 主治：脓疡。

方：肿见消 20g，铧头草、芙蓉叶、糯米草各 10g。

共为细末，水调涂，日 1～3 次。

（成都部队四十七医院）

4. 主治：脓疡久不收口。

方：鲜豆腐渣 50g，白砂糖 20g。

共捣匀，敷患处，日换 1 次。

（《江苏中医》1966.4）

5. 主治：脓疡久不收口。

方：南瓜蒂、黄连各 5g，冰片 1g。

共为极细末，撒患处，外包扎，日 1 次。

（《四川中医》1988.10）

6. 主治：脓疡。

方：苍耳草虫 25 条，麻油 10ml，冰片 1g。

共捣烂，敷患处，日换 1 次。

（《湖南中医学院学报》1988.3）

7. 主治：脓疡久不收口，烧伤，冻伤，压疮，下肢静脉曲张所致的溃疡。

方：蜂蜜 200ml。

煮开，待凉，涂敷患处，日换 1 次。

（《湖南中医杂志》1988.4）

下肢溃疡（包括臁疮）

1. 主治：下肢溃疡。

方：黄芪、山药、丹参各 12g，川芎、白术、香附、牛膝、桃仁、鸡内金各 10g，水蛭、陈皮各 6g，桂枝、甘草各 3g。

加水煎沸 15 分钟，滤出药液，再加水煎 20 分钟，去渣，两煎药液兑匀，分服，日 1 剂。

外用九一丹祛腐生肌。

（《新中医》1983.4）

2. 主治：下肢溃疡。

方：赤小豆 30g，茯苓 12g，泽泻、苍术、白术、半夏、泽兰、鸡内金、川芎、香附、熟附子各 9g，党参、陈皮各 6g。

煎服法同 1，日 1 剂。

（《新中医》1982.3）

3. 主治：下肢溃疡。

方：煅石膏、硼砂各 10g，制乳香、制没药、黄芪、白丁香、清黛各 6g，海螵蛸 3g，冰片 1g。

共为极细末，涂敷患处，日换 1 次。

（《湖北中医杂志》1986.5）

4. 主治：臁疮。

方：密陀僧、黄柏、石膏、松脂各 120g，炉甘石 250g，银朱、冰片各 30g，枯矾、黄连、雄黄、红升丹、黄升丹、龙骨、牛粪灰各 60g。

上药共研细末，用熟猪油 1000g，蜂蜜 500g 调成敷膏备用。

如患处瘙痒，每次可加硫黄粉 1g。用药前先将患处洗净或用双氧水洗后拭干，把药膏涂在纱布上，敷于患处。一般 3～7 日换药 1 次。但初次敷药宜隔 3～4 日更换，肉芽组织生长后，可延长换药时间。

（《江苏中医》1961.6）

5. 主治：臁疮。

方：轻粉、铅丹各 15.6g，铜绿、炙乳香、炙没药各 9g，血余、蜂蜡各 31g，香油 62g。

将前五味药共研细末，取一大勺药末，将香油倒入勺内溶化，开滚时先下血余，待血余炸成白丝线样为度，即将渣捞出。离火后试之滴水成珠为度，趁热下药末，再用新柳枝极力搅拌，接着再将已割成小块的蜂蜡边搅边下油内，待冷即成。用时先将患部洗净，再敷上药。

（《辽宁医学杂志》1960.11）

6. 主治：臁疮。

方：生杏仁 9g，轻粉 3g，人乳汁适量。

先将杏仁去皮，用窗户纸 2 ～ 3 层包好，放在碾上压去油质为度，然后和轻粉研极细末备用。用时，先将患处常规消毒，把药粉末用人乳调成软膏状，敷患处，外用纱布包扎，2 日换药 1 次。

（《哈尔滨中医》1965.7）

7. 主治：臁疮。

方：红升丹 60g，轻粉、铅粉、雄黄、铜绿、银朱、硫黄、铅丹、白矾、松香各 30g。

将上药研成细末，过 60 ～ 80 目筛，后加凡士林 1500g 调成膏状即可。先用淘米水洗净患处，然后涂上软膏，上敷蜡纸，日 1 次。

（沈阳部队二二五医院供）

8. 主治：臁疮。

方：乳香 4.5g，银朱、血竭各 1.5g，铅粉 2.1g，轻粉、红粉、没药、松香、铅丹、冰片各 3g。

将上药共碾细末，用香油调匀，外贴患处。

（兰州八○三八部队）

9. 主治：臁疮。

方：铅粉、铜绿、黄蜡各 30g，血余 1 团，香油 100ml。

除黄蜡外，上药均加入香油内，文火煎熬，时时以槐枝搅拌，待血余成炭时离火，入黄蜡溶化收膏，涂于消毒纱布上。取生理盐水清洁疮面，而后敷药，外加固定，7 日换药 1 次，痊愈去药。

（《河南中医》1981.4）

10. 主治：臁疮。

方：蓖麻仁、生乳香、生没药、紫草、白芷各 20g，红花 15g，血竭 12g，铅丹 130g，香油 250g。

先将香油放入铁锅内，用文火烧开，把蓖麻仁、紫草、白芷、红花投入油内炸枯过滤去渣，将油重放锅内；再把乳香、没药、血竭入锅，待溶化尽；最后将铅丹徐徐撒进油内，并取尺许长的新槐枝旋转搅拌，熬至滴水成珠不散，指捻软硬适宜为度。将油膏倾入冷水盆内，浸泡一昼夜以祛火毒，即可取出备用。用时先将患处用桃枝、艾叶熬水洗净污秽，再按疮面大小，将膏药熔化摊于白布上贴于疮面，每周换药 1 次。

治疗期间，忌房事，勿吃发物及久站，并要减轻劳动。

（《中医杂志》1982.1）

11. 主治：臁疮。

方：当归 20g，茵陈、葛根各 30g，黄柏、苦参、连翘、猪苓各 12g，炒苍术、防风、羌活、知母各 10g，木瓜 25g，升麻 3g。

加水煎沸 15 分钟，过滤取液，再加水煎 20 分钟，滤过去渣，分 2 ～ 3 次温服，日 1 剂。

（《浙江中医杂志》1982.11）

12. 主治：臁疮。

方：猪蹄甲壳 40g，血竭 10g，煅炉甘石 30g，轻粉 6g，甘草粉 20g，铅粉 9g，冰片 5g。

将猪蹄甲壳用河沙炒焦，铅粉用文火炒，然后把以上各药研成极细末，混匀装瓶备用。患处用花椒煎水洗 20 ～ 30 分钟。擦干后把药末与凡士林按 4：6 比例调成膏，敷贴患处。如疮面分泌物多者，3 日换药 1 次，分泌物少者 5 日换药 1 次。

（《河南中医》1983.1）

13. 主治：湿毒臁疮。

方：生石膏、枯矾各等份。

共为细末，用生桐油调成糊状。先用

温水或艾叶煎水洗净分泌物，把药膏涂在纸上，再覆盖油纸 1 张，用针在覆盖的油纸上扎无数小孔，敷于患处，3 日换 1 次。

（《河南中医》1988.5）

14. 主治：臁疮、疽疮。

方：硫黄 30g，五倍子 50g。

共为细末混匀，用香油拌为糊状。敷于患处，早晚各 1 次。

（《陕西中医函授》1989.1）

15. 主治：臁疮。

方：乳香 9g，松香 9g，香油适量。

前 2 药为末，香油调匀，搽患处。

16. 主治：臁疮。

方：麻纸、黄蜡、豆腐。

麻纸七层，用黄蜡打纸，把豆腐切成片，敷在黄蜡纸上。把有豆腐的一面贴在疮面上，贴前先用花椒水洗净，1 日 1 换。

17. 主治：臁疮。

方：密陀僧（研细末）、铜绿（研细末）、炉甘石粉、海螵蛸各 9g，香油 90g，白蜡 30g。

将香油入锅内煎沸后，入白蜡溶化离火，然后将上列四味药细粉调匀入锅内，即可收贮。每日（或隔日）外敷 1 次，将创面消毒后，把药涂于纱布上外敷。

18. 主治：臁疮。

方：熟石膏 15g，铅丹 3g。

上药研末，香油调涂患处。

（以上秦发中供）

19. 主治：下肢溃疡。

方：银朱、铜绿、铅丹各等份。

共为细面，植物油调涂。

20. 主治：臁疮，膝下腿部皮黑痒甚，黄水浸淫。

方：红粉 21g，黄蜡、铅粉各 30g，香油 120g。

把香油熬至滴水成珠，将红粉、铅粉

入内搅匀，再把黄蜡放入油内，待溶化，搅匀，用棉料白纸，剪成 8cm 宽、10cm 长的纸条，全部蘸入油内，浸透，晾干，贴患处，1 日 1 换。用后痒渐轻，黄水减少，半月左右干燥而愈。

21. 主治：内外臁疮，远年近月，溃见筋骨，轻重皆可。

方：铅丹、松香各 9g，儿茶 6g，铜绿、铅粉、血余各 3g，香油 90g。

先用香油将血余炸焦枯，去渣，再将前五味药共研细末，入油内炸黑，加白蜡（或黄蜡）溶化收膏，俟冷取适量敷患处，外覆油纸，再用干净白布缠好，3 日 1 换。

（以上摘自《中医验方汇选》）

22. 主治：下肢溃疡。

方：炮猪蹄甲 30g，枯矾、海螵蛸各 10g，冰片 1g。

共为细末，麻油调涂敷，日换 1 次。

（《新中医》1989.3）

23. 主治：下肢溃疡。

方：炉甘石 20g，铅丹 10g，血竭 3g。

共为末，涂患处，日 2 次。

（《上海中医药杂志》1988.7）

24. 主治：下肢溃疡。

方：熟石膏、炉甘石、赤石脂、海螵蛸各 30g，珍珠粉 20g，红升丹 10g，冰片 2g。

共研末，蜜调敷，日 1～2 次。

（《陕西中医》1990.2）

黄水疮

1. 主治：头部黄水疮，整个头部和口角下侧长满丘疹和小水泡，焮红作痒，搔破流黄水，面红目赤等。

方：乌蛇、荆芥、黄连各6g，蝉蜕、赤芍、牡丹皮、金银花、甘草、黄芩各10g，柴胡、当归、白芷各9g，土茯苓15g。

加水煎沸15分钟，过滤，再加水煎20分钟滤过去渣，两次药液兑匀，分服，日1剂。

（《四川中医》1988.7）

2. 主治：黄水疮。

方：鱼腥草15g，黄柏、白鲜皮各9g。

加水适量，煎取药液，适温时外洗患处，日3～4次。

（《中西医结合杂志》1988.7）

3. 主治：黄水疮，脓疱疮。

方：大黄、生甘草（去筋）、枯矾各适量。

上药分别碾成极细末备用。另取菜籽油用锅煎熬，待油沫散尽后收存。使用时，先用淡盐水洗净脓液、污物，取大黄、生甘草、枯矾粉末按3：1：1用量与菜籽油适量调成糊状，敷于患处，日换药1次。

（《中医杂志》1983.9）

4. 主治：黄水疮，脓疱疮。

方：青黛、薄荷各150g，黄柏120g，冰片6g，人中白90g，黄连45g，硼砂60g。

将上药研为细末，贮瓶备用。用时，把药粉用香油或菜油拌成糊状。患处用75%酒精消毒，然后涂敷药膏，覆盖消毒纱布。隔日换药1次，2～4次可愈。

（《新中医》1982.4）

5. 主治：黄水疮，脓疱疮。

方：陈艾叶50g，带壳杏仁30g。

艾叶加水1500ml，煎至500ml，浸洗患部；再把带壳杏仁放入文火中烧至壳

黑，取出杏仁，捣成霜状，涂抹患处。日3～4次。

（《四川中医》1983.2）

6. 主治：黄水疮，脓疱疮。

方：青黛、生大黄各15g，枯矾12g，冰片2g。

先分别将生大黄、枯矾、冰片研成极细末（过100目筛），然后加入青黛混合均匀后，加麻油调制成膏。用药前必须先用消毒注射器抽出黄水或用消毒针头刺破水疱，使黄水流尽，再用消毒棉球消毒周围皮肤，然后涂上药膏，日3次。

（《中成药研究》1983.2）

7. 主治：黄水疮。

方：铅丹（杏黄色）、铅粉（白色）、白矾各200g，松香400g。

共研极细粉，清洗暴露疮面后，将药粉涂于患处。

（《河北中医》1986.1）

8. 主治：黄水疮。

方：枯矾、石膏、轻粉、青黛、黄连、黄柏、玄明粉各等量。

上药共研为细末，用香油调糊。涂患处，日1～2次。

（沈阳部队二二一医院）

9. 主治：黄水疮，脓疱疮，湿疹，带状疱疹。

方：青黛20g，蒲黄、滑石各30g。

共研细末，渗液者，干粉外敷，无渗液者，麻油调涂患处。

（《湖南中医》1987.6）

10. 主治：黄水疮，脓疮。

方：鲜无花果叶（干亦可用）500g。

将鲜无花果叶适量加水煎成汁，用药棉蘸药汁，涂搽患处，每日涂4～6次，连涂5～7日。

（《河北中医》1987.6）

11. 主治：黄水疮。

方：芋头茎、梗、叶（烧存性）适量。

研末，敷于患处或用麻油调涂患部。

（摘自《中国秘方大全》）

12. 主治：黄水疮，脓疱疮。

方：黄连、冰片、磺胺粉各 5g。

共研细粉，若患处干燥，用香油将药粉调成糊状，外敷；如患处湿，用药面干撒，日 2～3 次。

（《河南中医》1986.6）

13. 主治：黄水疮（湿热痛痒）。

方：小蓟叶适量。

取鲜小蓟叶捣烂，涂在疮上，即干即换，直至痊愈。

（摘自《中国秘方全书》）

14. 主治：黄水疮。

方：青黛 12g，滑石 24g，枯矾 6g，冰片 0.2g，黄连 3g。

上药共研细末混匀过细筛后放置干燥瓶中密闭封备用。用消毒棉签蘸药末敷于疮面上，覆盖疮面为宜，并使之暴露晒干。可隔日换药 1 次，无渗液时停止换药。

（摘自《河北中医》1987.6）

15. 主治：黄水疮。

方：绿豆 10g，白矾 5g。

将绿豆和白矾同置新瓦上焙干研极细末，装瓶备用。用香油适量调成糊状外涂患处，日 1 次。

（《山西中医》1988.4）

16. 主治：黄水疮。

方：鸡蛋黄油适量。

将蒸熟的鸡蛋黄取出炼出油状物，即鸡蛋黄油。外擦患处，日 3 次，2 日即愈。

（海军四四〇部队）

17. 主治：黄水疮、湿疹、新生儿尿布皮炎、酒糟鼻、痔疮及一切具有渗出、红、痒的皮肤病。

方：硫黄 20g，苦参 25g，生大黄 15g。

硫黄打碎，与苦参、大黄同煎，取汁湿敷，日 3 次。每剂可使用 7～10 日，药汁每日煮沸 1 次，以防变质。

（《四川中医》1988.7）

18. 主治：黄水疮，天疱疮。

方：天花粉、滑石各 20g，冰片 3g，甲紫 100ml。

将前三味药研成细末，过筛，放入甲紫液中，充分搅匀即可。

用棉签蘸药水涂于疱疮面上，日 3～4 次。

（《河南中医》1989.1）

19. 主治：黄水疮。

方：青黛、蛤粉、煅石膏各 30g，生黄柏 24g，轻粉 9g，冰片少许。

共研细面，油调外敷（浓水多者可干撒）。

20. 主治：黄水疮。

方：青黛 9g，黄柏 12g，煅石膏、炉甘石各 18g。

共研细末，干撒或油调搽患处。

21. 主治：黄水疮。

方：松香、黄连、黄柏各等份。

用香油调糊涂患处。

22. 主治：黄水疮。

方：银朱、松香、铅丹、枯矾各 3g，薄荷冰 1.5g。

上药共为细面，香油调涂患处。

23. 主治：黄水疮。

方：槐子 90g，鸡蛋清 1 枚。

鸡蛋清拌调槐子，用火炒干，研细面，香油调搽。用药前先用醋熬的石灰水洗净疮痂，再抹药。

24. 主治：黄水疮。

方：柳条炭、松香、枯矾各 9g。

上诸药共研细末，香油调搽患处。

25. 主治：黄水疮。

方：黄柏、枣炭各等份。

共研细面，香油调抹患处。

（以上摘自《单方验方汇集》）

26. 主治：黄水疮及湿毒薄皮疮。

方：广松香、枯矾、铅粉、铅丹各等份。

共研细末，香油调糊备用。先将患处用洁净温开水洗净拭干，后敷药于患处。面积较大者，用纱布笼罩更好，每日换药1次，除第一次外，以后换药可不用洗。

27. 主治：黄水疮及白皮疮。

方：松香、白矾、铅粉各30g。

先将松香、白矾入锅内置火上化开，加入铅粉搅匀，待熬枯后取下，研为细末，用香油调匀敷患处。

28. 主治：黄水疮。

方：轻粉1.5g，黄柏、石膏（煅）、炉甘石、牡蛎粉各6g，蛤粉3g。

共研细末备用。先用花椒水洗净患处，再用香油炸花椒少许，炸焦后，捞出花椒不用，用油将药末调匀，以鸡翎蘸药涂患处。如黄水分泌多，撒干粉即可。

29. 主治：头部黄水疮，满头黄痂，或黄水浸淫刺痒。

方：青黛（水飞）、蛤粉各30g，石膏（煅）、寒水石各15g，黄柏、枯矾各24g，冰片少许。

共研极细末，香油调匀药末成糊状，涂于患处，日1次。

（以上柴霄供）

30. 主治：黄水疮。

方：川黄连、黄柏、大黄各9g，冰片1.2g。

共研极细末，香油调药粉成稀膏状，涂患处，日涂2次。

31. 主治：顽固性黄水疮，日久不愈。

方：石硫黄、花椒（炒去籽）各9g，轻粉6g，樟脑3g。

共研极细粉末，香油调匀药粉成糊膏样，敷患处，日2次。在敷药前，先用艾叶、川花椒、白矾各3g煎汤，洗去疮痂，然后敷药。此方敷后无反应。

32. 主治：黄水疮。

方：地肤子、蛇床子各6g，地骨皮4.5g，川花椒、白矾各3g。

以上各药共研极细末，和入凡士林膏调匀，涂抹患处。

（以上摘自《单方验方汇集》）

无名肿毒

1. 主治：无名肿毒。

方：生石膏、金银花、蒲公英、紫花地丁、大青叶各30g，生地黄15g，黄柏、赤芍、牛膝各9g，黄连5g，三七3g（研，分冲）。

加水煎沸15分钟，滤出药液，再加水煎20分钟，去渣，两煎药液兑匀，分服，日1剂。

（《临证用方选粹》）

2. 主治：无名肿毒。

方：仙人掌2块（去皮刺），生石膏粉200g。

共捣如泥，敷患处，日2～3次。

（田凤鸣）

3. 主治：无名肿毒。

方：金银花、紫花地丁、麻黄各10g。加水煎，熏洗患处，日1～3次。

4. 主治：无名肿毒。

方：藤黄100g。

研细末，以75%酒精浸泡，涂搽患处，日1～4次。

（以上二方摘自《河南中医》1989.4）

5. 主治：无名肿毒。

方：雄羊角 200g，血余炭、皂角刺炭各 100g，穿山甲珠 50g。

将雄羊角煅为炭，共为末，每次服 9g，日 2～3 次。

6. 主治：无名肿毒。

方：牛皮胶 30g，当归 15g，黄芩、连翘、防风、羌活、蝉蜕、僵蚕各 10g，大黄、荆芥、桔梗、制乳香、制没药各 6g，全蝎 3g，雄黄 2g，蜈蚣 4 条，穿山甲珠 120g，红花、皂荚、紫草、苏木各 30g。

各焙干，为末，和匀，米醋和丸，如绿豆大，朱砂为衣，每次服 3～4g，日 2～3 次。

（以上摘自《种福堂公选良方》）

7. 主治：无名肿毒。

方：蜈蚣 1 条。

为末，装鸡蛋内煨熟，1 次食服，日 3 次。

（《陕西中医》1988.7）

丹毒

1. 主治：丹毒。

方：金银花、连翘、蒲公英、紫花地丁、生石膏各 30g，生地黄、赤芍、大青叶、板蓝根、黄柏、知母、甘草、牛膝各 10g。

加水煎沸 15 分钟，滤出药液，再加水煎 20 分钟，去渣，两煎药液兑匀，分服，日 1 剂。

（赵炳南）

2. 主治：丹毒。

方：五倍子粉 50g，食醋 100g，白砂糖 20g，冰片 3g。

以砂锅盛醋和糖，烧开，徐徐加入五

倍子粉，成膏，俟凉，加入冰片，敷患处，日 1 次。

（《新中医》1984.10）

3. 主治：丹毒。

方：生石膏 100g，寒水石 30g。

共为细末，桐油调敷，日 1 次。

（《陕西中医》1985.6）

4. 主治：丹毒。

方：马齿苋 45g。

与猪脂膏共捣成膏，敷患处，日 3～4 次。

5. 主治：丹毒。

方：鲜地龙 10 条。

捣为泥，涂敷患处，日 2～3 次。

（以上二方摘自《单方验方汇集》）

6. 主治：丹毒。

方：鲜地龙、黄柏、大黄各 15g，赤小豆、轻粉各 9g。

各为末，和匀，水调敷，日 1～2 次。

7. 主治：丹毒。

方：大黄、栀子、黄柏、雄黄、天南星各 10g。

共为末，瓦松汁调敷，日 1～2 次。

（以上二方摘自《种福堂公选良方》）

8. 主治：丹毒。

方：马齿苋 200g。

捣烂敷患处，日 1～2 次。

（《中医验方汇选》）

骨髓炎

1. 主治：慢性化脓性骨髓炎。

方：党参、黄芪、当归、制乳香、制没药、穿山甲珠、木香、陈皮各 12g，川芎、炙甘草、大枣各 6g，白芍、焦白术、茯苓各 10g，金银花、紫花地丁各 9g，蒲公英 30g。

加水煎沸 15 分钟，滤出药液，再加水煎 20 分钟，去渣，两煎所得药液兑匀，分服，日 1～2 剂。

脾肾阳虚型加附子、煨姜各 6g；气阴两虚去穿山甲，加玄参、丹参各 10g；湿热内蕴加薏仁、泽泻、黄柏各 10g；瘀血阻滞去茯苓、大枣、白芍，加皂角刺、桃仁各 6g，红花 10g。

（《安徽中医学院学报》1985.1）

2. 主治：早期骨髓炎合并骨质增生。

方：生地黄、牡丹皮、木瓜、羌活各 18g，山茱萸、苍术各 12g，续断、寄生、秦艽、连翘、牛膝、丹参、杜仲各 20g，茯苓、玄参各 15g，薏苡仁 30g，细辛 5g，浙贝母 8g。

煎服法同 1，日 1 剂。

（《四川中医》1988.7）

3. 主治：慢性骨髓炎。

方：桃仁、红花、当归、赤芍、三七、乳香、没药、血竭、地鳖虫、紫草、牡丹皮、大黄、乌药、枳壳、秦艽、金银花、苏木、甘草各 10g。

共为细末，每次服 5g，日 2 次，黄酒送服。

（《中医药学报》1986.2）

4. 主治：开放性骨髓炎。

方：七叶一枝花（根）10g，无水羊毛脂 30g，硼酸粉 3g，凡士林 37g。

先将七叶一枝花研细成粉与无水羊毛脂、硼酸粉混合均匀，再加入凡士林拌成软膏，敷患处，日 1 次。

（成都部队四川省军区）

5. 主治：急性骨髓炎。

方：长 13cm，粗如筷子的柳树枝、槐树枝、桃树枝、桑树枝、榆树枝各 4 枝剪成数段，香油 500g。

将油烧沸，将各树枝加入炸焦，用双层纱布过滤，再加入研细之乳香、没药各 35g，继续熬至滴水成珠后加铅丹 240g，摊成膏药备用。治疗时将制好之膏药加温后贴于患部，膏药大小应超过病变范围 0.5～1cm，3～5 日更换 1 次，疗程 3～9 个月。配合口服红霉素 2～3 周。停用西药 1 周后，将巴豆 60g 取仁并用纱布包好，和两只猪脚共炖 4～8 小时，待猪脚骨肉分离后，喝汤吃肉，于早晚空腹分服；每 2～4 日 1 剂，连服 2～4 剂。小儿减半。若见恶心、呕吐、腹泻，可用绿豆 120g 研末，以凉开水调好服下即解。

（《河北中医》1988.2）

6. 主治：骨髓炎。

方：香叶树叶、双钩藤（根茎）、山蜂蜜、明星果（茎皮）、杜仲皮、猪鬃草各等量。

上药配成粉，冷水调敷，日 1 次，另用猪鬃草 9～15g 煎服，日 1 次。

（昆明部队一三八医院）

7. 主治：化脓性骨髓炎（急性）。

方：野菊花 20g，金银花、蒲公英、紫花地丁、半边莲、七叶一枝花、生地黄各 30g，当归 13g，赤芍 12g，黄连、山栀子各 10g。

加水煎服法同 1，日 1 剂。

热甚者加知母 10g，生石膏、大青叶、白花蛇舌草、口渴加花粉各 30g；便秘加生大黄 10g（后下）；痛甚加乳香、没药各 10g；化脓时加炮穿山甲 15g，皂角刺 10g，黄芪 30g。

8. 主治：慢性化脓性骨髓炎。

方：熟地黄、黄精各 20g，黄芪、党参、金银花、蒲公英、紫花地丁各 30g，当归、穿山甲珠各 15g，白芷、桔梗各 10g。

加水煎服法同 1，日 1 剂。

9. 主治：慢性化脓性骨髓炎。

方：银柴胡、青蒿各 12g，秦艽、地骨

皮、当归 1 各 5g，三七 6g，鳖甲、人参叶各 30g，红花 10g，全蝎 6g，蜈蚣 2 条。

加水煎服法同 1，日 1 剂。

10. 主治：慢性化脓性骨髓炎。

方：乳香、没药、血竭各 10g，冰片 3g，儿茶、三七、珍珠粉各 15g。

共研成极细末，外撒敷瘘管内，但在死骨未排出前，不可应用上方。用于死骨排出后，有生肌收口之功。

（以上摘自《中医药验方汇集》）

青少年白发

1. 主治：青年或少年白发。

方：黑芝麻 30g，猪膏 15g，何首乌、没食子、女贞子、血余炭各 12g，桑椹子、熟地黄、旱莲草各 9g。

加水煎沸 15 分钟，滤出药液，再加水煎 20 分钟，去渣，两煎药液兑匀，分服，日 1～2 剂。

2. 主治：青年人白发。

方：生地黄 30g，何首乌 15g。

为粗末，每取 10g 用开水浸泡，代茶饮，日 1 剂。

3. 主治：青少年白发。

方：黑牛苦胆 1 个，国槐子适量。

将国槐子装入苦胆内，胆汁渗完，阴干，餐前嚼服 10 余粒。

（以上三方摘自《单方验方汇集》）

脱发（包括斑秃）

1. 主治：脱发，慢性进行性脱发。

方：柴胡、何首乌、熟地黄各 25g，生地黄、肉苁蓉、山茱萸、山药、白芍、鹿角胶、桑椹子各 15g，菟丝子、牡丹皮各 12g。

加水煎沸 15 分钟，滤出药液，再加水煎 20 分钟，去渣，两煎药液兑匀，分服，日 1 剂。

或以蜜为丸，每次 10g，日 3 次。

（《辽宁中医杂志》1988.7）

2. 主治：脱发。

方：生地黄 15g，熟地黄 10g，川芎、赤芍各 6g。

煎服法同 1，日 1 剂。

（《单方验方汇集》）

3. 主治：脱发。

方：何首乌、泽泻各 24g，熟地黄、枸杞子、当归、山茱萸、菟丝子、牡丹皮、黄连各 15g，山药、杜仲、肉桂各 9g，生甘草 6g，麝香少许。

研末，为丸，每次服 6g，日 2～3 次。

（兰州八一一〇部队）

4. 主治：脱发。

方：川芎 24g，熟地黄、菟丝子各 6g，当归、天麻、羌活、木瓜各 3g。

研末，为丸，每次 10g，日 2～3 次。

（广州部队某部）

5. 主治：脂溢性脱发。

方：生地黄、何首乌、黑芝麻梗、柳树枝各 30g。

加水煎，熏洗热敷头部，日 2～3 次。

6. 主治：脱发及全身性脱毛。

方：当归 100g，黄芪 50g，白芍 30g，黄精 20g，丹参、川芎、生地黄、女贞子、旱莲草、何首乌、枸杞子各 15g，赤芍、水蛭各 9g，甘草 5g，麝香 0.1g（冲服）。

煎服法同 1，日 1 剂。

（以上二方摘自《陕西中医》1989.7）

7. 主治：湿热型脂溢性脱发，慢性脱发。

方：猪苓、白术、萆薢、何首乌、赤石脂各 15g，川芎、泽泻、车前子各 10g。

煎服法同 1，日 1 剂。

8. 主治：血燥型脂溢性脱发。

方：白术 15g，何首乌、白芍、菟丝子各 12g，苣胜子、芝麻、桑椹子、当归、川芎、甘草各 10g。

煎服法同 1，日 1 剂。

（以上摘自《中医杂志》1986.12）

9. 主治：脱发，慢性脱发或斑秃。

方：何首乌 25g，当归、芝麻各 20g，生地黄、熟地黄、侧柏叶各 15g。

煎服法同 1，日 1 剂。

（《中医杂志》1986.12）

10. 主治：斑秃（鬼剃头）。

方：何首乌 15g，熟地黄、当归、白芍各 12g，川芎、桃仁、红花、赤芍、牡丹皮各 9g，柴胡、香附、白芷各 6g，甘草、葱白各 3g。

煎服法同 1，日 1 剂。

（《河南中医》1988.6）

11. 主治：斑秃。

方：蓖麻油 50ml，水杨酸 3g，75% 酒精 50ml。

共入瓶中，摇匀，涂患处，日 2 次。

（北京部队二七八医院）

12. 主治：斑秃。

方：鲜姜 1 块。

用刀切面涂擦患处，日 4 ～ 10 次。

（《单方验方汇集》）

13. 主治：斑秃。

方：斑蝥、狼毒、川乌、草乌、麻黄、百部各 10g。

上药浸泡于盛有 1000ml95% 酒精的大口瓶中，10 日后取出澄清液。另取当归、红花、丁香各 10g，白鲜皮、黄柏、吴茱萸各 15g，砂锅内加水至 1000ml，文火煎至 500ml，过滤，放置 12 小时后将两药液同放入玻璃瓶中摇匀备用。涂擦患

处，日 2 次。

（《湖南中医杂志》1988.6）

14. 主治：斑秃。

方：桂枝、青皮、丹参、何首乌、石菖蒲、旱莲草、侧柏叶、人参叶、樟脑各 30g。

用 60% 酒精 500ml 浸泡一周后滤出，药渣再以 300ml 酒精浸泡，2 周后滤出，兑入第一次滤液中。先用梅花针均匀轻叩，患处出现潮红、微见出血点为度，再以药液涂擦患处。

15. 主治：斑秃。

方：藤黄、骨碎补各 15g，桐油适量。

将药研细末，入桐油内浸泡一昼夜成药油，取生姜一块，切成片，蘸药油用力擦患处，日 3 ～ 4 次。切忌入口眼内。

（以上二方摘自《四川中医》1986.7）

16. 主治：斑秃。

方：人参、甘草各 5g，枇杷叶、阿胶、亚麻子、杏仁各 6g，桑叶 9g，麦门冬 10g，石膏 15g。

水煎服，日 1 剂。

（《湖南中医杂志》1989.2）

17. 主治：斑秃，发黄致落发。

方：柚子核 15g。

开水浸泡，日 2 ～ 3 次涂擦无发处。

（《中国秘方全书》）

18. 主治：斑秃。

方：胡桃仁、何首乌、菟丝子、黑豆、枸杞子各 9g，熟地黄、当归、桑椹子、没食子各 6g，荆芥穗、川芎各 3g，菊花 60g，金樱子 12g。

上药共研细末，加蜜炼制成丸，每丸 9g。

每日早、晚饭后服一丸。

（福州部队九十四医院）

19. 主治：妇人脱发。

方：花椒 30g，酒适量。

将花椒浸入适量酒中浸泡，每日用其涂擦患处，发会自生。

20. 主治：妇人脱发。

方：砍 33cm 嫩枣树枝 1 把。

将嫩枣树枝插瓷瓶内，勿令到底，上面以火燃之，下面流出汁水即成。

先以温水洗头，后将枣树汁涂擦患处，发可生出。

（以上二方摘自《单方验方汇集》）

多发性毛囊炎

1. 主治：多发性毛囊炎。

方：蒲公英 50g，紫花地丁、连翘、黄芩、当归、白芍、生地黄、天花粉、白芷各 20g，栀子、红花、川芎、苦参各 15g，皂角刺、甘草各 10g。

面红目赤舌质绛加生石膏 20g；痒甚加防风 15g，蝉蜕 10g。

加水煎沸 15 分钟，滤出药液，再加水煎 20 分钟，去渣，两煎药液兑匀，分服，日 1 剂。

2. 主治：多发性毛囊炎。

方：白矾 60g，铜绿、铅丹、松香各 15g，猪鬃 30g（烧炭）。

先将白矾、松香在铁锅内加热溶化，再将余药研末掺入搅匀，待凉，研末，以香油调涂患处，日 1～2 次。

（以上二方摘自《广西中医药》1985.2）

3. 主治：多发性毛囊炎，毛囊炎。

方：藤黄 15g，苦参 10g，75% 酒精 200ml。

共浸 1 周，搽涂患处，日 2～3 次。

4. 主治：多发性毛囊炎。

方：2% 利多卡因 2ml，三棱针 1 只，手术刀 1 把。患者俯卧，手术者于第 2、

3 胸椎棘突间常规消毒后，用利多卡因局部麻醉，然后用手术刀切一纵长 0.5cm 小口，用三棱针挑断一些肌肉纤维，盖上消毒敷料，1 周后痊愈，若不愈，隔 1 周再行手术 1 次，深浅以切破真皮为度。

（以上二方摘自《陕西中医》1985.6）

5. 主治：多发性毛囊炎。

方：金银花 30g，连翘 20g，七叶一枝花 15g，丹参、栀子、皂角刺、葛根、防风各 9g，甘草 6g。

煎服法同 1，日 1 剂。

（《中药通报》1988.5）

6. 主治：多发性毛囊炎，毛囊炎。

方：金银花 30g，紫花地丁、葛根各 15g，桂枝、白芍、连翘、胡黄连、苦参各 9g，甘草 3g。

煎服法同 1，日 1 剂。

（《陕西中医》1989.2）

7. 主治：毛囊炎。

方：五倍子 10g，雄黄 5g，冰片 1g，熟鸡蛋黄 5 个。

将鸡蛋黄置铁锅内，文火煎熬出油，去渣，再将余药为末，入锅中搅匀。涂患处，日 2～3 次。

（《四川中医》1988.10）

8. 主治：多发性毛囊炎。

方：鲜地龙适量。

捣如泥，涂患处，日 2～3 次。

（《单验方汇集》）

秃疮

1. 主治：秃疮及头上白屑白痂。

方：马钱子 18g，当归、藜芦各 15g，黄柏、苦参、杏仁、狼毒、白附子各 9g，鲤鱼胆 2 个，洋金花 30g，麝香 0.6g。

上药放入 360g 香油内浸 1 日，用锅熬至黑黄色，将油澄清去渣，加入黄蜡 50g，溶化，再入麝香搅匀，收贮罐中备用。用时剃净头发，用艾叶煎汤洗净白痂，于密室中用蓝布裹于手指，蘸油膏擦疮，擦毕戴帽，勿令见风，每日擦 2 次。并应每隔 2 日服防风通圣散 6g，以清胃经风热。

2. 主治：秃疮。

方：硫黄、胡椒、洋金花各 7.5g，百部草、花椒、白头翁各 4.5g。

以上各药共研细末，用猪脂膏 60g 入锅内置火上化开，去净渣，调入药末，凉后即成软膏。将软膏涂抹患处，日 1 次。用时须剃头并用温开水或生理盐水洗净创面。

（以上摘自《中医验方汇选》1970）

3. 主治：秃疮。

方：斑蝥 3g，香油 30g，铅丹 15g。

斑蝥研成极细粉末，加铅丹、香油调匀。用上药涂搽患处，日 1 次。

4. 主治：小儿秃疮。

方：斑蝥 10 个，麻黄 9g，猪油 125g。

将斑蝥、麻黄、猪油炸黑去渣，另以大风子、蓖麻子各 50 个去壳捣烂，和前药油混匀成膏，敷患处，日换 2 次。

（以上二方摘自《单方验方汇集》1970）

酒渣鼻

1. 主治：洒渣鼻。

方：硫黄 30g（研细），白矾（研细）、轻粉各 1.5g，白酒 300ml。

混合后，隔水炖 1 小时，搅匀，涂患处。

（《中医杂志》1956.11）

2. 主治：酒渣鼻。

方：蛤粉、煅石膏各 15g，轻粉、黄柏各 7.5g，青黛 4.5g。

共研极细末，麻油调涂，日 1 次。

（《中华皮肤科杂志》1958.3）

3. 主治：酒渣鼻。

方：密陀僧 60g，玄参、硫黄各 30g，轻粉 24g。

共研极细末，白蜜调涂，日 2 次。

（《中华皮肤科杂志》1963.3）

4. 主治：酒渣鼻。

方：红升丹 20g，凡士林 80g。

调匀涂患处，日 2 次。

（田凤鸣）

5. 主治：酒渣鼻。

方：大黄、硫黄各等份。

上药共研细末，凉水调之即可。外擦患处，日 1 次。

（兰州八〇三八部队卫生队）

6. 主治：酒渣鼻。

方：水银 1.2g（如无水银可用轻粉代之），白矾 15g，冰片 7.5g，铅粉、冰糖各 9g。

将上药共研细末，用适量凡士林调成膏即可。外涂，日 1 次。

（兰州八〇三八部队）

7. 主治：酒渣鼻。

方：大风子仁、火麻仁、蓖麻子仁、水银、胡桃仁各 30g，马钱子仁、樟脑各 9g。

将以上诸药混合碾碎调成糊状。取膏药（橄榄大），用细布包好，在患处摩擦，日 1 次，每次 30 分钟，涂后皮肤痒感渐渐消失，表皮逐渐脱落。约 2 周，病损部位皮肤基本转为正常，没有色素沉着。

（福州海军部队）

8. 主治：酒渣鼻。

方：栀子 4.5g，薄荷 3g，生地黄 12g，白茅根 18g，牡丹皮、大青叶、知母各 9g。

水煎服，日 1 剂，连服 10 剂。

9. 主治：酒渣鼻。

方：轻粉、红粉、玄明粉各 0.6g。

共研细面，香油调涂。

(以上二方摘自《单方验方汇集》)

10. 主治：酒渣鼻。

方：茵陈 30～50g，山楂 20～30g，野菊花、丹参、乌梅各 15～30g，牡丹皮、凌霄花各 10～15g，黄芩、栀子各 10g，大黄 5～10g。

加水煎沸 15 分钟，过滤取液，渣再加水煎 20 分钟，滤过去渣，两次滤液兑匀，分早、晚 2 次服，日 1 剂，10 日为 1 疗程。

(《湖北中医杂志》1989.1)

11. 主治：酒渣鼻。

方：地骨皮 20g，生地黄、赤芍、黄芩、栀子各 12g，桃仁 9g，当归 8g，川芎 6g，红花 5g。

加水煎服。日 1 剂。

12. 主治：酒渣鼻。

方：大风子仁、胡桃仁、蓖麻子、杏仁各 20g，水银 8g。

将水银用唾沫研开与上药共捣成泥状，用两层纱布包好备用。使用时用其涂搽患处，日 4～5 次。

(以上二方摘自《河北中医》1987.4)

13. 主治：酒渣鼻。

方：绿豆 250g，荷花瓣（晒干）30g，滑石、白芷、白附子、冰片、密陀僧各 10g。

共研细末，装瓶备用。用时将患部洗净，白天用此药末揉擦，晚上则用温水将药调成糊状，厚厚地涂一层于患部。第二

天早上则洗去。

14. 主治：酒渣鼻。

方：黄芪、党参各 30g，当归 15g，熟地、白术各 12g，川芎、赤芍、茯苓、甘草各 10g，肉桂 6g。

加水煎服，日 1 剂。

15. 主治：酒渣鼻。

方：蛤粉、煅石膏各 15g，轻粉 8g，青黛、黄柏各 5g。

共研细末，加 50ml 麻油调匀涂患处。涂药前先将患处洗净，早晚各涂药 1 次。

16. 主治：酒渣鼻。

方：大枣 15g，桃仁 12g，赤芍、川芎、生姜各 10g，老葱 3 根（切碎）。

加水煎服，分 3 次服，每次兑服麝香 0.3g，日 1 剂。

(以上四方摘自《百病良方》)

17. 主治：赤鼻（酒渣鼻）。

方：枇杷叶（去毛）30g，栀子仁 15g。

上为细末，每服 6～9g，温酒下，早服去右边赤，晚服去左边赤。忌食胡椒生姜辛辣之物。

18. 主治：酒渣鼻、面疮风刺。

方：木鳖子（去壳）、大风子（去壳）、轻粉、硫黄各等份。

共为极细末，不时以唾沫调擦。

(《种福堂公选良方》)

19. 主治：酒渣鼻。

方：轻粉、红粉、元明粉各 0.6g。

共研极细末，香油调糊涂患处。

20. 主治：酒渣鼻。

方：白茅根 18g，生地 12g，牡丹皮、大青叶、知母各 10g，栀子 4.5g，薄荷 3g。

加水煎服，日 1 剂。

(以上摘自《单方验方汇集》1970)

头部鳞状上皮细胞癌

1. 主治：头部鳞状上皮细胞癌。

方：皂角刺50g，金银花、菊花各20g，黄芪15g，茯苓、黄芩各10g，当归、乳香、没药各6g，黄连3g。

加水煎沸15分钟，滤出药液，再加水煎20分钟，去渣，两煎药液兑匀，分服，日1剂。

2. 主治：头部鳞状上皮细胞癌。

方：蜈蚣70g，干蟾蜍50g，砂仁30g。

共为细末，每次服6g，日3次。

3. 主治：头部鳞状上皮细胞癌。

方：乌梅50g，熟地黄10g，轻粉3g。

共为细末，撒于癌面，外敷，日换1次。

（以上三方摘自《江西中医药》1988.2）

头癣

1. 主治：头皮癣。

方：轻粉3g，冰片5g，硼砂、苦参各30g，白鲜皮、土茯苓、黄柏、雄黄各20g，蜈蚣1条。

将后六味药加水2500ml，煎至2000ml去火，再加入前三味药搅匀即可。先熏后洗头皮30分钟，日1次。

（《四川中医》1988.10）

2. 主治：头癣。

方：六六六粉、硫黄、废机油。

将六六六粉36%（医用或农用的均可）、硫黄4%、废机油60%搅拌成糊状即可。涂头部癣处，每日或隔日1次，至痊愈为止。

注意：①患者的帽子、头巾及枕巾等用蒸汽或者煮沸消毒，以防再感染；②用药前最好将头发剃光。

（新疆部队南疆军区后勤部）

3. 主治：头癣。

方：紫皮独头蒜数枚。

剥去外衣，用冷水洗2～3次，置于干净乳钵或器皿内捣成浆，用消毒纱布滤去残渣，取滤液备用。用时先剃头，用温水肥皂洗头，揩干后，用消毒毛刷或棉球蘸大蒜液搽患处，由外周向内涂搽。早晚各1次。搽后最好戴上布帽，以防搔抓患处。

（《中医杂志》1984.11）

4. 主治：头癣。

方：雄黄50g（研），猪苦胆5个。

共调涂患处，日4～5次。

（《上海中医药报》1990.5）

5. 主治：头癣。

方：苦楝子适量（去仁，炒枯，研末）。

麻油调涂，先以10%白矾水洗净患处，日1～2次。

（《武汉医学院学报》1959.1）

6. 主治：头癣。

方：壁虎（焙干，研末）20g，石炭酸（苯酚）1g。

凡士林调成软膏，涂患处，日1次。

（《中医杂志》1957.9）

口腔扁平苔藓

1. 主治：口腔扁平苔藓，兼阴虚内热。

方：山慈菇、地骨皮、生地黄、野菊花、茯苓、山药各15g，升麻10g，砂仁3g。

加水煎沸15分钟，滤出药液，再加水煎20分钟，去渣，两煎所得药液兑匀，分服，日 1～2 剂。

2. 主治：口腔扁平苔藓。兼见胃胀，纳差呕恶，身倦体沉，大便不爽，渴不欲饮，口水多而稀。

方：土茯苓、焦神曲、鱼腥草、连翘各 15g，陈皮、半夏、焦白术、泽泻、升麻各 10g。

煎服法同 1，日 1 剂。

若糜烂较大，分泌物增多加七叶一枝花、生石膏、炒薏苡仁各 30g，紫花地丁草、杏仁各 10g，砂仁 3g。

（以上摘自《新医学文摘·中医分册》1984.6）

白癜风

1. 主治：白癜风。

方：赤芍 6g，川芎 5g，桃仁（研碎）、红花、鲜姜（切）各 9g，老葱（切）3 根，红枣 7 个，麝香（绢包）0.15g，黄酒适量。

先用黄酒 350～400ml 将前七味药煎至 70～80ml 时，滤过去渣，再将麝香（绢包）入酒内煎 4～5 沸即可。

每晚睡前服，服后即睡，其余时间服药效不著。1 剂药连续煎服两晚。停药一晚，以免影响食欲，如此连服 10 剂。

（《陕西中医学院学报》1982.1）

2. 主治：白癜风。

方：紫草、刘寄奴、牡丹皮、威灵仙各 25g，草河车、丹参、浮萍各 50g，川芎 15g，琥珀、地龙、地鳖虫各 10g。

每日 1 剂，水煎，早晚分服。1 个月为 1 疗程，有效者可继续服 2～3 个疗程，直至痊愈。孕妇忌服。

（《中医杂志》1981.6）

3. 主治：白癜风。

方：柴胡、白芍、川芎、桔梗各 9～12g，郁金、桃仁、红花、防风、荆芥、龙胆草、补骨脂、白术、陈皮各 6～10g，当归 12～25g，丹参、何首乌各 10～15g。

加水煎，去渣，日 1 剂分服。

（《中西医结合杂志》1988.8）

4. 主治：白癜风。

方：川芎、木香、荆芥各 5～10g，丹参、白蒺藜、当归、赤芍、丹皮各 9～15g，鸡血藤 10～20g，灵磁石 30g。

水煎服，日 1 剂。

（《江苏中医》1988.4）

5. 主治：白癜风。

方：旱莲草 80g，生地黄、白芷、何首乌、白蒺藜各 60g，熟地黄、紫草、丹参各 30g。

共为细末，炼蜜为丸，每丸 9g，每次 1～2 丸，日 1～2 次。

6. 主治：白癜风。

方：补骨脂、当归、牡丹皮各 100g，陈皮、刺蒺藜、赤芍、茜草、鸡血藤、沙参各 200g，甘草 120g，灵磁石 600g，白糖 1200g。

取补骨脂、当归、牡丹皮、陈皮共研细末，其余药（除白糖），加水浓煎去渣至稀膏状。再与药末、白糖混合均匀，制粒、干燥。每次冲服 10g，日 3 次。2 个月为 1 疗程。

（《陕西中医杂志》1990.2）

7. 主治：白癜风。

方：紫草、白薇、七叶一枝花、白药子、降香、红花、桃仁、何首乌各 50g，苍术、龙胆草各 20g，刺蒺藜 75g，海螵蛸、甘草 35g。

将上药混合碾粉，按制片规程手续制

成 0.5g 片剂。

每次服 5g, 日服 2 次。服此药需在 3 ~ 6 个月见效。

（广州部队一八一医院）

8. 主治：白癜风。

方：黑大豆、黑芝麻各 500g, 胡桃仁 50g, 桑椹子、制首乌、补骨脂 250g。

将胡桃仁、黑芝麻炒熟后共捣如泥，黑大豆炒熟磨粉，桑椹子、制首乌、补骨脂烘干碾末，共为蜜丸，每次服 30g。日 3 次，温开水送服。

9. 主治：白癜风。

方：五倍子 50g, 皂矾 30g。

加开水适量浸泡一日备用，外擦患处，日 4 ~ 5 次。

（以上二方摘自《四川中医》1988.6）

10. 主治：白癜风。

方：白芷、何首乌、沙苑子、刺蒺藜、旱莲草、紫草、七叶一枝花、紫丹参、苦参、苍术各适量。

蜜制成丸，每丸重 9g, 日 3 次，每次服 1 丸。

11. 主治：白癜风。

方：30% 补骨脂酊（含补骨脂、肉桂、地塞米松等）。

外擦患处，擦后日晒 10 ~ 30 分钟。

（以上二方摘自《安徽医学》1987.6）

12. 主治：白癜风。

方：紫草 45g, 墨旱莲 90g, 白芷、何首乌、沙苑子、刺蒺藜 60g, 七叶一枝花、丹参、苦参片各 30g, 生苍术 24g。

共为细末，水泛为丸，日服 3 次，每次 30g。

13. 主治：白癜风。

方：乌梅 10g, 75% 酒精 100ml。

将乌梅浸入 75% 酒精内，浸泡 7 日即可。先用温热水洗浴患处，然后涂之，

日 3 ~ 4 次。

（以上二方摘自《中医药信息》1988.1）

14. 主治：白癜风。

方：密陀僧、硫黄、雄黄、蛇床子各 6g, 轻粉 1.5g, 红粉 0.9g。

上药共研细末，将药末用醋调，外擦患处，至皮肤结痂即愈。

（济南部队某部）

15. 主治：白癜风。

方：密陀僧、枯矾、防风、大黄各 30g。

将上药研成细末，加甘油适量，酒精调成糊状，擦涂患处，日 2 次。

（《河北中医》1988.1）

16. 主治：白癜风。

方：轻粉、海螵蛸各 10g。

先将海螵蛸置瓦上焙干研粉，再入轻粉，装瓶备用。用时先洗净局部，再扑擦适量该粉于患处。

（《新中医》1988.10）

17. 主治：白癜风。

方：密陀僧 15g, 防风、枯矾各 9g, 硫黄、白附子、雄黄各 6g, 轻粉 3g。

共为细末，用生姜片蘸药擦患处。

（《单方验方汇集》）

汗斑

1. 主治：汗斑。

方：硼砂（研细）、黄瓜。

将黄瓜切断，以断面蘸硼砂用力擦患处，日 2 ~ 3 次。

（《江苏中医》1961.6）

2. 主治：汗斑。

方：雄黄、硫黄、密佗僧、铅丹、天南星各 10g。

将上药共研细末，用时先以葱茎汁擦患处，然后用鲜生姜切片蘸本药散搽之，日3次。

（《广西中医》1957.1）

3. 主治：汗斑。

方：雄黄、硫黄各9g，枯矾、海浮石各4.5g，密陀僧、蛇床子各6g，红砒石9.1g，轻粉3g。

上药共研细末，分5～7次使用。用煤油调匀，先用干净毛巾浸开水热敷患处，后用老生姜（去皮）擦患处，擦到局部皮肤红色并有热感为止，然后用干净鸭毛蘸药液涂于患处，每日涂2次，每次涂后6小时方可用热水洗掉。

（《江苏中医》1965.3）

4. 主治：汗斑。

方：柚子皮（或尚未成熟的小柚）、雄黄各适量。

柚子皮切开，取切面蘸雄黄末擦搽患处。

（《福建中医药》1963.3）

5. 主治：汗斑。

方：硫黄30g，酸醋100ml。

各研末浸1周，以棉花蘸药液擦患处，日3～4次，以轻度出血为度。

（《广东中医》1960.12）

6. 主治：汗斑。

方：当归、炒薏苡仁各30g，赤芍、川芎、白术、白附子、白芷、天冬、带壳砂仁、甘草各9g，茯苓15g，玉竹12g。

水煎去渣分服，日1剂。

（《北京中医学院学报》1987.5）

7. 主治：汗斑。

方：白附子、硫黄、密陀僧各30g。

上药俱为细末，用生姜蘸搽患处，3～5日即可痊愈。

8. 主治：夏日汗斑如疹。

方：密陀僧24g，雄黄12g。

上共研极细末，以姜切片蘸药搽之，日3～4次。

（以上二方秦发中供）

牛皮癣

1. 主治：牛皮癣。

方：生地黄、鸡血藤、白茅根、槐花各50g，丹参、紫草、赤芍各25g，乌蛇、牡丹皮各20g，全蝎15g，蜈蚣3条。

加水煎沸15分钟，滤过，再加水煎20分钟，过滤去渣，两煎药液兑匀，分次服，日1剂。

（《黑龙江中医药》1984.3）

2. 主治：牛皮癣。

方：紫草12g，槐花、白茅根、鸡血藤、生地黄各30g，赤芍、丹参、苦参各15g，蜂房10g。

煎服法同1，日1剂。

（《四川中医》1986.7）

3. 主治：牛皮癣。

方：土茯苓60g。

研粗末包煎，日1剂，分2次服，15日为1疗程。

（《黑龙江中医药》1988.3）

4. 主治：牛皮癣。

方：轻粉15g，斑蝥、狼毒、川乌、草乌各6g。

取轻粉细研，过120号筛。其他四味共研粗粉，加入轻粉混合均匀，用高粱酒250ml浸泡3日过滤，涂患处，日2～3次。

（兰州部队第四医院）

5. 主治：牛皮癣。

方：雪上一枝蒿1g，草乌3g，伸筋草

6g。

将上药加高粱酒 100ml，浸泡 3 日。先用梅花针将患部刺破，揩干后，外涂药酒于患处，日 1 次。

（昆明部队某部）

6. 主治：牛皮癣。

方：桃树根、胆矾各等份。

两药共捣烂，敷于患处有奇效。

（《奇方类编》）

7. 主治：牛皮癣。

方：花椒 9g，斑蝥 15g，柏子油 12g，黄蜜蜡 90g。

将前二味药研为细末，再将黄蜜蜡、柏子油化成膏，然后调入药末，涂擦患处。

8. 主治：牛皮癣。

方：乳香、没药各 3g，轻粉 1.5g，蓖麻仁 9g。

前三味药研面，再和蓖麻仁捣在一起，加人乳调，蜡纸贴患处，7 日一换，连用 3 次。

9. 主治：牛皮癣。

方：当归、川芎各 9g，斑蝥、全蝎各 7g，白酒 100ml。

上诸药用酒泡 7 日，搽患处。

10. 主治：牛皮癣。

方：雄黄 1g，巴豆仁 10g。

研成细泥，用布包裹，涂擦患处，日 1 次。

11. 主治：牛皮癣。

方：鲜透骨草适量。

取透骨草捣烂敷患处，感觉热痛时取下。第 2 日患处成水疱，用消毒纱布包好。

12. 主治：牛皮癣。

方：斑蝥、蝉蜕、使君子、雄黄、全蝎、樟脑、槟榔各 9g。

共为极细末，香油调糊，涂患处，日

2 次。

13. 主治：牛皮癣。

方：鲜胡桃皮适量。

用鲜胡桃皮内的汁液搽患处。

（以上摘自《单方验方汇集》）

14. 主治：牛皮癣。

方：斑蝥 0.9g，皂角刺 3g，车前草根 3g。

共为细末，用醋调擦患处，在 1 小时内可连续擦数次，擦至皮肤起黄疱为止。再用水将药洗去，用针将黄疱刺破，使黏水流出。擦药后，患处可能作痛 2～3 日，疼止结痂，再过 1 周后痂落即愈。

（《中医验方汇选》1977）

银屑病

1. 主治：银屑病，皮肤脱屑银白色。

方：土茯苓 24g，生地黄 20g，金银花、白鲜皮、板蓝根、山豆根、威灵仙各 15g，七叶一枝花、甘草 10g，蝉蜕 5g。

加水煎沸 15 分钟，滤出药液，再加水煎 20 分钟，去渣，两煎所得药液兑匀。分 2 次服，日 1 剂。

（《广西中医药》1988.1）

2. 主治：银屑病。

方：紫草、赤芍、玉竹、补骨脂各 12g，生地黄、牡丹皮、白鲜皮各 15g，水牛角粉 30g，浮萍、当归、蝉蜕、荆芥穗、皂角刺各 10g。

煎服法同 1，日 1 剂。

3. 主治：银屑病。

方：生地黄 30g，当归、白芍各 12g，川芎、牡丹皮、牛膝、大黄、紫草、甘草各 10g，土茯苓、乌蛇、白鲜皮、海桐皮各 15g。

煎服法同1，日1剂。

（以上摘自《陕西中医》1989.6）

4. 主治：寻常型银屑病，兼见身倦神疲，心中烦热，夜间手足心热，口干喜凉饮。

方：土茯苓60g，生黄芪、金银花、生地黄、白茅根、白花蛇舌草各30g，紫草15g，五味子、知母、黄柏、蝉蜕、生甘草各10g。

煎服法同1，日1剂。

（《山西中医》1988.3）

5. 主治：银屑病。

方：黄芪、金银花各15g，生地黄、当归、红花、牡丹皮各9g，栀子、白鲜皮各12g，萆薢25g，荆芥6g。

煎服法同1，日1剂。服药5日，停药2日。

（《上海中医药杂志》1988.9）

6. 主治：银屑病。

方：乌蛇、威灵仙、白鲜皮、射干、七叶一枝花各10g，赤芍、丹参、土茯苓、板蓝根、苦参各15g，甘草5g。

水煎服法同1，日1剂。

血热型加生地黄15g，大黄10g，紫草20g，白茅根20g；血燥型加何首乌15g，当归、麦门冬各10g；血瘀型加红花10g，紫草20g，鸡血藤15g，赤芍加至30g，丹参加至30g。

（《河北中医》1988.3）

7. 主治：银屑病。

方：当归12g，丹参、鸡血藤、乌梅、槐米、土茯苓、地肤子、甘草各30g，蝉蜕15g，防风6g。

煎服法同1，日1剂。第三煎用搪瓷面盆加多半盆水煎沸20分钟，待温热时搓洗患处半小时，日1次。

（《中药通报》1988.3）

8. 主治：银屑病。

方：桃仁、红花、川芎、白芍10g，当归、熟地各15g。

煎服法同1，日1剂。

（《陕西中医》1990.2）

9. 主治：银屑病。

方：生地、玄参、栀子、板蓝根各15g，蒲公英、野菊花、桔梗、当归、赤芍、天花粉各10g，浙贝母、土茯苓、紫花地丁各12g，甘草6g。

煎服法同1，日1剂。

瘙痒剧烈者加白鲜皮15g；纳差便溏去紫花地丁、野菊花，加山药、焦山楂各10g；皮损干燥者加鸡血藤15g，何首乌12g。

10. 主治：银屑病。

方：乌梢蛇、生地黄、川芎、桃仁、蛇床子、白鲜皮、连翘、荆芥穗、防风、浮萍、刺蒺藜各10g，地肤子、红花各6g，丹参15g。

煎服法同1，日1剂。

久病气虚加黄芪10g，痒甚加花椒3g。

（以上摘自《浙江中医杂志》1983.11）

11. 主治：银屑病。

方：苦参、泽泻、茯苓、当归、白术、知母、羌活各10g，茵陈、防己、猪苓、制大黄各5g，防风、黄芩、黄芪各15g，甘草12.5g。

共碾细末，制成糖衣片，每片0.5g。成人每次服7片（儿童减半），日3次。

（《中医杂志》1984.10）

12. 主治：银屑病。

方：乌梢蛇、防己、地肤子、蛇床子、白鲜皮、乌梅各15g，蜈蚣2条，露蜂房5g，土茯苓、浮萍各40g，茯苓、萆薢各20g，麻黄10g。

煎服法同 1，日 1 剂。

（《吉林中医药》1985.1）

13. 主治：银屑病。

方：丁香、花椒、生半夏、生马钱子、生白附子各 3g，雄黄、黄连各 2g，五倍子、斑蝥各 5g。

共研粗末，加白酒 250ml，装入瓶内浸泡 1 周，密封备用。用时以棉签蘸药酒，反复擦患处，直至患处有发热和痛痒感为止，每日涂擦 1 次。

（《辽宁中医杂志》1985.2）

14. 主治：银屑病。

方：狼毒、大枣各等量。

狼毒浸泡于清水中 12 小时，取等量大枣装入纱布袋，置于狼毒浸液中，12 小时后取枣蒸熟（至口尝不麻为度）。初服每日 3 次，每次 7 枚（儿童酌减量），逐日增加 1 枚，一直增至每次 20 ～ 30 枚。

（《浙江中医杂志》1984.3）

15. 主治：急性进行期的银屑病。

方：乌梢蛇 20 ～ 30g，金银花、生地黄各 25g，苦参、蝉蜕、槐花各 15g，牡丹皮、赤芍、生百部、生甘草各 10g，露蜂房 5g，白鲜皮 20g。

将乌梢蛇研碎成长 2 ～ 3cm 小块，放入铁锅内，加少量香油，微火焙，待稍见黄脆即好，碾成细末备用。再将余药水煎，煎两次滤液兑一起，分 3 次服，日 2 ～ 3 次，同时送服药粉。

（《陕西中医》1989.2）

16. 主治：银屑病。病情发展迅速，新皮疹不断出现，旧皮疹不断扩大，鳞屑较厚，炎症明显，剥出鳞屑后有筛状出血点，伴咽干，溲赤，舌红苔黄，脉滑数。

方：牛角、生地黄各 50g，大青叶 25g，乌梢蛇、防风各 15g，丹参 20g。

加水煎服法同 1，日 1 剂。

17. 主治：银屑病。病情静止阶段，无新疹出现，旧疹也不见消退，出血点不明显，舌质淡红，脉沉缓无力。

方：北沙参、丹参各 30g，玄参、胡桃仁各 50g，当归、赤芍、川芎、防风各 15g。

加水煎服法同 1，日 1 剂。

（以上二方摘自《辽宁中医杂志》1983.10）

18. 主治：银屑病。皮疹泛发全身，状如点滴红斑，上覆银白色鳞屑，脉多浮数。

方：大青叶、生地黄各 12g，金银花 15g，连翘、炒牛蒡子、桔梗、玄参、紫草、赤芍各 10g，牡丹皮、山豆根、红花各 6 ～ 10g。

加水煎服法同 1，日 1 剂。

（《辽宁中医杂志》1984.6）

19. 主治：银屑病。皮损呈斑块，秋季燥痒，疼痛，皮损扩大，伴咽干唇燥，便结，目涩昏花，或有低热，脉细弦。

方：生地 30g，玄参、金银花各 15g，玉竹、知母、花粉、天门冬、麦门冬、赤芍、白芍、漏芦各 12g，蝉蜕 5g。

加水煎服法同 1，日 1 剂。

20. 主治：银屑病。皮损呈斑块，瘙痒，面色暗黑，唇青紫，舌质暗有瘀斑瘀点，苔黄腻，脉细涩。

方：土茯苓、白鲜皮、八月札各 30g，青皮 5g，寻骨风、石打穿各 15g，牡丹皮、茜草各 12g，三棱、莪术、凌霄花、鬼箭羽各 9g。

加水煎服法同 1，日 1 剂。

21. 主治：银屑病。皮损呈不等之点状或斑状，色燥、脱屑，痒甚，或见新疹。兼有头昏心悸，乏力眼花，面萎黄，关节酸痛，舌体胖苔薄腻，脉细。

方：黄芪、鸡血藤、夜交藤各30g，熟地黄、白鲜皮、党参、当归、麦门冬、天花粉各12g，威灵仙9g，白芷、陈皮、防风各5g。

加水煎服法同1，日1剂。

22.主治：银屑病。皮损融合呈斑块或混合状，鳞屑厚、搔之纷落，基底潮红，伴口苦急躁，尿赤便结，苔黄腻，舌边尖红，脉弦滑。

方：土茯苓、白鲜皮、忍冬藤、八月札、白花蛇舌草各30g，地肤子15g，山栀子、黄芩各9g，枳壳、厚朴花各5g。

加水煎服法同1，日1剂。

（以上四方摘自《上海中医药杂志》1986.6）

23.主治：银屑病。皮疹发生发展快，新生皮疹不断出现，鳞屑多，表层易剥离并有筛状出血点，基底红，瘙痒明显，伴口干舌燥，便秘溲红，心烦易怒，舌红，脉弦滑或数。

方：板蓝根、土茯苓、生薏苡仁各30g，草河车、马齿苋、白鲜皮各20g，紫草、赤芍、牡丹皮、苦参各15g，山豆根10g。

加水煎服法同1，日1剂。

24.主治：银屑病。病程长，皮疹硬币状或大片融合，明显浸润，鳞屑少，附着较紧，剥离后基底出血不明显，多呈暗褐色，全身症状不明显，舌淡，脉弦细。

方：生地黄20g，当归、赤芍、川芎、玄参各15g，白蒺藜、乌梢蛇、苦参、甘草、浮萍、防风、威灵仙各10g，天花粉12g。

加水煎服法同1，日1剂。

25.主治：银屑病。病程长，皮肤干燥或见皱裂，皮疹多呈大片融合，鳞屑少并不易剥离，基部暗褐或紫黯，面色晦暗，妇女伴月经不调，色黑有血块，甚至闭经，舌质暗红，有瘀斑，脉弦涩。

方：赤芍、白鲜皮、地肤子、泽兰各20g，当归、丹参、牡丹皮、紫草各15g，桃仁、红花、川芎、苦参各12g，蝉蜕、连翘、炙甘草各10g。

加水煎服法同1，日1剂。

26.主治：银屑病。病程长，皮肤干燥，皮疹多呈大片融合，散布全身，鳞屑多，基底色暗，瘙痒明显，伴面色㿠白，畏寒肢冷，短气乏力，便溏溲清，舌淡，脉沉迟。

方：制附子（先煎半小时）、当归、红花各12g，桂枝、威灵仙、羌活、刺蒺藜、乌蛇、炙甘草各10g，白鲜皮、地肤子各20g，川花椒9g，忍冬藤6g。

加水煎服法同1，日1剂。

（以上四方摘自《陕西中医》1985.2）

27.主治：银屑病。皮疹扩散迅速，基底潮红，鳞屑易剥离，自觉烦渴，瘙痒便干，脉弦滑或滑数，舌红或黯红，苔黄或白。

方：白茅根、生地黄、大青叶、板蓝根、薏苡仁、白花蛇舌草、鸡血藤各30g，紫草根、槐花各15g，丹参、当归、赤芍各10g，川芎、陈皮各6g。

加水煎服法同1，日1剂。

28.主治：银屑病。久病皮肤燥红或暗红，鳞屑厚，新生皮疹多，舌红或暗红苔剥落，脉缓或沉细。

方：生地黄、白花蛇舌草、大青叶、板蓝根、薏苡仁各30g，丹参、鸡血藤各15g，当归、麦门冬、赤芍各10g，川芎、陈皮各6g。

加水煎服法同1，日1剂。

29.主治：银屑病。久病肤厚暗红，舌红有瘀点，脉细缓涩。

方：大青叶、板蓝根、薏苡仁各30g，生地黄 15～30g，鸡血藤 15g，当归、赤芍、丹参、桃仁、红花各 10g，川芎、陈皮各 6g。

加水煎服法同 1，日 1 剂。

30. 主治：银屑病。久病周身斑状皮损，伴关节痛或变形，部分血沉快，脉弦滑或微数，苔薄白或腻。

方：大青叶、板蓝根、白花蛇舌草、鸡血藤各 30g，秦艽 15g，独活、当归、赤芍、防风、牛膝各 10g，陈皮 6g。

加水煎服法同 1，日 1 剂。

31. 主治：银屑病，重症红皮病型。

方：大青叶、板蓝根、白花蛇舌草、生地黄、金银花、白茅根各 30g，玉竹 10g，麦门冬、栀子各 6g，川黄连 3g。

加水煎服法同 1，日 1 剂。

同时配用叶酸、维生素 E、维生素 C 及外用硼酸软膏等。

（以上五方摘自《中医杂志》1985.3）

32. 主治：银屑病。

方：莪术、三棱、地鳖虫、乳香、郁金、马钱子仁、皂角刺、石菖蒲各适量。

按片剂制备工艺制成，每次 3～6 片（含生药 1.56～3.12g），日 3 次，30 日为 1 疗程，连服 3 疗程即可。

（《中医杂志》1987.10）

顽癣

1. 主治：顽癣。

方：七叶一枝花 40g，鸭脚板 30g，猪脂膏 50g，一枝蒿、断肠草各 20g，透骨消 5g，50% 酒精、50% 醋酸 500ml。

上药取干品切细，混合装入玻璃瓶内，再加醋酸（或食用醋），最后加入酒精（或白酒），静置浸泡 1 周后，取上清液即可。

外涂于患处，日 2～3 次。

（成都部队某部）

2. 主治：顽癣，亦治神经性皮炎。

方：斑蝥 100g，雄黄 100g。

用 75% 酒精 1000ml 浸泡 48 小时后过滤，涂患处，日 1～2 次。

（成都七八五二部队）

3. 主治：顽癣。

方：木槿皮 12g，樟脑、硫黄各 6g，斑蝥（去头足）20 个。

共研细末，贮于瓶内。临用时，取普通黑膏药，将药末撒布于其上；先用灯草缚成小把，将癣擦破，趁热贴上药膏。贴药期限：春、秋季 5 日，夏季 3 日，冬季 7 日。贴足日期后将膏药揭去，继用鲜生姜切片，每日摩擦 2～3 次，患部仍需忌水 10 日，一般可愈。

《中医杂志》1957.4）

4. 主治：顽癣，叠瓦癣。

方：砒石、轻粉各 0.2g，水杨酸 30g。

取上药加入 95% 酒精至 450ml，浸 1 周，涂于患处。

（《上海中医药杂志》1980.6）

5. 主治：顽癣。

方：土荆皮 60g，斑蝥 9g，败鼓皮如掌大 1 块，高粱酒或 60% 酒精 500ml。

前三味药用酒或酒精浸之，待 1 周后，取药酒擦患处，日 2 次。

（《江苏中医》1963.12）

6. 主治：顽癣。

方：黄连 50g，花椒 25g。

上药装于瓶内，加入 70% 酒精适量，浸泡 3 日后备用。用时将药液涂于患部，日 3～4 次，连续 10 日为 1 疗程。

（《中医杂志》1964.9）

7. 主治：顽癣。

方：陈醋500ml，轻粉25g，蛇床子、木槿皮各50g，干胡桃皮30g，雄黄、白矾各20g。

各药研极细末，共同放入陈醋里搅拌均匀，装瓶封口，浸1周可用。胡桃皮鲜品为佳。如系鲜品则捣成泥状，挤汁40ml入陈醋中。每日涂1次，重者用卤清水洗，用梅花针打刺后，再涂此药。本品剧毒，切不可入口。

（《河北中医》1990.4）

8. 主治：顽癣，神经性皮炎。

方：马钱子仁30g，陈醋250ml。

先把马钱子仁研细末，放陈醋内浸泡7日，每日摇动1次。涂擦受损之皮肤，日2次，7日为1疗程。一般1～2疗程痊愈。

（《陕西中医》1988.7）

体癣

1. 主治：体癣。

方：百部50g，75%酒精100ml。

将百部切碎，浸泡于酒精中7日，外涂患处。

（成都部队一六四野战医院）

2. 主治：体癣。

方：黄精50g。

以50%酒精浸泡5日，用泡黄精直接擦患处，日4～5次。

（工程兵建筑一总队卫生队）

3. 主治：体癣。

方：新鲜榆钱100g，75%酒精500ml。

浸泡64小时，压榨去渣，涂患处，日3～5次。

（《陕西中医》1989.10）

4. 主治：体癣。

方：斑蝥7g，高粱酒30ml。

将斑蝥研成粉末，放在酒中，浸泡3日过滤，外用涂擦，日2～3次。

（兰州二八三二部队）

5. 主治：体癣。

方：川花椒、白矾各10g，食醋100ml。

浸泡7日，去渣，涂患处，日2次。

（《四川中医》1988.8）

6. 主治：体癣。

方：蛇蜕1条，全蝎2g，露蜂房1个。

用食醋300ml浸泡24小时后外擦患处，日1～3次。

（《四川中医》1986.10）

7. 主治：体癣及湿毒。

方：地骨皮、蛇床子各15g，白矾9g。

加水煮汤熏洗患处，日3次。

8. 主治：项部发际皮癣，连年不愈，或风疙瘩，周身刺痒不止，见热更甚，重则每年必发。

方：苦参12g，荆芥、金银花、连翘、羌活、蝉蜕、当归、蒲公英各9g，赤芍、牛蒡子、刺蒺藜各9g，防风、浮萍、甘草各6g。

加水煎沸15分钟，过滤取液，渣再加水煎20分钟，滤过去渣，两次滤液兑匀，分早晚2次服，日1剂。服后发汗。

禁忌：服药汗出不可见风，并忌吃鱼虾。

9. 主治：体癣合并感染。

方：大风子仁、杏仁、马钱子仁各12g，没药、乳香、儿茶、铅丹、血竭各9g，红粉3g。

上药共研为细末，用凡士林调成膏，敷患处，每隔 1 日换药 1 次。

10. 主治：体癣。

方：生半夏 0.6g，巴豆皮 0.3g，斑蝥 2 个。

共研为极细末，麻油调抹，外面贴上油纸，不过两次，患处腐皮自行脱落，再贴以拔毒膏，免受风寒即妥。

11. 主治：体癣。

方：川乌、草乌、斑蝥、狼毒、雄黄、红花各 3g。

上药共为细末，用麻油调敷患处，敷后用白布包紧。

（以上五方摘自《中医验方汇选》1977）

股癣

1. 主治：股癣，亦治体癣。

方：土荆皮 80g，紫荆皮、苦参、大风子、樟脑各 40g，苦楝皮、地榆各 20g，千金子 7g，蜈蚣 4g，斑蝥 3g。

各为粗末，共浸于 75% 酒精 1000ml 中，1 周后，取出 85ml，加入碘酒 15ml，苯甲酸、水杨酸各 6g，涂患处，日 3～4 次。

（《中医临床与保健》1989.3）

2. 主治：股癣。

方：食醋 60ml，二甲基亚砜 40ml。

混合后，涂患处，日 2～3 次。

（《陕西中医函授》1989.4）

3. 主治：股癣。

方：黄柏 10g，白头翁、蛇床子各 25g，藿香 15g，黄精 20g。

痒甚加地肤子 25g，白鲜皮 15g，川花椒 10g，苦参 40g；病久反复发作加苦参 35g，赤芍 10g，土荆皮、大黄、枯矾各 30g，硫黄 25g；轻度红肿加金银花 15g，

龙胆草 25g，大黄 10g；轻度渗出加生石膏 25g，滑石 30g。

加水 1500ml，浸泡半小时，煎沸 5 分钟后，加入食醋 250g 即成。每日熏洗患处 1～2 次，每次 20～30 分钟。

洗后，再用雄黄、黄精、枯矾各 15g，黄柏 10g。共为细末，加凡士林调成 20% 软膏。搽患处，日 3～4 次，效果更好。

（《陕西中医》1989.10）

甲癣

1. 主治：甲癣。

方：百部、川花椒各 30g，鸦胆子仁 20g，75% 酒精、醋各 300ml。

先将百部、川花椒、鸦胆子仁装入瓶中，再倒入酒精、醋加盖密封，浸泡 10 日即可。将药液倒入盆中，随即将患部浸泡药液中，以浸没指（趾）甲为宜。45 分钟后，再将药液倒入瓶内，加盖密封，每日浸泡 2 次，15 日为 1 疗程。

（《湖南中医杂志》1988.5）

2. 主治：甲癣。

方：斑蝥 7g，百部 15g，白矾、凤仙花各 10g，土荆皮 30g，毛姜 20g，醋 500ml。

用醋先煎百部、土荆皮、斑蝥 1 小时后再加凤仙花、白矾，续煎 20 分钟，滤过，用猪脬或塑料袋盛装，将患指伸入并扎好袋口浸泡之，亦可用棉球蘸药液包敷患甲，须浸泡 24 小时，隔日 1 次，3 次为 1 疗程。不愈者，隔 1～2 周后，再行第 2 个疗程治疗，用药期间患指不可接触肥皂液。

（《江西中医药》1982.1）

3. 主治：甲癣。

方：鸦胆子仁 10g。

先将患甲用温盐水浸泡 30 分钟令软，再用小刀将患甲的萎软部分刮净，把鸦胆子去壳取仁放在灰甲上，用塑料薄膜包裹并用力挤压鸦胆子仁，用其油涂敷患甲，日 1 次，外可用胶布或伤湿膏固定之。

（《四川中医》1984.3）

手足癣

1. 主治：手足癣。

方：藿香 25g，生大黄 2g，黄精、白矾各 10g。

上药以醋 500ml 浸泡 24 小时，经煮沸冷却后，浸洗患部 3～4 小时。用药期间 5 日内不接触碱性物质如肥皂、石灰等。

（《广西中医药》1982.2）

2. 主治：手足癣合并皲裂。

方：当归、黄精、豨莶草、臭梧桐、白鲜皮、苦参片、黄柏各 9g，葎草 15g。

加水煎汤 1000～1500ml，浸洗患处。

（《上海中医药杂志》1983.11）

3. 主治：手足癣合并感染。

方：苍术、黄柏、白矾、白鲜皮、川楝皮、苦参片、生百部、土槿皮各 9g，蚂蚁草、葎草各 15g。

加水煎汤 1000～1500ml，浸泡患处，每次 10～15 分钟，日 2 次。

（《上海中医药杂志》1983.11）

4. 主治：手足癣。

方：花椒、大风子、白矾、雄黄各 10g，皂荚 15g，土槿皮 30g，砒石 1.5g，鲜凤仙花 1 撮，食用醋 0.5～1kg。

将上药与醋放砂锅内先浸一夜，次日煮沸后将药汁倒入瓷盆内，待温再将患手

浸入。第 1 日浸 6 小时左右，第 2～4 日浸 2～3 小时。每剂中药可使用 2 日；症状较重者，每日使用 1 剂。7 日内不能用碱水洗手，浸泡时觉手部发胀或有灼热感。若局部有皲裂时，则有刺痛。

5. 主治：手足癣，有丘疹和水疱。

方：大风子、木鳖子、皂角子各 20 个，白鲜皮、苦参各 30g，皂矾、雄黄、荆芥、防风各 15g，食醋 2.5kg。

上药用醋浸泡 24 小时左右即可使用。将患肢浸入药液中，每次 30 分钟，日 2 次，1 个月为 1 疗程，药液干后可再加醋 1 次，每料药可连续泡洗 1 个月。禁用于糜烂型。

（以上二方摘自《陕西中医》1985.9）

6. 主治：手足癣。

方：枯矾 18g，土槿皮、白及各 30g，黄连 6g，铜绿、皂矾、木鳖子、全当归各 15g，蛇床子 12g，全蝎 10 只。

上药研细末，另备好酸醋 600ml，将药末浸泡在酸醋内，1 周后可用。

将浸泡液放置在盆内，把患肢浸泡在药液内，经过 2 小时后即可。浸泡时有轻微刺痛，局部肿胀，于 24 小时后肿胀逐渐消退，脱皮痊愈。

（《江苏中医》1961.5）

7. 主治：手足癣，牛皮癣。

方：川楝子 18g，大风子 21g，荆芥、防风、鹤虱各 15g，白矾 30g，皂针 18g，蛇床子 24g。

将以上各药共研细粉，混匀即可。洗净患处，用陈醋调敷涂擦。

（兰州部队陕西省军区医院）

8. 主治：手足癣。

方：川乌、草乌、白附子、天南星、蛇蜕各 6g，蝉蜕、白芷各 9g，蜈蚣 3 条。

共为极细末，生猪油捣如膏，涂患处。

（《浙江中医杂志》1966.4）

9. 主治：手足癣。

方：樟脑、硼砂、枯矾各 1.5g，冰片 0.6g，乳香 0.3g，轻粉 0.03g。

共研极细末，搽涂患处。

（《中医杂志》1966.6）

10. 主治：手足癣。

方：密陀僧 150g，炉甘石 250g，龙骨 100g，轻粉、冰片各 15g，凡士林 500g。

先将凡士林加热熔化，然后放入前四味药粉，搅拌均匀，最后加入冰片再搅拌。

治疗时，先用生理盐水洗净患处，然后涂药并包扎好，日 1 次。

（《天津医药》1964.11）

11. 主治：手足癣。

方：煅牡蛎、大黄、地肤子、蛇床子各 30g。

上药加水 2000ml，浓煎至 1000ml 备用。用时，先以温水清洗患处后，棉球揩干，用消毒针刺破小水泡，便于药液渗入组织；然后根据患处面积大小，取适量药液倾入盛器，趁热边擦边洗。一般以半小时以上为宜，时间越长越好，亦可先擦洗 5 分钟，再用四层纱布湿敷，日换 3 次。

（《浙江中医杂志》1964.2）

12. 主治：手足癣。

方：白糖适量。

将手脚洗净拭干后，撒白糖于痒处，日 1～2 次。

（《广东中医》1960.9）

13. 主治：手足癣。

方：土槿皮、白及各 30g，枯矾、蛇床子、铜绿、老胆矾各 12g，雄黄、樟脑各 9g，砒石 1.5g。

上药研为细末，用醋 500ml 及白凤仙花 2 朵，和匀，放入猪膀胱内即可。用时，将患手浸入 2 小时，取出患手，忌碱

水 7 日。

（《江苏中医》1958.10）

14. 主治：手足癣。

方：川乌、草乌、明雄黄各 1.5g，巴豆（去壳）、蓖麻子（去壳）各 7g。

先将川乌、草乌捣为细末，再加入其他三味共捣烂如泥。

晚上睡前，先用温开水洗净患处，再用芝麻油适量调药末如糊状，涂搽患部，晚上睡前，患部宜用清洁布包扎，第二天起床后即可除去药物。

若系手上用药，务必先用温开水洗净手后，才能洗脸，否则会导致面目中毒肿痛。

（《江苏中医》1966.7）

15. 主治：手足癣，鹅掌风，顽癣。

方：花槟榔、五倍子各 1.5g，硫黄、斑蝥、狼毒、樟脑各 0.6g。

以上六味药共研细末，用镇江醋调匀装入瓶内密封备用。

使用时以消毒棉签（或鹅毛、鸭毛）蘸此药涂搽患处，不可涂至健康皮肤。2～3 小时，患处即起水疱并有微痛，水疱可用消毒针尖挑破，使毒水流出，最后以消毒敷料覆盖，胶布固定即可。

（《江苏中医》1966.7）

16. 主治：手足癣，皮肤干燥，时脱皮，有时作痒。

方：凤仙花（或叶，或茎）。

每日放在掌上擦之。

（《单方验方汇集》）

足癣

1. 主治：足癣。

方：白鲜皮 40g，防风、荆芥穗各

20g，黄柏、苍术、苦参各 30g，蛇床子、地肤子、黄精、藿香各 50g，白矾 10g，葱白 4 枚（鲜品）。

上药加水 1000g 煮沸 15 分钟，过滤取液，去渣备用。待药液温热适宜时将双脚浸泡其中，每次浸泡 10 ~ 15 分钟，日 2 次。

（《湖南中医》1987.4）

2. 主治：足癣。

方：丁香 15g，苦参、大黄、白矾、地肤子各 30g，黄柏、地榆各 20g。

煎洗法同 1，每剂可洗 5 ~ 6 次。

若见有湿热症状者，配口服龙胆泻肝丸。

（《湖南中医杂志》1987.3）

3. 主治：足癣。

方：苍耳子（捣碎）60g，白矾、苦参、蛇床子、黄柏各 30g，露蜂房 15g。

水煎法同 1，外洗每次浸洗半小时，日 1 剂，3 日为 1 疗程。疗程间隔 4 日。

（《山东中医杂志》1989.5）

4. 主治：足癣。

方：徐长卿 15g，甘草、牛蒡子各 3g，鱼腥草 6g，紫草 10g。

煎洗法同 1，日 1 剂。

（《人民军医》1982.7）

5. 主治：足癣。

方：丁香 10g，黄精、蛇床子、刺蒺藜各 20g。

水煎洗法同 1，日 1 剂。

水泡型加皂矾、大黄各 10g；浸渍糜烂型加苍术、白鲜皮各 20g；鳞屑角化型去丁香，加白及、五灵脂、葛根各 20g；有感染者加黄柏 20g。

（《广西中医药》1988.3）

6. 主治：足癣。

方：川黄连（碎）、升麻各 30g，五倍子（碎）45g，75% 酒精 500ml。

上药放入酒精浸泡 4 ~ 6 日，滤出药液；药渣可再用 75% 酒精浸泡（以浸没药渣为准），1 周后即可将药渣滤除。使用前先用消毒棉花拭干患处，然后敷上浸有药液的纱布，每隔 2 ~ 4 小时换药 1 次。

（《河南中医》1981.4）

7. 主治：足癣。

方：蜜蜡、白蜡各 3 ~ 6g（夏季 6g，春、秋季用 4.5g，冬季用 3g），冰片 1.5g，樟脑 6g，麻油 30g。痒甚加枯矾细面 6g。

将麻油熬开，加入蜜蜡、白蜡溶化后去火，再兑入冰片、樟脑、枯矾搅匀，冷却成膏，做成油纱备用。先将趾间用茶叶水洗净，外敷油纱条于患处。夏天每 2 日换药 1 次，春秋季每 3 ~ 4 日换药 1 次，冬季 5 ~ 7 日换药 1 次。

（《辽宁中医杂志》1982.7）

8. 主治：足癣。

方：轻粉 3g，滑石 50g，乌洛托品 15g，硫黄、氧化锌各 10g，呋喃唑酮粉 8g。

共研细粉，装瓶备用。用时先洗净脚，然后将药粉撒在糜烂处和趾缝中，穿上鞋袜即可，每日洗脚 1 次，均在洗脚后用药。

（《陕西中医函授》1989.1）

9. 主治：足癣。

方：大飞扬 150g，黄芩 90g，七叶一枝花 60g。

将上药晒干后，浸泡于 75% 酒精 2000ml 内，经 1 ~ 3 周，涂擦患处，日 4 ~ 5 次。

（昆明部队一四〇医院）

10. 主治：足癣。

方：生黄柏 30g，黄连 6g，新鲜猪胆

1 个，冰片 0.9g。

将黄柏、黄连切碎加水浓煎，再把药汁挤出，其汁与猪胆汁继用微火煎 1～2 分钟，离火待温后加冰片细末，搅匀溶化即可。每晚洗脚后用棉球蘸药汁擦患处。

（沈阳部队二二一医院）

11. 主治：足癣。

方：五倍子 15g，枯矾 10g，冰片 9g。

共研细末，以香油调涂患处。

（《陕西中医》1989.10）

12. 主治：足癣及合并症。

方：葛根、白矾、千里光各 70g。

烘干研为细末，密封包装每袋 40g。患者每晚取药粉 1 袋倒入盆中，加温水约 3000ml 混匀，浸泡患足 20 分钟，7 日为 1 疗程。

（《江西中医药》1988.5）

13. 主治：足癣。

方：鲜蒲公英、鲜败酱草各 500g。

将上药洗净、切碎，放在盆内加水 1500ml，煮开后再煎 10 分钟，离火待温浸泡患处，以不烫伤皮肤为度。凉后再加热浸泡，每剂如此反复用 3 次。

（《中医杂志》1989.8）

14. 主治：足癣。

方：密陀僧、滑石、熟石膏、煅龙骨、煅牡蛎各 30g。

上药共研细末，装瓶备用。用时取药 30g，用开水 2500ml 冲匀，冷却至 40～60℃时浸泡双脚，每次 15～30 分钟，日 1 次。

（《四川中医》1988.1）

脚汗

1. 主治：脚汗多而臭。

方：防风、白芷各 20g，细辛、川芎各 10g。

共为细末，撒入鞋中，可止汗除臭。

（田凤鸣）

2. 主治：脚多汗臭，香港脚。

方：白矾粉适量。

将粉撒进鞋里，穿鞋后脚就不臭了。

（张成运）

3. 主治：脚多汗。

方：硼砂 25g，乌洛托品、枯矾粉、滑石粉各 20g。

上药混合为细末，混匀即可。

外撒患处。

（成都部队康定军分区）

4. 主治：脚汗症。

方：白矾（打碎，或枯矾）、葛根（打碎）各 25g。

将上药加水煎 2 次，药液混合，使两次煎出液共约 1500ml，放盆内备用。

用时把脚浸泡在药液内，日 3 次，每次浸泡时间不得少于 30 分钟，晚间可适当延长。浸泡前，温一下药液（以不烫皮肤为度）。

1 剂药煎液，可外洗 2 日，6 日为 1 疗程。

（《新中医》1983.11）

5. 主治：脚汗过多。

方：白矾、干姜各等份。

将上药煎水即成。每晚 1 次，泡洗双脚。

（新疆部队二七三医院）

6. 主治：手足多汗症。

方：白萝卜 600g（切片），白矾 15g。

上药加水 2500ml，煎 30～40 分钟，去渣取汁。将手足浸入药液 20 分钟，每日洗 2 次。

《山西中医》1989.5）

7. 主治：手足多汗症。

方：取合谷、劳宫、大陵、曲泽等穴。

进针后留针30分钟。

（《天津医药》1960.9）

手足皲裂

1. 主治：手足皲裂。

方：白蜡油、麻油各半。

合煎融化，涂于皲裂处，随涂随愈。其效如神。

（《单方验方汇集》）

2. 主治：手足皲裂。

方：当归、紫草各60g，忍冬藤10g，麻油500g。

将上药浸泡麻油内24小时后，文火煎熬至药枯焦，滤出药渣，留油待凉。用棉球棒蘸药油涂患处。每日数次，至愈为止。

（《新中医》1983.1）

3. 主治：手足皲裂。

方：白及80g，冰片、五味子各12g。

上药共研细末和匀，加凡士林400g调成软膏。涂敷患处，外用纱布包扎，每3日换药1次，直至痊愈。若皲裂处皮厚者，先剪去茧皮再敷药。

（《湖北中医杂志》1982.2）

4. 主治：手足皲裂。

方：腊月白鹅的纯净脂肪油10g，轻粉、红粉各0.5g。

将轻粉、红粉研成极细末，用白鹅油调匀成膏备用。先用温葱汤浸泡患手，并用刀片削去增厚层，再涂以上述药膏，然后于炭火旁烘烤20分钟左右。早、晚各治疗1次。

（《辽宁中医杂志》1981.1）

5. 主治：手足皲裂。

方：黄豆、凡士林各适量。

将黄豆研细过筛，与2倍之凡士林混合调膏，装瓶备用。治疗时先洗净患处，然后用本药外敷患处，以填平裂口为度。外用纱布包扎，每3日换药1次。

（《四川中医》1984.1）

6. 主治：手足皲裂。

方：白蔹、白及各30g，大黄（焙黄）50g，冰片3g。

上药共研细末，过120目筛，贮瓶加蜂蜜调成稠糊备用。局部洗净拭干，取上药涂抹于患处，日3～5次，必要时包扎。直至治愈。

（《黑龙江中医药》1985.6）

手足脱皮症

1. 主治：手足脱皮症。

方：儿茶、白矾、樟脑各120g。

先将儿茶、白矾为末，溶于600ml水中；再把樟脑溶于50ml酒精中，然后混合，摇匀，涂搽患处。

2. 主治：手足脱皮症。

方：狗脊30g，苍耳子、金钱草、白芷、五倍子、苦参、当归各15g。

加水煎，熏洗患处，日2～3次。

（以上二方摘自《四川中医》1986.8）

3. 主治：手足脱皮症。

方：荆芥、防风、牛膝、车前子、生地黄、黄精、当归、赤芍、川芎、沙参、黄芪各10g，甘草5g。

水煎服，日1剂。

（田凤鸣）

手足汗泡症

1. 主治：手足汗泡症。

方：吴茱萸、黄连、栀子、黄柏、黄芩各10g。

水煎洗，日3次，每剂药洗3日。

（《河北验方》）

2. 主治：手足汗泡症。

方：青叶胆9g，刺黄连、七叶一枝花、百部、犁头草各6g。

上药加水煎汤备用。用时，温泡洗患处，日1～2次。

（《中草药单验方汇编》）

3. 主治：手足汗泡症。

方：当归、白芍、熟地黄、黄芩、黄芪、柴胡、紫花地丁、牡丹皮各10g，乳香、没药、甘草各5g。

水煎服，日1剂。

（田风鸣）

鹅掌风

1. 主治：鹅掌风，病情顽固。

方：生地黄20g，苦参、黄芩、当归各15g，赤芍、白鲜皮、连翘、牡丹皮各12g，蝉蜕、乌梢蛇各10g。

加水煎沸15分钟，滤出药液，再加水煎20分钟，去渣，两煎药液兑匀，分服，日1剂。

（《辽宁中医杂志》1988.3）

2. 主治：鹅掌风。

方：蛇床子、苦参、白鲜皮各60g，生百部、黄柏各20g，雄黄粉、硫黄粉各12g。

文火煎煮20分钟，外洗，药液量以浸没双手为宜，每次浸泡20～30分钟，日

2次。

外洗药之雄黄、硫黄，必须研成细面另包后加入煎好之药液中。

3. 主治：鹅掌风。

方：地骨皮20g和枯矾15g（二药研细），蛇床子、大风子、防风15g，苦参、当归各20g。

将诸药浸泡在500ml米醋内24小时，滤药取液。用时将药液温热后泡洗患部，每次半小时，早、中、晚各1次，连续使用。每料可用2日。

（以上二方摘自《河南中医》1989.4）

4. 主治：鹅掌风。

方：薏苡仁4份，甘草1份。

上药浓煎成汁，趁热用脱脂棉球蘸药洗患部，1日数次。若有化脓而溃烂者，除用汁洗外，再用鹅掌皮，柴火上烧灰存性，菜籽油调涂患处。

（《四川中医》1986.10）

5. 主治：鹅掌风。

方：红霉素软膏50g，黄精粉、复方阿司匹林片（研粉）各15g，雄黄粉、硫黄粉、黄连粉各10g，滑石粉、血竭粉、珍珠粉各6g。

上药调匀后装入消毒瓷瓶内备用。先用温水洗患处，再涂药膏，并用手互相摩擦，以自觉手足发热、疮面看不见油迹为度。日1次，1个月为1疗程。

（《广西中医药》1990.1）

6. 主治：鹅掌风。

方：土茯苓60g，苦参45g，琥珀15g，桂枝12g。

共为细末，每次口服10g，日3次。

（《奇方类编》）

7. 主治：鹅掌风多年不愈者。

方：松萝茶240g，黑矾120g，石决明9g（研）。

用水数盅，将药煎数沸，趁热熏患处，待药汤温而不烫时，再慢慢洗涤患处，洗后用桐油涂抹。

8.主治：鹅掌风，满手前后起皮，干燥裂缝，瘙痒极，不能眠。

方：豆腐浆两大碗，川花椒、透骨草各15g。

将川花椒、透骨草用豆浆熬至1碗，待温凉适宜时，洗患处约2小时，洗后痒止，连用2～3次可愈。

9.主治：鹅掌风，手心或脚心干裂，疼痛难忍，手不能握，足不能行，甚至燥裂出血。

方：生地黄、熟地黄各120g，白蒺藜、川牛膝、知母各60g，黄柏、枸杞子各60g，菟丝子、独活各30g。

上药共碾细末，炼蜜为丸，如梧桐子大。每服9g，黄酒送下，夏日用淡盐汤送下，每日早、晚服1次。外用香油120g，奶酥油混合熬开，下入当归、紫草各10g炸枯，去渣，加黄蜡15g，溶化后用柳条搅匀，待冷即成膏，每用少许涂患处，日涂5～6次。重者1剂，轻者半剂即可痊愈。

10.主治：鹅掌风。

方：牛油、麻油、柏子油各60g，银朱30g，铅粉9g，麝香0.3g，黄蜡24g。

将三油混合入锅内炼净，再加入黄蜡，俟溶尽离火，再加入银朱、铅粉、麝香等药末，搅匀成膏。将药膏涂患处，涂后用火烤，以油干患处滋润为度。每日于午后涂药1次。

（以上四方摘自《单方验方汇集》）

鱼鳞病

1.主治：鱼鳞病。胸腹及四肢伸侧皮肤有褐色糠麸瘢鳞，皮肤损害较轻，常有汗出。

方：麻黄、红花、蝉蜕各15g，桂枝、桃仁各25g，杏仁、甘草、桑叶各20g，玄参50g。

加水煎沸15分钟，滤出药液，再加水煎20分钟，去渣，两煎所得药液兑匀，分服，日1～2剂。

2.主治：鱼鳞病。全身及四肢皮肤干燥，呈鳞状样变，鳞皮纹界清楚，鳞片厚而色黑，皮肤滞硬不柔，极少汗出。

方：麻黄、杏仁、甘草、穿山甲珠、生水蛭、全蝎各20g，桂枝、地龙各30g，桃仁25g，大黄15g。

煎服法同1，日1剂。

3.主治：鱼鳞病。全身皮肤满布厚而黑的干枯甲错鳞片，鳞皮纹界龟裂，肌肤木硬，面肌难于表情。

方：麻黄、桂枝、地龙各30g，杏仁、桑叶各25g，生水蛭、穿山甲珠、大黄、蛇蜕各20g，虻虫15g，蝉蜕10g，玄参、天门冬各50g。若顽鳞不脱可加皮硝10g；体质虚弱加人参6g。

煎服法同1，日1剂。

（以上三方摘自《中医药学报》1987.4）

4.主治：鱼鳞病。

方：当归、白及、生甘草各30g，姜黄60g，生槐花25g，紫草10g，黑芝麻油600g。

将上药浸芝麻油内10日，然后将诸药熬至枯黄，离火去渣滤清，待油微温时再入轻粉、冰片各6g，最后加入蜜蜡90g调膏备用。

外擦患处，早晚各1次。

（《中医杂志》1988.3）

5.主治：鱼鳞病。

方：公历8月底9月初的鲜核桃皮。

以小刀削去表面薄皮，搽患处，日

3 ～ 5 次。

疥疮

1. 主治：疥疮。

方：硫黄末、蓖麻子仁各 30g。

共捣如泥，装棉布袋内，烤热，擦搓患处，日 2 ～ 3 次。

(《单方验方汇集》)

2. 主治：疥疮。

方：硫黄 30g，川芎 21g，黄柏 7g。

各为末，和匀，芝麻油调涂，日 1 ～ 2 次。

3. 主治：疥疮。

方：狼毒 5g，水银、桃仁各 1.5g，核桃肉 2g。

各为末，共研匀，晚上睡前撒于褥单上，日 1 剂。

4. 主治：疥疮。

方：巴豆仁、木鳖子仁、大风子仁、核桃仁、红枣（去核）各 7 个，雄黄 3g，白砒石、水银各 2g。

共捣如泥，再加猪脂膏 15g 捣匀，用布包好，搓患处，至发热为止，日 1 次。

(以上摘自《中医验方汇选》)

5. 主治：疥疮。

方：荆芥、防风、当归、蝉蜕、苍术、百部各 10g，生地黄、生石膏各 15g，苦参、地肤子、枸杞子各 12g，木通 6g，知母 8g，甘草 3g。

加水煎沸 15 分钟，过滤，再加水煎煮 20 分钟，滤过去渣，两次药液兑匀，分次服，日 1 剂。

6. 主治：疥疮。

方：苦参、百部、苦楝皮各 30g，花椒 15g，硫黄 20g，雄黄 10g，白矾、蝉蜕各 6g。

加水煎汤，先熏 10 ～ 15 分钟，略凉洗患处，日 2 次。

7. 主治：疥疮。

方：硫黄 20g，花椒、百部、苦楝皮各 15g，雄黄 12g，乳香、没药各 6g，血余炭 5g。

共为细末，凡士林调如膏，涂搓患处。

(以上三方摘自《陕西中医》1989.7)

8. 主治：疥疮。

方：川花椒 60g，苦参、黄柏、百部、白鲜皮各 30g，防风、防己、钩藤、地肤子、蛇床子、土槿皮、皂角刺各 15g。

加水煎液熏洗 20 分钟，日 2 次。3 日 1 剂。

(《河南中医》1989.5)

9. 主治：疥疮。

方：硫黄 9g，枯矾、雄黄、玄明粉各 6g，轻粉 3g。

上药共为极细末，加熟菜籽油适量，调成糊状搓患处。切忌内服。

(《四川中医》1986.7)

10. 主治：疥疮。

方：苦参、七叶一枝花、荆芥、萆薢各 10g，土茯苓、焦栀子、黄柏、赤芍各 12g，粉丹皮 9g，僵蚕、甘草、金银花各 6g，穿山甲珠 15g，地肤子 25g。

水煎服，日 1 剂。

11. 主治：疥疮。

方：雄黄 25g，枯矾、海藻、百部、槟榔、菖蒲各 30g。

加水煎至 1000ml 后稀释成 2000 ～ 3000ml，每日 1 剂洗全身，无渗出者洗后用优力肤霜涂擦。

(以上二方摘自《云南中医杂志》1988.5)

12. 主治：疥疮。

方：防风、防己、钩藤、地肤子、蛇床子、土槿皮各15g，苦参、黄柏、百部、白鲜皮各30g，川花椒60g，皂角刺5g。

加水2500ml，浸泡6小时，文火煎30分钟，滤液熏洗20分钟，日2次。如有糜烂渗出者可在熏洗后进行局部湿热敷，每次20分钟，连续进行5～6次。

（《河南中医》1988.5）

13. 主治：疥疮。

方：水银10g，硫黄40g，大风子、木鳖子、五倍子、满天星各15g。

先将水银、硫黄研细粉，余药共研细末，加凡士林3g，搅拌成油膏状，装瓶备用。先用九里光250g，满天星200g，煎水。洗澡后，再擦药膏，日1～2次。

（《湖南中医杂志》1987.5）

14. 主治：疥疮。

方：大风子、蛇床子各60g，百部40g，雄黄30g，轻粉15g，花椒10g。

各为细末，混匀，凡士林调膏，外搽患处，日2～3次。

（《陕西中医》1988.7）

外阴溃疡

1. 主治：外阴溃疡。

方：菊花、白术、柴胡各10g，当归、川芎、茯苓、栀子、甘草各5g。

加水煎沸15分钟，滤出药液，再加水煎20分钟，去渣，两煎药液兑匀，分服，日1剂。

2. 主治：外阴溃疡。

方：珍珠15g，炉甘石9g，轻粉3g，冰片2g。

共研细末，麻油调涂，日1～2次。

（以上二方摘自《天津医药》1960.5）

3. 主治：外阴溃疡。

方：黄连、大黄、白矾各10g。

共为细末，麻油调涂，日1～2次。

（田凤鸣）

梅毒

1. 主治：梅毒（男性外生殖器溃疡）。

方：白矾、轻粉、儿茶、杏仁各3g。

各为末，和匀，猪胆汁调涂，日2～3次。

2. 主治：梅毒。

方：甘草20g，蜂蜜30g。

各为末，共为泥，敷患处，日1次。

（以上二方摘自《单方验方汇集》）

3. 主治：梅毒。

方：红升丹10g，白凡士林10g。

混合后，外涂患处，日1～2次。

（田凤鸣）

阴部多汗症

1. 主治：阴部多汗症。

方：黄芪、党参各10g，升麻、甘草、柴胡各6g，葛根、赤芍、黄柏、牡蛎各15g，五味子3g。

加水煎沸15分钟，滤过，再加水煎20分钟，过滤去渣，两次药液兑匀，分次服，日1剂。药渣加水煎汤熏洗患处。

若阳衰气弱，汗多清冷者重用五味子，减少黄柏用量，增加益气升阳药用量。

（《湖北中医杂志》1983.4）

2. 主治：阴部多汗症。

方：吴茱萸、白矾各10g，黄芩、黄柏各5g。

共为细末，擦患处，日 1～3 次。

（田凤鸣）

腋臭

1. 主治：腋臭（狐臭）。

方：密陀僧、滑石各 15g，红升丹、公丁香各 6g，白芷 9g，冰片 1.2g。

将上药共研成极细粉末，装入瓶中备用。注意不得入口。腋毛多者须剃光，每日先以肥皂水清洁局部，再用干棉球蘸药末擦腋窝，每日 1 次或早晚各 1 次。10 日为 1 疗程，每疗程间隔 4 日。

（《江苏中医》1962.6）

2. 主治：腋臭（狐臭）。

方：紫丁香 2 份，升药 3 份，冰片 2 份，石膏 5 份，滑石粉 3 份，白矾（或枯矾）5 份。

上药研细混合，每日早、晚用肥皂水洗患处，擦净后用本剂擦之。如汗液过多，可制一纱袋，内装本剂，挟系在腋下。

（《中医杂志》1959.3）

3. 主治：腋臭（狐臭）。

方：巴豆 3 粒，胆矾 9g，麝香 0.9g。

上药共研细末，混合，分放入 3 个活田螺中，稍稍搅拌，用原田螺盖盖密，静置 24 小时，待化成淡绿色水，以胶布封口（防其蒸发）备用。每日早、晚以棉花棒蘸田螺水涂腋下，随即用手擦至微红即可。3 日为 1 疗程，可连续治疗 2～3 疗程。

（《江苏中医》1959.11）

4. 主治：腋臭（狐臭）。

方：密陀僧 12g。

用面粉做成蒸饼（约 1cm 厚），趁热将饼劈开两片，每片放入密陀僧 6g，就热夹于腋下，略卧片刻。药凉了再加热，用

数次后弃去。隔日再用上法治疗 1 次。

（《中医杂志》1964.11）

5. 主治：腋臭（狐臭）。

方：密陀僧 1 份，生蒜头 3 份。

将密陀僧研细末，蒜头去皮，共捣如泥。每取 5g 左右药泥，平摊于清洁纱布敷料上，贴于腋下，用胶布固定，1 日换药 1 次，7 日为 1 疗程。

（《浙江中医杂志》1966.4）

6. 主治：腋臭。

方：壁钱 2～3 个，冰片少许。

取壁钱用泥包裹置火炭中烧至泥微焦，取出加冰片少许，共研细末备用。用时取上药搓擦腋窝，擦至局部发红。每晚 1 次（浴后用药效更佳）。

（《广西中医药》1981.3）

7. 主治：腋臭。

方：轻粉 5 份，升药底 3 份，刘寄奴 2 份。

上药分别研成极细末后混合均匀装瓶备用。用时先剃净或剪除腋毛，洗净。取上药适量撒于腋窝部，用手指轻轻揉搓数分钟，紧夹腋窝 10 分钟即可。日 1 次，7 次为 1 疗程。

（《广西中医药》1982.3）

8. 主治：腋臭。

方：轻粉、滑石粉各 5g。

将轻粉在乳钵中研细，过 180～200 目筛后与滑石粉充分混匀即得。开始每晚涂擦腋窝 1 次，数日后可隔日涂擦 1 次，1 个月后可数日涂擦 1 次。

9. 主治：腋臭。

方：四棱蒿。

取新鲜药捣烂，涂腋部，日 1 次。

（以上二方摘自《中草药单验方汇编》）

10. 主治：腋臭（狐臭）。

方：蜘蛛 1 只，丝蚜壳大者 1 个。

将蜘蛛放入壳内，以瓦焙干为末，以纱袋盛之，扎成乳头样。先用甘草汤洗净拭干，将药擦上，候2日，其腋不臭。

11. 主治：腋臭。

方：自己的小便，米泔水，自然姜汁。

用自己小便洗1次，米泔水洗1次，自然姜汁每日擦10次，1个月之内可以断根。

（以上二方摘自《奇方类编》）

12. 主治：腋臭。

方：蜘蛛（较大的）4只，轻粉4.5g。

用盐水和泥，将蜘蛛包裹，放于炉台或炉塘内烘干（注意不要把蜘蛛烤焦）。取出蜘蛛与轻粉混合研细备用。

用药粉涂擦患部，早、晚各1次。

13. 主治：腋臭。

方：密陀僧、樟脑各120g，枯矾60g，轻粉9g。

共研细面擦之，半月为1疗程。

（以上二方摘自《单方验方汇集》）

疣

1. 主治：寻常疣。

方：菊花15g，马齿苋10g，土茯苓25g，蒲公英、大青叶、薏苡仁各30g。

加水煎沸15分钟，滤过，再加水煎20分钟，滤过去渣，分次服，日1剂。

（《河北中医》1988.3）

2. 主治：扁平疣。

方：炙枇杷叶、白鲜皮各20g，桑白皮15g，木贼草、香附、浮萍各10g，益母草、薏苡仁各30g，荆芥6g，牛蒡子12g。

煎服法同1，日1剂。

（《四川中医》1988.3）

3. 主治：扁平疣。

方：全当归、大生地黄、马齿苋、赤芍、玄参、何首乌、穿山甲各15g，薏苡仁、板蓝根、金银花、夏枯草各30g，紫草10g。

煎服法同1，日1剂。

月经期和妊娠期停服。

4. 主治：严重泛发性寻常疣。

方：土茯苓、蒲公英、薏苡仁、紫草、白花蛇舌草、大青叶各30g，苦参、夏枯草、三棱、莪术、红花各10g，甘草6g。

煎服法同1，日1剂。药渣用作煎汤洗患处。

（以上二方摘自《江苏中医》1988.3）

5. 主治：扁平疣。

方：①当归、红花、青黛、紫草各10g，板蓝根、大青叶各30g，黄芪15g。

②黄芪15g，当归、女贞子各10g，大青叶20g，甘草5g。

方①每日2剂，1剂水煎内服，煎服法同1。另1剂水煎外洗湿敷，日3次，每次洗敷20分钟。待皮损全部消退后改用方②内服，煎服法同1，日1剂。服用15～30日。

（《国医论坛》1989.2）

6. 主治：扁平疣。

方：板蓝根、薏苡仁、磁石、珍珠母各30g，大青叶、紫草、皂角刺、白芥子各10g，马齿苋15g，赤芍12g。

煎服法同1，日1剂。

（《陕西中医》1989.6）

7. 主治：扁平疣。

方：大青叶20g，板蓝根30g，黄芪15g，当归、女贞子、红花、紫草各各10g，甘草5g。

煎服法同1，日1剂。

8. 主治：扁平疣。

方：板蓝根、大青叶各30g，当归、红花、青黛、紫草各10g，黄芪15g。

加水煎汤，熏洗患处，每日 1 剂。

（以上二方摘自《国医论坛》1989.2）

9. 主治：扁平疣。

方：鲜马齿苋 30g（干者加倍），苍术、蜂房、白芷各 9g，细辛 6g，蛇床子 12g，苦参、陈皮各 15g。

加水煎汤，趁热熏洗患处，日 3～5 次。

（《中医杂志》1961.1）

10. 主治：寻常疣。

方：鸦胆子仁 25%，血竭 25%，生石灰 50%。

共为细末，取少量（与疣大小相等）敷疣上，不要触及健康皮肤，胶布固定。半天即可脱落。

（《解放军医学杂志》1966.6）

11. 主治：寻常疣。

方：油桐果适量。

将疣头皮肤轻轻刮破，再以小刀切去油桐果尖，流出的黏汁涂疣头，使其干燥结痂，痂落再涂，以愈为度。

（《上海中医杂志》1964.6）

12. 主治：扁平疣。

方：①苦参、板蓝根、大青叶、鱼腥草各 30g，桃仁、红花各 10g。

②冰片、玄明粉各 10g。

将①方加水煎取浓汁，待冷却至皮肤可耐受温度时，用毛巾或棉球蘸药汁于患处反复擦洗 15～20 分钟。然后将②方共研极细粉，用冷开水调成糊状，反复擦涂患处 10～20 分钟，用力以能耐受为度。日 1 剂，分 2 次外用。

（《浙江中医杂志》1988.4）

13. 主治：寻常疣。

方：六神丸适量。

局部消毒后，用镊子将花蕊状乳头样小棘拔出数根，拔尽更好，或用小手术刀将表面角质层刮破，取六神丸数粒（视疣

之大小而定）破碎，敷于患处，胶布固定。

（《浙江中医杂志》1988.4）

14. 主治：扁平疣。

方：马齿苋、薏苡仁、板蓝根、大青叶各 30g。

加水煎去渣，以药液擦洗患处，以破为度。

（《辽宁中医杂志》1988.9）

15. 主治：扁平疣。

方：板蓝根、马齿苋、紫草、木贼各 60g，苦参、地肤子、蛇床、苍术、薏苡仁、蜂房各 15g，白芷、北细辛各 10g。

加水煎去渣，以药棉或纱布蘸药液搽患处 20～30 分钟，以灼热、微痛为宜，日 2～3 次。

（《陕西中医》1989.7）

16. 主治：寻常疣。

方：纯净无杂质的紫硇砂 30g。

研极细末，装瓶备用。使用时选 1 枚最大的疣体，洗净擦干，取硇砂粉 0.5g，敷于疣体上，然后用胶布固定，1 周为 1 疗程。敷后不可与水接触。忌食辛辣燥热之品。治时只需敷 1 枚较大的疣，其他疣可自行痊愈。

（《新中医》1988.3）

17. 主治：寻常疣。

方：冰片 3g，鲜荸荠 12g。

以热水洗净患处，75% 酒精消毒，用胶布保护周围正常皮肤，使疣充分暴露。将荸荠洗净去皮，与冰片共捣烂如泥，涂敷患处，用胶布覆盖，每日换药 1 次。

（《陕西中医》1984.3）

18. 主治：扁平疣。

方：鲜蒺藜 250g。

加水两碗水煎，滤渣后用药液洗患处，早、晚各 1 次，一般洗 3 日即愈。

（《河南中医》1988.1）

19. 主治：扁平疣。

方：薏苡仁 50g，白糖少许。

将薏苡仁煮熟后（表面刚裂开），加白糖即成。将薏苡仁与汤同时服下，日1剂。

（《湖南中医》1987.1）

20. 主治：寻常疣。

方：新鲜耕牛涎。

涂患处，日 3～4 次。

（《上海中医药报》1990.5）

21. 主治：寻常疣、扁平疣。

方：蟾蜍 1 只。

将蟾蜍置开水中煮沸 10 分钟，去蟾蜍，用煎液洗疣，日数次。每只蟾蜍煎液可用 2～3 日。轻者用 1 只，重者用2 只。

（《四川中医》1987.10）

22. 主治：寻常疣。

方：豌豆 50g，75% 酒精或白酒100ml。

将豌豆研碎，浸泡于酒精或白酒内24～48 小时后，过滤，涂擦疣体上，日5～10 次。

（《河南中医》1986.6）

23. 主治：寻常疣。

方：乌梅、黎芦、千金子、急性子各30g，75% 酒精 500ml。

将诸药加入酒精中浸泡 1 周，用时将疣体表面粗糙刺状物拔除，以出血为度。用棉签蘸药涂患处，外用纱布包扎。

（《河南中医》1989.1）

24. 主治：传染性软疣。

方：五倍子 5 份，乌梅 1 份，雄黄 2份，枯矾 1 份，大黄 1 份。

上药共为细末，香醋调成糊似软膏样。单个存在的软疣用膏涂于疣体，范围较疣体大，厚度 2～3mm，适当用大胶布

覆盖固定。群体存在者，用膏广泛敷布软疣存在部位，取适当大小塑料纸或油纸遮盖。3 日换药 1 次。

（《广西中医药》1988.6）

25. 主治：寻常疣。

方：木贼、香附各 30g。

水煎熏洗，并揉搓疣体，日 2～3 次。

（《中医杂志》1965.4）

26. 主治：寻常疣。

方：针刺疣顶，直至底根 3～5 针，隔 2 日 1 次。

（《吉林卫生》1960.12）

27. 主治：寻常疣、鸡眼。

方：石韦 30g，骨碎补 2.1g，白顶草1.5g，酒 500g。

将上药浸泡酒中数日即可，外擦患处。

（七七〇三部队）

28. 主治：无论男女老幼，皮肤生有肉疣或刺疣。

方：生石灰块（刚出炉不见水）3～6g。

取生石灰研成极细面。施术者，用右手拇指与食指捏灰粉一撮，按压于患处顶上，不离手用食指按住研之。研至粉化，再捻粉按上再研。如此数次，毫不觉痛，疣渐缩小，而至干化。即较大之疣，亦缩至极小，1～2 日内即自脱落。如过大者（若酸枣形），可用丝线束其根部体，减少血流，而后施术，亦可按法治愈。

29. 主治：刺疣。

方：鸦胆子（去皮）。

将鸦胆子数枚捣烂出油，时浸患处。最好用针先把疣刺破再用药，效果更快些。

（以上摘自《中医验方汇选》1977）

痣

主治：黑痣。

方：糯米、石灰、石碱各 3g，水 21ml（糯米选较黏的品种，石灰是石灰厂刚烧出的石灰）。

各药研末，装瓶内搅拌均匀，7 日后使用。在患处涂薄薄一层（涂的药膏太多易脱落），日 1 次，连续 3 日。

（《国医论坛》1989.2）

痤疮

1. 主治：痤疮。

方：皂角刺、牡丹皮、大黄、黄连、黄芩、黄柏、知母各 10g，夏枯草 15g，菊花 20g，连翘 12g。

加水煎沸 15 分钟，滤出药液，再加水煎 20 分钟，去渣，两煎药液兑匀，分服，日 1～2 剂。

2. 主治：痤疮。

方：桑白皮 15g，山栀子、黄芩、大黄、益母草、皂角刺、藁本各 10g，金银花、白花蛇舌草、赤芍、生山楂各 15g，寒水石 30g。

水煎服法同 1，渣再煎汤洗患处，日 1 剂。

（以上二方摘自《湖南中医杂志》1988.3）

3. 主治：痤疮。

方：薏苡仁 30g，蒲公英、紫花地丁各 20g。

加水 500ml，煎至 50～100ml，每日 2 次口服。

（《陕西中医》1988.7）

4. 主治：痤疮。

方：生枇杷叶（去毛）、霜桑叶、麦门冬、天门冬、黄芩、杭菊花、细生地、白茅根、白鲜皮各 12g，地肤子、牛蒡子、白芷、桔梗、茵陈、牡丹皮、苍耳子各 9g。

水煎服法同 1，每日 1 剂。

（《贵阳中医学院学报》1987.3）

5. 主治：痤疮。

方：金银花 30g，连翘、黄芩、川芎、当归各 12g，桔梗、牛膝各 9g，野菊花 15g。

水煎服法同 1，日 1 剂。

便秘者首剂加大黄 30g；头晕目痛者加龙胆草 12g；胸胁痛者加柴胡 9g；尿黄加白茅根 30g；气虚者加党参 30g。

（《上海中医药杂志》1988.9）

6. 主治：痤疮。

方：鲜樱桃枝叶 30g，鲜桃树枝叶 50g，鲜槐树枝叶、鲜柳树枝叶各 40g，鲜猪苦胆 2～3 个。

将枝叶切碎，加水煎煮至沸，加入猪胆汁，熏洗面部。日 2～3 次，每次加入猪苦胆 1 个。1～2 个月为 1 疗程。

（《陕西中医》1989.10）

7. 主治：痤疮。

方：枯矾 10g，硫黄、大黄各 5g，黄连、黄柏各 3g。

冷开水 70～100ml，浸一昼夜。每晚睡前将药液摇匀，涂于面部。

（《河南中医》1989.5）

8. 主治：痤疮。

方：取患者双侧耳背近耳轮处明显的血管 1 根，经揉搓使其充血，常规消毒后划破血管使自然流出或轻轻挤压出血 5～10 滴，消毒切口盖上敷料，1 次未愈者 1 周后另选血管治疗。

（《天津中医》1987.5）

湿疹

1. 主治：急性湿疹。

方：大豆黄卷30～60g，藿香9g，青蒿6～9g，佩兰、焦栀子皮各10g，滑石18g，通草、菖蒲各6g，连翘、郁金各12g。

加水煎沸15分钟，过滤取液，渣再加水煎20分钟，滤过去渣，两次滤液兑匀，分早晚2次服，日1剂。

（《四川中医》1983.1）

2. 主治：阴囊湿疹。

方：苦参60g，黄柏（研末）、金银花各30g，蛇床子（研末）15g。

水煎2遍，去渣兑匀，分2次服，日1剂。

（《中医杂志》1960.5）

3. 主治：湿疹。

方：白矾、松香、铅丹各60g，麻油适量。

先将白矾、松香分别炒至无水，晾干研成细末，再与铅丹混合均匀，最后加麻油调成糊状即可。涂患处，日1次。

（济南六○九七部队）

4. 主治：慢性湿疹。

方：青叶胆、刺黄连各30g，龙胆草150g，七叶一枝花15g。

将上药加水适量煎泡，每日1～2次外洗患处，每次外洗15～20分钟。

（昆明部队某部）

5. 主治：湿疹。

方：谷糠、松香各适量。

将上两味混合烧成油，用油涂抹患处。

6. 主治：慢性湿疹。

方：枯矾、熟石膏各18g，雄黄6g，冰片0.9g。

将上诸药研碎过筛，加凡士林180g调匀，外敷患处。

7. 主治：新生儿湿疹。

方：鸡蛋清、香油各等份。

将上两味调均匀，外涂患处。

8. 主治：湿疹。

方：苦参、地肤子、蛇床子各60g，百部30g。

加水煎汤，外洗患处，分3日洗，1日洗1次，1次15～20分钟。

9. 主治：湿疹。

方：煅龙骨、透骨草、黄柏、花椒、苍术、羌活、地骨皮各9g。

加水煎汤，趁热熏洗患处，日2次。

10. 主治：湿疹。

方：鸡蛋、樟脑适量。

把鸡蛋煮熟（鸡蛋多少根据创面需要）后取出蛋黄，放入铁锅内煎炼，至呈棕褐色时，即加挤压，逐渐出油。将油取出，和适量樟脑混合均匀备用。先用双氧水将结痂清除，洗净创面，将油涂于患处，日2～3次。

（以上摘自《单方验方汇集》）

11. 主治：各种湿疹。

方：桉树叶、麻柳树叶、艾叶各适量。

将上药混合后，加水煎取液。外用，每日擦洗患处1次。

（成都部队空军）

12. 主治：阴囊湿疹。

方：木棉花子（打碎）250g。

加水煎熬成稀膏，加樟脑少许，涂搽患处，日6～10次。至愈为止。

（《中医杂志》1962.7）

13. 主治：湿疹。

方：雄黄、香油各9g。

共熬起火，熄灭后，用其涂患处，日2～3次。

（《中医杂志》1957.9）

14. 主治：肛门湿疹。

方：煅石膏 200g，炉甘石 30g，朱砂 3g，硫黄 20g，铅丹 4g。

上药共研极细末，过细罗筛后，加入少量冰片和匀，瓷瓶收贮。用时将肛门清洗干净后，用棉签蘸药粉搽患处，日 2～3 次。

（《云南中医杂志》1989.3）

15. 主治：干型湿疹。

方：枯矾、雄黄、生石膏各 2 份，冰片 1 份。

上药共为细末，过筛加凡士林调成糊状。涂患处，日 1～2 次。

（北京一六七〇部队）

16. 主治：小腿糜烂性湿疹。

方：薸田蔗、鹅不食草、白花蛇舌草（均全年鲜草）。

取薸田蔗适量用水煎煮，将药水倒入盆内，外洗患处每日 1～2 次，洗后用鹅不食草、白花蛇舌草适量，捣烂敷患处。如瘙痒明显，外敷药中可加 4% 樟脑酒精。

（福州部队一七八医院）

17. 主治：湿疹。

方：黑豆馏油 20g，凡士林 80g。

调匀，涂患处，日 2～3 次。

（沈阳部队二二五医院）

18. 主治：湿疹。

方：斑蝥 10 个，全蝎 1 个，70% 酒精 20ml。

先将斑蝥压碎，装入干净瓶中，再放入全蝎，然后倒入酒精，浸泡 24 小时即可。外涂患处，日 2 次。

（沈阳部队二三四医院）

19. 主治：湿疹。

方：虎杖 120g，枯矾 6g。

将上药混合碾成细粉，用麻油调成糊状，外敷患处，日 1 次。

（福州部队一七五医院）

20. 主治：慢性湿疹，肢体慢性溃疡。

方：络石藤适量。

将藤茎中层皮刮下捣烂，外涂患处，日 1 次。

（昆明部队一三八医院）

21. 主治：湿疹。

方：煅龙骨、透骨草、黄柏、花椒、苍术、地骨皮、羌活各 9g。

加水煎汤，先熏后洗患处，数次可愈。

22. 主治：湿疹。

方：蛇床子、苦参、白矾、川花椒、青盐、艾叶各 9g，蝉蜕 60g。

加水煎汤，先熏患处 10～15 分钟，稍温时洗患处 10 分钟，日 2 次。忌食鸡鱼及一切辛辣物。

23. 主治：湿疹。

方：荔枝草 30g，五倍子 15g（碎），荆芥、防风、川花椒、艾叶、地肤子、海桐皮、苦参、甘草、苍术各 9g，露蜂房 15g，枯矾 6g。

加水煎汤，熏洗患处，每次 15～30 分钟，日 1 次。

（以上三方摘自《中医验方汇选》1977）

24. 主治：慢性湿疹。红斑丘疹水疱，结痂，糜烂，阵发性瘙痒。

方：葱白 500g，猪肠 200g，砂糖 75g。

葱白、猪肠洗净，和砂糖一并放入铁锅内，加麻油炒拌 4 分钟左右。再加少许水后，用碗盛起，放在普通容器内蒸熟，汤和食物一同吃下。

（《新中医》1989.4）

25. 主治：湿疹，糜烂。

方：铅丹（杏黄色）、铅粉（白色）、白矾各 200g，松香 400g。

共研极细粉，撒患处，日 1～2 次。

（《河北中医》1986.1）

26. 主治：湿疹。

方：仙人掌 2 片（去刺皮），铅粉、枯矾各 30g，冰片 15g。

共捣如泥，涂患处，日 1～2 次。

（《河北中医》1989.3）

27. 主治：急性湿疹。

方：薄荷 10g，紫苏叶 12g，豨莶草 15g，浮萍、土茯苓各 30g，萆薢 20g。

水煎服，日服 1 剂。

（《河北中医》1988.2）

28. 主治：湿疹，渗液清稀。

方：白矾、滑石粉各 25g，炉甘石 15g，炒薏苡仁 30g，冰片 2.5g。

先将白矾枯干，共为细末，过罗筛，装瓶备用。用时先用地肤子、蛇床子各 15g，包煎，洗去患面渗水，然后撒上药粉，日 1 次。

（《陕西中医函授》1987.2）

29. 主治：湿疹，溃面渗液赤黄。

方：青黛粉、寒水石各 25g，樟脑、五倍子各 10g，冰片 3g。

将五倍子炒烫，寒水石碾碎，合药共为细粉，装瓶备用。白鲜皮、黄柏各 20g 煎汤去渣，洗净疮面后撒上药粉，日 1 次。

（《陕西中医函授》1987.2）

30. 主治：湿疹。

方：煅石膏 60g，白及 30g，密陀僧 21g，轻粉 15g，枯矾 9g。

共研极细粉，慢性湿疹加红粉 9g 研细。临用时以香油或凡士林调成 50% 软膏涂抹，如有脓水淋漓者可用药粉干撒糜烂面。日 3～5 次。

（《中医杂志》1962.10）

31. 主治：湿疹，局部水肿，糜烂，溢液，疼痛，奇痒。亦治外阴湿疹。

方：海螵蛸、炮穿山甲各 6g，冰片 0.3g。

上药研细末，敷患处。

（《广西中医药》1981.5）

32. 主治：肛门湿疹。

方：五倍子、蛇床子各 30g，紫草、土槿皮、白鲜皮、石榴皮各 15g，黄柏、赤石脂各 10g，生甘草 6g。

加水煎，趁热熏洗，每日早、晚各 1 次。

（《新中医》1984.9）

33. 主治：慢性湿疹。

方：鲜毛白杨树叶适量。

加水煎熬成膏，涂患处，日 1～2 次。

（《中华皮肤科杂志》1959.1）

34. 主治：湿疹。

方：密陀僧 10g，黄柏 5g，冰片 2.5g。

共为细末，香油调涂，日 1～2 次。

（《中华皮肤科杂志》1966.1）

鸡眼

1. 主治：鸡眼。

方：五倍子、生石灰、石龙芮、樟脑、轻粉、血竭各 1g，凡士林 12g。

各研细粉，调匀（可加温）成膏即成。先用热水泡洗患处，待鸡眼外皮变软后，用刀片仔细刮去鸡眼的角质层，贴上剪有中心孔的胶布（露出鸡眼），敷上此药，再用胶布贴在上面。每日换药 1 次。

（《四川中医》1988.5）

2. 主治：鸡眼。

方：荸荠 1 个，荞麦面 3g。

共捣成泥，贴患处一昼夜除根。

（《奇方类编》）

3. 主治：鸡眼。

方：硫黄 0.9g，食盐 0.3g。

用冷水调匀,敷患处,日 1 次。

4. 主治:鸡眼。

方:鸦胆子(去皮)适量。

捣成泥状,涂患处,用胶布包好。

5. 主治:鸡眼。

方:银针两枚,艾条 1 根。

先用银针(消毒)在鸡眼处点刺,后用艾条灸患处。日 1 次,治愈为度。

(以上摘自《单方验方汇集》)

6. 主治:鸡眼。

方:生石灰、碱面各 5g。

共研细末,生姜汁调如稠糊。敷鸡眼上,胶布固定。3 日换 1 次。

(《江苏中医》1963.8)

7. 主治:鸡眼。

方:铅丹、普鲁卡因粉各 1.5g,水杨酸 25g,白糖 1g。

研细,加 95% 酒精如糊状,敷鸡眼上,隔日换药 1 次。

(《上海中医药杂志》1962.9)

8. 主治:鸡眼。

方:紫果(鲜品)。

紫果适量,加食盐适量捣烂,先把鸡眼厚皮刮去后,用此药外敷患处。日 4~6 次。

(广州部队某部)

9. 主治:鸡眼。

方:大蒜 1 头,葱白 1 根,花椒 5 粒。

共捣如泥,敷鸡眼上,日换 1 次。

(《中西医结合杂志》1986.8)

10. 主治:鸡眼。

方:红尖辣椒(干品),食用醋。

将干辣椒剪成与鸡眼大小相当的圆片,酒盅中盛醋 15ml,投入干辣椒 5g,足够一人的用量,浸泡 12 小时取出,立即将辣椒片对准鸡眼贴好,外用氧化锌胶布固定,3 日 1 换,1~3 次痊愈。

(《河北中医》1989.2)

11. 主治:鸡眼。

方:干蜈蚣 30 条,乌梅 9g,菜籽油(或香油)适量。

将蜈蚣、乌梅焙干,共研细末,装入瓶内,再加入菜籽油(以油浸过药面为度),浸泡 7~10 日后,即可使用。用时先将 1% 盐水浸泡患部 15~25 分钟,待粗皮软化后,剪除粗皮(以见血丝为宜),再取适量药膏调匀,外敷患处,用纱布包扎,每 12 小时换药 1 次。

(《陕西中医》1983.4)

12. 主治:鸡眼。

方:半夏。

将半夏晒干粉碎,先将鸡眼浸温水中泡软,削去角化组织,放上生半夏粉,并用胶布贴上。6 日即脱落。

(《人民军医》1981.5)

13. 主治:鸡眼。

方:白矾 7g,鸦胆子 1.5g,硫酸铜 3g。

将硫酸铜、白矾一并放在一个小铁锅中炒至变白色块状为止,研成细末,再将鸦胆子去皮后压碎与上粉混合即得。用时先将患部消毒,用刀将鸡眼中心部挖一小坑,将上药粉用白开水调成糊状敷于鸡眼小坑中,然后用一块薄棉花盖好,外加胶布固定,每日换药 1 次。

(《中医杂志》1959.5)

14. 主治:鸡眼。

方:补骨脂 40g,95% 酒精 60ml。

将补骨脂浸泡于酒精中,经 36 小时左右即可使用。用时先用温开水将鸡眼泡柔软后,用小刀削去其外皮,涂以碘酒,再涂擦补骨脂,隔 2 小时涂擦 1 次,连续 3~5 次,至多 10 次。

(《中华外科杂志》1959.8)

15. 主治：鸡眼。

方：黄豆芽 200g。

每餐水煮（刚熟即可，勿久煮）当菜吃，不吃其他菜，一连 5 日不间断，鸡眼自然脱落。

（《中医杂志》1957.5）

16. 主治：鸡眼。

方：蜂胶适量。

先将患处用热水浸泡，并以刀削去表层病变组织，然后将一块稍大于患部的小饼状蜂胶紧贴患处，用胶布固定。隔 6 ～ 7 日后鸡眼自行脱落，鸡眼脱落后还需再贴药 6 ～ 7 日，待患处皮肤长好为止。贴药后要避水。

（《中华皮肤科杂志》1959.4）

17. 主治：足生鸡眼，并治面部黑痣。

方：食盐、食碱、白矾各 1g。

三药共研极细末，用白酒调匀，使成糊状。取小尖刀将鸡眼挖去，似有血出为止，随即涂药，卧床休息，药干再换，3 ～ 4 次即可痊愈。

（以上张成运供）

湿脚气

1. 主治：湿脚气。

方：市售爽身粉 50g，白芷 40g，滑石、茯苓、儿茶各 30g，黄柏、甘草各 20g。

各为细末，共和匀，搽涂患处，日 2 ～ 3 次。

（《中医药学报》1989.3）

2. 主治：湿脚气。

方：①雄黄、硫黄各 10g，共为末。

②寒水石、滑石、炉甘石、煅石膏各 20g。

先将方①徐徐撒于点燃的锯末上，熏 30 分钟，再将方②研成细末，涂搽患足，日 2 次。

（《四川中医》1988.7）

3. 主治：湿脚气。

方：麻柳叶 120g。

加水煎取 500ml 药液，再兑入食醋 100ml，熏洗患足，日 1 ～ 2 次。

（《四川中医》1986.7）

4. 主治：湿脚气。

方：羌活 7.5g，升麻 3g，猪苓、泽泻各 4.5g，当归、茵陈、防风、黄芩、苍术、白术、苦参各 9g，知母、葛根、甘草各 6g。

加水煎沸 15 分钟，过滤取液，渣再加水煎 20 分钟，滤过去渣，两次滤液兑匀，分早晚 2 次服，日 1 剂。

5. 主治：脚气。

方：黄芩、黄柏、甘草各 9g，枯矾、轻粉各 3g。

上药共研极细末敷患处，日 1 次。

6. 主治：脚丫湿烂，流水痒痛。

方：薏苡仁 30g，菊花、甘草各 6g，青黛 12g，金银花、枯矾各 9g，当归 15g。

加水煎汤，每晚睡前用药汤洗脚 1 次，洗后再上药膏（附方）。

附方：紫草、生地各 15g，白芷、黄柏、青黛各 9g，当归、枯矾各 12g，轻粉 6g。

共为细末，用腊月猪脂膏 180g 化开去渣，与药末调和成膏，即可使用。

7. 主治：脚气。

方：木瓜 30g，赤小豆、红糖各 60g。

炖烂连渣食之，日 1 剂，分次服。

（以上四方柴霄供）

8. 主治：脚气。

方：苍术 30g，木瓜 9g。

研末，每次开水送服 3g。

9. 主治：脚气。

方：冰片 1.5g，炉甘石 3g。

共为细末，搽患处。

10. 主治：湿脚气。

方：花生米 120g，蚕豆（连皮）90g，大蒜（去皮）、红枣各 60g。

煎浓汁，分 3 次服完，连渣食之。

11. 主治：脚气。

方：冬瓜皮 180g。

加水煎汤，熏洗患处。

12. 主治：脚气。

方：煅龙骨、飞朱砂、冰片各 10g。

共研极细末，撒敷患处。

（以上五方摘自《单方验方汇集》）

胼胝

1. 主治：胼胝。

方：红花、地骨皮各 40g，甘油 100g。

先将红花、地骨皮研末，再与甘油调匀，涂敷患处，并包扎，日 1～2 次。

（《江苏中医》1961.5）

2. 主治：胼胝。

方：乌梅 30g。

浸泡于 20% 盐水 100ml 中，24 小时后去核，再加 15ml 醋，捣成膏，敷患处，并包扎，日 1～2 次。

（《广东中医》1957.1）

脚气感染

1. 主治：脚气感染。

方：黄连、黄芩、黄柏、吴茱萸各 30g。

上药共为粗末，加水煎，熏洗患足，日 2 次。

（田凤鸣）

2. 主治：脚气感染，脚癣感染亦效。

方：萆薢 20g，百部、黄芩、黄柏、白鲜皮、防风各 15g，枯矾 12g，铅丹 3g。

上药为粗末，加水煎，熏洗患足，日 1～2 次。

（《广西中医药》1988.3）

瘰疬

1. 主治：瘰疬（颈项部淋巴结核）。

方：当归 18g，川芎、生地黄、柴胡、黄芩、夏枯草、乳香、没药各 9g，白芍、海藻、川贝母 12g，牡丹皮 6g。

加水煎沸 15 分钟，过滤取液，渣再加水煎 20 分钟，滤过去渣。两次滤液兑匀，分早、晚 2 次服，日 1 剂。忌食辛辣等物。

2. 主治：瘰疬。

方：益母草、蒲公英各 24g，玄参、夏枯草、金银花各 12g，昆布、海藻、当归、牡蛎（煅）、连翘、木通、全蝎各 3g，茶芽各 9g，西红花 1.8g，地骨皮 6g。

加水煎服法同 1，日 1 剂。

3. 主治：瘰疬初起未化脓者。

方：香附（童便炒）、夏枯草各 30g，穿山甲（土炒）6g，金银花 15g，昆布、桔梗各 9g。

用童便、黄酒二盅，煎取一盅温服。每日 1 剂，连服 1 周即愈。服药期间忌食葱蒜辛辣等物。

4. 主治：瘰疬，老鼠疮。

方：生地黄、葛根、连翘各 6g，当归 15g，桃仁 8 粒（研），红花 30g，枳壳

（炒）、甘草、柴胡、赤芍各9g。

加水煎服法同1，日1剂。可兼用外敷方：红升丹3g，明雄黄6g，珍珠0.6g，枯矾4.5g，麝香0.3g。共研极细面，每次用少许上疮口内。此药腐蚀性强，不可多用，亦不可久用。用至内没有坏肉，新肉长起，渐与溃疡面皮肤离缝时，再换方：冰片、血竭各6g，乳香、没药、轻粉各3g，共研细末，上至痊愈为止。

5. 主治：瘰疬。兼治肺痨（肺结核）。

方：川贝母、牡蛎、玄参各120g。

共研细末，炼蜜为丸，每日早、午、晚各服3g。

6. 主治：瘰疬、鼠疮，已溃、未溃均能治之。

方：白花蛇、斑蝥、穿山甲、全蝎、蜈蚣各3g，铅丹60g，香油120g。

前五味药浸入油内，渗一夜后用火炸枯，去渣，再将油熬至滴水成珠为度，徐徐下入铅丹，离火用柳枝搅至无烟，膏即成。先用开水将患处洗净，然后将药膏摊布上贴患处，5日换药1次。

7. 主治：一切瘰疬，无论初患年久并皆治之。

方：蒲公英75g，白芷15g，净轻粉、红粉各9g，麝香0.15g。

先将蒲公英、白芷共为末，用筛子筛过，另用轻粉、麝香共研为细末，各药共合一处调均匀。用新烟袋装上药末当烟吸。吸完一料痊愈。

（以上摘自《中医验方汇选》1977）

8. 主治：瘰疬，溃后久不收口。

方：银耳适量，蓖麻子仁50g。

洗净银耳，晾干，共捣如膏，贮瓶备用。用时先将疮口消毒，酌疮面大小，取膏摊在灭菌敷料上，贴于患处，用胶布固定，隔日换药1次。

（《山西中医》1988.4）

9. 主治：瘰疬（颈淋巴结核）。

方：露蜂房1个（瓦焙存性），血竭3g，麝香0.4g，山慈菇6g，白矾40g。

上药均为细末，用香油调制，外敷患处。

（《新中医》1987.11）

10. 主治：瘰疬。

方：全蝎、七星蜘蛛各6g（均用滚水烫死后，阴干），蛇蜕1g（剪碎）。

上药共捣碎后，用鸡蛋2只搅匀，用麻油（或食用植物油）煎成蛋饼。每晨空腹食用1剂，7日为1疗程。

（《中医杂志》1981.5）

11. 主治：瘰疬（颈部淋巴结核）。

方：狼毒、夏枯草各30g，赤芍10g，红枣500g。

取前三味药除去泥土杂质并切碎，置锅中入冷水2500ml，浸泡15分钟；取红枣500g，清水洗净，装入蒸笼摊平，置锅上盖严，用文火蒸煮4小时左右，去锅内药，取出红枣，待凉后贮于磁罐内。每次服5～7颗，日服2次（可视具体情况加减用量）。

（《浙江中医杂志》1984.5）

12. 主治：瘰疬（颈淋巴结结核）。

方：全蝎、炮穿山甲各10g，蜈蚣20条，火硝少许。

上药共研细末，装瓶备用。服用时以药末2g，装入一个有孔的鸡蛋内，搅拌，然后封孔煮熟后吃蛋，早晚各服药蛋1个。

（《陕西中医》1985.4）

13. 主治：瘰疬（淋巴结核）。

方：雄黄、白矾、枯矾各等份。

共研极细末，凡士林调成膏，敷患处，日换1次。

（《江苏中医》1965.5）

14. 主治：瘰疬，已溃烂化脓，久治不愈。

方：红花、黄升丹、血竭各等份，冰片适量。

上药共研细末，和匀，以麻油或菜籽油调和，浓度适宜为准。先将患处用温盐水洗净脓液，然后用新毛笔蘸药液遍涂烂面，复以消毒纱布固定。重者每日涂药3次，轻者每日1～2次。纱布每日换1次。

（《江苏中医》1960.4）

15. 主治：瘰疬，已溃烂或未溃。

方：砒石1.5g，樟脑、真轻粉、巴豆仁各9g，血竭6g，蓖麻仁、螺狮肉各60g。

上药研末，调成糊状，将药1.5～3g放在膏药中心，贴在患处。

（《江苏中医》1960.4）

16. 主治：瘰疬（淋巴结结核）。

方：壁虎干100条。

烘脆勿焦，研成细末，装入空心0号胶囊。日3次，每次服2～3粒。小儿酌减。

（《江苏中医》1963.5）

17. 主治：瘰疬（淋巴结结核）。

方：露蜂房、雄鼠粪（两头尖）、小青皮、土楝子（江、浙两省产的楝树子，无土楝子用川楝子代）各等份。

上药放瓦上各烘焙存性，研细末，每晚临睡前服9g，陈酒送下。

（《江苏中医》1964.11）

18. 主治：瘰疬（淋巴结核）。

方：全蝎、蜈蚣、僵蚕、浙贝母等量。

共为细末。成人每次取药末1～1.5g，与鸡蛋1枚搅拌均匀后，以植物油或不用油煎熟顿服。日服2次，20～30日为1疗程。

（《广西中医药》1987.5）

19. 主治：瘰疬。

方：露蜂房1个（焙干存性），血竭3g，麝香0.4g，山慈菇6g，白矾40g。

研细末，香油调敷患处。

（《新中医》1987.11）

20. 主治：瘰疬。

方：玄参10g，麦冬8g，桔梗6g，橘叶6g（鲜者加倍），甘草4g。

煎水饭后代茶饮。每日1剂。

21. 主治：瘰疬。

方：夏枯头、海藻、牡荆叶各20g。

共水煎二次，去渣沉淀过滤后，加鲜瘦猪肉200g（无猪肉可用两枚鸭蛋代之），共煮熟食，不宜放盐，可以放适量冰糖或白糖调味。每日或隔日睡前服用1次。和上方同时并用。

（以上二方摘自《江西中医药》1988.4）

22. 主治：瘰疬。

方：雄黄、白矾、枯矾各60g，川乌、草乌、半夏各15g，肉桂8g，乳香、没药各5g，凡士林500g。

将上药研极细末，与凡士林拌匀备用。用时，以适量药膏摊于油纸上，敷患处。未溃能消，已溃易敛。

（《云南中医杂志》1989.1）

23. 主治：瘰疬，溃烂，久不收口。

方：黄升丹10g，枯矾20g，青黛15g，冰片1g。

共研极细末，以棉捻蘸药末插入脓腔或窦道基底部。夏季每日换药1次，春、秋、冬季隔日换药1次。

（《江苏中医》1988.2）

24. 主治：瘰疬，已破溃，形成瘘管。

方：瓜蒌、葛根、白矾按10∶1∶1.3比例配量。

上药分别轧成细末，混匀，用香油调成糊状外敷患处。

（沈阳部队二〇六医院供）

25. 主治：瘰疬，睾丸肿大。

方：海带、海藻各15g，小茴香6g。

加水煎，去渣，分服，日1剂。

26. 主治：瘰疬（淋巴结核）。

方：猫爪草120g。

加水煎汤，黄酒送服，日1剂，药渣敷患处。

（以上于建中供）

27. 主治：瘰疬。

方：松香（熬化俟凉）60g，铜绿（麻油灯熏黑）、枯矾各15g，猫眼草（晒干或焙干）30g。

共研细末，用猪油溶化调药成膏，涂搽于患处，日1次。

（以上申玉通供）

28. 主治：瘰疬，已溃，久不收口者。

方：鲜猪胆汁、冰片各适量。

将冰片研细加入猪胆汁内混匀，外敷患处。

29. 主治：瘰疬，已破溃。

方：狼毒30g。

狼毒熬水500ml，冲洗患部。

30. 主治：瘰疬，已化脓。

方：猪苦胆3个，醋250g，猫头骨1具。

将猫头骨焙干研细，与前二药共熬成膏，敷于患处。

31. 主治：瘰疬，已溃破。

方：鲜柳枝炭末、梅片各等份。

上药研匀成细末，杏仁油调敷患处。

（以上四方摘自《单方验方汇集》1970）

32. 主治：瘰疬。

方：土贝母、白芷各15g。

二药共为细末，白砂糖调陈酒送下9g，重者3剂愈。

33. 主治：痰核瘰疬。

方：生南星、生半夏各9g，海藻、昆布各6g，麝香、冰片各0.6g，红花、牡蛎各6g，青盐1.8g。

上药生研极细末，另白及30g切片煎膏，和前药做成饼子，晒干，用时调敷患处。

（以上二方赵彦明供）

34. 主治：痰核瘰疬。

方：生天南星、生半夏、生大黄各30g，浙贝母、昆布、海藻、海浮石、铜绿、白矾各15g。

上药为细末，用商陆根汁、葱汁、姜汁、蜜四味调敷患处。

35. 主治：痰核瘰疬，不分新久，未穿破者。

方：天南星60g，银朱、血竭、朴硝、樟脑各9g，轻粉、乳香各6g，猫头骨1具（煅），石灰30g，大黄15g（切片同石灰炒红色去大黄不用）。

上药共为细末，陈醋熬稠，调药敷核，3日换药1次，敷后皱皮，其核自消。

（《种福堂公选良方》）

瘿瘤

1. 主治：项下瘿瘤。

方：昆布、海藻、海螵蛸、海带、陈皮、木香、桔梗、夏枯草穗各等份。

以上诸药共研为细末，炼蜜为丸，每丸6g重，一次服2丸，临卧时白开水送下。其他时间勿服。

2. 主治：瘿瘤。

方：海藻、海带、昆布、川贝母、龙胆草、朴硝各15g，牡蛎3g，木香6g，元参12g，桔梗9g。

共研细末，每次服9g，白开水送下，

每日服 1 次，晚饭后临卧时服。服药期间忌用甘草。

（以上二方刘玺珍供）

3. 主治：各种瘿瘤。

方：海带 60g，海藻、昆布、海螵蛸各 15g，青皮、陈皮、白芍(炒)各 9g，三棱(醋炒)、莪术（醋炒）各 6g，海胆 2 个，白酒 1000g。

以上各药共研粗末，入酒内，装瓶中封固，勿令泄气。浸入 8 日后去渣，每日早、午、晚饭后各饮一盅，轻者一料，重者两料即愈。

（《中医验方汇选》1977）

4. 主治：头上瘿瘤。

方：川黄柏、海藻 30g（细末）。

将二药末混合均匀收贮备用。用时取出药粉 1.5g，放于手心上，以舌舔药末，日 3～5 次即消。

（《奇方类编》）

5. 主治：瘿瘤颈肿。

方：黄药子 500g，酒 5000g。

将黄药子浸入酒内浸泡，入瓶蒸透，常常饮之，勿绝酒气，3～5 日渐消。常把镜照，或以线每日量之，觉消即停饮。

6. 主治：瘿瘤久不消。

方：海带、川贝母、青皮、陈皮各等份。

上药共研细末，炼蜜为丸如弹子大，食后噙服 1 丸。

7. 主治：瘿瘤枯落后。

方：海螵蛸、血竭、轻粉、龙骨、象皮、乳香各 3g，鸡蛋 5 个（煮熟后用蛋黄熬油 1 小盅）。

上药各研细末，与蛋油共调匀。用甘草汤洗净患处，以鸡毛扫敷，再以膏药贴之。

（以上三方摘自《种福堂公选良方》）

睾丸肿瘤

1. 主治：睾丸肿瘤，睾丸肿胀，结节坚硬，与皮肤粘连，皮色紫黯，小便坠胀。

方：薏苡仁、半枝莲、白花蛇舌草、龙葵各 30g，猪苓、茯苓、土茯苓各 24g，穿山甲珠 15g，防己 12g，干蟾蜍皮、大黄各 6g。

加水煎沸 15 分钟，滤出药液，再加水煎 20 分钟，去渣，两煎药液兑匀，分服，日 1 剂。

2. 主治：睾丸肿瘤，肿胀不适，累及少腹，腰酸腿软，疲乏无力，面色少华。

方：生地黄、女贞子、桑寄生、白花蛇舌草、半枝莲、夏枯草各 30g，白术 24g，熟地黄 20g，肉苁蓉、橘核、荔枝核、虎杖、莪术各 15g，小茴香 12g。

煎服法同 1，日 1 剂。

3. 主治：睾丸肿瘤。

方：夏枯草、石见穿各 30g，八月札 20g，石上柏 15g。

煎服法同 1，日 1 剂。

（以上三方摘自《百病良方》）

4. 主治：睾丸肿瘤。

方：白花蛇舌草、半枝莲各 20g，七叶一枝花、山慈菇各 5g。

煎服法同 1，日 1 剂。

（田凤鸣）

皮下脂肪瘤

1. 主治：皮下脂肪瘤。

方：党参、牡蛎、夏枯草各 30g，丹参、海藻各 20g，柴胡、半夏、川芎、羌活各 15g，穿山甲珠 9g，甘草 6g。

加水煎沸 15 分钟，滤出药液，再加水煎 20 分钟，去渣，两煎药液兑匀，分服，日 1 剂。

（《浙江中医杂志》1989.2）

2. 主治：皮下脂肪瘤。

方：何首乌、肉苁蓉、菊花、蒲公英、昆布各 10g，天南星、白附子各 5g。

煎服法同 1，日 1 剂。

3. 主治：皮下脂肪瘤。

方：决明子、薤白、菊花、大腹皮、茯苓皮、泽泻各 15g，大黄 3g。

煎服法同 1，日 1 剂。

（以上二方田凤鸣供）

皮肤纤维瘤

1. 主治：皮肤纤维瘤。

方：茯苓、桑枝、川芎各 20g，陈皮、海藻、昆布、当归、赤芍各 15g，半夏、土贝母、石菖蒲、郁金、全蝎、柴胡、桔梗各 10g。

加水煎沸 15 分钟，滤取药液，再加水煎 20 分钟，去渣，两煎药液兑匀，分服，日 1 剂。

（《广西中医药》1990.1）

2. 主治：皮肤纤维瘤。

方：轻粉、白砒石、白胡椒、胡桃仁、银屑各 10g。

共为末，醋调敷患处，日 2 次。

（《新中医》1958.8）

3. 主治：皮肤纤维瘤。

方：全蝎、蜈蚣、地鳖虫、红花、地龙、水蛭各 10g。

共为细末，每次服 1g，日 3 次。

（田凤鸣）

血管瘤

1. 主治：血管瘤。

方：九香虫（活的）。

挤出腹腔的内容物涂于瘤体表面，日 3～4 次。

（《中医杂志》1987.11）

2. 主治：血管瘤。

方：白砒石、红升丹、硼砂各 10g。

共研极细末，取药末少许，撒于血管瘤表面，再以拔毒膏贴敷，隔日换药 1 次。

3. 主治：血管瘤。

方：雄黄、硫黄、滑石粉各 10g。

共研极细末，取药末少许，撒于血管瘤表面，再以拔毒膏贴敷，隔日换药 1 次。

4. 主治：血管瘤。

方：白矾、斑蝥、全蝎各 10g。

共研极细末，取药末少许，撒于血管瘤表面，再以拔毒膏贴敷，隔日换药 1 次。

（以上三方田凤鸣供）

嗜酸性淋巴滤泡增生症

1. 主治：嗜酸性淋巴滤泡增生症。

方：连翘 20g，牡蛎、赤芍各 15g，夏枯草、川贝母、当归、白芥子各 10g，三棱、莪术各 5g。

加水煎沸 15 分钟，滤出药液，再加水煎 20 分钟，去渣，两煎药液兑匀，分服，日 1 剂。

（《四川中医》1987.12）

2. 主治：嗜酸性淋巴滤泡增生症。

方：金银花、蒲公英、桔梗、浙贝母、黄芪、当归、生地黄各 10g，甘草 5g。

煎服法同 1，日 1 剂。

3. 主治：嗜酸性淋巴滤泡增生症。

方：柴胡、紫花地丁、白芍、茵陈、板蓝根、天南星、半夏各10g，甘草、白附子各5g。

煎服法同1，日1剂。

（以上二方田风鸣供）

痱子

1. 主治：痱子。

方：败酱草30g。

加水煎，熏洗患处，日1～2次。

（《中医杂志》1956.8）

2. 主治：痱子。

方：大蓟30g。

加水煎，熏洗患处，日1～2次。

（《单方验方汇集》）

3. 主治：痱子。

方：绿豆粉30g，滑石粉15g，轻粉6g。

共为细末，涂搽患处，日2～3次。

（《种福堂公选良方》）

4. 主治：痱子。

方：白矾、滑石、金银花各10g。

共为极细末，撒患处。

（田风鸣）

瘢痕疙瘩

1. 主治：瘢痕疙瘩。

方：醋250ml，五倍子78g，蜈蚣1条，蜂蜜18g。

各为末，共熬成膏，涂敷患处，日换1次。

（《辽宁中医杂志》1989.1）

2. 主治：瘢痕疙瘩。

方：当归、川芎、桃仁、红花、赤芍、牡丹皮各10g，乳香、没药各5g。

水煎服，日1剂。

3. 主治：瘢痕疙瘩。

方：三棱、莪术、夏枯草、连翘、皂角刺、半枝莲、龙葵各10g，甘草5g。

水煎服，日1剂。

4. 主治：瘢痕疙瘩。

方：穿山甲珠、青皮、紫草、地鳖虫、全蝎、蜈蚣各10g。

共为细末，每次服3g，日3次。

（以上三方田风鸣供）

肌内注射后硬结

1. 主治：肌内注射后局部硬结。

方：鲜洋芋（土豆）片。

贴于硬结部，胶布固定，日换1次。

（《陕西中医》1988.12）

2. 主治：肌内注射后局部硬结久不消。

方：紫金锭（中成药）2片。

研细后，涂敷患处，日换1次。

（申合成）

3. 主治：肌内注射后局部硬结久不消。

方：红花30g，当归20g。

加水煎取50ml，加白酒50ml。外涂患处，日3～6次。

（田风鸣）

肌内注射感染

1. 主治：肌内注射后局部感染，尚未成脓。

方：忍冬藤、连翘各60g，当归20g，皂角刺、赤芍、羌活各10g，水蛭、甘草各3g。

加水煎沸15分钟，滤出药液，再加水煎20分钟，去渣，两煎药液兑匀，分2次服，日1剂。

（《中医杂志》1987.5）

2. 主治：肌内注射后局部感染。

方：浙贝母、皂角刺、天花粉各20g，穿山甲珠10g，甘草5g。

煎服法同1，日1～2剂。

（申合成）

3. 主治：肌内注射后局部感染，未化脓。

方：乳香、没药各5g，紫金锭3g。

共为细末，好酒调涂，日3次。

（田凤鸣）

阑尾炎手术后窦道

1. 主治：阑尾炎手术后窦道。

方：紫花地丁5g，茶叶2g，枯矾1g，蜈蚣1条。

各为末，加水共捣如泥，敷患处，日1次。

（《中医杂志》1981.11）

2. 主治：阑尾炎手术后窦道。

方：红升丹。

以脱脂棉做成捻，捻的粗细大小根据窦道的阔窄深浅调整。外蘸药粉，插入窦道，隔日换药1次。脓腐毒物去净后，再入5%红升丹凡士林油纱条，以愈为期。

（田凤鸣）

3. 主治：阑尾炎手术后窦道。

方：全蝎、乳香、没药、朴硝各10g，红升丹5g。

共为极细末，取药末少许，撒于患处，外敷拔毒膏，隔日换1次。

（申合成）

压疮

1. 主治：压疮。

方：白矾、卷柏各10g，地榆20g。

共为细末，涂撒患处，日2～3次。

（《中医杂志》1987.11）

2. 主治：压疮。

方：黄芪60g，党参、当归、川芎、生地黄、白芍、柴胡、蒲公英、金银花、浙贝母、皂角刺各10g，穿山甲珠、甘草各5g。

水煎服，日1剂。

3. 主治：压疮。

方：生大黄、地榆、白及各10g，乳香、没药各5g。

共为极细末，取药末少许，敷于患处，日2次。

（以上二方于建中供）

4. 主治：压疮。

方：煅炉甘石20g，煅石膏、朱砂各3g，龙骨、当归、冰片各2g。

共研细末，撒涂疮上，日1～2次。

（《辽宁中医杂志》1987.10）

5. 主治：压疮。

方：红升丹5g，白凡士林95g。

共调成膏，涂患处，日1次。

（刘仲喜）

甲沟炎

1. 主治：甲沟炎。

方：蜈蚣1条，雄黄、枯矾各1.5g。

共为细末，取鲜鸡蛋1个，打破一端，去一些蛋清，装入药末。将患指插入，搅匀，鸡蛋与患指固定，以火煨烤鸡蛋壳，以有温热感后，再烤15分钟，日换1次。

2. 主治：甲沟炎。

方：鲜半枝莲、菊叶三七、土牛膝、五爪龙各 10g。

共捣如泥，涂敷患处，日换 1 次。

3. 主治：甲沟炎。

方：白马骨 50g，斑蝥 5g。

加水煎，熏洗患处，日 2 次。

（以上三方摘自《百病良方》）

4. 主治：甲沟炎。

方：复方土槿皮酊。

涂患处，日 1～2 次。

（田凤鸣供）

肛门瘙痒

1. 主治：肛门及肛门周围瘙痒。

方：炉甘石粉 30g，青黛粉 3g。

研细，外搽患处，日 2 次。

（《广西中医药》1983.1）

2. 主治：肛门瘙痒。

方：槟榔 30g。

加水煎灌肠，日 1 次，同时用 10% 雄黄软膏外涂，日 1～2 次。

（《浙江中医杂志》1982.4）

3. 主治：肛门瘙痒。

方：蛇床子、苦参、黄柏、苍术各 10g。

水煎洗，日 2 次。

4. 主治：肛门瘙痒。

方：白矾 50g。

以白开水 500ml 溶化，洗患处，日 1 次。

（以上二方申合成供）

脐疝

1. 主治：脐疝。

方：猪牙皂角 2g，雄黄、细辛、吴茱萸、乳香、没药、冰片各 1.5g，地龙 1 条。

上药共研极细末，装瓶备用。用时先将脐部清洁，再以上药粉 3g，用开水调成糊状（勿太稀），外敷脐；继以铜钱 1 枚（或圆形铜片亦可）压盖于药上，最后用绷带固定。每日换药 1 次，5 日为 1 疗程。

（《广西中医药》1985.6）

2. 主治：脐疝。

方：赤小豆、豆豉、天南星（去皮脐）、白蔹各 3g。

以上诸药共研极细末。用时，先用芭蕉树汁（以刀砍鲜芭蕉树后，其刀口处溢出之汁）调药末敷脐四周，以纱布包扎，胶布固定。日换 2 次。

（《陕西中医》1981.6）

3. 主治：脐疝。

方：艾绒、食醋各适量。

将艾绒置食醋内浸泡，令患者仰卧硬板床上充分暴露脐部，将突出的脐疝手法复位后，把经食醋浸泡的艾绒置于脐孔内，以填满为度，将硬纸垫压盖在脐孔上，再用胶布加以固定；先横贴一条绕至腰部后，再纵贴一条上至剑突下方，下至阴阜上方，固定 20 日为 1 疗程，可获痊愈。

（《辽宁中医杂志》1982.6）

脐发炎

1. 主治：脐发炎。

方：云南白药、黄连粉各 3g。

共研成粉，先用生理盐水或新洁尔灭清除局部分泌物，然后于患处撒上药粉，再用消毒纱布覆盖后用绷带包扎。隔日 1 次。

（《中医杂志》1983.4）

2. 主治：小儿脐烂出水，发炎。

方：南瓜蒂 30g，冰片 3g，龙骨 15g。

上药共研极细粉末，用生理盐水清除患处脓水，净后拭干，将上药粉敷于患处。

3. 主治：小儿肚脐发炎并出血。

方：蚕茧适量。

将蚕茧烧成炭，研为极细末，敷患处。

4. 主治：小儿脐发炎并渗出黄水。

方：枯矾 1.5g，龙骨 6g，轻粉 0.6g。

共研极细末，敷患处。

（以上三方于建中供）

5. 主治：小儿脐发炎并出水。

方：黄柏 9g。

将黄柏研为极细粉，敷涂患处。

6. 主治：小儿脐发炎并突出。

方：杏仁 6g。

将杏仁打烂做成饼，贴在脐眼上，用带裹紧。

7. 主治：小儿肚脐发炎并流水。

方：车前子（炒）适量。

将炒车前子研成极细粉末，敷患处。

（以上三方摘自《单方验方汇集》）

痔疮及其出血

1. 主治：痔疮，时有下血如注，痔核脱出，不易复位。

方：秦艽、当归、苍术、黄柏各 12g，桃仁、皂角子（炮）、泽泻、槟榔、羌活各 9g，地榆 15g，大黄 3g（后下），炙黄芪 18g。

加水煎沸 15 分钟，过滤取液，再加水煎 20 分钟，滤过去渣，两次滤液兑匀，分 2～3 次服，日 1 剂。

2. 主治：内痔，反复发作，痔核脱出

尚能自行复位，异常疼痛，行走不便。

方：秦艽、黄柏、槟榔、羌活各 12g，桃仁、皂角子（炮）、苍术、防风、当归、泽泻、生大黄（后下）各 9g。

水煎服法同 1，日 1 剂。

（以上二方摘自《四川中医》1988.7）

3. 主治：痔疮。

方：金银花、红花、黄芩各 30g，大黄、芒硝 60g。

上药加水适量先浸泡 10～15 分钟，然后煎沸 25 分钟后，全部倒入盆中（滤液），趁热熏洗肛门 10～20 分钟，待温，坐浴，日 1 剂，熏洗 2 次。

（《四川中医》1986.3）

4. 主治：痔疮。

方：五倍子 12g，枯矾 12g，冰片 1.5g。

五倍子、枯矾加水适量，浸泡 30 分钟，再煎煮 20 分钟，入冰片，然后倒入盆中，先熏洗肛门 10～15 分钟，待温时可坐浴，同时不断向上托肛门，日 1 剂，熏洗 2 次。

（《四川中医》1988.8）

5. 主治：痔疮。

方：鸡蛋 2 枚，苦参、红糖各 60g。

先用水煎苦参后，滤渣取汁，再放入鸡蛋、红糖一起煮熟，食蛋饮汤，日 1 剂。

（《河北中医》1987.6）

6. 主治：痔疮。

方：苦参、花椒 60g，白矾 90g。

用上药加水 1500ml，煎沸 20 分钟去渣，倒入痰盂中，加盖，盖上凿一小孔如鸡蛋大，肛门对准孔先熏后洗，每次 45 分钟以上，药冷时加温。日 2～3 次。

（《四川中医》1988.10）

7. 主治：血栓外痔。

方：十大功劳叶、虎杖各 30g，大

黄、朴硝各 20g。

加水煎沸 25 分钟，滤过去渣，加入朴硝，置于盆内，熏洗坐浴 40 分钟，日 1～2 次。

（《湖南中医杂志》1987.2）

8. 主治：内痔。

方：三氯化铁 500g，水 500ml（注射用水更好）。

先取三氯化铁 500g，加 200ml 水溶化，并加以搅拌，然后再加入 300ml 水或注射用水，进行稀释直至完全溶解即成 1∶1 的"枯痔液"，装入安瓿，每瓶 2ml，高压消毒备用。

先用 0.5% 奴夫卡因作局麻，后用止血钳夹住内痔基底部，视痔核大小注入"枯痔液"1～2ml。注射后，用手指将痔核捻一下，痔核即消失。一般注射一次即可愈。

注意：①药液须注入内痔痔核内，如痔核太大时可在其基底部作"8"形结扎；②一次注射不宜超过 4ml，第二次注射可间隔 7 日。

（北京一六七〇部队）

9. 主治：混合痔。

方：荷蒂、槐米各 20g。

加水 2000ml，煎至约 1000ml，倒入浴盆内，趁热熏洗患处，日 1 次，连续熏洗 10 次为 1 疗程。同时每日内服补中益气丸 9g。

（《浙江中医杂志》1982.1）

10. 主治：混合痔。

方：蝉蜕 15g，冰片 12g，麻油 30g。

将蝉蜕用微火焙焦存性，研末，加入冰片研成极细末，用麻油调匀成药膏。每晚临睡前，先用金银花 20g，木鳖子 12g（捣碎）、甘草 12g，煎汤趁热熏洗患处。然后用棉签蘸以上药膏薄涂痔核上，连用

5～7 日。

（《辽宁中医杂志》1982.5）

11. 主治：内外混合痔。

方：一枝蒿 30g，朴硝 60g，荆芥、防风、马钱子、茯苓各 10g。

上药加水 1500ml 煮沸后，倒入盆中趁热熏蒸患部，待药液稍凉后再行坐浴。每日 1 剂，熏洗 2～3 次，6 剂为 1 疗程。

（《广西中医药》1982.5）

12. 主治：混合痔。

方：鲜臭蒲根 60g，乳香、没药各 2g，冰片、樟脑各 1g。

鲜臭蒲根捣成绒状后，与其余药放入痰盂内，冲入适量的沸水（约半痰盂），趁热坐于痰盂上熏，待温，将药液倒入盆内，坐浴 5～10 分钟，日 2～3 次，大便后加洗 1 次。

（《广西中医药》1985.1）

13. 主治：混合痔。

方：刺猬皮、白矾各 30g，金银花、槐花各 15g，蛇蜕 3g，马兜铃 20g。

上药加水煮沸后倒入盆中，趁热坐熏，稍凉洗患处。日 1 剂，熏洗 3 次。

（《辽宁中医杂志》1985.1）

14. 主治：痔疮、内痔嵌顿和炎性外痔。

方：芒硝、大黄各 30g，川花椒、五倍子、五味子、蒲公英、马齿苋各 15g，川乌、草乌、黄柏各 10g。

上药头煎取液 1000ml，二煎取液 500ml，两煎混合，先熏后洗 20 分钟，日 1～2 次，5 日为 1 疗程。

（《中国肛肠病杂志》1988.1）

15. 主治：痔疮初起。

方：葱白 10 根，马尾松、马齿苋、朴硝、五倍子（去虫）、槐花各 30g。

用绢袋装好以上诸药，加水煎煮取

液，每日熏洗 7～8 次即愈，良方也。

16. 主治：痔漏。

方：黄连（酒炒）、槐花（炒）、冬青子（炒）各 120g。

共为末，入猪大肠内，扎紧两头，煮熟捣如泥入后药再捣成丸。

后药为：雄黄（水飞）、蜜蜡、朴硝各 30g，青黛 15g。将蜜蜡熔化，青黛和匀取起，冷定再碾为末，和前药捣匀。如稍硬，加醋糊为丸，桐子大，空腹服百丸。

17. 主治：痔漏。

方：玳瑁 1 个（皮纸湿包，烧灰存性），牛角䚡 1 只（烧灰存性），猪悬蹄 20 个（烧灰存性），苦参 60g，血余炭、木耳、石菖蒲、枯矾、旧棕榈（烧存性）各 30g，槐角子 1.5g，地榆、胡麻仁、防风、雷丸、漏芦、芜荑、麝香各 15g。

上为极细末，炼蜜为丸如桐子大，每服 3g，日服 3 次，白滚开水送下。

（以上三方赵彦明供）

18. 主治：痔漏。

方：乌梅肉 500g，白术（土炒）120g。

捣成膏为丸，桐子大，每服 9g，白汤送下。

19. 主治：痔漏。

方：枯皂矾 6g。

研极细末，黏饭做成丸，晒干，分成 10 份，每日空腹服 1 份。

（以上摘自《奇方类编》）

20. 主治：痔疮。

方：五倍子 3～4 个，朴硝一撮。

水二碗煎浓，先熏后洗，1～2 次即愈，绝妙。

（张振芳供）

21. 主治：痔疮。

方：乌柏树根皮、地骨皮、槐花、五味子、水杨梅根须及花、黄柏、荔枝草各适量。

上诸药煎汤一大锅，先熏后洗，再以十宝丹收口。

十宝丹方：龙骨 2.4g，象皮 2.1g，琥珀 1.8g，血竭、铅丹各 1.5g，冰片 1.2g，珍珠（腐煮）、牛黄各 0.6g，乳香、没药各 3.9g。

共为细末，收贮听用。

（以上柴霄供）

22. 主治：痔漏。

方：百草霜、黄连各 7.5g，冰片 1.5g，麝香 0.6g，蛴螬、旱莲草头各 15g（炒），蚂蟥 15 条（瓦上焙干）。

共为细末，丸如粟米大，药自管口进入，3 日后待管自化出，用长肉收功末药。

收功末药方：轻粉、乳香、麝香、铅粉、铅丹、血竭各适量，共为末混合均匀。

23. 主治：痔疮（内痔）。

方：鲜蚯蚓 7 条，鸡肠子 1 根。

把蚯蚓装入鸡肠内，用黄泥包住，火焙研末，1 次服完，日服 1 次，连服 4 次。

24. 主治：痔疮。

方：猪胆（取汁）1 个，雄黄（研细）15g。

把雄黄末放在猪胆汁内搅匀，再用纱布一块浸泡在胆汁内，夜间把纱布塞入肛门内，日 1 次。

（以上王凤桥供）

25. 主治：痔漏。

方：大红枣（去核）10 个，硫黄 6g。

将硫黄用锅化开，与枣同炒干，共为末，涂患处，早晚各用 1 次。

26. 主治：痔漏。

方：透骨草、雪山一枝蒿、紫花地丁、蛤蟆草各 9g，刺猬皮、麻黄各 6g。

加水煎汤，趁热先熏后洗患处。

（以上申玉通供）

27. 主治：痔疮（内痔）。

方：无花果叶 8～10 片。

加水煎汤，熏洗患处。

（《单方验方汇集》）

28. 主治：肛门内外四旁，生痔核坚硬，先痒后痛，燋肿便秘，溃而为脓，时而脱肛。

方：槐花、槐角、浙贝母、金银花、川黄连、胡黄连、穿山甲各 9g，黑雄牛胆 1 个。

将前七味加水煎沸 15 分钟，过滤取液，渣再加水煎 20 分钟，滤过去渣，两次滤液兑匀，分早、晚 2 次服。每次服时以牛胆汁 15g 兑入药液中，为 1 次量。连续服用，以愈为度。日 1 剂。

29. 主治：痔疮脏毒，远年近日，已破未破都有效。

方：槐花 60g，穿山甲（土炒）、僵蚕（炒）、石决明（煅）、胡黄连、熟大黄、金银花、蒲公英各 30g。

共碾为细末，蜂蜜炼为丸，每丸 3g 重。

每次服 3 丸，空腹温开水送下，每日分早、晚 2 次吃。若求速效，可酌减分量作汤剂。忌葱、蒜、辣椒、鱼腥等发物。

30. 主治：痔核。

方：川大黄 30g，苦参、胡黄连各 15g，白蔹、七叶一枝花、皂角刺、浙贝母、金银花、净地龙、地榆、甘草、鳖甲（炒）、槐花各 6g，穿山甲（炒）、桃仁、连翘各 9g。

共为细末，炼蜜为丸如黄豆大。每服 15 粒，每日早、晚各服 1 次，空腹白开水送下。

（以上三方高秉信供）

31. 主治：痔疮便血肿痛。

方：净地龙 24g，甘草 60g，槐花炭

30g，乌梅肉、金银花 15g。

上药共碾细末，炼蜜为丸，每丸重 7.5g，每日早、晚各服 1 次，每次服 1 丸。用槐实炒黄加水煎汤送服以上药丸。

（《中医验方汇选》）

32. 主治：漏疮。

方：蜈蚣 3 条，全蝎 3 个，鲜蜘蛛 7 个，黄连 9g，核桃仁 3 个。

将上药各用砂锅炒黄，共研为细末。空腹用黄酒 120g 一次送服，日 1 剂。孕妇不可服用。

（以上于建中供）

33. 主治：内外痔漏。

方：大龟版 2 个（醋炙），当归、川芎各 30g，血余炭 2.4g。

上药共研细末，以白酒为丸。每日早、晚各服 1 次，每次服 6g，温白开水送下。

34. 主治：痔漏。内痔特别有效，外痔及漏效力稍缓。

方：轻粉（文火微炒）、桃仁（炒去皮）、杏仁（炒去皮）、茶叶（焙焦）、黑芝麻、核桃肉各 9g。

将轻粉、茶叶各为细末，将桃仁、杏仁、核桃肉、黑芝麻捣烂，再加药末捣匀作丸，每丸 3g 重。每日早晨空腹用温白开水送下。第 1 天服 9 丸，第 2 天服 6 丸，第 3 天服 3 丸，共 3 日将药服完。

（以上刘仲喜供）

35. 主治：痔疮脱肛，肛门肿疼。

方：金银花、木鳖子（碎）各 9g，甘草 6g，大葱、蜂蜜适量。

前三味药用水煎，洗患处，洗后将大葱与蜂蜜共捣烂如泥，涂于患处。日 1 次。

36. 主治：漏疮。

方：鲜榆树白皮、优质白砂糖等份。

二味放石臼内捣烂，搓条如针状（长短、粗细最好以病者漏管为准）。用时将药条温软徐徐纳入漏管，任其自落。纳入后，漏管由内而外逐渐长平。如管尚未平药条掉出，即再纳 1 条，以平为度。

（以上史定文供）

37. 主治：新久痔疮，发生漏管。

方：大枣 10 枚，铜绿 10 块。

将大枣去核，每个枣包铜绿 1 块，置砂锅内火煅成炭，研为极细末。

先用洗痔消管汤[方：木鳖子（去皮）、朴硝各 15g，大黄、连翘各 9g，水煎]熏洗患处，洗后涂上药末少许，再用手指揉搓，至不见药为止。每夜 1 次，以愈为度。忌饮酒及食辛辣刺激性食物。

（《中医验方汇选》）

38. 主治：痔疮出血。

方：椿根白皮 30g，草红花、当归、灯心草、淡竹叶、甘草各 10g，红糖 120g，黄酒 250ml。

上诸药加水 1200ml，将黄酒（或白酒 30～50ml）、红糖及上药共煎至 400ml，饭前 1 小时服用，日 3 次，每次 30ml。若不耐饮酒者，可酌情减量或不用。

（《湖北中医杂志》1985.6）

39. 主治：痔疮术后出血。

方：生大黄 40g，乳香、没药、枯矾、生半夏、川乌各 30g，马勃、五倍子各 50g。

共研极细末备用，术后肛肠常规消毒，外敷药粉在凡士林油纱条上，填塞入肛内，压迫伤口；或直接撒于创面，敷料固定。

（《四川中医》1988.7）

40. 主治：痔疮下血。

方：槐树豆 15g。

炒熟，为末，与适量蜂蜜混合，一次服。

41. 主治：痔疮流血水，经久不愈。

方：蛤粉 3g，乳香、没药各 1.5g，梅片 0.3g。

诸药共研为极细粉末，敷于出血处。

（以上二方摘自《单方验方汇集》）

肛裂

1. 主治：肛裂。

方：柴胡、当归各 12g，大黄 3g，升麻、甘草各 4.5g，黄芩 9g。

加水煎沸 15 分钟，过滤取液，再加水煎 20 分钟，滤过去渣，两次滤液兑匀，分 2～3 次服，日 1 剂。

（海军四四〇部队）

2. 主治：肛裂。

方：玄明粉 50g，黄连、黄柏、乳香、大黄各 20g。

加水 1000ml，文火煎至 400ml 为宜，去渣后，用药液早、晚 2 次保留灌肠，每次 30～50ml。灌后需平躺 20～30 分钟，禁食刺激性食物。

（《陕西中医函授》1989.4）

3. 主治：肛裂。

方：锡类散适量。

先按常规清洁创面后，用锡类散外涂于创面处。

（《江苏中医》1987.7）

4. 主治：肛裂。

方：硫黄 60g，大枣 120g。

将硫黄在砂锅内熔化，再把大枣倒入锅内搅拌，使硫黄均匀粘于大枣表面，再加热，待硫黄燃着，至枣内成炭，轧成细面即可。用时，每次服 4g，白温开水送服，每日早、晚各 1 次。

（《河南中医》1986.3）

5. 主治：肛裂。

方：鱼石脂软膏 1 支。

多层卫生纸一小块，中间涂 2g 药膏，便后，深夹肛门内，日 1 ～ 2 次。

（《中国防痨》1960.2）

6. 主治：肛裂。

方：云南白药 1 ～ 2g。

用云南白药粉敷于肛裂的疮面上，无菌纱布覆盖于创面并加压包扎即可。敷后无明显搏动出血不需结扎止血，具有创面渗液少，刀口愈合快，尿潴留发生率低等优点。

（《中国肛肠病杂志》1988.1）

7. 主治：肛裂。

方：何首乌 45g，侧柏叶 15g，败酱草、槐花、车前草、半枝莲、旱莲草各 30g。

水煎服药法同 1，日 1 剂。

8. 主治：肛裂。

方：白及、煅石膏。

将白及、煅石膏按比例 2 : 1 共研极细粉末，用凡士林或植物油调敷患处，日 1 次，直至创面愈合。

9. 主治：肛裂。

方：冰片、煅龙骨粉、朱砂各 6g，煅石膏 120g，煅炉甘石 60g。

诸药共研极细粉末，用凡士林 200g、植物油适量调成软膏。用探针挑软膏涂满肛裂面，然后用干棉球覆盖表面。上药后 12 小时不大便，次日排便后用败酱草、车前草各 30g 煎汤坐浴，再敷软膏。

（以上三方摘自《百病良方》）

恶性淋巴瘤

1. 主治：恶性淋巴瘤。

方：白花蛇舌草 100g，夏枯草 60g，山楂 50g，何首乌、鳖甲、丹参、党参、半枝莲、半边莲各 30g，薏苡仁 25g，生地黄、白术、白芍、女贞子各 20g。

加水煎沸 15 分钟，滤出药液，再加水煎 20 分钟，去渣，两煎药液兑匀，分服，日 1 剂。

（《江西中医药》1988.2）

2. 主治：恶性淋巴瘤。

方：半枝莲 30g，猕猴梨根 20g，枳壳、黄芪、地龙各 15g，柴胡、赤芍、黄芩各 12g，黄药子 10g，蜣螂、地鳖虫、水蛭各 6g，大黄 4g，虻虫 2g。

煎服法同 1，日 1 剂。

（《四川中医》1988.7）

3. 主治：恶性淋巴瘤。

方：金银花、蒲公英、生石膏、紫花地丁、牡丹皮、皂角刺、全瓜蒌、穿山甲珠、大青叶、板蓝根、当归、赤芍、玄参各 10g，甘草 5g。

煎服法同 1，日 1 剂。

（田凤鸣）

各种外伤

1. 主治：跌打损伤（无渗出血、无伤口感染发炎）

方：大黄 10g，龙胆草、红花各 3g，香附 8g，牡丹皮、黄芩、乳香、白芷、姜黄、赤芍、没药各 4g，黄柏 2.5g，栀子 12g，生石膏 5g，麝香 0.001g，面粉 15g。

共研细末，过 80 目筛，以蜂蜜或凡士林油膏制成软胶状，根据肢体创面的大小均匀摊于牛皮纸上，敷贴于患处包扎固定，2 ～ 3 日更换 1 次。

（《河南中医》1989.1）

2. 主治：软组织损伤，闭合性骨折。

方：活公鸡 1 只，骨碎补、地鳖虫各 12g，五加皮 15g，血竭、地龙、龙骨、续断、桃仁、红花各 10g，乳香、没药、三七各 6g。

取无虫蛀无纵裂的杉树内皮一块，上药（除活公鸡外）放入锅内焙干，近焦但不糊，碾碎备用。将活公鸡去毛骨及内脏放入捣臼内捣成肉泥，再加入碾碎的药物同捣匀。将药均匀地敷于伤处，用杉树皮固定，骨折者酌情使用夹板，24 小时后去除敷药，再重施固定。

（《江苏中医》1987.3）

3. 主治：跌打损伤。

方：紫荆皮 150g，独活、白芷各 90g，赤芍、乳香各 60g，石菖蒲、没药各 45g。

将上药共研细末即可。将全葱 1 ～ 2 根放入水内煮片刻，用葱水与上药调成糊状，涂于患处，上盖纱布，待药干后再滴葱水，随干随滴，敷药时间越长，效果越好。

（兰州五二五一部队卫生所）

4. 主治：跌打损伤。

方：凤仙花（鲜草）15 ～ 30g，鲜辣椒 30 ～ 60g。

加水煎汤去渣，趁热先熏 15 ～ 20 分钟，略凉用汤洗患处，日 1 ～ 2 次。

（《新中医》1987.6）

5. 主治：各种跌打损伤。

方：栀子、蛋清各适量。

取栀子研成细粉末，和蛋清调成糊状。将药膏涂于患处，隔日换药 1 次。

（兰州五三八八部队卫生所）

6. 主治：跌打损伤。

方：焦栀子、赤小豆各 60g，冰片 20g，白酒、老姜、发面各 100g，丝瓜络炭

适量。

将栀子、赤小豆、丝瓜络炭共研细粉，然后将冰片放白酒内溶化，老姜打烂如泥，最后取发面和诸药和匀放锅内焙半熟（不可太干），柔软适度，趁热包患处 6 ～ 8 小时，取下后出现被吸出的紫色瘀痕，不久即愈。

（《河北中医》1985.2）

7. 主治：刀伤。

方：当归、汉三七各 3g，枣树皮（去老粗表皮）9g。

共为极细末，干敷破伤处，日 1 次。

（《中医杂志》1957.4）

8. 主治：扭伤。

方：五倍子、赤小豆各等量。

上两味研细末过筛，加入醋，调成糊状，局部外敷患处。

（《上海中医药杂志》1983.4）

9. 主治：扭伤。

方：栀子、川芎各 30g，大黄 20g，桂枝、红花、乳香、没药各 15g。

共研成细粉，加适量凡士林，调成糊状，敷患处，外加绷带包扎，日 1 次。

（《人民军医》1982.4）

10. 主治：刀伤。

方：松香 12g，白矾、枯矾各 6g。

共研极细末，先用生理盐水清洗伤处，将药末撒于患处，日 1 次。

（以上摘自《单方验方汇集》）

11. 主治：跌打损伤，刀斧伤，流血不止或皮肉青紫肿痛未破。

方：雄地鳖虫、川芎各 12g，胆南星、红花、防风、白芷、升麻、血竭各 15g，没药 24g，马钱子 9 个（微炒），龙骨（涩舌者真）、羌活、螃蟹壳、当归、石菖蒲各 9g，净乳香 30g。

共研极细粉，装瓶内贮藏备用。用时

以老酒调敷患处，血止后，用凡士林调成软膏涂用亦可。

12. 主治：跌打损伤，压伤，刀伤，自缢，惊病，溺死等症。虽遍体重伤，只要身体稍软，用此丹灌服可以复苏。

方：地鳖虫 30g，自然铜 18g，乳香、血竭花各 12g，当归 60g，麝香 6g，朱砂 12g。

将前五味药共研极细末，麝香、朱砂另研匀，兑好装小瓶，每瓶 0.5g，蜂蜡封口贮存。大人每服 1 瓶，小儿每服半瓶，用黄酒送下或白开水送下皆可，必须一气吃完，牙关紧者，撬开门齿灌之，下喉即苏，一次见轻，可继续服之。

（以上二方吕乐远供）

13. 主治：跌打损伤，风湿性关节痛及周身的神经痛。

方：当归 15g，防风 12g，红花、白芷、天南星各 9g。

以上五味药酒洗焙干，研为细末。成人每次服 3g，热黄酒送下，早、晚各服 1 次。病情严重者，每服可用 6 ～ 9g。

14. 主治：刀伤血流不止。

方：三七 15g，人参、白及、龙骨、松香、五倍子各 3g。

上药共研细末，先用新汲井水冲净伤口，敷上药末，血即立止，油纸盖之，外用布裹。后结痂，感觉紧燥，再用油膏润之。痂脱以后，先敷药末，继抹油膏，两样并用，日 2 次。

附油膏方：香油 100g 熬滚，当归、紫草各 6g，乳香、没药各 3g，投入油内煎枯黄色，去渣，再入黄蜡 21g 溶化。离火再入三七粉 9g，血竭末、轻粉末各 0.9g，搅匀凉透即成膏。

（以上二方姚粹华供）

15. 主治：跌扑，磕碰皮肉不破，瘀肿疼痛。

方：当归、赤芍、茜草、透骨草各 9g。

加水炖 2 小时，先喝其汤一半，其余药汤趁热熏洗肿处。

16. 主治：一切疮症及创伤出血，化脓者均可治之。

方：雄黄、乳香、儿茶、没药各 3g，轻粉 6g，龙骨、血竭各 4.5g，麝香 0.6g，冰片 0.9g。

共研极细末，敷药末一薄层，外用油纸裹扎，每日换药 1 次。

17. 主治：跌伤，闪挫吐血。

方：生地黄、山奈、桑白皮（炒微黄）、柏叶炭、生蒲黄各 9g，大莲房 4 个，藕节 4 个，甘草 5g。

加水煎服，日 1 ～ 2 剂。

（以上三方田凤鸣供）

18. 主治：创伤。

方：绿豆粉适量。

炒黄，以醋调成软膏，摊布上，贴患处。7 日左右即可痊愈。

（《中医验方汇选》）

外伤血肿肿痛

1. 主治：外伤局部血肿。

方：生木瓜、生大黄、地鳖虫、天花粉、蒲公英、干橘叶、栀子、乳香、没药各 50g。

以上诸药焙干研极细末过筛，用凡士林调药末混匀备用，使用时将药膏均匀涂布在敷料上，用其覆盖血肿处，外以纱布包裹固定。

2. 主治：外伤肿痛。

方：鲜九里香 150g，凤仙花（全草）50g，黄酒 100g，糯米酒渣适量。

使用时将九里香叶、凤仙花（全草）放入锅内，加水 4000ml，煎至 2000ml，再加入黄酒，趁热熏患处；待液温下降后，用毛巾浸液洗患处，当药液尚有余热时便停止熏洗，用干毛巾拭干。然后将九里香、凤仙花（全草）各等份和适量的糯米酒渣共捣成泥状，文火焙热敷患处，每日熏洗，外敷各 1 次。

（以上二方摘自《湖南中医杂志》1988.1）

3. 主治：外伤血肿。

方：地鳖虫适量（视肿块大小而定，一般 200g 左右），黄酒 250g。

用冷开水漂洗地鳖虫 2 次，置容器中捣烂，再加入热黄酒，然后加盖放入锅中焖 15 分钟左右，取出用纱布过滤，取汁趁热饮下，以醉为度。其渣敷肿块处，用绷带固定。患者卧床盖被，微汗为佳。

（《实用中医外科杂志》1988.2）

4. 主治：跌伤后肿胀。

方：生山栀子 30g，姜黄 15g，黄柏、生大黄各 12g，红花 3g。

以上诸药共研极细末，用食油调成稠糊，贴敷在患处，5 日换药 1 次。

（《单方验方汇集》）

外伤出血

1. 主治：外伤出血。

方：满山香 4 份，七叶一枝花、金铁锁、白及各 2 份，黑九死还魂草 1 份。

共研极细粉末，混合均匀备用，用时外敷包扎出血处。

2. 主治：外伤所致动、静脉出血。

方：贯众 1.5 份，百步还原、类藤仲、三条筋各 1 份。

共研极细末，混合均匀装消毒瓶内消毒（高压灭菌）备用。用时伤口处稍加压力，然后用药粉外敷出血处。

（以上二方于建中供）

3. 主治：外伤出血。

方：止血接骨藤（接骨丹）。

将中层根皮晒干碾成极细粉末备用，把药粉敷于出血的创面上，并包扎。

（以上刘仲喜供）

4. 主治：外伤出血。

方：赤石脂 8 份，五倍子 6 份，松香 6 份。

将松香研末放在两层草纸中间，用两块烧热的砖从两面挤压，油脂浸在纸上，取剩下的白霜和前两药共研粉备用。用药粉敷于创面上，并包扎。

5. 主治：外伤出血。

方：止血树、枪花果、白及各适量。

取止血树内皮、枪花果及白及，晒干后共碾成极细粉末装净瓶备用。用时，将药粉适量敷于出血处，加压包扎，胶布固定。

6. 主治：外伤小血管破裂出血。

方：向阳花 6g，白及 3g，白矾 1.5g。

将各药研成极细粉，混合均匀，贮瓶内备用。用时将药粉敷于创面上。

（以上三方摘自《中草药单验方汇编》）

7. 主治：外伤出血。

方：马勃适量。

取成熟马勃顶上黑褐色如灰的粉末，暴晒半天即成干燥极细粉末，贮玻璃瓶中备用。用时取出，涂放创面上即可。

（《江西医药》1966.1）

8. 主治：刀伤，碰伤出血。

方：川大黄、陈石灰各等份。

将两药研细末，然后放入锅中，炒至

桃红色，以此药末敷伤处。

9. 主治：外伤出血不止。

方：轻粉、煅龙骨、熟石膏各等份。

取上药共研细面混合均匀，敷于伤口出血处。

10. 主治：外伤出血不止。

方：古石灰 30g，龙骨、象皮、三七各 6g。

诸药共研极细末，涂敷在伤口出血处。

（以上三方张贵印供）

11. 主治：外伤出血不止。

方：新鲜丝瓜叶适量。

取新鲜丝瓜叶晒干，研成极细粉末，涂敷于伤口的出血处。

12. 主治：创伤出血。

方：韭菜（连根）120g，生石灰 60g。

将韭菜和生石灰拌匀，共捣烂如泥状，再晒干为细末，敷外伤出血处。

（以上二方摘自《单方验方汇集》）

骨折

1. 主治：骨折。

方：乳香、没药、儿茶、地榆各 9g，自然铜（烧红醋煅）15g，血竭花 30g，藏红花 12g，地鳖虫 6g，珍珠 3g，虎骨 12g，麝香 0.9g。

以上诸药共研成极细末，每次服 6g，白开水送服，日 1～2 次。

2. 主治：骨折。

方：地鳖虫、自然铜、菜瓜子、乳香各 9g。

地鳖虫醋浸炒干，自然铜醋淬 7 次，乳香去油，瓜子炒去皮，然后将诸药拌匀共研成极细面。成人每日服 6g，白开水送

服，小儿减半，连服 7 日。

（以上二方李立供）

3. 主治：摔伤骨折。

方：地鳖虫 7 个，猪下颌骨 1 块（火煅成炭），黄瓜子 120g（炒成黄色），自然铜 15g。

以上诸药共研成极细末，过罗，黄酒冲服，每次服 3g，日服 3 次。

4. 主治：骨折。

方：山葡萄根适量。

将山葡萄根去粗皮，捣成细泥状，少加醋或白酒，外敷伤处。用消毒纱布包扎，胶布固定，隔日 1 次。

（以上二方摘自《单方验方汇集》）

5. 主治：骨折。

方：接骨草、牛膝、白马分鬃各适量。

将以上药物晒干，碾成极细粉，混合均匀备用。药粉加适量白酒调匀敷患处。

6. 主治：骨折。

方：冬瓜根、骨碎补根、野葡萄根各 60g。

将上述鲜药加白酒适量捣烂备用。用时，先行复位，然后再将药外敷患处，用杉树皮小夹板固定，每日酒精浸湿 1 次，7 日换药 1 次。

（以上二方史定文供）

7. 主治：骨折。

方：土茯苓藤叶、臭梧桐、野棉桃根皮各等量。

晒干后研成极细粉末，加水调成糊状贴敷于骨折伤处。

（《中草药单验方汇编》）

8. 主治：外科骨折。

方：骨碎补、当归身各 15g，制乳香、没药各 9g，血竭 6g，儿茶 3g，自然铜 12g（醋淬 7 次，研，分 3 次冲服），地鳖虫 24 个（研，分 3 次冲服）。

先将患者伤骨整理妥当，用两块小板夹住，以带捆好，不可移动。再将前六味药煎浓汁，自然铜、地鳖虫另研为极细末，用药汁冲服。

（摘自《中医验方汇选》1977）

第四章　男科疾病病症奇方

男子乳房发育症

1. 主治：老年男子乳房发育症。

方：柴胡、白芍、枳壳、郁金、台乌药、丝瓜络各10g，香附、川芎、陈皮、甘草、青皮各6g。

加水煎沸15分钟，过滤取液，渣再加水煎20分钟，滤过去渣，两次滤液兑匀，分早、晚2次服，日1剂。

肿块触之较软并有触痛者加三棱、莪术各10g。

（《湖南中医杂志》1988.4）

2. 主治：男性乳房肿大伴肿块。

方：桃仁、青皮、赤芍各15g，枳实、当归各12g，大黄、桂枝、柴胡各10g，甘草9g。

加水煎服法同1，日1剂。

乳房肿痛者加夏枯草18g，郁金12g，香附9g；舌质紫有瘀斑，乳房刺痛加三棱、莪术各9g；咳嗽有痰者加浙贝母、瓜蒌各15g，半夏9g。

3. 主治：男性乳房发育症。

方：丹参、麦芽各18g，女贞子15g，白芍、何首乌、怀山药各12g，当归、党参、香附各9g。

加水煎服法同1，日1剂。

（以上二方摘自《广东中医》1988.3）

4. 主治：男子乳房发育症。

方：逍遥丸适量。

每次口服9g，日3次，3个月为1疗程。

（《中西医结合杂志》1988.2）

前列腺增生症

1. 主治：前列腺增生症。

方：黄芪20g，党参、台乌药、怀山药、车前子各15g，茯苓、泽泻、牡丹皮各10g，桔梗5g。

加水煎沸15分钟，过滤取液，渣再加水煎20分钟，滤过去渣，两次滤液兑匀，分早、晚2次服，日1剂。

肾阳虚加肉桂3g，血尿茎痛加琥珀或服知柏地黄丸，肿大似鸡蛋加服丹参片。阴虚火旺，苔剥质红不宜用本方；湿热下注膀胱或尿路感染宜先清利之法，待湿热清，再服本方。

（《上海中医药杂志》1987.12）

2. 主治：前列腺增生症。

方：党参、黄芪、生地黄、天门冬、地鳖虫、炮穿山甲、制黄柏、知母、枳壳、泽泻各10g，肉桂2g（后下），琥珀粉1.5g（吞服）。

加水煎服法同1，日1剂。

（《河北中医》1982.3）

3. 主治：前列腺增生症。

方：生龙骨、生牡蛎各18g，赤芍、白芍各12g，红花、川牛膝、盐知母、盐黄柏各10g，肉桂6g。

加水煎服法同1，日1剂。

4. 主治：前列腺增生症。

方：蒲公英、败酱草各60g，附子、大黄、皂角刺各30g，肉桂15g。

加水5000ml，煎沸，先熏后洗，待温坐浴，每次40分钟，1日数次，以通为度。

（以上二方摘自《中医外科心得集》）

前列腺肥大症

1. 主治：前列腺肥大，尿意急迫，点滴不畅，小腹胀痛，神疲，消瘦，心烦易怒。

方：滑石25g，冬葵子20g，车前子、石韦各15g，瞿麦、泽泻、杏仁、枳壳各10g，甘草5g。

加水煎沸15分钟，滤出药液，再加水煎20分钟，去渣，两煎药液兑匀，分服，日1～2剂。

（《新中医》1980.3）

2. 主治：前列腺肥大所致的尿潴留。

方：大黄50g（研末），冰片3g，大田螺7个（去壳），葱白2根。

共捣如泥，分别敷于小腹及会阴部，3小时后，排尿逐渐畅通。

（《湖南中医杂志》1988.4）

3. 主治：前列腺肥大，尿不成流。

方：萆薢、石菖蒲各15g，乌药、益智仁各10g。

煎服法同1，日1剂。

4. 主治：前列腺肥大所致尿潴留。

方：滑石25g，冬葵子、牛膝各15g，桃仁、大黄、车前子各10g，当归、通草、甘草各5g，桂枝3g。

煎服法同1，日1剂。

5. 主治：前列腺肥大所致尿潴留。

方：车前子、生地黄、冬葵子、石韦各15g，北沙参、麦门冬、玄参、玉竹各10g，知母、桔梗各5g。

煎服法同1，日1剂。

（以上三方张淑亭供）

6. 主治：前列腺肥大所致尿潴留。

方：天花粉30g，瞿麦、茯苓各20g，车前子、山药各15g，附子6g，肉桂3g。

煎服法同1，日1剂。

（《浙江中医杂志》1981.4）

7. 主治：前列腺肥大。

方：丹参30g，赤芍、桃仁、泽兰、石韦、滑石、红花、枸杞子各10g，穿山甲珠6g。

煎服法同1，日1剂。

（刘仲喜供）

8. 主治：前列腺肥大。

方：菟丝子、盐炒黑豆各30g，茯苓、车前子、白术、核桃仁各15g，人参、紫苏叶、麻黄各10g，肉桂、甘草各5g，葱白3根。

煎服法同1，日1剂。

（摘自《山东中医学院学报》1981.4）

9. 主治：前列腺肥大。

方：石斛、麦门冬、生地黄、玄参、车前子、桑叶各20g。

煎服法同1，日1剂。

10. 主治：前列腺肥大。

方：生地黄15g，黄芩、车前子、泽泻、木通、栀子、当归、大黄、牛膝各

10g，龙胆草、柴胡各6g，甘草3g。

煎服法同1，日1剂。

（以上二方摘自《江西中医药》1980.4）

11. 主治：前列腺肥大。

方：垂盆草30g，蒲公英、猪苓、茯苓、大腹皮、枳壳、半边莲各15g，赤芍、小茴香各10g，黄柏、三七（研末，冲）各5g。

煎服法同1，日1剂。

（《安徽中医学院学报》1983.2）

12. 主治：前列腺肥大。

方：熟地黄60g，续断30g，菟丝子、肉苁蓉各24g，天花粉、当归、阿胶（烊化）各15g。

煎服法同1，日1剂。

（《河北中医》1987.5）

13. 主治：前列腺肥大。

方：滑石、熟附子各15g，杏仁、半夏各10g，麻黄5g。

煎服法同1，日1～2剂。

14. 主治：前列腺肥大。

方：生牡蛎30g，海浮石、昆布、海藻、丹参、当归、赤芍、夏枯草、玄参各15g，柴胡、牛膝各10g，川贝母粉（冲）3g。

煎服法同1，日1剂。

（以上二方摘自《新中医》1978.2）

15. 主治：前列腺肥大。

方：茯苓、车前子各30g，猪苓、泽泻各25g，白术15g，桂枝3g。

煎服法同1，日1剂。

（王凤桥）

16. 主治：前列腺肥大症。

方：海浮石、海藻、昆布、半夏、橘核、茯苓、党参、黄芪、泽泻各15g，陈皮、白术各10g，肉桂、甘草各5g。

煎服法同1，日1剂。

17. 主治：老年性前列腺肥大。

方：熟地黄、山药各30g，萹蓄、瞿麦各20g，山茱萸、滑石、牛膝各15g，茯苓、刘寄奴各12g，泽泻、牡丹皮、车前子（包）各10g，甘草6g，灯心草3g。

加水煎服法同1，日1剂。

（以上二方摘自《河北中医》1988.3）

18. 主治：前列腺肥大。

方：金银花、鱼腥草、紫花地丁、千里光、鳖甲各30g，知母、丹参各20g，穿山甲粉15g，黄柏、黄连、滑石、王不留行各12g，肉桂10g。

加水煎服法同1，日1剂。

（以上摘自《新中医》1987.10）

19. 主治：前列腺肥大引起排尿障碍。

方：茯苓、泽泻各25g，丹参、白花蛇舌草、桑寄生、怀牛膝各20g，当归、赤芍、桃仁、黄柏、黄芩、知母各10g，蝉蜕5g。

加水煎服法同1，日1剂。

肾阳亏虚，排尿无力加熟附子10g，黄芪20g。

（《浙江中医杂志》1987.11）

20. 主治：前列腺肥大。

方：益母草50g，丹参30～50g，黄柏、知母、牛膝各20g，大黄10～15g。

加水煎服法同1，日1剂。

合并尿路感染者口服呋喃咀啶或肌注庆大霉素8万单位，日2次。

（《中西医结合》1988.3）

21. 主治：初中期前列腺肥大。

方：南瓜子30g。

去皮嚼服，日1剂。

（《健康咨询报》1988.1）

22. 主治：前列腺肥大。

方：党参、黄芪、生地黄各15g，天门冬、地鳖虫、炮穿山甲各12g，山慈菇、盐水黄柏、知母、枳壳、泽泻各10g, 肉桂6g, 琥珀粉3g（冲服）。

煎服法同1, 日1剂。

（《南京中医学院学报》1988.2）

23. 主治：前列腺肥大, 大小便不通, 少腹急结, 舌瘀脉涩。

方：车前草、滑石各30g, 牛膝、桃仁、当归各12g, 大黄、通草、冬葵子、桂枝各10g。

加水煎服法同1, 日1剂。

24. 主治：前列腺肥大（适于年老肾气亏虚型患者）。

方：桑寄生、山药、茯苓、女贞子、车前草各30g, 制附子片20g（先煎）, 熟地黄、牡丹皮、泽泻各15g, 牛膝12g, 肉桂3g。

加水煎服法同1, 日1剂。

25. 主治：前列腺炎肥大。

方：滑石20~30g, 大黄10~30g, 皂角刺10g。

加水煎服法同1, 日1剂。

（以上三方申合成供）

26. 主治：年老气虚的前列腺肥大患者。

方：泽泻50g, 红参25g。

加水煎服法同1, 日1剂。

（《百病良方》）

前列腺炎

1. 主治：慢性前列腺炎, 小腹坠胀疼痛, 会阴痛, 尿痛, 尿频, 尿道流出白浊或睾丸痛。

方：益母草50g, 丹参30g, 牛膝20g, 黄柏、知母、大黄各15g。

加水煎沸15分钟, 滤出药液, 再加水煎20分钟, 去渣, 两煎药液兑匀, 分2次服, 日1剂。

腰痛加续断、桑寄生各15g, 小腹、会阴及睾丸痛加川楝子、延胡索、小茴香各10g, 尿道涩痛加萹蓄、瞿麦各30g, 肾阳虚加附子、肉桂、益智仁各10g, 感染加天花粉20g。

（《黑龙江中医药》1984.6）

2. 主治：急性或慢性前列腺炎。

方：萹蓄、瞿麦、金钱草、白花蛇舌草各30g, 熟地黄20g, 牡丹皮、茯苓、泽泻、山茱萸、山药各10g, 附子3g, 甘草5g。

煎服法同1, 日1剂。

（田凤鸣）

3. 主治：慢性前列腺炎。

方：黄芪、紫菀各30g, 白术15g, 升麻、车前子各10g, 肉桂5g。

煎服法同1, 日1剂。

（《陕西中医》1980.3）

4. 主治：前列腺炎。

方：竹叶、木通、灯心草各10g。

煎服法同1, 日1~2剂。

（《民间灵验便方》）

5. 主治：前列腺炎。

方：车前子、白茅根各60g, 海金沙30g, 琥珀3g（研, 冲服）。

煎服法同1, 日1剂。

（《百病良方》）

6. 主治：前列腺炎, 湿热型。

方：败酱草、滑石、赤小豆各30g, 萹蓄、萆薢各20g, 柴胡、黄柏、牡丹皮、赤芍、甘草、川楝子、车前子各10g。

煎服法同1, 日1剂。

7. 主治：前列腺炎, 睾丸胀坠, 会阴隐痛, 阴囊湿冷, 腰痛, 轻度尿频, 尿意不尽, 茎中刺痒, 灼热尿混浊, 苔白腻脉弦滑。

方：丹参、薏苡仁、牡蛎、王不留行各30g，乳香、没药、柴胡、茴香、萆薢、车前子、甘草各10g。

加水煎服法同1，日1剂。

8. 主治：慢性前列腺炎合并性功能障碍，表现为失眠多梦，头晕乏力，腰酸腿软，尿频，尿终时呈混浊，遗精早泄，苔白脉细数。

方：肉苁蓉、山茱萸、淫羊藿、山药、熟地黄、萆薢、石韦各20g，桑寄生、车前子各15g，杜仲、续断、肉桂各10g。

加水煎服法同1，日1剂。

9. 主治：前列腺炎，气滞血瘀和肾虚者。

方：姜石120g，大皂荚（火煨）60g，花椒15g，狼毒、地骨皮、透骨草、木贼、艾叶、红花、生半夏各10g，白附子、铅丹、独活、羌活、白鲜皮、蛇床子、轻粉、天花粉、苦矾、白矾、川草乌、甘松、木通、山栀子各6g。

诸药共研粗末，水煎后先熏后洗，待水温坐浴，或装入布袋中蒸热敷于会阴部。

（以上四方摘自《陕西中医》1986.12）

10. 主治：慢性前列腺炎，尿频尿急尿道灼痛，会阴与睾丸胀痛，舌苔黄糙或厚腻，脉沉濡。

方：败酱草、马齿苋、马鞭草各30g，生黄芪、川萆薢、炒延胡索各15g，川牛膝、牡丹皮、枳壳各10g，蜂房6g。

加水煎服法同1，日1剂。

11. 主治：慢性前列腺炎，下腹胀痛，腰酸，腺体硬块或多个结节，舌苔薄白或薄黄，脉弦滑。

方：党参、黄芪各15g，丹参、赤芍各12g，京三棱、莪术、当归、桃仁、枳壳各10g。

加水煎服法同1，日1剂。

（以上二方申合成供）

12. 主治：慢性前列腺炎，精神不振，腰膝酸冷，性功能低下，阳痿早泄，阴部冷，舌淡苔薄。

方：制何首乌30g，熟地黄、金樱子、芡实各1.5g，覆盆子、淫羊藿叶、锁阳各12g，五味子、山茱萸、刺猬皮各10g。

加水煎服法同1，日1剂。

13. 主治：慢性前列腺炎。

方：野菊花、苦参、马齿苋、败酱草各30g，延胡索15g，当归12g，槟榔10g。

加水煎至1500～2000ml。坐浴半小时，每晚1次。

（以上二方摘自《浙江中医杂志》1987.2）

14. 主治：慢性前列腺炎。

方：益母草50g，丹参30g，牛膝20g，黄柏、知母、大黄各15g。

加水煎服法同1，日1剂。

腰痛加川续断、桑寄生各10g；下腹、会阴及睾丸痛加川楝子、小茴香、延胡索各10g；尿频、尿痛重者加萹蓄、瞿麦各15g；肾虚寒加肉桂、附子各6g，益智仁12g；疼痛顽固加蒲黄、五灵脂或乳香、没药各10g；感染重加天花粉15g。

加水煎服法同1，日1剂。持续服2～6周后，改为丸剂，每丸含生药5g，每次1丸，日2～3次，持续1～2个月。

（《黑龙江中医药》1984.6）

15. 主治：急性前列腺炎。

方：酒黄柏20g，滑石、盐知母、白芍、赤芍、茯苓、泽泻、连翘各15g。

加水煎服法同1，日1剂。

发热重加柴胡10g，白细胞增高加龙胆草10g，腰痛加山茱萸12g，会阴少腹疼痛明显加川楝子 15g，肉眼血尿明显加生地黄 15g，小便不利加地龙 12g，尿浊加萆薢 10g。

（《中西医结合杂志》1989.5）

16. 主治：前列腺炎。

方：生地黄、萹蓄、瞿麦各 30g，山药 20g，枸杞子 15g，山茱萸、牡丹皮、茯苓、泽泻、车前子、淡竹叶、海金沙各 10g，木通、甘草各 6g。

加水煎服法同 1，日 1 剂。

（《江西中医药》1984.4）

17. 主治：慢性前列腺炎。

方：萆薢、薏苡仁、蒲公英、栀子、赤芍各 15g，车前子、牡丹皮、柴胡、黄柏各 10g，甘草 6g。

加水煎服法同 1，日 1 剂。

遗精加苦参 15g；小腹及会阴胀痛加川楝子、乳香、没药各 10g；前列腺液有脓球加黄芪 30g，当归 10g；红细胞多加生蒲黄、小蓟、白茅根各 15g；睾丸痛加橘核 15g，川楝子、乌药各 10g；前列腺质硬有结节加夏枯草 30g，红花 10g，三棱、莪术、穿山甲珠各 6g；头昏、头眩、腰酸胀、阳痿及性功能减退者加仙茅、淫羊藿各 10g。

（《广西中医药》1988.1）

18. 主治：慢性前列腺炎，小腹及会阴胀痛，尿频、短涩，终末尿混浊，大便时尿道滴白，前列腺液镜检白细胞增多，苔黄腻脉滑数。

方：紫花地丁 30g，金银花 24g，泽泻 15g，当归 12g，赤芍、牡丹皮、黄柏、王不留行各 10g。

加水煎服法同 1，日 1 剂。

19. 主治：慢性前列腺炎，腰腿酸软，神疲乏力，小便频数，余沥不尽，眩晕，多梦，舌苔薄脉细。

方：山药、桑寄生、蒲公英、茯苓各 30g，续断、枸杞子各 20g，牛膝 12g，赤芍、牡丹皮各 10g。

加水煎服法同 1，日 1 剂。

20. 主治：慢性前列腺炎，少腹及会阴胀痛，痛引精索睾丸，前列腺肿大，质硬触痛，苔薄白，舌暗或有瘀斑，脉弦细。

方：败酱草 30g，黄柏、蒲公英、王不留行各 25g，延胡索、赤芍、皂角刺、牡丹皮、穿山甲各 15g，木香 10g。

加水煎服法同 1，日 1 剂。

（以上三方摘自《百病良方》）

21. 主治：前列腺炎，湿热蕴阻证为主。

方：黄芪 30g，地龙、虎杖、莱菔子、穿山甲各 20g，木通、车前子各 15g，甘草 10g。

加水煎服法同 1，日 1 剂。

（谢惠芬）

22. 主治：前列腺炎，湿热蕴阻证。

方：茯苓 25g，薏苡仁、败酱草各 20g，石韦、萹蓄、瞿麦、滑石各 15g，王不留行 10g。

加水煎服法同 1，日 1 剂。

（张淑亭）

疝气、阴囊与睾丸疾病

1. 主治：疝气偏坠。

方：橘核、土茯苓各 12g，金银花、桔梗各 6g，黄柏（盐）、当归尾各 4.5g，泽泻、芦巴子、荔枝核、麦门冬各 9g，生甘草 3g，红糖 30g，小亚腰葫芦 1 个。

加水煎沸 15 分钟，过滤取液，渣再煎 20 分钟，滤过去渣，两次滤液兑匀，分 2～3 次服用，日 1 剂。

2. 主治：疝气痛偏坠。

方：橘核、荔枝核、葫芦巴、川楝子（盐炒）、青皮各9g，小茴香、牡蛎粉各15g，肉桂6g。

将上药研碎，装瓶内，用高粱酒浸3～4日后，滤净，按患者体质与酒量酌量饮之，日饮2次。轻者3日见效，重者1～2周痊愈。

3. 主治：睾丸肿痛，腿不能伸，大便秘，小便赤。

方：木香、砂仁、厚朴、荔枝核、橘核、川楝子、川牛膝、金银花、连翘各9g，大黄12g，细木通18g，小茴香、乳香（炒）、枳壳、蒲公英各6g，肉桂、甘草各3g。

加水煎法同1，两次滤液兑匀后，先服一半，4小时后再服另一半，连服6剂即可痊愈。服后无副反应。

（以上三方张贵印供）

4. 主治：单坠，睾丸或左或右一边肿胀下垂，甚至不能行动。

方：木香9g，车前子、荔枝核各6g。

共研细末，面糊为丸，如绿豆大。上药为1日量。早、中、晚空腹时，白开水送服，服后饮温烧酒几盅，酒量大者可多饮几盅。服后无副反应。

（田凤鸣）

5. 主治：睾丸两个大小不等，疼痛，名偏子坠。

方：橘核仁、大枣去核适量。

每个大枣包橘核仁5～6个，火边焙干，研成细面，每服9g，早晚空腹黄酒送下。

6. 主治：睾丸作痛，遇冷即发，疼痛难忍。

方：白术（炒）、肉桂各60g，茯苓、薏苡仁、橘核各30g。

水煎服法同1，日1剂，一般3剂可愈。

（以上二方史定文供）

7. 主治：偏坠，小腹及睾丸疼痛，各种疝气。

方：小茴香、川楝子各9g，苍术、猪苓、泽泻、木通、陈皮、半夏、茯苓、肉桂、延胡索、木瓜、木香、桂枝、吴茱萸各6g，白术、乳香、没药、甘草各3g。

水煎服法同1，日1剂。

8. 主治：1～2年内之小肠疝气，睾丸肿坠。

方：木香、没药、乳香、小茴香、川附子、延胡索（醋）、全蝎、山楂核各1.5g，大丽参0.6g，川楝子1.8g。

十味药共为细面，黄酒调糊为丸，每料共100丸，每次10丸，空腹热黄酒送服。服药期间忌生冷食物，勿受潮湿，忌房事。

（以上二方张成运供）

9. 主治：疝气及睾丸阴囊肿大。

方：当归、川楝子、小茴香、川附子各30g，公丁香、延胡索各60g，全蝎22个。

归、楝、茴、附四药用黄酒浸泡晒干后，和诸药共为极细面，水泛为丸，每次6g，日2次，白开水送下。

10. 主治：睾丸坚硬红肿，疼痛难忍，不论单坠双坠均可。

方：木香、小茴香、穿山甲（土炒）、全蝎（炒）各6g，白酒或黄酒120g。

前四味药共研细面，成人每服6g，用黄酒30g和白开水半碗冲服，日2次。小儿3岁每次用0.6g，3岁以上每岁加药0.6g，黄酒、白开水调服。

（以上二方李立供）

11. 主治：小肠疝气，掣引脐腹作痛，睾丸下坠，得热稍止者。

方：乌药15g，小茴香、青皮、木香、

槟榔各 9g，高良姜、川楝子各 6g。

煎服法同 1，日 1 剂，临卧时服。

12. 主治：偏坠，睾丸疼痛，牵引小腹作痛。

方：蜈蚣 1 条，全蝎 1 个，白胡椒 10 粒。

将蜈蚣（去头、尾）、全蝎用文火轻焙，再与白胡椒合一处研为细末，用温黄酒一次送下。轻者一服见效，重者每隔 3 日服 1 次。

（以上二方申合成供）

13. 主治：阴囊肿大如水晶，阴汗不绝，瘙痒出黄水，小腹按之有水声。一睾丸渐大，一睾丸缩小，甚至小者消尽，缩到腹中成为独丸，小腹牵痛。

方：萆薢、茯苓、泽泻、石斛、车前子各 6g。

加水煎法同 1，每晚睡前服 1 次，每日 1 剂，5 剂可愈。服药后用大葱一把，煎汤洗患处。若阴囊溃破流水，用灶心土研细敷之即愈。

14. 主治：寒疝气痛，脐腹或肋胁作痛，寒热如疟状。

方：桂枝、花椒炭各 18g，高良姜、小茴香各 12g，吴茱萸、柴胡、青皮、陈皮、川楝子各 9g，乌药、木香、延胡索各 6g。

水煎法同 1，临睡前 1 次温服。服后盖被发汗，轻者 1 剂，重者 3 剂可愈。

15. 主治：急性疝气，睾丸肿大，疼痛难忍。

方：木香 6g，延胡索、川楝子、青皮、乌药、当归、高良姜、小茴香各 9g。

加水煎服法同 1，日 1 剂。

（以上三方吕乐远供）

16. 主治：15 岁以下小儿睾丸肿大。

方：炒山楂 15g，炒神曲 6g，厚朴（姜制）、枳壳各 4.5g，陈皮、砂仁、木通、地肤子各 3g，肉桂 2.4g，通草、甘草各 1.5g。

加水煎服法同 1，日 1 剂。重者可用至 3 剂即愈。

（董士铎供）

17. 主治：疝气。

方：沉香 3g，当归 30g，血余炭 1.5g，红糖适量，小茴香 15g（另包）。

先将沉香、当归二味炒成棕黄色，研成细末，再加入血余炭及适量红糖，混合均匀即可。每日 1 剂，两次分服（视病情可连续服 3 ～ 6 剂，小茴香作茶饮）。

（兰州五三七九部队）

18. 主治：疝气偏坠。

方：大茴香、莱菔子各 15g。

共炒为末，加朱砂 5.4g 分作 9 副，每早盐汤下 1 副。9 日即愈。

19. 主治：疝气偏坠小肠气痛。

方：荔枝核（炒）、龙眼核（炒）、小茴香（炒）各等份。

以上诸药共为细末，每空腹服 3g，用升麻 3g 煮水，酒送下。

20. 主治：疝气外肾肿大。

方：小茴香（炒）、穿山甲（炒）、全蝎（炒）、木香各等份。

以上诸药共为细末，每服 6g，酒送下。

（以上田凤鸣供）

21. 主治：疝气。

方：山楂肉、山栀子（炒）各 30g，枳实（炒）、小茴香（炒）、柴胡、牡丹皮、桃仁（去皮尖）、八角茴香（炒）各 60g。

上药共为细末，酒糊为丸，梧桐子大，每日空腹服 60 丸。

（《奇方类编》）

22. 主治：鞘膜积液。

方：白矾 10g，溶于 1% 普鲁卡因液 100ml 中，过滤消毒，备用。

以注射器抽尽鞘内积液，针头不动，取下针筒，另装上装满白矾液的针筒，徐徐注入适量药液。

（张国宏供）

23. 主治：小肠疝气。

方：小茴香、川楝子各等份。

共研细末，食前白水送下，每服9g。

24. 主治：偏坠。

方：鲜姜（泥）120g，蜂蜜120g。

上两味调匀每次服两茶匙，日2～3次。

25. 主治：睾丸肿大。

方：八角茴香、莱菔子（炒）各30g。

上药共为细末，分成5份，每次用黄酒、白水各半冲服1份，日1～2次。

26. 主治：偏坠痛。

方：鸡蛋黄1个，小茴香3g，食盐一撮。

鸡蛋去清剩黄，将二味药放入鸡蛋内调匀，用纸将口封好，用黄泥包好，在烈火上烧焦去泥，为末，黄酒送下。

（以上王凤桥供）

27. 主治：疝气（睾丸肿）。

方：雄黄、白矾、甘草、金银花各9g。

加水煎汤，用汤趁热熏患处，待稍温时再洗睾丸肿处。

（《单方验方汇集》）

28. 主治：阴囊血肿。

方：当归尾、生地黄各15g，赤芍、桃仁、泽兰、牡丹皮、白芷各10g，红花、三七各6g，川芎、甘草各5g。

加水煎服，日1剂。

肿胀痛甚加乳香、没药各5g；局部灼热、体温升高者加金银花30g，蒲公英20g，黄柏、天花粉各10g；便秘加生大黄10～15g；腹胀肠鸣加党参15g，白术、山楂、陈皮各10g。

（《湖南中医学院学报》1987.4）

29. 主治：阴囊湿疹和阴囊瘙痒。

方：苦参、紫花地丁各30g，白鲜皮25g，茵陈、玄参各20g，六一散15g，生黄柏、猪苓、茯苓、生薏苡仁、当归、白矾各10g。

粉碎成粗末，按每袋60g分装，取1袋，扎紧袋口，放入洗盆，用滚开水浸泡10分钟（须加盖保温），然后熏洗患处。日1次，每次20分钟。

（《江苏中医》1987.5）

30. 主治：鞘膜积液。

方：小茴香16g，食盐5g。

上药同炒焦，研为细末，与青壳鸭蛋2只（去壳）合煎为饼。临睡前以温米酒服下，连服4日为1疗程，休息2日，再服第2个疗程。

31. 主治：阴囊湿疹和阴囊瘙痒。

方：滑石100g，枯矾40g，冰片30g。

将上药混匀研为极细末，装瓶备用。使用时先将患处用凉开水洗净擦干，再把药粉均匀地撒在患处，日2～3次。一般用药后1周左右即愈。

（以上二方摘自《湖南中医杂志》1988.5）

32. 主治：阴囊肿胀，腿不能伸，小便赤。

方：细木通18g，大黄12g，木香、砂仁、厚朴、荔枝核、橘核、川楝子、川牛膝、金银花、连翘各9g，小茴香、炒乳香、蒲公英各6g，枳壳、肉桂、甘草各4g。

加水煎服，日1剂。

33. 主治：阴囊肿大。

方：延胡索60g，当归、川楝子、小茴香、川附子各30g，全蝎22个，公丁香6g。

当归、川楝子、小茴香、附子用黄酒浸泡晒干后，和诸药共为细末，水泛为丸，每次 6g，日 2 次，温白开水送下。

（以上摘自《中医验方汇选》）

34. 主治：睾丸炎，睾丸肿胀疼痛。

方：牡蛎（先煎）、蒲公英各 30g，党参、白术、泽泻、紫花地丁、连翘、谷芽、麦芽、制半夏、逍遥丸（包煎）各 9g，陈皮 4.5g，炙甘草 3g。

加水煎沸 15 分钟，过滤取液，渣再加水煎 20 分钟，滤过去渣，两次滤液兑匀，分早、晚 2 次服，日 1 剂。每周服药 5 日，每月 20 剂。

（《上海中医药杂志》1988.6）

35. 主治：急性睾丸炎，睾丸肿大，小腹牵痛，腰胀，头昏痛，往来寒热，口苦，舌红脉弦数。

方：白花蛇舌草 30g，夏枯草 20g，青皮、橘核、赤芍、柴胡、黄芩、昆布、大黄各 12g，附子片 8g。

加水煎服法同 1，日 1 剂。

36. 主治：急性睾丸炎，睾丸及附睾皆肿大疼痛，痛引腰部，口干，舌红苔薄脉滑数。

方：白花蛇舌草 30g，青皮、川楝子、橘核、赤芍、延胡索各 12g，牡丹皮、大黄各 10g，附子片 5g。

加水煎服法同 1，日 1 剂。

（以上二方摘自《四川中医》1988.6）

37. 主治：急性附睾炎。

方：桉树叶、千里光各 150g，松树叶 100g。

将上药洗净后，放入砂罐内，加水 1000ml，煎 20 分钟，用消毒纱布滤取药液，装瓶备用。用时取药液热敷患处，每次 20～30 分钟，早、晚各敷 1 次。

（《中医杂志》1985.5）

38. 主治：急性睾丸炎。

方：贯众 60g。

去毛洗净，加水约 700ml，煎至 500ml。每日早、晚各服 250ml，或分次当茶饮服。

（《中医杂志》1981.8）

39. 主治：急性睾丸炎。

方：大青叶、大黄、芒硝各 30g，蜂蜜适量。

前三味药共研为细末，蜂蜜调匀，外敷于患处，纱布固定。每日换药 1 次，3 次 1 疗程。

（《四川中医》1984.1）

40. 主治：急性睾丸炎。

方：艾绒适量，取穴阳池穴。

取艾绒捻成绿豆大的艾炷，在阳池穴的穴位表面涂凡士林，上置艾炷，日 1 次，日灸 3 炷，连灸 1 周。

（《中医杂志》1983.8）

41. 主治：睾丸炎。

方：紫金锭 2 份，参三七 1 份。

共研为极细末，用时用醋调敷患处，覆盖纱布，以胶布固定，每日换药 1 次。

（《江苏中医》1987.5）

42. 主治：睾丸鞘膜积液。

方：煅龙骨、五倍子、枯矾各 15g，肉桂 6g。

将上药捣碎加水约 700ml 煎煮，水沸后 30 分钟将煎出液滤出，待冷至与皮肤温度相近时，把阴囊全部浸入药液内，浸洗 30 分钟左右。2 日 1 剂，连用 8 剂。

（《新中医》1982.9）

43. 主治：睾丸鞘膜积液。

方：蓖麻子 120g，川楝子 60g，炒桃仁、炒杏仁各 30g，麝香 1.5g。

前四味药共捣如膏泥，加麝香拌匀，分 5 次平摊干净布上，夜间睡前贴患处，翌日晨取掉,连敷5～10次。

(《湖北中医杂志》1981.2)

44.主治:附睾郁积症。

方:桃仁、大黄各12g,芒硝10g,桂枝、甘草各6g。

加水煎服法同1,日1剂。

湿热重者加栀子12g,夏枯草20g,白花蛇舌草30g;少腹胀痛者加柴胡10g,青皮15g;舌质紫黯或瘀斑,脉沉涩加三棱、莪术各9g,当归12g;附睾包块质硬,按之如石加紫花地丁、赤芍各12g。

45.主治:附睾郁积症。

方:苦参、龙胆草各30g,白矾、土茯苓各20g,黄柏、黄芩各15g。

诸药加水煎汤趁热熏洗阴囊,日1剂,熏洗4次即可。

(以上二方摘自《国医论坛》1989.2)

46.主治:睾丸萎缩。

方:黄芪30g,白术、防风、甘草各15g。

加水煎服法同1,日1剂。

(《辽宁中医杂志》)

47.主治:睾丸鞘膜积液。

方:厚朴、透骨草、艾叶各10g,槐树枝30cm,葱根10g。

加水煎汤,趁热熏洗20分钟,日1～2次。

(以上摘自《湖南中医药临床实验选辑》1959)

48.主治:急性附睾炎。

方:金银花、黄柏、夏枯草、蛇蜕、猪鼻钱各150g,千里光145g,蒲公英、牛耳大黄、地榆各90g。

加水2000ml煎至1200ml,滤渣即成。

内服每日3次,每次100ml。同时用桉树叶、松树叶、千里光各适量混合煎汤,用纱布或药棉浸湿热敷于炎症处。

(成都部队四〇医院)

49.主治:附睾丸炎。

方:胡椒7粒,面粉适量。

将胡椒研成粉,加面粉调成糊状,摊在纱布上外敷患处,2日1次。

(济南九六三六部队医院)

50.主治:化脓性睾丸炎。

方:蒲公英30g,生地黄12g,龙胆草、黄芩、车前子、川楝子各9g,山栀子、凌霄花各6g,柴胡5g。

加水煎服法同1,日1剂。

(《千家妙方》)

51.主治:慢性附睾、睾丸炎。

方:大青盐150g,小茴香60g。

上药同炒热置入布袋内,局部热敷,日3次。

(《在职医生学习中医丛书》)

52.主治:睾丸结核。

方:玄参、麦门冬、沙参各15g,生地黄12g,炒小茴香、炮附子、大黄、荔枝核、橘核、知母、牡丹皮、地骨皮各10g,肉桂6g。

加水煎服法同1,日1剂。

(编者临床经验方)

53.主治:睾丸疼痛及阴囊肿。

方:川楝子、陈皮、泽泻、连翘、紫花地丁各9g,半边莲6g,赤芍4.5g,青皮、生甘草各3g。

加水煎服法同1,日1剂。外敷黄连油膏于阴囊红肿处,1日1换。

(摘自《中医外科临证集要》)

54.主治:睾丸鞘膜积液。

方:小茴香、橘核各120g。

共研粗粉,炒热,装布袋热敷,每次30分钟,日2～3次,下次再用仍需炒热,可连续用3～5日再换。

(《河北验方选》)

55. 主治：睾丸胀大。

方：大茴香 30g，莱菔子（炒）24g。

共为细末，分成 5 份，黄酒、白开水各半冲服 1 份。日 1～2 次。

56. 主治：睾丸肿。

方：雄黄、白矾、甘草、金银花各 9g。

加水煎汤，趁热先熏后洗患处。

（以上于建中供）

57. 主治：睾丸肿瘤，症见睾丸胀痛，结节坚硬，与皮肤粘连，皮色紫黯，小便坠胀不畅利，舌质红绛，苔黄腻，脉沉细有力。

方：黄芪、薏苡仁、龙葵、半枝莲、白花蛇舌草各 30g，猪苓、茯苓、土茯苓各 24g，穿山甲珠 15g，汉防己 12g，大黄、干蟾皮各 6g。

加水煎服法同 1，日 1 剂。

58. 主治：睾丸肿瘤，症见睾丸肿胀不适，累及少腹，腰酸腿软，疲乏无力，面色少华，舌质黯，有瘀点，苔白或少苔，脉沉细。

方：生地黄、女贞子、桑寄生、虎杖、夏枯草、半枝莲、白花蛇舌草各 30g，白术 24g，熟地黄 20g，肉苁蓉、橘核、荔枝核、莪术各 15g，山茱萸、小茴香各 12g。

加水煎服法同 1，日 1 剂。

（以上二方申玉通供）

阴茎疾病

1. 主治：缩阴症。

方：制附子片（先煎）、酒白芍、炒干姜各 30～60g，吴茱萸、炙甘草各 15g，桂枝、细辛、当归、小茴香各 10g。

加水煎沸 15 分钟，过滤取液，渣再加水煎 20 分钟，滤过去渣，两次滤液兑匀，分早、晚 2 次服，日 1 剂。渣可再煎第 3 次用汤药先熏后洗患处，每晚 1 次。

若伴四肢厥冷，大汗淋漓，心慌气短，脉微欲绝加山茱萸、乌药、肉苁蓉各 10g，黄芪 15g，素有阳痿、早泄，或四肢厥逆，汗出心悸，脉细弱或沉迟无力者加肉桂、菟丝子、茯苓、党参各 12g。

（《黑龙江中医药》1987.2）

2. 主治：老年茎中痛，伴有小便频急，量少，溺时余沥涩痛，大便秘结，舌淡红苔白腻，脉弦细涩。

方：白茅根 50g，蒲公英 15g，川楝子 12g，木通、延胡索、蒲黄炭、五灵脂、大黄、麻仁、黄柏各 10g，橘核 6g，甘草 5g。

加水煎服法同 1，日 1 剂。

（《四川中医》1988.6）

3. 主治：阴茎胀痛。

方：当归 12g，藿香 10g，桂枝（去皮）、白芍各 9g，炙甘草、肉桂各 5g，沉香 4g，通草 3g，细辛 1.5g，大枣 8 枚。

加水煎服法同 1，日 1 剂。

（《湖南中医杂志》1988.2）

4. 主治：过敏性阴茎包皮水肿。

方：青木香、山栀子各 15g。

将上药加水适量煎成浓液，去渣备用。先将患者外阴部洗净擦干，然后用消毒棉签蘸药液反复轻轻涂抹患处（每次约 5 分钟），药液涂到阴茎根部效果更好，日 2～3 次。

（《广西中医药》1982.3）

5. 主治：过敏性阴茎包皮水肿。

方：鸭子 1 只，白矾水、生姜各少许。

将白矾水、生姜灌入鸭子胃中，然后把鸭子倒挂候涎液，用鸭毛或棉签蘸涎液遍涂整个阴茎。

（《湖北中医杂志》1984.6）

6. 主治：缩阴证。

方：山茱萸、白术各20g，肉桂10g，吴茱萸5g，公丁香3g。

加水煎服法同1，日1剂，于病情缓解后服用。

7. 主治：缩阴证。

方：熟地黄、山茱萸各15g，枸杞子、党参、菟丝子、茯苓、山药、麦门冬、巴戟天各10g，炒香附、泽泻各8g，肉桂3g。

加水煎服法同1，日1剂，连续用3～5剂。

8. 主治：缩阴证。

方：取穴关元、气海、中极（任取一穴亦可），急用艾条悬灸以上穴位。

用艾炷直接灸（无瘢痕灸）更好，时间以病情缓解为度。

（以上三方摘自《江西中医》1984.2）

9. 主治：阴茎痰核（结节）。

方：茯苓、僵蚕各10g，陈皮、制半夏、川黄柏各6g，青皮、生甘草梢、牛膝各3g，白芥子2g，荷叶1.5g。

加水煎服法同1，日1剂。

（《许履和外科医案医话选》）

10. 主治：阴茎痰核。

方：藤黄粉适量。

将藤黄粉敷于硬结处，用胶布盖贴，隔日1换。

（《实用中医外科学》）

11. 主治：阴茎湿痒。

方：白粱米、石菖蒲各9g。

共为细末，涂患处。

（申合成）

强中症

1. 主治：强中症。

方：生地黄、丹参、甘草各15g，龙胆草、山栀子、黄芩、当归各10g，柴胡、木通、泽泻、车前子各6g。

加水煎沸15分钟，过滤取液，渣再加水煎20分钟，滤过去渣，两次滤液兑匀，分早、晚2次服，日1剂。

（《湖南中医学院学报》1988.2）

2. 主治：强中症。

方：生石膏、芒硝各100g。

共研为细末，以大黄100g煎取浓汁，调药末敷于阴茎上。

（《湖南中医杂志》1988.5）

3. 主治：阴茎异常勃起（强中症）。

方：昆布、海藻各60g，龟版、牡蛎各24g。

加水煎服法同1，日1剂。分早、晚2次服用知柏地黄丸。

（王海江）

4. 主治：强中症。

方：龙胆草、柴胡、芦荟、生地黄、牡蛎、海藻各15g，白术、泽泻各12g，黄柏、牡丹皮各10g，琥珀5g（研冲）。

加水煎服法同1，日1剂。同时薏苡仁100g，莲子心10g，黑豆150g，煮粥食用。

（《湖南中医杂志》1988.5）

5. 主治：强中症。

方：生甘草60g。

加水煎，去渣，分服，日1剂。

（田凤鸣）

男性不育症

1. 主治：男性不育症，用于精子数量少、成活率低、活动力差、临床表现肾阳虚者。

方：黄芪18g，枸杞子、何首乌、党

参、川续断各15g，当归、熟地黄、淫羊藿各12g，菟丝子、覆盆子、五味子、桑椹子、车前子（包）、陈皮各9g。

加水煎沸15分钟，过滤取液，渣再加水煎20分钟，滤过去渣，两次滤液兑匀，分早、晚2次服，日1剂。

2. 主治：男性不育症，用于精液液化时间超过1小时、临床表现为肾阴虚者。

方：丹参30g，玄参、枸杞子、淫羊藿、车前草各12g，生地黄、熟地黄、天花粉、赤芍、白芍、麦门冬、淡竹叶各9g，知母6g，黄柏3g。

加水煎服法同1，日1剂。或制成流浸膏（每毫升相当于生药3g），每次服20ml，日3次，30日为1疗程。

（以上二方摘自《中医杂志》1988.5）

3. 主治：男性不育症。

方：枸杞子30g，当归、党参、茯苓、菟丝子、五味子、女贞子、车前子、覆盆子、熟地黄、白芍、川芎、白术各10g。

加水煎服法同1，日1剂。

阴虚火旺，精液、精子少，液化时间长，加知母、黄柏、牡丹皮、地骨皮、墨旱莲各10g；命门火不足，精液多稀薄清冷，活动力差，阳痿者加淫羊藿、巴戟天各10g，附子片、肉桂各6g；湿热内蕴，精液液化时间长，黏度大，色淡黄或灰白，精液多，或夹有白细胞者，加藿香、佩兰、白豆蔻、厚朴各10g；气滞血瘀，精子畸形，无精或死精，数目极少加路路通、桃仁、红花、牛膝各10g。

（《陕西中医》1983.5）

4. 主治：男性不育症，精液不能液化，精子总数减少及精子存活率降低。

方：生牡蛎30g，金银花18g，麦门冬、丹参各15g，生地黄、玄参、浙贝母、枸杞子、淫羊藿各12g，牡丹皮、地骨皮、赤芍、白芍、山茱萸、连翘、夏枯草、柴胡、淡竹叶、茯苓各9g。

加水煎服法同1，日1剂，服3日停1日，24剂为1疗程。

（《山东中医学院学报》1984.2）

5. 主治：男性不育症（精液量、精子数、精子活动、力低下）。

方①：龙骨、紫石英、阳起石各50g。

方②：洋金花、巴戟天、肉苁蓉、金樱子、锁阳、仙茅、虾仁各50g，红参25g。

方③：淫羊藿50g。

方④：鹿茸50g，猪头骨炭、猪睾丸粉各10g，红花5g。

将方①组药物用火煅后，粉碎过筛待用。将方②组药物水煎两次，药液混合后再浓缩为50ml流浸膏，将方③组药物浸入上述浓缩药液中，4～5小时后取出干燥，再粉碎过筛，备用。将方④组药物亦粉碎待用。最后将方①～④组药粉混合和匀即成。

上述药粉共分26份，每日服1份，早晚分服，温白开水送下。服药期间忌性生活。高血压、各种心脏病及高热性疾病忌服。

（《吉林中医药》1985.5）

6. 主治：男性不育症。

方：五味子、菟丝子、枸杞子、覆盆子、车前子、淫羊藿、葫芦巴各10g。

加水煎服法同1，日1剂。

脾肾两虚加白术、茯苓、陈皮各9g，人参6g，甘草3g；合并慢性前列腺炎加金银花30g，蒲公英15g，黄芩10g，黄柏9g。

7. 主治：男性不育症。

方：取关元、气海、双侧肾俞穴。

每穴注射地塞米松 2.5mg 和 10% 葡萄糖液 2ml，每隔 5 日注射 1 次，6 次为 1 疗程。

8. 主治：男性不育症。

方：枸杞子 15g。

嚼碎咽下，日 1 次，连服 1 个月为 1 疗程。一般精液常规转正常后，再服 1 疗程。服药期间适戒房事。

（以上三方摘自《新中医》1988.2）

9. 主治：男性不育症，精液异常。

方：淫羊藿、鹿角胶、熟地黄、女贞子、炙龟版、肉苁蓉、红花、丹参、当归各 15g，巴戟天 12g，锁阳、山茱萸、白芍各 10g。

加水煎服法同 1，日 1 剂。连服 3 剂后改服丸剂。丸剂于上方中加紫河车 1 具，黄狗肾 3 具，蜈蚣 20g，共研细末调匀，炼蜜为丸，重 10g，每次 1 丸，日服 2 次，30 日 1 疗程。

（《河北中医》1987.6）

10. 主治：男性不育症。

方：菟丝子、覆盆子、怀山药、生地黄各 12g，车前子（包）、全当归、枸杞子、泽泻、牡丹皮、茯苓、潞党参各 9g，五味子、甘草各 4.5g。

加水煎服法同 1，日 1 剂。

（《上海中医药杂志》1988.2）

11. 主治：男性不育症。

方：淫羊藿 20 ～ 30g，蛇床子、肉苁蓉各 10 ～ 12g，巴戟天、红花、王不留行、穿山甲、丹参、枣仁各 10g，川芎 6g。

加水煎服法同 1，日 1 剂。

纳差、腹胀、神疲、体倦加党参 15g，白术、陈皮各 10g；心烦不寐，手足心热加生地黄、何首乌、白芍各 12g；小便频数，淋漓白浊加蒲公英、野菊花、败酱草、黄柏各 15g，去巴戟天、肉苁蓉。

（《湖北中医杂志》1988.3）

12. 主治：精索静脉曲张致男性不育。

方：生牡蛎 30g，生黄芪 20g，紫丹参、莪术、川牛膝各 15g，柴胡 10g。

加水煎服法同 1，日 1 剂。

肝经郁滞者加橘叶、小茴香、橘核各 10g，荔枝核 15g；湿热加车前子 15g，知母、黄柏各 10g；气虚加党参、白术各 10g；阳虚者加熟附子、桂枝各 10g；阴虚加生地黄 15g，白芍、炙鳖甲各 10g。

（《中西医结合杂志》1988.10）

13. 主治：男性不育症。

方：潼蒺藜、菟丝子各 30g，枸杞子、韭菜子、前胡仁、怀牛膝、北沙参各 15g，五味子、覆盆子各 10g。

加水煎服法同 1，日 1 剂。

阴虚精少加鱼鳔、黄精、熟地黄各 10g；阳虚精液清稀加附子、肉桂各 6g，淫羊藿、巴戟天、鹿角胶各 12g；气虚乏力加黄芪、党参各 15g（或红参 6g）；下焦湿热加黄柏、萆薢各 10g；精液中有红、白细胞或脓细胞加黄柏、知母各 10g，金银花、败酱草各 15 ～ 20g。

（《江西中医药》1988.3）

14. 主治：男性不育症，精子稀少，精子活动力差而致不育者。

方：牛膝、王不留行子、白芍、柴胡、川楝子、滑石（包煎）各 9g，枳壳 6g，菖蒲 3g。

加水煎服法同 1，日 1 剂。服药期间应定期检查精液。

15. 主治：男性不育症，用于无精子者。

方：覆盆子 30g，桑螵蛸、苍术、制何首乌各 15g，菟丝子、补骨脂各 9g。

加水煎服法同 1，日 1 剂。

如有生殖系统炎症者加黄柏 15g。

16. 主治：男性不育症，肾虚型。

方：熟地黄、女贞子、紫石英、淫羊藿、五味子、怀山药、菟丝子、阳起石、人参各60g，山茱萸、茯苓、金樱子、肉桂、制附子、覆盆子各30g，益智仁24g，蛤蚧2对。

共研成细末，炼蜜为丸，分1个月服完，日服3次，每次2丸。

（以上三方摘自《河北中医》1987.5）

阳痿

1. 主治：阳痿。

方：制首乌40g，熟地黄20～40g，阳起石（布包煎）15～30g，枸杞子20g，山药15g，淫羊藿5～10g，麻黄1～3g，黄狗肾粉1g（临睡前吞服）。

加水煎沸15分钟，过滤取液，渣再加水煎20分钟，滤过去渣，两次滤液兑匀，分早、晚2次服，日1剂。

腰痛膝软加杜仲、黄精各15g；失眠加炒枣仁15g，远志12g；形寒肢冷加炙附子、干姜各10g，肉桂5g；气怯乏力自汗加党参、黄芪、山茱萸各15g；头晕胀痛加菊花12g，生白芍10g；睾丸潮湿发凉加巴戟天、菟丝子各15g。若服药8剂效果不明显者，每晚临睡前黄狗肾粉增服至2g。

服药期间禁忌房事，忌进烟酒，忌食辛辣刺激性食物。

（《浙江中医杂志》1989.5）

2. 主治：阳痿。

方：党参、黄芪各15～30g，淫羊藿15g，焦白术、茯神、远志、巴戟天、龙眼肉各10g，木香6g，炙甘草5g。

加水煎服法同1，日1剂。

（《四川中医》1988.7）

3. 主治：阳痿。

方：白酒2500ml，鲜熟山稔子500g，淫羊藿、熟地黄、巴戟天、杜仲各50g，仙茅、枸杞子各25g，狗鞭1条。

将鲜熟山稔子洗净晒干、狗鞭烘干后，与其他各药浸白酒内，密封半月后启用。该药可浸白酒2～3次，每日早、晚空腹及睡前各服25ml。10日为1疗程。

（《广西中医药》1988.4）

4. 主治：阳痿。

方：炙鳖甲、生龟版各30g，菟丝子15g，潞党参、炒白术、甘枸杞、冬虫夏草、熟地黄、阳起石、净韭菜子各12g，杜仲、制锁阳、淫羊藿、当归身、续断、肉苁蓉、补骨脂、紫河车、炙甘草各9g。

上诸药各研为细末，和匀，炼蜜为丸，如梧桐子大，金箔为衣。

每次3～6g，日3次，1个月为1疗程。

（《新中医》1989.2）

5. 主治：阳痿，亦治早泄。

方：淫羊藿100g，巴戟天、葫芦巴、补骨脂、菟丝子、枸杞子、熟地黄各60g，乌药30g。

上药共研细末制丸如梧桐子大，早、晚各服10g，淡盐水送下。

（《安徽中医学院学报》1983.1）

6. 主治：阳痿。

方：细辛5g。

每日用细辛泡茶1杯口服，连泡3次服用。一般服药1个月后即可痊愈。

（《中国中药杂志》1989.7）

7. 主治：阳痿，亦治早泄。

方：白酒250ml，金樱子、党参、续断、淫羊藿各5g，蛇床子3g。

将白酒置净瓶中，再将诸药放酒中浸泡，密封2周后启封，每日早、晚空腹服20ml，10日为1疗程。

8. 主治：阳痿。

方：取中极穴。

进针 1.5 寸，用短促强刺激，每隔 2 分钟捻转针 1 次，留针 10～20 分钟，每日针 1 次。

（以上二方摘自《新中医》1958.9）

9. 主治：男性性功能障碍（阳痿、早泄）。

方：鹿含草（土丁桂）、黄芪、制附子（先煎）各 30g，枸杞子 20g，补骨脂 12g，菟丝子、川芎、赤芍各 10g，鹿角霜、韭菜子各 6g。

加水煎服法同 1，日 1 剂。

10. 主治：阴茎痿而不起，面色㿠白，精神萎靡，腰膝酸软，四肢不温，滑精早泄。

方：枸杞子 15g，五味子、巴戟天、锁阳、葫芦巴各 12g，覆盆子、菟丝子、车前子各 10g。

加水煎服法同 1，日 1 剂。

如阳痿日久，肾阳衰微，可用鹿茸粉 3g，肉苁蓉粉 10g，紫河车粉 6g，白酒或白开水冲服，日 1 次。

11. 主治：阴茎举而不坚，食少神疲，寐不安宁，舌淡脉沉细。

方：党参、黄芪、淫羊藿各 30g，龙眼肉、仙茅各 15g，白术、当归、远志、炙甘草、巴戟天各 10g。

加水煎服法同 1，日 1 剂。

（以上三方张淑亭供）

12. 主治：阳痿，早泄。

方：五味子、金樱子、女贞子、桑螵蛸、牡蛎各 30g，黄精 20g，补骨脂、益智仁各 12g。

加水煎服法同 1，日 1 剂。

13. 主治：阳痿。

方：熟地黄、阳起石各 15g，山药、狗脊、覆盆子各 12g，葛根、续断、伸筋草、桑螵蛸、知母、巴戟天肉、蛇床子各 9g，远志 6g。

加水煎服法同 1，日 1 剂。

（《上海老中医经验选编》）

14. 主治：阳痿。

方：当归、白芍、甘草各 60g，蜈蚣 18g。

先将当归、白芍、甘草晒干研细，过 90～120 目筛，然后将蜈蚣研细，再混合均匀分为 40 包（蜈蚣不得去头足或烘烤）。每次半包至 1 包，早、晚各 1 次，空腹用白酒或黄酒送服。忌食生冷，忌气恼。

（《中医杂志》1981.4）

15. 主治：阳痿。

方：鲜河虾、黄酒各 360g，白酒 180g。

将河虾用白酒浸泡 24 小时，去掉白酒，用黄酒把虾煮熟，吃虾，喝黄酒，1 次服下，每日 1 剂，连服 3～5 剂。服药期间禁房事。

（《赤脚医生》1976.3）

16. 主治：阳痿遗精。

方：蛇床子 9g，麻雀 2 只。

麻雀去肠、胃、毛及嘴、爪，捣碎与蛇床子为丸，分做 2 丸，临睡前服 1 丸，连服 2 日即可见效。

17. 主治：阳痿遗精。

方：蛤蚧 1 对，葱子 120g。

加水煎服法同 1，日 1 剂。

（以上二方李晓三供）

18. 主治：阳痿。

方：蛇床子、五味子、菟丝子各等份。

共为细末，炼蜜为丸，如梧桐子大，每服 9g，温酒送下，日 3 次。

19. 主治：阳痿，亦治早泄。

方：蛇床子、菟丝子各 30g。

共研细末，每服 9g，淡盐开水冲服，每晚服 1 次。

（以上二方张灵芝供）

遗精

1. 主治：遗精。

方：大血藤、牡蛎各 9g，巴戟天、肉苁蓉、益智仁、猪屎草、金毛狗脊、金樱子各 6g。

加水煎沸 15 分钟，过滤取液，渣再加水煎 20 分钟，滤过去渣，两次滤液兑匀，分早、晚 2 次服，日 1 剂。

（广州部队某部）

2. 主治：遗精。

方：鲜海金沙藤（连叶）45～60g。

上药炒存性，研细末，每晚临睡前用温开水冲服 20g。

（《福建中医药》1963.6）

3. 主治：遗精，伴耳鸣腰酸，形体消瘦，舌红少津，脉弦细。

方：芡实、潼蒺藜各 90g，龙骨、牡蛎各 60g，莲须 30g。

共研细末，用莲子粉糊丸，每次服 10g，日 3 次，温开水吞服。

4. 主治：滑精频繁，面色㿠白，精神萎靡，舌质淡，苔白，脉沉弱。

方：龙骨、牡蛎各 30g，桑螵蛸、白石脂各 20g，五味子 12g，菟丝子、韭菜子、茯苓各 10g。

加水煎服法同 1，日 1 剂。

5. 主治：顽固性遗精。

方：五倍子、益智仁各 15g，刺猬皮 6g。

共研成极细末，每次服 10g，早、晚各服 1 次，温开水进服。

（以上三方刘鸿裕供）

6. 主治：遗精，阴虚火旺者。

方：五味子、鸡内金各 30g。

上药烘干，研为细末，日 3 次，每次服 3g，温开水送服。

（《中医教学》1977.3）

7. 主治：遗精。

方：金樱子、萹蓄各 30g。

加水煎服法同 1，日 1 剂。

（《湖南医药杂志》1979.2）

8. 主治：遗精。

方：鲜酢浆草全草 90～120g，鸡蛋 2 个，冰糖适量。

加水煎酢浆草取汁，冲冰糖，拌鲜鸡蛋，于每晚睡前服。

（《医药汇编资料》）

9. 主治：遗精。

方：桑螵蛸 120g。

砂锅炒微黄，水煎，分 3 次服（以醋泡 1 日后，取出晒干，再炒，水煎服，效果更好）。

10. 主治：遗精。

方：炒韭菜子 6g，核桃仁 1 个。

加水煎汤，兑黄酒服，连服 3 日。

（以上二方李立供）

11. 主治：梦交遗精，或小便后精液自出。

方：桑螵蛸、白果、益智仁、生牡蛎各 9g。

共研为细面，用黄酒 30g 分 2 次送下。

12. 主治：梦遗精。

方：韭菜子 9g。

炒焦为末，2 次白开水送服。

（以上二方史定文供）

13. 主治：遗精。

方：茯苓 60g，五倍子 30g。

共为细末，炼蜜为丸，每丸重 7.5g，

开水送下 1 丸。

（以上张贵印供）

14. 主治：小便后遗精。

方：霜桑叶 9 ～ 15g。

上药研成末，米汤送服。

15. 主治：遗精。

方：刺猬皮 60g。

研为极细末，临睡时服 3g，黄酒冲服。

（以上二方田凤鸣供）

血精

1. 主治：血精。

方：熟地黄、山药、党参、炙黄芪各 20g，山茱萸、枸杞子、杜仲、乌药、肉苁蓉各 12g，附子、肉桂、当归、炙甘草、白术、香附各 10g。

加水煎沸 15 分钟，过滤取液，渣再加水煎 20 分钟，滤过去渣，两次滤液兑匀，分早、晚 2 次服，日 1 剂。

（《湖南中医杂志》1988.5）

2. 主治：血精。

方：车前子、生地榆、仙鹤草各 30g，生地黄、泽泻各 15g，当归 10g，龙胆草、山栀子、黄芩、蒲黄、柴胡各 9g，甘草 3g。

加水煎服法同 1，日 1 剂。

（《陕西中医》1988.11）

3. 主治：血精。

方：山药、白茅根、墨旱莲草各 30g，藕节 20g，生地黄、熟地黄、山茱萸、白芍、当归、仙鹤草各 15g，牡丹皮、茯苓、泽泻各 10g。

加水煎服法同 1，日 1 剂。

（《黑龙江中医药》1988.4）

4. 主治：血精。

方：生地黄、滑石各 15g，小蓟、木通、当归、车前草、泽泻各 12g，黄柏、苍术、蒲黄、藕节、山栀子各 10g，甘草 5g。

加水煎服法同 1，日 1 剂。

（田凤鸣）

精子数目减少及死精子症

1. 主治：精子少死精子症。

方：熟地黄、枸杞子各 25g，巴戟天 20g，淫羊藿、茯苓各 15g，枣肉、韭菜子各 12g，附子 5g，肉桂 3g（研末冲服），鹿茸 1.5g（研细冲服）。

加水煎沸 15 分钟，过滤取液，渣再加水煎 20 分钟，滤过去渣，两次滤液兑匀，分早、晚 2 次服，日 1 剂。

（《湖南中医杂志》1988.5）

2. 主治：死精子症，亦治无精子症。

方：熟地黄 50g，枸杞子 25g，茯苓、白术、当归各 15 ～ 30g，人参 20g，山药、牡蛎、泽泻、附子、柴胡、白菊花、柴胡、白芍各 10g，甘草 5g。

加水煎服法同 1，日 1 剂。

（《辽宁中医杂志》1983.1）

3. 主治：精子减少。

方：熟地黄 45g，淫羊藿 30g，覆盆子、枸杞子各 25g，山茱萸、山药、菟丝子、五味子、龟版胶、鹿角胶、牡丹皮、泽泻、车前子各 15g。

加水煎服法同 1，日 1 剂。

精子数目减少加肉苁蓉、何首乌、女贞子、墨旱莲草各 10g；精液清稀加党参、韭菜子各 12g，附子、肉桂、巴戟天、鹿茸各 6g；精液中有红细胞或脓细胞加小蓟、炒蒲黄、知母、黄柏、金银花各 15g。

（《吉林中医药》1989.2）

4. 主治：精子异常症。

方：鱼鳔珠（冲）20g，当归、炙龟版（先煎）、肉苁蓉、杜仲、菟丝子、沙苑子、淫羊藿各15g，牛膝、补骨脂各12g，紫河车（冲）、炙狗肾（冲）、何首乌各10g，枸杞子、茯苓各9g，附子6g。

加水煎服法同1，日1剂。

死精子占50%～100%，加锁阳12g，肉桂、鹿角胶（烊化）、仙茅各10g，附子增至10g；每毫升精子数低于6000万个，加麦门冬、楮实子各10g，桑寄生12g，猪脊髓半条，羊肾1个；精子活动不良，加雀脑5个，巴戟天10g，肉苁蓉增至25g，紫河车增至15g，加服海马鹿鞭丸。

服药期间禁房事，忌猪肉、动物油、生冷饮食，戒烟酒。

（《陕西中医》1986.8）

5. 主治：慢性梗阻性无精子症。

方：当归、生地黄、熟地黄各20g，续断、丹参、金银花各15g，山药、淫羊藿、川楝子各12g，橘核10g，赤芍、白芍、王不留行、路路通、香附、菟丝子、山茱萸各9g，牡丹皮、甘草各6g。

加水煎服法同1，日1剂。加服维生素C100mg，泼尼松2.5mg，日3次。

（《山东中医杂志》1988.2）

6. 主治：死精子症。

方：车前子、淫羊藿各20g，生地黄、赤芍、萆薢、肉苁蓉、菟丝子各15g，枸杞子12g，黄柏、牡丹皮各10g。

加水煎服法同1，日1剂。

阴虚明显者加重生地黄用量；阳虚较著者倍用淫羊藿；湿胜者重用萆薢，热甚者重用黄柏。

（《新中医》1988.12）

7. 主治：少精子、活动力低下症。

方：黄芪、党参各15g，当归、白术各10g，橘皮6g，炙甘草5g，升麻、柴胡各3g。

加水煎服法同1，日1剂。

（《四川中医》1988.9）

8. 主治：精少、不育。

方：萝藦子20g，枸杞子、五味子、柏子仁、干生地黄、酸枣仁各10g。

加水煎服法同1，日1剂。

（《上海中医药杂志》1990.1）

精液不液化症

1. 主治：精液不化症。

方：南瓜子30g，丹参20g，淫羊藿18g，牡丹皮15g，知母、生地黄、熟地黄、麦门冬、天花粉各12g，玄参、赤芍、白芍各9g，黄柏6g。

加水煎服，日1剂。

寒盛加附子、鹿角胶、巴戟天各9g；湿盛加泽泻、茯苓各10g，湿热互结加金银花、蒲公英各15g，通草6g，滑石12g；久病血瘀加红花10g，丹参30g；精虚、气血两亏加当归、党参、黄芪、五味子、菟丝子各10g。

（《北京中医》1989.4）

2. 主治：精液不化症。

方：生地黄、淫羊藿各200g，枸杞子、黄柏、车前子各100g，牡丹皮、海马各50g。

先将生地黄、枸杞子混煎过滤取汁，浓缩成膏状，再将余药粉碎过筛，将药末纳入膏中，让其吸收水分后晾干，炼蜜为丸，每丸重10g，日2次，每次1丸早晚服。

（《实用中医内科杂志》1988.1）

不射精症

1. 主治：不射精症。

方：生地黄、知母、柴胡、酸枣仁各15g，枳实、山茱萸各12g，大黄（后下）、地骨皮各10g，卷柏9g，黄柏6g，穿山甲5g，蜈蚣3条。

加水煎沸15分钟，过滤取液，渣再加水煎20分钟，滤过去渣，两次滤液兑匀，分早、晚2次服，日1剂。

（《湖南中医杂志》1988.5）

2. 主治：功能性不射精症。

方：生龙骨、生牡蛎各30g，大枣20g，炒蜂房、怀牛膝各15g，桂枝、白芍、生姜、急性子各10g，生甘草5g。

加水煎服法同1，日1剂。

偏阳虚加淫羊藿、肉苁蓉各15g；偏阴虚加生地黄、玄参各10g，减少桂枝、生姜用量；气虚加黄芪、党参各15g；血虚加熟地黄、当归各12g；血瘀加地鳖虫、莪术各10g；肝郁加柴胡、路路通各9g；湿热加车前子、川黄柏各10g。

（《中医杂志》1987.11）

3. 主治：不射精症。

方：淫羊藿30g，生地黄、山茱萸、白花蛇舌草、山药、补骨脂、覆盆子、菟丝子各15g，路路通、石菖蒲、仙茅、白术、枸杞子、韭菜子各12g，石斛10g，牛膝9g，马钱子1g，蜈蚣1条。

加水煎服法同1，日1剂。

肾虚加黄狗肾6g（分冲），羊睾丸1个（同药煎熟食用）；血瘀加蒲公英、红藤、金银花各15g，连翘12g，皂刺、王不留行各9g；痰湿加法半夏、焦山楂、薏苡仁各15g，白芥子、穿山甲、王不留行各9g；阴虚阳亢去淫羊藿、仙茅、枸杞子、补骨脂，加柴胡、山栀子、知母各9g，胆草、黄柏各12g，黄连6g。

（《北京中医》1988.2）

4. 主治：功能性不射精症。

方：蜈蚣0.5g，马钱子（制）0.3g，冰片0.1g。

共研细末，每晚睡前1小时吞服。服药后有肌肉紧缩感时，应暂时停用。

5. 主治：功能性不射精症。

方：虎杖15g，蜂房12g，生麻黄、石菖蒲各9g，杭白芍、当归、生甘草各6g。

加水煎服，日1剂。

（以上二方摘自《中医杂志》1986.9）

6. 主治：性交不能射精。

方：用针刺法。取穴神门、太冲、关元、中极、气海、水道、三阴交。

神门、太冲二穴用泻法，关元、中极、气海、水道、三阴交五穴用平补平泻法，日针1次。

（《浙江中医杂志》1981.9）

7. 主治：不射精症。

方：主穴取关元、中极及双侧肾俞、次髎、曲泉、三阴交；配穴取命门及双侧秩边、太溪、太冲。取穴分两组，每组2～4穴。

每次针1组，两组交替，每日或间日1次，每次留针20～30分钟，10次为1疗程，疗程间隔5～7日。

命门火衰者施补法或平补平泻，阴虚火旺者补泻兼施，湿热阻滞者施泻法或平补平泻，兼无精子症者加命门；伴前列腺炎者加秩边（针深宜3寸，务使针感达阴茎）、曲泉。

（《陕西中医》1987.9）

8. 主治：功能性不射精症。

方：黄芪20g，茯苓、车前子、菟丝

子、肉苁蓉各 15g，滑石 12g，甘草、扁豆花、王不留行各 9g。

加水煎服法同 1，日 1 剂。

阴血不足，症见头晕心悸，耳鸣腰酸加柏子仁、女贞子、杜仲各 10g；湿热阻窍，见口苦苔腻，溲黄阴痛加蒲公英 20g，土茯苓 10g；气虚阳痿，脉弱疲倦，不思性交加党参、淫羊藿、巴戟天各 12g。

（《中国医药学报》1987.6）

第五章　妇科疾病病症奇方

月经不调

1. 主治：月经不调。

方：生地黄、墨旱莲、白茅根各15g，炒黄芩、炒白芍、炒海螵蛸各10g，牡丹皮炭、血余炭、茜草炭各6g。

加水煎沸15分钟，过滤取液，渣再加水煎20分钟，滤过去渣，两次滤液兑匀，分早、晚2次服，日1剂。

（《中医杂志》1988.5）

2. 主治：月经紊乱，赶前错后，月经不止，腹痛发烧，六脉微弱，气短，心跳，失眠等症。

方：杜仲24g，党参、白术各15g，茯苓、白芍各12g，生地黄、当归、阿胶各9g，地榆炭、荆芥穗、甘草各6g，川芎4.5g。

加水煎服法同1，日1剂。

（摘自《中西医治疗常见妇科病》）

3. 主治：经行不畅。

方：神曲、当归各15g，川芎9g。

加水煎服法同1，日1剂。

4. 主治：月经不调，赶前错后。

方：益母草10kg。

将益母草熬为膏，用三分之二益母草膏加三分之一红糖，搅匀，放干净的瓶子里。每日早、晚各服一酒盅。

（以上二方摘自《单方验方汇集》1970）

5. 主治：月经不调（气虚型）。

方：仙鹤草15g，淮山药、赤石脂（包煎）、补骨脂各12g，党参、黄芪、白术、肉豆蔻炭各9g，远志4.5g，炙甘草、升麻各3g。

加水煎服法同1，日1剂。

6. 主治：月经不调（气滞肝郁化火型）。

方：当归、白芍、牡丹皮、山栀子、香附、黄芩各9g，郁金6g，柴胡、炙甘草各4.5g。

加水煎服法同1，日1剂。

7. 主治：月经不调，经行量少不畅，色紫有小血块。小腹疼痛拒按，舌质黯或有瘀斑，苔薄，脉沉弦。

方：益母草、红茜草各12g，丹参、当归、泽兰、赤芍、银柴胡、桂枝、延胡索、木香各9g。

加水煎服法同1，日1剂。

（以上三方史定文供）

8. 主治：月经不调，经行后期量少，色暗或不畅。少腹疼痛拒按，面色青白，畏寒肢冷，苔薄白，脉沉紧。

方：当归、防风、茯苓各9g，吴茱萸、制半夏、麦门冬各6g，肉桂（后下）、细辛、干姜、炙甘草各3g。

加水煎服法同1，日1剂。

9. 主治：月经不调，月经先期量多，色紫或鲜红，质稠黏，或夹血块。烦躁易怒，口干便艰。舌质红，苔薄黄，脉弦数。

方：生地黄、炙鳖甲（先煎）各12g，当归、白芍、阿胶（烊冲）、荆芥炭、山栀子、黄芩各9g，川芎、银柴胡、炙甘草各4.5g。

加水煎服法同1，日1剂。

（以上二方摘自《中医妇科临床手册》）

10. 主治：月经不调，赶前，血热量多。

方：生地黄15g，当归、白芍、黄柏、阿胶（烊化冲服）、香附、甘草各9g，

方：知母、黄芩、黄连、川芎、炒艾叶各6g。

加水煎服法同1，日1剂。

（《妇科病中医治疗法》）

11. 主治：月经不调，月经赶前。

方：酒炒黄芩、制香附各9g，牡丹皮6g。

加水煎服法同1，日1剂。

（于建中供）

12. 主治：月经不调，经期退后。

方：当归、红糖各15g，益母草9g，生姜6g。

加水煎服法同1，日1剂。

（以上赵彦明供）

13. 主治：月经不调，经期错后。

方：当归9g，延胡索4.5g，生姜2片。

加水煎服法同1，日1剂。

14. 主治：月经不调。

方：益母草90g，醋炒丹参60g，制香附30g。

共研成细末，炼蜜为丸，每早、晚各服9g，温酒送下。

（以上吕乐远供）

15. 主治：月经先后无定期。

方：益母草、丹参各15g。

加水煎服法同1，日1剂。

红糖为引。

16. 主治：月经先后无定期（经乱）。

方：丹参15g，红茜草6g。

加水煎服法同1，日1剂。

17. 主治：月经先后无定期。

方：丹参30g，制香附15g。

共研为细末，每服6g，临睡前温开水送下，日1剂。

（以上张贵印供）

18. 主治：月经先后不定期。

方：益母草15g，当归9g。

水酒各半煎服，每日早、晚各服1次，日1剂。

（张振芳供）

痛经

1. 主治：经间期痛经。

方：紫石英30g，肉桂、生蒲黄、鸡血藤各15g，紫苏梗、陈皮、苍术、白术各12g，柴胡、制香附各10g。

加水煎沸15分钟，过滤取液，渣再加水煎20分钟，滤过去渣，两次滤液兑匀，分早、晚2次服，日1剂。

2. 主治：经前期痛经。

方：紫石英30g，杭白芍、木瓜各20g，当归、肉桂、生蒲黄各15g，紫苏梗12g，柴胡、青皮、五灵脂、川楝子、延胡索、生甘草各10g。

加水煎服法同1，日1剂。

（以上二方摘自《中医药研究》1988.4）

3. 主治：痛经。

方：泽兰、续断各15g，制香附、赤

芍、柏子仁各12g，当归、酒炒延胡索各10g，牛膝3g，红花2g。

加水煎服法同1，日1剂。

（《陕西中医》1988.12）

4. 主治：气滞血瘀型痛经。

方：白芍60g，赤芍、炙甘草各30g。

加水煎服法同1，日1剂。

5. 主治：寒凝血滞型痛经。

方：炒白芍90g，炙甘草30g，肉桂10g。

加水煎服法同1，日1剂。

（以上二方摘自《上海中医药杂志》1988.6）

6. 主治：痛经。

方：白芍20g，枸杞子15g，香附12g，当归、川芎各10g，甘草6g。

加水煎服法同1，日1剂。

（《中医杂志》1988.5）

7. 主治：原发性痛经。

方：当归30g，延胡索、川芎、白芍各20g，甘草9g。

加水煎服法同1，日1剂。

（《北京中医》1988.5）

8. 主治：痛经。

方：制香附、延胡索、益母草各15g，白芍12g，木香、当归、炒五灵脂各10g，香白芷、川芎、炙甘草各6g。

加水煎服法同1，日1剂。

寒盛者加生姜5片。

（《中医杂志》1985.5）

9. 主治：痛经。

方：益母草30g，川牛膝、茯苓、炒五灵脂各15g，熟附子、桂枝各10g。

加水煎服法同1。

于经前2～3日始服药，每日1剂，连服3～5剂。

（《四川中医》1988.10）

10. 主治：痛经。

方：白芍120g，当归、茯苓、白术各90g，泽泻、牡丹皮、附子、川芎、吴茱萸各60g。

共研为细末，贮瓶备用。日3次，每次服9g，温开水送下。

（以上摘自《中草药土单验方选编》1971）

11. 主治：痛经。

方：川乌、草乌、香附各0.5g。

共为极细末，以小块纱布或药棉包好药末塞入患者两侧鼻腔10～20分钟，持续10分钟后取出。

（《山西中医》1989.5）

12. 主治：痛经。

方：6寸毫针数颗，消毒棉球。

令患者俯卧，消毒局部皮肤，针刺双侧承山穴，徐徐捻转进针，以有强烈针感为度，留针15～30分钟。

（《河北中医》1985.6）

13. 主治：痛经。

方：当归15g，五灵脂、桃仁、红花、白芍、三棱、莪术、川楝子、艾叶炭、杜仲炭、延胡索、香附、炮姜、牡丹皮各10g，肉桂6g。

加水煎服法同1，日1剂。

14. 主治：痛经，寒凝血瘀型。

方：当归、白芍、赤茯苓、桂枝、麦门冬、生阿胶、生姜、吴茱萸各10g，川芎、木香、牡丹皮各6g，甘草3g（炙）。

加水煎服法同1，日1剂。

15. 主治：痛经。

方：益母草、怀牛膝各15g，红花、当归各10g，泽兰6g，川芎3g。

加水煎服法同1，日1剂。

有寒者加肉桂、炮姜各10g；便燥者加川大黄3～6g，玄明粉10g。

16.主治：行经腹痛，身痛，身热怕冷。

方：香藁本、半夏、麦门冬、木香、赤茯苓、当归、吴茱萸各9g，北防风、桂枝尖、牡丹皮、干姜各6g，甘草4.5g，辽细辛3g。

加水煎服法同1，日1剂。

17.主治：痛经，血瘀型。

方：白芍、香附各24g，牛膝15g，桂枝、当归、川芎、红花、延胡索各9g，甘草3g。

加水煎服法同1，日1剂。

痛甚加荔枝核24g，五灵脂9g。

（以上五方摘自《中西医治疗常见妇科病》）

18.主治：痛经，表现为下腹胀痛，连及胸胁，疼痛拒按，经色紫黑有块，舌质暗红有瘀点，脉沉涩。

方：香附15g，当归12g，川芎、赤芍、桃仁、红花、生蒲黄、五灵脂、枳壳、青皮、柴胡各10g。

加水煎服法同1，日1剂。

19.主治：痛经。

月经前或月经期中下腹冷痛，得热痛减，月经量少色暗或混有血块，面色青白，舌边紫黯，脉沉紧。

方：当归、赤芍各12g，延胡索、生蒲黄、五灵脂、川芎、干姜、小茴香各10g，肉桂、吴茱萸各6g。

加水煎服法同1，日1剂。

（以上摘自《百病良方》）

20.主治：痛经。

方：炒艾叶9g。

用开水煎数沸，加红糖调服。

21.主治：经前腹痛。

方：当归15g，川芎、熟地、白芍、槟榔、延胡索、木香各9g，川楝子6g。

加水煎服法同1，日1剂，连服3个月。

22.主治：血色淡薄，痛经。

方：肉桂、赤芍各12g。

（以上摘自《单方验方汇集》1970）

23.主治：痛经，寒凝血瘀型。

方：紫石英、葫芦巴、五灵脂各12g，当归、赤芍、白术、川楝子、延胡索、香附各9g，小茴香6g，川芎4.5g，艾叶3g。

加水煎服法同1，日1剂。

24.主治：肝郁气滞型痛经。

方：当归、赤芍、川芎、熟地黄、延胡索、莪术各9g，香附、桃仁、红花各6g，砂仁（后下）3g。

加水煎服法同1，日1剂。

25.主治：经后少腹空痛或有冷痛，经行色淡量少。腰尻酸楚，两膝无力，头晕耳鸣。舌淡红，苔薄白，脉沉细。

方：当归、熟地黄、白芍、紫石英、葫芦巴、川牛膝各10g，川芎、小茴香各4.5g。

加水煎服法同1，日1剂。

26.主治：肝肾亏损型痛经。

方：当归、熟地黄、益母草、紫石英、巴戟天、怀山药、杜仲、茯苓各9g，木香6g。

加水煎服法同1，日1剂。

（以上四方摘自《中医妇科临床手册》）

27.主治：经后腹痛，肾虚型。

方：山茱萸、山药、菟丝子、炮姜、淫羊藿各10g。

加水煎服法同1，日1剂。

28.主治：经后腹痛。

方：当归、红花、川楝子各10g，吴茱萸3g。

加水煎服法同1，日1剂。

29.主治：行经腹痛，身痛，身热怕冷。

方：藁本、半夏、麦门冬、木香、赤茯

苓、当归、吴茱萸各9g，干姜、牡丹皮、北防风、桂枝尖各6g，甘草4.5g，辽细辛3g。

加水煎服法同1，日1剂。

（以上三方摘自《中西医治疗常见妇科病》）

月经期病

1. 主治：月经前呕吐。

方：代赭石18g，生姜10g，三棱、川芎、地榆、当归、黄连、桂枝、肉豆蔻、厚朴、白术各9g，附子、黄芩、桑白皮各6g。

加水煎沸15分钟，过滤取液，渣再加水煎20分钟，滤过去渣，两次滤液兑匀，分早晚服，日1剂。

（《陕西中医》1988.11）

2. 主治：经期目痛。

方：白芍、枸杞子各15g，当归、菊花各12g，熟地黄、银柴胡、郁金各10g，乌梅5枚。

加水煎服法同1，日1剂。

肝血虚亏加防风、僵蚕各6g，阿胶（烊化服）、制何首乌各12g；阴虚火旺加知柏地黄丸；肝热犯肺加黄芩、桑白皮、赤芍各12g，杏仁10g，葶苈子3g。

（《陕西中医》1989.12）

3. 主治：月经前乳房胀痛。

方：枳壳、白芍、山楂各12g，当归、木香、牡丹皮、牛膝、香附、栀子、王不留行、橘叶、路路通各10g，柴胡8g，薄荷6g。

将橘叶、路路通、山楂三味煎汁浓缩至1：20（20℃）作为黏合剂。

再将其他药物低温干燥后研细末，

过80目筛，最后以黏合剂拌药粉成丸（18粒1g），干燥打光入瓶备用。

每日服3次，每次6g（约100粒），经前10～15日开始服用。经后可以用煎剂治疗。

（《湖北中医杂志》1984.1）

4. 主治：经前期紧张综合征。

方：黄芪、党参各20～40g，制附子10～20g，白术、茯苓各15g，甘草9g。

加水煎服法同1，日1剂。

（《湖北中医杂志》1989.2）

5. 主治：倒经。

方：代赭石、珍珠母各20g，玄参、生地各15g，白茅根、赤芍、香附、益母草、川牛膝各12g，当归、黄芩各10g，红花3～6g。

加水煎服法同1，日1剂。

（《北京中医杂志》1989.3）

6. 主治：行经浮肿。

方：黄芪、益母草各30g，桑白皮、陈皮、大腹皮、茯苓、姜皮各10g，桂枝3g。

加水煎服法同1，日1剂。

呕吐加半夏10g；大便溏加薏苡仁、白扁豆各12g；胸脘闷胀加苍术、厚朴各10g；咳嗽加五味子9g，细辛3g；腰胀冷痛加枸杞子、菟丝子各15g。

（《四川中医》1988.11）

7. 主治：经行吐血衄血（血热型）。

方：生地黄12g，当归、白芍、泽泻、侧柏叶、炒栀子、白茅根各9g，香附、芦荟、阿胶各6g，甘草3g。

加水煎服法同1，日1剂。

8. 主治：经行周身痛。

方：当归12g，桂枝9g，川芎6g，黄芪3g，附子1.5g。

加水煎服法同1，日1剂。

经血色淡、量少加肉桂、黄酒各9g，

吴茱萸 6g；体虚气短，加党参、白术、黄芪各 6g；小便痛如刀割，加怀牛膝 60g，麝香 0.3g（冲服）。

9. 主治：经行头痛、呕吐（血瘀型）。
方：白芍 12g，生地黄、当归、牛膝、泽兰、红花、天麻各 9g，川芎 4.5g，荆芥穗、甘草各 3g。
加水煎服法同 1，日 1 剂。

10. 主治：经行呕吐。
方：何首乌、红花、桃仁、竹茹、橘红各 9g，紫降香、炒紫苏子各 6g。
加水煎服法同 1，日 1 剂。

（以上四方摘自《中西医治疗常见妇科病》）

11. 主治：肝郁气滞型经前期紧张综合征。
方：茯苓 15g，柴胡、当归、白术、白芍各 12g，郁金、川楝子各 10g，甘草 6g。
加水煎服法同 1，日 1 剂。

12. 主治：脾肾阳虚型经前期紧张综合征。
方：党参、淫羊藿、山药、黄芪各 30g，茯苓 20g，白术、麦门冬各 15g，巴戟天、五味子各 10g。
加水煎服法同 1，日 1 剂。

13. 主治：经前期紧张综合征。月经来潮前，心悸失眠，健忘，面色萎黄，神疲乏力，纳少，舌淡红，苔白，脉弱等证。
方：黄芪、大枣、党参、刺五加各 30g，茯神、五味子各 15g，酸枣仁、当归、白术各 12g，远志、木香各 10g。
加水煎服法同 1，日 1 剂。

（以上三方摘自《百病良方》）

14. 主治：经行乳房胀痛。
方：生麦芽 12g，杏仁、川贝母、鲜皂角树根皮各 9g。
加水煎服法同 1，日 1 剂。

15. 主治：经行头痛，阴虚型。
方：黄精 30g，绿豆 120g。
加水煎服，日 3 次，每日 1 剂。

16. 主治：经行头痛，瘀血型。
方：绿豆 90g，当归 18g，川芎 9g，细辛 3g。
加水共煮至豆烂熟时，吃豆喝汤。

17. 主治：经行口糜。
方：柿霜 6g，薄荷 3g，冰片 1g。
共研极细末，涂患处，日 2 次。

（以上四方摘自《常见病验方研究参考资料》）

18. 主治：经前口疳。
方：太子参、地骨皮、车前子（包煎）各 12g，黄芩、麦门冬、黄芪、石莲肉、茯苓各 9g，柴胡 4.5g。
加水煎服法同 1，日 1 剂。

19. 主治：经前不寐，心肝火旺型。
方：生石决明（先煎）、炒龙骨（先煎）各 30g，夏枯草 12g，朱茯苓、白芍、酸枣仁、杭菊花各 9g，黄连 3g。
加水煎服法同 1，日 1 剂。

20. 主治：经前精神异常，肝郁火旺型。
方：龙齿 30g（先煎），珍珠母 24～30g（先煎），牡丹皮、山栀子、杭菊花、朱茯苓、竹茹、磁朱丸（包煎）各 9g，远志 5g，黄连 3g。
加水煎服法同 1，日 1 剂。

21. 主治：经前隐疹，肝旺血热型。
方：生地黄 15g，车前子 12g（包煎），生山栀子、牡丹皮、荆芥穗、防风、知母各 9g，赤芍 6g，龙胆草、生甘草各 4.5g。
加水煎服法同 1，日 1 剂。

（以上四方摘自《中医妇科临床手册》）

功能性子宫出血

1. 主治：功能性子宫出血。

方：藕节45g，旱莲草30g，生山药、生麦芽各25g，生地榆20g，茯苓、炒白芍、黑栀子各12g，墓头回、黄芩炭、炒枳壳、陈皮各10g，生甘草6g。

加水煎沸15分钟，过滤取液，渣再加水煎20分钟，滤过去渣，两次滤液兑匀，分早、晚2次服，日1剂。

腰痛者加女贞子、桑寄生、菟丝子、续断各10g；心脾气虚者加党参、黄芪各15g，升麻3g；赤白带者加海螵蛸、茜草、土茯苓各12g。月经来潮，原方去炒枳壳、墓头回、山药，加贯众炭、茜草、柴胡各10g。服3剂后再服原方。

（《四川中医》1988.10）

2. 主治：功能性子宫出血。

方：旱莲草30g，牡蛎20g，阿胶、大黄炭、卷柏炭各12g，川芎、甘草各6g。

加水煎服法同1，日1剂。

气虚加黄芪15g；血虚者加熟地10g，当归9g；气郁不舒加柴胡9g；血热加生地黄15g。

（《河北中医》1987.4）

3. 主治：功能性子宫出血。

方：益母草膏500g，地榆炭15g，香附、党参各12g，当归、熟地黄、仙鹤草、白芍各9g，川芎、艾叶、阿胶、三七炭各6g。

除益母草膏外，余药共研细末，把益母草膏溶化，加入药粉混合均匀，收膏即成。

饭前服9g，每日3次。

4. 主治：功能性子宫出血。

方：羊蹄跟9～15g（干品）。

将羊蹄跟切片晒干，加水600ml，煎成200～300ml。早、晚各1次，连服3～5日。

5. 主治：功能性子宫出血。

方：黄酒250g，地榆90g。

先将地榆炒熟后，加黄酒煮沸即成。日1次，每次1剂，去渣，内服。

（以上三方摘自《中草药单验方选编》1971）

6. 主治：青春期功能性子宫出血。

方：黄芪15～30g，益母草、生地榆各15～20g，贯众炭、枳壳、旱莲草各12～15g，党参、白术各9～12g，升麻、荆芥炭各3～6g，甘草3g，三七粉2～3g（冲服）。

加水煎服法同1，日1剂。

暴崩如注，气虚明显者，重用黄芪。偏于血瘀而致出血不止者，服药两剂时出血量增多，排出大血块数枚，不必担心，血块排出后，出血自止。服3剂后出血尚未完全干净，上方加乌贼骨、芡实、煅龙骨、煅牡蛎各12g。

7. 主治：青春期功能性子宫出血血止后恢复期。

方：紫石英10～20g，淫羊藿10～15g，当归9～15g，党参12g，菟丝子10～12g，续断、生地黄、熟地黄、白芍各9～12g，肉苁蓉6～12g，枸杞子10g，枳壳9g，甘草3g。

加水煎服法同1，日1剂。

偏于肾阳虚者，重用紫石英、淫羊藿、肉苁蓉；偏于阴虚者，重用生熟地黄、枸杞子、当归。

（以上二方摘自《中国医药学报》1988.4）

8. 主治：功能性子宫出血。

方：干生地黄19g，阿胶16g（另包，烊化），当归、白芍各9g，炙甘草、艾叶、川芎各 3g。

加水煎服法同 1，日 1 剂。

（《中华妇产科杂志》1959.5）

9. 主治：子宫出血。

方：莲房炭 50g，生地炭 40g，海螵
蛸、白芍、牡蛎、甘草各 20g，知母 15g，
当归、胡黄连、升麻、木香各 19g，大枣
10 枚。

加水煎服法同 1，日 1 剂。

（《中医杂志》1988）

10. 主治：功能性子宫出血。

方：黄芪、贯众炭各 30g，熟地黄、益
母草各 15g，当归、杭白芍、三七（另冲）
各 10g。

加水煎服法同 1，每次月经来潮 3 日
后开始连服 3～6 日，日 1 剂。

量少色暗有块，小腹胀，腰酸畏寒，
舌淡苔薄脉沉迟加炮姜炭 6g，乌药、橘
核、荔枝核各 10g，肉桂 3g；出血或多或
少，色淡，气短，面色苍白，舌淡脉细弱
加党参 30g；经来量少，色红，手脚灼热
加地骨皮、牡丹皮、麦门冬各 10g，黄柏
6g；量或多或少，色黑有块，小腹呈针刺
痛，舌紫黯脉弦涩加三棱、莪术各 10g，
桃仁 20g；经来淋漓不断，伴腰酸腿软，
头昏耳鸣，舌淡脉沉弱加续断 15g，巴戟
天、枸杞子各 10g。

（《陕西中医》1989.1）

11. 主治：功能性子宫出血，脾肾两
虚型。

方：海螵蛸、伏龙肝各 18g，黄芪
15g，党参、大熟地黄各 12g，白术、棕榈
炭、阿胶、当归、荆芥各 10g，天门冬 9g，
续断、茜草、莲房炭、甘草各 6g。

加水煎服法同 1，日 1 剂。

12. 主治：功能性子宫出血，脾肾两
虚型。

方：龙眼肉 24g，党参、白术、黄芪、
生鸡冠花各 15g，当归、远志、酸枣仁、鹿
角霜、阿胶各 10g，干姜 6g，茯苓、木香各
3g，大枣 5 个。

加水煎服法同 1，日 1 剂。

13. 主治：功能性子宫出血，周期延
长，虚寒型（阳虚型）。

方：生地黄 15g，紫石英、白薇各
9g，人参、甘草、牛膝各 5g，炮姜 4.5g，当
归、川芎、白芍、桂心、莪术、牡丹皮、吴
茱萸各 3g。

加水煎服法同 1，日 1 剂。月经前服
2 剂，月经后 10 日服 2 剂。

14. 主治：无排卵型功能性子宫出血。

方：生地黄、熟地黄各 30g，何首乌
24g，茯苓、贯众炭各 15g，续断、桑寄生、
海螵蛸各 12g，泽泻、女贞子、旱莲草、
红茜草、牡丹皮、地骨皮、补骨脂各 9g，
三七粉 3g（冲服）。

加水煎服法同 1，日 1 剂。

（以上四方摘自《中西医治疗常见妇科
病》）

15. 主治：功能性子宫出血，证见骤然
大量下血，或淋漓不止，时多时少，血色淡
红质稀薄，面色苍白，心悸气短，乏力腰酸
腹痛，有坠胀感，舌淡苔白，脉细无力。

方：党参、黄芪、海螵蛸各 30g，白
术、棕榈炭、续断各 15g，阿胶、当归各
12g。

加水煎服法同 1，日 1 剂。

16. 主治：血热型功能性子宫出血。

方：仙鹤草、旱莲草、地榆炭各
30g，生地黄、白芍各 15g，牡丹皮、地骨
皮、茜草根炭、小蓟各 12g。

加水煎服法同 1，日 1 剂。

17. 主治：血瘀气滞型功能性子宫
出血。

方：山楂炭、乌梅各 20g，当归 15g，赤芍、炒香附各 12g，桃仁、红花、血余炭、藕节炭、蒲黄炭各 10g，三七粉 3g（冲服）。

加水煎服法同 1，日 1 剂。

（以上三方摘自《百病良方》）

18. 主治：功能性子宫出血。

方：当归、白术、川芎、茯苓各 10g，泽泻 50g，白芍 40g。

共研细末，装入胶囊，每粒含药粉 0.5g，日 2 次，每次服 6 粒。

19. 主治：功能性子宫出血，出血量多而势猛的患者。

方：黄芪、生地黄各 15g，贯众炭、荆芥炭各 12g。

加水煎服法同 1，日 1 剂。

（以上二方摘自《中成药研究》1983.9）

20. 主治：功能性子宫出血，子宫突然大量出血或淋漓不断，血色深红或鲜红，头晕目赤口干，小腹拒按，瘀块排出痛减，舌红苔黄，脉弦数或滑数。

方：女贞子、牡丹皮、生地黄各 15g，旱莲草、当归、蒲黄炭、侧柏炭各 10g，丹参、香附、黄柏炭各 5g。

为末，炼蜜为丸，每丸重 10g，日 3 次，每次 1 丸。

21. 主治：功能性子宫出血，出血色淡清稀无块，面色㿠白，形寒肢冷，腰膝肢软，气短懒言，倦怠面浮肢肿，舌淡胖苔白，脉沉细或虚缓无力。

方：女贞子、党参、白术各 15g，旱莲草、当归、蒲黄炭、侧柏炭各 10g，丹参、黄柏炭、香附炭各 5g。

共研细末，炼蜜为丸，重 10g，日 3 次，每次 1 丸。

（以上二方摘自《中西医结合杂志》1984.4）

崩漏

1. 主治：崩漏。

方：炙黄芪 50g，党参 30g，桑寄生 24g，泽泻、白芍各 20g，白术、巴戟天、淫羊藿、杏仁、茯苓、猪苓各 15g，车前子 12g。

加水煎沸 15 分钟，过滤取液，渣再加水煎 20 分钟，滤过去渣，两次滤液兑匀，分早、晚两次服，日 1 剂。

气虚甚加红人参 10g（另煎冲服）；血崩如水决堤势不可遏加仙鹤草 30g，煅乌贼骨 50g；心悸不眠加酸枣仁 30g，当归 8g；瘀块多者加三七 6g（冲服）。

（《江西中医药》1988.4）

2. 主治：崩漏。

方：炒地榆 50g，川续断、龟版各 25g，熟地黄、山茱萸、桑寄生、海螵蛸、牡蛎、杜仲炭各 20g，山药、白芍、阿胶（烊化）各 15g。

加水煎服法同 1，日 1 剂。

出血过多倍用炒地榆，加蒲黄 10g；气虚加黄芪 15g，升麻 6g；腰痛夹有血块加川牛膝、茜草各 10g；肾阴阳两虚加巴戟天、菟丝子各 15g。

（《中医药学报》1988.3）

3. 主治：崩漏。

方：麦芽、益母草、马齿苋各 30g，贯众 15g。

加水煎服法同 1，日 1 剂。

气不统血加党参 15g，升麻炭 9g；肾阴虚加旱莲草、女贞子各 10g；肾阳虚加补骨脂 12g；血虚加阿胶 10g；虚寒加炮姜炭 9g；暴崩欲脱加人参 6～9g。

4. 主治：崩漏。

方：麦芽、山药各 30g，菟丝子 15g，白芍 12g。

加水煎服法同 1，血止后第 3 天开始，每日 1 剂，共服 6 剂。连续治疗 3 个月经周期。

(以上二方摘自《四川中医》1988.2)

5. 主治：崩漏不止。

方：鹿角霜 30g，紫花地丁 24g，蒲黄 15g（包煎），木贼 12g，赤芍、牡丹皮、刘寄奴、阿胶（烊化冲）各 10g，荆芥炭 5g。

加水煎服法同 1，日 1 剂。

(《中医杂志》1987.10)

6. 主治：崩漏。

方：仙鹤草、地榆炭各 30g，生地黄炭 25g，黄芪 20g，党参 15g，当归 12g，炒白术、白茯苓各 10g，甘草、木香各 6g。

加水煎服法同 1，日 1 剂。

(《浙江中医杂志》1988.9)

7. 主治：崩漏。

方：黄芪、白及各 30g，白芍 15g，夏枯草、炒蒲黄（布包煎）、炙五灵脂各 9g。

加水煎服法同 1，日 1 剂。

热甚者加牡丹皮 15g；寒甚者加干姜炭 3g；肾虚者加山茱萸、阿胶各 10g。

(《湖南中医杂志》1989.4)

8. 主治：崩漏。

方：党参、黄芪各 60g，炒升麻、益母草各 30g，桔梗、血余炭各 10g，柴胡 9g，独活 6g。

加水煎服法同 1，日 1 剂。

(《陕西中医》1989.8)

9. 主治：崩漏。

方：白头翁、地榆炭、红糖各 60g。

白头翁、地榆炭水煎约 15 分钟，过滤去渣，加入红糖，文火煎 3～5 分钟，以糖全部溶化为度。分 2 次口服，日 1 剂。

(《上海中医药杂志》1982.11)

10. 主治：崩漏。

方：地榆炭 20g，藕节炭、丹参、续断各 15g，生地黄、党参、炙黄芪各 12g，黄芩、黑山栀子、香附各 10g。

加水煎服法同 1，日 1～2 剂。

(《江苏中医》1982.5)

11. 主治：崩漏。

方：地锦草、地耳草各 15～30g（鲜者加倍）。

加水煎服法同 1，日 1 剂。

如流血量多，可将药潮湿后文火微炒焦，血量少，可酒水各半煎服。

(《浙江中医学院学报》1981.3)

12. 主治：崩漏。

方：赤灵芝 25～30g。

加水煎服法同 1，日 1 剂。

(《山东中医杂志》1981.2)

13. 主治：崩漏，阴道骤然大量下血，或漏红日久，血色深红，或紫红，质稠浓，或夹有少量小血块。头痛，面赤，口干，溲赤，便秘，舌质红绛，苔黄或干燥，脉滑数或弦数。

方：生地黄 30g，旱莲草、仙鹤草各 15g，槐花、炒蒲黄（包煎）各 12g，当归炭、生白芍、牡丹皮各 9g，熟大黄炭 4.5g。

加水煎服法同 1，日 1 剂。

14. 主治：气虚型崩漏。暴崩下血，或淋漓不净，色淡质薄，面色苍白，身倦怠，气短懒言，便溏，苔薄白，脉缓无力。

方：赤石脂（包煎）、芡实、补骨脂各 15g，党参、黄芪、阿胶（烊化冲）、龟版胶各 12g，升麻、鹿角胶（烊冲）各 9g。

加水煎服法同 1，日 1 剂。

(田永淑供)

15. 主治：气虚型崩漏。

方：仙鹤草 30g，党参、黄芪各 15g，生地黄、女贞子、旱莲草、续断、菟丝子各

12g，白术、当归、白芍、合欢皮、阿胶（烊冲）各 9g，陈皮 4.5g。

加水煎服法同 1，日 1 剂。

16. 主治：崩漏，出血淋漓不断，或突然下血量多，夹有瘀块，少腹疼痛拒按，瘀块排出痛减，舌质暗红有瘀斑，脉沉涩。

方：仙鹤草 18g，巴戟天、茯神、蒲黄（炒）、阿胶、黄芪、当归、白术、生地黄、熟地黄、焦谷芽各 9g，熟大黄炭 3g，另三七粉、藏红花末（煎汁送服）各 0.9g。

加水煎服法同 1，日 1 剂。

17. 主治：肾虚型崩漏（肾阳不足）。

方：煅龙骨（先煎）、煅牡蛎（先煎）、侧柏叶各 30g，生地黄 15g，枸杞子、山茱萸、龟版、旱莲草各 12g，黄柏、血余炭（包煎）、藕节炭各 9g。

加水煎服法同 1，日 1 剂。

（以上三方申合成供）

18. 主治：子宫出血过多。

方：熟地黄 30g，当归、白芍、阿胶、艾叶各 10g，川芎 6g。

加水煎服法同 1，日 1 剂。

19. 主治：出血过多，淋漓不止。属脾肾两虚型。

方：黄芪、续断各 15g，寄生 12g，女贞子、旱莲草、白及、红茜草、棕榈炭各 9g。

加水煎服法同 1，日 1 剂。

20. 主治：月经过多，肾虚型。

方：生地黄 24g，清炒槐花 18g，大蓟、小蓟各 15g，海螵蛸 12g，女贞子、旱莲草、续断、补骨脂、红茜草各 10g。

加水煎服法同 1，日 1 剂。

可同时服用坤顺丸。

（以上三方柴霄供）

21. 主治：月经过多，肾虚型。

方：生地黄、熟地黄、地锦草各

30g，大蓟、小蓟、龙骨、牡蛎各 15g，续断 12g，女贞子、旱莲草、炒槐花、红茜草各 9g。

加水煎服法同 1，日 1 剂。

22. 主治：流血持续不断，肾虚型。

方：龙齿 30g，杜仲炭 15g，续断、寄生、海螵蛸各 12g，菟丝子、棕榈炭、红茜草各 9g。

加水煎服法同 1，日 1 剂。

（以上二方张灵芝供）

23. 主治：崩漏，症见妇女经行多而持久，过期不止或不时漏下。

方：生黄芪、炒白术、生龙骨、生牡蛎、大生地黄各 18g，海螵蛸、续断各 12g，茜草、生白芍各 10g。

加水煎服法同 1，日 1 剂。

（《浙江中医杂志》1983.7）

闭经

1. 主治：闭经。

方：益母草、马鞭草、地榆各 30g，茜草根、山桔梗、香附子各 15g。

加水煎沸 15 分钟，过滤取液，渣再加水煎 20 分钟，滤过去渣，两次滤液兑匀，分早、晚 2 次服，日 1 剂。

2. 主治：闭经。

方：丹参 15g，续断、木香各 12g，大黄炭 3g。

共为细末，制成水丸，每丸重 0.5g。每次 0.5～1g，日 3 次，温白开水或姜汤送服。

（以上二方摘自《中草药土单验方选编》）

3. 主治：闭经。

方：红糖 30g，益母草 15g。

加水煎服法同 1，日 1 剂。连服 4 剂。

《福建中医药》1960.10）

4. 主治：闭经，肾虚型。

方：牡丹皮 30g，生地黄、熟地黄、牛膝各 15g，何首乌 12g，泽泻、茯苓、泽兰各 9g，肉桂、卷柏各 6g，附子、细辛各 3g。

加水煎服法同 1，日 1 剂。

5. 主治：闭经，血瘀型。

方：益母草、鸡血藤、鸡内金、天门冬、白术、牡丹皮、赤芍、红花各 30g。

加水煎服法同 1，日 1 剂。

6. 主治：闭经，六脉沉细，身倦无力，面色苍白。

方：黄芪、益母草、菟丝子各 30g，牛膝 15g，续断、桑寄生各 12g，桃仁、红花、卷柏、泽兰、肉桂各 9g。

加水煎服法同 1，日 1 剂。

7. 主治：闭经，血虚型。

方：大熟地黄 30g，枸杞子 24g，何首乌 12g，泽泻、泽兰、卷柏、鸡内金、乌药各 9g，木香 6g。

加水煎服法同 1，日 1 剂。

8. 主治：闭经，血瘀型。

方：当归、香附、乌药、川牛膝各 9g，川芎、白芍、木香、厚朴、桃仁、灵脂各 6g，红花、桂枝各 4.5g，甘草 3g。

加水煎服法同 1，日 1 剂。

（以上五方赵素云供）

9. 主治：闭经，面色苍白，唇、指甲色淡，心悸，头晕眼花，体弱乏力，舌质淡，少苔，脉细弱。

方：熟地黄 15g，当归、白芍各 12g，川芎 10g。

加水煎服法同 1，日 1 剂。

脾虚气弱（食少、疲倦、气短）加党参、黄芪各 30g；肾气亏损（腰酸腿软）加菟丝子 10g，怀牛膝 15g，枸杞子 18g。

补到一定时期（相当于月经期后半期）可在方中加益母草 30g，丹参 15g，泽兰、红花、桃仁各 10g。

10. 主治：闭经，精神郁闷，烦躁易怒，小腹胀痛，两胁及两乳亦感胀痛，舌有紫色斑点，脉沉弦涩。

方：生地黄 15g，当归、川牛膝、赤芍各 12g，红花、桃仁、枳壳、桔梗、川芎、柴胡、香附各 10g，甘草 6g。

加水煎服法同 1，日 1 剂。

（以上二方摘自《百病良方》）

11. 主治：闭经。

方：黑豆 150g，红糖 90g，红花 9g。

加水煎服法同 1，日 1 剂。

12. 主治：闭经。

方：茜草 6g，红糖适量。

加水煎服法同 1，日 1 剂。

（以上秦满供）

13. 主治：闭经（干血痨）。

方：白鸽子 1 个，血竭适量。

将鸽子的毛与内脏去掉不用，再把血竭装在鸽肚内，缝合，病 1 年者用血竭 30g，2 年者用 60g，用砂锅将鸽子煮熟趁热吃。

（《单方验方汇集》1970）

14. 主治：肝肾不足型闭经。

方：熟地黄、狗脊各 12g，当归、枸杞子、白术、茺蔚子、河车大造丸（吞服）各 9g，巴戟天 6g，川芎、陈皮各 4.5g。

加水煎服法同 1，日 1 剂。

15. 主治：气郁血滞型闭经。

方：益母草、鸡血藤、牛膝各 12g，香附、当归、泽兰、莪术、红花、柏子仁各 9g，川芎 4.5g，红糖 1 匙。

加水煎服法同 1，日 1 剂。

16. 主治：阴虚内热型闭经。

方：地骨皮、炙鳖甲（先煎）各

12g，秦艽、知母、银柴胡、青蒿、赤芍、牡丹皮、丹参各 9g，炙甘草 4.5g。

加水煎服法同 1，日 1 剂。

（以上三方刘仲喜供）

17. 主治：**阴虚胃燥型溢乳性闭经。**

方：全瓜蒌 15g，石斛、生地黄、瞿麦、川牛膝各 12g，玄参、麦门冬、车前子（包煎）、益母草各 9g，黄连 6g。

加水煎服法同 1，日 1 剂。

18. 主治：**服避孕药后引起的闭经。**

方：熟地黄、黄精、菟丝子、覆盆子、仙茅、淫羊藿、紫石英、续断各 12g，当归、党参、白术、白芍、香附、何首乌、枸杞子、川楝子各 9g。

加水煎服法同 1，日 1 剂。

（以上摘自《中医妇科临床手册》）

19. 主治：**虚性闭经。**

方：当归、黄芪、菟丝子各 30g，淫羊藿 15g，大枣 10 枚，生姜 3 片。

加水煎服法同 1，日 1 剂。

20. 主治：**闭经（肝脾失调型）。**

方：山楂（生）30 ～ 45g，刘寄奴 12g，鸡内金、党参、当归、白术、白芍、陈皮、茯苓、制半夏、甘草各 9g。

加水煎服法同 1，日 1 剂。

21. 主治：**闭经，兼有神疲乏力，腰酸，头晕耳鸣，脉沉。**

方：生山楂 30 ～ 45g，紫石英 15g，刘寄奴 12g，石楠叶 9 ～ 12g，枸杞子、肉苁蓉、续断、淫羊藿、巴戟天、菟丝子、黄芪各 9g，鸡内金 5 ～ 9g，肉桂 3g。

加水煎服法同 1，日 1 剂。

（以上三方姚粹华供）

22. 主治：**闭经，兼有口干舌燥，心烦，急躁多梦，苔少而红，脉细数。**

方：生山楂 30 ～ 45g，全瓜蒌 15g，刘寄奴、石斛、生地黄、瞿麦、牛膝、益母草各 12g，玄参、麦门冬、车前子各 9g，鸡内金 5 ～ 9g，黄连 3g。

加水煎服法同 1，日 1 剂。

23. 主治：**血滞型闭经。**

方：生山楂 30 ～ 45g，刘寄奴、桃仁各 12g，当归、赤芍、川芎、生地各 9g，鸡内金 5 ～ 9g，红花 5 ～ 6g。

加水煎服法同 1，日 1 剂。

24. 主治：**闭经，兼有经前乳胀，少腹胀，脉弦细。**

方：生山楂 30 ～ 45g，石决明（先煎）30g，刘寄奴 12g，当归、白芍、茯苓、郁金、鹿角霜各 10g，制香附、王不留行子各 9 ～ 10g，鸡内金 5 ～ 9g，柴胡 5 ～ 6g。

加水煎服法同 1，日 1 剂。

（以上三方摘自《中医杂志》1984.1）

带下

1. 主治：**湿热型带下。**

方：生地黄、白花蛇舌草、败酱草、当归各 15g，龙胆草、酒黄芩、山栀子、泽泻、木通、柴胡、车前子各 10g，甘草 5g。

加水煎沸 15 分钟，过滤取液，渣再加水煎 20 分钟，滤过去渣，两次滤液兑匀，分早、晚两次服，日 1 剂。

腹痛甚者加香附、延胡索各 10g，兼见脾虚者加山药、薏苡仁各 15g。

（《湖南中医学院学报》1988.2）

2. 主治：**带下过多，伴有阴道干涩、灼热疼痛，性欲低下，交媾困难等症。**

方：女贞子、旱莲草、何首乌各 30g，枸杞子、巴戟天（或淫羊藿）各 15g，麦门冬、山茱萸各 12g，陈皮 3g。

加水煎服法同 1，日 1 剂。

脾胃素虚便溏者何首乌量减半，酌加

白术 6g 或砂仁 3g；阴虚有热，出现五心烦热、脉细数者加黄柏、知母各 3g；下赤白带者加山栀子炭 6g。

（《广西中医药》1987.6）

3. 主治：白带。

方：墓头回 15～30g。

加水煎服法同 1，日 1 剂。

（《江苏中医》1957.1）

4. 主治：带下。

方：白术、山药、花生仁各 250g，红糖 200g。

前三味药炒焦共研细末，加入红糖，调匀备用。日服 3 次，每次 30g。

若带下色黄有秽臭气者，可加黄柏粉 150g。

（《河南中医》1983.4）

5. 主治：带下。

方：野菊花、蛇床子各 30g，苦参 20g，百合 15g，枯矾末 12g，生百部 5g。

上药用纱布包好后入水煎 30～40 分钟，取煎液趁热熏洗阴部，每日 3～4 次，每次 15～30 分钟。每剂可用 2 日。

（《浙江中医杂志》1984.11）

6. 主治：带下（白带）。

方：鲜贯众 150g，米醋适量。

将贯众浸米醋 24 小时，阴干，研为极细末。每次温开水冲服 6g，日 2 次。

（《上海中医药报》1990.5）

7. 主治：白带。

方：白鸡冠花 60g，金樱子、白果仁各 15g。

加水煎服法同 1，日 1 剂。

8. 主治：白带多（包括子宫癌所致的白带多）。

方：白术、山药各 30g，茯苓 15g，海螵蛸 12g，柴胡、黄芩、紫参各 10g，肉桂 6g，花椒目 5g。

加水煎服法同 1，日 1 剂。

9. 主治：白带。

方：山药、花生米、红糖各 120g。

混合，蒸熟吃，日 1 剂。

10. 主治：白带多。

方：山药 30g，紫参、黄药子各 24g，当归 12g，柴胡、黄芩、白术各 10g，花椒目 3g。

加水煎服法同 1，日 1 剂。

（以上摘自《中西医治疗常见妇科病》）

11. 主治：白带。

方：海螵蛸、女贞子各 15g。

共研为细末，日服 2 次，每次 3g，温白开水送下。

12. 主治：白带腰痛。

方：菟丝子 120g，覆盆子 90g，韭菜子 15g。

共研为细末，炼蜜为丸，每丸重 9g，日 3 次，1 次 1 丸。

13. 主治：白带。

方：白茯苓 60g，水飞白石灰 30g。

共为细末，做成水丸，如绿豆般大。每次 30 丸，每日早、晚食前各服药 1 次，温白开水送下。忌食辛辣。

（以上摘自《单方验方汇集》）

14. 主治：白崩，带下色白或呈米泔水样，量多如崩，混浊恶臭。

方：土茯苓、半枝莲、白毛藤各 30g，党参、黄芪各 15g，生白术、茯苓、猪苓各 12g，薏苡仁、炙乳香、炙没药、墓头回各 9g。

加水煎服法同 1，日 1 剂。

15. 主治：脾虚型白带。

方：苍术、白术、淮山药、党参、柴胡、车前子（包煎）、炒白芍、薏苡仁各 9g，荆芥、陈皮各 6g，炙甘草 4.5g。

加水煎服法同 1，日 1 剂。

痰湿重者,去白芍、柴胡,加制半夏、厚朴、茯苓各9g;带下不止者加扁豆花、藕节、椿根皮各9g;脘闷纳呆加砂仁4.5g(后下),枳壳6g,鸡内金、焦山楂曲各9g。

16. 主治:肾虚性白带,脾肾两虚夹湿者。

方:乌贼骨15g,杜仲、菟丝子、芡实、薏苡仁各12g,茯苓、苍术、莲子肉、淮山药、白扁豆肉各9g,五味子、炙甘草各4.5g。

加水煎服法同1,日1剂。

(以上三方摘自《中医妇科临床手册》)

17. 主治:白带。

方:怀山药(炒)30g,芡实(炒)18g,车前子(酒炒)9g,黄柏(盐水炒)6g,白果(打碎)10枚。

加水煎服法同1,日1剂。

(《常见病验方选编》)

18. 主治:白带。

方:鸡冠花30g,山药、茯苓、金樱子各15g,白果10个。

加水煎服法同1,日1剂。

(《中医妇科学》)

19. 主治:带下清稀,腰腿酸软。

方:炒白果、椿根白皮、乌贼骨、山药各12g。

加水煎服法同1,日1剂。

20. 主治:白带。

方:海螵蛸去甲炙研末15g。

加水煎浓汁服。

21. 主治:白带。

方:红枣、黑豆、白果各适量。

以上各药同食,每日空腹服,10日即愈。

(以上三方摘自《竹林寺女科秘方》)

22. 主治:白带。

方:仙鹤草、侧柏叶各30g,白茅根15g。

诸药加滚开水泡,代茶饮。

(《草药验方集》)

23. 主治:妇人白带。

方:芡实粉、白茯苓各60g,青石脂(煅)、牡蛎(煅,醋淬)各30g。

千年石灰风化24g,好醋一盏,拌和前药,晒干,再捣为丸,桐子大。每服9g,滚白汤送下。

24. 主治:妇人白带虚脱之症。

方:牛角䚡(火炙黄)适量。

将炙黄牛角䚡用刀刮下,再炙再刮,研为细末。用面糊丸,桐子大,每服6g,温开水送下。

(以上二方摘自《奇方类编》)

25. 主治:妇人女子带下虚脱症。

方:芡实粉、白茯苓各60g,煅赤石脂、醋淬牡蛎、煅禹余粮、炙黄牛角䚡各30g。

共为极细末,用好醋1杯,拌和药粉晒干,再捣末打糊为丸,每服6g,温开水送下。

(《种福堂公选良方》)

26. 主治:妇女白带。

方:荞麦面150g,鸡蛋清适量。

上药共合一处,混匀成丸,共15丸,每次服1丸,日2～3次,温开水送下。

(申合成)

黄带赤带

1. 主治:黄带质稠黏似脓涕样,有腥臭味或有阴部瘙痒,口干,溲赤,便结,舌红苔黄腻,脉滑数或弦细。

方:白果10g,怀山药、芡实、黄柏、车前子(包煎)、薏苡仁、椿根皮、茯苓各

9g。

加水煎沸15分钟，过滤取液，渣再加水煎20分钟，滤过去渣，两次滤液兑匀，分早、晚2次服，日1剂。

阴痒者，加蛇床子、金银花、白鲜皮各9g；带下臭味重者加土茯苓、蒲公英各15g。

2. 主治：湿热较重的黄带。

方：猪苓、车前子（包煎）、泽泻、茵陈、赤芍、黄柏、山栀子、牡丹皮、薏苡仁各9g。

加水煎服法同1，日1剂。

3. 主治：赤带质稀，阴部灼热刺痛，头晕耳鸣，盗汗，午后潮热，五心烦热，腰酸，舌红少苔或光剥，脉细数。

方：煅牡蛎30g（先煎），煅龙骨15g（先煎）、生地黄、泽泻、怀山药、芡实、知母、黄柏、莲须各9g。

加水煎服法同1，日1剂。

4. 主治：带下黄赤色，秽味异常，口苦且腻，溲赤，胸闷纳少，少腹胀痛。苔黄腻，脉弦滑。

方：土茯苓30g，夏枯草12g，木馒头（薜荔）、生地黄、黄芩、知母、黄柏、当归、续断、白及、白术各9g。

加水煎服法同1，日1剂。

（以上四方摘自《河北中医》1984.3）

5. 主治：黄带。

方：八月札藤根（鲜）、泡桐树根（藏于土中者）各125g。

将上两药切细，与猪肥肉250g同炖烂，吃肉喝汤，日2次，1剂药共服2日。可加适量白糖矫味。

服药期间忌食生冷、辣物，忌放食盐。

6. 主治：黄带。

方：金银花、蛇床子、地肤子各30g，黄柏18g，荆芥15g，防风12g，白矾9g（用药液溶化）。

加水煎汤，先熏后洗患处，日2次。

（以上摘自《全国中草药新医疗法资料选编》）

7. 主治：赤带，淡红色黏稠，兼有头目眩晕，腰酸肢楚；胸胁闷胀，面色萎黄，眼泡稍虚肿，纳呆寐差，舌淡苔微黄，脉细弦。

方：地榆炭12g，香附炭、合欢皮、生地黄、黄柏、土茯苓、侧柏炭、海螵蛸各9g，焦白术、陈皮各6g，白芷炭3g。

煎服法同1，日1剂。

（《朱小南妇科经验选》）

8. 主治：赤带，亦治白带。

方：干姜（炒）15g，白芍（酒炒）6g。

共研细末，每服6g，空腹酒送下。

（《奇方类编》）

滴虫性阴道炎

1. 主治：滴虫性阴道炎。

方：乌梅、苦参、忍冬藤、鹤虱各30g，苍术、狼毒、白矾、蛇床子、雄黄、威灵仙、黄柏、川花椒、防风各15g。

加水煎汤，过滤去渣，趁热先熏后洗，每晚1次，严重患者每日2次。

（《四川中医》1988.4）

2. 主治：滴虫性阴道炎。

方：苦参、蛇床子、龙胆草各30g，百部、木槿皮、黄柏、花椒、地肤子各15g。

加水煎熏洗法同1，日1～2次。

（《河北中医》1986.1）

3. 主治：滴虫性阴道炎。

方：土茯苓50g，苦参、生姜皮各30g，当归、黄柏各20g，蛇床子15g，枯矾、冰片各 10g，花椒 10g。

加水煎汤，过滤去渣，趁热坐浴，每次 15～30 分钟。

（《江西中医药》1987.4）

4. 主治：滴虫性阴道炎。

方：六神丸 15 粒。

纳入阴道，每晚 1 次，6 周为 1 疗程，一般 2 周即愈。

（《新中医》1988.12）

5. 主治：阴道滴虫。

方：桃树叶 200g，苦参、两面针叶各 100g，白鲜皮、艾叶各 50g，蛇床子、杏仁各 20g。

加水煎汤，过滤去渣，稍温洗阴部；并用桃树叶捣烂，用消毒纱布卷成棒状，搽上凡士林纳入阴道，日 1 次。

（《四川中医》1988.9）

6. 主治：滴虫性阴道炎。

方：蛇床子 60g，川花椒 9g，白矾 6g。

将上药加水适量煎煮，过滤取液。

外用擦洗阴道。

7. 主治：阴道滴虫。

方：薏苡仁、芡实、白薇、莲子各 20g，栀子、龙胆草、百部、柴胡、白术各 15g，黄芩 10g。

将上药共研细粉过筛，按制丸操作手续制丸，每丸重 4g，日 3 次，每次服 1 丸。

8. 主治：阴道滴虫。

方：苦参、蛇床子各 15g，雄黄、硫黄、白矾各 9g。

加水 2000ml 煎至 1500ml，过滤去渣，趁热先熏后洗患处，每次 15～30 分钟，每晚 1 次。

（以上四方摘自《中草药土单验方选编》）

9. 主治：滴虫性阴道炎。

方：川黄柏、没食子、蛇床子、白矾各 12g。

上药加水 1000ml，煎沸去渣，倒入盆内，坐于其上，先熏后浸洗半小时，每日熏洗 1 次，一般 3～6 次痊愈。

（《江苏中医》1965.12）

10. 主治：滴虫性阴道炎。

方：百部草 62g，雄黄适量。

将百部草煎成汤剂，冲洗阴道后将雄黄粉喷入阴道皱襞内。每日处置 1 次，5 次为 1 疗程。

（《吉林卫生》1960.11）

11. 主治：滴虫性阴道炎。

方：韭菜 20 根，生百部、野菊花各 15g，川黄柏、土荆皮各 12g。

加水 1000ml，煮沸去渣，药汁倒盆内，坐盆上先熏后浸洗阴部，日 1 次。一般轻者洗 2 次，重者洗 3 次即见效。

（《中医杂志》1966.4）

12. 主治：滴虫性阴道炎。

方：蛇床子、苦参各 30g，龙胆草 15g，黄柏 9g，枯矾 6g。

上药煎成汤剂，把煎出液放于干净痰盂内，患者坐上熏之，待温用布蘸水洗外阴部，每剂可反复用 4～5 次。

（《江苏中医》1965.7）

13. 主治：滴虫性阴道炎。

方：苦参、枯矾各 30g，百部 25g，苍术 20g，蛇床子、葱白各 15g，黄连、石菖蒲各 10g。

加水 3000ml，文火煎取 2000ml，分早、晚 2 次坐浴或用纱布包裹手指擦洗外阴及阴道 30 分钟。每日 1 剂，5 日为 1 疗程。

注：①月经期间禁用；②不宜用过热的药液擦洗外阴；③治疗期，内裤、浴巾和盆具宜煮沸消毒，勤洗晒被褥，禁止性生活。

《广西中医药》1985.3)

14. 主治：滴虫性阴道炎。

方：龙胆草、五倍子各 9g。

加水煎液，去渣取液后趁热先熏后洗患处，每次行 20～30 分钟，日 2～3 次。

15. 主治：滴虫性阴道炎。

方：使君子、当归、白薇各 9g，雷丸 1.5g，乌梅 3 个。

加水煎服，日 1 剂。

16. 主治：滴虫性阴道炎。

方：羌活、柴胡、升麻、枯矾各 6g，大蒜、补骨脂、山奈、川乌、花椒各 3g，甘松 0.9g，全蝎 3 个，麝香少许。

共为细末，共制成 18 丸，隔日上 1 次，每次 2 丸，3 次为 1 疗程，4 疗程即愈。

（以上三方摘自《中西医治疗常见妇科病》）

17. 主治：滴虫性阴道炎。

方：滑石 15g，萆薢、薏苡仁各 12g，黄柏、赤茯苓、牡丹皮、泽泻、知母、苍术、鹤虱、吴茱萸各 9g。

加水煎服，日 1 剂。

18. 主治：滴虫性阴道炎。

方：蛇床子 30g，苦参 15g，花椒、黄柏、白矾各 9g。

加水煎汤，过滤取液，趁热先熏后洗阴道或作阴道冲洗，日 1 次。

19. 主治：滴虫性阴道炎。

方：陈鹤虱 30g，苦参、威灵仙、当归尾、蛇床子、狼毒各 15g。

加水煎汤，熏洗或坐浴，日 1 次。

外阴瘙痒厉害者加枯矾 30g 或薄荷 9g（后下）。

（以上三方姚粹华供）

20. 主治：滴虫性阴道炎。

方：黄连、黄柏、地肤子各 10g。

加水煎汤，取滤液蘸棉球塞入阴道，

12 小时后取出，日 1 次，10 次为 1 疗程。

21. 主治：滴虫性阴道炎。

方：五倍子 40g，黄柏 10g，冰片 1g，蛇床子 0.1g。

共研细末，用糯米纸包好，每包 3g，睡前塞入阴道内，第 2 天早晨取出，连用 6 日为 1 疗程。

22. 主治：滴虫性阴道炎。

方：苦参、白头翁各 60g。

加水 1000ml 煎成 700ml，冲洗阴道，日 1 次，6 次为 1 疗程。

（以上三方摘自《百病良方》）

霉菌性阴道炎

1. 主治：霉菌性阴道炎。

方：熟地黄、山茱萸各 30g，党参、白术、桑螵蛸各 15g，补骨脂、淫羊藿、苦参、黄柏各 10g，制附子 6g。

加水煎沸 15 分钟，过滤取液，渣再加水煎 20 分钟，滤过去渣，两次滤液兑匀，分早、晚两次服，日 1 剂。

带下色黄黏稠，或呈脓状者加黄芩、白头翁各 10g；带下滑脱不禁者加芡实、金樱子各 12g；腰痛甚加杜仲、菟丝子各 10g，瘙痒甚加蛇床子、白鲜皮各 9g；体极虚者加鹿茸、人参各 6g。

2. 主治：霉菌性阴道炎。

方：苦参、白头翁、白矾各 30g，牡丹皮、赤芍、川花椒各 15g。

加水煎汤去渣，趁热熏洗外阴，待适温后坐浴，日 2 次，每次 15～30 分钟。

治疗期间禁忌性交，忌辛辣煎炒刺激性食物，妊娠及月经期停用。

（以上二方摘自《陕西中医》1989.5）

3. 主治：霉菌性阴道炎。

方：苦参、蛇床子各 30g，龙胆草

20g，百部、木槿皮、黄柏、花椒、地肤子各15g。

加水煎汤去渣，洗患处，日1～2次。

(《河北中医》1986.1)

4. 主治：霉菌性阴道炎。

方：金龟莲、苦参、生百部、虎杖、乌梅、蛇床子、土茯苓、鹤虱各30g，七叶一枝花20g，雄黄、白矾、龙胆草、花椒、黄柏各15g。

加水2000ml，煮沸20～30分钟，

涂搽外阴及阴道，早、晚各1次。亦可用棉球浸药，塞入阴道。日1次，10日为1疗程。

(《四川中医》1989.8)

5. 主治：霉菌性阴道炎。

方：苦参、蛇床子、生百部各30g，白鲜皮、地肤子、土荆皮各15g，花椒10g，龙胆草、白矾各9g。

上药加水2000ml，煮沸20～30分钟后，去渣取浓汁，用纱布或棉球蘸药涂搽外阴及阴道，早晚各1次，日1剂。

也可用核桃大的消毒棉球长线敷住，浸湿药液，放入阴道深处，第2天早晨拉线拖出棉球，每晚1次。

(《四川中医》1986.11)

6. 主治：霉菌性阴道炎。

方：紫花地丁、马鞭草各30g。

加水煎汤，过滤去渣，灌洗外阴及阴道，日1剂。

(《四川中医》1988.7)

7. 主治：霉菌性阴道炎。

方：黄连、青黛、芒硝各30g。

共研细面，加甘油少许搅匀，涂于外阴和阴道，每日早、晚各涂药1次，7日为1疗程。

8. 主治：霉菌性阴道炎。

方：苦参、蛇床子各30g，龙胆草

20g，黄芩15g，川花椒10g。

加水浓煎，1日分2次内服，同时用此药液涂搽外阴和阴道。

9. 主治：霉菌性阴道炎。

方：黄柏、贯众、苦参各30g，芜荑20g。

加水浓煎，用棉签蘸药液涂搽外阴及阴道，日2次。亦可用带线棉球蘸药液塞入阴道内，每日换药1次。

(以上三方摘自《百病良方》)

10. 主治：霉菌性阴道炎。

方：鸦胆子25g。

加水2500ml，文火煎取500ml，过滤后装瓶高压消毒备用。用时将药液加温冲洗阴道，每日冲洗1次，7日为1疗程，日1剂。

(《四川中医》1984.4)

外阴白斑

1. 主治：外阴白色病变。

方：白芍、川牛膝、鸡血藤、威灵仙各15g，生地黄、当归、牡丹皮、黄芩各12g，玄参7g，栀子、甘草各6g。

加水煎沸15分钟，过滤取液，渣再加水煎20分钟，滤过去渣，两次滤液兑匀，分早、晚2次服，日1剂。

心烦失眠加龙骨20g，麦门冬15g；头晕加枸杞子15g，菊花12g；腰痛加巴戟天12g，续断15g。

2. 主治：外阴白色病变。

方：苦参、蛇床子、淫羊藿、威灵仙、白鲜皮各30g。

加水2000ml，煮沸15分钟后，熏洗患处，日1～2次，月经期停用。

(以上二方摘自《江苏中医》1989.3)

3. 主治：外阴白色病变。

方：地肤子 30g，苦参、蛇床子、蒲公英、紫草、黄柏各 15g。

加水煎汤，每日熏洗坐浴 1 次，3 个月为 1 疗程。

痒甚加川花椒、枯矾、鹤虱各 9g；溃疡加五倍子、狼毒各 6g；干涩者加淫羊藿、地骨皮各 10g。

4. 主治：外阴白色病变。

方：生马钱子 60g，紫草、白芷、七叶一枝花、当归各 10g，蜈蚣 10 条，生蒲黄 9g，雄黄 6g，冰片 3g，麝香 1.5g，硇砂、硼砂各 0.3g。

各药共研细末，用香油或凡士林制成膏，涂患处，日 2 ～ 3 次。

5. 主治：外阴白色病变。

方：生马钱子 60g，鹿含草 30g，淫羊藿、仙茅各 15g，紫草、白芷、生蒲黄、七叶一枝花、当归各 10g，雄黄 6g，麝香 1.5g。

制法同 4 方，涂患处，日 2 次。

6. 主治：外阴白色病变。

方：生马钱子 60g，蜈蚣 10 条，赤芍 10g，血竭 3g。

制法同 4 方，涂患处，日 2 次。

（以上四方摘自《中西医结合杂志》1988.4）

7. 主治：外阴白斑。

方：苦参、蛇床子、地肤子、百部各 30g，紫草茸、雄黄、蒲公英、防风各 20g。

上药加水煎液，过滤去渣，趁热熏洗患处，日 1 剂。

（《广西中医药》1985.3）

8. 主治：外阴白色病变。

方：黄芪 16g，党参、当归、赤芍、射干、珍珠母各 13g，补骨脂、生地黄、麦门冬、知母、泽泻各 10g，桂枝、黄柏、木香、甘草各 6g。

加水煎服法同 1，日 1 剂。

9. 主治：外阴白色病变。

方：60% 酒精 500ml，射干 100g。

将射干浸于酒精中 1 周，小毛刷蘸液外涂患处，日 3 ～ 4 次。

（以上二方摘自《陕西中医》1986.5）

10. 主治：外阴白斑。

方：益母草、桑寄生、女贞子、墨旱莲各 30g，续断、枸杞子各 20g，何首乌 15g，菟丝子 12g，麦门冬、牡丹皮、覆盆子、地骨皮、红花各 10g。

加水煎服法同 1，日 1 剂。

11. 主治：外阴白斑。

方：土荆皮、蛇床子、淫羊藿、苦参各 30g，白鲜皮 15g，青黛、川花椒、防风、荆芥各 10g。

加水煎汤，趁热先熏后洗患处，日 2 次。

12. 主治：外阴白斑。

方：桑寄生、补骨脂各 30g，茯苓 20g，生地黄、麦门冬、泽泻、苍术、荆芥、防风、黄柏各 10g。

加水煎服法同 1，日 1 剂。

（以上三方摘自《百病良方》）

外阴炎

1. 主治：外阴炎。

方：生石膏、熟石膏各 500g，黄连 100g，冰片 25g，铅丹适量。

先将黄连浸泡在 3000ml 开水中，3 日后，再将研细的生石膏、熟石膏用黄连浸出液水飞阴干，加铅丹至桃红色为度，最后加入冰片粉，共研细装瓶密封。用时，先进行局部常规消毒，然后将药粉直接撒于疡面。

（《浙江中医杂志》1982.4）

2. 主治：外阴炎。

方：儿茶、海螵蛸、铅丹各等量。

共研成散剂备用。用时，先用1‰新洁尔灭消毒患处，然后在创面上均匀地敷以本药，日1～2次。

（《吉林中医药》1983.6）

3. 主治：外阴炎。

方：炉甘石10g，轻粉3g，珍珠、冰片各1.5g。

先用1‰新洁尔灭清洗外阴，拭干撒少许上药末于患处，日1次。

（《中西医治疗常见妇科病》）

阴吹

1. 主治：阴吹。

方：党参、黄芪各15g，白术、炒杜仲、续断、当归、海螵蛸各9g，陈皮、炮姜炭各6g，绿升麻、柴胡、炙甘草各4.5g。

加水煎沸15分钟，过滤取液，渣再加水煎20分钟，滤过去渣，两次滤液兑匀，分早、晚两次服，日1剂。

外用方：蛇床子9g，黄柏6g，吴茱萸3g。用布包泡水中，坐浴洗。

（《哈荔田妇科医案医话选》）

2. 主治：阴吹。

方：蜂蜜30g，香油6g。

二药混合，清晨空腹，开水冲服，日1次。

（《实用中医妇科学》）

阴痒

1. 主治：阴痒。

方：白芍30g，黄芩、蛇床子各18g，

香附、丹参、泽泻、炙甘草各15g，白芷、龙胆草、防风、车前子各12g，荆芥10g。

加水煎沸15分钟，过滤取液，渣再加水煎20分钟，滤过去渣，两次滤液兑匀，分早、晚两次服，日1剂。

2. 主治：阴痒。

方：蛇床子30g，花椒、苍耳子、黄柏各18g，白矾12g。

加水煎汤，先熏后洗患处，每晚1次。

（以上二方摘自《河南中医》1988.1）

3. 主治：外阴瘙痒。

方：白鲜皮、苦参各40g，鸦胆子、土荆皮各30g，狼毒、百部各25g，枯矾20g，川花椒10g。

将上药加水3000ml煮沸30分钟后，待药液温热时洗患部，亦可趁热熏患处，每次熏洗10～20分钟，日2次。

（《湖南中医杂志》1988.6）

4. 主治：阴痒。

方：蒲公英30g，川花椒、狼毒、苦参、地肤子、土茯苓各15g，艾叶、大黄、黄柏各10g。

加水煎汤趁热熏洗患部，使药力直透阴中，须臾，以汤搽洗，待水温适宜后坐浴，日2次。

注意：上方只供外洗，切忌内服，若外阴破溃者禁用。

（《四川中医》1988.5）

5. 主治：阴痒。

方：白花蛇舌草60～90g，苦参、黄柏、木槿皮、蛇床子各15g，花椒9g，冰片（烊化）3g。

将上药加水后，煎过滤取液去渣，将药液倒入盆内，冲冰片溶化，先熏阴部，待水温适度后坐浴，每次30分钟，日2次。

若阴部有破损者去花椒。

（《四川中医》1988.4）

6. 主治：女阴瘙痒。

方：鸡肝1具，桃仁20g，雄黄3g。

桃仁研膏，雄黄研粉，调成膏状，鸡肝切片，将膏药涂鸡肝上，塞入阴道内，1日1换。

（《新中医》1987.10）

7. 主治：女阴瘙痒。

方：苦参、蛇床子、地肤子、黄柏各30g，白芷、川花椒各10g。

加水煮沸，取液趁热熏洗半小时许，药凉存放，下次用时，再行煮沸，日2次。

（《四川中医》1986.11）

8. 主治：阴痒。

方：雄黄30g，苦参、薏苡仁各25g，蛇床子、薄荷各20g，黄柏、生苍术、当归各15g。

将上药用纱布包煎，加水2500ml煮沸后始得热熏，待温度适应时坐浴，日1剂，早、晚各洗1次，7剂为1疗程。

若外阴部水肿严重者加土茯苓20g；宫颈糜烂者加蒲公英25g，减雄黄量为25g。

（《中医杂志》1989.3）

9. 主治：阴痒。

方：刺蒺藜、生地黄、白术（土炒）、白薇各30g，黄芩（酒炒）、远志（酒炒）、车前子各15g，焦栀子、泽泻、柴胡、龙胆草、姜半夏、葫芦巴、芦荟、白豆蔻、荆芥（炒焦）、牡丹皮各10g。

加水煎服法同1，日1剂。

（《四川中医》1988.7）

10. 主治：阴痒。

方：枯矾30g，天花粉、白鲜皮各10g，雄黄、白及、川黄柏、川乌、草乌各6g。

共研为极细末，以适量麻油调涂患处。

11. 主治：阴痒。

方：蛇床子、透骨草各30g。

加水煎汤，去渣取液，趁热熏洗浴患处，日2～3次。

12. 主治：阴痒。

方：艾叶30g，朴硝15g，蛇床子1.5g，葱皮不拘多少。

加水煎液，过滤去渣，趁热或加热先熏后洗患处，日3次。

13. 主治：阴痒（包括滴虫性、霉菌性阴道炎）。

方：取百虫窝（血海上1寸）、蠡沟穴。

手法：进针后行强刺激，留针30分钟。

（以上摘自《中西医治疗常见妇科病》）

14. 主治：女阴瘙痒，湿热下注型。

方：金银花、土茯苓各30g，苦参20g，苍术、黄柏、川牛膝各12g，白芷、赤芍各10g。

加水煎服法同1，日1剂。

15. 主治：女阴瘙痒，阴痒甚则疼痛，带下多色黄如脓或呈泡沫状，心烦少寐，口苦而腻，胸闷不适，食少小便黄，苔黄腻，脉滑数。

方：白花蛇舌草、半枝莲、半边莲各30g，当归、白芍各15g，生地黄、荆芥、防风各12g。

加水煎服法同1，日1剂。

16. 主治：女阴瘙痒。

方：金银花18g，透骨草15g，防风、荆芥各12g。

加水煎汤，熏洗患处，每日早、晚各1次。

17. 主治：女阴瘙痒。

方：白鲜皮、鱼腥草各15g，威灵仙12g，狼毒、龙胆草各10g。

加水煎汤，熏洗患处，日1～2次。

（以上四方摘自《百病良方》）

18. 主治：阴道痒痛，或糜烂发肿。

方：蛇床子 60g，苦参 12g，防风 9g，大戟 6g。

加水煎汤，过滤趁热熏洗患处，日 2 次。

19. 主治：阴道痒痛。

方：苦参 60～90g。

加水煎汤，滤液熏洗患处，每晚 1 次。

20. 主治：妇女阴痒。

方：蛇床子 30g，狼毒 10g。

加水煎液，趁热熏洗患处，日 1 次。

21. 主治：阴痒。

方：蛇床子 120g，苍术 30g，花椒、白矾各 15g。

加水煎汤，熏洗患处，早、晚各 1 次。

（以上摘自《单方验方汇集》）

22. 主治：外阴瘙痒疼痛，夜间尤甚，带多色黄，心情暴躁易怒，溲赤便艰，口舌热疮，苔薄黄或黄糙，脉弦。

方：龙胆草、山栀子、黄芩、柴胡、当归、生地黄、泽泻、车前子（包煎）、木通各 9g，生甘草 4.5g。

加水煎服法同 1，日 1 剂。

心烦失眠加夜交藤、合欢皮各 15g，赤茯苓 9g；便秘加生大黄 9g（后下）。

23. 主治：外阴瘙痒夜间加剧，病久，皮肤干燥或粗糙，神疲乏力，面色少华，头晕耳鸣，腰酸膝软，舌淡苔薄，脉细。

方：党参、当归、生地黄、熟地黄、赤芍、怀山药、茯苓、生甘草各 9g，乌梅 6g，川芎、防风各 4.5g。

加水煎服法同 1，日 1 剂。

腰酸头晕加续断、杜仲、枸杞子、钩藤（后下）各 9g；瘙痒失眠加磁石（先煎）、珍珠母（先煎）各 30g，夜交藤、鸡

血藤各 15g，远志 9g。

（以上二方摘自《中医妇科临床》）

其他外阴疾病

1. 主治：外阴溃疡。

方：蒲公英 15g，金银花、生地黄各 12g，连翘、黄柏、天花粉、赤芍、防风、丹参、车前子（包煎）、生山栀子各 9g，生甘草 4.5g。

加水煎沸 15 分钟，过滤取液，渣再加水煎 20 分钟，滤过去渣，两次滤液兑匀，分早、晚两次服，日 1 剂。

2. 主治：外阴溃疡，发烧。

方：丹参 30g，白芍 12g，泽泻、地骨皮、炙鳖甲、柴胡、栀子、牡丹皮、牛膝、桃仁、红花各 9g，龙胆草 6g。

加水煎服法同 1，日 1 剂。

3. 主治：外阴溃疡，发烧，脉弱。

方：丹参、玉竹、牛膝各 15g，山栀子、泽兰、柴胡、鳖甲、鹿角胶、地骨皮、没药各 10g。

加水煎服法同 1，日 1 剂。

（以上三方摘自《中西医治疗常见妇科病》）

4. 主治：女外阴肿。

方：马鞭草鲜叶 500～800g。

捣烂取汁，用棉花浸药汁敷阴户处，日 2～3 次，每次 20～30 分钟。

（《四川中医》1986.11）

5. 主治：外阴刺痛，瘙痒夜间尤甚，或外阴皮肤干燥变白，失去弹性，头晕目眩，月经不调，苔薄，舌质偏红，脉弦而虚。

方：生地黄 30g，苏木、炙鳖甲、马鞭草各 15g，龙胆草 9g。

上药共研细末，日 3 次，每次 3g（或作汤剂），温白开水送服。

6. 主治：外阴干枯色白，局部瘙痒或刺痛，少腹冷痛，腰酸乏力，面色不华，舌淡光滑，脉沉细。

方：石楠叶、淫羊藿各 15g，威灵仙、蛇床子各 9g。

共研细末，日 3 次，每次 15g（亦可作汤剂），温开水送服。

（以上二方摘自《中医妇科临床手册》）

老年性阴道炎

1. 主治：老年性阴道炎，表现为带下色黄或为赤带，头晕心悸，心烦易怒，腰酸足软，口干尿赤，舌质红，脉细。

方：牡蛎 15g（先煎），墨旱莲 12g，生地黄、熟地黄、赤芍、麦门冬、知母、地骨皮、牛角䚡、女贞子各 9g，甘草 4.5g。

加水煎沸 15 分钟，过滤取液，渣再加水煎 20 分钟，滤过去渣，两次滤液兑匀，分早、晚 2 次服，日 1 剂。

2. 主治：老年性阴道炎，属肝肾不足者。

方：生地黄 12g，淮山药、山茱萸、泽泻、牡丹皮、茯苓、知母、黄柏各 9g。

加水煎服法同 1，日 1 剂。

轰热汗出，形寒者，加仙茅、淫羊藿、巴戟肉各 9g；心悸失眠者，加淮小麦 30g，炙甘草 12g，柏子仁 9g；带多不止者，加煅牡蛎 30g（先煎），芡实 12g，莲须 9g。

（以上二方摘自《中医妇科临床手册》）

3. 主治：老年性阴道炎，表现为白带增多呈黄色水样或带血性，如有感染，白带可呈脓性，伴有外阴瘙痒或灼痛。妇科检查阴道壁充血或有小出血点。

方：蛇床子 30g，地肤子、白鲜皮、龙胆草、苦参各 15g，川花椒、防风各 12g。

以上诸药加水 2000ml 煎煮 20 分钟后带渣熏洗，日 3 次，每剂药可用 1 ～ 2 日，6 日为 1 疗程。

脓性白带可加黄柏 15g。

（《河北中医》1988.4）

4. 主治：老年性阴道炎。

方：苦参、生百部、蛇床子、地肤子、白鲜皮、紫荆皮各 30g，龙胆草、川黄柏、川花椒、苍术、枯矾各 10g。

加水 2000 ～ 2500ml，煎煮 10 ～ 15 分钟，先熏后洗，每日 1 剂，早、晚各 1 次，10 日为 1 疗程。也可用核桃大小消毒棉球缚以长线、饱吸药液，于睡前坐浴后塞入阴道并于次晨取出。

（《陕西中医》1987.12）

5. 主治：老年性阴道炎。

方：海螵蛸、香白芷各 60g，血余炭 30g。

将上诸药碾碎混合共研细末，每次服 4.5g，饭前用黄酒送服，日 3 次。

（《中草药单验方选编》）

宫颈炎

1. 主治：宫颈炎、宫腔粘连。

方：杜仲、川续断各 15g，牛膝、丹参、赤芍各 12g，肉桂、小茴香、延胡索各 10g，没药 6g，干姜 3 片。

加水煎沸 15 分钟，过滤取液，渣再加水煎 20 分钟，滤过去渣，两次滤液兑匀，月经周期的第 1 ～ 2 周服，分早、晚 2 次服，日 1 剂。

阳虚者加党参、黄芪各 12g，焦白术

10g；阴虚者加麦门冬、山茱萸、菟丝子各10g。

2. 主治：宫颈炎、宫腔粘连。

方：丹参15g，益母草、赤芍、红花各12g，当归、桃仁、川楝子各10g。

加水煎法同1，月经周期的第3周服，分早、晚2次服，日1剂。

有感染者加连翘、败酱草各12g，黄芩、生地黄各10g。

（以上二方摘自《中西医结合杂志》1988.5）

3. 主治：慢性宫颈炎。

方：苦参200g，蛇床子150g，黄柏、白矾、地肤子、五倍子、艾叶、土茯苓各120g，花椒60g，黄连40g。

加水煎汤，过滤去渣，冲洗外阴及患处。

4. 主治：慢性宫颈炎。

方：黄柏、大黄、黄芩、苦参、煅龙骨、土茯苓各200g，紫草100g，冰片60g，黄连50g。

共研细末，过100目筛，贮瓶备用。用3号方冲洗后，无菌下用内窥器撑开阴道暴露宫颈，用喷粉器将药粉喷于宫颈糜烂面，日1次，10次为1疗程。

（以上二方摘自《湖南中医杂志》1988.4）

5. 主治：子宫颈炎。

方：人参膏干粉5份，蛤蚧粉、铅丹各2份，儿茶0.3份，黄连素、乳香、没药各0.2份，冰片0.1份。

将上药分别研成细末并过筛，取各药混匀，装入胶囊，每粒重0.5g。用药前，先以1∶1000新洁尔灭冲洗阴道，然后将药放入阴道穹窿部，每次2粒，隔日1次，4次为1疗程。

（《中医杂志》1983.11）

6. 主治：子宫颈炎。

方：乳香150g，枯矾、儿茶各100g，没药、冰片、黄柏各50g。

上诸药研制成粉剂。用1∶5000呋喃西林棉球拭净宫颈及阴道分泌物，将上药粉喷于子宫颈糜烂面，1周2次。治疗期间禁止性生活。

（《人民军医》1981.6）

7. 主治：子宫颈炎。

方：枯矾、五倍子、金银花、儿茶、甘草各等量。

将上药干燥后，粉碎过100目筛，放入消毒瓶内随用随取。上药前用干棉球清擦阴道及宫颈，再用带线棉球蘸上药粉放在糜烂面上，24小时后将棉球取出。每隔2日换药1次。

（《吉林中医药》1982.1）

8. 主治：慢性子宫颈炎。

方：炒怀山药、海螵蛸各180g，萹蓄、瞿麦、车前子各150g，生黄芪、党参、白术各120g，琥珀、牛膝、乳香、没药、苍术、黄柏、当归各90g，柴胡、陈皮各70g，甘草60g，肉桂30g。

上诸药共研细末，炼蜜为丸。每次6g（约30丸），用土茯苓30g煎汤送服，日服3次。30日为1疗程，疗程间隔3日。

（《湖北中医杂志》1988.2）

9. 主治：慢性子宫颈炎。

方：白矾60g，铅丹50g，雄黄14g，钟乳石12g，儿茶11g，没药9g，血竭7g，蛇床子、乳香、冰片、硼砂、硇砂各4g。

共研为细末，加麻油调成膏。用时先擦净阴道及宫颈表面分泌物，在带线棉球上涂药末，紧贴宫颈糜烂面。上药时注意避免损伤阴道黏膜。每周2次，5～10次为1疗程。

10. 主治：慢性子宫颈炎。

方：青黛、延胡索各210g，黄柏、血竭各78g，海螵蛸、桔梗各75g，儿茶63g，冰片21g，煅龙骨18g。

共研细末，清洁阴道后喷于宫颈糜烂面上，日1次，10次为1疗程。

（以上秦满供）

11. 主治：宫颈阿米巴病。

方：苦楝根、百部根、射干各30g。

加水煎汤，熏洗患处，日2次。

12. 主治：宫颈阿米巴病。

方：桑白皮30g，白芍、当归各12g，苦楝根、白薇、槟榔、地榆炭各9g，胡黄连6g，丁香3g。

加水煎服法同1，日1剂。

（以上二方摘自《中西医治疗常见妇科病》）

子宫内膜炎

1. 主治：子宫内膜炎。

方：当归、白芍、郁金、川楝子、益母草、桃仁各9g，川芎、香附、地骨皮各6g，柴胡、薄荷各3g。

加水煎服，日1剂。

（《中西医治疗常见妇科病》）

2. 主治：子宫内膜炎。

方：苎麻根、败酱草各20g，红茜草、海螵蛸、蒲公英、益母草各15g，桃仁、山楂、泽泻各10g，血竭6g。

加水煎服，日1剂。腹痛加金银花15g，延胡索10g；赤白带下腥臭加马鞭草20g，薏苡仁10g；腰酸加续断15g，桑寄生10g；血虚加当归、阿胶各10g。

（《上海中医药杂志》1987.8）

3. 主治：子宫内膜炎。

方：延胡索、川楝子、当归、川芎、三棱、莪术、金银花、连翘、蒲公英、紫花地丁各10g，甘草、乳香、没药各5g。

水煎服，日1剂。

4. 主治：子宫内膜炎。

方：穿山甲珠、皂角刺、浙贝母、车前子、黄芪、白术、鹿角霜各10g，甘草5g。

水煎服，日1剂。

（以上二方田凤鸣供）

子宫颈糜烂

1. 主治：子宫颈糜烂，亦治子宫发育不良。

方：益母草60g，车前子30g，熟地黄15g，当归、川芎、白芍、赤芍、甘草各10g。

加水煎沸15分钟，过滤取液，渣再加水煎20分钟，滤过去渣，两次滤液兑匀，分早、晚两次服，日1剂。

（《临证用方选粹》）

2. 主治：子宫颈糜烂。

方：枯矾200g，五倍子、黄柏、金银花、鱼腥草、野菊花各150g，海螵蛸60g，冰片20g。

共研极细末，用消毒棉球蘸药涂于子宫糜烂处，每晚1次。

（《湖北中医杂志》1987.4）

3. 主治：子宫颈糜烂。

方：生蛤粉150g，龟版面100g，铅丹75g，冰片6g。

诸药混匀研为极细末。治疗时用带线棉球蘸药粉置患处，6小时后取出棉球，每日或隔日1次，5～7次为1疗程。

《河北中医》1988.3)

4. 主治：宫颈糜烂。

方：煅石膏20g,乳香、没药、硼砂各10g,冰片6g,珍珠4g。

共为细末,混匀过筛,装入大口瓶中用紫外线照射45分钟,1周后再照射1次。常规妇科检查消毒,将粉末适量涂于病变部位。隔日上药1次,炎症好转后3日上药1次。

(《中西医结合杂志》1988.7)

5. 主治：宫颈糜烂。

方：虎杖、土黄柏、川黄连、青黛、煅龙骨、煅牡蛎各等量。

共研细末装瓶。用时取1g左右,作阴道上药,隔日1次,10日为1疗程。月经前后3日停用,用药期间避免性生活。

(《四川中医》1988.2)

6. 主治：宫颈糜烂。

方：血竭、七叶一枝花各10g,麝香、蛇胆、蟾酥、牛黄各0.1g。

共研成细粉,紫草膏为栓,纳入擦净的宫颈表面,5日为1疗程,疗程之间相隔5～7日。

(《河北中医》1987.4)

7. 主治：子宫颈糜烂。

方：白矾50.9g,铅丹48.4g,雄黄、钟乳石各13.8g,硼砂12.5g,儿茶11.3g,乳香、硇砂各10.9g,没药9.4g,血竭7.8g,蛇床子4.4g,麝香1.25g。

上药共为细末,炼蜜为丸,共制成320丸,每周1次涂于子宫颈糜烂处。

(《中华妇产科杂志》1959.1)

8. 主治：子宫颈糜烂。

方：乳香、没药各10g,冰片5g,硇砂4g。

共研细末过细筛混合均匀装入大口瓶中,用紫外线照射45分钟,1周后再照射1次。用时常规妇科检查消毒,将药末适量涂于病变部位。隔日涂药1次,炎症好转后3日涂药1次,10次为1疗程。

9. 主治：宫颈糜烂。

方：象皮、蛤粉、白及、炉甘石、血竭、紫草各10g,铅丹、冰片各4g。

共研极细末混匀装入大口瓶中,紫外线照射45分钟,用1周后再照射1次,用时妇科常规检查消毒,将药粉适量涂于病变部位。隔日涂药1次。炎症好转后3日涂药1次,10次为1疗程。

(以上二方摘自《中西医结合杂志》1988.7)

10. 主治：子宫颈糜烂。

方：地榆粉50g,枯矾、磺胺粉各25g。

地榆炒至褐色研末过筛,加枯矾、磺胺混合均匀。用前加数毫升白及胶浆使成糊状,用棉球先揩净宫颈与阴道内分泌物。最初1～2次先用20%硝酸银腐蚀宫颈糜烂处,并用本药在糜烂处涂上薄薄的一层,以后则单独用本药,隔日1次,5次为1疗程。结痂改为2～3日上药1次。

(《浙医学报》1959.6)

11. 主治：宫颈糜烂。

方：珍珠、轻粉、三七粉、象皮、赤石脂、猪胆、乳香、没药、梅片、炉甘石、儿茶、石膏、鹿茸各适量(用量根据糜烂程度增减)。

将上诸药研碎成细粉,制成片剂。将该片适量贴于糜烂处,后以带线棉球塞住阴道,每隔5～7日上药1次,5次为1疗程。

12. 主治：宫颈糜烂。

方：硼砂、青黛、玄明粉各500g,黄柏250g,樟脑200g,冰片100g,象皮50g。

各药分别研碎过筛后混合，经紫外线照射后，常规细菌培养，无菌装瓶备用。

用时先用 1‰新洁尔灭棉球拭净阴道分泌物，用竹板将粉 1g 散布宫颈糜烂处，以带线棉球塞入阴道，以防止药粉漏出，隔日上药 1 次。

（以上摘自《中医杂志》1984.1）

盆腔炎

1. 主治：急性盆腔炎。

方：连翘、金银花、红藤、败酱草各 30g，薏苡仁、山栀子、桃仁各 12g，牡丹皮、延胡索、川楝子各 9g，赤芍、乳香、没药、甘草各 6g。

加水煎沸 15 分钟，过滤取液，渣再加水煎 20 分钟，滤过去渣，两次滤液兑匀，分早、晚 2 次服，日 1 剂。

便秘加大黄 9g；带下秽臭加黄柏、茵陈、茯苓各 12g；有炎性包块或附件增厚，加三棱、莪术各 10g；腹痛加延胡索、香附、木香各 10g。

（《四川中医》1988.2）

2. 主治：慢性盆腔炎。

方：败酱草、夏枯草、薏苡仁各 30g，丹参 20g，赤芍、延胡索各 12g，木香 10g。

加水煎服法同 1，日 1 剂。

行经期间停用本药，改服生化汤 3～5 日，过后继服上方，15 日为 1 疗程。

（《山东中医杂志》1988.2）

3. 主治：慢性盆腔炎。

方：红藤、生薏苡仁各 30g，生黄芪 15～30g，失笑散 15g（包），桃仁、红花、牡丹皮、枳实、制大黄各 10g。

加水煎服法同 1，日 1 剂。

（《中国医药学报》1988.2）

4. 主治：盆腔炎。

方：红藤、败酱草各 30g，当归 20g，丹参、延胡索各 15g，赤芍 12g，三棱、香附、台乌药各 10g，甘草 6g。

加水煎服法同 1，日 1 剂。如制成丸剂则日服 3 次，每次 10～15g，温开水送下。月经干净后开始服药（子宫内膜炎患者经期可以服药），12 日为 1 疗程。

（《中西医结合杂志》1988.7）

5. 主治：急性盆腔炎。

方：龙胆泻肝丸、当归龙荟丸。

照说明用，两药同时服用。

（《中华妇产科杂志》1960.1）

6. 主治：盆腔炎，少腹胀痛拒按，黄带量多质稠秽臭，发热口干，溲赤便结，舌红苔黄腻，脉滑数或弦数。

方：红藤 20g，败酱草、车前草各 15g，金银花、连翘、牡丹皮、赤芍、薏苡仁、延胡索、川楝子各 10g。

加水煎服法同 1，日 1 剂。

重者加蒲公英 15g，玄参 10g，黄柏 12g。

（《上海中医药杂志》1986.8）

7. 主治：慢性盆腔炎。

方：山药 30g，当归、丹参、芡实、土茯苓各 25g，赤芍、延胡索、川楝子、三棱、莪术各 15g，香附 10g。

上诸药共为细粉，按比例炼蜜为丸，每丸重 10g，每次服 1 丸，日 2 次，1 个月为 1 疗程。

湿热郁结型加黄柏、苦参各 15g，寒凝气滞型加炮姜、小茴香各 10g。

（《中西医结合杂志》1986.4）

8. 主治：盆腔炎。

方：丹参、紫花地丁、败酱草各 30g，赤芍、制乳香、制没药各 15g。

加水煎至 150～200ml，每晚 1 次保留灌肠，10 日为 1 疗程。

9. 主治：急性盆腔炎，高热寒战或往来寒热，腹痛拒按，黄带，口干舌燥，脉滑数。

方：金银花、丹参各 30g，连翘 15g，牡丹皮、赤芍、香附各 12g，柴胡、黄芩各 9g，川芎 6g。

加水煎服法同 1，日 1 剂。

（以上摘自《上海中医药杂志》1987.9）

10. 主治：盆腔炎发烧。

方：海螵蛸、续断各 12g，党参、黄芩、柴胡、甘草、半夏、地骨皮、牡丹皮、天花粉、炙甘草、茜草、菊花、香附各 9g。

加水煎服法同 1，日 1 剂。

11. 主治：盆腔炎脓肿。

方：败酱草、冬瓜子、当归、甘草、黄芪各 60g，薏苡仁、赤小豆各 30g，茯苓 24g。

加水煎服法同 1，日 1 剂。

12. 主治：盆腔炎。

方：橘核、川楝子、延胡索、桃仁、海藻、昆布、荔枝核、肉桂、五灵脂、木香各 9g。

加水煎服法同 1，日 1 剂。

可酌加乳香、没药各 9g，沉香、琥珀各 3g。

（以上三方姚粹华供）

13. 主治：盆腔炎。

方：金银花、紫丹参、败酱草各 30g，蒲公英 15g，续断、桑寄生、当归、赤芍、川楝子各 12g，厚朴、枳壳、延胡索各 9g，香附 6g。

加水煎服法同 1，日 1 剂。

14. 主治：急性盆腔炎。

方：金银花、蒲公英、丹参、败酱草各 30g，续断、桑寄生各 12g，穿山甲、红花、三棱、莪术、乳香、没药、当归、香

附、延胡索各 9g。

加水煎服法同 1，日 1 剂。

（以上摘自《中西医治疗常见妇科病》）

15. 主治：急性盆腔炎，表现为发热体温 39℃以上，少腹两侧疼痛拒按，带下色黄脓性有臭味，泛恶纳呆，苔黄腻，脉弦数或滑数。

方：金银花、连翘、红藤、败酱草各 30g，生山栀、赤芍、桃仁、薏苡仁、延胡索 12g，牡丹皮、川楝子各 9g。

加水煎服法同 1，日 1 剂。

高热恶寒加荆芥、防风各 6g，薄荷 3g（后下）；大便溏薄热臭加葛根、黄芩各 9g，黄连 6g；便秘加生大黄 9g（后下）；热毒盛酌加紫花地丁、蒲公英、鸭跖草、白花蛇舌草各 30g，黄连 6g。

16. 主治：急性盆腔炎，壮热退，少腹疼痛拒按，带下黄稠，舌红苔黄腻，脉小弦带数。

方：红藤、败酱草各 30g，桃仁、薏苡仁、延胡索各 12g，三棱、莪术、丹参、赤芍、牡丹皮各 9g，炙乳香、炙没药各 6g。

加水煎服法同 1，日 1 剂。

盆腔炎内有包块较大加生蒲黄（包煎）、五灵脂各 9g；经量多加鲜生地黄 15g，侧柏叶、生地榆各 12g。

17. 主治：慢性盆腔炎，湿热内阻型。

方：生鳖甲（先煎）、红藤、蒲公英、紫花地丁各 30g，金银花、连翘各 15g，大青叶、茵陈各 12g，升麻、生蒲黄（包煎）、椿根皮、桔梗各 9g，琥珀粉 3g（冲）。

加水煎服法同 1，日 1 剂。

（以上三方摘自《中医妇科临床手册》）

18. 主治：急性盆腔炎。

方：金银花、连翘、红藤、败酱草、薏苡仁各 30g，牡丹皮、山栀子、赤芍、桃仁各 12g，延胡索、川楝子、没药各 10g。

加水煎服法同1，日1剂。

19.主治：慢性盆腔炎。

方：蒲公英、红藤各30g，黄柏15g，白芷12g，三棱、皂角刺、桃仁、红花、乳香、没药、延胡索各10g。

加水煎服法同1，日1剂。

20.主治：慢性盆腔炎。

方：忍冬藤、橘核、马鞭草、鸡血藤、紫花地丁、白花蛇舌草各30g，益母草、连翘各15g，赤芍12g。

加水煎服法同1，每晚服1次，1剂分2日服完。

（以上三方摘自《百病良方》）

宫颈癌

1.主治：子宫颈癌。

方：仙桃草、牡蛎粉、天花粉、蒲公英各30g，铁树叶、半边莲、半枝莲各15g，石韦12g，核桃枝、月季花、桑寄生、玉蝴蝶、威灵仙、川厚朴、白及各9g。

加水煎沸15分钟，过滤取液，渣再加水煎20分钟，滤过去渣，两次滤液兑匀，分早、晚2次服，日1剂。

2.主治：子宫颈癌。

方：代代花、麦门冬各30g，生龙齿24g，黄药子、天花粉、生黄芪各15g，月季花、赤芍、知母、全当归、野党参各12g，银柴胡、半夏各9g，玫瑰花、生石膏、甘草各5g。

加水煎服法同1，日1剂。

3.主治：子宫颈癌。

方：半枝莲30g，仙桃草、核桃枝、莲子心、黄药子、土茯苓、延胡索、乌药各15g，丹参、白芍各12g，密蒙花、半夏、厚朴、石菖蒲各9g，翻白草、甘草各4.5g。

加水煎服法同1，日1剂。

4.主治：子宫颈癌。

方：牡蛎30g，仙桃草、当归尾各15g，枸杞子、菟丝子、柴胡、夏枯草、黄药子各12g，橘叶、川楝子、石菖蒲各9g，虎杖根、忍冬藤、生磁石各6g，甘松、桂枝尖各4.5g。

加水煎服法同1，日1剂。

（以上四方姚粹华供）

5.主治：子宫颈癌。

方：茯苓、生姜各12g，炒竹茹、半夏、广陈皮、淡竹叶、焦白术、神曲、厚朴、石斛各9g，苍术6g，甘草、鸡内金、荷叶梗、葛根各4.5g。

加水煎服法同1，日1剂。

6.主治：子宫颈癌。

方：龙齿24g，金银花炭、焦三仙各15g，炒阿胶、熟地黄炭、生黄芪各12g，杭菊花、莲子心、黄柏炭、瓜蒌、薤白、厚朴、赤芍各9g，钩藤6g，荷叶梗、炮姜、甘草各4.5g。

加水煎服法同1，日1剂。

7.主治：子宫颈癌。

方：益母草30g，泽兰叶、生龙骨、生牡蛎、半枝莲各15g，夏枯草、黄药子、金银花各12g，生阿胶（冲）、石韦、生姜各9g，炒黄柏4.5g，川黄连3g。

加水煎服法同1，日1剂。

8.主治：子宫颈癌，肝郁气滞型。

方：蒲公英、土茯苓各30g，茯苓、茵陈各24g，白术15g，当归、白芍、泽泻各9g，柴胡4.5g。

加水煎服法同1，日1剂。

根据具体情况可加：金银花30g，生黄芪15g，海螵蛸、茜草、海藻、紫草、贯众、七叶一枝花、穿山甲、三棱、莪术、龙胆草各10g，三七、大黄各3g。

（以上四方摘自《中西医治疗常见妇科病》）

9. 主治：子宫颈癌。

方：金银花 30g，百草霜、青黛、硼砂、白芷、血竭各 6g，硇砂 3g，蝎尾 10 条，壁虎 6 只，蜈蚣 4 条。

上诸药研为细末，水泛为丸，以雌黄 1 份、雄黄 2 份为衣，每日分服 1.5～3g。

10. 主治：早期子宫颈癌。

方：全蝎、蜂房、蛇蜕各 10g。

上药共研细末，水泛为丸，每次 2.1g，日 2 次。

注：全蝎先用冷水浸泡 24 小时（换水 2～3 次），取出晒干后，微火焙黄，蜂房、蛇蜕分别微炒。

11. 主治：子宫颈癌。

方：苦参 60g，蛇床子、野菊花、金银花各 30g，黄柏、白芷、石菖蒲各 15g。

上药作煎剂，浸泡阴道、宫颈。

（以上三方摘自《单方验方汇集》）

12. 主治：早期宫颈癌。

方：白矾 60g，白砒 45g，雄黄 7.2g，没药 3.6g。

前二味药共研粗粉，混合后煅成白色疏松状物并研细末，加入雄黄、没药混匀，制成三品饼（大如 1 分硬币，厚 2mm，重 0.2g）及三品杆（3mm×20mm，重 0.25g），紫外线消毒。于经后 5～7 日至经前 5 日用药，常规消毒并用凡士林油纱条保护阴道及穹隆部，在宫颈口贴一枚三品饼，7～9 日局部组织可坏死脱落，休息 1～2 日于宫颈管内上一枚三品杆。反复用药直至宫颈癌肿全部摧毁。

待上药吸收后至局部组织脱落前均敷用双紫粉（紫草、墨旱莲、紫花地丁、草河车、黄柏各 30g，冰片少许，共为细末，高压消毒）。

（《河北中医》1989.4）

13. 主治：子宫颈癌，肝郁气滞型。

方：生天南星（先煎 2 小时）、半枝莲、白花蛇舌草各 30g，茯苓、白术各 24g，莪术 15g，当归、山栀子、香附、牡丹皮、青皮各 12g。

加水煎服法同 1，日 1 剂。

14. 主治：子宫颈癌，脾肾阳虚型。

方：党参、山药、淫羊藿、半枝莲、白花蛇舌草、附子片（先煎）各 30g，白术、茯苓各 24g，熟地黄 12g，干姜、牡丹皮各 10g。

加水煎服法同 1，日 1 剂。

15. 主治：子宫颈癌，肝肾阴虚型。

方：山药、半枝莲、女贞子、白花蛇舌草、桑寄生各 30g，七叶一枝花 24g，生地黄 20g，莪术 15g，知母、黄柏各 12g。

加水煎服法同 1，日 1 剂。

（以上三方摘自《百病良方》）

16. 主治：子宫颈癌，气郁湿困型。

方：木馒头 30g，夏枯草 15g，炙龟版 12g（先煎），黄芩、象牙屑（先煎）、牡丹皮、全瓜蒌（切）、白薇、鹿角霜（包煎）、金银花各 9g。

加水煎服法同 1，日 1 剂。

17. 主治：子宫颈癌，湿热下注型。

方：土茯苓、半枝莲、白花蛇舌草各 30g，草河车 15g，生薏苡仁 12g，苍术、萹蓄、赤芍、草薢、碎米荠各 9g，黄柏 6g。

加水煎服法同 1，日 1 剂。

18. 主治：子宫颈癌，中气下陷型。

方：桑寄生、生龙骨、生牡蛎各 30g，黄芪、黄精、太子参、续断各 15g，生薏苡仁 12g，白术、狗脊、陈皮各 9g，升麻 3g。

加水煎服法同 1，日 1 剂。

19. 主治：子宫颈癌，阴虚湿毒型。

方：白花蛇舌草30g，半枝莲、草河车、墨旱莲、怀山药各15g，生地黄12g，知母、泽泻、玄参各9g，黄柏4.5g。

加水煎服法同1，日1剂。

（以上四方摘自《中医妇科临床手册》）

子宫肌瘤

1. 主治：子宫肌瘤。

方：牡蛎、紫丹参各15g，桂枝、茯苓、白芍各12g，牡丹皮、桃仁、牛膝各9g。

加水煎沸15分钟，过滤取液，渣再加水煎20分钟，滤过去渣，两次滤液兑匀，分早、晚2次服，日1剂。

肝郁加柴胡、青皮、香附、川楝子各9g；出血多加樗白皮、地榆炭各10g；白带多加白薇、椿根白皮各10g；便秘加大黄、芒硝各9g；小便不利加泽泻、车前子各10g。瘀重选加三七、五灵脂、蒲黄、乳香、没药、水蛭、虻虫、红花，软坚散结选加三棱、莪术、昆布、海藻、鸡内金、鳖甲、天葵子，选加用量据证酌定。

（《浙江中医杂志》1984.4）

2. 主治：子宫肌瘤。

方：生牡蛎30g，桂枝、茯苓、桃仁、牡丹皮、赤芍、鳖甲、卷柏、艾叶、青皮、续断、北黄芪各10g，黄柏6g。

共研成细末，炼蜜为丸，每丸重10g，日3次，每次1丸内服，温白开水送下。

（《新中医》1982.10）

3. 主治：子宫畸形并子宫肌瘤。

方：合欢皮、淫羊藿各30g，党参、巴戟天、葫芦巴各15g，白术、茯苓、当归、小茴香、石楠叶各12g，

加水煎服法同1，日1剂。

有腰酸腿困，经期大便溏者加山药、莲子肉各15g。

（《陕西中医》1988.7）

4. 主治：子宫肌瘤。

方：炮穿山甲15g，三棱、莪术各12g，牡丹皮、桃仁、茯苓、赤芍各10g。

加水煎服法同1，日1剂。可随证加减。

（《山西中医》1988.1）

5. 主治：子宫肌瘤。

方：生黄芪15g，全当归、生茯苓、生白芍、延胡索、川楝子各10g。

加水煎服法同1，日1剂。

湿盛加黄柏10g，生薏苡仁、怀山药各15g，车前子9g；肝旺加菊花、天竺黄、牡丹皮、焦山栀各10g；心悸气短加太子参、炒酸枣仁各15g，炙甘草10g，桂枝、珍珠母各9g。

（《陕西中医》1988.4）

6. 主治：子宫肌瘤，月经过多。

方：生黄芪、党参、炒白术、丹参、白芍、熟地黄、益母草、藕节、续断各9g，香附6g，黄芩3g。

加水煎服法同1，日1剂。

7. 主治：子宫肌瘤。

方：夏枯草、皂角刺各15g，香附、炒蒲黄、海藻、艾叶炭各9g，红花8g，昆布6g。

加水煎服法同1，日1剂。

（以上二方姚粹华供）

8. 主治：子宫肌瘤。

方：生蒲黄15g（包煎），当归、赤芍、白芍、郁金、香附、王不留行、白术、茯苓各9g，柴胡、薄荷（后下）各4.5g。

加水煎服法同1，日1剂。

有热象者加牡丹皮、山栀子各9g；有疼痛者加川楝子9g，延胡索12g。

9. 主治：子宫肌瘤。

方：震灵丹12g（包煎），党参、黄芪、当归、白术、白芍、阿胶（烊冲）、川芎、熟地黄、艾叶炭各9g，炮姜、炙甘草各3g。

加水煎服法同1，于月经第3～4日服，每日1剂。

有热象加黄芩、山栀子、生蒲黄（包煎）、生地黄各9g。

10. 主治：子宫肌瘤（有热象的）。

方：白花蛇舌草、石见穿、生牡蛎各30g，两面针、铁刺苓（粉背蕨）各18g，夏枯草15g，三棱、莪术、党参、白术各9g。

加水煎服法同1，日1剂。

11. 主治：子宫肌瘤（有寒象的）。

方：紫石英12g，茯苓、桃仁、赤芍、牡丹皮、生牡蛎（先煎）、莪术、王不留行各9g，桂枝6g，乳香、没药、红花各4.5g。

加水煎服法同1，日1剂。

（以上四方摘自《中医妇科临床手册》）

12. 主治：子宫肌瘤。

方：生贯众、半枝莲各30g，鬼箭羽、海藻各20g，制何首乌、天葵子、紫石英各15g，党参12g，甘草9g。

加水煎服法同1，日1剂。

（《江苏中医》1984.1）

输卵管疾病

1. 主治：输卵管积水。

方：红藤、败酱草各30g，枳实20g，白芍15g，延胡索、乌药各12g，柴胡、赤芍、青皮、香附各10g，炒小茴香9g，甘草3g。

加水煎沸15分钟，过滤取液，渣再加水煎20分钟，滤过去渣，两次滤液兑匀，分早、晚2次服，日1剂。

（《陕西中医》1989.6）

2. 主治：输卵管结扎术后月经失调。

方：鸡血藤、炙龟版各15～30g，丹参、熟地黄各15～20g，菟丝子、山茱萸、女贞子、佛手各10～15g，三七5～10g，炮穿山甲5～8g。

加水煎服法同1，日1剂。月经来潮前7～10日开始服药，每月服10剂。

（《广西中医药》1990.1）

3. 主治：输卵管结扎后腹痛。

方：白芍、金银花各30g，丹参20g，桂枝、甘草各15g，乌药、黄芪各10g。

加水煎服法同1，日1剂。

腰酸痛者加狗脊10g；肢冷者加附子4g；腹部压痛明显者加重金银花用量，再加延胡索10g。

（《河北中医》1987.6）

4. 主治：输卵管积水。

方：甘草15g，香附12g，当归、赤芍、牛膝、防己各9g，川芎、延胡索、红花、生桃仁各6g，肉桂1.5g。

加水煎服法同1，日1剂。

（《中医杂志》1965.6）

5. 主治：输卵管阻塞。

方：虎杖、菖蒲、王不留行各60g，当归、山慈菇、穿山甲、肉苁蓉各30g，生半夏、细辛、生附子各15g，生马钱子10g。

将上药煎3次，熬液成浓缩状，再把下列药物烘干后研末，加入和匀。方药：没药、乳香、琥珀各30g，肉桂、蟾酥各15g。

用时取上药粉5g加白酒、蜂蜜适量，麝香少许，再加风油精3～4滴调匀成膏备用。用肥皂水洗净脐眼，酒精消毒后，将膏放入脐眼摊开，再用消毒纱布外敷，胶布固定。然后用红外线灯（250A）照射20分钟（灯距30～40cm）。每日用热水袋外敷脐部1～2小时。

（《陕西中医》1989.2）

6. 主治：输卵管粘连不通。

方：丹参、金银花、白花蛇舌草各30g，当归20g，赤芍、炮穿山甲、川楝子、三棱、连翘各15g，川芎、红花、桃仁、乌药各12g，甘草6g。

加水煎服法同1，日1剂。

（《四川中医》1988.5）

7. 主治：输卵管阻塞不孕。

方（甲）：杭白芍30g，海螵蛸、茜草根、制香附各15g，路路通、王不留行、莪术、穿山甲、皂角刺各12g，地鳖虫、川楝子各10g，小茴香5g。

（乙）：熟地黄、紫石英各30g，金樱子15g，山茱萸、鹿角胶、阿胶各12g，皂角刺、路路通各10g，艾叶、小茴香、炮姜各5g。

月经净后服甲方，进药2周。排卵期后服乙方，进药2周。1个月经周期为1疗程。并取朴硝外敷下腹部，每次30分钟，日2次。

（《浙江中医杂志》1987.10）

8. 主治：输卵管阻塞。

方：炮山甲、路路通各15g，蒲黄、五灵脂、桃仁、当归、赤芍、制香附各10g，川芎6g。

加水煎服法同1，日1剂。

偏寒加细辛、干姜各3g，小茴香6g；偏热加紫花地丁、蒲公英、败酱草各20g，牡丹皮10g；偏虚加党参、黄芪各15g，白术10；偏实加三棱、莪术各12g，昆布10g。

（《福建中医药》1988.2）

9. 主治：输卵管阻塞。

方：蒲公英、紫花地丁、王不留行各30g，败酱草、车前子各20g（布包），紫丹参、茺蔚子各15g，制香附、炒赤芍各12g，炮穿山甲10g，熟大黄6g（后下）。

加水煎服法同1，日1剂，每次经前10日开始服用。月经净后，间日服1剂。

10. 主治：输卵管阻塞。

方：茯苓、当归、路路通各15g，赤芍、刘寄奴、香附各12g，桂枝、桃仁、牡丹皮、乌药、三棱各10g。

加水煎服法同1，每次经前10日开始服药，月经净后，间日服1剂。

（以上摘自《江苏中医》1988.9）

11. 主治：单纯性输卵管阻塞。

方：女贞子、何首乌、穿破石各15g，党参、枸杞子、路路通、穿山甲、王不留行各12g，白术、白芍、桂枝各9g，枳壳6g，细辛3g。

加水煎服法同1，日1剂。

12. 主治：输卵管积液。

方：女贞子、何首乌各15g，党参、枸杞子、草薢各12g，白术、白芍、猪苓、茯苓、泽兰、泽泻各9g，枳壳6g，细辛3g。

加水煎服法同1，日1剂。

13. 主治：输卵管炎，湿热型。

方：女贞子、何首乌、萹蓄、瞿麦、金银花各15g，党参、枸杞子各12g，白术、白芍、乌药各9g，木通、枳壳各6g。

加水煎服法同1，日1剂。

（以上三方摘自《上海中医药杂志》1985.4）

14. 主治：输卵管阻塞。

方：丹参30g，穿山甲20g，枳实、赤芍各12g，柴胡、麦门冬、皂角刺、路路通各10g，生甘草、三七粉（分冲服）各3g。

加水煎服法同 1，日 1 剂。

15. 主治：输卵管阻塞。

方：丹参、赤芍各 30g，三棱、莪术、枳实、皂角刺、当归、透骨草各 15g，乳香、没药各 10g。

加水煎法同 1，最后滤液浓煎成 200ml，保留灌肠，温度以 39℃ 左右为宜，日 1 次，每晚用 1 剂。每灌肠 10 次，休息 3～4 日，经期停用。

（以上二方摘自《中医杂志》1987.9）

16. 主治：输卵管不通。

方：南沉香、紫豆蔻、甘草、木香、枳壳、桃仁、大黄、细辛各 3g。

上药共为细末，炼蜜为丸，共制成 8 丸，月经过后 6 日，连服 4 日，每日服 1 丸，连服 2 个月。

17. 主治：双侧输卵管不通。

方：加味逍遥散（当归、白芍、柴胡、茯苓、白术、甘草、生姜、薄荷、牡丹皮、栀子）。

每日早晨服 10g 七制香附丸，晚服 1 剂加味逍遥散，连服 2 个月，停 2 个月后再服，服 3～4 疗程。七制香附丸制法同上。

18. 主治：输卵管痉挛。

方：生地黄、熟地黄、枸杞子、何首乌、续断、桑寄生各 30g，泽泻、茯苓、蒲黄各 15g，香附、延胡索、没药、补骨脂、小茴香、炮姜、山楂各 9g，红花 6g。

上诸药共研细末，炼蜜为丸，每丸 9g，早、晚各服 1 丸。

（以上三方姚粹华供）

19. 主治：输卵管粘连。

方：取中极、归来、子宫、三阴交穴（输卵管近端粘连取归来穴，伞端粘连取子宫穴）。

手法：大幅度捻转（3～5 圈为大幅

度），边捻转边进针，针芒稍向下倾斜，进针后不提插，留针 10～30 分钟。进针深度 2～4 寸（三阴交），隔日针 1 次。

（《中西医治疗常见妇科病》）

卵巢肿瘤

1. 主治：卵巢肿瘤，痰湿凝聚型。

方：生牡蛎 30g（先煎），海藻 15g，海带、夏枯草、桃仁各 12g，石菖蒲、天南星、苍术、茯苓、陈皮、三棱、莪术、赤芍、焦山楂、焦神曲各 9g。

加水煎沸 15 分钟，过滤取液，渣再加水煎 20 分钟，滤过去渣，两次滤液兑匀，分早、晚 2 次服，日 1 剂。

2. 主治：卵巢肿瘤。

方：白花蛇舌草、桃仁、薏苡仁、铁树叶各 30g，炙穿山甲（先煎）、熟地黄、三棱、莪术、黄芪各 15g，炙鳖甲（先煎）、赤芍、丹参、香附各 12g，枳壳、小茴香、七叶一枝花各 9g，水蛭、虻虫各 4.5g，木鳖子末 0.3g（吞）。

加水煎服法同 1，日 1 剂。

（以上二方摘自《中医妇科临床手册》）

3. 主治：卵巢肿瘤，肝郁气滞型。

方：白花蛇舌草、半枝莲各 30g，白术、茯苓各 24g，莪术、益母草各 15g，当归、柴胡、香附各 12g。

加水煎服法同 1，日 1 剂。

疼痛较剧加延胡索、台乌药、五灵脂各 10g；包块巨大加穿山甲珠、牡蛎、七叶一枝花、夏枯草各 15g。

4. 主治：卵巢肿瘤，气滞血瘀型。

方：白花蛇舌草、半枝莲各 30g，莪术、黄药子、白芍、柴胡、穿山甲珠各 15g，地鳖虫、桔梗、枳实、川芎各 12g。

加水煎服法同1，日1剂。

有腹水加大腹皮、车前草、汉防己、猪苓、茯苓皮各10g；痛甚加延胡索、郁金、乳香、没药、九香虫各9g；正气太虚加红人参9g（嚼服），黄芪24g。酌减祛瘀药物。

（以上二方摘自《百病良方》）

5. 主治：卵巢肿瘤术后发烧。

方：蒲公英、白花蛇舌草各30g，忍冬藤、败酱草、生薏苡仁各24g，青连翘、野党参、生黄芪、淡青蒿各15g，草河车、紫草各12g，赤芍、牡丹皮、大玄参各9g。

加水煎服法同1，日1剂。

6. 主治：卵巢肿瘤术后发烧。

方：土茯苓、白花蛇舌草、忍冬藤各30g，草河车24g，紫草、生薏苡仁、细生地黄各18g，党参15g，生黄芪、败酱草、鸡内金、川厚朴、延胡索、麦门冬各9g。

加水煎服法同1，日1剂。

7. 主治：卵巢肿瘤术后发烧。

方：白花蛇舌草30g，草河车、半枝莲、生薏苡仁各24g，败酱草18g，金银花、生黄芪各15g，连翘、佩兰各12g，皂荚、鸡内金、沉香曲各9g，炒枳壳6g，厚朴花4.5g。

煎服法同1，日1剂。

（以上三方史定文供）

卵巢囊肿

1. 主治：卵巢囊肿。

方：夏枯草、川草薢、冰球子各15g，昆布、皂角刺各12g，浙贝母、赤芍、延胡索、穿山甲各9g。

加水煎服法同1，日1剂。

肾阳虚加鹿角霜、葫芦巴、淫羊藿各10g；肾阴亏加熟地、女贞子各12g；黄体水平低加龟版、肉苁蓉各9g。

（《上海中医药杂志》1985.4）

2. 主治：卵巢囊肿。

方：炮穿山甲100g，生水蛭60g，三棱、莪术、白芥子各30g，肉桂20g。

诸药共研细末，黄蜡为丸，每次服4.5～6g，早晚温开水送服，1个月为1疗程。如需再服，停药7日后，继续进行下1疗程。

（《辽宁中医杂志》1989.2）

3. 主治：卵巢囊肿。

方：黄芪、丹参各30g，薏苡仁、昆布、海藻各15g，当归12g，茯苓、青皮、郁金、香附、桃仁、赤芍、丝瓜络各10g。

加水煎服法同1，日1剂。

4. 主治：卵巢囊肿。

方：败酱草30g，鹿寿草15g，三棱、莪术、土贝母各10g。

加水煎两遍去渣，得滤液200ml，保留灌肠，日1剂。

（以上二方摘自《陕西中医》1988.12）

子宫脱垂

1. 主治：子宫脱垂。

方：黄芪15g，当归、白术各12g，党参9g，陈皮、甘草、柴胡各6g，升麻3g，大枣3个，生姜3片。

加水煎沸15分钟，过滤取液，渣再加水煎20分钟，滤过去渣，两次滤液兑匀，分早、晚2次服，日1剂。

（《中草药土单验方选编》1971）

2. 主治：子宫脱垂。

方：地蜗牛适量。

去壳，焙干，研成细末，以桐油调成糊状，涂敷宫体及韧带周围，纳复原位，再以"T"形带固定，日1次。

（《辽宁医学杂志》1960.10）

3. 主治：子宫脱垂。

方：枳壳、椿树根皮、柚树根皮（均碎）各15g，夜明砂、炮穿山甲（打碎）、制乳香各10g。

加水煎2遍，去渣兑匀，加适量酒、红糖，隔汤再炖，分2次服。服后将子宫复位，侧卧而睡，日1剂，以愈为期。

（《福建中医药》1962.6）

4. 主治：子宫脱垂。

方：枯矾180g，桃仁30g（去皮），雄黄、五味子各15g，铜绿12g。

各药研为极细末，雄黄留7.5g作衣，其余各药混合。荔枝蜜60g炼为丸，丸重12g。每用1丸纳入后穹窿或鼓出部分。隔日换药1次。

（《福建中医药》1959.10）

5. 主治：子宫脱垂，气虚型。

方：黄芪60g，茄子秸、当归身各30g，升麻、酒白芍、柴胡、小茴香、巴戟天、川楝子、青皮、甘草各15g，木香9g。

加水煎服法同1，日1剂。

6. 主治：子宫脱垂，气虚型。

方：黄芪、玉竹、茯神、山药各24g，巴戟天12g，白术、杜仲、寄生、陈皮各9g，当归6g，升麻5g，五味子3g。

加水煎服法同1，日1剂。

7. 主治：子宫脱垂，气虚型。

方：棉花根60g，糯米30g，益母草、白术、甘草各9g，柴胡7.5g，升麻4.5g，红枣10个。

加水煎服法同1，日1剂。

（以上三方秦满供）

8. 主治：子宫脱垂，湿热型。

方：生地黄18g，车前子12g，炒山栀、当归尾各9g，龙胆草3～9g，泽泻6g，甘草梢、黄芩各5g，木通、柴胡各3～5g。

加水煎服法同1，日1剂。

大便干加大黄6～9g。

9. 主治：子宫脱垂，脾湿型。

方：地肤子、大黄、蛇床子、苦参各30g，龙骨、牡蛎各15g，白矾12g。

加水煎汤熏洗患处，每剂2次。

10. 主治：子宫脱垂，气虚型。

方：黄芪、益母草各30g，枳壳12g，麦门冬9g，升麻6g，甘草3g。

加水煎服法同1，日1剂。

11. 主治：子宫脱垂。

方：枯矾90g，桃仁、五倍子、蛇床子各30g，铜绿24g，五味子15g。

加水煎，熏洗，日1～2次。

12. 主治：子宫脱垂。

方：升麻、枳壳、当归、蛇床子、乳香、没药、赤芍、赤小豆各24g，五倍子9g。

加水煎汤，熏洗患处，日2次。

（以上姚粹华供）

13. 主治：子宫脱垂。

方：枯矾180g，桃仁30g，铜绿24g，五味子、雄黄各15g。

诸药研极细末，局部上药。

（《中西医治疗常见妇科病》）

14. 主治：子宫脱垂。

方：桑螵蛸、覆盆子各30g，升麻3g。

加水煎服法同1，日1剂。

15. 主治：子宫脱垂。

方：益母草120g，升麻9g。

加水煎服法同1，日1剂。

16. 主治：子宫脱垂。

方：白术、枳壳各30g。

加水煎服法同1，日1剂。

17. 主治：子宫脱垂。

方：芒硝15g，枯矾15g。

加水1000ml煮沸，熏洗阴部。

18. 主治：子宫脱垂。

方：五加皮60g。

煎汁，日3次分服，并用煎汁熏洗患处，日用1剂。

19. 主治：子宫脱垂。

方：芥穗、椿树根皮、藿香各30g。

上药加水煎汤，熏洗阴部，日2次。

（以上六方摘自《单方验方汇集》1970）

胎位不正

1. 主治：胎位不正。

方：当归、白芍各4.5g，菟丝子4.3g，川贝母3g，黄芪、荆芥穗各2.5g，厚朴、艾叶各2.2g，枳壳1.8g，羌活、甘草各1.5g。

加水煎沸15分钟，过滤取液，渣再加水煎20分钟，滤过去渣，两次滤液兑匀，分早、晚2次服。日1剂。

（《中华妇产科杂志》1960.1）

2. 主治：胎位不正。

方：炒北黄芪、炒当归头、酒炒菟丝子、大川芎各4.5g，酒炒白芍3g，炒荆芥、全紫苏、姜汁炒厚朴、醋炒艾叶、川贝母各2.1g，麸炒枳壳2g，川羌活、炙甘草各1.5g。

研细末，每次冲服10g，日1～2次。

体虚者加红参6～10g。

（《中华妇科杂志》1959.1）

3. 主治：胎位不正。

方：白术、茯苓各15g，当归、白芍各12g，川芎6g。

加水煎服法同1，日1剂。

（《山东中医杂志》1988.1）

4. 主治：胎位不正。

方：当归15～60g，人参3～30g，川芎15g，牛膝9g，升麻1.2g，附子0.3g。

加水煎服法同1，日1剂。

（《山东中医杂志》1987.5）

5. 主治：胎位不正。

方：陈皮、甘草各9g，当归、川芎、枳壳各3～6g。

加水煎服法同1，日1剂，3日为1疗程。

（《中西医结合杂志》1988.3）

6. 主治：胎位异常。

方：当归12g，川芎9g，升麻5g。

加水煎服法同1，日1剂。

连服3日后进行胎位检查，如已转成横位时加用怀牛膝6～9g助其归正；如已转成正位后，则用宽布条或长毛巾缠裹腹部使其稳定。

（《河南中医》1982.3）

7. 主治：胎位不正。

方：取至阴穴。

用艾灸在至阴穴上灸15分钟，隔日1次。

（《中华妇产科杂志》1960.1）

8. 主治：胎位不正。

方：党参、黄芪各30g，川芎、当归、白芍、艾叶、菟丝子各10g，升麻6g。

加水煎服法同1，日1剂，连服3剂。

9. 主治：胎位不正。

方：当归、白术、白芍各10g，川芎、泽泻各6g。

加水煎服法同1，日1剂。连服3剂，1周后复查胎位，若转正，再服6～9剂。

（以上二方摘自《百病良方》）

10.主治：胎位不正，胎位异常，脉滑。

方：黄芪12g，当归、炒白芍、枳壳、菟丝子、紫苏梗、厚朴各9g，川芎、羌活、荆芥、川贝母各6g，炙甘草4.5g，艾叶3g。

加水煎服法同1，日1剂，连服3剂为1疗程，共服2疗程。

11.主治：胎位不正。

方：熟地黄、续断各12g，当归、白芍、党参、白术、黄芪各9g，川芎、炙甘草各4.5g。

加水煎服法同1，日1剂，连服3剂为1疗程。

（以上二方摘自《中医妇科临床手册》）

妊娠恶阻

1.主治：妊娠恶阻。

方：生白芍12g，生苍术、南山楂炭、生麦芽各9g，制半夏、炒瓜蒌皮各6g，炒陈皮、淡黄芩、炒枳壳各4.5g，淡干姜3g，炒川黄连、川厚朴各2.5g。

加水煎沸15分钟，过滤取液，渣再加水煎20分钟，滤过去渣，两次滤液兑匀，分早、晚2次服，日1剂。

（《江苏中医》1958.3）

2.主治：妊娠恶阻。

方：姜半夏13g，紫苏梗、党参、茯苓、制香附各9g，生姜、焦白术各6g，春砂仁（后入）、焦鸡内金、黄连、陈皮各3g。

加水煎服法同1，日1剂。

（《中华妇产科杂志》1960.1）

3.主治：妊娠恶阻。

方：党参25g，竹茹15g，半夏、石斛、麦门冬各10g，黄连、黄芩各8g，甘草

5g，大枣4枚。

加水煎服法同1，日1剂。

（《黑龙江中医药》1988.1）

4.主治：妊娠恶阻，亦治妊娠中毒。

方：藤梨根12g，半夏、生姜各10g。

取藤梨根洗净切片，加水煎服法同1，日服1剂。

（《中草药土单验方选编》）

5.主治：妊娠恶阻。

方：醋白芍、半夏、焦山药各12g。

加水煎服法同1，日分数次服用，每次2～3匙，不可大量顿服，服后口嚼鲜姜末，以防止恶心呕吐。

偏热者加生地黄、竹茹、麦门冬、紫苏叶各10g，黄连6g；肥胖痰湿者加陈皮、藿香、茯苓各10g；脾胃虚弱者加党参、生地黄各12g，麦门冬、玄参各9g，砂仁6g，药引用生姜3片，大枣4枚或加白术10g，焦三仙30g。

（《中医杂志》1987.4）

6.主治：妊娠恶阻。

方：白芍12g，当归、全紫苏各10g，茯神9g，厚朴、清半夏、黄芩、桑叶、砂仁、白术各6g，川芎4.5g，枳壳、黄连、木香各3g。

加水煎服法同1，日1剂。姜、枣为引。

7.主治：妊娠恶阻，胃热型，面红耳赤、舌红、苔黄腻。

（《中西医治疗常见妇科病》）

8.主治：妊娠恶阻，体壮有热者。

方：黄芩、黄柏、半夏各9g。

加水煎服法同1，日1剂。

9.主治：妊娠恶阻。

方：藿香、紫苏梗、半夏、橘皮各9g。

加水煎服法同1，日1剂。

（以上二方摘自《刘奉五妇科经验》）

10. 主治：妊娠恶阻，肝胃不和型。

方：乌梅、茯苓、姜竹茹、紫苏叶各9g，陈皮6g，炙甘草4.5g，干姜、黄连各3g。

加水煎服法同1，日1剂。

11. 主治：妊娠恶阻，痰湿阻滞型。

方：茯苓、党参、姜半夏、葛根、白术各9g，陈皮6g，枳壳5g，干姜、炙甘草各3g。

加水煎服法同1，日1剂。

12. 主治：妊娠恶阻，胃阴不足型。

方：太子参、茯苓、姜半夏、麦门冬、炙枇杷叶（包煎）各9g，橘皮、姜竹茹各6g，生姜、生甘草各3g，大枣3枚。

加水煎服法同1，日1剂。

（以上三方摘自《中医妇科临床手册》）

13. 主治：妊娠恶阻。

方：党参、茯苓各15g，陈皮、白术、旋覆花、姜半夏各10g，砂仁6g。

加水煎服法同1，日1剂。甜梨1个为引。

14. 主治：妊娠恶阻。

方：芦根30g，麦门冬15g，青蒿、旋覆花、竹茹各10g，砂仁6g。

加水煎服法同1，日1剂。

15. 主治：妊娠呕吐。

方：赤石脂30g，法半夏、青黛各10g。

加水浓煎，调入蜂蜜60g，徐徐温服。1次只饮一口，半天之内服完1剂。

（以上三方摘自《百病良方》）

16. 主治：妊娠恶阻。

方：紫苏叶3g，川黄连1.5g。

加水煎汤，频服。

（《单方验方汇集》）

先兆流产

1. 主治：先兆流产。

方：苎麻根30g，山药20g，菟丝子、桑寄生、太子参、炒杜仲各15g，炒续断、阿胶（烊冲）各12g，炙甘草、炒白术、炒黄芩各10g。

加水煎沸15分钟，过滤取液，渣再加水煎20分钟，滤过去渣，两次滤液兑匀，分早、晚2次服，日1剂。

肾气虚亏较甚者加鹿角胶12g；气虚明显者加黄芪、太子参、党参各15g；脾虚甚者重用山药、白术；气陷者加升麻6g；气滞加紫苏梗10g，砂仁6g；漏红不止加墨旱莲、地榆炭各10g。

（《安徽中医学院学报》1988.1）

2. 主治：先兆流产。

方：桑寄生25g，菟丝子、续断、阿胶（加冰糖烊化冲服）、党参、炒白术、怀山药、白芍、黄芩各10g。

加水煎服法同1，日1剂。

血热加生地、墨旱莲各15g，地榆、槐花各10g，阳虚加补骨脂、仙鹤草各10g，艾叶炭、黄芩各6g，菟丝子15g。

（《中西医结合杂志》1987.7）

3. 主治：先兆流产。

方：党参、怀山药各15g，菟丝子、熟地黄各12g，白术、续断、桑寄生各10g，甘草6g。

加水煎服法同1，日1剂。

腰酸痛加杜仲、枸杞子各15g，胀痛甚加炒白芍、陈皮各10g，阴道下血者加阿胶、仙鹤草、地榆炭各10g，恶心呕吐加竹茹10g，陈皮、黄连、紫苏叶、砂仁各6g；偏阴虚胎热者加生地黄、麦门冬、黄芩各10g；偏气虚胎寒加黄芪15g，艾叶炭10g。

《江西中医药》1987.2）

4. 主治：先兆流产，下血量少或淋漓不净，小腹隐痛，腰酸下坠，头晕耳鸣，舌淡胖，脉沉细滑。

方：仙鹤草30g，苎麻根15g，菟丝子、桑寄生、续断、熟地黄各12g，阿胶（烊冲）、怀山药、黄芪、白术、白芍各9g，荷蒂6只。

加水煎服法同1，日1剂。

5. 主治：先兆流产，下血色鲜红，腰酸腹痛，胸闷心烦，口苦口干，大便秘结，舌红苔薄黄，脉细弦滑。

方：生地黄15g，菟丝子、墨旱莲各12g，牡丹皮、黄芩、白术、白芍、麦门冬、续断、黄芪、阿胶（烊冲）、瓜蒌仁（打碎）各9g。

加水煎服法同1，日1剂。

6. 主治：先兆流产，下血色淡红，神疲乏力，面色萎黄，头晕心慌，少腹隐痛，舌淡脉细滑。

方：仙鹤草30g，熟地黄15g，党参、黄芪、杜仲各12g，白芍、白术、阿胶（烊冲）各9g，陈皮、升麻各6g，炙甘草3g。

加水煎服法同1，日1剂。

恶阻泛吐黄水加姜竹茹、紫苏梗各10g，黄连6g；泛吐清水加姜半夏、砂仁各9g，生姜3片；感冒鼻塞加荆芥、防风各10g；出血量多重用参芪及仙鹤草。

（以上三方摘自《上海中医药杂志》1986.9）

7. 主治：先兆流产。

方：黄芪、党参各20～30g，白术、白芍、山药、生地黄、炒杜仲、桑寄生各12～15g，砂仁6g，大枣4～6枚。

加水煎服法同1，日1剂。

《浙江中医杂志》1986.2）

8. 主治：先兆流产，血热型。

方：苎麻根、太子参各15g，生地黄炭12g，阿胶（烊冲）、当归身、炙黄芪、黄芩、白薇、白芍、藕节炭各9g。

加水煎服法同1，日1剂。

9. 主治：先兆流产，气虚型。

方：党参、桑寄生、杜仲、生地黄、阿胶（烊冲）各12g，茯苓、当归身、白芍各9g，白术6g，升麻4.5g。

加水煎服法同1，日1剂。

大便干加南瓜蒂15g；大便溏薄加苎麻根15g；胸闷泛恶加荷蒂9g；有热象加黄芩9g。

10. 主治：先兆流产，脾虚型。

方：熟地黄、杜仲各12g，阿胶（烊冲）、当归、白术各9g，川芎4.5g。

加水煎服法同1，日1剂。

（以上摘自《中医妇科临床手册》）

11. 主治：先兆流产，伴呕吐、心悸。

方：续断、桑寄生、酸枣仁各12g，菟丝子、半夏、竹茹、炙枇杷叶、远志各10g。

加水煎服法同1，日1剂。

（《常见病验方研究参考资料》）

习惯性流产

1. 主治：习惯性流产。

方：菟丝子、覆盆子、杜仲、续断、桑寄生、熟地黄、白芍、党参各15g，阿胶12g（烊化），甘草6g。

加水煎沸15分钟，过滤取液，渣再加水煎20分钟，滤过去渣，两次滤液兑匀，分早、晚2次服，日1剂。

偏于阳虚，小腹发凉者加鹿角霜20g，艾叶12g；偏于阴虚、五心烦热、尿黄者加麦门冬15g，黄芩10～12g；大便干加制何首乌 15g，肉苁蓉 12g；腹痛或小腹下坠，阴道出血加升麻炭 6g，陈棕榈炭 15g；呕吐较重加半夏 10g，竹茹 15g；纳差加砂仁 6g（后下）；心烦急躁，眠差梦多者加龙骨 25g，炒枣仁 15g。

（《中国医药学报》1989.4）

2. 主治：习惯性流产。

方：黄芪 30g，熟附子片（先煎半小时）、熟地黄、阿胶（烊化兑服）各 15g，白术、当归、山茱萸、菟丝子、杜仲、艾叶各 12g，肉桂 6g（研极细末冲服）。

加水煎服法同 1，日 1 剂。

（《山西中医》1988.2）

3. 主治：习惯性流产。

方：黄芪 30g，阿胶（先下）20g，党参、焦白术、当归身、苎麻根各 15g，续断、桑寄生各 12g，炒白芍、艾叶各 10g，炙甘草 8g，砂仁（后下）6g。

加水煎服法同 1，日 1 剂。

腰酸，少腹胀去苎麻根、艾叶，加杜仲 10g。

（《四川中医》1988.6）

4. 主治：习惯性流产。

方：菟丝子、白术、艾叶各 15g，桑寄生 9g。

加水煎服法同 1，每日服 1 剂。

（《中草药土单验方选编》1971.4）

5. 主治：习惯性流产。

方：杜仲炭、枸杞子、山药、桑寄生各 30g。

上药共研为细末，炼蜜为丸，每丸 9g，早、晚各服 1 丸。

6. 主治：习惯性流产。

方：白术、山药各 30g，茯苓、党参各 15g，续断、桑寄生各 12g，扁豆花、阿胶各 9g，甘草 6g。

加水煎服法同 1，日 1 剂。

（以上二方摘自《中西医治疗常见妇科病》）

7. 主治：习惯性流产，有热象。

方：生地黄 12g，党参、白术、当归、白芍、紫苏梗、黄芩各 9g，川芎、陈皮各 4.5g。

加水煎服法同 1，日 1 剂。

8. 主治：习惯性流产，偏阳虚型。

方：熟地黄 12g，杜仲、巴戟天、肉苁蓉、苎麻根各 9g，白术、续断各 6g，制附子（先煎）、人参（另煎冲）、当归、桑寄生各 3g。

加水煎服法同 1，日 1 剂。

（以上二方摘自《中医妇科临床手册》）

9. 主治：习惯性流产，气血不足型。

方：党参 30g，续断 20g，黄芪 15g，白术、白芍、黄芩、陈皮、当归、熟地黄各 10g，砂仁 6g。

加水煎服法同 1，从习惯性流产月份前两周开始服用，隔日 1 剂，连服至超过习惯性流产月份。

10. 主治：习惯性流产，肾气虚弱型。

方：桑寄生、大枣各 30g，续断、枸杞子各 20g，阿胶（烊冲）、补骨脂各 12g，菟丝子、杜仲、熟地黄、益智仁、鹿角霜各 10g。

煎服法同 1，日 1 剂。

（以上二方摘自《百病良方》）

11. 主治：习惯性流产。

方：山药 120g，杜仲（盐水炒）90g，续断（酒炒）60g。

研末，糯米糊为小丸，每服 9g，日 2 次，米汤送下。

12. 主治：习惯性流产。

方：老母鸡 1 只，紫苏根 1 株。

妊娠 2 个月后，将老母鸡杀死去毛及内脏，纳入紫苏根文火炖烂，加入盐酱就饭吃，日 1～2 次。

（以上二方摘自《单方验方汇集》1970）

不孕症

1. 主治：不孕症。

方①：当归、熟地黄各 15g，酒白芍、巴戟天、艾叶各 10g，香附 9g，川芎、吴茱萸、肉桂各 6g，甘草 3g。

加水煎沸 15 分钟，过滤取液，渣再加水煎 20 分钟，滤过去渣，两次滤液兑匀，分早、晚 2 次服。于每月经前服 5 剂，日 1 剂，连服 2 个月。

方②：当归、紫石英、菟丝子各 15g，酒白芍、小茴香、熟地黄、女贞子、金樱子、覆盆子各 10g，芫蔚子、白术各 9g，柴胡 6g。

加水煎服法同①，每月经后服 3～5 剂，日 1 剂。

（《河北中医》1988.2）

2. 主治：不孕症。

方：益母草 90～120g，赤芍、白芍、当归、桃仁、红花、香附、川牛膝各 12g，木香、沉香各 10g，紫河车 1 具（焙干研末分次冲服）。

加水煎服法同 1，日 1 剂。每次月经来潮时开始服药，每月服 3～5 剂。

（《陕西中医》1988.8）

3. 主治：胞宫奇小不孕，兼有头晕耳鸣，心烦善怒，咽燥口干，月经后期，量少色紫，盗汗，脉沉细而数，舌红绛无苔。

方：熟地黄 60g，地骨皮 30g，牡丹皮、沙参、麦门冬、玄参各 15g，白术、陈皮各 9g，石斛 6g，五味子 1.5g。

加水煎服法同 1，服时以药汁冲服猪花肠末（即取猪之子宫一具，洗净焙干研末）15g。

当月经之期、色、量均正常，可停服汤剂，继用猪花肠末，每日早、晚各 15g，温开水冲服。

（《山东中医杂志》1988.4）

4. 主治：不孕症。

方：菟丝子 25g，当归 18g，肉苁蓉、蛇床子、益母草、山茱萸、补骨脂、桑寄生、泽泻、覆盆子各 15g，赤芍、泽兰各 12g，川芎、红花、丹参各 10g。

加水煎服法同 1，日 1 剂。经期第 1 天开始服药，18 日为 1 疗程，一般服 2～3 疗程。

肾阳虚去红花、赤芍，加巴戟天 10g，鹿角霜 15g；肾阴虚去补骨脂，加生地黄、何首乌、女贞子各 12g；脾虚去赤芍、泽兰，加党参、白术、枸杞、鸡血藤各 12g；肝郁去肉苁蓉、补骨脂，加制香附、郁金各 12g，天花粉 6g；宫寒去泽兰、红花，加肉桂、巴戟天、乌药各 10g；血热去肉苁蓉、补骨脂，加栀子 15g，牡丹皮 10g；瘀血去补骨脂、蛇床子，加玄胡、制地鳖虫各 12g；气滞去肉苁蓉加莪术、薤白各 10g，木香 6g；血虚去红花、赤芍，加枸杞子、阿胶、黄精各 12g；痰湿去补骨脂、蛇床子加茯苓 20g，紫石英 15g，天南星、天花粉、天竺黄各 10g。

（《湖北中医杂志》1988.5）

5. 主治：不孕症（宫寒、肾虚、血瘀）。

方：白蔹、山茱萸各 15g，全当归、生晒人参、炒白术各 50g，石菖蒲、制香附各 30g，制附子、白及、北细辛、五灵脂各 15g。

共研细末，炼蜜为丸如梧桐子大，每次 10g，于每日辰（8 时）、酉时（18 时）糯米酒送服。

（《北京中医》1987.6）

6. 主治：不孕症，输卵管不通。

方：当归、赤芍、炮穿山甲、地鳖虫、川牛膝、红花、三棱、莪术各 10g，川芎 5g，肉桂 3g。

加水煎服法同 1，日 1 剂。

（《新中医》1980.6）

7. 主治：不孕症，气滞血瘀型，多因不全流产刮宫致继发不孕。

方：丹参 20g，茯苓 15g，柴胡、枳实、赤芍、葛根各 10g，生甘草 3g。

加水煎服法同 1，日 1 剂。

（《北京中医》1981.3）

8. 主治：不孕症，伴经量少，经前乳胀，腰酸，少腹两侧胀痛，头晕。

方：红藤、八月札、鸡苏散、五子补肾丸各 12g，炒当归、焦白芍、川楝子、延胡索、炒丹参各 9g，柴胡、枳壳、郁金各 6g。

加水煎服法同 1，日 1 剂。

（《浙江中医学院学报》1980.4）

9. 主治：寒滞冲任，血虚经阻所致的不孕症。

方：白芍 12g，吴茱萸、当归、桂枝、阿胶、党参、半夏、牛膝各 9g，川芎、炙甘草各 6g，炮姜 3g，小茴香 1.5g。

加水煎服法同 1，日 1 剂。

（《河南中医》1983.5）

10. 主治：子宫发育不良，月经不调或不排卵的不孕症。

方：桑寄生 30g，金樱子、何首乌各 20～30g，熟地黄、菟丝子、党参各 24g，枸杞子 15g，淫羊藿 9g，砂仁（后下）3g。

加水煎服法同 1，日 1 剂。

（《新中医》1978.5）

11. 主治：不孕症，肝肾不足，冲任失调者。

方：制黄精 15g，当归、熟地黄、淫羊藿各 12g，枸杞子、石楠叶、茯苓各 9g，陈皮、白芍、白术、炙甘草各 6g。

加水煎服法同 1，日 1 剂。

（《安徽中医学院学报》1983.2）

12. 主治：不孕症，邪伤冲任，湿热内蕴者。

方：蒲公英、红藤各 30g，生蒲黄 15g（包煎），石见穿、刘寄奴、王不留行各 12g，川楝子、牡丹皮各 9g，柴胡、延胡索各 6g，净乳香、净没药各 3g。

加水煎服法同 1，日 1 剂。

（《安徽中医学院学报》1981.4）

13. 主治：不孕症。胞脉闭塞，肝郁气滞者。

方：石见穿 18g，蒲公英、红藤各 15g，婆罗子、路路通、王不留行各 12g，广地龙、牡丹皮、赤芍各 9g。

加水煎服法同 1，日 1 剂。

（《安徽中医学院学报》1982.1）

14. 主治：不孕症，肾精亏损型。

方：龟版 15g（先煎），鹿角胶（烊化冲服）、熟地黄、菟丝子、破故纸、当归、茺蔚子、茯苓、枸杞子、紫丹参各 10g。

加水煎服法同 1，日 1 剂。

（姚粹华供）

15. 主治：不孕症，寒凝胞宫者。

方：当归、菟丝子、炒艾叶、丹参各 10g，川芎、延胡索各 6g，附子片、淡吴茱萸、红花各 5g，肉桂、木香各 3g，干姜 2g。

加水煎服法同 1，日 1 剂。

16. 主治：不孕症，脾弱血虚者。

方：炒太子参 15g，白芍、白术、炒谷芽、炒麦芽、党参、茯苓、当归各 10g，陈皮 5g，木香、炙甘草各 3g，大枣 5 枚。

加水煎服法同 1，日 1 剂。

17. 主治：不孕症，气滞血留，瘀阻胞脉者。

方：当归尾、桃仁、赤芍、路路通、黄芪、益母草各10g，川芎、枳壳各6g，红花、蒲黄（包煎）、柴胡、小茴香各5g。

加水煎服法同1，日1剂。

（以上三方张淑亭供）

18. 主治：不孕症，肾虚宫寒者。

方：仙茅、淫羊藿、巴戟天、紫石英各25g，当归、补骨脂各15g，川芎、吴茱萸各10g。

加水煎服法同1，日1剂。

（李晓三供）

19. 主治：不孕症，肝郁型。

方：白芍20g，柴胡、当归、香附、穿山甲珠、路路通、青皮、鹿角霜、甘草、王不留行各15g。

加水煎服法同1，日1剂。

（《辽宁中医杂志》1980.6）

20. 主治：不孕症，肾元亏损型。

方：熟地黄15g，炒白芍、全当归、甘枸杞子、山茱萸、菟丝子、覆盆子、茺蔚子、续断、杜仲、淫羊藿、制香附各10g，川芎6g。

加水煎服法同1，日1剂。

21. 主治：不孕症，胞宫寒冷型。

方：紫丹参、紫石英各15g，路路通12g，炒当归、炒白芍、制香附、延胡索、丝瓜络、橘核、橘皮各10g，乌药、炒艾叶、红花各6g，吴茱萸5g，炒小茴香、肉桂各3g。

加水煎服法同1，日1剂。

22. 主治：不孕症，寒湿内滞型。

方：金樱子15g，茯苓、覆盆子、仙茅、淫羊藿各12g，制半夏、浙贝母、炒白芍、全当归、巴戟天肉各10g，制南星、橘红各6g。

加水煎服法同1，日1剂。

（以上三方赵素云供）

23. 主治：不孕症，肝肾阴虚，气滞血瘀者。

方①：红花、丹参、葛根各12g，鸡血藤、赤芍、香附、乌药、延胡索各10g，木香6g。

方②：生地黄、熟地黄、玄参、二至丸（包）、牡丹皮、当归、丹参、赤芍、川楝子、佛手片、香附各10g。

方①②煎服法同1，日1剂，方①②交替服用。

（《湖北中医杂志》1985.3）

24. 主治：久不孕育。

方：益母草200g，当归100g，川芎50g，木香20g。

将上药分别干燥后粉碎研末，过筛，混合，每100g粉加蜂蜜400g，制成每丸重11g的蜜丸。日2次，每次2丸，温开水送服。

（《中草药土单验方选编》）

25. 主治：不孕症，多为子宫内膜异位症、输卵管不通或盆腔炎有粘连者。

方：丹参12g，桃仁、赤芍、延胡索各9～12g，当归、红花、柴胡、川楝子各9g，川芎、小茴香各6g。

加水煎服法同1，头煎口服，二煎浓缩至100ml，温热保留灌肠。

（《中医杂志》1985.1）

26. 主治：不孕症，经少色淡，带下量多，胸闷脘胀，舌淡苔白腻。

方：苍术、香附、茯苓、法半夏各12g，制南星、陈皮、枳壳、生姜各10g，甘草3g。

加水煎服法同1，日1剂。

黄带加蒲公英、栀子各12g；阴痒加蛇床子、党参各10g。

27. 主治：不孕症。症见经色量少色淡质薄，神疲，腰酸膝软，少腹寒冷，舌淡苔薄，脉沉细或沉迟。

方：熟地黄、杜仲、菟丝子、枸杞子各12g，当归、怀山药、茯苓各10g，山茱萸8g。

加水煎服法同1，日1剂。

偏阳虚加锁阳、肉苁蓉各12g，小茴香6g；偏阴虚加龟版、鹿角霜各15g。

28. 主治：不孕症。症见经量少，色淡，经后头晕乏力，心慌肢软，纳差，舌淡苔薄白，脉细弱。

方：益母草15g，当归、白芍、熟地黄、香附、丹参、白术、川芎、茺蔚子各12g。

加水煎服法同1，日1剂。

（以上三方摘自《湖南中医学院学报》1986.3）

29. 主治：无排卵型不孕症，多为口干便燥，五心烦热，月经提前，量少色紫，形体消瘦。

方：玄参、石斛各15g，牡丹皮、地骨皮、粉沙参、麦门冬、炒白术各10g，五味子6g。

加水煎服法同1，日1剂。

30. 主治：肾阳不足无排卵型不孕症，怕冷，大便稀溏，腰酸乏力，面色㿠白，苔薄舌胖，脉沉细，月经延期或痛经。

方：炒白术30g，巴戟天12g，党参、怀山药、芡实、杜仲、菟丝子各10g，肉桂5g，附子3g。

加水煎服法同1，日1剂。

（以上二方摘自《浙江中医学院学报》1986.3）

31. 主治：月经紊乱所致不孕症。

方：女贞子、何首乌各15g，党参、枸杞子各12g，白术、白芍各9g，枳壳6g。

加水煎服法同1，于经后第4～14日服，日1剂。

32. 主治：月经紊乱所致不孕症。

方：益母草30g，女贞子、覆盆子各15g，白芍、泽兰、牛膝、枸杞子、菟丝子各12g，柴胡、赤芍、刘寄奴、苏木、生蒲黄各9g。

加水煎服法同1，日1剂，于经后第15～23日服用。

33. 主治：月经紊乱所致不孕症。

方：菟丝子、覆盆子、女贞子各15g，熟地黄、白芍、仙茅、仙灵脾、枸杞子各12g，当归、川芎、五味子各9g。

加水煎服法同1，日1剂，于经前5日服用。

34. 主治：月经紊乱所致不孕症。

方：益母草30g，桃仁、熟地黄、白芍、牛膝各12g，红花、当归、川芎各9g，枳壳6g，桔梗、甘草各3g。

加水煎服法同1，日1剂，于行经期服。

35. 主治：排卵障碍所致不孕症。

方：龟版、女贞子、山药各15g，旱莲草、茯苓、熟地黄各12g，鹿角胶、五味子、山茱萸、泽泻、牡丹皮各9g，紫河车3g（吞服）。

加水煎服法同1，日1剂。

阳虚甚加淫羊藿12g，巴戟天9g。

（以上五方摘自《上海中医药杂志》1985.4）

36. 主治：肝肾不足致不孕症。

方：黄芪、党参各30g，五味子20g，枸杞子、黄精各15g，菟丝子12g，覆盆子、车前子、台乌药各10g。

加水煎服法同1，日1剂。

37. 主治：幼稚子宫及子宫发育不良的不孕症。

方：川芎 30g，香附 12g，法半夏、陈皮、茯苓、白术各 10g。

加水煎服法同 1，日 1 剂。

（以上摘自《百病良方》）

38. 主治：不孕症。

方：红藁本 18g，川楝子、紫石英、香附、续断各 12g，柏子仁、石斛、茯苓、麦门冬、赤芍、桑叶、陈皮、杏仁、乌药各 9g，前胡、荆芥穗、冰片、蝉蜕各 6g，木香 1.5g。

加水煎服法同 1，日 1 剂。

（青岛人民医院）

39. 主治：不孕症。

方：熟地黄、白附子各 18g，酒炒当归、川芎、吴茱萸各 12g，延胡索 9g，醋炒白芍、陈皮各 6g。

加水煎服法同 1，日 1 剂。

月经色紫血热者，加条黄芩 9g；过期色淡血寒者，加肉桂、干姜各 6g，艾叶 9g。

加水煎服法同 1，从月经来潮的第 1 日开始服，连服 4 日，日 1 剂。

40. 主治：不孕症。

方：黄芪 60g，大熟地黄 30g，当归、山药各 15g，蒲黄、吴茱萸、炮姜各 10g，桃仁、红花、五灵脂各 9g，附子、肉桂各 6g，细辛 3g。

加水煎服法同 1，日 1 剂。

41. 主治：不孕症，头晕。

方：川石斛 30g，桔梗、续断各 12g，菊花、菟丝子、竹茹、枳壳各 9g，甘草 4.5g。

加水煎服法同 1，日 1 剂。

42. 主治：不孕症。

方：生地黄、熟地黄各 30g，丹参、牛膝各 15g，何首乌、枸杞子、续断、寄生、菟丝子各 12g，泽泻、茯苓皮、橘叶、木香

各 9g。

加水煎服法同 1，日 1 剂。

43. 主治，不孕症，子宫小，月经量少，肾虚型。

方：大熟地黄、菟丝子、益母草各 30g，何首乌、枸杞子、续断、寄生各 24g，玄参、麦门冬各 15g，淫羊藿 9g。

加水煎服法同 1，日 1 剂。

（以上五方摘自《中西医治疗常见妇科病》）

妊娠羊水过多

1. 主治：妊娠羊水过多。

方：淫羊藿 50g，黄芪、菟丝子、白术各 30g，党参、茯苓、续断、桑寄生各 20g，砂仁、鹿角霜、知母、附子各 10g，桔梗 5g。

加水煎沸 15 分钟，滤出药液，再加水煎 20 分钟，去渣，两煎药液兑匀，分服，日 1 剂。

2. 主治：妊娠羊水过多。

方：茯苓皮、冬瓜皮、大腹皮、山药、白扁豆、抽葫芦各 15g，石莲子、车前子、水葱、续断、桑寄生、桑白皮、天仙藤各 10g，防己 6g。

煎服法同 1，日 1 剂。

3. 主治：妊娠羊水过多。

方：山药、抽葫芦、冬瓜皮各 15g，茯苓 12g，石莲子、车前子、大腹皮、冲天泡（酢浆草）、桑寄生、续断、天仙藤各 10g，天葵子 6g，炒白术 3g。

煎服法同 1，日 1 剂。

（以上三方摘自《中医杂志》1984.5）

4. 主治：妊娠羊水过多。

方：鲤鱼 1 条（500g），茯苓 30g，

白芍、当归各 10g，生姜、陈皮各 6g，肉桂 2g。

将鲤鱼去内脏及鳞，与药共煮，去药渣，吃鱼肉，饮汤，日 1 剂。

5. 主治：妊娠羊水过多。

方：大腹皮、菟丝子各 12g，黄芪、当归、白术、茯苓、花椒子、防己、桂枝、泽泻、巴戟天各 9g，川芎 5g，砂仁 3g。

煎服法同 1，日 1 剂。

（以上二方摘自《中医妇科临床手册》）

妊娠中毒症

1. 主治：妊娠中毒症，高血压，水肿。

方：玄参、钩藤（后下）、石决明各 20g，丹参、赤芍、葛根各 15g，土牛膝 10g。

加水煎沸 15 分钟，滤出药液，再加水煎 20 分钟，去渣，两煎药液兑匀，分服，日 1 剂。

2. 主治：妊娠中毒，高血压，水肿。

方：猪苓 30g，玄参、大腹皮各 20g，丹参、赤芍、葛根各 20g。

煎服法同 1，日 1 剂。

（以上二方摘自《中医杂志》1984.5）

3. 主治：妊娠中毒，高血压。

方：决明子、牡蛎、夜交藤各 15g，生地黄、阿胶、钩藤各 9g，白芍、当归、艾叶、天麻、川芎各 6g。

煎服法同 1，日 1 剂。

4. 主治：妊娠中毒，高血压、水肿。

方：白术、猪苓、茯苓、泽泻各 15g，桂枝、大腹皮、生姜皮、桑白皮各 10g，陈皮 5g。

煎服法同 1，日 1 剂。

（以上摘自《中西医治疗常见妇科病》）

5. 主治：妊娠中毒症（高血压、水肿、蛋白尿），视网膜病变。

方：干地黄 20g，山药、茯苓、枸杞子各 10g，当归、菊花各 6g。

煎服法同 1，日 1 剂。

6. 主治：妊娠中毒症，视网膜病变，肝气郁结型。

方：白芍 15g，当归、茯苓各 12g，白术、银柴胡、木贼、蝉蜕各 10g，甘草 3g。

煎服法同 1，日 1 剂。

7. 主治：妊娠中毒症，视网膜病变，血虚寒凝型。

方：当归 24g，丹参 15g，川芎、木贼、蝉蜕各 10g，桃仁 5g，炮姜、甘草各 2g。

煎服法同 1，日 1 剂。

（以上摘自《辽宁中医杂志》1983.2）

8. 主治，妊娠中毒，水肿。

方：党参 24g，茯苓 12g，半夏、桑白皮、大腹皮、紫苏叶、防己各 9g，白术、炙甘草、陈皮、砂仁、白蔻仁、生姜皮各 6g。

煎服法同 1，日 1 剂。

下肢浮肿加木瓜 9g；上肢肿加杏仁 9g；小便少加泽泻 9g。

9. 主治：妊娠中毒，水肿。

方：冬瓜皮、茯苓皮各 30g，天仙藤、秫米各 12g，栀子、橘核各 10g，知母 5g。

煎服法同 1，日 1 剂。

10. 主治：妊娠中毒症，脾虚水肿，高血压，蛋白尿。

方：茯苓、杜仲、桑白皮各 12g，泽泻、丝瓜络、车前子各 9g，橘络 3g。

煎服法同 1，日 1 剂。

（以上三方摘自《中西医治疗常见妇科病》）

11. 主治：妊娠中毒，水肿。

方：黄芪、白术各 30g，党参 20g，茯苓 15g，当归、防己、柴胡各 10g，升麻 6g。

煎服法同 1，日 1 剂。

12. 主治：妊娠中毒，水肿。

方：冬瓜皮、赤小豆各 30g，薏苡仁 20g，白扁豆 10g，砂仁 6g。

煎服法同 1，日 1 剂。

13. 主治：妊娠中毒，肿胀。

方：赤小豆、冬瓜皮、陈葫芦、河白草（扛板归）、车前草、玉米须各 30g。

煎服法同 1，日 1 剂。

（以上三方摘自《中医妇科临床手册》）

子痫

1. 主治：子痫（产前抽搐）。

方：石决明 45g，龙齿、钩藤各 15g，川贝母、白薇各 10g，天竺黄、半夏、天麻、橘络、胆南星各 5g，石菖蒲、羚羊角各 2g。

加水煎沸 15 分钟，滤出药液，再加水煎 20 分钟，去渣，两煎药液兑匀，分服，日 1 剂。

2. 主治：子痫。

方：熟地黄 18g，黄芪、党参、龙骨各 15g，白术、茯苓、当归、丹参各 10g，白芍 6g，川芎、甘草各 3g，大枣 5 枚。

煎服法同 1，日 1 剂。

（以上二方摘自《中医急症通讯》 1988.5）

3. 主治：子痫。

方：白芍、钩藤、石决明、桑寄生各 30g，生地黄 20g，桑叶、菊花、杜仲各 12g，川贝母、甘草各 10g，羚羊角粉 3g（冲）。

煎服法同 1，日 1 剂。

抽搐频发加僵蚕、天麻各 10g，全蝎 6g，地龙 9g。

（《百病良方》）

4. 主治：先兆子痫。

方：茺蔚子 18g，杜仲、茯苓各 15g，龙骨、牡蛎、磁石各 12g，条黄芩、柴胡、白术、石决明、菊花各 9g。

加水煎服法同 1，日 1 剂。

5 主治：先兆子痫及子痫。

方：当归 18g，生地 15g，杭菊花、白术、清半夏、天麻、蔓荆子、石决明、白茅根各 9g，黄芩、甘草各 6g，川芎 4.5g，钩藤 3g。

加水煎服法同 1，日 1 剂。

昏迷、抽搐时加服至宝丹或牛黄清心丸、安宫牛黄丸。

（以上二方摘自《中西医治疗常见妇科病》）

6. 主治：先兆子痫及子痫。

方：菊花、钩藤、生地黄、当归、白芍、白僵蚕、蝉蜕各 10g，甘草 5g。

煎服法同 1，日 1 剂。

（田凤鸣供）

妊娠合并黄疸、肝炎

主治：妊娠合并黄疸、肝炎。

方：茵陈、金钱草各 30g，生麦芽 20g，黄芪 15g，菟丝子、青蒿、栀子各 10g，黄芩 6g，大黄 3g。

加水煎沸 15 分钟，滤出药液，再加水煎 20 分钟，去渣，两煎药液兑匀，分服，日 1 剂。

热重于湿，重用黄芩、青蒿，加鱼腥草 15g；湿重于热加猪苓、茯苓、薏苡仁各 10g；胁痛加郁金、川楝子各 10g；腹胀加木香、厚朴各 10g；高热加金银花、连翘各 20g，羚羊角 3g（研，冲）；气虚，重用黄芪，加党参 15g；纳差加鸡内金、炒谷芽各 10g；便秘加重大黄用量。

（《江西中医药》1988.2）

妊娠合并血小板减少性紫癜

1.主治：妊娠合并血小板减少性紫癜。

方：商陆、红糖各 30g。

各研细末，共拌匀，每次服 9g，日 3 次。紫癜消退后，改为每日服 2 次，每次服 6g，服 1 周停药。

（《中医研究》1989.4）

2.主治：妊娠合并血小板减少性紫癜。

方：大红枣 30 枚，阿胶 10g（烊化服）。

水煎服，日 1 剂。

（民间方）

妊娠小便失禁

1. 主治：妊娠小便失禁。

方：白薇、白芍各 30g。

共为细末，蜜调服 6g，日 3 次。

（《单方验方汇集》）

2. 主治：妊娠小便失禁。

方：黄芪 10g，党参、升麻、甘草各 5g。

水煎服，日 1 剂。

（田凤鸣供）

难产

1. 主治：难产。

方：当归、柞木枝各 30g，人参、川芎

各 15g，川牛膝 9g，红花 3g。

加水煎，滤汁，顿服。须在宫口开全时方可服用。

（《河北中医》1987.6）

2. 主治：难产。

方：全当归 31g，大川芎 22g，醋炙龟版 12g，桃仁泥、益母草各 9g，醋炙三棱、醋炙莪术各 6g，杜红花、焙血余、王不留行各 5g。

加水煎，分早、晚 2 次服用，日 1 剂。

（《中华妇产科杂志》1959.1）

3. 主治：难产，孕期检查发现胎位异常。

方：生黄芪、菟丝子各 4.5g，川贝母 3g，川芎、白芍各 2.4g，荆芥 1.8g，甘草、川厚朴、枳壳、羌活、大腹皮、艾叶各 1.5g，生姜 2 片。

加水煎服，日 1 剂，妊娠期服用。

4. 主治：胎位异常所致的难产和子宫收缩无力所致的滞产。

方：红花、菟丝子、羌活各 9g，川芎、川贝母、白芍各 6g，全当归、荆芥穗、川厚朴、甘草各 3g。

加水煎服，日 1 剂。

5. 主治：子宫收缩无力所致之难产。本方有催生之效。

方：全当归、红花、白芍各 9g，川芎 6g，川贝母、厚朴、甘草各 3g，荆芥穗、黄芪、菟丝子、枳壳、羌活各 1.5g。

煎服法同 1，日 1 剂。

6. 主治：难产。

方：当归 30g，川芎 24g，龟版 18g，赤芍 12g，川牛膝、桑寄生、红花、桃仁各 9g，香附、甘草各 6g。

加水煎服，日 1 剂。

（以上摘自《中西医治疗常见妇科病》）

产褥热

1. 主治：产后感染，发热，口渴。

方：金银花、菊花、蒲公英、紫花地丁各30g，紫背浮萍15g，熟地黄、当归、白芍各10g，川芎6g。

加水煎沸15分钟，滤出药液，再加水煎20分钟，去渣，两煎药液兑匀，分服，日1剂。

气虚加党参、黄芪各12g；热甚加黄芩、黄连、黄柏各6g；血瘀加赤芍、桃仁、红花、丹参各10g；阴虚加生地黄、麦门冬各10g。

（《四川中医》1988.10）

2. 主治：产褥感染，发热。

方：鸭跖草、半枝莲、金银花、益母草、丹参各30g，连翘、赤芍、牡丹皮各15g，黄连10g，犀角3g（或以水牛角80g代之）。

煎服法同1，日1剂。

3. 主治：产褥热。

方：金银花、连翘、红藤、败酱草、益母草各30g，栀子、桃仁、薏苡仁各15g，牡丹皮、川芎、当归各10g，炮姜3g。

煎服法同1，日1剂。

（以上二方摘自《中医妇科临床手册》）

4. 主治：产后感染，邪毒盛，发痉。

方：蝉蜕20g，蜈蚣、全蝎、僵蚕各12g，朱砂、胆南星、天竺黄各6g，巴比妥1g。

共为细末，每次服6g，日3次。

（《千家妙方》）

5. 主治：产后会阴切口感染。

方：苍术、大青叶各30g，黄柏10g。

加水煎，去渣，分2次内服，再煎1剂，熏洗患处，日2～3次。

（《中医杂志》1989.1）

6. 主治：产褥热。

方：党参20g，黄芪、黄芩、蒲公英、紫花地丁、连翘、桔梗、浙贝母、当归、茯苓、金银花、陈皮、青皮、柴胡各10g，甘草5g。

煎服法同1，日1剂。

（田凤鸣供）

产后感冒

1. 主治：产后感冒，发热，精神萎顿，心悸烦躁，短气乏力，头晕耳鸣，面色苍白，口干，喜热饮。

方：黄芪100g，龙骨、牡蛎各30g，当归20g，人参15g。

加水煎沸15分钟，滤出药液，再加水煎20分钟，去渣，两煎药液兑匀，分服，日1剂。

2. 主治：产后感冒。

方：黑豆100g，葱白（带葱胡子）6根。

炒黑豆至有烟味，加入葱及黄酒1盅，再加水煎，去渣，顿服，取汗。

3. 主治：产后感受风寒，周身疼痛，体虚畏寒。

方：穿山龙15g，当归、威灵仙各9g，川芎、羌活、独活、防风各6g。

煎服法同1，日1剂。

（以上三方摘自《刘奉五妇科经验》）

4. 主治：产后感冒。

方：谷子100g。

炒黄，加水煎，去渣，顿服，日1～2剂。

（《河北验方选》）

5. 主治：产后感冒。

方：白花蛇舌草、荆芥穗、金银花、防风、川芎、白芷、当归、党参、柴胡、薄荷、桂枝、生姜各 10g。

煎服法同 1，日 1 剂。

（田凤鸣供）

产后血晕

1. 主治：产后血晕。

方：当归 9g，天麻、木香、赤芍、荆芥、红花、熟地黄各 6g。

加水煎沸 15 分钟，滤出药液，再加水煎 20 分钟，去渣，两煎药液兑匀，分服，日 1 剂。

2. 主治：产后血晕，不省人事。

方：荆芥穗 9g。

加水煎，黄酒为引，去渣服。

3. 主治：产后血晕。

方：当归 30g，天麻、京墨各 6g，木香 3g。

共为细末，面糊为丸，每次服 9g，日 3 次。

（以上三方摘自《单方验方汇集》）

4. 主治：产后血晕。

方：当归、黄芪、升麻、白芍、熟地各 10g。煎服法同 1，日 1 剂。

（田凤鸣供）

产后腹痛

1. 主治：产后腹痛。

方：当归、延胡索、乳香、没药各 9g。

加水煎沸 15 分钟，滤出药液，再加水煎 20 分钟，去渣，两煎药液兑匀，分服，日 1 剂。

（《单方验方汇集》）

2. 主治：产后腹痛。

方：五灵脂、蒲黄各 1g。

研末，黄酒送服。

（《中草药土单验方选编》）

3. 主治：产后腹痛。

方：当归、熟地黄、川芎、白芍、赤芍、蒲黄、五灵脂各 10g。

煎服法同 1，日 1 剂。

4. 主治：产后腹痛。

方：黄芪 60g，龙葵 50g，当归 20g，白芍、赤芍各 10g。

煎服法同 1，日 1 剂。

（以上二方田凤鸣供）

产后抽搐

1. 主治：产后抽搐。

方：生地黄、白附子各 20g，当归 15g，白芍、川芎、防风、僵蚕、天麻、天南星各 10g，全蝎 5g，蜈蚣 3 条。

加水煎沸 15 分钟，滤出药液，再加水煎 20 分钟，去渣，两煎药液兑匀，分服，日 1 剂。

（《中医杂志》1989.1）

2. 主治：产后抽搐，手足痉挛，不省人事。

方：韭菜根 24g，生姜 12g。

捣绞取汁，以酒冲服。

（《单方验方汇集》）

3. 主治：产后抽搐，手足麻木，口眼㖞斜，筋急强直。

方：黑豆 250g，童便、黄酒各 200g。

共煮沸，去豆，分服，日 1 剂。

（《河北验方选》）

4. 主治：产后抽搐。

方：当归、川芎、天麻、钩藤、白僵蚕、蝉蜕各 10g，白芷、全蝎各 5g，蜈蚣 1 条（研，冲服）。

煎服法同 1，日 1 剂。

5. 主治：产后抽搐。

方：白芷、半夏、天南星、白附子、全蝎各 10g，甘草 5g。

共为极细末，每次服 1g，日 2～3 次。

（以上二方田凤鸣供）

产后恶露不绝

1. 主治：产后恶露不绝。

方：当归 15g，益母草 12g，川芎、炮姜、桃仁、牡丹皮、丹参、血余炭、生蒲黄、熟蒲黄各 10g，炙甘草 6g。

加水煎沸 15 分钟，滤出药液，再加水煎 20 分钟，去渣，两煎药液兑匀，分服，日 1 剂。

（《四川中医》1988.2）

2. 主治：产后恶露不绝，阴虚型。

方：生地黄 15g，山药、墨旱莲、海螵蛸、女贞子各 12g，白芍、续断、黄芩、黄柏、阿胶、牡丹皮各 9g，甘草 3g。

煎服法同 1，日 1 剂。

（《中医妇科临床手册》）

3. 主治：产后出血不止，精神萎靡。

方：当归炭 30g，荆芥炭 15g。

加水煎，去渣，顿服。

（《单方验方汇集》）

4. 主治：产后恶露不绝。

方：金银花、连翘、蒲公英、紫花地丁、地榆、仙鹤草、白及各 10g。

煎服法同 1，日 1～2 剂。

（以上田凤鸣供）

产后遗尿

1. 主治：产后遗尿。

方：桑螵蛸、制附子各 15g，白芍、茯苓、白术、续断各 12g，红人参 10g。

加水煎沸 15 分钟，滤出药液，再加水煎 20 分钟，去渣，两煎药液兑匀，分服，日 1 剂。

（《四川中医》1988.7）

2. 主治：产后遗尿。

方：黄芪 80g，党参 30g，当归、升麻、陈皮、芡实各 10g，五倍子 3g。

煎服法同 1，日 1 剂。

3. 主治：产后遗尿。

方：马钱子 1 个（油炸焦），附子、干姜各 5g。

共为极细末，酒拌湿，敷脐及背部腰带处。

4. 主治：产后遗尿。

方：当归、乳香、没药、人参各 5g。

共为极细末，每次服 1g，日 2～3 次。

（以上三方田凤鸣供）

产后失语

1. 主治：产后失语，形体虚弱，自汗，精神疲惫，气短乏力，舌淡。

方：巴戟天 20g，熟地黄、山茱萸、黄芪各 15g，党参、当归、远志、肉苁蓉、石菖蒲、杜仲、陈皮、桂枝各 10g。

加水煎沸 15 分钟，滤出药液，再加水煎 20 分钟，去渣，两煎药液兑匀，分服，日 1 剂。

（《黑龙江中医药》1988.2）

2. 主治：产后失语。

方：党参、黄芪、白术、当归各 10g，安宫牛黄丸 1 个（以药液送服）。

煎服法同 1，日 1 剂。

3. 主治：产后失语。

方：淫羊藿 30g，山药 20g，郁金、熟地黄、菊花、桔梗、栀子、石菖蒲各 10g，半夏 5g。

煎服法同 1，日 1 剂。

（以上二方田凤鸣供）

产后阴道血肿

1. 主治：产后阴道血肿。

方：丹参、鸡血藤各 30g，紫花地丁、大血藤各 24g，金银花 18g，三棱、五灵脂各 12g，红花、桃仁、莪术、延胡索、连翘、生蒲黄各 10g。

加水煎沸 15 分钟，滤出药液，再加水煎 20 分钟，去渣，两煎药液兑匀，分服，日 1 剂。

血肿较大，疼痛较著者，可每日 2 剂，1 剂口服，1 剂灌肠。

（《中医杂志》1989.7）

2. 主治：产后阴道血肿。

方：金银花、蒲公英、龙葵、白花蛇舌草各 10g，乳香、没药、地榆各 5g。

煎服法同 1，日 1 剂。

3. 主治：产后阴道血肿。

方：黄芩、栀子、板蓝根、赤芍、牡丹皮、皂角刺各 10g。

煎服法同 1，日 1 剂。

（以上二方田凤鸣供）

产后大便难

1. 主治：产后大便难。

方：生地黄、当归、党参、火麻仁各 15g，枳壳、桃仁各 10g，川芎、柏子仁各 8g，甘草、槟榔各 5g。

加水煎沸 15 分钟，滤出药液，再加水煎 20 分钟，去渣，两煎药液兑匀，分服，日 1 剂。

便后肛门疼痛加生地榆、防风各 10g；数日不大便加生麦芽 25g，肉苁蓉 10g；腹痛胸痞加木香 5g，炮姜 3g；食后呃逆加陈皮、砂仁各 10g；大便带血加槐花、阿胶各 10g；阴虚血热加地骨皮 10g，重用生地黄。

（《陕西中医》1988.7）

2. 主治：产后大便难。

方：当归、肉苁蓉各 10g，大黄 2g。

煎服法同 1，日 1～2 剂。

3. 主治：产后大便难。

方：白芍 30g，何首乌 20g，甘草 10g。

煎服法同 1，日 1～2 剂。

4. 主治：产后大便难。

方：黄芪、白术、苍术各 30g。

煎服法同 1，日 1～2 剂。

（以上田凤鸣供）

产后尿潴留

1. 主治：产后尿潴留。

方：党参、白术、黄芪各 15g，茯苓、甘草、当归、生地黄、白芍、川芎、车前子、冬葵子、知母、黄柏各 10g，肉桂 3g。

加水煎沸 15 分钟，滤出药液，再加水煎 20 分钟，去渣，两煎药液兑匀，分服，日 1 剂。

（《陕西中医》1988.7）

2. 主治：产后尿潴留。

方：桑白皮、当归各 15g，桃仁、紫菀、马兜铃各 12g，川芎、炮姜各 10g，甘草、通草各 6g。

煎服法同 1，日 1 剂。

气虚加党参、黄芪各 15g；阳虚加桂

枝 9g；口渴加麦门冬 10g；发热加金银花 12g。

（《浙江中医杂志》1988.3）

3. 主治：产后尿潴留。

方：生地黄、益母草各 20g，泽泻 15g，当归、桃仁、黄柏、牛膝、大黄、玄明粉（冲）各 10g，炮穿山甲、肉桂各 3g。

煎服法同 1，日 1 剂。

（《四川中医》1988.7）

4. 主治：产后尿潴留。

方：黄芪 60g，蒲公英 30g，金银花 20g，麦门冬、萹蓄、瞿麦、桔梗各 12g，通草、甘草、木通、茯苓各 6g。

煎服法同 1，日 1 剂。

食少纳呆加山楂、神曲各 30g；子宫复旧不全加益母草 30g。

（《四川中医》1988.5）

5. 主治：产后尿潴留。

方：黄芪 12g，升麻、荆芥穗各 9g，琥珀（研，冲）、甘草、肉桂各 3g。

煎服法同 1，日 1 剂。

（《上海中医药杂志》1987.11）

6. 主治：产后尿潴留。

方：琥珀 4g，肉桂、沉香各 2g。

共为细末，以车前子 20g、泽泻 15g 煎汤冲服药末。

（《黑龙江中医药》1989.4）

7. 主治：产后尿潴留。

方：取穴关元、中极、三阴交（双）。

强刺激，留针 30 分钟，日 1 次。

（《中医杂志》1988.1）

8. 主治：产后尿潴留。

方：取穴足三里（双）。

患者仰卧位，术者双手切压三里穴，1 分钟后，再压关元穴。

（《河南中医》1986.3）

9. 主治：产后尿潴留。

方：车前草 30g，熟附子 20g（先煎），当归、牛膝各 12g，川芎、木通、桃仁、炮姜、木香各 10g，肉桂 6g。

煎服法同 1，日 1 剂。

（《中医妇科临床手册》）

10. 主治：产后尿潴留。

方：萹蓄、瞿麦、车前子、鸭跖草各 12g，黄芩 9g，黄柏 6g。

煎服法同 1，日 1 剂。

（《刘奉五妇科经验》）

急性乳腺炎

1. 主治：急性化脓性乳腺炎。

方：全瓜蒌、金银花各 30g，蒲公英 24g，牛蒡子、天花粉、柴胡、黄芩、栀子、连翘、青皮、陈皮、皂角刺、赤芍各 9g，生甘草 3g。

加水煎沸 15 分钟，滤过取液，渣再加水煎 20 分钟，滤过去渣，两次滤液兑匀，分早、晚 2 次服，日 1 剂。

（《山东中医》1980.3）

2. 主治：急性乳腺炎。

方：忍冬藤 30g，鹿角霜 20 ～ 30g，王不留行 24g，蒲公英、紫花地丁各 15g，香附 10 ～ 15g，生甘草 5 ～ 9g。

加水煎服法同 1，日 1 剂。

服药期间忌食炙炒腥辣之食物。

（《中医杂志》1981.8）

3. 主治：急性乳腺炎。

方：蒲公英 60g，夏枯草 30g，水、酒各 100ml。

煎服，每日服 1～2 剂，每剂分 2 次服。

4. 主治：急性乳腺炎。

方：青木香 90g，葱白 30g。

两药共捣烂，加白酒适量，分为 2 份用砂锅炒热，纱布包好，趁热敷患处，每次敷半小时，日敷数次。

（以上二方摘自《广西中医药》1981.1）

5. 主治：急性乳腺炎、乳漏。

方：生黄芪、干地黄各 20g，全当归、炙穿山甲片、王不留行各 10g，木通 6g，小青皮 3g。

加水煎服法同 1，日 1 剂。

（《浙江中医杂志》1982.9）

6. 主治：急性乳腺炎。

方：麦芽、橘核各 30g，浙贝母 15g。

加水煎服法同 1，日 1 剂。

（《浙江中医杂志》1982.10）

7. 主治：急性乳腺炎。

方：老鹿角 15g，夏枯草 12g。

加水煎服法同 1，日 1 剂。

（《广西中医药》1983.1）

8. 主治：急性乳腺炎。

方：金银花 90g，生甘草 15g，皂角刺 12g，鹿角片 10g。

加水煎法同 1，并入白酒 50ml，煎 40～45 分钟，1 日分 2 次温服，日 1 剂。

（《浙江中医杂志》1983.2）

9. 主治：急性乳腺炎。

方：生甘草、陈皮各 50g。

加水煎服法同 1，日 1 剂。

脓成加桔梗 25g；收口加黄芪 30g。

（以上摘自《辽宁中医杂志》1983.5）

10. 主治：急性乳腺炎。

方：赤芍 30g，蒲公英、生甘草各 15g，柴胡、鹿角片各 10g。

加水煎服法同 1，汁兑入白酒适量内服。药后盖被卧床休息半小时，取微汗出为度。一般服 2～4 剂即愈。

（《浙江中医杂志》1984.1）

11. 主治：急性乳腺炎。

方：半夏 6g，大葱根 7 个。

共捣烂如泥，分成 7 份，用纸卷成筒形。先用手指按压健侧鼻孔，再将药筒放在病侧鼻孔嗅之。如法将 7 份药筒在半小时左右嗅完。

（《辽宁中医杂志》1983.4）

12. 主治：急性乳腺炎。

方：玄明粉、米醋各适量。

视患处大小，取玄明粉适量，米醋、水各半，调成糊状，敷于患处，外用消毒纱布或干净布包裹，每日换药 2～3 次。

（《上海中医药杂志》1983.6）

13. 主治：急性乳腺炎。

方：新鲜半夏块茎适量。

取半夏块茎洗净去外皮，塞入患侧或对侧鼻孔内，一般每日塞 1 次，每次 1～2 小时，必要时隔 7～8 小时再塞 1 次。

（《安徽中医学院学报》1984.2）

14. 主治：急性乳腺炎。

方：大血藤 60～90g。

加水煎服法同 1，日 1 剂。服药期间，停用其他药物。

（《中医杂志》1984.8）

15. 主治：急性乳腺炎。

方：紫荆皮 15g，独活、白芷各 9g，赤芍 6g，石菖蒲 4.5g。

将上药晒干研细末，以蜜糖适量，调匀敷患处。

（《江苏中医》1958.8）

16. 主治：急性乳腺炎。

方：黑脚蕨全草 50g，冰片 3g。

共研细末，用开水将药物调成糊状，趁热外敷患处。干后再用热开水调匀，反复敷。

（《广西中医药》1988.3）

17. 主治：急性乳腺炎。

方：葛根、苦参根各 35g，地榆根 20g。

加水煎服法同 1，日 1 剂。

禁食生、冷、肉、油、腥辣。

（《中草药土单验方选编》1971.4）

18. 主治：急性乳腺炎。

方：蒲公英、紫花地丁、五爪龙各 100g，车前草 80g，芒硝 60g。

共研极细末，以凡士林按 1∶1 比例调成膏，外敷患处，纱布包扎。1日换1次。

（《重庆中医药杂志》1989.4）

19. 主治：急性乳腺炎。

方：鲜仙人掌（去皮刺）、生石膏各 200g。

共捣如泥，敷于患处，日 2 次。

（《上海中医药报》1990.5）

20. 主治：早期急性乳腺炎。

方：生赤芍 90g，生甘草 60g。

加水煎服法同 1，日 1 剂。

（《解放军医学杂志》1965.1）

21. 主治：急性乳腺炎。

方：硫酸镁 100g，桃仁泥 20g，穿山甲粉 25g，薄荷油 3g，凡士林 100g。

上药混合调匀即成。取本品 125g，在纱布上摊平涂直径 8cm 圆形面积，敷患处，包扎并用胶布固定，日 1 次，连敷 1 周。

（《中西医结合杂志》1987.10）

22. 主治：急性乳腺炎。

方：取肩井、风门穴。

针刺，肩井进针 7～8 分，风门进针 5～6 分，捻针 1～2 分钟，留针 10～20 分钟，出针后在风门穴拔火罐约 5 分钟。

（《新中医》1958.3）

23. 主治：急性乳腺炎。

方：白花蛇舌草、虎杖、蒲公英、半枝莲各 30g，生山楂 15g，当归、丹参各 12g，柴胡、赤芍、青皮、金银花各 9g。

加水煎服法同 1，日 1 剂。

乳头溢液呈血性加茜草炭、生地榆、仙鹤草各 10g；呈水样加薏苡仁 15g，泽泻、茯苓各 10g；脓成未熟加皂角刺、穿山甲各 12g。

（《上海中医药杂志》1983.2）

24. 主治：急性乳腺炎，患乳胀痛，排乳不畅，肿块伴压痛，全身症状不明显。

方：蒲公英、瓜蒌、赤芍各 30g，金银花 15g，柴胡、青皮、陈皮、郁金、漏芦、夏枯草各 9g，丝瓜络、生甘草各 6g。

加水煎服法同 1，日 1 剂。

25. 主治：急性乳腺炎，患乳红肿热痛，排乳不畅，同侧腋淋巴结肿大伴触痛，发热恶寒，口渴纳呆，苔黄，脉弦数。

方：蒲公英、金银花、瓜蒌各 30g，赤芍、黄芩、柴胡、连翘、大青叶各 15g，苦参、青皮、山栀子、漏芦各 9g，生甘草 6g。

加水煎服法同 1，日 1 剂。

26. 主治：急性乳腺炎，脓溃后期，脓黄白而稠，体倦，热退或轻度发热，苔微黄，脉细或微数。

方：蒲公英、金银花各 30g，生黄芪、天花粉各 15g，当归、连翘各 12g，柴胡、黄芩、白芷、赤芍各 9g，生甘草 6g。

加水煎服法同 1，日 1 剂。

27. 主治：急性乳腺炎，脓溃后期，脓稀肉芽淡白，生长迟缓，体弱面黄，舌淡，脉细弱。

方：党参、生黄芪各 30g，熟地黄、当归、金银花、蒲公英各 15g，茯苓、白术、白芍各 9g，川芎、陈皮、甘草各 6g。

加水煎服法同 1，日 1 剂。

（以上摘自《山东中医学院学报》1986.4）

28. 主治：急性乳腺炎。

方：蒲公英 30g，金银花、连翘各 15g，瓜蒌皮、黄芩、柴胡、漏芦、皂角刺各 10g。

加水煎服法同 1，日 1 剂。

乳汁不畅，乳房胀甚，加炮穿山甲、王不留行、路路通各 10g；需要回奶者，加生麦芽 30g，神曲 20g。

29. 主治：急性乳腺炎，破溃久不收口。

方：金银花、黄芪、党参各 30g，熟地黄 20g，鹿角霜 15g，赤芍、露蜂房、当归各 12g，王不留行 10g。

加水煎服法同 1，日 1 剂。

30. 主治：急性乳腺炎，肿块坚硬，胀痛较甚者。

方：昆布、海藻、金银花、蒲公英各 30g，炮山甲珠 15g，大黄、赤芍各 12g，王不留行 10g。

加水煎服法同 1，日 1 剂。

31. 主治：急性乳腺炎，适于脓未溃或已溃。

（以上摘自《百病良方》）

32. 主治：急性乳腺炎，乳房肿胀疼痛，触之坚硬，乳汁分泌不畅，恶寒发热，胸闷恶心，口干，舌淡红苔薄白，脉弦数。

方：蒲公英 15g，荆芥、防风、牛蒡子、金银花、天花粉、连翘、皂角刺、柴胡、香附、王不留行各 9g，陈皮 6g，生甘草 3g。

加水煎服法同 1，日 1 剂。

33. 主治：急性乳腺炎，乳房肿块增大，乳汁不畅，焮红发热，肿痛处跳痛不止，苔黄腻，脉弦数。

方：牡蛎 30g（先煎），金银花 12g，当归、生大黄（后下）、玄明粉（冲）、天花粉、连翘、黄芩、赤芍、皂角刺各 9g。

加水煎服法同 1，日 1 剂。

（以上二方摘自《中医妇科临床手册》）

乳腺炎

1. 主治：乳腺炎。

方：全瓜蒌 30g，当归、赤芍、茯苓、炮穿山甲、三棱、浙贝母、香附各 15g，白术、红花、桃仁、青皮、陈皮各 12g，柴胡 10g，蜈蚣 2 条。

加水煎沸 15 分钟，过滤取液，渣再加水煎 20 分钟，滤过去渣，两次滤液兑匀，分早、晚 2 次服，日 1 剂。

气虚加党参、黄芪各 15g；疼痛加乳香、没药各 9g；发热加金银花、白花蛇舌草各 12g。

（《陕西中医》1989.10）

2. 主治：慢性乳腺炎。

方：夜交藤 30g，麦芽 20g，五味子、鹿角霜各 18g，枣仁 12g，龙骨、牡蛎、磁石、乌梅、当归、红花各 10g。

加水煎服法同 1，日 1 剂。

（《中医杂志》1989.3）

3. 主治：乳腺炎。

方：金银花 45g，鹿角霜 15g，王不留行 12g。

加水煎服法同 1，日 1 剂，黄酒 1 杯为引，首服取微汗。如在炎症继续发展期，高烧不退，疼痛剧烈，压痛明显，每日可服 2 剂。

（《中医杂志》1965.10）

4. 主治：乳腺炎。

方：蒲公英 12g，浙贝母、当归尾、苦楝子各 9g，炙穿山甲片、炒延胡索、赤芍、炙乳香、炙没药、制香附、酒炒怀牛膝、桃仁泥各 6g，木香、橘络、柴胡各 2.1g。

加水煎服法同 1，日 1 剂。

（《上海中医药杂志》1957.7）

5. 主治：乳腺炎。

方：蒲公英、王不留行各 15g，金银花、连翘、穿山甲、生地黄各 10g，柴胡、牛蒡子各 6g，赤芍 5g，甘草 3g。

加水煎服法同 1，日 1 剂。

气虚加党参、黄芪各 15g；痛甚加乳香、没药各 9g；热甚口渴加黄芩、天花粉、栀子各 10g。

（《福建中医药》1964.1）

6. 主治：乳腺炎。

方：金钱草、小九节铃、路边菊各适量。

将上药洗净，捣烂如泥，敷于患部。3 小时换 1 次。

（《江西医药杂志》1966.5）

7. 主治：乳腺炎。

方：蒲公英、紫花地丁各 30g，皂刺、丝瓜络各 15g，穿山甲、乳香、没药各 6g。

上诸药加黄酒及水各半，煎煮即成。日 1 剂，早晚内服，第 1 次服药后要发汗。以后每日 3 次热敷患处。

8. 主治：乳腺炎。

方：蒲公英、紫花地丁、忍冬藤、野菊花各等量。

上诸药共研细末，加水制成丸，每丸重 9g，日 3 次，每次 1 丸，开水送服。

9. 主治：乳腺炎。

方：蜂房 30g，金银花、栀子、蒲公英各 9g，姜半夏、陈皮、枳壳、甘草各 6g。

加水煎服法同 1，日 1 剂。

（以上三方摘自《中草药土单验方选编》1971.4）

10. 主治：乳腺炎。

方：金银花 90g，甘草、皂角刺、鹿角片各 15g，白酒 50ml。

加水煎服法同 1，日 1 剂。

（《中医临床与保健》1988.3）

11. 主治：乳腺炎（未成脓者）。

方：含羞草全株洗净 90～120g，馅饼 1 个。

将含羞草捣烂，馅饼研烂，混合在一起，贴敷于患处。

（《四川中医》1988.5）

12. 主治：乳腺炎。

方：全瓜蒌、蒲公英各 30g。

加水煎服法同 1，日 1 剂。

13. 主治：乳腺炎。

方：鲜蒲公英 1 把。

将鲜蒲公英捣烂挤汁，黄酒送服，渣敷乳上，连敷数次。

14. 主治：乳腺炎。

方：生山药（新鲜的）60g。

将山药捣烂如泥状，敷于患处。

（以上四方摘自《单方验方汇集》1970）

15. 主治：乳腺炎。

方：赤芍 12g，穿山甲、天花粉、乳香、白芷、浙贝母、防风、没药、当归尾、陈皮、金银花各 9g，皂角刺 6g，甘草 3g。

加水煎服法同 1，日 1 剂。

（《中西医治疗常见妇科病》）

乳痈

1. 主治：乳痈。

方：蒲公英、紫花地丁各 30g，黄芩、皂角刺、赤芍、王不留行、金银花、连翘各 10g，木通、白芷各 5g。

加水煎沸 15 分钟，过滤取液，渣再加

水煎 20 分钟，滤过去渣，两次滤液兑匀，分早、晚 2 次服，日 1 剂。

（《江苏中医》1986.2）

2. 主治：乳痈。

方：金银花 18g，连翘、王不留行、蒲公英各 15g，白芷 12g，陈皮、青皮、天花粉、柴胡各 9g，穿山甲 6g，甘草 3g。

加水煎服法同 1，日 1 剂。

（《陕西中医》1989.3）

3. 主治：早期乳痈。

方：鹿角 1 根。

以刀或锉刮取粉末，用时每次取鹿角粉 3～5g，清水煎沸 5 分钟，连渣服，每日早、晚各 1 次。

（《湖南中医杂志》1988.5）

4. 主治：乳痈。

方：金银花、浙贝母各 12g，紫花地丁、蒲公英各 10.5g，连翘、天花粉、当归身、乳香（去油）各 9g，香白芷、防风、皂角刺、穿山甲（炒珠）各 6g，甘草 3g。

加水煎服法同 1，日 1 剂。

左乳加柴胡 6g；右乳加陈皮 6g；乳水全无加鹿角霜、通草各 6g；自汗加生黄芪 6g；大便干加川大黄 9g。

乳痈溃后勿用，孕妇忌服。

5. 主治：乳痈寒热作痛。

方：瓜蒌 60g，金银花 24g，天花粉 18g，桔梗 12g，穿山甲（炒珠）、皂角刺、知母、浙贝母、白及、半夏、乳香（去油）、没药（去油）各 9g，通草 6g。

加水煎服法同 1，日 1 剂。白酒为引。

6. 主治：乳痈初起。

方：当归、生地黄、金银花、蒲公英各 12g，赤芍、黄芩、山栀子、天花粉、连翘、乳香、没药、黄芪各 9g，红花、白芷、甘草各 6g。

加水 5 杯，煎剩 1 杯，夜晚临睡前一次服下。

如大便秘结者，依据体质强弱，酌加大黄、芒硝各 9g。

7. 主治：乳痈红肿未溃者。

方：绿豆面（炒）30g，大黄 9g，川黄连、雄黄（研细）各 3g，鸡蛋清 1 个。

上诸药共为细末，和匀，用鸡蛋清调药成膏样，摊在白布上，贴敷。重者 4～5 帖，轻者 1～2 帖即愈。

8. 主治：乳痈初起红肿坚硬者。

方：赤小豆、白及、白蔹、芙蓉叶各等份。

共研细末，蜂蜜调敷患处，日 2 次。换药时须将旧药用开水洗净，敷至肿消为止。

（以上五方摘自《中医验方汇选》）

9. 主治：乳痈。

方：蒲公英 60g，瓜蒌 30g，生甘草 12g，赤芍 9g。

加水煎服法同 1，日 1 剂。

（《中医验方汇选》）

乳腺增生症

1. 主治：乳腺小叶增生症。

方：丹参 25g，鸡血藤 20g，延胡索 15g，当归、赤芍、川芎、牛膝、枳壳、郁金各 12g，桃仁、柴胡各 10g。

加水煎沸 15 分钟，过滤取液，渣再加水煎 20 分钟，滤过去渣，两次滤液兑匀，分早、晚 2 次服，日 1 剂。

（《四川中医》1983.3）

2. 主治：乳腺小叶增生症。

方：牡蛎 30g，枳壳、瓜蒌壳、丹参、郁金各 12g，当归、白芍、柴胡、茯苓、白术、香附各 10g，薄荷、甘草各 6g。

加水煎服法同 1，日 1 次。

肿块大，体质较好者去白术、茯苓、薄荷，加赤芍、丝瓜络、鹿角霜、浙贝母、穿山甲各 10g。

(《广西中医药》1982.1)

3. 主治：乳腺增生。

方：鹿角霜 25g，丹参、茯苓各 20g，当归、白芍、柴胡、白术、薄荷、生姜、路路通各 15g，甘草 10g。

加水煎服法同 1，女性于月经后 1 周开始服药，月经期停药，男性可连续服药。日 1 剂。

伴有乳腺纤维瘤加夏枯草 20g；并发乳癌者加山慈菇 15g，半枝莲 50g；男性者加补骨脂、巴戟天各 15g。

(《江苏中医》1987.11)

4. 主治：乳腺增生。

方：蒲公英、当归各 30g，白花蛇舌草 24g，壁虎、炒穿山甲、醋香附、浙贝母、天花粉、柴胡各 15g，甘草 6g。

加水煎服法同 1，日 1 剂。

(《四川中医》1988.10)

5. 主治：乳腺增生，乳房胀痛。

方：王不留行、橘叶各 9g，青皮、陈皮各 3g。

加水煎服法同 1，日 1 剂。

伴有憋胀痛者加当归、香附、木香、延胡索、川楝子各 9g。

(《中医杂志》1961.3)

6. 主治：乳腺增生。

方：蒲公英 30g，知母、天花粉各 20g，半夏、白及、浙贝母、穿山甲、皂角刺、三棱、莪术、香附各 15g，乳香 10g。

加水煎服法同 1，日 1 剂。月经期停服。

肝郁气滞型加柴胡、川楝子各 15g；冲任不调型加鹿角霜 15～20g；伴有乳

头溢液者加夏枯草、半枝莲各 15g。

(《辽宁中医杂志》1987.10)

7. 主治：乳腺囊性增生。

方：金银花、连翘、蒲公英各 9～30g，炒酸枣仁 9～15g，陈皮 6～12g，赤芍、桃仁、川楝子各 3～9g，木香、生甘草各 3～6g。

加水煎服法同 1，日 1 剂。

饮食欠佳加焦三仙 30g；结节或条状物消散迟缓加三棱、莪术或穿山甲各 10g。

(《中西医结合杂志》1987.11)

8. 主治：乳腺增生。

方：王不留行、丹参各 30g，全瓜蒌、郁金、莪术、牡蛎各 15g，当归、白芥子各 12g，青皮、柴胡、赤芍、三棱、浙贝母各 9g。

加水煎服法同 1，日 1 剂。

(《辽宁中医杂志》1988.4)

9. 主治：乳腺增生。

方：瓜蒌皮、天花粉、海藻、昆布各 20g，陈皮、王不留行、玄参各 15g，青皮、穿山甲（炮）、漏芦各 10g。

加水煎服法同 1，日 1 剂。

(《河北中医》1989.1)

10. 主治：慢性乳腺增生，属肝郁痰凝型。

方：老鹳草、八月札各 30g，柴胡、白芍、茯苓各 20g，黄药子、香附各 15g，山慈菇、青皮各 12g，全蝎 6g。

加水煎服法同 1，日 1 剂。

11. 主治：慢性乳腺增生，属冲任不调型。

方：蒲公英 30g，当归、熟地黄、怀山药、山茱萸各 20g，夏枯草 15g，枸杞子、菟丝子、漏芦各 12g，延胡索 10g。

加水煎服法同 1，日 1 剂。

（以上二方摘自《安徽中医学院学报》1988.3）

12. 主治：乳腺小叶增生。

方：熟地黄、鹿角胶（烊化）、土贝母各15g，香附12g，法半夏10g，干姜炭、麻黄、炒白芥子各6g，肉桂、甘草各5g。

加水煎服法同1，日1剂。

（《湖南中医》1988.5）

13. 主治：乳癖（乳腺增生）。

方：夏枯草30g，甘草20g，当归、茯苓、莪术、川楝子、柴胡、青皮、山慈菇、王不留行、丝瓜络、瓜蒌各15g。

加水煎服法同1，日1剂。

（《黑龙江中医药》1989.2）

14. 主治：乳腺增生，气滞血瘀型。

方：橘核、丹参各30g，露蜂房20g，当归、赤芍、熟地黄各12g，川芎、桃仁、红花各10g。

加水煎服法同1，日1剂。

15. 主治：乳腺增生。

方：露蜂房、半枝莲、山慈菇、山豆根各30g。

共研细末，炼蜜为丸，每丸重6g，每次服1丸，日服2次，3个月为1疗程。

16. 主治：乳腺增生。

方：地鳖虫、金银花各100g，猪苦胆汁75g，大枣、核桃仁各50g，制马钱子25g，冰片2g。

先将猪胆汁煮沸1小时，加入冰片拌匀，然后把马钱子同其他药共研细末，与猪胆汁混合，炼蜜为丸。每丸重6g，每次服1丸，日服2次，开水吞服。1个月为1疗程，可连服3个疗程。

体质衰弱者慎用。

（以上三方摘自《百病良方》）

17. 主治：乳腺增生。

方：枯矾、蜂蜡各30g。

将枯矾研细，和蜂蜡溶为丸，如绿豆大。以牛膝10g，煎汤送服矾蜡丸10g，日2次。

（田凤鸣供）

乳汁不足

1. 主治：乳汁不足。

方：熟地黄、黄芪各16g，当归、王不留行各9g，路路通、漏芦各6g，炮穿山甲、通草各4.5g。

加水煎沸15分钟，过滤取液，渣再加水煎20分钟，滤过去渣，两次滤液兑匀，分早、晚2次服，日1剂。

（《中华妇产科杂志》1956.4）

2. 主治：乳汁不足。

方：上党参30g，炒山甲24g，王不留行15g，麦门冬9g，桔梗、通草各6g。

加水煎服法同1，日1剂。

3. 主治：乳汁不足。

方：党参30g，土党参15g，木通9g。

加水煎服法同1，日1剂。

（以上二方摘自《中草药土单验方选编》）

4. 主治：缺乳症。

方：党参、黄芪各20g，当归、白术、麦门冬、王不留行各10g，桔梗、木通各3g。

加水煎服法同1，日1剂。猪蹄为引，炖汤食用。

气滞或炎症缺乳者，参芪减半，加柴胡、赤芍、黄芩各10g，陈皮6g。

（《四川中医》1988.12）

5. 主治：缺乳。

方：薏苡仁30g，黄芪20g，柴胡、木通各15g，猪蹄1个（另煎）。

上药加水煎服法同 1，猪蹄煎液兑在一起分次服用，日 1 剂。

（《国医论坛》1985.3）

6. 主治：产后缺乳。

方：核桃仁 150g，花生米 100g。

将上药加水 750ml，煮取 300ml，加红糖 25g，分 2 次温服，日 1 剂。

7. 主治：产后缺乳

方：猪蹄 750g，生麦芽 45g，党参、黄芪、通草根各 30g，当归、大枣各 15g，穿山甲珠 12g。

药物煎法同 1，滤液再炖猪蹄，食时入盐少许，2 日服完。

（以上二方摘自《四川中医》1986.11）

8. 主治：乳汁不下。

方：雄鸡睾丸 2 ～ 4 个。

将鸡睾丸去掉外膜捣碎，用麻油 10g 加水约 200ml，烧开后冲入捣碎的鸡睾丸，也可直接用开水冲服，服时加少许白糖。

（《广西中医药》1988.6）

9. 主治：产后缺乳。

方：取穴足三里（双）、膻中，施捻转补法；次取穴乳根（双），施平补泻法，均留针 25 ～ 30 分钟。

肝郁气滞者加取支沟穴（双），用泻法；再点刺少泽穴（双）出血 2 ～ 3 滴。

（《中医杂志》1988.6）

10. 主治：缺乳，气血两虚型。

方：天花粉、何首乌、天门冬各 24g，肉苁蓉 18g，生黄芪、山药各 12g，王不留行、瓜蒌仁、穿山甲珠、党参各 9g。

加水煎服法同 1，日 1 剂。

11. 主治：缺乳，气血虚型。

方：当归、党参、黄芪各 30g，麦门冬 18g，漏芦、王不留行各 9g，甘草 6g，桔梗 1.5g，木通 1.2g。

加水煎服法同 1，日 1 剂。

12. 主治：缺乳，肝郁型。

方：瞿麦、柴胡、天花粉、桔梗、甘草各 6g，通草 4.5g，木通、青皮、白芷、赤芍、连翘各 3g。

加水煎服法同 1，日 1 剂。

13. 主治：乳汁不足。

方：黄酒 30g，百部、黑芝麻各 15g，知母 10g，川贝母、天花粉、乳香、半夏、白及、穿山甲珠、皂角刺、金银花、王不留行各 6g。

加水煎服法同 1，日 1 剂。

（以上摘自《中西医治疗常见妇科病》）

14. 主治：乳汁缺少。

方：穿山甲珠、王不留行各 9g，漏芦 6g。

加水煎服法同 1，日 1 剂。

15. 主治：乳汁缺少。

方：炒穿山甲、川贝母、菊花各 9g，糯米 1 匙。

用布将药包好，老母鸡 1 只去肠肚，将药纳入鸡腹内炖汤服，并食其肉，汤中可少加酱油，不可过咸。

16. 主治：乳汁缺少。

方：鸡蛋 1 个，胡椒 7 粒。

将鸡蛋打一小口，把胡椒放入蛋内，以纸将口封住，蒸熟去皮食之。

（以上张灵芝供）

17. 主治：乳汁缺少。

方：王不留行、穿山甲珠、乳香、山药、槟榔各 3g。

共研细面，共分 2 次冲服。

18. 主治：乳汁缺少。

方：羊肉 500g，当归 120g。

肉药加水共煮，肉熟去药，汤肉同吃，1 日吃完。

（以上摘自《单方验方汇集》）

19. 主治：产后乳汁过少，乳汁清稀，乳房柔软，无胀痛，面色无华，心悸气短，舌质淡红，脉细弱。

方：黄芪、党参各30g，当归、麦门冬各15g，木通、桔梗各10g，猪蹄2个。

共加水炖服，日1剂，分次食服。

20. 主治：产后乳汁过少，乳房胀硬而痛，胸胁胀满，食欲减退，甚则恶寒发热，舌质红苔薄黄，脉弦数。

方：当归、生地黄各15g，白芍、漏芦、穿山甲各12g，川芎、柴胡、桔梗、木通、王不留行各10g，甘草6g。

加水煎服法同1，日1剂。

21. 主治：产后乳汁过少。

方：生南瓜子60g，紫河车30g。

共研细末，和匀，温开水吞服，每次服15g，日3次。

（以上三方摘自《百病良方》）

22. 主治：产后乳汁不行，气血虚弱型。

方：黄芪12g，当归身、党参、生地黄各10g，川芎、桔梗、王不留行、木通各8g，猪蹄1对。

加水煎服法同1，日1剂。

23. 主治：产后乳汁不行，气血壅滞型。

方：当归、赤芍、川芎、生地黄、柴胡、天花粉、漏芦、桔梗、白芷、炙穿山甲（先煎）、王不留行各9g，青皮6g，通草、木通、炙甘草各3g。

加水煎服法同1，日1剂。

24. 主治：产后乳汁不行，气血壅滞型。

方：瞿麦12g，桔梗、柴胡、天花粉、白芷、赤芍、连翘各9g，青皮6g，通草、木通、炙甘草各3g。

加水煎服法同1，日1剂。

（以上三方摘自《中医妇科临床手册》）

25. 主治：乳汁不通，缺乳。

方：全瓜蒌30g，黄芪15g，王不留行12g，当归、炮穿山甲、漏芦、茜草根各10g，通草、白芷各6g，葱白3寸为引。

煎服法同1，日1剂。

体弱气血虚者加党参、熟地黄各15g，茯苓12g；自汗出表虚者倍用黄芪，加地骨皮10g；肝郁偏重者加青皮、柴胡各9g；大便秘结者加火麻仁10g。

（《河南中医杂志》1989.4）

回乳

1. 主治：回乳。

方：炒麦芽60g，怀牛膝15g，生大黄6g，炙甘草5g。

加水煎沸15分钟，过滤取液，渣再加水煎20分钟，滤过去渣，两次滤液兑匀，分早、晚2次服，日1剂。

（《河南中医》1989.1）

2. 主治：回乳。

方：茯苓、牛膝各30g，苍术、滑石各20g，泽泻、瞿麦、萹蓄、车前子各15g。

加水煎服法同1，日1剂。

（《中医杂志》1985.6）

3. 主治：回乳。

方：炒麦芽100g，苦丁茶20g，淡豆豉、神曲各15g，蝉蜕10g。

加水煎服法同1，日1剂。

（《广西中医药》1985.5）

4. 主治：回乳。

方：陈皮30～40g，柴胡10g。

加水煎服法同1，日1剂，连服2～3日即可。

（《江苏中医》1984.5）

5. 主治：回乳。

方：麦芽 60g，蝉蜕 15g。

加水煎服法同 1，日 1 剂。

6. 主治：回乳。

方：麦芽、山楂、神曲各 30g。

加水煎汤，代茶频饮。

7. 主治：回乳。

方：红花 6g，赤芍、当归、川牛膝各 9g。

加水煎服法同 1，日 1 剂。

（以上摘自《中医妇科临床手册》）

8. 主治：回乳。

方：炒麦芽 90 ～ 120g。

加水煎服法同 1，日 1 剂。

9. 主治：回乳。

方：当归、大麦芽各 30g。

加水煎服法同 1，日 1 剂。黄酒为引。

（以上二方摘自《单方验方汇集》）

10. 主治：回乳。

方：川牛膝 12g，红花、赤芍、当归尾、泽兰各 10g。

加水煎服法同 1，日 1 剂。

11. 主治：回乳。

方：花椒 15g，红糖 30g。

花椒先在 400ml 冷水中泡 1 小时，再煎至 250ml，放入红糖，内服，日 1 剂，一般 2 ～ 3 剂即可回奶。

12. 主治：回乳。

方：淡豆豉 30g，薄荷 15g。

加水煎服法同 1，日 1 剂。

13. 主治：回乳。

方：神曲、蒲公英各 60g。

加水煎服法同 1，日 1 剂。同时趁热将药渣用干净纱布包好，放在乳房上热熨，一般用 2 ～ 3 剂即可回乳。

（以上四方摘自《百病良方》）

乳头皲裂

1. 主治：乳头皲裂。

方：白芷、蒲公英、苦参、硼砂、甘草各 10g。

加水煎汤，先熏后洗患处，每次 15 ～ 20 分钟，日 1 ～ 2 次。

（《山东中医杂志》1987.4）

2. 主治：乳头皲裂。

方：朱砂、玄明粉、硼砂、冰片各 10g。

共研极细末，加蜂蜜 30g 拌匀，涂敷于患处，并以胶布固定。

（《中华医学杂志》1961.4）

3. 主治：乳头皲裂。

方：生石膏 30g，冰片 5g，麻油 15g。

将前两味药研制成极细粉，麻油熬沸离火，搅拌兑入石膏粉冷却至 50℃，缓缓筛入冰片末，搅拌冷却成膏，外用，日 2 次，用少许涂敷患处。

（《中医杂志》1987.12）

4. 主治：乳头皲裂。

方：油菜子 100g，生大黄末 50g，冰片 3g。

将油菜子炒熟碾成细粉，与大黄细末、冰片混合均匀，装瓶备用。

用时视患处大小，取药粉适量和香油调成糊状，涂敷患处，日 2 ～ 3 次。如流血、渗血者，先用药粉干撒患处，待血水收敛后再涂药糊。

（《河南中医》1989.4）

5. 主治：乳头皲裂。

方：白酒、红糖各适量。

文火煎熬成膏，涂敷患处，纱布包扎，胶布固定。

（《上海中医药报》1990.5）

6. 主治：乳头皲裂。

方：白及 30g。

捣碎研细，过 90～100 目筛装瓶备用。用时取白及粉和猪油（用微火化开）各 10g 调成膏状，涂于患处，日 3～4 次。流血、渗血、渗液多者可干撒白及粉，待渗出减少后再涂药膏。

（《中医杂志》1983.6）

7. 主治：乳头皲裂。

方：黑芝麻、白芝麻各 20g（炒焦），浙贝母 10g。

上药共研细末装净瓶备用。视患处大小取药粉适量与香油调糊涂敷患处，日 2 次。流血、渗液者先用药粉干撒在疮面上，待收敛后再调糊敷患处。

（《广西中医药》1984.6）

8. 主治：乳头皲裂。

方：五味子、五倍子各等份，冰片少许，香油（生）适量。

将五倍子、五味子研细，入冰片及生香油拌和如糊状，外敷于乳头患处。

（《浙江中医杂志》1984.7）

9. 主治：乳头破裂或肿痛。

方：白芷 9g，丁香 6g，儿茶 3g。

共研极细末，用凡士林或香油调涂乳头。

（《单方验方汇集》1970）

更年期综合征

1. 主治：更年期综合征（绝经后期）。

方：柴胡、党参、半夏、白术、白芍、木香、枳壳、青皮各 10g，黄芩 8g，甘草 4g。

加水煎沸 15 分钟，过滤取液，渣再加水煎 20 分钟，滤过去渣，两次滤液兑匀，分早、晚 2 次服，日 1 剂。

（《陕西中医》1989.7）

2. 主治：更年期综合征。

方：生地黄、丹参、浮小麦、大枣各 30g，当归、白芍、茯苓、白术、甘草各 10g，柴胡 5g。

加水煎服法同 1，日 1 剂。

气虚加黄芪 30g，党参 10g；血虚加熟地、熟何首乌各 10g；阴虚加沙参、麦门冬各 15g；失眠加柏子仁、酸枣仁各 10g；纳差加神曲、山楂各 10g，麦芽、谷芽各 15g；便秘加大黄 5～10g；汗多加防风 10g，黄芪 15g；眼睑肿加车前子、泽泻各 10g。

（《新中医》1988.9）

3. 主治：更年期综合征，忧郁型。

方：龙骨（先煎）、牡蛎（先煎）各 20g，党参、酸枣仁 15g，柴胡、半夏、郁金各 10g，黄芩、石菖蒲各 9g。

加水煎服法同 1，日 1 剂。

（《四川中医》1988.7）

4. 主治：更年期综合征。

方：熟地黄、山药、附子片各 20g，牡丹皮 15g，山茱萸 12g，茯苓、泽泻各 10g，肉桂（研末冲服）3g。

加水煎服法同 1，日 1 剂。

（《湖南中医杂志》1988.4）

5. 主治：更年期综合征。

方：法半夏、茯神、郁金各 10g，枳壳、柴胡各 8g，竹茹、青皮各 6g，陈皮 5g。

加水煎服法同 1，日 1 剂。

（《湖南中医杂志》1988.3）

6. 主治：更年期综合征，失眠，精神失常，怕噪音，心慌，心悸，头痛头晕，自汗盗汗。

方：夜交藤 30g，酸枣仁、紫贝齿、珍

珠母、磁石各24g，何首乌15g，生地黄、白芍各12g，甘草6g，朱砂0.9g（冲），琥珀0.8g（冲）。

加水煎服法同1，日1剂。

7.主治：更年期综合征，心悸、出汗、痰多。

方：生地黄、熟地黄各18g，何首乌、桑寄生各12g，茯苓、淫羊藿、柴胡、牡丹皮、地骨皮、枸杞子、续断、橘红各9g，茯苓6g。

加水煎服法同1，日1剂。

可同时服二至丸。

8.主治：更年期综合征，头晕、耳鸣、心慌、自汗、发烧（阴虚火旺型）。

方：山药30g，熟地黄、白术各12g，山茱萸、牡丹皮、知母、黄柏、茯神、远志、莲子心、石斛各6g，泽泻6g，桔梗4.5g。

加水煎服法同1，日1剂。

（以上三方摘自《中西医治疗常见妇科病》）

9.主治：更年期综合征，肝肾阴虚型。

方：生地黄、熟地黄、女贞子各30g，山药、何首乌、枸杞子各15g，泽泻、茯苓、玄参、麦门冬各10g。

加水煎服法同1，日1剂。

汗多加浮小麦12g；失眠加夜交藤15g；腰痛加续断、寄生、补骨脂各10g；心悸加服补心丹。

10.主治：更年期综合征，脾肾阳虚型。

方：熟地黄、山药、党参、淫羊藿各30g，仙茅20g，山茱萸、白术各12g，肉桂6g。

加水煎服法同1，日1剂。

11.主治：更年期综合征。

方：龟版、磁石、大枣各30g，五味子、酸枣仁、百合、当归各15g，柴胡、甘草各10g。

加水煎服法同1，日1剂。

12.主治：更年期综合征，忧郁烦躁型。

方：浮小麦、大枣各30～90g，甘草10g。

加水浓煎后，去掉甘草（药渣）一次服下，并啖食大枣及浮小麦。

（以上四方摘自《百病良方》）

13.主治：更年期综合征，轰热潮热。

方：珍珠母、淮小麦各30g，柴胡、黄芩、太子参、淫羊藿、巴戟天肉各12g，当归、白芍、川黄柏各9g，甘草6g。

加水煎服法同1，日1剂。

14.主治：更年期综合征，情绪过度改变者。

方：生地黄、生铁落各15g，白芍、百合、淫羊藿、娑罗子、川楝子、石菖蒲各12g，柴胡、当归、山栀子、知母各9g。

加水煎服法同1，日1剂。

15.主治：更年期综合征。

方：菟丝子、生地黄、熟地黄、淫羊藿、炒知母、黄柏、巴戟天、紫丹参各12g，炒白芍10g。

加水煎服法同1，日1剂。

肝肾阴虚偏于肝旺阳亢者去淫羊藿、巴戟天，加女贞子、枸杞子、菊花各12g，墨旱莲、嫩钩藤各15g，生牡蛎、紫草各30g；脾肾阳虚偏于气不行水者去知母、黄柏，加黄芪20g，党参15g，白术、泽泻、茯苓各12g，肉桂6g。

加水煎服法同1，日1剂。

（以上摘自《中医杂志》1987.10）

第六章　儿科疾病病症奇方

小儿惊风

1.主治：小儿惊风，身热如火，抽搐。

方：胆南星15g，川贝母、海浮石各3g，木通、竹茹、陈皮、石菖蒲、白芥子、沙参、甘草各2g。

加水煎沸15分钟，滤出药液，再加水煎20分钟，去渣，两煎药液兑匀，分3次服，日1剂。

(《新中医》1983.7)

2. 主治：小儿急惊风。

方：琥珀、黄连、天麻、钩藤、全蝎、冰片、朱砂各12g，胆南星、白僵蚕、甘草各10g，牛黄、麝香各2g，蜈蚣10条。

共为细末，每次用金银花、灯心草、薄荷各5g煎汤，送服0.3g，日2～3次。

3. 主治：小儿急惊风。

方：鱼腥草、黄荆条各30g，钩藤10g。

加水煎，去渣，分数次服，日1剂。

(以上二方摘自《河北验方选》)

4. 主治：小儿急惊风。

方：鲜地龙20条，白糖20g。

共入碗中，取其浸出液分2次服，日1剂。

(《民间灵验便方》)

5. 主治：小儿惊风，高热，抽搐。

方：生石膏、大青叶各30g，牛黄0.5g(研、冲)。

加水煎，去渣，分服，日1～3剂。

(《医药集锦》)

6. 主治：小儿惊风，高热，抽搐。

方：黄连、地龙各20g，沙参10g。

共为细末，每次服5g，日2～3次。

(《陕西中医》1988.8)

7. 主治：小儿惊风。

方：金银花、大青叶、荆芥、薄荷、桔梗、芦根、藿香、神曲、蝉蜕、甘草各15g。

加水煎，去渣，分次服，日1～2剂。

高热不退，舌质红绛加生石膏20g，七叶一枝花5g；咳嗽加前胡、杏仁各10g；舌苔黄燥，大便干硬加大黄5g；口腔糜烂加黄连5g；全身散在皮疹加升麻5g；咽部白膜加射干、山豆根各5g；纳呆，便溏加白扁豆、党参各10g。

(《江苏中医》1988.9)

8. 主治：小儿惊风。

方：生石膏50g，金银花、连翘、蒲公英、牡丹皮、龙胆草、紫草、黄芩各15g，川贝母、杏仁各10g。

煎服法同1，日1剂。

咳嗽喘息加前胡、桔梗各 10g；呕吐加陈皮、半夏、厚朴、竹茹各 5g；腹泻加黄连、葛根各 10g；下痢加白头翁、秦皮、红藤各 10g；痉厥加石决明、钩藤、天麻各 10g；神昏加紫雪散。

（《四川中医》1988.6）

9. 主治：小儿惊风，高热，抽搐。

方：连翘、黄芩、荆芥、桑叶、菊花各 10g，防风、陈皮、青蒿各 6g，薄荷、甘草、紫苏叶各 3g。

煎服法同 1，日 1 剂。

（《广西中医药》1988.2）

10. 主治：小儿惊风，高热，抽搐。

方：针刺取穴少商、十宣、大椎，点刺出血；人中、足三里，中等度刺激。

（河北省吴桥县医院　赵彦明供）

小儿夏季热

1. 主治：小儿夏季热，下午低热，食欲不振，疲乏无力，精神倦怠，大便稀。

方：夏枯草、蝉蜕、神曲、六一散各 9g。

加水煎，去渣，徐徐饮下，日 1 剂。

（《江苏中医》1956. 试刊号）

2. 主治：小儿夏季热，下午低热。

方：乌梅、苦瓜叶各 15g，薄荷、荷蒂、木瓜各 10g，梨皮 1 个。

加水煎，去渣，频服，日 1 剂。

（《湖南中医杂志》1989.4）

3. 主治：小儿夏季热。

方：柴胡、黄芩、半夏、茯苓、黄连、牡丹皮、香附、草果、甘草各 10g。

加水煎，去渣，频服，日 1 剂。

（田凤鸣供）

4. 主治：小儿夏季热。

方：山药、玄参、白术各 10g，鸡内金、牛蒡子各 5g。

煎服法同 1，日 1 剂。

吐泻重加重山药、白术用量至 20g，再加薏苡仁、藿香各 10g；手足心热，盗汗加地骨皮、麻黄根、黄柏、建莲子各 5g；咳嗽重加重牛蒡子用量至 10g，再加五味子、麦门冬、百部各 5g；夜间哭闹少睡加龙骨、牡蛎、钩藤各 10g；夜间发热，腹胀满加银柴胡、青蒿、木香各 5g。

（《陕西中医》1989.6）

5. 主治：小儿夏季热。

方：白人参、白术、茯苓、半夏、葛根、黄芩、白芍各 5g，陈皮、柴胡、甘草各 3g。

煎服法同 1，日 1 剂。

（《湖南中医杂志》1987.4）

小儿高热

1. 主治：小儿高热，头痛，咽痛，咳嗽，全身酸痛。

方：七叶一枝花、大青叶、板蓝根、射干各 10g，连翘、黄芩各 5g，生石膏 20g。

加水煎 15 分钟，滤出药液，再加水煎 20 分钟，去渣，两煎药液兑匀，分服，日 1 剂。

热不退加栀子、知母各 10g；恶寒加荆芥、防风各 10g；头身困重，恶心呕吐加薏苡仁、厚朴、杏仁各 10g；咳嗽剧烈加川贝母、杏仁、桑白皮各 10g。

（《安徽中医学院学报》1988.3）

2. 主治：小儿高热。

方：生石膏 25g，金银花、连翘、板蓝根、大青叶各 20g，杏仁 10g，桂枝、大黄各 4g，麻黄、甘草各 3g。

煎服法同1，日1剂。

有汗加知母10g；无汗加生姜10g；寒热往来加柴胡、黄芩各10g。

（《辽宁中医杂志》1989.10）

3.主治：小儿高热。

方：生石膏20g，青蒿、知母各10g，甘草5g。

煎服法同1，日1剂。

恶风寒，面赤身热，流涕加荆芥、防风、薄荷各10g；烦躁不安，腹满便秘加栀子、生地黄、大黄各5g；但热不恶风寒加连翘、菊花、紫草、黄芩、鱼腥草、板蓝根、白花蛇舌草各5g。

（《江西中医药》1988.5）

4.主治：小儿高热，并夹食滞。

方：藿香、茯苓各10g，紫苏叶、大腹皮、佩兰、淡竹叶、黄芩、白芷、甘草各5g。

煎服法同1，日1剂。

（《新中医》1988.6）

5.主治：小儿高热。

方：生石膏20g，金银花15g，防风、荆芥、杏仁各10g，麻黄、僵蚕、蝉蜕、甘草各5g。

煎服法同1，日1剂。

（《湖北中医杂志》1988.3）

6.主治：小儿高热。

方：青蒿、牡丹皮、白薇、银柴胡、黄芩、桑白皮、杏仁、菊花、大青叶各10g。

煎服法同1，日1剂。

（《北京中医》1988.1）

小儿低热

1.主治：小儿低热，倦怠，口干。

方：银柴胡、青蒿、生地黄、玄参、地骨皮各10g，甘草5g。

加水煎沸15分钟，滤出药液，再加水煎20分钟，去渣，两煎药液兑匀，分服，日1剂。

（《江西中医药》1984.3）

2.主治：小儿低热，食欲不振，吐泻。

方：茯苓30g，芦荟、丁香、炮姜、肉桂各10g。

共为细末，每次服1g，日3次。

（《河北中医》1983.2）

3.主治：小儿低热。

方：活蟾蜍1只。

剥皮，用皮面贴小脐部，日换1次。

（《民间灵验便方》）

4.主治：小儿低热。

方：睡莲根、茵陈各9g。

加水煎，去渣，分服，日1剂。

（刘开江供）

小儿急性黄疸型肝炎

1.主治：小儿急性黄疸型肝炎，面目一身俱黄，发热，不欲食。

方：板蓝根、白鲜皮、萱草、茜草、葛根、赤芍、紫草、石斛、车前子、茵陈各10g。

加水煎沸15分钟，滤出药液，再加水煎20分钟，去渣，两煎药液兑匀，分服，日1剂。

（《吉林中医药》1988.3）

2.主治：小儿急性黄疸型肝炎初期。

方：茵陈、栀子、金银花、连翘、白茅根、茯苓、车前子、板蓝根、丹参、蒲公英、滑石各9g，大黄3g。

煎服法同1，日1剂。

3.主治：小儿急性黄疸型肝炎中期。

方：柴胡、当归、白芍、郁金、白术、

茯苓、枳壳、茵陈、栀子、板蓝根、丹参、牡蛎、麦芽、车前子、莱菔子各10g。

煎服法同1，日1剂。

4. 主治：小儿急性黄疸型肝炎后期。

方：党参、白术、茯苓、陈皮、白芍、防风、丹参、麦芽各10g。

煎服法同1，日1剂。

（以上三方摘自《陕西中医函授》1986.5）

5. 主治：小儿急性黄疸型肝炎。

方：茵陈15g，金钱草、麦芽各9g，穿肠草6g，通草、黄柏各3g。

煎服法同1，日1剂。

夜寐不安加莲子心、钩藤各10g；呕吐加竹茹10g，丁香3g；腹满大加大腹皮10g；黄疸重加青黛、血竭、广牛角各5g。

6. 主治：小儿急性肝炎，表现为阴黄。

方：茵陈12g，茯苓、麦芽、金钱草各9g，白术、穿肠草各6g，通草、黄柏各3g。

煎服法同1，日1剂。

腹泻加肉豆蔻、赤石脂各5g；腹胀加橘核、大腹皮各5g；肝脾大，腹壁静脉曲张加柴胡、丹参、昆布各5g。

（以上二方摘自《中医杂志》1988.2）

7. 主治：小儿急性黄疸型肝炎。

方：芒硝（研）5g，鸭蛋清1个。

加白糖及适量水，搅匀，蒸熟，食之，日1剂。

（《四川中医》1988.10）

8. 主治：新生儿黄疸型肝炎。

方：茵陈12g，连翘、黄芩、川楝子、大腹皮各9g，枳壳、青皮各6g，三棱、莪术、甘草、赤小豆各3g。

煎服法同1，日1剂。

9. 主治：小儿黄疸型肝炎。

方：茵陈、金钱草、郁金、茯苓、白术、白芍、党参、丹参、山楂、平地木各9g，青皮、陈皮各3g。

煎服法同1，日1剂。

（以上二方摘自《上海中医药杂志》1987.3）

10. 主治：小儿急性黄疸型传染性肝炎。

方：茵陈30g，栀子、板蓝根各10g，大黄5g。

煎服法同1，日1剂。

（《上海中医药杂志》1987.9）

11. 主治：小儿急性黄疸型肝炎。

方：板蓝根、连翘、茵陈各20g，蒲公英、丹参、白茅根各10g，龙胆草、山楂、神曲、麦芽、甘草各6g。

煎服法同1，日1剂。

（《山西中医》1988.1）

12. 主治：小儿急性黄疸型肝炎。

方：车前草25g，金钱草、虎杖、白英各12g。

煎服法同1，日1剂。

（《上海中医药杂志》1988.7）

13. 主治：小儿急性黄疸型肝炎。

方：白茅根30g，忍冬藤、麦芽各15g，垂盆草、滑石、萹蓄各10g，通草、猪苓、茯苓各6g，甘草3g。

煎服法同1，日1剂，加适量冰糖调味。

黄疸重加积雪草10g；偏热加连翘、淡竹叶各10g；偏湿加薏苡仁20g；泄泻加车前子10g；呕吐加竹茹10g；夹食加麦芽、山楂各10g。

（《中西医结合杂志》1989.2）

14. 主治：新生儿黄疸型肝炎。

方：桃仁、苍术各5g，大黄、厚朴各4g，柴胡、红花、地鳖虫、茵陈、板蓝根、虎杖、陈皮、甘草各3g。

煎服法同1，日1剂。

（《湖南中医杂志》1988.2）

新生儿黄疸

1. 主治：新生儿黄疸。

方：白茅根、板蓝根、木贼、郁金、枳壳、金钱草、滑石各10g。

加水煎沸15分钟，滤出药液，再加水煎20分钟，去渣，两煎药液兑匀，分服，日1剂。

便秘加大黄3g；便稀加白术、茯苓各10g；有热加黄芩、栀子各5g；腹胀加大腹皮、莱菔子各5g；腹水加半枝莲、车前子各10g；纳差加山楂、麦芽、鸡内金各5g；肝大加丹参、三棱、莪术各5g；肝大质硬加大黄䗪虫丸0.2g冲服。

（《上海中医药杂志》1987.3）

2. 主治：新生儿黄疸。

方：牡丹皮、茵陈、生地黄、金银花、车前子、蝉蜕、甘草各9g。

煎服法同1，日1剂。

恶心吐乳加生姜5g；食少纳呆加鸡内金10g；发热加柴胡、荆芥各10g；烦躁哭闹加淡竹叶、灯心草各10g；便秘加大黄3g；久病体虚加人参2g。

（《陕西中医》1989.10）

3. 主治：新生儿黄疸。

方：茵陈15g，茯苓、白术、泽泻各10g，猪苓5g，甘草3g。

煎服法同1，日1剂。

（《中医杂志》1989.7）

小儿乙型肝炎

1. 主治：小儿乙型肝炎。

方1：茵陈、白花蛇舌草各25g，生地黄、黄柏、地骨皮、地榆、木瓜、七叶一枝花、蚕砂、槟榔、土茯苓、半枝莲、旱莲草、鱼腥草、龙葵、珍珠母、山楂、神曲、麦芽各10g。

加水煎沸15分钟，滤出药液，再加水煎20分钟，去渣，两煎药液兑匀，分服，日1剂。

方2：党参、黄芪、山药、白术、当归、丹参、郁金、茜草、枸杞子、女贞子、何首乌、五味子、蚕砂、龙葵、山楂、神曲、麦芽各10g，白花蛇舌草25g。

煎服法同方1，日1剂。

两方交替服用，每方服用3剂。

（《新中医》1984.6）

2. 主治：小儿乙型肝炎。

方：虎杖、茵陈、郁金、枳壳、木香、茯苓、泽泻、柴胡、青皮、陈皮各6g，甘草3g。

煎服法同1，日1剂。

3. 主治：小儿乙型肝炎。

方：白花蛇舌草、半枝莲、牡丹皮、泽泻、当归、红花、赤芍、郁金、柴胡各6g，甘草3g，紫花地丁、紫草、红花各2g。

煎服法同1，日1剂。

4. 主治：小儿乙型肝炎。

方：菊花、丹参、赤芍、白芍、熟地黄、沙参、五加皮、地骨皮、大腹皮各6g。

煎服法同1，日1剂。

（以上三方田凤鸣供）

小儿肺炎

1. 主治：小儿肺炎，发热，咳嗽，鼻翼煽动，甚则痉厥。

方：虎杖、鱼腥草各10g，桃仁、杏仁、紫苏子、葶苈子、大黄各9g，甘草3g。

加水煎沸 15 分钟，滤出药液，再加水煎 20 分钟，去渣，两煎药液兑匀，分服，日 1～2 剂。

（《上海中医药杂志》1984.6）

2. 主治：小儿肺炎。

方：生石膏 30g，鱼腥草 15g，杏仁、黄芩、荆芥、金银花、连翘各 9g，麻黄、甘草、板蓝根、知母各 6g。

煎服法同 1，日 1～2 剂。

3. 主治：小儿肺炎，咳嗽，气促，鼻煽。

方：板蓝根 15g，射干、赤芍、郁金、葶苈子各 6g，青黛、甘草、石菖蒲各 4g。

煎服法同 1，日 1～2 剂。

（以上二方摘自《中西医结合杂志》1983.1）

4. 主治：小儿肺炎，风热型。

方：生石膏 20g，知母、黄芩、葶苈子、川贝母、牵牛子、槟榔各 10g，礞石滚痰丸、麻黄、甘草、杏仁各 5g。

煎服法同 1，日 1 剂。

5. 主治：小儿肺炎，风寒型。

方：厚朴、杏仁、半夏、知母、黄芩、葶苈子、川贝母、槟榔、牵牛子各 10g，麻黄、桂枝、甘草、细辛、熟附子、礞石滚痰丸各 5g。

煎服法同 1，日 1 剂。

（以上二方摘自《上海中医药杂志》1986.10）

6. 主治：小儿肺炎。

方：桑白皮、地骨皮、山药各 10g，黄芩、桔梗、枳壳、薄荷、陈皮、甘草各 5g。

煎服法同 1，日 1 剂。

（《中医杂志》1987.9）

7. 主治：小儿肺炎。

方：金银花、鱼腥草各 15g，连翘、百部、桔梗、七叶一枝花、橘红、紫菀各 10g；车前子、杏仁、薄荷、甘草各 5g。

煎服法同 1，日 1 剂。

（《辽宁中医杂志》1989.2）

小儿病毒性肺炎

1. 主治：小儿病毒性肺炎，咳逆喘促，鼻煽，口唇青紫，舌下青筋。

方：黄芪 15g，丹参、瓜蒌各 12g，红花、桃仁各 9g，胆南星 6g，细辛 3g。

加水煎沸 15 分钟，滤出药液，再加水煎 20 分钟，去渣，两煎药液兑匀，分服，日 1～2 剂。

2. 主治：小儿病毒性肺炎，喘促。

方：黄芪 15g，鸡血藤 12g，当归、川芎、赤芍、牡丹皮各 9g，水蛭 3g。

煎服法同 1，日 1 剂。

3. 主治：小儿病毒性肺炎，大便干结。

方：丹参、玄参各 15g，川芎、泽兰、大黄、半夏、生地黄各 9g，甘草 6g。

煎服法同 1，日 1 剂。

4. 主治：小儿病毒性肺炎，咳嗽气促。

方：大黄、半夏、生地黄、玄参各 10g，甘草 6g。

煎服法同 1，日 1 剂。

（以上四方摘自《中医杂志》1987.1）

5. 主治：小儿病毒性肺炎，高热不退，咳嗽气喘，喉中痰鸣，烦躁不安，精神萎靡。

方：生石膏、连翘、大青叶、丹参各 15g，黄芩、黄柏各 10g，杏仁、僵蚕各 6g，麻黄、甘草各 3g。

煎服法同 1，日 1 剂。

6. 主治：小儿病毒性肺炎，高热，喘咳，呼吸困难。

方：生地黄、丹参各 15g，连翘、板蓝根各 12g，牡丹皮、麦门冬、玄参各 10g，僵蚕、赤芍各6g，犀角、黄连、甘草各3g。

煎服法同1，日1剂。

7. 主治：小儿病毒性肺炎，抽搐，烦躁。

方：板蓝根、丹参各15g，钩藤、生地黄各12g，白芍、赤芍、川贝母、川芎各9g，羚羊角、全蝎、甘草各3g。

煎服法同1，日1剂。

（以上三方摘自《陕西中医》1987.4）

8. 主治：小儿病毒性肺炎。

方：生石膏25g，黄芩、栀子、金银花、连翘、生地黄、牡丹皮、丹参、玄参、紫苏子、地龙、前胡、川贝母各10g，黄连5g。

煎服法同1，日1剂。

喘甚加沉香、麻黄各5g；面唇青紫加郁金、桂枝各10g；热甚加柴胡、寒水石各10g；咳甚加紫菀、款冬花、半夏各10g；痰多加天竺黄、瓜蒌各10g。

（《上海中医药杂志》1988.6）

小儿急性支气管炎

1. 主治：小儿急性支气管炎。

方：杏仁、前胡、紫苏子各9g，桔梗、葶苈子各6g，麻黄3g。

加水煎沸15分钟，滤出药液，再加水煎20分钟，去渣，两煎药液兑匀，分服，日1～2剂。

咳嗽频频，恶寒发热，痰稀色白，风寒见证加荆芥、防风、紫苏叶各10g；咽红咽痛，痰液黏稠而黄，口干口渴加金银花、薄荷、桑叶各10g；口渴喜冷饮，咽喉肿痛加生石膏、板蓝根、蒲公英、生地黄各10g。

（《江苏中医》1986.1）

2. 主治：小儿急性支气管炎。

方：当归、川芎、桑白皮、青皮、陈皮、五味子、半夏、川贝母、杏仁、甘草各5g。

煎服法同1，日1剂。

（河北中医学院附属医院　张贵印供）

3. 主治：小儿急性支气管炎。

方：白花蛇舌草、半枝莲、龙葵、浙贝母、荆芥、防风、白芷、川芎、陈皮、生石膏各10g；麻黄3g，甘草、细辛各2g。

煎服法同1，日1剂。

4. 主治：小儿急性支气管炎。

方：麻黄3g，甘草2g，黄芩、柴胡、金银花各1g。

煎服法同1，日1剂。

5. 主治：小儿急性支气管炎。

方：天南星、白附子、浙贝母、半夏各3g。

煎服法同1，日1剂。

（以上三方田凤鸣供）

小儿支气管哮喘

1. 主治：小儿支气管哮喘。

方：生石膏20g，桑白皮、杏仁、黄芩、冬瓜子各10g，麻黄、皂荚各6g，甘草3g。

加水煎沸15分钟，滤出药液，再加水煎20分钟，去渣，两煎药液兑匀，分服，日1剂。

（《江苏中医》1988.7）

2. 主治：小儿支气管哮喘。

方：白芥子、延胡索各10g，甘遂、细辛各5g，麝香1g。

共为细末，生姜汁调敷肺俞、膻中穴，日1次。

《浙江中医学院学报》1987.2）

3. 主治：小儿支气管哮喘。

方：地龙 10g，麻黄 5g，射干、侧柏叶、黄芩、川贝母各 4g，紫苏子、僵蚕各 3g，白鲜皮、刘寄奴、甘草、苦参、细辛、橘红各 2g，冰片 0.1g。

共为极细末，每次冲服 1～2g。

《中西医结合杂志》1987.6）

4. 主治：小儿支气管哮喘。

方：人参、麦门冬各 5g，五味子、肉桂各 1g。

煎服法同 1，日 1 剂。

5. 主治：小儿支气管哮喘。

方：车前子、茯苓、连翘各 9g，白果、半夏、麻黄、杏仁、钩藤各 6g。

煎服法同 1，日 1 剂。

寒重加干姜 2g，细辛 1g；热重加生石膏 10g；痰多加前胡 5g；久病气血两虚加人参、白术、当归各 3g。

（以上二方摘自《陕西中医》1989.10）

6. 主治：小儿支气管哮喘。

方：蝉蜕 9g，僵蚕、天花粉各 6g，姜黄、胆南星、麻黄、天竺黄、大黄各 2g，黄芩 4g，冰片 0.01g。

煎服法同 1，日 1 剂。

《中医杂志》1988.8）

7. 主治：小儿支气管哮喘。

方：百部、白芥子、紫苏子、莱菔子、葶苈子、款冬花、紫菀、陈皮各 5g，半夏、甘草各 3g。

煎服法同 1，日 1 剂。

风热加生石膏、前胡、金银花、连翘、牛蒡子各 5g；风寒加荆芥、防风各 5g，麻黄、细辛各 2g。

《中医杂志》1989.1）

8. 主治：小儿支气管哮喘。

方：茯苓、生石膏、地龙各 10g，牛蒡子、半夏、杏仁各 5g，麻黄、天竺黄、胆南星、川贝母、葶苈子、甘草各 3g。

煎服法同 1，日 1 剂。

《重庆中医药杂志》1989.3）

9. 主治：小儿支气管哮喘。

方：生姜皮 6g，葶苈子、蜀椒目、制天南星、半夏、杏仁、生姜、桔梗、五味子、甘草各 3g。

煎服法同 1，日 1 剂。

《光明中医》1988.6）

10. 主治：小儿支气管哮喘。

方：地龙适量。

为末，每次冲服 1g，日 2～3 次。

《四川中医》1986.7）

小儿消化不良

1. 主治：小儿消化不良。

方：山楂、神曲、麦芽、鸡内金各 9g。

加水煎沸 15 分钟，滤出药液，再加水煎 20 分钟，去渣，两煎药液兑匀，分服，日 1 剂。

《中草药土单验方选编》）

2. 主治：小儿消化不良。

方：党参、白术、山药、白扁豆、莲子各 20g，薏苡仁、茯苓、泽泻、桔梗、陈皮、砂仁、鸡内金、甘草各 10g。

共为粗末，每取 30g 加水煎，去渣，分服，日 1～2 次。

《河北验方选》）

3. 主治：小儿消化不良。

方：厚朴、神曲、麦芽、鸡内金、山药各 3g，生姜、砂仁、香橼、佛手、半夏各 2g，黄连、吴茱萸各 1g。

煎服法同 1，日 1 剂。

4. 主治：小儿消化不良。

方：鸡内金、山药、莱菔子各 10g。

共为细末，每次服 3g，日 3 次。

5. 主治：小儿消化不良。

方：苍术、白术、赤芍、草豆蔻、木香、郁金、茯苓、陈皮各 10g，龙胆草 1g。

煎服法同 1，日 1 剂。

6. 主治：小儿消化不良。

方：党参、厚朴、赤芍、白芍、山楂、菊花、神曲各 10g，香附、良姜各 1g。

煎服法同 1，日 1 剂。

（以上四方田凤鸣供）

小儿泄泻

1. 主治：小儿泄泻。

方：龙骨、牡蛎、生石膏、寒水石、滑石各 30g。

加水煎沸 15 分钟，滤出药液，再加水煎 20 分钟，去渣，两煎药液兑匀，分服，日 1 ～ 2 剂。

（《陕西中医》1988.4）

2. 主治：小儿泄泻。

方：葛根、黄芩炭、夏枯草、板蓝根、茯苓、藿香、苏梗、半夏、羌活、防风各 5g，鸡内金、陈皮、厚朴、炮姜炭、甘草各 3g。

煎服法同 1，日 1 剂。

（《上海中医药杂志》1982.6）

3. 主治：小儿泄泻。

方：麦芽、茯苓各 9g，山楂、神曲、苍术、陈皮、半夏、厚朴各 5g，甘草 1g。

煎服法同 1，日 1 剂。

风热加葛根 9g；风寒加紫苏叶 9g；呕吐加藿香 9g；舌苔黄腻，大便泡沫加黄柏 9g；小便黄少加车前子 9g。

（《湖北中医杂志》1984.4）

4. 主治：小儿泄泻。

方：白术、车前子、白头翁、黄连、肉豆蔻、茯苓、诃子各 6g，罂粟壳 3g。

煎服法同 1，日 1 剂。

（《四川中医》1986.5）

5. 主治：小儿泄泻。

方：白术、茯苓、葛根、黄芩、泽泻各 5g，黄连、猪苓、甘草、神曲各 3g。

煎服法同 1，日 1 剂。

发热、流鼻涕加板蓝根、连翘各 5g；腹痛加白芍、木香各 5g；大便夹黏液加茵陈 5g；腹泻次数多者加石榴皮 5g。

（《广西中医药》1988.3）

6. 主治：小儿泄泻。

方：苍术、茯苓、滑石、山楂、神曲、麦芽、藿香各 2g，猪苓、鸡内金、甘草各 1g。

煎服法同 1，日 1 剂。

（《黑龙江中医药》1988.1）

7. 主治：小儿泄泻。

方：苍术、肉桂各 3g，吴茱萸、丁香、木香各 2g。

共为细末，每以 5g 醋调敷脐，日换 1 次。

（《中西医结合杂志》1988.9）

8. 主治：小儿泄泻。

方：蜀椒、吴茱萸、肉桂、小茴香、干姜各 10g。

共为细末，取 5g 醋调敷脐，日 1 次。

（《江苏中医》1988.12）

9. 主治：小儿泄泻。

方：苍术、茯苓、薏苡仁、车前子各 10g，厚朴、陈皮各 6g。

煎服法同 1，日 1 剂。

（《浙江中医杂志》1988.1）

10. 主治：小儿泄泻。

方：鸡内金、白术各 10g。

炒黄，为粗末，加水煎，去渣，分服，日1～2剂。

（《江苏中医》1988.2）

11.主治：小儿泄泻。

方：苍术、车前子、葛根、麦芽各10g，党参、金银花各6g，陈皮、木香各3g，熟附子、干姜各2g。

煎服法同1，日1剂。

（《浙江中医杂志》1988.5）

12.主治：小儿泄泻。

方：罂粟壳15g，地锦草10g，赤石脂6g，诃子、乌梅、秦皮各5g，车前子8g，肉豆蔻3g，丁香、炮姜各2g。

共为细末，每次冲服5g，日2～3次。

（《江苏中医》1989.1）

13.主治：小儿泄泻。

方：针刺华佗夹脊、足三里、天枢、上脘、中脘、长强穴。日1次。

（田凤鸣供）

14.主治：小儿泄泻。

方：车前子15g，白术10g。

煎服法同1，日1剂。

口渴加天花粉、石斛各9g；腹胀加枳壳、厚朴、大腹皮、莱菔子、陈皮各5g；食滞加山楂、神曲、麦芽、鸡内金各5g；暑热加藿香、香附各5g；中寒加炮姜5g，茯苓10g；呕吐加半夏、黄连各5g。

（《陕西中医》1989.7）

15.主治：小儿泄泻。

方：附子、干姜、吴茱萸、五倍子、茯苓、白术各10g。

为末，醋调敷脐，日1次。

（《湖北中医杂志》1988.3）

16.主治：小儿泄泻。

方：丁香30g，车前子20g，胡椒、肉桂、荜茇各5g。

共为细末，取1g敷脐，外敷伤湿止痛膏，日换1次。

（《广西中医药》1988.1）

小儿脂肪泻

1.主治：小儿脂肪泻，稀便如米汤，并有发烧，厌食，口干，皮肤干燥，肠鸣。镜检大便，有＋＋以上的脂肪球。

方：神曲、麦芽、泽泻、猪苓各10g，苍术、防风、羌活、陈皮、甘草各7g，升麻、柴胡各5g。

加水煎沸15分钟，滤出药液，再加水煎20分钟，去渣，两煎药液兑匀，分服，日1剂。

（《陕西中医》1989.1）

2.主治：小儿脂肪泻。

方：山楂、防风、诃子、乌梅各10g，罂粟壳、甘草各3g，白胡椒1g。

煎服法同1，日1剂。

3.主治：小儿脂肪泻。

方：鸡苦胆1个，白术末1g，白糖2g。

共和匀，一次服，日2次。

4.主治：小儿脂肪泻。

方：吴茱萸、白胡椒各3g。

研成极细末，贴敷双足心，日换1次。

5.主治：小儿脂肪泻。

方：生姜5g。

捣烂敷脐，日换1次。

（以上田凤鸣供）

小儿秋季腹泻

1.主治：小儿秋季腹泻。

方：党参、仙鹤草、白术、茯苓、赤

石脂、葛根各 10g，升麻、木香、藿香、乌梅、甘草各 5g。

加水煎沸 15 分钟，滤出药液，再加水煎 20 分钟，去渣，两煎药液兑匀，分服，日 1 剂。

畏寒怕冷，大便色淡清稀加肉豆蔻、炮姜各 5g；肛门灼热而红，便黄气臭，夹有黏液加黄芩、黄连各 5g；呕吐，乳食不化加半夏、鸡内金各 5g；伴外感加柴胡、紫苏叶各 5g。

（《陕西中医》1988.8）

2. 主治：小儿秋季腹泻。

方：茯苓 6g，防风、陈皮、诃子、藿香、竹茹、柴胡各 4g，荆芥、厚朴、泽泻、山楂、神曲、麦芽、甘草各 3g，吴茱萸 1g。

煎服法同 1，日 1 剂。

（《河北中医》1989.4）

3. 主治：小儿秋季腹泻。

方：黄连、黄柏、干姜、吴茱萸各 6g。

煎服法同 1，日 1 剂。

4. 主治：小儿秋季腹泻。

方：枯矾、黄芩、山药各 10g，良姜 2g。

共为极细末，每次服 1g，日 2～3 次。

5. 主治：小儿秋季腹泻。

方：诃子、罂粟壳、木香、赤芍、白芍、桔梗、升麻、防风、黄芪各 5g。

煎服法同 1，日 1 剂。

（以上三方田凤鸣供）

小儿急性肠炎

1. 主治：小儿急性肠炎，泻下黄绿色稀水，肠鸣腹痛，四肢不温，大便中有脓细胞和黏液。

方：苍术、茯苓、薏苡仁、枳壳各

10g，砂仁 2g。

加水煎沸 15 分钟，滤出药液，再加水煎 20 分钟，去渣，两煎药液兑匀，分服，日 1～2 剂。

（《江苏中医》1988.9）

2. 主治：小儿急性肠炎。

方：鸡内金、白扁豆、车前子、辣蓼各 10g，山药、白术、五味子、甘草、茯苓各 5g。

煎服法同 1，日 1 剂。

（《上海中医药杂志》1987.10）

3. 主治：小儿急性肠炎。

方：生姜、葱白各 30g，陈皮粉 10g。

共捣如泥，敷脐，日换 1 次。

（《四川中医》1988.7）

4. 主治：小儿急性肠炎。

方：诃子 10g，五味子、茯苓、干姜各 5g，甘草、郁金各 1g。

煎服法同 1，日 1 剂。

5. 主治：小儿急性肠炎。

方：硫黄、枯矾各 10g。

共为细末，每次服 0.5g，日 2～3 次。

6. 主治：小儿急性肠炎。

方：取神阙穴的上下缘，针刺放血，再刺双侧委中穴及足三里穴。日 1 次。

（以上三方田凤鸣供）

小儿霉菌性肠炎

1. 主治：小儿霉菌性肠炎。

方：羌活、独活、苍术、升麻、苦参、柴胡各 9g，甘草 3g。

加水煎沸 15 分钟，滤出药液，再加水煎 20 分钟，去渣，两煎药液兑匀，分服，日 1 剂。

兼外感加防风、紫苏叶各 9g；兼口

臭，便臭，舌红加金银花、板蓝根各 9g；食滞加莱菔子、麦芽各 9g；脾虚加党参、白术、茯苓各 9g。

（《湖南中医学院学报》1988.2）

2. 主治：小儿霉菌性肠炎。

方：熟附子、党参、白头翁、干姜各 9g，黄芩、黄连、苦参、白术各 6g，罂粟壳、甘草各 3g。

煎服法同 1，日 1 剂。

（《新中医》1989.7）

3. 主治：小儿霉菌性肠炎，慢性腹泻。

方：苦参粉 2g，云南白药 1g。

研合，1 次服下，日 2 次。

（《中医杂志》1983.6）

4. 主治：小儿霉菌性肠炎。

方：鲜桃树叶 100g。

加水煎，去渣，分 2 次服，日 1 剂。

（《湖北中医杂志》1982.3）

5. 主治：小儿霉菌性肠炎。

方：艾条灸中脘、神阙、关元、天枢、足三里。

日 1 次，以愈为期。

（《中医杂志》1988.4）

小儿急性菌痢

1. 主治：小儿急性菌痢，大便脓血，里急后重，腹痛，肛门灼热。

方：黄连、黄柏、白头翁、秦皮各 5g，白芍、木香各 3g，肉桂、熟附子、干姜、甘草各 1g。

加水煎沸 15 分钟，滤出药液，再加水煎 20 分钟，去渣，两煎药液兑匀，分服，日 1 剂。

（田凤鸣供）

2. 主治：小儿急性菌痢。

方：黄连、黄芩、黄柏各 10g。

共为细末，每用 2g，加生理盐水 20ml，搅匀，加温，灌肠，日 2～3 次。

（《江苏中医》1989.1）

3. 主治：小儿急性菌痢。

方：马齿苋 300g。

煎服法同 1，日 1 剂。可酌加白糖矫味。

4. 主治：小儿急性菌痢。

方：海蚌含珠（铁苋菜）100g，穿心莲、板蓝根、金银花各 10g，生姜、甘草各 5g。

水煎服，日 1 剂。

5. 主治：小儿急性菌痢。

方：黄连、木香、香附、良姜各 3g，甘草、白芍、牡丹皮各 5g。

煎服法同 1，日 1 剂。

（以上三方田凤鸣供）

小儿脱肛

1. 主治：小儿脱肛。

方：柴胡、升麻、党参、黄芪、陈皮、白术、当归各 9g，五倍子、甘草各 2g。

加水煎沸 15 分钟，滤出药液，再加水煎 20 分钟，去渣，两煎药液兑匀，分服，日 1 剂。

（张成运供）

2. 主治：小儿脱肛。

方：使君子仁适量。

炒香，每次嚼服 2 粒，日 3 次。

（《中医杂志》1985.2）

3. 主治：小儿脱肛。

方：五倍子适量。

焙黄，研末，取 2g 涂敷肛门，并送回，日 1 次。

《医学纲目》

4. 主治：小儿脱肛。

方：蒲黄 10g，猪脂 20g。

共炼成膏，涂敷肛门，并送回，日 1 次。

《医学纲目》

5. 主治：小儿脱肛。

方：荆芥、皂荚各等份。

加水煎，熏洗患处，日 1～2 次。

（刘开江供）

6. 主治：小儿脱肛。

方：白矾适量。

为细末，取少许涂肛门，并送回，日 1 次。

（张成运供）

小儿厌食症

1. 主治：小儿厌食症。

方：山药 10g，山楂、鸡内金、白扁豆各 5g，甘草 4g。

加水煎沸 15 分钟，滤出药液，再加水煎 20 分钟，去渣，两煎药液兑匀，分服，日 1～2 剂。

脾失健运，腹胀加陈皮、半夏、神曲、麦芽、白术各 5g；胃阴不足，舌红少津加乌梅、沙参、白芍、麦门冬各 5g；气虚胃弱加党参、黄芪各 10g，砂仁、白术、白芍、神曲各 5g；脾湿，舌苔白腻加茯苓、苍术、神曲、陈皮、藿香各 5g；肝脾不调，急躁易哭加柴胡、香附、钩藤、远志、郁金、白芍各 5g；肠道蛔虫加使君子仁、槟榔、陈皮、白芍、乌梅各 5g。

（《陕西中医》1989.10）

2. 主治：小儿厌食症。

方：太子参、薏苡仁、苍术、青皮、陈皮、茯苓、山药、山楂、神曲、鸡内金各 9g，肉豆蔻 3g。

煎服法同 1，日 1 剂。

（《上海中医药杂志》1987.6）

3. 主治：小儿厌食症。

方：莱菔子、鸡内金、使君子仁、芝麻、穿山甲、白面粉各 3g。

各炒，共为末，和饼烙熟，分食，日 1 剂。

（《光明中医》1989.3）

4. 主治：小儿厌食症。

方：山药、鸡内金、山楂、麦芽、谷芽、芝麻、白糖各 5g。

各炒，共为末，加面粉和饼，烙熟，分次食之，日 1～2 剂。

（《山东中医杂志》1988.4）

5. 主治：小儿厌食症。

方：山药 200g，神曲 150g，茯苓 100g，丁香 20g。

共为细末，每次冲服 15g，日 3 次。

（《湖南中医杂志》1988.3）

6. 主治：小儿厌食症。

方：白术、山楂、麦芽、谷芽、神曲、枳实、陈皮、苍术、石斛、黄芪各 6g。

煎服法同 1，日 1 剂。

（《湖南中医杂志》1988.3）

7. 主治：小儿厌食症。

方：山楂、神曲、麦芽各 10g，半夏、茯苓、陈皮各 5g，甘草、木香各 3g。

煎服法同 1，日 1 剂。

（《湖南中医杂志》1988.2）

8. 主治：小儿厌食症。

方：香薷、砂仁、草果、陈皮、五味子、甘草各 10g。

共为细末，每次冲服 3g，日 2～3 次。

（《河南中医》1986.2）

小儿疳积

1. 主治：小儿疳积，面黄肌瘦，营养不良，睡眠不安，多汗，龀齿，俯卧，食少腹满，懒言少动，手足心热。

方：红花末、栀子末、白面粉各15g，蜂蜜45g，阿魏末10g，葱白18cm，麝香0.6g。

共杵为膏，敷脐，日换1次。

（《河北中医》1984.3）

2. 主治：小儿疳积。

方：榧子、使君子仁各60g，白糖适量。

共为细末，每次服9g，日2～3次。

3. 主治：小儿疳积。

方：鸡内金、炒山楂、枳壳、白术各20g。

共为细末，每次冲服5g，日2～3次。

（《河北验方选》）

4. 主治：小儿疳积。

方：使君子仁、槟榔各15g。

共为细末，每次服5g，日2～3次。

（《民间灵验便方》）

5. 主治：小儿疳积。

方：山楂、神曲、槟榔、鸡内金、山药、白术、使君子仁、凤凰衣各20g。

共为细末，每次服3g，日3次。

（《陕西中医》1988.8）

6. 主治：小儿疳积。

方：鸡内金30g，砂仁6g，荔枝核3g。

共为细末，每次冲服5g，日3次。

（《江苏中医》1957.4）

7. 主治：小儿疳积。

方：芒硝、海螵蛸各30g，炒苍术、生苍术、朱砂各15g，砂仁9g，鸡肝1具。

各焙干，共为末，每次服2g，日3次。

（《中医杂志》1966.1）

8. 主治：小儿疳积。

方：煅炉甘石60g，赤石脂、使君子仁各36g，蟑螂、滑石、鸡内金各30g，胡黄连24g，槟榔15g。

各焙干，共为细末，每次服2g，日3次。

（《陕西中医》1981.5）

9. 主治：小儿疳积。

方：绿豆30g，黑矾3g。

加水共煮，汤尽豆熟，每次食服10g，日3次。

（《河南中医》1982.5）

10. 主治：小儿疳积。

方：羊苦胆5枚，山药末100g，白糖适量。

搅拌均匀，每次服6g，日3次。

11. 主治：小儿疳积。

方：朱砂0.1g，鸡肝1具，蟾蜍1只（去皮骨及内脏）。

以鸡肝包朱砂，蟾蜍包鸡肝，荷叶包蟾蜍，焙至焦香，加糖分3次食之，日1剂。

（以上二方摘自《浙江中医杂志》1987.12）

12. 主治：小儿疳积。

方：山楂、神曲、麦芽各45g，大黄、胆南星各20g，茯苓、半夏、厚朴、槟榔、连翘、鸡内金、僵蚕、天竺黄、陈皮、枳实、莱菔子、枳壳、谷芽各15g，砂仁、姜黄各5g，冰片1g。

共为细末，每次冲服3g，日2～3次。

（《中医药学报》1985.3）

婴儿幽门痉挛

1. 主治：婴儿幽门痉挛，呕吐乳汁，其量不多，时时哭闹。

方：党参、白术、茯苓、木香、砂仁、枳实、降香、赭石、麦芽、升麻、柴胡各3g，甘草1g。

加水煎沸15分钟，滤出药液，再加水煎20分钟，去渣，两煎药液兑匀，分服，日1剂。

（《湖南中医杂志》1988.4）

2. 主治：婴儿幽门痉挛。

方：沙参、丹参、茯苓各5g，川贝母3g，郁金、枳壳、砂仁壳、枳壳、半夏各1g。

煎服法同1，日1剂。

舌质红，呕吐加竹茹5g；腹胀满加黄芩、生姜、槟榔各3g。

（《中华医学杂志》1961.1）

3. 主治：婴儿幽门痉挛。

方：丁香、柿蒂、白芍各3g。

煎服法同1，日1剂。

4. 主治：婴儿幽门痉挛。

方：木香、降香、沉香、代赭石、生姜各6g，当归、芡实、茯苓、陈皮各3g。

煎服法同1，日1剂。

5. 主治：婴儿幽门痉挛。

方：旋覆花、代赭石、党参、莱菔子、厚朴、山奈、甘草各5g。

煎服法同1，日1剂。

（以上三方田凤鸣供）

婴幼儿便秘

1. 主治：婴幼儿便秘。

方：甘草3g。

加水煎，去渣，分服，日1剂。

（《湖北中医杂志》1984.6）

2. 主治：小儿便秘。

方：以梅花针打刺尾骶部，日1次。

（《江苏中医》1961.9）

3. 主治：小儿便秘。

方：大黄5g。

为末，酒调如糊，涂敷脐部。

（《浙江中医杂志》1988.7）

4. 主治：小儿便秘。

方：金银花、菊花各10g，甘草3g。

加水煎，去渣，分服，日1剂。

（《湖北中医杂志》1988.3）

5. 主治：婴幼儿便秘。

方：当归、何首乌各30g。

水煎服，日1～2剂。

6. 主治：婴幼儿便秘。

方：肉苁蓉、白术、苍术各20g。

水煎服，日1剂。

7. 主治：婴幼儿便秘。

方：党参、大黄各3g。

水煎服，日1剂，分3次服。

8. 主治：婴幼儿便秘。

方：大腹皮、槟榔、莱菔子、陈皮、鸡内金、赤芍、当归各10g。

水煎服，日1剂，分3次服。

（以上四方田凤鸣供）

小儿异食癖

1. 主治：小儿异食癖，嗜食黄土。

方：黄芪20g，伏龙肝15g，白扁豆、山药各12g，党参、茯苓各10g，白芍、山楂、神曲、麦芽各9g，甘草5g。

加水煎沸15分钟，滤出药液，再加水煎20分钟，去渣，两煎药液兑匀，分服，日1剂。

（《甘肃中医学院学报》1988.1）

2. 主治：小儿异食癖，嗜食灶心土。

方：炒白术、佩兰叶各100g。

共为细末，每次冲服10g，日2～3次。

（《河北中医》1990.4）

3. 主治：小儿异食癖。

方：苍术、白术、山药、党参、升麻各30g。

共为细末，每次服3g，日3～4次。

（田凤鸣供）

小儿腹痛

1. 主治：小儿腹痛，因于虫积。

方：榧子、川楝子、山楂曲、茯苓各10g，使君子、神曲、槟榔、白芍各8g，木香6g，乌梅3g。

加水煎沸15分钟，滤出药液，再加水煎20分钟，去渣，两煎药液兑匀，分服，日1剂。

大便干加大黄3g；大便中屡见蛔虫加苦楝根皮3g；大便稀加石榴皮5g；疳积加爵床5g。

（《上海中医药杂志》1988.9）

2. 主治：小儿腹痛。

方：桂枝、白芍、木香、香附、莲子、白扁豆、山楂、鸡内金、厚朴、香橼、砂仁、草蔻、郁李仁、荷叶、炮姜、甘草各2g。

煎服法同1，日1剂。

（《北京中医》1988.4）

3. 主治：小儿腹痛。

方：以针刺华佗夹脊、天枢穴，日1次。

4. 主治：小儿腹痛。

方：白芍、木香、丁香、赤芍、藿香、当归、佩兰叶、降香、生姜各10g。

煎服法同1，日1剂。

5. 主治：小儿腹痛。

方：白术、党参、附子、肉桂、干姜、黄柏、黄连、甘草各5g。

煎服法同1，日1剂。

（以上三方田凤鸣供）

小儿中毒性肠麻痹

1. 主治：小儿中毒性肠麻痹。

方：苍术、白术、白芷、细辛、皂荚各10g，丁香、肉桂各5g。

共为细末，与葱白捣如泥，敷脐部。

（《江苏中医》1987.10）

2. 主治：小儿中毒性肠麻痹。

方：藿香、黄连、皂角刺、穿山甲、当归各10g，大黄5g。

水煎服，日1剂。

3. 主治：小儿中毒性肠麻痹。

方：大黄末、芒硝、黄连各15g。

水煎，去渣，待温，灌肠，日1～2次。

4. 主治：小儿中毒性肠麻痹。

方：白胡椒、生杏仁、生半夏各5g。

研末敷脐及背部，日1～2次。

（以上三方田凤鸣供）

新生儿腹胀

1. 主治：新生儿腹胀。

方：芒硝2g，麝香0.1g。

共为末，敷脐部。

（《新中医》1982.2）

2. 主治：新生儿腹胀。

方：吴茱萸、丁香、樟脑各2g。

研末，酒调成糊，敷脐，日换1次。

3. 主治：新生儿腹胀。

方：生姜、良姜各2g。

为末，和匀，敷脐，日1～2次。

4. 主治：新生儿腹胀。

方：针刺天枢、上脘、足三里、华佗

夹脊穴。点刺出血即可，日1次。

（以上三方田凤鸣供）

新生儿尿闭

1. 主治：新生儿尿闭。

方：大葱白1根。

加水煎，去渣，分服，日1剂。

（河北省围场县北道口卫生院）

2. 主治：新生儿尿闭。

方：儿茶3g。

研末，每次服0.3g，日3次。

（河北省平泉县医院）

3. 主治：新生儿尿闭。

方：乳香、没药各2g，生姜末3g。

各为末，酒和匀，敷脐部，日1～2次。

4. 主治：新生儿尿闭。

方：生半夏、独角莲叶各20g。

捣如泥，敷背部，日1～2次。

（以上二方田凤鸣供）

小儿遗尿

1. 主治：小儿遗尿。

方：黄芪12g，覆盆子6g，金樱子、五味子、益智仁、乌药、山药各5g。

加水煎沸15分钟，滤出药液，再加水煎20分钟，去渣，两煎药液兑匀，分服，日1剂。

畏寒怕冷，小便清白加熟附子3g；自汗，少气懒动加党参10g；大便稀加白术10g。

（《吉林中医药》1988.5）

2. 主治：小儿遗尿。

方：连翘、石菖蒲、茯苓、远志、酸枣仁、陈皮、胆南星各9g，黄连、甘草、淡竹叶各6g。

煎服法同1，日1剂。

（《中医杂志》1989.9）

3. 主治：小儿遗尿。

方：黑大豆150g，熟地黄20g，补骨脂、菟丝子、覆盆子、金樱子、黄芪、芡实各18g，桑螵蛸、陈皮各12g，五味子4g。

除黑大豆外，其余药煎两遍，所得药液再与黑大豆共煮，豆熟汤尽即成。每次嚼服黑大豆100粒，日3次。

（《云南中医杂志》1988.6）

4. 主治：小儿遗尿。

方：桑螵蛸、黄芪各15g，益智仁、乌药各10g。

煎服法同1，日1剂。

（《湖北中医杂志》1989.2）

5. 主治：小儿遗尿。

方：桑螵蛸、黄芪各15g，党参、菟丝子各12g，蚕茧10只，补骨脂、金樱子、覆盆子各9g，甘草5g。

煎服法同1，日1剂。

睡眠深，不易醒加麻黄、石菖蒲各9g，远志5g；阴虚加当归9g，五味子5g；阳虚加肉桂3g。

（《新中医》1983.6）

6. 主治：小儿遗尿。

方：山药、益智仁、乌药各15g，龙骨、牡蛎、锁阳、大黄各2g。

煎服法同1，日1剂。

（《吉林中医药》1988.3）

7. 主治：小儿遗尿。

方：白薇、白蔹、白芍各30g。

共为细末，每次冲服6g，日3次。

（济南部队某部供）

8. 主治：小儿遗尿。

方：益智仁、芡实各20g，麻黄、覆盆子、金樱子、五味子、菟丝子、补骨脂、党参、白术、升麻、陈皮各 10g。

煎服法同 1，日 1 剂。

（田凤鸣供）

9. 主治：小儿遗尿。

方：西洋参、龙眼肉、鲜猪肾脏各 10g。

加水共煮，熟后，食服尽，日 1 剂。

10. 主治：小儿遗尿。

方：白胡椒 10 粒，益智仁、白果仁各 15g，山药、薏苡仁各 9g，肉桂 1g，猪膀胱 1 个。

将药为末，装入猪膀胱内，加水煮熟，分 3 次饮其汤，食其药。日 1 剂。

（《四川中医》1986.10）

11. 主治：小儿遗尿。

方：黄芪、山药各 20g，党参 15g，熟地黄 12g，升麻、熟附子、菟丝子各 10g，柴胡 6g，肉桂 3g。

煎服法同 1，日 1 剂。

（《北京中医》1984.5）

12. 主治：小儿遗尿。

方：桑螵蛸 15g，覆盆子 12g，太子参、益智仁、乌药、山药、补骨脂各 10g，升麻、艾叶、五味子、石菖蒲、远志各 6g。

煎服法同 1，日 1 剂。

（《云南中医杂志》1988.1）

小儿尿频

1. 主治：小儿尿频，尿量不大，日数十次，夜间次数不多。

方：菟丝子 20g，党参 18g，白术、茯苓皮各 10g，淫羊藿、泽泻各 8g，甘草 3g。

加水煎沸 15 分钟，滤出药液，再加水

煎 20 分钟，去渣，两煎药液兑匀，分服，日 1 剂。

有湿热加金钱草、车前子各 10g；气虚加黄芪 20g，升麻 5g；食滞加山楂、神曲、麦芽、鸡内金各 10g。

（《陕西中医》1989.6）

2. 主治：小儿多饮多尿症。

方：白术、葛根各 30g，党参 15g，茯苓、藿香各 9g，木香 6g，甘草 3g。

煎服法同 1，日 1 剂。

（《陕西中医》1988.10）

3. 主治：小儿尿频。

方：党参、黄芪、白术、升麻、柴胡各 10g，当归、陈皮、金樱子各 5g。

煎服法同 1，日 1 剂。

4. 主治：小儿尿频。

方：桑螵蛸、海螵蛸、芡实、金樱子、乌梅、诃子、白蒺藜、补骨脂各 10g。

煎服法同 1，日 1 剂。

5. 主治：小儿尿频。

方：连翘、白术、石韦、升麻、金钱草、黄芪各 15g，山药、泽泻、茯苓各 10g。

煎服法同 1，日 1 剂。

（以上三方田凤鸣供）

小儿阴囊血肿

1. 主治：外伤所致小儿阴囊血肿。

方：雪上一枝蒿适量。

为细末，温开水调敷，日换 1 次。

（《广西中医药》1989.2）

2. 主治：小儿阴囊血肿。

方：鲜蒲公英、黄瓜各 30g，乳香、没药各 5g，大黄 3g，芒硝 2g。

共捣如泥，敷患处，日换 1 次。

3. 主治：小儿阴囊血肿。

方：硫酸镁 100g，硼砂 20g，红花 15g。

水煎洗，日 3～4 次，每次 10 分钟。

4. 主治：小儿阴囊血肿。

方：当归、益母草、艾叶、食盐各 50g。

水煎洗，日 3～4 次，每次 10 分钟。

（以上三方田凤鸣供）

小儿龟头炎

1. 主治：小儿龟头炎。

方：大蒜 1 头。

烧熟，去皮，捣如泥，敷患处，日换 1 次。

（《黑龙江中医药》1988.5）

2. 主治：小儿龟头炎。

方：金银花、蒲公英、紫花地丁、黄柏、黄芩、当归、红花各 10g。

水煎洗，日 3～4 次，每次 5 分钟。

3. 主治：小儿龟头炎。

方：黄连、大黄各 10g。

共为极细末，麻油调涂患处，日 2 次。

4. 主治：小儿龟头炎。

方：红升丹 2g，白凡士林 40g。

共调成膏，涂患处，日 2 次。

（以上三方田凤鸣供）

小儿强中症

1. 主治：小儿强中症。

方：玄明粉 10g。

为末，分 2 包，各装小纱布袋内，敷两手心，并包扎固定，每夜 1 次。

2. 主治：小儿强中症。

方：生甘草 30g，龙胆草 1g。

水煎服，日 1 剂。

3. 主治：小儿强中症。

方：黄柏、牡丹皮、生地黄、白芍、知母、栀子、甘草各 5g。

水煎服，日 1 剂。

4. 主治：小儿强中症。

方：金银花、蒲公英、柴胡、黄芩各 10g。

水煎服，日 1 剂。

（以上四方田凤鸣供）

小儿急性肾炎

1. 主治：小儿急性肾炎，发热，咳嗽，痰黄黏稠，咽喉红肿疼痛，口干渴，尿黄少。

方：板蓝根、荠菜、茯苓、鱼腥草、蒲公英、白花蛇舌草、淡竹叶、金银花、连翘、白茅根、海金沙、石韦、爵床、杏仁、桔梗、黄芩各 10g。

加水煎沸 15 分钟，滤出药液，再加水煎 20 分钟，去渣，两煎药液兑匀，分服，日 1 剂。

2. 主治：小儿急性肾炎，神疲肢倦，食少纳呆，但咽喉红肿痛，咳嗽痰黄。

方：党参、黄芪、板蓝根、荠菜、茯苓、鱼腥草、蒲公英、白花蛇舌草、山药、芡实、莲子肉各 10g，白茅根、金银花、连翘、白术、爵床、海金沙、石韦各 5g。

煎服法同 1，日 1 剂。

3. 主治：小儿急性肾炎，面色㿠白，肢冷、下肢浮肿尤甚，脘腹胀满，食少纳呆，大便溏。

方：党参、黄芪、茯苓、苍术、山药、芡实、莲肉、白术、白茅根、海金沙、石韦、白扁豆、薏苡仁、赤小豆各10g。

煎服法同1，日1剂。

（以上三方摘自《福建中医药》1982.4）

4. 主治：小儿急性肾炎。

方：忍冬藤15g，藿香、佩兰叶、紫苏叶、连翘各10g，黄芩、淡竹叶各6g。

煎服法同1，日1剂。

兼有表证加荆芥、桑叶、牛蒡子、蝉蜕各10g；热重或有疮疡加蒲公英、菊花、金银花、紫花地丁、黄柏、七叶一枝花各10g；湿重加茯苓、泽泻、车前子各10g；血尿明显加凤尾草、牡丹皮、赤芍、鹿衔草、大蓟、小蓟各10g；浮肿显著，气急咳嗽，不能平卧加大黄、莱菔子、牵牛子、槟榔各10g；表现为肾功能不全加生大黄10g。

（《中医杂志》1987.11）

5. 主治：小儿急性肾炎，水肿期。

方：冬瓜皮、蒲公英各30g，桑白皮、车前子各15g，大腹皮、茯苓皮、甘草各10g，麻黄6g，桔梗3g。

煎服法同1，日1剂。

6. 主治：小儿急性肾炎，血尿期。

方：蒲公英、仙鹤草各30g，桔梗、三七粉（另包，冲服）各3g，大青叶、赤芍、玄参各10g，甘草5g。

煎服法同1，日1剂。

如血压偏高，伴有头晕加石决明30g，钩藤、夏枯草、臭梧桐各10g；如血尿反复，久不痊愈，面色无华加黄芪、防己、茯苓、穿山甲、皂角刺各10g，桔梗3g。

7. 主治：小儿急性肾炎，恢复期。

方：党参、白术、赤芍、益母草、皂角刺、茯苓、黄芪、丹参、白花蛇舌草、半枝莲、凤眼草、龙葵、生地黄、石韦、金钱草各10g。

煎服法同1，日1剂。

（以上三方田凤鸣供）

8. 主治：小儿急性肾炎，风水期，发热，水肿，头面眼睑先肿，全身不适，筋骨疼痛。

方：白茅根30g，连翘20g，薏苡仁15g，车前子、茯苓各9g，麻黄、杏仁、甘草、泽泻、瞿麦各6g。

煎服法同1，日1剂。

9. 主治：小儿急性肾炎，湿热型，常有疖肿，咽痛，肢体浮肿，血尿，低热。

方：白茅根30g，金银花、连翘各25g，滑石18g，小蓟12g，生地黄、栀子各9g，牡丹皮、通草、甘草各6g。

煎服法同1，日1剂。

10. 主治：小儿急性肾炎，寒湿型，全身浮肿，胸闷纳呆，口腻，舌苔黄腻，乏力。

方：白茅根30g，茯苓、泽泻各12g，猪苓、白术、大腹皮、桂枝各9g，黄芪、陈皮各6g。

煎服法同1，日1剂。

（以上三方摘自《山东中医杂志》1984.5）

11. 主治：小儿急性肾炎。

方：白茅根15g，赤小豆10g，麻黄、杏仁、连翘、茯苓、车前子各6g，甘草3g。

煎服法同1，日1剂。

（《湖南中医杂志》1988.1）

12. 主治：小儿急性肾炎。

方：黄芪12g，当归、牡丹皮、牛膝、茜草、防己、益母草、泽泻、车前子、大枣各10g。

煎服法同1，日1剂。

（《广西中医药》1988.6）

小儿口疮

1. 主治：小儿口疮，口角白腐溃烂。

方：硼砂、玄明粉各15g，朱砂1.8g，冰片1.6g。

共为极细末，以少许涂患处，日3～4次。

2. 主治：小儿口疮，口角糜烂。

方：生石膏、硼砂各25g，人中白、青黛、黄连、乳香、没药各10g，冰片3g。

共为极细末，以少许涂患处，日3～4次。

（以上二方摘自《中华口腔科杂志》1958.6）

3. 主治：小儿口疮。

方：吴茱萸15g，大黄、胡黄连各6g，天南星3g。

共为细末，以醋调成糊状，敷两足心。

（《中医杂志》1965.4）

4. 主治：小儿口疮。

方：木通、石膏、金银花各9g，生地黄6g，黄芩、淡竹叶各3g，黄连、栀子、甘草各2g。

加水煎沸15分钟，滤出药液，再加水煎20分钟，去渣，两煎药液兑匀，分服，日1剂。

（《四川中医》1988.6）

5. 主治：小儿口疮。

方：鲜地龙、白糖各10g。

共捣如泥，涂患处。

（民间方）

6. 主治：小儿口疮。

方：黄芩、大青叶各6g，五倍子5g，大黄、黄连、淡竹叶各3g。

加水煎，去渣，分服，日1剂。

热甚加生石膏10g；津耗阴伤加玄参、麦门冬各6g。

同时，用吴茱萸末2g外敷双侧涌泉穴。

（《湖南中医杂志》1988.4）

7. 主治：小儿口疮。

方：生地黄、麦门冬、玄参各6g，浙贝母、白芍、牡丹皮、甘草、薄荷、金银花、淡竹叶各3g。

加水煎，去渣，分服，日1剂。

（《新中医》1989.3）

8. 主治：小儿口疮。

方：硼砂20g，青黛10g，人工牛黄4g。

共为极细末，外涂患处。

（《四川中医》1989.1）

9. 主治：小儿口疮。

方：黄柏、黄连各5g，儿茶1g。

共为细末，涂患处。

（《中草药土单验方选编》）

小儿口腔炎

1. 主治：小儿口腔炎。

方：玄参、板蓝根、蝉蜕各5g，枳壳3g，桔梗、牛蒡子、栀子各3g，牡丹皮、射干、茯苓、甘草、灯心草、薄荷各1g。

加水煎沸15分钟，滤出药液，再加水煎20分钟，去渣，两煎药液兑匀，分服，日1剂。

2. 主治：小儿口腔炎。

方：青黛30g，人中白12g，枯矾6g，冰片1.5g，牛黄0.3g。

共研极细末，以喷粉器喷洒口腔，日3次。

（以上二方摘自《中华口腔科杂志》1965.2）

3. 主治：小儿口腔炎。

方：黄芪、白术、甘草各5g，安宫牛

黄丸 1 粒（分 2 次冲服）。

煎服法同 1，日 1 剂。

（田凤鸣供）

小儿流涎

1. 主治：小儿流涎。

方：白术、白茯苓各 10g。

加水煎沸 15 分钟，滤出药液，再加水煎 20 分钟，去渣，两煎药液兑匀，分服，日 1～2 剂。

（《四川中医》1988.2）

2. 主治：小儿流涎。

方：白术 10g。

为粗末，加水煎，去渣，加白糖适量，分次口服，日 1 剂。

（《江苏中医》1965.12）

3. 主治：小儿流涎。

方：天南星 30g。

为细末，以醋调敷双足心，每夜 1 次。

（《中医杂志》1964.9）

小儿鼻塞

1. 主治：小儿鼻塞。

方：天南星 20g。

为细末，以醋调敷囟门，日换之。

（《张鸡峰方》）

2. 主治：小儿鼻塞。

方：国槐叶 10g。

为细末，人乳调敷囟门，日换 1 次。

（《庄氏家传》）

3. 主治：小儿鼻塞。

方：通草、细辛各 10g。

为细末，取少许，纳鼻孔中。

（《千金方》）

4. 主治：小儿鼻塞。

方：葱白 1 根。

捣烂，取少许涂人中穴上。

（《河北验方选》）

5. 主治：小儿鼻塞。

方：艾条 1 只。

灸百会穴。

（《中医杂志》1987.8）

6. 主治：小儿鼻塞。

方：针刺迎香穴，点刺放血。

（田凤鸣供）

小儿鼻衄

1. 主治：小儿鼻衄。

方：白茅根 15g，党参、白术、茯苓、山药、生地黄、藕节、山楂、神曲、麦芽各 10g，甘草 6g。

加水煎沸 15 分钟，滤出药液，再加水煎 20 分钟，去渣，两煎药液兑匀，分服，日 1 剂。

口鼻干燥加地骨皮、天花粉各 10g；食少纳呆加鸡内金、谷芽各 10g；出血多、反复发作加棕榈炭、仙鹤草各 10g；面红、舌质绛加黄芩、玄参各 10g。

（《北京中医》1985.5）

2. 主治：小儿鼻衄。

方：桑白皮 10g。

加水煎，去渣，分服，日 1～2 剂。

（《江苏中医》1988.9）

3. 主治：小儿鼻衄。

方：大蓟、小蓟、辛夷、苍耳子各 5g。

煎服法同 1，日 1 剂。

4. 主治：小儿鼻衄。

方：蒲公英、金银花、连翘、地榆、白及、甘草各 5g。

487

煎服法同1，日1剂。

5.主治：小儿鼻衄。

方：仙鹤草、地锦草、白及、紫花地丁、牡丹皮各5g，甘草3g。

煎服法同1，日1剂。

（以上三方田凤鸣供）

小儿喉痹

1.主治：小儿喉痹，干咳无痰，声音嘶哑，或呕，或咽痛。

方：板蓝根、百部、鱼腥草各10g，桔梗、射干、前胡、黄芩、玄参各7g，僵蚕6g，蝉蜕4g，麻黄3g。

加水煎沸15分钟，滤出药液，再加水煎20分钟，去渣，两煎药液兑匀，分服，日1剂。

（《湖南中医杂志》1989.3）

2.主治：小儿喉痹。

方：金银花、山豆根、马勃、穿山甲珠、皂角刺、蒲公英、牡丹皮、赤芍、桔梗各5g。

煎服法同1，日1剂。

3.主治：小儿喉痹。

方：紫金锭0.1g。

为末吹喉，日2～3次。

4.主治：小儿喉痹。

方：针刺少商穴出血。

（以上三方田凤鸣供）

儿童流行性咽－结膜热

1.主治：儿童流行性咽－结膜热，以高热不退，红眼，咽扁桃体红肿为主要表现。

方：生石膏30g，金银花、板蓝根、滑石各12g，藿香、荆芥、薄荷各10g，甘草3g。

加水煎沸15分钟，滤出药液，再加水煎20分钟，去渣，两煎药液兑匀，分服，日1剂。

（《中医杂志》1988.10）

2.主治：小儿咽－结膜热，急性期，微发热，咳嗽，流涕，喷嚏，眼睑结膜及咽部充血。继而壮热不退，睑结膜充血伴假膜，咽及扁桃体红肿。

方：生石膏15g，板蓝根、牛蒡子、金银花各9g，连翘、夏枯草、桔梗、车前草、黄芩各6g，大黄、甘草各4g。

煎服法同1，日1剂。

夹湿加藿香、厚朴、茯苓、滑石各10g；但热不寒加重石膏用量，并加知母10g；午后热甚加胡黄连、银柴胡各10g；有表证加荆芥、柴胡、淡竹叶各10g；脾虚腹泻加党参、白术各10g；咳嗽重加浙贝母、前胡、杏仁各5g。

3.主治：小儿咽－结膜热，恢复期，低热，虚烦，神疲，纳呆，口干，多汗。

方：太子参、板蓝根各9g，白术、茯苓、玄参、麦门冬、金银花、神曲、山楂各6g，甘草3g。

煎服法同1，日1剂。

持续低热加地骨皮、银柴胡、黄芩各10g；口干甚加石斛、生地黄、五味子各5g；神疲多汗加黄芪10g，麻黄根15g；口角疮加栀子5g，并涂冰硼散。

（以上二方摘自《中医杂志》1983.7）

4.主治：小儿咽－结膜热，为腺病毒感染中期。

方：生石膏30g，金银花、知母、射干、黄芩、滑石各10g，连翘、藿香、青黛、荆芥穗、板蓝根各10g，薄荷6g，甘草3g。

煎服法同 1, 日 1 剂。

5. 主治: 小儿咽 - 结膜热, 恢复期。

方: 生石膏、薏苡仁、滑石各 15g, 南沙参、北沙参、玉竹、天花粉各 12g, 白蔻仁、淡竹叶各 10g, 甘草 5g。

煎服法同 1, 日 1 剂。

(《中西医结合杂志》1985.8)

小儿化脓性扁桃腺炎

1. 主治: 小儿化脓性扁桃腺炎。

方: 芦根 12g, 牛蒡子、连翘、射干、厚朴、黄芩、板蓝根、牛膝各 10g, 桔梗、山豆根、胡黄连各 8g。

加水煎沸 15 分钟, 滤出药液, 再加水煎 20 分钟, 去渣, 两煎药液兑匀, 分服, 日 1 剂。

(《四川中医》1984.4)

2. 主治: 小儿化脓性扁桃腺炎。

方: 大黄 5g。

为粗末, 开水浸泡, 代茶饮。

(《中西医结合杂志》1987.11)

3. 主治: 小儿化脓性扁桃腺炎。

方: 蒲公英、紫花地丁、山豆根、马勃、天花粉各 10g, 桔梗、浙贝母、穿山甲珠各 5g。

煎服法同 1, 日 1 剂。

(田凤鸣供)

小儿手足口综合征

1. 主治: 小儿手足口综合征, 临床以手足口腔发生皮疹, 并有流涎、流涕、发烧和食欲减退。

方: 白茅根 30g, 大青叶、生石膏各 20g, 板蓝根 15g, 金银花、连翘、淡竹叶、玄参、生地黄、知母、滑石各 10g, 蝉蜕 5g。

加水煎沸 15 分钟, 滤出药液, 再加水煎 20 分钟, 去渣, 两煎药液兑匀, 分服, 日 1 剂。

舌苔白腻加藿香、佩兰叶、厚朴各 10g; 大便干加当归、瓜蒌各 5g, 大黄 3g; 有外感表证加荆芥、薄荷各 10g。

(《天津中医》1984. 创刊号)

2. 主治: 小儿手足口综合征。

方: 当归、生地黄、牡丹皮、茵陈、栀子、知母、菊花、茯苓、泽泻、车前子、赤芍各 10g, 甘草 5g。

煎服法同 1, 日 1 剂。

(《河北验方》)

小儿脓耳

1. 主治: 小儿脓耳。

方: 五倍子、枯矾各 5g。

共研极细末, 先将耳内脓液拭净, 再涂药末少许, 日 2 次。

(《陕西中医》1988.3)

2. 主治: 小儿脓耳。

方: 黄连细末 2g, 鸡蛋油 5g。

调和后, 滴耳, 日 3 次。

3. 主治: 小儿脓耳。

方: 红升丹 1g, 麻油 5g。

调和后, 滴耳, 日 2 次。

4. 主治: 小儿脓耳。

方: 黄柏、黄芩、栀子各 10g。

煎取浓汁, 滴耳, 日 3 次。

(以上三方田凤鸣供)

小儿视神经萎缩

1. 主治: 小儿视神经萎缩。

方：薄荷、柴胡、当归、白芍、白术、茯苓、炙甘草、栀子、菊花各5g。

加水煎沸15分钟，滤出药液，再加水煎20分钟，去渣，两煎药液兑匀，分服，日1剂。

项强抽搐，肢体强直加全蝎、僵蚕、钩藤、伸筋草各5g，足软加桑寄生、牛膝各5g；瞳神散大重用白芍至10g，并加五味子、全蝎、钩藤各5g；口噤不开加僵蚕、胆南星各5g；后期肝肾阴虚加石斛夜光丸。

（《北京中医》1986.4）

2. 主治：小儿视神经萎缩。

方：补中益气丸、杞菊地黄丸、石斛夜光丸各10丸，日3次，每次1丸，轮流服用。

（《河北中医》1981.4）

小儿青光眼

1. 主治：小儿青光眼。

方：党参、白芍、青葙子各15g，枸杞子、菊花、密蒙花、杜仲、黄芪各12g，当归10g。

加水煎沸15分钟，滤出药液，再加水煎20分钟，去渣，两煎药液兑匀，分服，日1剂。

（《重庆中医药杂志》1989.2）

2. 主治：小儿青光眼。

方：菊花、密蒙花、谷精草、鱼腥草、牡丹皮、当归、肉苁蓉、巴戟天、淫羊藿各10g。

煎服法同1，日1剂。

3. 主治：小儿青光眼。

方：党参、黄芪、升麻、枸杞子、菊花、熟地黄、山药、山茱萸、山楂、当归、赤芍各10g，甘草5g。

煎服法同1，日1剂。

（以上二方摘自《河北中医》1980.3）

小儿舞蹈病

1. 主治：小儿舞蹈病，四肢肌肉不自主运动，挤眉弄眼，努嘴吐舌，扭头转颈，语言障碍，发音不清。

方：浮小麦、龙骨、牡蛎各30g，白芍、甘草、郁金、钩藤各15g，桂枝、秦艽各12g，天麻9g，生姜6g，大红枣10枚。

加水煎沸15分钟，滤出药液，再加水煎20分钟，去渣，两煎药液兑匀，分服，日1剂。

（《中医杂志》1986.5）

2. 主治：小儿舞蹈病。

方：天麻、钩藤、地龙、桑枝、白芍各20g，益母草、决明子、白僵蚕、蝉蜕各10g，全蝎、蜈蚣各1g。

煎服法同1，日1剂。

（田凤鸣供）

小儿多动症

1. 主治：小儿多动症，注意缺陷，运动及行为障碍，肝肾阴虚，神动智变，神思涣散，烦躁易怒，多语多动。

方：熟地黄、龟版、黄柏、知母、山药、远志、石菖蒲、龙齿、山茱萸、茯苓各10g。

加水煎沸15分钟，滤出药液，再加水煎20分钟，去渣，两煎药液兑匀，分服，日1剂。

2. 主治：小儿多动症。

方：石菖蒲、栀子、半夏、白附子各10g，牛黄清心丸1粒（冲服）。

煎服法同1，日1剂。

3. 主治：小儿多动症。

方：酸枣仁30g，郁金、柴胡各10g，甘草5g。

煎服法同1，日1剂。

（以上三方张成运供）

小儿眼肌型重症肌无力

1. 主治：小儿眼肌型重症肌无力，中气下陷，眼睑下垂，晨起轻，午后重，面色萎黄，食欲不振，倦怠乏力。

方：党参、黄芪、茯苓、陈皮、白术、当归、柴胡、葛根各10g，升麻、柴胡各5g，制马钱子0.15g，生姜2片，大枣4枚。

加水煎沸15分钟，滤出药液，再加水煎20分钟，去渣，两煎药液兑匀，分服，日1剂。

2. 主治：小儿眼肌型重症肌无力，脾虚湿困，头晕如裹，纳呆，口腻，腹胀便溏，舌苔腻。

方：天党参、白术、茯苓、葛根、柴胡各10g，升麻5g，陈皮、半夏、炙甘草、木香各3g，制马钱子0.15g。

煎服法同1，日1剂。

3. 主治：小儿眼肌型重症肌无力，肝肾受损，复视斜视，眼珠转动不灵活。

方：枸杞子、菊花、熟地黄、山药、山茱萸、茯苓、白附子、僵蚕、钩藤各10g，全蝎2g，制马钱子0.2g。

煎服法同1，日1剂。

（以上三方摘自《中医杂志》1985.10）

小儿癫痫

1. 主治：小儿癫痫。

方：钩藤、朱砂、蝉蜕各6g，天竺黄、天麻、甘草各5g，琥珀、全蝎、僵蚕、薄荷各3g，羚羊角粉、雄黄各1.5g，蜈蚣1条，金箔3张，牛黄0.6g，珍珠0.3g，麝香0.6g。

共为极细末，每次冲服1g，日2～4次。

（《河北中医》1988.2）

2. 主治：小儿癫痫。

方：南星、半夏、白附子、石菖蒲、远志、牛膝、陈皮各5g，西黄丸1粒（分2次冲服）。

水煎服，日1剂。

3. 主治：小儿癫痫。

方：车前子、泽泻、茯苓、党参、黄芪各15g，天麻、钩藤、蝉蜕各10g，甘草5g。

水煎服，日1剂。

（以上二方张成运供）

小儿麻痹后遗症

1. 主治：小儿麻痹后遗症。

方：当归、川芎、赤芍、熟地黄、羌活、桂枝、五加皮、防己、续断、杜仲、红花、木瓜、牛膝各10g，甘草5g。

加水煎沸15分钟，滤出药液，再加水煎20分钟，去渣，两煎药液兑匀，分服，日1剂。

（《上海中医药杂志》1959.4）

2. 主治：小儿麻痹后遗症。

方：党参、淫羊藿、巴戟天、肉苁蓉、当归、地龙、川芎、丹参、红花、伸筋草各10g。

煎服法同1，日1剂。

3. 主治：小儿麻痹后遗症。

方：熟地黄、黄精、玉竹、党参、丹

参、沙参、地龙各 10g，乳香、没药、红花各 2g。

煎服法同 1，日 1 剂。

（以上二方常楼起供）

小儿鸡胸龟背

1. 主治：小儿鸡胸龟背。

方：龟版、鳖甲、百合、人参、山药各 40g，龙骨、牡蛎、地骨皮、桑白皮、杏仁、天门冬各 20g，枳壳 15g，浙贝母 6g，鸡内金 5g。

共为细末每次冲服 5g，日 3～4 次。

（《湖南中医杂志》1989.4）

2. 主治：小儿鸡胸龟背。

方：龙眼肉、大红枣肉、核桃仁、栀子仁各 30g，桃仁、红花、莪术、赤芍各 9g，三七 1g。

各为细末，共捣如泥，敷患处，干则以茶水渍之。

（《江西中医药》1988.4）

新生儿硬肿症

1. 主治：新生儿硬肿症。

方：黄芪 10g，红人参、鹿角片、羌活、桂枝、当归、炙甘草各 5g，麻黄 3g，细辛 2g。

加水煎沸 15 分钟，滤出药液，再加水煎 20 分钟，去渣，两煎药液兑匀，分服，日 1 剂。

（《四川中医》1988.6）

2. 主治：新生儿硬肿症，肌肤不温，板硬不灵，难以屈伸仰俯，皮肤苍白硬肿，按之凹陷，气息微弱，哭声低怯。

方：熟附子、茯苓、白术各 4g，肉桂 3g，白芍 2g，生姜 1 片。

煎服法同 1，日 1 剂。

（《吉林中医药》1989.3）

3. 主治：新生儿硬肿症。

方：巴戟天、淫羊藿、肉苁蓉、车前子、茯苓、泽泻、白术、薏苡仁、山药各 10g。

煎服法同 1，日 1 剂。

4. 主治：新生儿硬肿症。

方：红花、丹参、川芎、赤芍、威灵仙、荆芥、防风、茯苓皮、大腹皮、地骨皮、枸杞子、山茱萸各 5g，甘草 3g。

煎服法同 1，日 1 剂。

（以上二方田凤鸣供）

新生儿破伤风

1. 主治：新生儿破伤风。

方：蝉蜕、天麻、全蝎、僵蚕各 3g，钩藤 2g，天南星 1g，麝香 0.1g（研，分 3 次冲）。

加水煎沸 15 分钟，滤出药液，再加水煎 20 分钟，去渣，两煎药液兑匀，分服，日 1 剂。

（《江西中医药》1989.5）

2. 主治：新生儿破伤风。

方：朱砂、儿茶、黄连各 1g，冰片 0.2g。

共为细末，香油调涂脐，外敷纱布。

3. 主治：新生儿破伤风。

方：枯矾 3g。

研末，敷脐。同时用防风 3g，煎汤，去渣，顿服。

（以上二方摘自《河北验方选》）

4. 主治：新生儿破伤风。

方：天南星 3g，全蝎 10 个，蝉蜕 10 个，蜈蚣 1 条，朱砂 1.5g。

共为细末，每次冲服 0.5g，日 3 次。

（《陕西中医》1988.10）

5. 主治：新生儿破伤风。

方：蝉蜕 30g，西黄丸 1 粒（分 2 次冲服）。

煎服法同 1，日 1 剂。

6. 主治：新生儿破伤风。

方：嫩桑枝 100g，朱砂 0.1g（研，冲服）。

煎服法同 1，日 1 剂。

（以上二方张成运供）

小儿夜啼

1. 主治：小儿夜啼。

方：黄连 6g，朱砂、钩藤各 3g。

共为细末，每次冲服 0.5g，日 1～2 次。

（《新中医》1981.3）

2. 主治：小儿夜啼。

方：麦门冬 8g，灯心草 1g，朱砂 0.1g。

加水煎，去渣，晚上服，日 1 剂。

（《广西中医药》1982.2）

3. 主治：小儿夜啼。

方：五倍子 2g，朱砂、茶叶各 1g。

共研细末，加水调敷脐上，日换 1 次。

4. 主治：小儿夜啼。

方：天竺黄 20g，胆南星、朱砂各 10g，黄连 6g。

共为细末，每次冲服 1g，日 1～3 次。

（《四川中医》1988.10）

5. 主治：小儿夜啼。

方：葛根 8g。

加水煎，去渣，加蜂蜜 2g 服。

6. 主治：小儿夜啼。

方：灯心草适量。

烧成灰，涂乳上，让乳儿食之。

（以上二方摘自《医药集锦》）

7. 主治：小儿夜啼。

方：蝉蜕 7 只。

加水煎，去渣，加白糖适量，装奶瓶中喂食。

（《民间灵验便方》）

小儿病毒性心肌炎

1. 主治：小儿病毒性心肌炎。

方：丹参 30g，蝉蜕、玉竹各 20g，麦门冬、生地黄各 15g，白僵蚕 10g，甘草 6g。

加水煎沸 15 分钟，滤出药液，再加水煎 20 分钟，去渣，两煎药液兑匀，分服，日 1 剂。

（《中西医结合杂志》1989.4）

2. 主治：小儿病毒性心肌炎。

方：板蓝根、大青叶、茵陈、贯众、连翘、黄精、熟地黄、党参各 10g，黄芪、白术各 5g。

煎服法同 1，日 1 剂。

3. 主治：小儿病毒性心肌炎。

方：丹参、川芎、红花、桂枝、白芍、金银花、连翘、蒲公英、牡丹皮、栀子、麦门冬各 10g。

煎服法同 1，日 1 剂。

（以上二方常楼起供）

小儿夜汗

1. 主治：小儿夜汗，每于夜间大汗淋漓。

方：蛤粉、牡蛎各20g，大枣5枚。

加水煎沸15分钟，滤出药液，再加水煎20分钟，去渣，两煎药液兑匀，分服，日1剂。

2. 主治：小儿夜汗。

方：浮小麦15g，大红枣10枚。

加水共煎，去渣，分服，日1剂。

（以上二方摘自《民间灵验便方》）

3. 主治：小儿夜汗。

方：大红枣10枚，稻草根须15g。

加水共煎，去渣，分服，日1剂。

（民间方）

4. 主治：小儿夜汗。

方：黄芪、白术、党参各3g，茯苓、陈皮、升麻、麻黄根各1g。

煎服法同1，日1剂。

（赵彦明供）

5. 主治：小儿夜汗。

方：浮小麦60g，麻黄根5g，黄芪、白术、升麻各3g。

煎服法同1，日1剂。

（张贵印供）

6. 主治：小儿夜汗。

方：生地黄、熟地黄、何首乌、肉苁蓉、当归、麦门冬各5g，甘草3g。

煎服法同1，日1剂。

（田凤鸣供）

小儿盗汗

1. 主治：小儿盗汗，每睡觉则汗出如洗。

方：神曲12g，海浮石9g，糯稻根7g，山楂、胡黄连各6g。

加水煎沸15分钟，滤出药液，再加水煎20分钟，去渣，两煎药液兑匀，分服，

日1剂。

（《四川中医》1983.6）

2. 主治：小儿盗汗，睡则汗出，醒则汗止，是谓盗汗。

方：泥鳅数条。

去内脏，油煎，再以水炖熟，适量食之。

（《湖南中医杂志》1988.2）

3. 主治：小儿盗汗。

方：龙骨、牡蛎、五味子、黄芪、白术、当归各3g。

煎服法同1，日1剂。

（张成运供）

4. 主治：小儿盗汗。

方：黄精、玉竹、天门冬、茵陈、地骨皮、枸杞子、山茱萸、牡丹皮各6g，甘草3g。

煎服法同1，日1剂。

5. 主治：小儿盗汗。

方：山羊肉、黑牛肉、黑鸡肉、山楂各10g。

共炖至肉熟，食其肉、饮其汤，日1剂。

6. 主治：小儿盗汗。

方：大枣30枚，阿胶10g，甘草3g。

煎服法同1，日1剂。

（以上三方田凤鸣供）

小儿自汗

1. 主治：小儿自汗。

方：芦根9g，桑白皮、麦门冬、地骨皮各6g，炙甘草3g，大枣3枚。

加水煎沸15分钟，滤出药液，再加水煎20分钟，去渣，两煎药液兑匀，分服，日1剂。

(《黑龙江中医药》1988.4)

2. 主治：小儿自汗。

方：五倍子、龙骨各 10g。

共为细末，取 5g 以水调敷脐部，日换 1 次。

3. 主治：小儿自汗。

方：党参、黄芪、升麻、防风、当归、陈皮、麻黄根各 10g。

煎服法同 1，日 1 剂。

(以上二方田凤鸣供)

4. 主治：小儿自汗，醒则时时汗出，睡则汗止。

方：党参 10g，黄芪 7g。

煎服法同 1，日 1 剂。

(《广西中医药》1988.3)

5. 主治：小儿自汗。

方：白术 30g，防风 5g，桂枝、白芍各 3g，牡丹皮 1g。

煎服法同 1，日 1 剂。

6. 主治：小儿自汗。

方：酸枣仁 20g，石菖蒲、五倍子各 3g。

煎服法同 1，日 1 剂。

(以上二方田凤鸣供)

女童性早熟症

1. 主治：女童性早熟症，乳房增大。

方：知母、黄柏、生地黄、茯苓、牡丹皮、泽泻、夏枯草、龟版各 9g，生甘草 5g。

加水煎沸 15 分钟，滤出药液，再加水煎 20 分钟，去渣，两煎药液兑匀，分服，日 1 剂。

(《新中医》1981.2)

2. 主治：女童性早熟症。

方：茵陈、板蓝根、大蓟、小蓟、仙鹤草、白花蛇舌草、淫羊藿、当归、赤芍各 10g，木通、淡竹叶、瞿麦各 5g。

煎服法同 1，日 1 剂。

3. 主治：女童性早熟症。

方：大黄、川芎、栀子、萹蓄、车前子、茯苓、泽泻、决明子、菊花各 5g。

煎服法同 1，日 1 剂。

(以上二方张贵印供)

小儿疝气

1. 主治：小儿疝气。

方：淡豆豉 30g，生姜 25g，橘叶 20g，茶叶 10g，食盐 5g。

加水煎，熏洗患处，日 1～2 次。

(《上海中医药报》1990.5)

2. 主治：小儿疝气。

方：当归、生姜、羊肉、狗肉、荔枝核、小茴香各 10g，甘草 5g。

水煎服，日 1 剂。

3. 主治：小儿疝气。

方：橘核、黄芪、白术、山茱萸、枸杞子、淫羊藿、巴戟天、肉苁蓉各 10g。

水煎服，日 1 剂。

4. 主治：小儿疝气。

方：小茴香、食盐、吴茱萸各 100g。

共炒热，布包敷患处。

(以上三方常楼起供)

小儿天疱疮

1. 主治：小儿天疱疮。

方：无花果叶 100g。

加水煎，洗患处，日 1 剂。

(《新中医》1987.10)

2. 主治：小儿天疱疮。

方：大风子 9g，樟脑、枯矾各 5g，生石膏、黄连、五倍子、硫黄、蛇床子、梅片各 2g。

共为细末，以香油调涂，日 1 次。

（《河北中医》1983.4）

3. 主治：小儿天疱疮。

方：红升丹、白矾各 5g，白凡士林 90g。

调和成膏，涂患处，日 2 次。

4. 主治：小儿天疱疮。

方：蒲公英、紫花地丁、金银花、连翘、党参各 10g，

水煎服，日 1 剂。

（以上二方田凤鸣供）

小儿湿疹

1. 主治：小儿湿疹。

方：荆芥、防风、前胡、柴胡、羌活、独活、川芎、薄荷、茯苓、蝉蜕、陈皮各 5g，甘草 3g。

加水煎沸 15 分钟，滤出药液，再加水煎 20 分钟，去渣，两煎药液兑匀，分服，日 1 剂。

（《中草药土单验方选编》）

2. 主治：小儿湿疹。

方：蛇床子 6g，金银花、白扁豆、车前草各 4g，防风、蝉蜕、延胡索、甘草各 2g。

煎服法同 1，日 1 剂。

3. 主治：小儿湿疹。

方：山药 50g，赤小豆、薏苡仁各 20g，莲子肉、蝉蜕、黄芪、大红枣各 12g。

加水共煮至豆熟，捞出蝉蜕、黄芪，再加入粳米 50g，再煮熟，食之，日 1 剂。

（以上二方摘自《陕西中医》1985.10）

4. 主治：小儿湿疹。

方：红高粱米 100g（炒成炭），香油适量。

先以干白菜熬水，洗净患处，再把红高粱炭研细，以香油调涂，日换 1 次。

（《河北医药》1981.5）

5. 主治：小儿湿疹。

方：硫黄 20g，雄黄 10g，水杨酸、硼酸各 5g，冰片 1g，松节油 10ml，凡士林适量。

各研，共拌如膏，涂患处。涂前以呋喃西林溶液清洗患处，日 2 次。

（《中医杂志》1981.7）

6. 主治：小儿湿疹。

方：大黄、当归、甘草各 10g。

加水煎，洗患处。

7. 主治：小儿湿疹。

方：大黄、黄连、黄柏、苦参、苍耳子、枯矾各 10g。

加水共煎，熏洗患处，日 2～3 次。

（《陕西中医》1990.2）

8. 主治：小儿湿疹。

方：雄黄、硫黄各 20g，白芷 12g，细辛 5g，花椒 3g。

各焙干，共为末，菜籽油调涂患处，日 2 次。

（《四川中医》1988.7）

小儿尿布皮炎

1. 主治：小儿尿布皮炎。

方：滑石粉 50g，青黛 10g。

共研为粉，涂撒患处，日换 1～2 次。

2. 主治：小儿尿布皮炎。

方：金银花、绿豆各 10g，甘草 3g。

加水煎,去渣,频服,日 1 剂。

3. 主治:小儿尿布皮炎。

方:黄连 10g。

加水煎,熏洗患处。

(以上三方摘自《新中医》1987.12)

4. 主治:尿布皮炎。

方:铅丹适量。

搽涂患处,日 3～5 次。

(《国医论坛》1988.1)

5. 主治:小儿尿布皮炎。

方:芙蓉叶、滑石粉各 30g,黄连 10g。

共为极细末,涂患处,日 1～2 次。

6. 主治:小儿尿布皮炎。

方:地榆、紫草各 10g,冰片 1g。

以麻油 100g 将前二味药炸焦,去渣,待凉,入冰片,涂患处,日 1～2 次。

(以上二方摘自《百病良方》)

先天性贲门扩张症

1. 主治:婴儿食乳即吐,平卧时加重,直立时减轻。

方:大黄 5g,柴胡、前胡、桔梗、枳壳、甘草各 3g。

加水煎 15 分钟,滤出药液,再加水煎 20 分钟,去渣,两煎所得药液兑匀。分服。日 1 剂。

(《山西中医》1988.5)

2. 主治:先天性贲门扩张症。

方:皂角刺、白芍、赤芍、半夏、茯苓、陈皮、白豆蔻各 5g。

煎服法同 1,日 1 剂。

3. 主治:先天性贲门扩张症。

方:白术、党参、代赭石、旋覆花、降香各 6g,甘草 5g。

煎服法同 1,日 1 剂。

(以上二方张贵印供)

第七章　五官科疾病病症奇方

眼睑病

1. 主治：重症眼睑下垂。

方：人参 20g，黄芪、龙眼肉、酸枣仁各 15g，白术、茯神、陈皮各 10g，木香、升麻各 6g，大枣 10 枚，生姜、甘草各 3g。

加水煎沸 15 分钟，过滤取液，渣再加水煎 20 分钟，滤过去渣，两次滤液兑匀，分早、晚 2 次服，日 1 剂。

（《陕西中医》1988.7）

2. 主治：上睑下垂。

方：秧米锅巴（两面黄，焦者不取）1000g，蚕豆（炒去壳）500g，白扁豆（炒）、白术（炒）各 300g，党参、黄芪、当归各 250g，升麻、柴胡各 100g，陈皮 50g。

共研为细粉，每日早、晚各取 40g，开水调成糊状，加糖适量服用。儿童酌减。

（《浙江中医杂志》1984.6）

3. 主治：眼睑微肿作痒、赤痛或起疱疹，重坠涩痛难开，黑睛生翳，分泌物黏性或呈丝状。伴身重困倦，脘腹胀满，不思饮食，大便不爽，苔黄腻，脉滑数。

方：滑石、车前子、茯苓各 12g，黄芩、连翘、木通各 10g，枳壳 9g，荆芥、防风、黄连各 8g，陈皮、甘草各 6g。

加水煎服法同 1，日 1 剂。

（《新中医》1984.1）

4. 主治：眼睑炎致倒睫。

方：螃蟹体内黄液。

用其液擦眼睑，有卓效。

5. 主治：烂眼边（眼睑炎）。

方：鸡蛋黄油适量，炉甘石、冰片各少许。

将鸡蛋煮熟取黄，用文武火煎至油出，取油去渣，再与后两味药调匀，涂擦患处。

6. 主治：烂眼边（眼睑炎）。

方：炉甘石 3g。

研面极细，用香油调涂患处。

7. 主治：烂眼边（眼睑炎）。

方：晚蚕砂 9g，香油 15g。

将蚕砂浸于香油内，浸透，调成糊状，敷于患处。日 2～3 次，连用数日。

（《单方验方汇集》1970）

8. 主治：风火烂眼（眼睑炎）。

方：槐树条（鲜嫩者）90g，白矾、茶叶各 10g。

水煎取滤液，熏洗患处，数次即愈。

（李建国供）

9. 主治：烂眼边（眼睑炎）。

方：炉甘石、黄连各 1.5g，铜绿 0.9g。

共捶碎，清水内泡露一宿，频洗 3

日愈。

（《奇方类编》）

麦粒肿

1. 主治：麦粒肿。

方：薏苡仁 30g，金银花 20g，蒲公英、当归、川芎、陈皮、甘草各 10g，栀子、大黄各 6g。

加水煎沸 15 分钟，过滤取液，渣再加水煎 20 分钟，滤过去渣，两次滤液兑匀，分早、晚 2 次服，日 1 剂。每日煎药时取适量药液先熏洗患处一次，效更佳。

加减：局部发痒，红肿热痛较剧者，加白芷 10g，防风 10g；实热较重者，大黄加至 12g。

（《山东中医杂志》1989.3）

2. 主治：麦粒肿。

方：苍术 10g，白芷、薄荷、金银花各 6g。

将上药加水 200ml，盖严煎沸后取汁置小口玻璃杯内熏眼，不断做瞬目动作。每次熏 10～20 分钟，每日熏 3～5 次。药液可重复使用。

（《广西中医药》1985.2）

3. 主治：麦粒肿。

方：天花粉、天南星、生地黄、蒲公英各等份。

诸药焙干研成细末，用食醋和液体石蜡油调成膏状，经高压消毒后备用。根据麦粒肿大小，用不同量的膏剂，涂在纱布或胶布上敷贴局部，每日换药 1 次。

（《新中医》1981.8）

4. 主治：麦粒肿。

方：生天南星、生地黄各等份。

上述二味药共研细末，撒在普通膏药中间，将膏药贴在两侧太阳穴，1 日换 1 次。

（《新中医》1958.6）

5. 主治：麦粒肿。

方：全蝎粉（将全蝎焙黄研细末）。

每次口服 3g，温白开水送服，日 1 次，儿童酌减。

6. 主治：麦粒肿。

方：消毒灭菌过的三棱针，干棉球、酒精棉球各适量。

取耳尖穴（位于耳廓上方耳轮的顶端），将耳廓向前折叠在耳轮最高处之尖端，酒精棉球消毒后用三棱针在患侧耳尖点刺放血，一般放出 4～5 滴血即可（可稍加挤压）。

（《中国乡村医生杂志》1989.8）

7. 主治：麦粒肿。

方：黄芩、黄柏、金银花、生大黄、知母各等份。

共研极细末，用时加温开水调成糊状，涂一层在纸上，贴于患处，有退肿消炎之功。

8. 主治：风热型麦粒肿。

方：黄芩、白芷、当归、赤芍、栀子、桑白皮、木通、桔梗、连翘各 12g。

加水煎服法同 1，日 1 剂。

9. 主治：脾胃积热型麦粒肿。

方：薄荷叶、升麻、藿香叶、广陈皮、枳壳、炒山栀仁、黄芩、防风、生石膏各 12g，甘草 6g。

加水煎服法同 1，日 1 剂。

（以上摘自《百病良方》）

10. 主治：麦粒肿。

方：蒲公英 60g，菊花 15g。

加水煎，头煎内服，二煎熏洗患眼，每次洗 15～20 分钟，日 2～3 次。

11. 主治：麦粒肿。

方：生天南星 30g，冰片 1.5g。

共研细，醋调为膏，每日睡前敷于患处。

（以上摘自《单方验方汇集》1970）

泪囊病

1. 主治：泪囊闭塞，眼红赤涩痛，流泪不止，伴右侧头痛，心烦易怒，寐不安，便秘尿赤，口苦咽干。

方：生地黄 30g，龙胆草、生栀子、黄芩、柴胡、泽泻、木通、车前子、生大黄（后下）各 10g，甘草 5g。

加水煎沸 15 分钟，过滤取液，渣再加水煎 20 分钟，滤过去渣，两次滤液兑匀，分早、晚 2 次服，日 1 剂。

服药后流泪大减者生大黄改熟大黄；流泪消失者停药，改服杞菊地黄丸善后巩固。

（《江苏中医》1988.3）

2. 主治：流泪症。

方：菊花 15g，何首乌、熟地、菟丝子、枸杞子各 10g，桑叶 5g。

加水煎服法同 1，日 1 剂。

病久体弱者加黄芪、党参、当归各 12g，流泪甚者加荆芥、防风、茯苓、泽泻各 9g。

（《江苏中医》1986.2）

3. 主治：目赤多泪。

方：番泻叶 2～3g。

泡热水代茶饮之，隔夜一换。

（《浙江中医杂志》1989.1）

4. 主治：急性泪囊炎。

方：炙全蝎 3g，陈皮 1.5g。

共研为细末，每日服 1.5g。

（《广西中医》1957.2）

翼状胬肉

1. 主治：翼状胬肉。

方：炉甘石 15g，羌活、防风、黄芩、菊花、蔓荆子各 9g，川芎、白芷各 6g，火硝 2.4g，冰片 0.3g。

加水煎沸，过滤即成。先以 1% 丁卡因点眼，5 分钟后，再以此液点胬肉上。日 2 次。

（《中医杂志》1958.5）

2. 主治：翼状胬肉。

方：生大黄、黑侧柏叶、炒香附各等份。

共研为细末，每次 9g，用温开水冲服，日 2 次，30 日为 1 疗程。

（《中医杂志》1987.11）

结膜炎

1. 主治：流行性出血性结膜炎。

方：桑叶、菊花、大青叶、荆芥、薄荷、当归、生地黄、川芎、决明子各 10g，桃仁、红花各 6g，甘草 3g。

加水煎沸 15 分钟，过滤取液，渣再加水煎 20 分钟，滤过去渣，两次滤液兑匀，分早、晚 2 次服，日 1 剂。

加减：发热甚加金银花、连翘各 10g；眼睑发痒加地肤子、蝉蜕各 10g；恶风寒者加防风 10g；前额痛加白芷 10g；大便秘结不通加大黄、芒硝各 9g；白睛充血显著者加牡丹皮 10g；羞明、睛珠痛者加夏枯草 10g。

（《陕西中医》1989.3）

2. 主治：急、慢性结膜炎。

方：海金沙 60g，野菊花 60g。

加水煎服法同 1，日 1 剂。

《《中草药土单验方选编》》

3. 主治：急性结膜炎。

方：菊花、决明子各 15g，车前子 12g（或车前草 30g），桑叶 9g，蝉蜕、甘草各 3g。

加水煎服法同 1，日 1 剂。

《《广西中医药》1982.5）

4. 主治：急性结膜炎。

方：生灯盏菜、猪肝各适量。

加水和盐少许同煎，取蒸气熏蒸病眼。最后将药渣与汤服下，连用 2～3 日可愈。

《《广西中医药》1983.5）

5. 主治：急性结膜炎。

方：青鱼胆草 30～50g。

捣烂外敷患眼皮表面上，日 3～5 次。

《《上海中医药杂志》1983.5）

6. 主治：急性结膜炎。

方：春茶叶（干品）20g，黄连 5g（研极细末）。

上药加开水 200ml，于砂锅内煮沸 10 分钟，用消毒纱布过滤后静置于消毒玻璃杯中，沉淀后取澄清液装入滴管瓶或注射器内备用。药液应 3 日内用完，过期勿用。每次每只眼点药 2 滴，日 4 次，连用 3 日或至愈。用于预防时，每只眼点 1 滴，日 2 次，连点 3 日。

《《福建中医药》1989.4）

7. 主治：结膜炎，亦治红眼病。

方：金银花、黄柏各 30g，菊花、薄荷各 15g。加水煎汤，熏洗患处，日 2～3 次。

8. 主治：结膜炎，亦治红眼病。

方：栀子、大黄各 10g。

加水煎汤，过滤去渣，点眼，日 3 次，每次 2～3 滴。

9. 主治：结膜炎，亦治红眼病。

方：炉甘石、大青盐各 3g，黄连 1g，冰片 1g。

加水煎汤，过滤去渣，点眼，日 3～4 次。

10. 主治：结膜炎，亦治红眼病。

方：三棱针，刺耳尖、肩尖放血。

（以上摘自《天津中医学院附院院刊》1988.2）

11. 主治：结膜炎，亦治天行赤眼。

方：金银花、菊花、蒲公英各 15g，连翘、黄芩、桑白皮各 12g，夏枯草、牡丹皮、蔓荆子各 10g，荆芥、薄荷（后下）、甘草各 6g。

加水煎服法同 1，日 1 剂。小儿用量酌减。

《《广西中医药》1988.1）

12. 主治：结膜炎，亦治天行赤眼。

方：火硝、雄黄各 1.2g，炉甘石 3g，麝香 0.3g，冰片 0.9g。

上药研极细末后，再入麝香共研，用极细绢筛筛 3 次，装入瓶内盖紧备用，勿使泄气。用时取小棒蘸少许点入眼角，合眼静坐片刻，刚点入眼时微有痛意，半分钟后即有凉意快感。每日早、晚各点 1 次。孕妇忌用。

《《中医杂志》1964.10）

13. 主治：结膜炎，亦治天行赤眼。

方：生栀子、苍耳子（炒）各 60g，木贼草 15g。

上药共研细末，日服 3 次，每次服 9g，温白开水送下。儿童酌减。

《《江苏中医》1966.3）

14. 主治：急性结膜炎。

方：黄连粉 10g，硼砂 3g。

将黄连粉、硼砂粉混匀，加蒸馏水适量煎煮 1 小时后过滤至澄明，然后自滤器上加蒸馏水至 100ml，再盛入瓶中，密塞煮沸消毒半小时备用。用时将药液滴患眼，日 4 次，每次 2～4 滴。

（《中医杂志》1957.2）

15. 主治：急性结膜炎。

方：连翘、牛蒡子、赤芍、防风各 12g，羌活、酒大黄、当归尾、山栀仁各 10g，薄荷、川芎、甘草各 6g。

加水煎服法同 1，日 1 剂。

16. 主治：急性结膜炎，热偏重，结膜充血较重，眵多泪少、口苦，舌红苔黄。

方：天花粉、野菊花、黄芩、栀子、连翘、黄柏各 10g，黄连、川芎各 6g，薄荷 3g。

加水煎服法同 1，日 1 剂。

（以上摘自《百病良方》1983.2）

17. 主治：急性结膜炎。

方：蒲公英 45g，菊花、车前草各 15g。

加水煎服法同 1，日 1 剂。一般 2 剂可痊愈。

18. 主治：急性结膜炎。

方：黄柏、金银花、菊花各 15g，黄芩 12g，栀子、龙胆草各 9g，甘草 6g。

加水煎服法同 1，日 1 剂。

（以上二方李建国供）

19. 主治：结膜炎，亦治风赤眼。

方：五倍子、黄连（去净毛）、防风、荆芥穗各 15g，苦参 12g，铜绿 1.5g。

上诸药共研极细末，以薄荷煎汤和粉为丸，如弹子大，临用以热水化开，趁热洗眼，日 3 次。

（《种福堂公选良方》）

20. 主治：急性结膜炎。

方：当归尾、菊花、黄芩各 9g。

加水煎服法同 1，日 1 剂。

21. 主治：急性结膜炎。

方：夏枯草 15g，菊花、赤芍各 9g，川黄连 4.5g。

加水煎服法同 1，日 1 剂。

22. 主治：结膜炎，亦治暴发火眼。

方：川黄连、当归尾、炉甘石各 9g。

加水煎汤，过滤去渣，洗患处，日 3 次。

23. 主治：春季结膜炎。

方：苍术、薏苡仁、连翘、乌梅各等份。

共研细末，每服 6g，日 2 次。

24. 主治：急性结膜炎。

方：黄芩 9g。

将黄芩研细末，开水冲服，日 2 次。

（以上摘自《单方验方汇集》）

沙眼

1. 主治：沙眼。

方：桑叶 15g，玄明粉 9～15g。

用水两大碗煎开后，倒入盆内，用热气熏眼，凉了加温再洗眼，日 2 次。

2. 主治：沙眼。

方：晚蚕砂 30g。

水煎去渣，凉冷后洗眼，日 2～3 次。

3. 主治：沙眼。

方：蒲公英根 30g。

水煎熏洗患眼，日 2 次。

（以上三方摘自《单方验方汇集》）

4. 主治：沙眼，迎风流泪。

方：桑叶 30g。

水煎取滤液，熏洗患处。

5. 主治：沙眼，迎风流泪。

方：槐实 6～12g。

加水煎服，日 1 剂。

（以上二方李建国供）

6. 主治：沙眼，迎风流泪年久不愈。

方：枯矾、皂矾各 3g，花椒 1.5g。

清晨用滚水冲于碗内，上用棉纸隔着，将铜钱一个压于纸上，待自来清水，每日早、中、晚 3 次温洗，每副用 3 日，洗9 次，重者 10 剂，轻者 3～5 剂除根。宜紧闭眼，只洗眼皮。

7. 主治：沙眼，迎风流泪，眼目昏花。

方：川黄连、地骨皮、白矾各 3g，铜青 1.5g，鲜槐条 5 节，川花椒 7 粒。

用水一大碗，煎滚取起，稍冷又煎，如此 3 次。去渣入瓷罐收贮，埋土内 7日，取出用鸡翎蘸药扫眼角。忌风 14 日。

（以上二方摘自《河北验方选》）

角膜炎及角膜溃疡

1. 主治：单纯疱疹性角膜炎。

方：黄芪、党参各 30g，黄精 18g，女贞子、菟丝子、枸杞子各 15g，山茱萸12g，牡丹皮 10g，川芎、五味子、陈皮、升麻、柴胡各 9g。

加水煎沸 15 分钟，过滤取液，渣再加水煎 20 分钟，滤过去渣，两次滤液兑匀，分早、晚 2 次服，日 1 剂。连服 3 个月后改每周 3 剂。

（《中医杂志》1988.1）

2. 主治：浅层点状角膜炎。

方：板蓝根、决明子各 12g，柴胡、荆芥、防风、金银花、连翘、黄芩、赤芍、龙胆草、栀子、蔓荆子各 9g，黄连 6g，甘草3g。

加水煎服法同 1，日 1 剂。

（《陕西中医学院学报》1988.4）

3. 主治：角膜溃疡。

方：蒲公英 12g，金银花、连翘、龙胆草、菊花、青葙子、栀子各 10g，黄芩 8g，大黄、蝉蜕、黄连各 5g，甘草 3g。

加水煎服法同 1，日 1 剂。

炎症消退期本方减栀子、大黄、黄连、黄芩，加赤芍、牡丹皮、茺蔚子、木贼各 10g，细辛 2g。

（《江西中医药》1987.6）

4. 主治：单疱病毒性角膜炎。

方：黄精 18g，枸杞子 13g，金果榄 10g，急性子、菟丝子各 9g，谷精草珠8g，密蒙花 6g，炙甘草 5g。

加水煎服法同 1，日 1 剂。剩渣加菊花 9g，刺蒺藜 12g，煎汤熏洗患眼，每晚1 次。

（《江西中医药》1988.1）

5. 主治：深层角膜炎。

方：炒白芍、潞党参各 12g，焦白术、白茯苓、泽泻各 10g，制半夏、防风、广陈皮、软柴胡、羌活、独活各 6g，红枣 5枚，炒川黄连、生甘草各 3g。

加水煎服法同 1，日 1 剂。

若内眦部白睛轻度充血，角膜深层轻度水肿者上方加黄芪 12g，增茯苓为20g，泽泻为 15g。

（《四川中医》1988.11）

6. 主治：单纯疱疹病毒性角膜炎。

方：板蓝根、钩藤（后下）各 30g，夏枯草、大青叶、黄芩、赤芍、蒲公英、菊花各 15g，柴胡、薄荷（后下）、蝉蜕各10g，甘草 6g。

加水煎服法同 1，日 1 剂。

（《中医杂志》1984.1）

7. 主治：角膜溃疡，证见羞明流泪，刺痛灼热感，白睛红或抱轮红，黑睛混浊溃烂，呈枣花状、条状，大小不一，头痛，烦躁口苦，舌红苔黄，脉弦或数。

方：生地黄、金银花各 15g，龙胆草、黄芩、山栀子、柴胡、防风、桑叶、菊花、大黄各 10g，蔓荆子 5g。

加水煎服法同 1，日 1 剂。

8. 主治：角膜溃疡，症见眼痛甚、热泪如汤、胞睑红肿，白睛布满赤丝，抱轮红呈暗紫色，黑睛混浊大面积凹陷，视力下降，口苦咽干，便秘，尿不利，舌红苔黄燥，脉弦数。

方：蒲公英、金银花、板蓝根、生石膏各30g，夏枯草、生地黄、大黄各15g，龙胆草、赤芍、天花粉、知母、玄明粉各10g，甘草5g。

加水煎服法同1，日1剂。

9. 主治：角膜溃疡，症见眼涩畏光羞明，黑睛混浊无光泽，口干咽燥，五心烦热，耳鸣，舌红少苔，脉细数。

方：金银花、生地黄、玄参、麦门冬各12g，知母、黄柏、菊花、密蒙花、蝉蜕、白芍各10g，当归6g。

加水煎服法同1，日1剂。

（以上三方摘自《黑龙江中医药》1987.3）

10. 主治：角膜炎，亦治角膜云翳。

方：刺蒺藜90g，望月砂30g，夜明砂30g。

共为细面，每服6g，日2次，温开水送下。

11. 主治：角膜炎，亦治目生云翳。

方：刺蒺藜60g，木贼45g，蝉蜕30g。

共研细末，饭后服用，日2次，每次3g。

（《单方验方汇集》）

12. 主治：角膜溃疡。

方：蒲公英30g，车前子15g，菊花、白芍、天花粉各12g，枸杞子9g，蜂蜜30g为引。

加水煎服法同1，日1剂。

（姚粹华供）

视网膜炎

1. 主治：中心性浆液性脉络膜视网膜病变。

方：菊花、枸杞子、丹参各15g，车前子、白茯苓各12g，黄连、黄芩、泽泻、柴胡各10g，黄柏9g，甘草6g，大黄5g。

加水煎沸15分钟，过滤取液，渣再加水煎20分钟，滤过去渣，两次药液兑匀，分早、晚2次服，日1剂。

（《陕西中医学院学报》1988.2）

2. 主治：视网膜炎，亦治视网膜静脉阻塞。

方：黄芪50g，当归、赤芍、地龙各10g，红花、桃仁各6g，川芎3g。

加水煎服法同1，日1剂。

（《辽宁中医杂志》1988.4）

3. 主治：中心性视网膜炎。

方：生地黄、沙参、丹参各15g，当归、枸杞子、麦门冬、桑椹子、青葙子各10g，川楝子6g。

加水煎服法同1，日1剂。

（《山西中医》1988.6）

4. 主治：视网膜炎，亦治视网膜静脉血栓形成。

方：丹参15g，白芍、赤芍、银柴胡、羌活、防风、木贼、蝉蜕、当归、白术、茯苓各9g，甘草3g。

加水煎服法同1，日1剂。

大便燥结加番泻叶；大便溏稀加苍术；出血吸收慢加三七粉。用量据证酌情加减。

（《上海中医药杂志》1985.9）

5. 主治：视网膜静脉周围炎。

方：炒牛蒡子、杏仁、糯米各10g，阿胶珠6g，甘草5g。

加水煎服法同1，日1剂。可随症进

行加减。

（《人民军医》1965.10）

6. 主治：视网膜炎，亦治中心性浆液性视网膜脉络膜病变，是以眼底黄斑部出现水肿、渗出，视力减退，眼前黑影与视物变形为主症。

方：薏苡仁、炒谷芽、炒麦芽各30g，菟丝子、楮实子、山药各25g，茺蔚子18g，枸杞子15g，木瓜、鸡内金各9g，三七粉3g（冲服）。

加水煎服法同1，日1剂。

（《中医杂志》1987.5）

7. 主治：视网膜炎，亦治中心性浆液性视网膜病变。除眼部症状外，兼见胸闷不舒，胁痛胀满，头晕目眩，舌淡红，苔薄白，脉弦。

方：生石决明24g，菟丝子15g，当归、白芍、茯苓、枸杞子各12g，柴胡、白术各9g，薄荷、甘草各6g。

加水煎服法同1，日1剂。

8. 主治：视网膜炎，亦治中心性浆液性视网膜病变。兼见眩晕失眠，腰膝酸软，遗精盗汗，五心烦热，舌红苔薄白，脉细。

方：生地黄、熟地黄各18g，山茱萸、菟丝子各15g，枸杞子、山药、茯苓各12g，牡丹皮、泽泻各9g，菊花6g。

加水煎服法同1，日1剂。

9. 主治：视网膜炎，亦治中心性浆液性视网膜病变。兼见神疲乏力，少气懒言，食欲不振，头痛绵绵，尿清便溏，舌淡胖，苔薄白，脉细弱。

方：炙黄芪、党参、白术、茯苓、当归各9g，陈皮、蔓荆子各6g，柴胡、升麻、甘草各3g，大枣5枚。

加水煎服法同1，日1剂。

（以上三方摘自《成都中医学院学报》

1986.2）

10. 主治：视网膜炎，亦治糖尿病视网膜病变。症见视网膜出血、水肿、渗出，舌红、苔黄燥，脉弦数。

方：生地黄、石膏各30g，玄参、玉竹、黄芪各20g，麦门冬、天门冬各15g，甘草5g。

加水煎服法同1，日1剂。

11. 主治：视网膜炎，亦治糖尿病性视网膜病变，症见视网膜出血，血色暗红，久不吸收，甚者玻璃体积血，面色黧黑，躯干四肢时有刺痛，固定不移。舌紫黯，或有瘀斑、瘀点，脉细涩。

方：生地黄30g，白芍、丹参、麦门冬、玄参各15g，牡丹皮10g，三七粉3g，犀角2g（或水牛角15g）。

加水煎服法同1，日1剂。

（以上二方摘自《湖南中医学院学报》1986.4）

12. 主治：视网膜炎，亦治视网膜静脉阻塞。视力骤减，甚至仅辨明暗，头痛眩晕，耳鸣耳聋，心烦易怒，失眠多梦，面部烘热，口燥咽干，舌红绛，脉弦细或细数。

方：生地黄、茯苓、生石决明、决明子各20g，丹参、茺蔚子各15g，地龙、钩藤、知母、黄柏、牛膝、夏枯草各10g，木贼6g。

加水煎服法同1，日1剂。

（《湖南中医学院学报》1984.3～4）

13. 主治：视网膜静脉周围炎，病程日久，瘀血阻塞，眼内有白色结缔组织者。

方：海藻30g，夏枯草20g，昆布、藕节各15g，滑石、海金沙、黄芪各12g，鸡内金、血余炭、鹿角各10g，桂枝、三七(冲服)各3g。

加水煎服法同1，日1剂。

（《中医杂志》1985.9）

视神经病

1. 主治：球后视神经炎。

方：当归15g，茯苓、丹参、郁金各12g，柴胡、赤芍、白术、炒栀子各10g，薄荷、橘络各6g，甘草3g。

加水煎沸15分钟，过滤取液，渣再加水煎20分钟，滤过去渣，两次滤液兑匀，分早、晚2次服，日1剂。

2. 主治：视力疲劳（视神经疲劳）。

方：黄芪、枸杞子、白芍各15g，当归（酒洗）12g，柴胡、白术、茯苓、蔓荆子、香附、夏枯草球各10g，甘草3g。

加水煎服法同1，日1剂。

（以上二方摘自《湖北中医杂志》1988.3）

3. 主治：视物模糊（瞳神紧小）。

方：蒲公英30g，金银花20g，生地黄15g，白芍、牡丹皮、栀子、黄芩、龙胆草、桑白皮、茺蔚子、蔓荆子各10g，甘草5g，羚羊角（先煎30分钟）3～5g。

加水煎服法同1，日1剂。

（《中医杂志》1988.10）

4. 主治：慢性球后视神经炎。

方：丹参15g，党参、决明子、牡丹皮、密蒙花各12g，当归、赤芍、茯苓、黄芪各9g，川芎、柴胡各6g，升麻3g。

加水煎服法同1，日1剂。

（《中西医结合杂志》1988.8）

5. 主治：神经麻痹性斜视。

方：白附子、僵蚕、全蝎、蜈蚣、天麻、钩藤各30g。

共研细末，日3次，成人每次7g，儿童酌减，用黄酒或白开水送服。

（《辽宁中医杂志》1983.4）

6. 主治：视神经炎。

方：菊花24g，酒黄芩12g，酒生地黄、赤芍、知母、决明子、玄参各9g，牡丹皮6g，川芎3g，犀角粉（冲服）0.6g。

加水煎服法同1，日1剂。

（《山东中医杂志》1987.6）

7. 主治：视神经萎缩。

方：白羯羊肝一具（竹刀切薄片，新瓦焙干），熟地黄90g，菟丝子、车前子、麦门冬（去心）、白茯苓、五味子、枸杞子、茺蔚子、葶苈子、蕤仁（去壳）、地肤子（去壳）、建泽泻、北防风、枯黄芩、杏仁（去皮尖炒）、辽细辛、肉桂心、青葙子各60g。

共研细面，炼蜜为丸。每丸重9g，每服1丸，早晚各服1次，温开水送下。

（《中医药信息》1987.2）

青光眼

1. 主治：青光眼（俗称气蒙眼）。

方：青葙子、石决明、夜明砂、新砂壶各9g，蝉蜕6g。

加水煎沸15分钟，过滤取液，渣再加水煎20分钟，滤过去渣，两次滤液兑匀，分早、晚2次服，日1剂。

2. 主治：青光眼。

方：白芍12g，五味子、独活、羌活各6g。

加水煎服法同1，日1剂。

3. 主治：青光眼。

方：当归、生地黄、栀子、川黄连各30g，朴硝、冰片各3g。

前四味先煎3次，每次剩水一碗，再合起煎成一碗。加蜂蜜150g熬成膏，候冷放入朴硝、冰片。点眼角内，不可太深。

（以上三方摘自《单方验方汇集》）

4. 主治：青光眼。

方：磁石100g，芦荟、丁香、牵牛子

各 50g。

共研细末，混合均匀装入空胶囊内。每日早、晚饭后1小时服用，每次3～5粒。

（《湖南中医》1983.4）

白内障

1. 主治：老年性白内障。

方：生石决明 30g，决明子 15g，谷精草、生地黄、赤芍、白芍、女贞子、密蒙花、菊花、沙苑子、刺蒺藜、党参、黄芪各12g，炙甘草 6g。

加水煎沸 15 分钟，过滤取液，渣再加水煎 20 分钟，滤过去渣，两次滤液兑匀，分早、晚 2 次服，日 1 剂。

中气不足加茯苓、山药、白术各10g；合并高血压和动脉硬化者加牡蛎、钩藤各15g；合并糖尿病者加麦门冬、天花粉、熟地黄各12g。

（《陕西中医》1989.5）

2. 主治：老年性白内障。

方：墨旱莲 5000g，龙胆草、茺蔚子、白芍、丹参、牡丹皮、生地黄、刺蒺藜各4000g。

按片剂制备工艺制成片剂，每片含生药0.6g。日服3次，每次6片，长期服用。

（《成都中医学院学报》1986.2）

3. 主治：白内障。

方：大血藤、珍珠母各30g，刺蒺藜18g，赤芍、白及、麦门冬各12g，黄芩、当归、木通各10g。

加水煎服法同1，日1剂。用于外伤性白内障，属慢性期去黄芩，加红花、昆布、海藻各10g。

4. 主治：白内障。

方：刺蒺藜18g，黑芝麻15g，白及、

墨旱莲、何首乌、神曲、石决明各12g，桑叶10g。

加水煎服法同1，日1剂。肝肾阴虚加女贞子30g，淮山药12g；阴虚火旺去刺蒺藜加黄柏10g，知母12g，磁石30g；肝经风热去刺蒺藜加防风、玄参、黄芩各12g；脾气虚弱去墨旱莲、刺蒺藜，加党参、茯苓各15g，白术12g。

5. 主治：白内障。

方：石决明、决明子各30g，赤芍、青葙子、山栀子、木贼各15g，大黄、荆芥各6g，羌活3g。

共为细末，每服10g，麦门冬15g煎汤送下药末。

（以上三方摘自《百病良方》）

6. 主治：内障眼症（玻璃体积血，混浊）。

方：决明子12g，当归尾、赤芍各9g，川芎6g。

加水煎服法同1，日1剂。

7. 主治：白内障，亦治玻璃体混浊。

方：桑叶、黑芝麻各60g，青葙子15g。

共为细末，每服6g，日2次。

（以上摘自《单方验方汇集》1970）

8. 主治：白内障，亦治目云障不见物。

方：羌活、川芎、密蒙花、谷精草、木贼、杜仲、食盐、菟丝子、决明子各30g，人参12g。

用黑羊肝胆一具和药共入砂锅内，加好酒三壶煮干，再加三壶，煮三炷香时间，去药不用，只留肝胆，铜刀切片，新瓦焙干，研细末炼蜜为丸，如梧桐子大。每服9g，空腹白开水下。

（《奇方类编》）

内眼出血

1. 主治：眼底出血。

方：当归、生地黄各20g，赤芍、桔梗、陈皮、夏枯草各12g，川芎、酒黄芩、木贼、蝉蜕、密蒙花各9g，柴胡6g，酒大黄3g。

加水煎沸15分钟，过滤取液，渣再加水煎20分钟，滤过去渣，两次滤液兑匀，分早、晚2次服，日1剂。

肝阳上亢加代赭石、刺蒺藜各12g，生龙骨、生牡蛎各30g；阴虚内热加银柴胡、麦门冬、天花粉各9g，栀子12g；瘀血阻络久者加桃仁、醋三棱各9g，红花6g，丹参1.5g；血热妄行加炒蒲黄15g，焦栀子12g，荆芥炭9g，三七粉1.5g（冲服）。

（《山西中医》1988.5）

2. 主治：眼底出血。

方：丹参30g，赤芍、郁金、川芎、生山楂、防风、当归、黄芪各10g，三七粉3g（冲服）。

加水煎服法同1，日1剂。

（《陕西中医》1989.8）

3. 主治：内眼出血，玻璃体积血（初期）。

方：白茅根、生蒲黄各30g，生地黄20g，赤芍、荆芥炭、藕节炭、丹参各15g，茯苓、白术各12g，牡丹皮、墨旱莲、郁金各10g，黄芩9g，地龙6g。

加水煎服法同1，日1剂。

4. 主治：内眼出血，玻璃体积血（初期）。

方：丹参30g，赤芍、生地黄各15g，当归、茯苓、白术各12g，生蒲黄10g，桃仁、红花、苏木、花蕊石、路路通、墨旱莲、郁金各9g。

加水煎服法同1，日1剂。

5. 主治：内眼出血，玻璃体积血（后期）。

方：丹参30g，枸杞、菊花、赤芍各15g，茯苓、当归、白术各12g，夏枯草、昆布各10g，桃仁、红花、郁金、玄参、路路通各9g，川芎6g。

加水煎服法同1，日1剂。

（以上三方摘自《陕西中医》1988.2）

6. 主治：内眼出血，眼前房出血。

方：赤芍、生地黄各15g，桃仁、当归、川芎、牡丹皮、酒制大黄、阿胶各10g，红花8g，三七粉（冲服）3g。

煎服法同1，日1剂。

（《江苏中医》1988.4）

耳周湿疹

1. 主治：耳周湿疹。

方：猪蹄甲1双，白矾、香油适量。

将白矾研末，装入猪蹄甲内，令满为度，以草木灰烧存性，待凉，研成细末。

用温开水将患处洗净，取香油适量，将药末调成糊状，涂患处，日2次。

（《河北中医》1983.2）

2. 主治：耳周湿疹。

方：槐花（或果）30～60g，地榆20g。

两药烧灰，加冰片少许，研细，麻油或菜籽油调涂。日1～2次。

（《四川中医》1983.1）

中耳炎

1. 主治：中耳炎，耳内流脓。

方：薏苡仁、败酱草各30g，黄芪、

白术、猪苓、茯苓、贯众各15g，附子、知母、川芎、半夏、石菖蒲各10g，甘草5g。

加水煎沸15分钟，过滤取液，渣再加水煎20分钟，滤过去渣，两次滤液兑匀，分早、晚2次服，日1剂。

（《浙江中医学院学报》1988.6）

2. 主治：化脓性中耳炎。

方：马钱子5只，冰片0.3g，50°白酒100ml。

将马钱子用温水浸润后，剥净表皮，切成薄片，冰片研末，共浸在白酒中，密封备用。

用时将患耳脓液拭净，滴入马钱子冰片酊2～4滴，日2次，连用5～7日。

（《浙江中医杂志》1981.10）

3. 主治：化脓性中耳炎。

方：川黄连粉3g，黄柏粉1.5g，紫草粉1.8g，氯霉素1g，四环素0.75g。

以上各药粉末混合过80目筛后装瓶备用。用时，先把患耳用3%双氧水洗拭，再用细棉棒将耳擦干，然后把上药粉少许吹入耳内，每日用药1次。

（《新中医》1981.12）

4. 主治：急慢性中耳炎。

方：黄连3g，黄芩9g，硼砂6g，冰片2g。

先将前两种药置于砂锅内，加清水90ml，用微火煎15～20分钟，然后加入冰片，煮沸4～5分钟，再加入硼砂，搅拌均匀。离火后凉片刻，用三层纱布过滤，药液装入消毒瓶内备用。用时先用3%双氧水清洗耳内脓性分泌物，再用消毒棉球拭干，然后滴入此药2～3滴，日3次。

（《人民军医》1983.10）

5. 主治：急、慢性化脓性中耳炎。

方：黄连10g，枯矾1g。

上药分别研成细末，混合均匀备用。先用棉签将耳内脓液拭干净，再用双氧水洗净外耳道，然后将适量药粉用细纸卷吹入耳腔，日2次。

（《中医函授通讯》1983.5）

6. 主治：慢性化脓性中耳炎。

方：五倍子（焙、存性）、枯矾、胡黄连、煅龙骨各等量，冰片（或麝香）少许。

共研极细末，瓷瓶密贮备用。使用时，先将耳道内、外的分泌物用双氧水充分清洗，并拭干水液，以棉筋纸捻蘸药塞入耳内，日换3～5次。

（《江苏中医》1963.8）

7. 主治：慢性化脓性中耳炎。

方：黄柏30g。

将黄柏切片纳入瓶中，加冷开水浸没黄柏为度，瓶口封好，经7日左右，过滤，留其澄清之药液贮瓶中备用。使用时以消毒药棉蘸黄柏液，滴入耳中，每次1滴，每日早、晚各滴1次。

（《江苏中医》1966.4）

8. 主治：慢性化脓性中耳炎。

方：川黄连10g，硼酸粉3g。

上药加蒸馏水100ml，煎煮1小时后过滤，在滤器上加蒸馏水至100ml，盛入瓶中，密塞，煮沸消毒半小时，滴耳用。

（《中医杂志》1957.9）

9. 主治：慢性化脓性中耳炎。

方：猪苦胆若干个，白矾适量。

取胆汁倒入消毒杯中文火焙干，研成粉，细罗筛过，加等量或2倍量白矾粉装瓶备用。使用时先用双氧水清洗外耳道，拭干后将药粉均匀喷入鼓膜穿孔处，但用量勿过多，以免妨碍中耳引流。

（《中华耳鼻喉杂志》1965.5）

10. 主治：慢性化脓性中耳炎。

方：枯矾31g，冰片3g。

两者混合，研成细末。用时先清洗耳内，取药3～4粒黄豆大的量倒入耳内。

（《中华医学杂志》1957.8）

11. 主治：慢性中耳炎。

方：鸡蛋6个。

将鸡蛋煮熟，留蛋黄去清，将蛋黄放铁锅中，用文火熬至油出，取蛋黄油贮净瓶中备用。先用双氧水滴入耳内，冲洗患处，脓物排净后，再将鸡蛋油滴入耳中（天冷油凝，可加温溶化后使用）每日早、晚各1次，每次3～4滴，连用7～16日可痊愈。

（《河北中医》1988.2）

12. 主治：急、慢性中耳炎。

方：紫草3g，麻油40g。

将紫草原药入油内置火上炸之，待油变紫色后滤取油液，装玻璃瓶备用。用时先清洗净患耳，然后将油滴入耳中，每次3～4滴，日2次。

（《辽宁中医杂志》1989.5）

13. 主治：化脓性中耳炎。

方：枯矾、五倍子、全蝎、硼砂各6g，冰片15g，铅丹3g。

将上药共研极细末，吹入耳内，日2次。

（以上摘自《中草药土单验方选编》）

14. 主治：中耳炎。

方：枯矾、白术、苍术各30g，食盐20g，花椒10g。

共研极细末，每次取少量吹入耳内，日2次。

15. 主治：中耳炎。

方：白矾15g，猪苦胆1枚。

将矾研成细末与胆汁混合，置碗中隔汤重炖，干燥后，研末，撒患处。

（以上摘自《中医临床与保健》1988.3）

16. 主治：急性化脓性中耳炎。

方：新鲜猪苦胆1个，枯矾适量。

将磨碎的枯矾粉装入胆囊内，袋满为止，然后吊挂在阴凉处自然风干，共研为细末装瓶备用。将患耳滴3～4滴3%双氧水，用棉签除去脓液及脓痂，反复洗两次，再用麦草秆将药粉适量轻吹耳内，外耳道再塞一无菌干棉球。隔日换药1次，3～4次可愈。

（《陕西中医》1988.7）

17. 主治：中耳炎。

方：熟地黄12g，细辛5g，路路通、知母、黄柏各9g，木通、夏枯草各6g，甘草3g。

加水煎服法同1，日1剂。

18. 主治：慢性化脓性中耳炎。

方：消痔灵注射液0.2ml，黄连素滴耳液（或0.25%氯霉素眼药水）10ml。

将消痔灵加入黄连素或氯霉素中混匀，每日滴耳5～6次，每次3～4滴。

（《新中医》1987.3）

19. 主治：慢性化脓性中耳炎。

方：冰片2.5g，麝香0.5g，龙骨15g，黄连、牡蛎、铅丹各10g。

共研极细末，备用。先将患耳脓液拭干净，把有少许药粉的喷雾器之喷头对准外耳道口，轻喷2～3次，使雾状药粉通过鼓膜穿孔，均匀地附在中耳腔内，日1次。

（《中医药学报》1986.1）

20. 主治：慢性化脓性中耳炎。

方：生石膏、薏苡仁各30g，诃子、白头翁、白芷、秦艽、穿山龙各15g，金银花、连翘、菊花、川黄连各10g，甘草6g。

加水煎服法同1，日1剂。

21. 主治：慢性化脓性中耳炎。长期流脓不止，精神倦怠者。

方：党参、黄芪各30g，金银花15g，当归、赤芍、玄参、车前子、黄柏、知母各10g，甘草3g。

加水煎服法同 1，日 1 剂。

（以上摘自《百病良方》）

22. 主治：中耳炎。

方：五倍子适量。

研极细末，吹撒患处或香油调搽。

（李建国供）

23. 主治：中耳炎。

方：猪苦胆 1 个，枯矾 9g，冰片 4 片。

苦胆砂锅内焙干，入枯矾、冰片共研极细末。先将耳内脓水擦净，再将药面少许吹入耳内。

（《单方验方汇集》）

24. 主治：耳出脓水。

方：海螵蛸（末）、枯矾各 3g，干胭脂 1.5g，麝香 0.3g。

共为细末，吹耳内即效。

（《奇方类编》）

25. 主治：急性化脓性中耳炎。

方：龙胆草、苦丁茶、金银花各 30g，柴胡 15g，山栀子、黄芩各 12g，牛蒡子、薄荷（后下）各 10g。

加水煎服法同 1，日 1 剂。

流脓夹血者加鲜生地黄 30g，牡丹皮 12g。

26. 主治：急性化脓性中耳炎。

方：龙胆草、生地黄各 30g，蒲公英 20g，土茯苓、薏苡仁、车前草、紫花地丁各 15g，栀子、柴胡、泽泻、木通各 12g，当归 10g。

加水煎服法同 1，日 1 剂。

（以上二方摘自《百病良方》）

耳聋

1. 主治：神经性耳聋。

方：北沙参、生地黄、女贞子各

30g，麦门冬、枸杞子、白芍各 20g，全当归、川楝子、牡丹皮、佛手片、甘菊花各 10g。

加水煎沸 15 分钟，过滤取液，渣再加水煎 20 分钟，滤过去渣，两次滤液兑匀，分早、晚 2 次服，日 1 剂。

（《江苏中医》1988.3）

2. 主治：外伤性耳聋。

方：柴胡、制香附各 50g，川芎 25g。

共研极细末，日 3 次，每次 9g，温开水吞服。

（《浙江中医杂志》1982.10）

3. 主治：年久耳聋。

方：桃仁（研泥）、红花、鲜姜（切碎）各 9g，赤芍、川芎各 3g，红枣 7 个（去核），老葱白 3 根（切碎），麝香 0.15g（绢包用 2 次）。

将前七味药煎至一盅，去渣，然后将麝香入酒内（黄酒 250g），再煎 2 沸，晚间睡眠前服。每日早晨再服通气散一次。

附通气散方：柴胡、香附各 30g，川芎 15g。共研细末，温白开水冲服，每次服 9g。

（《中医验方汇选》1974）

4. 主治：耳聋。

方：真细辛、黄蜡各适量。

细辛为细末，溶黄蜡为丸，如鼠粪大，绵裹一丸入耳内，二次即愈。

（《奇方类编》）

5. 主治：耳聋。

方：菊花、木通、石菖蒲各 5g。

擂烂，酒服之。

（《种福堂公选良方》）

6. 主治：耳聋。

方：青黛、细辛各 1.5g，黄连 0.9g，黄柏 0.6g，冰片、麝香各 0.3g。

共研极细末，频吹于耳内。

7. 主治：耳聋。

方：柴胡、香附各30g，川芎15g。

共为细末，每服9g，温开水送服。

8. 主治：耳聋。

方：甘遂、草乌头各1.5g。

共为细末，取0.9g，用布包好，夜间塞于耳内。

（以上三方摘自《单方验方汇集》）

过敏性鼻炎

1. 主治：过敏性鼻炎。

方：山茱萸15g，生薏苡仁12g，党参、黄芪、白术、当归、补骨脂各10g，辛夷花6g，炙甘草4.5g。

加水煎沸15分钟，过滤取液，渣再加水煎20分钟，滤过去渣，两次滤液兑匀，分早、晚2次服，日1剂。5剂为1疗程。

（《安徽中医学院学报》1985.4）

2. 主治：过敏性鼻炎。

方：炙黄芪、白术各12g，苍耳子、淫羊藿、桂枝、白芍各10g，五味子5g，大枣3枚。

涕多加牡蛎、泽泻、芡实、苍术各9g。

加水煎服法同1，日1剂。

3. 主治：过敏性鼻炎。

方：枸杞子、桑椹、淫羊藿、白芍、川芎、白芷、乌梅、刺蒺藜、蛇床子各10g，荜茇6g，细辛3g。

加水煎服法同1，日1剂。

（以上摘自《陕西中医》1986.4）

4. 主治：过敏性鼻炎。

方：黄芪25g，白术、防风、苍耳子、板蓝根各20g，连翘、白芷、远志各15g，甘草10g。

加水煎服法同1，日1剂。

（《中西医结合杂志》1982.3）

5. 主治：过敏性鼻炎。

方：牡蛎（先煎）15g，党参、黄芪、白术、防风、辛夷、诃子肉各10g，蝉蜕3g。

加水煎服法同1，日1剂。10日为1疗程。

（以上二方摘自《河南中医》1987.1）

6. 主治：过敏性鼻炎。

方：蜂蜜30g（兑服），黄芪、诃子肉、干地黄、乌梅、豨莶草各10g，防风6g，柴胡3g。

加水煎服法同1，日1剂。可随证加减。

（《江苏中医》1988.5）

7. 主治：过敏性鼻炎。

方：牡丹皮20g。

加水煎服法同1，1次顿服，日1剂。

（《中华耳鼻喉科杂志》1957.2）

8. 主治：过敏性鼻炎。

方：生黄芪60g，白术20g，炒白芍、大红枣各15g，防风12g，桂枝10g，炙甘草3g，生姜3片。

加水煎服法同1，日1剂。

初起风寒重加麻黄6g或北细辛3g；病久气虚甚，加党参、人参叶各30g，诃子10g。

9. 主治：过敏性鼻炎。

方：辛夷、白芷、百部、牛蒡子、蒺藜、鱼腥草、地肤子、鹅不食草各160g，荆芥120g，薄荷（后下）70g。

加清水7000ml，浸泡4～6小时，煮沸后文火煎1.5～2小时，加入薄荷，再煎半小时，过滤去渣冷却，用硼砂调节pH值至8，加3%苯甲酸钠防腐，静置2～3日，取澄清液。每日滴鼻4～5次，每次

2～3滴。

（以上二方摘自《百病良方》）

10.主治：过敏性鼻炎。

方：黄芪、枸杞子、大枣各20g，白术18g，防风15g，甘草10g，红花8g，蝉蜕6g。

加水煎服法同1，日1剂。

（《新中医》1985.2）

单纯性鼻炎

1.主治：单纯性鼻炎。

方：石膏、连翘各20g，沙参、麦门冬、桑叶、黄芩、苍耳子、金银花各12g，白芷、川芎、薄荷、防风各10g。

加水煎沸15分钟，过滤取液，渣再加水煎20分钟，滤过去渣，两次滤液兑匀，分早、晚2次服，日1剂。

慢性鼻炎急性发作加荆芥、杏仁各10g，黄芩改15g；过敏性鼻炎早期加蝉蜕、白术、龙胆草、白前各10g，后期加黄芪12g，淫羊藿、白术各10g，细辛3g；萎缩性鼻炎加龙胆草12g，藿香、杏仁各10g，鱼腥草20g；合并鼻窦炎加荆芥、龙胆草、藁本各10g；清涕多加细辛10g；黄涕黏稠加黄芩至20g。

（《内蒙古中医药》1987.4）

2.主治：单纯性鼻炎。

方：防风、白芷、辛夷、连翘各10g，川芎6g，炙麻黄（去沫）3g。

加水煎服法同1，日1剂。

（《河南中医》1987.1）

3.主治：单纯性鼻炎。

方：白芷30g，细辛15g，冰片6g。

将上药共研细末，混合均匀即可。

用棉花球蘸少量药粉塞入鼻腔，日

1～2次。

（《中草药土单验方选编》1971.4）

慢性鼻炎

1.主治：慢性鼻炎。

方：生石膏30g，桑叶、杏仁、枇杷叶、沙参、麦门冬、玉竹、石斛、天花粉各10g，柿霜3g（冲服）。

加水煎沸15分钟，过滤取液，渣再加水煎20分钟，滤过去渣，两次药滤液兑匀，分早、晚2次服，日1剂。

2.主治：慢性鼻炎。常见鼻涕腥臭，色黄或绿，不易嚏出，挖鼻之后常致鼻衄，鼻黏膜色淡，鼻甲萎缩，或食欲不振，大便时溏。

方：党参、白术、茯苓、山药、白扁豆、薏苡仁、泽泻、滑石、藿香、佩兰、陈皮、半夏各10g，砂仁、厚朴各3g。

加水煎服法同1，日1剂。

（以上二方摘自《中医杂志》1986.11）

3.主治：慢性鼻炎。

方：牛角100g，辛夷15g，柴胡、薄荷、蔓荆子、防风、荆芥穗、黄芩、桔梗、川芎、白芷、枳壳各10g，细辛、龙胆草各5g。

共研为细末，炼蜜为丸，每丸重3.5g。日服2～3次，每次1～2丸，小儿酌减，孕妇慎用。

（《中医杂志》1983.10）

4.主治：慢性鼻炎。

方：苍耳子、辛夷各9g，薄荷叶、白芷各6g，细辛2.5g，麝香0.6g。

共研极细末，喷鼻，日1～2次。

（《天津医药杂志》1961.10）

5.主治：慢性鼻炎。

方：野菊花10.5g，苍耳子9g。

上药加水适量煎至200ml，日2次，每次100ml内服。

（《中草药土单验方选编》）

6.主治：慢性鼻炎。

方：新鲜白萝卜、大蒜头各等份。

将上两味共捣烂取汁，每日分早、晚2次滴入鼻孔内，7日为1疗程，连用2～3疗程即可痊愈。

（《湖北中医杂志》1988.6）

7.主治：慢性鼻炎。

方：麻油30g，炒苍耳子15～20粒。

将油熬沸腾时放药，炸至苍耳子成黑色焦状为止，用纱布过滤备用。用1cm×4cm纱布条浸本品后，放在双下鼻甲上，每日或隔日换药1次。

（《黑龙江中医药》1988.1）

8.主治：慢性鼻炎。

方：生石膏30g，苍耳子、辛夷、白芷、藁本、藿香、淡竹叶、川芎、桔梗、黄芩、连翘各10g，细辛、甘草各6g。

加水煎服法同1，日1剂。

9.主治：慢性鼻炎。

方：夏枯草30g，枇杷叶15g，苍耳子、辛夷、白芷各12g，桔梗、薄荷（后下）各10g，生甘草6g。

加水煎服法同1，日1剂。

鼻流黄涕属风热者加黄芩、桑白皮各12g。

10.主治：慢性鼻炎。

方：黄芩、苍耳子、鹅不食草、白芷、辛夷各10g，薄荷、麻黄各6g。

加水煎成100ml为1日量，分早、中、晚服用，小儿减半。

（以上三方摘自《百病良方》）

11.主治：慢性鼻炎，鼻流黄色臭涕者。

方：藿香500g，栀子30g。

共研为细末，用猪胆汁为丸，如梧桐子大，每次9g，日服3次，温开水送下。

12.主治：慢性鼻炎，亦治急性鼻炎。

方：薄荷脑（研细末）0.1g，青萝卜汁（青萝卜切碎挤汁）10ml。

两味和匀，用其汁点鼻内，日3次。

（以上二方摘自《单方验方汇集》1970）

13.主治：慢性鼻炎。

方：石膏30g，金银花20g，杏仁12g，桔梗10g，麻黄、红花各8g，甘草6g。

加水煎服法同1，日1剂。

（《新中医》1985.2）

萎缩性鼻炎

1.主治：萎缩性鼻炎。

方：生地黄、玄参、麦门冬、白芍各15g，牡丹皮、白芷各10g，薄荷、浙贝母、辛夷、甘草各5g。

加水煎沸15分钟，过滤取液，渣再加水煎20分钟，滤过去渣，两次滤液兑匀，分早、晚2次服，日1剂。

2.主治：萎缩性鼻炎。

方：蜂蜜100g，冰片3g。

将冰片研细，溶于蜂蜜中搅匀，用棉签蘸药液涂鼻腔，日3～5次。

（以上二方摘自《四川中医》1987.10）

3.主治：萎缩性鼻炎。

方：鱼腥草、生地黄各15g，桑叶、炙刺猬皮、天花粉各10g。

加水煎服法同1，日1剂，10日为1疗程。

4.主治：萎缩性鼻炎。

方：蜂蜜60g，野菊花10g，冰片1g（研极细末）。

先将野菊花放在蜂蜜内隔水蒸1～2

514

小时，取出野菊花，温度稍低后（35℃左右）将研好的冰片粉加入调匀，装瓶盖严。用时取少许涂鼻腔，日3次。

（以上二方摘自《河南中医》1987.1）

5. 主治：萎缩性鼻炎。

方：桃树嫩尖叶适量。

将桃树嫩叶1～2支用手揉绒成棉球状，塞入患鼻（直达病处）10～20分钟，待鼻内分泌大量清鼻涕，不能忍受时才弃药。日4次，连用药1周。

（《广西中医药》1981.6）

6. 主治：萎缩性鼻炎。

方：乌梅30g，沙参、麦门冬、天花粉各20g，茯苓12g，桔梗10g，红花3g。

加水煎服法同1，日1剂。

（《新中医》1985.2）

7. 主治：萎缩性鼻炎。

方：生地黄30g，麦门冬、沙参、知母、玉竹各15g，枇杷叶12g，牡丹皮10g，生甘草6g。

加水煎服法同1，日1剂。

气血亏虚者加制何首乌、熟地各30g，党参20g，当归10g；鼻易出血者加栀子、侧柏炭各10g；鼻臭严重者加鱼腥草、生石膏各30g。

8. 主治：萎缩性鼻炎。

方：沙参、生石膏各30g，桑叶、麻仁各15g，麦门冬、石斛、阿胶（冲）各12g，杏仁、黄芩各10g。

加水煎服法同1，日1剂。

（以上二方摘自《百病良方》）

鼻窦炎

1. 主治：慢性鼻窦炎。

方：鱼腥草、山豆根各30g，蒲公英20g，金银花、苍耳子、辛夷各15g，黄芩12g，天花粉、桔梗各10g，薄荷、甘草各6g。

加水煎沸15分钟，过滤取液，渣再加水煎20分钟，滤过去渣，两次滤液兑匀，分早、晚2次服，日1剂。

如头痛较重，加白芷、川芎各10g；鼻塞较重，加石菖蒲12g，皂角刺10g；鼻窦积脓，加败酱草20g；咳嗽，加杏仁10g；纳呆神疲，加白术、陈皮各10g；便秘，加大黄6g（后下）。

（《河北中医》1989.1）

2. 主治：化脓性鼻窦炎。

方：黄芪4.5g，白芷3g，羌活、独活、防风、升麻、葛根、苍术各2.5g，甘草2g，麻黄、川花椒各1.5g，姜3片，葱10cm，枣2枚。

加水煎服法同1，日1剂。

冬月倍麻黄加细辛1g，夏月去独活加石膏9g。忌一切冷物及坐卧凉处。

（《浙江中医学院学报》1985.6）

3. 主治：鼻窦炎。

方：苍耳子10g，辛夷2g，菊花、茜草、金银花各1g。

加水煎服法同1，日1剂。

（《中医杂志》1960.2）

4. 主治：慢性鼻窦炎。

方：鹅不食草15g，白芷、苍耳子、薄荷各12g，辛夷、甘草各6g。

加水煎服法同1，日1剂。

偏于风热、热毒者加连翘、菊花、黄芩各9g；偏于湿热内盛者加黄芩、升麻各6g；偏于肺虚气弱者加诃子9g，黄芪10g，桔梗6g；偏于脾虚湿浊内盛者，加党参、山药、薏苡仁各15g。

（《四川中医》1987.9）

5. 主治：鼻窦炎。

方：鹅不食草 15g，菊花、雄黄各 1.5g，牛黄、麝香各 0.5g，冰片少许。

共研极细末，取少许嗜鼻，日 3～4 次。

（《中医杂志》1988.2）

6. 主治：慢性鼻窦炎。

方：苍耳子 1000g，蜂蜜 250g，辛夷 180g，金银花、菊花、茜草各 60g。

将除蜂蜜外 5 味药碾碎，煎熬，最后调入蜂蜜，得药 600ml。日服 3 次，每次 5～20ml 口服。

（《四川医学院学报》1959.4）

7. 主治：慢性鼻窦炎。

方：辛夷花 2～3 朵。

上药揉碎，用绢布包塞患侧鼻孔内。

（《江苏中医》1966.3）

8. 主治：慢性鼻窦炎。

方：藿香（连梗叶）120g，猪胆 4 只。

将猪胆汁拌入藿香内，晒干微炒共研细末，炼蜜为丸，如梧桐子大，每日早、晚各服 9g，饭后开水送下。

（《江苏中医》1963.10）

9. 主治：鼻窦炎。

方：玄参、川乌、草乌、白芷、金银花、菊花、柴胡、薄荷、双钩藤各 15g。

加水煎汤，熏洗患处，日 1 剂。

10. 主治：慢性鼻窦炎及咽炎。

方：金银花、连翘、桔梗、山豆根、玄参、射干、板蓝根、栀子、黄芩、牛蒡子、川贝母、芦根各等份，马勃三分之一份。

共为细末，炼蜜为丸，每丸重 9g，每次 1 丸，日 2 次，温开水送服。

（以上李建国供）

副鼻窦炎

1. 主治：副鼻窦炎，鼻塞流浓涕。

方：苍耳子 12g，白芷、藿香、辛夷、冬瓜仁、冬瓜皮、生石膏、赤芍、骨碎补各 10g，皂角刺 6g，荷叶蒂 5g，藕节 3g。

加水煎沸 15 分钟，过滤取液，渣再加水煎 20 分钟，滤过去渣，两次滤液兑匀，分早、晚 2 次服，日 1 剂。

（《湖南中医学院学报》1988.2）

2. 主治：副鼻窦炎。

方：黄芪 30g，党参 20g，白术、茯苓、升麻、辛夷、天竺黄、桑白皮、地骨皮各 10g，陈皮、甘草各 5g。

加水煎服法同 1，日 1 剂。

（《江苏中医》1988.3）

3. 主治：副鼻窦炎。兼头痛、头昏、头胀。

方：半夏、防风、白僵蚕、白芷、骨碎补各 10g，天麻、白附子各 6g，川芎 5g，细辛 3g，荷叶蒂、藕节各 5 个。

加水煎服法同 1，日 1 剂。

兼外感加小柴胡汤（柴胡 20g，党参、黄芩、半夏各 10g，甘草 5g），桂枝 10g；鼻塞者加辛夷、石菖蒲、路路通各 10g；流浓涕者加苍耳子、冬瓜仁、冬瓜皮、赤芍、皂角刺各 10g；头痛甚者加川芎 10g，草乌头 3g，羚羊角（研冲）0.3g。

（《湖南中医学院学报》1988.2）

4. 主治：副鼻窦炎，伴少气懒言、语音低微，自汗乏力，面色苍白或萎黄，唇、舌、指甲无华，舌体胖淡，脉细弱。

方：党参、茯苓、熟地黄各 20g，当归、白术、白芍各 18g，苍耳子 10g，川芎 6g。

加水煎服法同 1，日 1 剂。

（《新中医》1985.2）

5. 主治：副鼻窦炎。

方：蒲公英 30g，金银花、野菊花、紫花地丁各 20g，天葵子 12g，辛夷 10g，苍耳子、白芷各 9g，薄荷 6g，细辛 1～3g。

加水煎服法同 1，日 1 剂。

肺胃热甚加石膏、夏枯草；阴虚加沙参、麦门冬；湿盛加薏苡仁、车前子；慢性患者肺气虚加黄芪、党参；头痛甚有瘀血加川芎、乳香、没药。用量据证酌加减。

(《中医杂志》1987.4)

6. 主治：副鼻窦炎。

方：苍耳子、辛夷、白芷、知母、防风、麻油各等量。

按制片操作规程压成片剂，每片0.3g。每次 8 片，日服 3 次。

(《中草药土单验方选编》)

7. 主治：副鼻窦炎。

方：生石膏、金银花、鱼腥草（后下）各 30g，辛夷、黄芩、栀子、知母、麦门冬、白芷、苍耳子各 12g。

加水煎服法同 1，日 1 剂。

8. 主治：副鼻窦炎。

方：鱼腥草 200g，葛根、黄芩、天花粉、浙贝母、苍耳子各 150g，薄荷 75g，龙胆草 10g。

共为细末，炼蜜为丸，每丸重 10g。每次 1 丸，日服 3 次，小儿酌减。

9. 主治：副鼻窦炎。

方：香附、川芎各 12g，防风、荆芥、柴胡、白芷、薄荷（后下）、僵蚕、羌活各10g，细辛、甘草各 6g。

加水煎服法同 1，日 1 剂，可连服20～30 剂。

(以上三方摘自《百病良方》)

鼻渊

1. 主治：鼻渊。

方：炒苍耳子 30g，连翘、桑白皮、玄参各 20g，桔梗 18g，藿香、牡丹皮、生石膏各 15g，白芷、辛夷花各 12g，荆芥、甘草各 10g，炙麻黄 6g。

加水煎沸 15 分钟，过滤取液，渣再加水煎 20 分钟，滤过去渣，两次滤液兑匀，分早、晚 2 次服，日 1 剂。

(《北京中医学院学报》1987.2)

2. 主治：鼻渊。

方：蒲公英 30g，白芷、黄芩、辛夷各15g，鱼腥草、败酱草、藁本、蔓荆子、板蓝根、桔梗各 10g，苍耳子 9g，川芎 6g。

加水煎服法同 1，日 1 剂。病程 1～2周者加赤芍 10g，大便不通加酒大黄 3g（后下）。

(《新中医》1985.5)

3. 主治：鼻渊。

方：金银花、苍耳子各 15g，大蓟10g，辛夷、菊花、黄芩各 9g，白芷、炙甘草各 5g。

加水煎服法同 1，日 1 剂。

(《浙江中医杂志》1983.2)

4. 主治：鼻渊。

方：桔梗、苍耳子各 30g，薏苡仁、连翘壳各 15g，葛根、辛夷、白芷、菊花、茜草各 10g，薄荷（后下）5g。

加水煎服法同 1，日 1 剂。

(《上海中医药杂志》1984.10)

5. 主治：鼻渊。

方：薏苡仁 30g，芦根 20g，甘草、冬瓜仁各 15g，桔梗、桃仁各 10g。

加水煎服法同 1，日 1 剂。

头痛重者加生石膏 60g（先煎），白芷（后下）10g；脓涕多加野菊花、金银花各20g；鼻塞重加石菖蒲 10g；涕中有血者加栀子 10g。

(《吉林中医药》1988.3)

6. 主治：鼻渊。

方：辛夷花粉 30g，龙骨粉、白芷粉

各 20g，冰片 3～5g，扑尔敏 80mg。

诸药混合研成极细末，贮瓶备用。用时先用硼酸水洗净鼻腔，再用消毒棉球蘸粉末涂匀鼻腔患部，日 2～3 次。

（《广西中医药》1988.4）

7. 主治：鼻渊。

方：蒲公英、鱼腥草各 15g，苍耳子、柴胡各 12g，藿香、薏苡仁、丹参、黄芩、白术各 10g，黄芪、桂枝各 9g。

共为细末，压片重 0.5g，每次 4～6g，日 3 次，小儿酌减，18 日为 1 疗程。

（《陕西中医》1988.12）

8. 主治：鼻渊。

方：陈香橼、木香、卷柏、砂仁、川芎各等份。

加水煎服法同 1，日 1 剂。

（《奇方类编》）

鼻腔病

1. 主治：鼻前庭炎。

方：硫黄 80g，雄黄 20g，铅丹 10g。

共研极细末，加凡士林 200g 调匀，用消毒棉签蘸药少许，均匀涂患处。日 1～2 次。

（《陕西中医》1988.12）

2. 主治：鼻腔痛。

方：大蒜 1 头。

将大蒜捣烂敷于涌泉穴。

（《单方验方汇集》）

3. 主治：鼻中臭气。

方：赤芍、黄芩、藁本、生地黄、黄连、石菖蒲、远志（去骨）各 2.4g，甘草（水浸炒）0.9g。

加水煎沸 15 分钟，滤出药液，再加水煎 20 分钟，去渣，两煎药液兑匀，分服，

日 1 剂。

4. 主治：鼻流黄臭水。

方：丝瓜藤近根 2m。

将瓜藤烧存性，酒调服。

（以上摘自《奇方类编》）

鼻息肉

1. 主治：鼻息肉。

方：硇砂 9g，雄黄 6g，轻粉、枯矾各 4.5g，冰片、生甘遂各 3g。

将上药分别研细，混匀备用。用时把棉球浸消毒甘油后，蘸药末少许贴息肉表面，半小时后取出。隔 3 日上药 1 次。上药 3 次无进展者，即终止治疗。

（《上海中医药杂志》1981.3）

2. 主治：鼻息肉。

方：生藕节（连须）60g，乌梅肉 30g，白矾 15g，冰片 3g。

将藕节、乌梅肉在新瓦上焙焦，再共研为细末，贮瓶备用，勿令泄气。取少许药末吹患侧鼻孔，每小时吹 1 次，5 日为 1 疗程，至愈为止。

（《中医杂志》1987.6）

3. 主治：鼻息肉。

方：僵蚕 9g，苦丁香、细辛、苍耳子、辛夷各 6g，硇砂 3g，冰片 0.5g。

共研极细末，以本药少许吹撒于息肉处，日 2 次，对息肉深者用少许脱脂棉蘸药塞放于息肉处，日 1 次。

（《中国医药学报》1988.1）

鼻衄

1. 主治：鼻衄。

方：牛膝 50g，桑白皮、代赭石、生地

黄炭、白茅根各 30g，炒白芍、焦白术、麦门冬、地骨皮各 15g，炒黄芩、焦山栀、牡丹皮、荆芥炭各 10g。

加水煎沸 15 分钟，过滤取液，渣再加水煎 20 分钟，滤过去渣，两次滤液兑匀，分早、晚 2 次服，日 1 剂。

（《陕西中医》1989.1）

2. 主治：鼻衄。

方：桑白皮 30g，黄芩、山栀子炭、白茅根、茜草、侧柏叶、紫草、当归、墨旱莲各 10g，怀牛膝 6g。

加水煎服法同 1，日 1 剂。

鼻干口干加芦根、天花粉各 10g；鼻黏膜充血明显加赤芍、牡丹皮、生地黄各 10g；大便干燥加生大黄 10g；头痛头晕加菊花、夏枯草、代赭石各 15g；失血多加阿胶珠、白芍、黄芪各 15g。

（《中国医药学报》1988.1）

3. 主治：鼻衄。

方：生地黄 15g，菊花 10g，乌梅 2 枚，红糖（或白糖）40g。

将上药用沸水 500ml 浸泡 15 分钟，或稍煮沸片刻，然后滤渣加糖，可代茶频饮。每日泡饮 1 剂。

（《广西中医药》1989.2）

4. 主治：鼻衄如注。

方：生代赭石 50g，川牛膝 20g，大黄、白芍各 15g。

加水煎法同 1，每日 1 次顿服，日 1 剂。

（《湖南中医学院学报》1988.2）

5. 主治：鼻衄。

方：白茅花、蚕豆花、仙鹤草、墨旱莲各 12g，牡丹皮、生白芍、黄芩各 9g。

加水煎服法同 1，日 1 剂。

（《江苏中医》1984.1）

6. 主治：鼻衄。

方：鲜芦根 100g，鲜生地黄、鲜白茅根各 50g。

加水煎服法同 1，日 1 剂。

（《四川中医》1989.1）

7. 主治：鼻衄。

方：猪鼻甲（猪鼻肉）100～200g，白头翁、骨碎补各 15g。

先将药煎好去渣取汤，配猪鼻甲内服。成人每日 1 剂，儿童分 2 次服，连服 3 剂为 1 疗程，可视病情酌加服 1 疗程。

（《新中医》1981.5）

8. 主治：鼻衄。

方：鲜韭菜根 30g（干品 15g）。

上药去尽泥土后（切勿洗、泡），加水 250ml，煎至 100ml，加红糖 10g，分 2 次服。

（《广西中医药》1981.5）

9. 主治：鼻衄。

方：龙骨粉（生、煅均可）适量。

令患者仰头，术者卷一个一端粗一端细的纸筒，在粗的一端放龙骨粉少许，将细端置入患者鼻孔处，用力将药粉吹入鼻孔内。

（《广西中医药》1981.3）

10. 主治：鼻衄。

方：黄芩 20g，白茅根 25g。

加水煎服法同 1，日 1 剂。

（《四川中医》1988.1）

11. 主治：鼻衄。

方：麦门冬 60g，生地黄、玄参各 30g。

加水煎服法同 1，日 1 剂。

（《河北中医》1988.5）

12. 主治：鼻衄。

方：白及 30g。

研细末，用冷开水调拌（糯米粥汤尤佳），捏成条状备用。

用药前先清除鼻腔残存血块，然后

将药条塞进患侧鼻腔，若两侧出血则轮换塞鼻。

（《江苏中医杂志》1986.2）

13. 主治：鼻衄。

方：生地黄30g，生荷叶15g，生柏叶、生艾叶各6g。

加水煎服法同1，日1剂。连服3日。

14. 主治：衄血，吐血。

方：藕节60g，白茅根30g，侧柏炭15g，血余炭6g。

加水煎服法同1，日1剂。

15. 主治：衄血。

方：藕节30g。

加水煎服法同1，日1剂。

（以上摘自《单方验方汇集》）

16. 主治：鼻衄。

方：代赭石、瓜蒌、仙鹤草各30g，白芍18g，牛蒡子、竹茹各9g，甘草6g。

加水煎服法同1，日1剂。

对出血重而脉弦有力者可日服2剂，配三七粉9g，分2次冲服，效更快。

（李建国供）

17. 主治：鼻衄。

方：红茜草60g。

取上药加水500ml，制成煎剂。

每日1剂，分早、晚2次服。

（《中草药单验方汇编》）

18. 主治：鼻衄。

方：栀子（炒黑）、百草霜、龙骨（火煅）、京墨、牡蛎（火煅）、血余（煅存性）各适量。

上为末，用湿茅花蘸药涂入鼻孔，如无茅花以纸代替亦可，血即止。

19. 主治：鼻衄。

方：麦门冬、生地黄各15g。

加水煎服法同1，日1剂。

（以上摘自《种福堂公选良方》）

20. 主治：鼻衄。

方：独头蒜1～2头，铅丹3～6g。

将蒜与铅丹共捣为泥，贴于足心，右鼻腔出血贴左足心，左鼻腔出血贴右足心。贴后10～20分钟出血即止。止后将药擦去。

21. 主治：鼻衄。

方：鲜芦根、生地黄各30g，鲜小蓟一棵（连根用），白糖少许。

加水煎服法同1，日1剂。

22. 主治：鼻衄。

方：红糖12g，白芍、槟榔、穿山甲、龙骨各9g。

红糖用药汤溶化，加水煎服法同1，日1剂。温服。

23. 主治：衄血。

方：生地黄24g，白芍、白茅根各15g，黄芩12g，牡丹皮、阿胶、蒲黄（炒炭）各9g，犀角3g。

加水煎服法同1，日1剂。

24. 主治：衄血。

方：生地黄30g，白茅根12g，栀子（炒黑）9g，黄芪6g。

加水煎法同1，温服，日2～3次，或隔4小时服1次。

（以上摘自《中医验方汇选》）

25. 主治：鼻衄。

方：白茅根30g，仙鹤草15g，夏枯草12g，铁菱角、海螵蛸各9g。

加水煎服法同1，日1剂。

（《中草药土单验方选编》）

鼻咽癌

1. 主治：鼻咽癌。

方：龙葵、白茅根、麦门冬各30g，

北沙参、白花蛇舌草、野菊花、生地黄、赤芍、藕节各15g，石斛、玉竹、海藻、苍耳子、玄参各12g，辛夷、焦栀子、浙贝母各10g，桃仁6g。

加水煎沸15分钟，过滤取液，渣再加水煎20分钟，滤过去渣，两次滤液兑匀，分早、晚2次服，日1剂。

（《上海中医药杂志》1989.1）

2. 主治：鼻咽癌。

方：玄参、北沙参各30g，石斛、党参、白术各25g，紫草20g，麦门冬、黄芪、女贞子、卷柏、苍耳子、辛夷、菟丝子各15g，知母12g，山豆根、白芷、山药、石菖蒲各10g。

加水煎服法同1，日1剂。

（《云南中医杂志》1988.3）

3. 主治：鼻咽癌。病变初期，鼻塞流涕，鼻涕中偶带血丝，舌苔薄白，脉浮。

方：板蓝根、半枝莲、白花蛇舌草各30g，茜草15g，辛夷、山豆根各12g，苍耳子、薄荷（后下）、白芷、荆芥、防风各10g。

加水煎服法同1，日1剂。

4. 主治：鼻咽癌。肿块增大，病变向颈部转移，耳下颈部出现包块，质硬固定，无痛痒，或移颅内，出现固定性头痛，伴呕吐。或压迫脑神经，眼球内斜固定，外展受限，复视，耳聋，体质渐衰，消瘦，脉细涩。

方：夏枯草、半枝莲、白花蛇舌草各30g，七叶一枝花24g，穿山甲珠、茜草、莪术各15g，苍耳子、辛夷、当归、赤芍各12g，薄荷（后下）、白芷、川芎各10g。

加水煎服法同1，日1剂。

若头痛甚加蔓荆子12g；颈部包块肿大明显加昆布、海藻各24g，浙贝母12g；若痰湿重者加茯苓24g，半夏12g。

5. 主治：鼻咽癌热毒伤阴或放射治疗出现鼻咽部干燥，饮多不解渴，大便干，舌红无津，苔厚腻，脉细数。

方：北沙参、生石膏、芦根各30g，天花粉20g，麦门冬15g，知母、玄参、金银花、连翘各12g。

加水煎服法同1，日1剂。

6. 主治：鼻咽癌。

方：半枝莲、白花蛇舌草、肿节风、黄芪各30g，山慈菇15g，苍耳子12g，全蝎6g，蜈蚣2条。

加水煎服法同1，日1剂。

（以上四方摘自《百病良方》）

鹅口疮

1. 主治：鹅口疮。

方：青黛3g，儿茶、黄连、黄柏、人中白各2g，冰片1.5g，粉龙骨、芦荟各1g。

诸药共为极细粉，涂撒患处，日3次。

2. 主治：鹅口疮。

方：五倍子20g，冰片3g。

共研极细末，吹于患处，日2次。

（以上摘自《河北中医》1988.2）

3. 主治：鹅口疮。

方：鲜活蚯蚓3条，白糖10g。

共捣如泥，涂患处。

（田凤鸣供）

4. 主治：鹅口疮。

方：五倍子、白矾各等份，冰片少许。

将五倍子、白矾分别捣碎如米粒，和匀放于砂锅内用文火炙炒，并以竹筷不停拌搅，溶合释放出水分如枯矾状，离火冷固取出，研极细末。另研冰片少许加入拌匀，贮瓶备用。

用时以净指蘸冷开水蘸药粉少许涂患处，日1～3次，1～3日即可痊愈。

（《新中医》1981.10）

口疮

1.主治：口疮，亦治口舌生疮，糜烂。

方：冰糖、硼砂各6g，冰片3g。

共为细末，喷撒或涂敷患处，日2～4次。

2.主治：口疮，小儿满口糜烂，如雪片，如棉絮。

方：硼砂、朱砂各3g，冰片、人参、甘草、川贝母、雄黄各1g。

共为细末，喷撒口腔内，日2～3次。

3.主治：口疮，红口疮或白口疮，或牙疳，或咽喉肿痛。

方：冰片、黄柏、硼砂、蒲黄、朱砂、牛黄、儿茶、黄连各1g。

共为细末，涂撒患处，日2～3次。

4.主治：口疮，口舌诸疮，疼痛流涎。

方：五倍子3g（焙），冰片1g。

共为末，醋调如糊，涂患处，日2～3次。

5.主治：口疮。

方：吴茱萸、天南星各3g，鲜姜20g。

各为末，共捣如泥，敷两足心，日2次。

（以上摘自《种福堂公选良方》）

6.主治：口疮，口腔炎，口腔疱疹。

方：炉甘石、硼砂、山慈菇、龙骨各9g，冰片、朱砂、生石膏各5g，青黛、熊胆各1g，麝香0.5g，珍珠粉0.1g。

共为细末，喷撒患处，日2～3次。

（《河南中医》1988.3）

口腔干燥症和口臭

1.主治：老年性顽固性口腔干燥症。

方：生地黄20～30g，麦门冬、玄参、白芍、枸杞子、肉苁蓉、补骨脂、覆盆子各12～15g，淫羊藿10g，甘草4～5g。

加水煎沸15分钟，过滤取液，渣再加水煎20分钟，滤过去渣，两次滤液兑匀，分早、晚2次服，日1剂。

口干甚加天花粉20g，黄精、知母各12g；阳虚畏寒，大便软溏去生地黄、玄参，加川续断、狗脊各15g。

（《广西中医药》1989.4）

2.主治：口腔干燥症。

方：炉甘石、硼砂、山慈菇、龙骨各5g，朱砂、冰片、生石膏各4.5g，青黛1g，熊胆0.9g，麝香0.6g，煅珍珠0.1g。

上药共为细末，用含漱剂漱口，日3～5次。

（《广西中医药》1988）

3.主治：口臭。

方：大黄、冰片各适量。

大黄炒炭为末，晨起用大黄炭末适量酌加少许冰片，刷牙漱口。

（《江苏中医》1983.6）

4.主治：口臭。

方：粉葛根30g，藿香、白芷各12g，木香10g，公丁香6g。

加水煎汤，时间不宜久煎，分多次含漱，日1剂。口腔溃疡者不宜采用。

（《云南中医杂志》1984.6）

5.主治：口臭。

方：雄黄、青黛、甘草、冰片各6g，牛黄、黄柏、龙胆草各3g。

将各药研极细，取10g加入白开水100ml，漱口，日4次。

6. 主治：口腔干燥及口臭。

方：芥穗、薄荷、薏苡仁、滑石、石膏各9g，桔梗、枳壳、生地黄、僵蚕、黄柏各6g，防风、前胡、猪苓、泽泻各4.5g，黄连、淡竹叶各3g，青黛1.5g。

加水煎服法同1，日1剂。

（以上李建国供）

7. 主治：慢性口腔干燥及口臭。

方：煅石膏、硼砂各1.5g，黄柏、甘草各0.9g，青黛0.6g，牛黄、冰片各0.3g。

共研极细末，先以板蓝根、金银花各10g浸水漱口，再含药末少许，日3～6次。

（《江西医药杂志》1966.5）

口腔溃疡

1. 主治：复发性口腔溃疡。

方：生地黄30g，女贞子、墨旱莲、生谷芽、熟谷芽各15g，知母、黄柏、龟版各9g，生甘草6g，木通、川黄连各3g。

加水煎沸15分钟，过滤取液，渣再加水煎20分钟，滤过去渣，两次滤液兑匀，分早、晚2次服，日1剂。

2. 主治：复发性口腔溃疡，溃疡生于唇、颊、牙龈者。

方：石膏、生地黄、芦根、天花粉各30g，石斛、连翘各15g，知母、玄参、麦门冬各9g，生甘草6g。

加水煎服法同1，日1剂。

T淋巴细胞功能低下者加白花蛇舌草、蛇莓各30g，灵芝9g，并用雷公藤片以调节免疫功能。

3. 主治：复发性口腔溃疡。

方：白芍12g，生甘草、砂仁、焦黄柏、石斛、芦根各10g，琥珀粉6g（冲服）。

加水煎服法同1，日1剂。

（以上三方摘自《中医杂志》1987.5）

4. 主治：复发性口腔溃疡。

方：枸杞子18g，生地黄、麦门冬各15g，沙参、当归各12g，佛手、赤芍各9g。

加水煎服法同1，日1剂，每周服5剂。

（《中西医结合杂志》1984.6）

5. 主治：复发性口腔溃疡。

方：五倍子（炒）30g，硼砂9g，枯矾、冰片各3g，玄明粉、朱砂各1.5g。

共研细末，撒于患处，或用吹药器将少量药末吹喷患处，日3～4次。

（《中华口腔科杂志》1982.1）

6. 主治：复发性口腔溃疡。

方：川黄连30g，地榆24g，五倍子、青黛、冰片各15g，枯矾10g。

前3味药焙干研细末，过筛后加入青黛、冰片、枯矾捣匀，装瓶密封备用。用时先以盐水棉球将溃疡面擦净，后将少许药粉涂布于患处，日3～4次。

（《广西中医药》1981.5）

7. 主治：复发性口腔溃疡。

方：吴茱萸、细辛各10g，肉桂2g。

共研细末，用醋调，每次取蚕豆大小一粒敷于两足涌泉穴，覆盖纱布，以胶布固定。每日换药1次。

（《江苏中医》1987.5）

8. 主治：顽固性口腔溃疡。

方：金银花、连翘各20g，生地黄、射干各15g，牡丹皮10g，黄连（杵碎）、升麻、当归各6g。

加水煎服法同1，服药前先用少量药汁漱口，漱时要将药汁含口中片刻，待口腔溃烂处疼痛减轻后吐出含漱过的药液，这样连续含漱3～5遍后，服下余液，早、晚各服1次，日1剂。

（《河北中医》1989.1）

9. 主治：顽固性口腔溃疡。

方：熟地黄 30g，生地黄、山药各 15g，枸杞子、玄参各 12g，怀牛膝、女贞子各 9g，肉桂（研末冲服）3g。

加水煎服法同 1，日 1 剂。治疗期间停用其他中西药。

（《四川中医》1988.12）

10. 主治：口腔溃疡。

方：黄芩、儿茶、金银花各 9g，薄荷 4.5g。

将上药研成极细粉即成，用棉棒蘸药末涂溃疡处。

（以上摘自《中草药土单验方选编》）

11. 主治：口腔溃疡。

方：云南白药 1 瓶。

取少许敷于溃疡处，日 3～5 次。一般当日有效，两日愈合。

（《山东中医杂志》1987.2）

12. 主治：口腔溃疡。

方：煅石膏 3g，硼砂、青黛各 1.5g，冰片 1g。

诸药共为细末，放净瓶收贮。用时将药末喷搽于溃疡处，日 1～2 次。若便秘加玄明粉 0.5g。

（《河北中医》1989.3）

13. 主治：口腔溃疡。

方：飞石膏 250g，硼砂、青果核、炉甘石、人中白各 100g，西瓜霜 50g，黄连 18g，青黛 15g，梅片 9g。

共研细末，过 100 目筛装净瓶，每瓶 4g，密封高压消毒备用。用时将药末吹撒或涂敷患处，一般每日 4～5 次（上午 2 次，下午 2 次，睡前 1 次）。

（《辽宁中医杂志》1988.3）

14. 主治：口腔溃疡。

方：煅炉甘石、青黛各 2g，人中白

（煅）1g，冰片 0.3g，枯矾 0.5g。

上药共为极细末，放瓶中收贮，盖严勿受潮湿。将药末搽于患处，日 1 次。

（《中医杂志》1987.12）

15. 主治：口腔溃疡。

方：黄柏、乌梅各 10g，黄连、玄明粉各 5g。

前三味药水煎两次滤渣混合，入玄明粉于药液内溶化备用。取上药漱口，每次含漱 1 分钟，日 10 次左右。

（《新中医》1983.8）

16. 主治：口腔溃疡。

方：枯矾 10g，醋酸泼尼松片（5 mg）10 片，冰片适量。

混合研细，装瓶备用。用时取药少许涂于口腔溃疡面上，日 1 次。

（《人民军医》1981.4）

17. 主治：口腔溃疡。

方：青黛、硼砂、人中白、儿茶各 30g，龙脑、薄荷末、玄明粉、马勃各 15g，冰片 6g。

上药共研细末，过细筛装瓶密封备用。使用时先以冷盐水含漱，然后将药粉撒布患处；不易撒布之患处，可用芦管吹布，每日用药 3 次。

（《河南中医》1983.5）

18. 主治：口腔溃疡。

方：五倍子 30g，硼砂、青黛各 20g，冰糖 10g，胆矾、白矾、朱砂、樟脑各 5g。

将胆矾放入砂锅煅赤研细，朱砂用水飞法制成细粉，五倍子研细过 120 目筛，白矾、硼砂、冰糖分别研细，樟脑加清水数滴研磨，以上诸药混匀装瓶备用。日 1 次，晚饭后将药粉涂于疮面上。涂后不宜立即饮水、进食。禁食辛辣和刺激性食物。

（《人民军医》1983.5）

19. 主治：口腔溃疡。

方：大枣 10 枚，黄连、地榆各 9g，青黛 8g，五倍子 6g，白矾 5g，蜘蛛 6 个，冰片 4g，蜜蜡 3g。

大枣去核，将蜘蛛、白矾纳入枣内，炭火至白矾成枯矾为度。五倍子炒黄，趁热加入蜜蜡使之熔化，再同炒，冷却。与青黛、黄连、地榆、冰片混合，研极细面装瓶备用。先用棉签蘸稀释石炭酸液烧灼口舌溃疡面，然后用盐水漱口，再将药粉撒布溃疡面上，日 1～3 次。

（《辽宁中医杂志》1983.12）

20. 主治：口腔溃疡。

方：青黛 60g，冰片 12g，薄荷 2.4g。

共研细末混合均匀密封保存。用消毒棉签蘸药末少许，涂于溃疡处，以能覆盖溃疡面为宜。每日涂药 4～5 次。

（《中西医结合杂志》1984.5）

21. 主治：口腔溃疡及舌溃疡。

方：硼砂、冰糖各 6g，冰片 3g。

共为细末，用时将干净软布浸湿，再蘸药末，涂敷患处，并须张口流涎。

22. 主治：口腔溃疡，亦治满口糜烂，如雪片，如棉絮。

方：硼砂、朱砂各 3g，冰片、川贝母各 1.5g，人参、雄黄各 9g，粉甘草 0.3g。

将硼砂、朱砂、冰片、雄黄研细，再把人参、甘草、川贝母同研细，共合一处，研极细粉末装瓶备用。

每日涂 3 次药，如用药后仍不掉，可加珍珠一颗。

23. 主治：口腔溃疡，亦治牙疳、嗓子肿痛。

方：冰片、黄柏、硼砂、蒲黄、朱砂、牛黄、儿茶、黄连各等份。

共为细末，每日 2 次吹敷患处，吹敷后使患者低头流出毒水，顿感清凉。

24. 主治：口腔溃疡。

方：净吴茱萸、天南星各 3g，鲜姜（核桃大一块）。

吴茱萸和天南星捣为细末，再把药末和鲜姜捣匀，贴于足心，男左女右，贴 24 小时即效。

25. 主治：口腔溃疡，不论轻重，皆有特效。

方：净吴茱萸 24g。

将上药分作两份，一份生，一份炒，共为细末。用好醋熬滚，与药末和匀，做成两个饼，贴患者两脚心（涌泉穴）。贴后用油纸盖住药饼，再用布条缠裹，以免移动，贴一昼夜即可，如仍未愈时，可再做药饼贴一次。

（以上摘自《中医验方汇选》）

舌病

1. 主治：舌炎及剥脱性唇炎。

方：生薏苡仁、山药、生扁豆各 30g，沙参 20g，白术、茯苓、枳壳、黄柏、枳实、石斛各 15g，萆薢、桂枝、天花粉、草豆蔻各 10g。

加水煎沸 15 分钟，过滤取液，渣再加水煎 20 分钟，滤过去渣，两次滤液兑匀，分早、晚 2 次服，日 1 剂。

（《中医杂志》1983.4）

2. 主治：顽固性舌面溃疡及口唇溃疡。

方：生石膏 60g（先煎），柴胡 15g，黄芩、防风、生地黄、当归、玄参各 12g，栀子、藿香、知母、牡丹皮、生甘草、白芍各 10g。

加水煎服法同 1，日 1 剂。

（《湖南中医杂志》1988.3）

3. 主治：舌炎，亦治唇炎。

方：儿茶 10g。

将药研成细末，如皮肤燥裂剥脱者可用麻油适量调匀外敷患处；如有糜烂渗出者可将药末撒敷患处。每日用药 3～4 次。

（《广西中医药》1982.6）

4. 主治：舌炎，亦治唇炎。

方：生地黄、女贞子、山药、玉竹各 15g，栀子、牡丹皮各 12g，黄芩、麦门冬、莲子心各 9g。

加水煎服法同 1，日 1 剂。

（《中医杂志》1983.6）

5. 主治：顽固性舌炎。

方：淮山药 60g，太子参 15g，茯苓、赤芍、白芍、全当归、生地黄各 10g，制附子、生甘草各 6g，肉桂末（冲服）3g。

加水煎服法同 1，日 1 剂。

（《江西中医药》1988.4）

6. 主治：舌下囊肿。

方：党参、连翘、甘草各 6～12g，大黄 5～6g，牵牛子、黄连各 3～6g，槟榔、淡竹叶各 3～5g。

加水煎服法同 1，日 1 剂。

发热加栀子去党参；口渴加生地黄、莲子心；疼痛甚加牡丹皮、丹参；小便赤热加木通。

另用冰硼散吹囊肿处，日 3～4 次。

（《新中医》1988.9）

7. 主治：舌癌。

方：黄芪 30g，丹参 20g，党参、当归、半枝莲、陈皮、金银花各 15g，川芎、连翘、蒲公英各 12g，山慈菇、穿山甲珠、藕节、黄连、鸡内金、菟丝子、枸杞子各 10g，汉三七、砂仁各 6g，甘草 6g。

加水煎服法同 1，日 1 剂。

（《河北中医》1986.1）

牙痛

1. 主治：牙痛。

方：骨碎补、连翘各 9g，赤芍、牛蒡子各 6g，荆芥、薄荷、升麻各 4.5g，细辛、甘草各 3g。

加水煎沸 15 分钟，过滤取液，渣再加水煎 20 分钟，滤过去渣，两次滤液兑匀，分早、晚 2 次服，日 1 剂。

（《江苏中医》1962.10）

2. 主治：牙痛。

方：生石膏 12～18g，焦山栀、玄参各 9g，白芍、大黄各 6g，乌梅 1.2～3g，炙细辛 1.5g。

加水煎服法同 1，日 1 剂。

（《江苏中医》1965.7）

3. 主治：牙痛。

方：蒲公英根 7 株，白酒 60ml。

将蒲公英洗净置酒内浸泡 24 小时后，取酒漱口，每日漱 3～5 次，每次半杯可解。

（《江苏中医》1966.3）

4. 主治：牙痛。

方：白芍、高良姜、铜绿各 9g，干姜、雄黄各 7.5g，细辛 4.5g，冰片 0.3g。

共研极细末，入瓷瓶收存，防止潮解。用时先将鼻涕拭净，将黄豆大小药物吸入。左齿痛吸入左鼻，右齿痛吸入右鼻，疼痛剧烈可两鼻同吸，眼泪出则痛止。

5. 主治：牙痛。

方：川花椒、细辛、荜茇各 10g，白芷、防风各 6g。

上药先煮川花椒、荜茇、白芷、防风 5 分钟后，再入细辛，续煎 10 分钟去渣取汁，待温凉适度时漱口，一般以疼痛时漱之为好，切勿服下。1 日可漱数次。

（《河北中医》1988.1）

6. 主治：牙痛。

方：生石膏、苦参、葛根、牡丹皮、升麻各 10g。

加水煎服法同 1，日 1 剂。

（《山东中医杂志》1988.6）

7. 主治：牙痛。

方：露蜂房 30g，石膏 15g，大青盐 12g，黄柏、白芷、升麻各 10g，北细辛 3g。

加水煎服法同 1，日 1 剂。

若门齿痛加黄连 10g，知母 6g；左边齿痛加柴胡、龙胆草各 10g，栀子 6g；右边齿痛加重石膏一倍，再加枳壳 10g，大黄 12g；风寒疼痛加防风 15g，荆芥 12g，蝉蜕 6g；风热疼痛加重石膏 30g，加鲜生地黄 20g，牡丹皮 10g；伴便秘加大黄（后下）15g，地骨皮 10g，黄芩 12g；伴有牙衄加黄连、黄芩各 12g，鲜生地黄 20g，栀子炭 6g，牡丹皮 10g，大黄 12g。

（《四川中医》1986.12）

8. 主治：牙痛。

方：熟地黄、沙苑子、淫羊藿各 15g，知母、玉竹、黄柏各 12g。

先加水煎熟地黄、黄柏，稍时余药加入，文火煎煮，1 剂两煎，一煎分两次缓缓呷服，共 4 次。

（《新中医》1988.6）

9. 主治：牙痛。

方：石膏 30g，骨碎补 18g，升麻、白芷、制川乌、细辛、淡竹叶各 10g，炒花椒 6g，甘草 3g。

取清水 1000ml，先煎制川乌 30 分钟，再加余药共煎 20 分钟，分早、中、晚 3 次服，每日 1 剂。

热重细辛减至 6g，石膏加至 60g；寒重者制川乌加至 15～20g；牙龈肿明显加地骨皮 30g，蒺藜 15g；大便秘结加

酒大黄 10g；肾阴不足，虚火上越加生地黄、怀牛膝各 30g。

（《四川中医》1989.1）

10. 主治：牙痛。

方：樟脑、生石膏、食盐、薄荷冰各 50g，花椒 15g。

先将除薄荷冰外四味药共研细末，用连须葱根 100g 打汁，和药末入铜勺内置炭火上烧之，待溶化后，药面翻泡微冒烟，再将薄荷冰兑入拌搅数次离火，待冷研细，用湿棉球蘸药敷患处。

（《光明中医》1989.4）

11. 主治：牙痛。

方：荜茇、白芷、细辛各 3g，高良姜 2.5g。

焙黄共研细末，贮瓶备用。用时左边牙痛用右鼻孔吸上药，右牙痛时用左鼻孔吸上药，每日早、中、晚各 1 次。同时配合针刺合谷、足三里两穴。

（《四川中医》1988.2）

12. 主治：牙痛。

方：生石膏 30g，花椒、细辛、薄荷叶 3g。

将诸药放杯中，以沸水冲泡，加盖泡 5 分钟，漱口，亦可漱口两次后，含口内 1～2 分钟再吐出。

（《四川中医》1986.4）

13. 主治：牙痛。

方：生地黄 15g，细辛、蜀花椒（去子）、樟脑各 6g，冰片 1g。

后四味药共研细末，再加入生地黄共捣研为丸，如小指头大。将药丸填塞于龋齿洞中，闭口咬含 30 分钟，吐出口涎及药渣，日 1～2 次。

（《四川中医》1986.10）

14. 主治：牙痛。

方：石斛、牡丹皮、细辛、露蜂房各

30g。

将细辛、露蜂房先煎半小时，然后把石斛、牡丹皮放锅内一起微火煎熬3小时，滤过去渣，温服1日1次，连服2～4日。

（《四川中医》1986.12）

15. 主治：牙痛。

方：白芷80g，丁香20g，细辛12g，高良姜10g，冰片4g。

以上诸药共研细粉，混合均匀即可。牙痛时将药粉塞入牙缝内。

（《中草药土单验方选编》）

16. 主治：牙痛。

方：取双侧昆仑穴。

采用中等强度刺激，留针20～30分钟。

（《中医杂志》1962.2）

17. 主治：牙痛。

方：取太冲、下关两穴。

先取太冲穴（患侧），捻转进针，得气后，属风火牙痛用泻法，虚火牙痛先泻后补。待患者自觉牙痛缓解时再针患侧下关穴，得气后留针30分钟，10分钟行针1次。

（《中医杂志》1989.8）

18. 主治：牙痛。

方：赭石（捣碎）、生石膏（捣碎）、生地黄各30g，川牛膝21g，麦门冬12g，知母9g。

加水煎服法同1，日1剂。

19. 主治：牙痛。

方：生石膏15g，生地黄6g，荆芥、牡丹皮各3g，青皮1.8g，甘草1.5g。

加水煎服法同1，日1剂。

上边门牙痛，加麦门冬6g，炒黄连2.4g；下边门牙痛加知母、黄柏各3g；上两面牙痛加白芷2.4g，川芎3.6g；下两边

牙痛加白术2.4g，白芍3.6g；上左边牙痛加羌活3g，龙胆草2.4g；下左边牙痛加柴胡、黑栀子各3g；上右边牙痛加熟大黄、枳壳各3g；下右边牙痛加黄芩（炒）、桔梗各3g。忌食鱼腥。

20. 主治：胃热牙痛，偏正头痛。

方：苍耳子、石斛、石膏、槟榔、玉竹、麦门冬各9g。

加水煎服法同1，日1剂。病重者加量。忌食刺激性食物。

21. 主治：肾虚牙痛。

方：升麻9g，黄柏6g，食盐3g。

加水煎取滤液，不拘时服。

22. 主治：一般牙痛。

方：白酒60g，川乌、草乌、高良姜、细辛、白芷各3g。

将药同酒共置酒壶内，稍浸片刻，煨热，用酒含漱，连用2～3次即可。

23. 主治：牙痛，头痛。

方：火硝15g，乳香、没药、川芎、石膏、雄黄各6g。

共研极细末，用分许吹鼻中。

（以上摘自《中医验方汇选》）

24. 主治：胃火牙痛。

方：石膏9g，升麻3g。

加水煎服法同1，日1剂。

25. 主治：风热牙痛。

方：花椒6g，白芷、细辛各3g。

加水3碗，煎剩两碗，徐徐含漱。

26. 主治：风热牙痛。

方：荜茇、白芷、细辛各3g，高良姜0.3g。

焙黄，共研细面，左痛吸左鼻，右痛吸右鼻。每日早、中、晚吸3次，如痛重可多吸几次。

（以上摘自《单方验方汇集》）

牙周炎

1. 主治：急性牙周炎

方：黄芪、金银花各24g，白芍、丹参、天花粉各12g，乳香、没药、泽兰、白芷、连翘各9g，生甘草6g，京三棱4.5g。

加水煎沸15分钟，过滤取液，渣再加水煎20分钟，滤过去渣，两次滤液兑匀，分早、晚2次服，日1剂。

（《新中医》1987.9）

2. 主治：急性牙周炎。

方：生石膏20g（先煎），天花粉15g，生地黄、连翘各12g，牡丹皮、升麻、当归、大黄各10g，黄连、淡竹叶各6g。

加水煎服法同1，日1剂。

（《湖北中医杂志》1989.1）

3. 主治：牙周炎（溃疡性龈口炎）。

方：大青叶、鲜地黄、生石膏（先煎）、鲜芦根（去节）各30g，黑玄参、赤芍、牡丹皮各10g，生甘草5g。

加水煎服法同1，每次取药液150ml左右，分5～6次含服。日1剂。

（《上海中医药杂志》1981.5）

4. 主治：牙周炎所致牙齿松动。

方：生大黄、熟大黄、生石膏、熟石膏、骨碎补、杜仲、食盐各50g，白矾、枯矾、当归各25g。

上药共为细末，晨起以此粉擦搽牙根，然后用冷水漱吐。长此擦用，年老齿坚不摇。

（《湖南中医杂志》1988.4）

5. 主治：牙周炎（溃疡性龈口炎）。

方：红枣30g，乳香、没药各15g，硼砂12g，青黛6g，冰片5g，白砒石、黄连、黄柏、甘草各3g。

共研极细末，涂搽患处。

（《中华口腔科杂志》1965.4）

6. 主治：牙周炎。

方：滑石18g，甘草3g，雄黄、冰片各1.5g，朱砂0.9g。

将上药各研为细末，混匀，装瓶备用。用时牙刷蘸药刷患处2次，然后取药末30g，生蜂蜜60g，调匀，涂患处，早晚各1次。

（《新中医》1982.2）

7. 主治：牙周炎。

方：麦门冬、枸杞子各30g。

加水煎汤频频漱口，让药液在口腔内多留片刻，让其直接吸收，漱口后，药液可咽下或吐掉，坚持即可奏效。

（赵彦明供）

牙龈出血

1. 主治：牙龈出血。

方：生地黄、白芍各30g，墨旱莲、女贞子、白茅根、藕节各10g，生大黄5g，莲子心3g。

加水煎沸15分钟，过滤取液，渣再加水煎20分钟，滤过去渣，两次滤液兑匀，分早、晚2次服，日1剂。

（《辽宁中医杂志》1983.7）

2. 主治：牙龈出血。

方：生石膏45g，白茅根30g（鲜品80g），天花粉15g。

生石膏加水先煎半小时，然后加入白茅根、天花粉煎取450ml，凉后含漱，日4～6次，1日1剂。

（《中医杂志》1984.3）

3. 主治：拔牙术后牙龈出血。

方：大黄20g，食盐5g。

共研细末，过100目筛贮于瓶中备用。治疗时取药粉0.2g放于牙槽窝中，用探针轻轻搅动，使之与血液混合，然后置小棉纱团于创面上轻咬 10 分钟即可，每日上药 2 次。

（《中西医结合杂志》1988.4）

4. 主治：牙龈出血。

方：0.9% 食盐水 200ml。

漱口，日 3～6 次，漱口时间为 1～2 分钟，直至不出血为期。

（田凤鸣供）

急性咽喉炎

1. 主治：急性咽喉炎。

方：草河车、玄参各 10g，桔梗、牛蒡子各 6g，甘草 5g，薄荷 3g。

加水煎沸 15 分钟，过滤取液，渣再加水煎 20 分钟，滤过去渣，两次滤液兑匀，分早、晚 2 次服，日 1 剂。

（《福建中医药》1960.3）

2. 主治：急性咽喉炎。

方：白花蛇舌草、白茅根、崩大碗、灯笼草、野菊花各 9g。

加水煎服法同 1，日 1 剂。

3. 主治：急性咽喉炎。

方：青黛、硼砂、石膏各 90g，冰片 30g，雄黄 15g，麝香 1.5g。

共碾为极细末，混匀即可。外喷散于患处。

（以上二方摘自《中草药土单验方选编》）

4. 主治：急性咽喉炎。

方：玉蝴蝶 15g，苦桔梗 12g，炙甘草 9g，胖大海 7 枚。

上药用净水 1 碗半（中等碗），煎取半碗，饭后 1 次温服，末 1 口含漱。

（《新中医》1958.8）

5. 主治：急性咽喉炎，症见恶寒轻，发热重，咽部干燥、灼热疼痛，声音嘶哑，咳痰黄稠，舌红苔黄，脉数。

方：牛蒡子、金银花、连翘各 15g，玄参、浙贝母各 12g，荆芥、防风、桑白皮、赤芍、黄芩、花粉、桔梗各 10g，甘草 3g。

加水煎服法同 1，日 1 剂。

6. 主治：急性咽喉炎。症见恶寒重，发热轻，咽部疼痛，头痛，一身酸痛，声嘶，咳痰清稀，舌淡红，苔白，脉浮。

方：茯苓 20g，桔梗、羌活、柴胡、前胡、枳壳各 12g，川芎 10g，甘草 6g。

加水煎服法同 1，日 1 剂。

（以上二方摘自《百病良方》）

7. 主治：急性咽喉炎，肿痛。

方：荆芥穗、薄荷各 9g，僵蚕（炒）、桔梗、粉甘草、防风各 6g。

上药共为粗末，水煎数滚，去渣，候温，缓缓咽下（不可大口一气喝完）。倘病情紧急煎药不及，用沸水冲泡即服。

8. 主治：急性咽喉炎，咽喉肿痛，舌燥、口渴，颌下耳前后腮部赤肿，初起多恶寒壮热，咽部燥热，继即发生肿痛、饮水不下等症。

方：金银花、连翘各 30g，玄参、桔梗各 24g，牛蒡子 18g，板蓝根、粉甘草各 15g，马勃 12g，射干、薄荷叶各 9g。

共研粗末，鲜芦根汤轻煎 2～3 沸，去渣温服或凉服。12 岁以内每服 9～14g，13 岁以上每服 15～30g。轻者 4 小时 1 服，重者两小时 1 服，或频频含咽。

亦可研极细末炼蜜为丸，扁豆大，时时含化。或原方加减煎服。

9. 主治：急性咽喉炎，有咽下困难，疼痛，开口紧张者均可。

方：生地黄 30g，玄参 24g，麦门冬 18g，牡丹皮、白芍（炒）、川贝母各 12g，薄荷叶 7.5g，甘草 6g。

加水煎服法同 1，日服 2 剂，重者 3 剂。咽喉肿甚，加生石膏 12g；大便燥结数日不通，加清宁丸 6g，玄明粉 6g；面赤身热或舌苔黄色，加金银花 12g，连翘 6g。

10. 主治：急性咽喉炎肿痛，饮水不下，服药不能下咽之症。

方：炙穿山甲 3g，斑蝥 3 个（去头足翅），蜈蚣 1 条（去头足），炒全蝎 1 个，麝香 0.3g。

先将前四味药研极细末，后入麝香研匀，收贮瓷瓶内备用。

用小膏药 1 张，慢火烤开，用药末 0.15 ～ 0.3g 撒膏药上，贴肿侧之外颈部，1 ～ 2 小时即揭去。贴后有水疱，针刺破，放出毒水，肿消痛止。

（以上摘自《中医验方汇选》）

11. 主治：急性咽喉炎。

方：桃仁、桂枝、怀牛膝、桔梗各 12g，芒硝（后下）、射干各 10g，大黄粉（冲服）、胖大海、生甘草各 8g。

加水煎服法同 1，日 1 剂。服用本方时，原则上一律不服用其他中西药。

（《广西中医药》1989.2）

12. 主治：急性咽喉炎。

方：射干、山豆根各 9g，桔梗、甘草各 6g。

加水煎服法同 1，日 1 剂。

（《中草药土单验方选编》1971.4）

13. 主治：急性咽喉炎。

方：制半夏 500g（砸碎），食醋 2.5 kg。

先将半夏入醋内浸泡 24 小时，再入锅内加热煮 3 ～ 4 沸后，捞出半夏，加入苯甲醇（按 5% 药量），过滤，分装 100ml 瓶内备用，日服 2 ～ 3 次，每次 10ml，白温开水送下。

（《辽宁中医杂志》1981.3）

14. 主治：急、慢性咽喉炎。

方：泽漆 500g，大枣 200g。

先将泽漆加水 1500ml，文火煎开后，放置 20 分钟，去泽漆加大枣煮至水干为止，每日早、晚各食大枣 3 ～ 5 枚。

（《四川中医》1988.3）

慢性喉炎

1. 主治：慢性喉炎。

方：当归、生地黄各 12g，桃仁、赤芍、牡丹皮、乳香、没药、川芎、桔梗各 10g，红花、柴胡各 6g。

加水煎沸 15 分钟，过滤取液，渣再加水煎 20 分钟，滤过去渣，两次药液兑匀，分早、晚 2 次服，日 1 剂。

头晕失眠加石决明、珍珠母各 15g；咽喉灼痛加玄参、金银花各 10g；口渴少津加麦门冬、五味子各 9g；大便秘结加大黄 6g；小便黄加木通、车前子各 10g；肾阴亏损、虚火上炎可配知柏地黄丸或汤。

（《广西中医药》1990.1）

2. 主治：慢性喉炎。

方：山豆根 12g，桔梗、麦门冬各 6g。

上药共碾为细末，制成水丸（每丸含原药 0.5g）。每次 0.5 ～ 1g，日服 3 次。

（《中草药土单验方选编》）

3. 主治：慢性喉炎，喉痹、喉蛾。症见头晕发热，或冷战全身不适，或患处有白斑点，肿侧疼痛，咽物困难，脉浮数或洪大，或大便秘结。

方：金银花 18g，连翘、玄参、生地黄、生白芍各 12g，麦门冬、大黄、灯笼草、粉葛根各 9g，桑叶、淡竹叶、甘草各 6g，胖大海 5 个。

加水煎服法同1，日1剂。小儿酌减。兼有感冒时，加菊花9g，芥穗6g，服后取微汗。

4. 主治：慢性喉炎，喉蛾、咽喉肿痛，鹅口疮及各种口腔炎症。

方：冰片18g，西瓜霜6g，硼砂2.4g，牛黄、麝香、寒水石、朱砂各1.5g，大珍珠0.9g。

先研硼砂、冰片，次入西瓜霜、寒水石，最后入牛黄、麝香、珍珠、朱砂，共同研细调匀。用风鼓或苇茎吹药至患处，1日数次。

5. 主治：慢性喉炎，喉蛾。

方：五倍子9g，硼砂3g，僵蚕、冰片各1.5g，猪牙皂角0.9g。

以上药物各研为极细末，混合后加冰片再研，以瓷瓶贮藏密封备用。用时以风鼓吹喉蛾上。蛾掉后，吹冰硼散。

6. 主治：慢性喉炎，内缠喉风。

方：黄连、白矾、猪牙皂角各3g。

猪牙皂角去皮弦，新瓦上焙存性。三味药共研极细面。吹患处，吹后垂头，流去痰涎，若声似拉锯，不好吹敷，可用温开水调药漱口，仰头呵气，使药水在嗓子打泡，连漱数口；再垂头流出痰涎即愈。

因药性太猛，不可多用。孕妇忌用。

（以上摘自《中医验方汇选》1974）

7. 主治：慢性喉炎。

方：一枝黄花、玄参各15～30g，麦门冬6～12g，甘草6～9g。

加水煎服法同1，日1剂。小儿减半。

（《四川中医》1988.12）

8. 主治：慢性喉炎。

方：牛膝20g，甘草10g。

加水150ml，煎至60ml，每20～40分钟服4～6ml。

（《中级医刊》1987.9）

9. 主治：慢性喉炎。

方：石斛35g，玄参30g，青果20g，山豆根16g，黄芩、金银花、麦门冬、菊花各15g，甘草10g。

上药共为细末，按每份6g分装成包。用时取一包药放保温杯中，加蜂蜜二汤匙，用沸水冲入，盖紧杯子，15分钟后可饮用，先含、后徐徐咽下，每包药冲水3杯，早、中、晚各冲1次。

（《山东中医杂志》1987.3）

10. 主治：慢性喉炎。

方：取喉干穴。此穴为经外奇穴，在前臂前面，肘横纹下两横指，桡、尺骨之间（两侧）。

取毫针直刺缓慢捻入法刺入5～8分深，留针5～15分钟，其间酌情加以"捣"的手法，进针后出现酸麻感，上传至肩或传向指端。

（《中华医学杂志》1962.4）

11. 主治：慢性喉炎（喉痹）。

方：赤芍、牡丹皮、泽泻、黄芩、玄参、白芍各9g，射干3～6g，桔梗4.5g。

加水煎服法同1，日1剂。

（谢惠芬供）

12. 主治：慢性喉炎，咽喉痛。

方：硼砂、石膏各6g，人中白、冰片各0.3g。

共为极细末，用笔管吹入咽喉内。每次0.3g，低头或爬下流涎。

13. 主治：慢性喉炎，咽喉肿痛。

方：玄明粉6g，鸡内金4.5g，人指甲1.5g，冰片0.3g。

研为细末，装入瓶内，吹入咽喉部。

14. 主治：慢性喉炎，咽喉肿痛。

方：金银花、杭菊花各30g，胖大海1枚，生甘草1.5g。

加水煎服法同1，日1剂。

15. 主治：慢性喉炎，咽喉肿痛。

方：朱砂 1.8g，冰片、玄明粉、硼砂各 1.5g。

共为细末，用少许吹患处，日 5～6 次。

16. 主治：慢性喉炎，咽喉肿痛。

方：鲜白山药 60g，巴豆 2 粒。

捣为细泥状，敷于廉泉穴。

（以上刘开江供）

17. 主治：慢性喉炎，咽喉肿痛。

方：麦门冬、桔梗、山豆根各 9g。

加水煎服法同 1，日 1 剂。

（李建国供）

慢性咽炎

1. 主治：慢性咽炎。

方：大青叶 15g，生地黄、玄参、沙参各 12g，麦门冬、山茱萸、牡丹皮、茯苓、炒僵蚕各 9g，甘草 5g。

加水煎沸 15 分钟，过滤取液，渣再加水煎 20 分钟，滤过去渣，两次滤液兑匀，分早、晚 2 次服，日 1 剂。

（《中国医药学报》1986.1）

2. 主治：慢性咽炎。

方：茯苓 12g，牛蒡子 12g，白术、陈皮、半夏、香附、小茴香、乌药、桔梗、射干、山豆根、知母各 10g，木香 6g，甘草 3g。

加水煎服法同 1，日 1 剂。

咽干甚者改小茴香为佛手 15g，去木香加天花粉 12g；失眠加夜交藤 30g；舌质红去小茴香、乌药，加牡丹皮 15g；胃脘痛者加延胡索 12g；当咽部异物感消失后，用乌梅肉，每日 10g 煎汁，加白糖适量当茶冲服，可根治此病。

（《河南中医》1986.4）

3. 主治：慢性咽炎。

方：全瓜蒌 25g，败酱草 30g，海浮石 15g，麦门冬 12g，紫苏子、蝉蜕、桔梗、桃仁各 10g，大黄、甘草各 3g。

加水煎服法同 1，日 1 剂。

咽痛发热加金银花 30g，板蓝根 15g，薄荷 6g；伴胸胁胀满，气结郁滞者加服逍遥丸；虚火旺盛，口咽干燥，夜间尤甚，手足心热者，加服知柏地黄丸。

（《河南中医》1988.6）

4. 主治：慢性咽炎。

方：鳖甲 20～30g，猫爪草 15～30g，沙参、麦门冬各 15～20g，浙贝母、杏仁、玄参、丹参各 15g，桔梗 12g。

加水煎服法同 1，日 1 剂。

如阴虚阳亢者加龟板 20～30g（无药可用珍珠母 30g 代替）。

（《新中医》1987.10）

5. 主治：慢性咽炎。

方：薄荷 9g，麦门冬、桔梗各 6g。

上药用作茶叶，冲开水，频频少量含咽，日 1 剂，冲淡为止。

（《中草药土单验方选编》）

6. 主治：慢性咽炎，干燥疼痛，如有物黏附，声嘶不扬，伴胸脘痞胀，嗳气泛恶，纳呆神倦。

方：党参 20g，白术、茯苓、陈皮、法半夏、桔梗、乌梅、麦门冬各 10g，砂仁（后下）、木香（后下）、甘草各 5g。

加水煎服法同 1，日 1 剂。

（《江苏中医》1988.3）

7. 主治：慢性咽炎。

方：丹参 35g，瓜蒌 30g，茯苓 15g，紫苏叶、川厚朴各 10g，生姜 9g，橘叶 3 片。

加水煎服法同 1，日 1 剂。

（《新中医》1987.10）

8. 主治：慢性咽炎。伴有口干，手足心烦热，饮水和食物下咽则咽痛更甚，舌红，脉细数。

方：生地黄 15g，玉竹 12g，枸杞、山豆根、马勃各 9g，麦门冬、丹参各 6g，薄荷、甘草各 3g，桔梗 2.1g。

加水煎服法同 1，日 1 剂。

若咽痛口干减轻，手足心烦热减轻者，原方减去薄荷、山豆根，加牛蒡子、沙参各 9g。善后服用知柏地黄丸。

（《四川中医》1989.4）

9. 主治：慢性咽炎。

方：北沙参、麦门冬各 12g，玉蝴蝶 9g，南薄荷、白僵蚕、紫菀、柿霜、诃子、络石藤、北杏仁、炙甘草各 6g，桔梗 4.5g。

除柿霜外煎 3 次，浓缩收膏，入净糯米粉和柿霜，炼蜜为丸，每丸重 3g，朱砂为衣。每次服 2 丸，日 2 次，缓缓噙化。

便秘者以石决明 30g，肉苁蓉 15g，打碎，沸水冲泡，代茶频饮；口干频欲饮者以石斛、枸杞子、玉竹、玄参各 9g，水煎服；滤泡丛生者外用七厘散吹之。

（《内蒙古中医药》1987.4）

10. 主治：慢性咽炎。

方：生地黄、甘草各 30g，山豆根 25g，玄参、薄荷各 15g，桔梗 10g，冰片 1g（研细粉）。

前六味药共研细粉，兑入冰片研匀，炼蜜为丸如桂圆大。每次含化 1 ～ 2 丸，日 2 次。

（《辽宁中医杂志》1983.1）

11. 主治：慢性咽炎。

方：鲜蛇莓全草 100 ～ 200g（干品 10 ～ 50g）。

加水煎服法同 1，分早、晚 2 次服，日 1 剂，20 日为 1 疗程。

（《广西中医药》1984.2）

12. 主治：慢性咽炎。

方：射干、金银花、玉竹、麦门冬、知母各 250g，红糖 400g。

加水 7500ml，浓煎成 2500ml，装瓶备用。每次服 10ml，日 3 次，10 日为 1 疗程，休息 3 ～ 5 日，再服 1 疗程。

（《辽宁中医杂志》1985.1）

13. 主治：慢性咽炎。

方：丹参 18g，川芎 15g，当归、桃仁、赤芍、射干各 10g，甘草 8g，桂枝、桔梗各 5g。

加水煎服法同 1，日 1 剂。

咽痛、咽干、舌红苔黄脉数者，原方去桂枝、桔梗，加玄参 15g，生地黄 30g，牡丹皮 10g；胸腹满闷、气郁者加柴胡、枳壳、厚朴各 10g；咽部充血不明显、舌暗淡苔白滑、喜热饮、脉迟缓者，加厚朴 10g，茯苓 10g，紫苏梗、生姜各 9g；伴有睡眠欠佳者，加夜交藤 30g，合欢花 15g。

（《上海中医药杂志》1989.1）

14. 主治：慢性咽炎。

方：北沙参、麦门冬各 30g，黄芩 15g，桑白皮、天花粉各 12g，桔梗 10g，生甘草 6g。

加水煎服法同 1，日 1 剂。

异物感严重时加射干 12g，山慈菇 15g；咽干甚加石斛 15g，玄参 20g；痰黏咳不出加海浮石 10g，瓜蒌皮 15g。

15. 主治：慢性咽炎。

方：女贞子、蒲公英、墨旱莲草各 30g，合欢皮 15g，陈皮、延胡索各 10g。

加水煎服法同 1，日 1 剂。

（以上二方吕乐远供）

声带病

1. 主治：喉瘖，声音嘶哑。

方：蝉蜕12g，玄参、麦门冬、天门冬、僵蚕、诃子、泽泻、枳壳各10g，橘核、橘络、地龙、川贝母各6g，蜂乳（兑服）3～5ml。

加水煎沸15分钟，过滤取液，渣再加水煎20分钟，滤过去渣，两次滤液兑匀，分早、晚2次服，日1剂。

急性合并外感者，去蜂乳、川贝母，加蒲公英15～30g，金银花、土牛膝各15g，七叶一枝花、连翘、赤芍各10g，蝉蜕6g；若喉痒咳嗽重者，加杏仁、白前各10g；若声带充血水肿甚者加车前子、郁金、金果榄各10g，胖大海6～10g；若声带呈增生、肥厚、息肉、结节性改变者加牡蛎、昆布各10g，葶苈子6～10g。

（《辽宁中医杂志》1988.3）

2. 主治：声带息肉、声带小结。症见咽干，音低嘶哑，气短，神疲乏力，形寒肢冷，舌淡苔薄白，脉细微。

方：天名精、龙须草、龙葵、石龙芮、白英、枸杞子、生地黄、熟地黄、白芍、党参、炮附子块、当归各9g，干姜、甘草、陈皮各3g。

加水煎服法同1，日1剂。

3. 主治：声带息肉、声带小结。症见咽燥疼痛、声音嘶哑，烦热引饮，夜寐不安，舌红苔薄白，脉细数。

方：天名精、龙须草、龙葵、石龙芮、白英、枸杞子、生地黄、熟地黄、白芍、党参、山茱萸、茯苓、柴胡各9g，升麻3g。

加水煎服法同1，日1剂，

（以上二方摘自《上海中医药杂志》1987.6）

4. 主治：顽固性声带息肉。

方：天名精、石龙芮、龙葵、龙须草、白英各9g。

加水煎服法同1，日1剂。

脾气虚加党参、焦白术、黄芪各9g；脾阳虚加炮附子9g，川花椒、干姜各3g；肾阴虚加枸杞子、生地黄、熟地黄各9g；气阴两虚加枸杞子、生地黄、熟地黄、山药、党参各9g；痰热内阻加黄连3g，半夏、全瓜蒌各9g。

（《上海中医药杂志》1984.2）

5. 主治：喉瘖，声音嘶哑。

方：蜂蜜30g（分2～3次兑服），玄参10～15g，麦门冬、天门冬、赤芍、枳壳、僵蚕、诃子、地龙、泽泻各10g，橘核、橘络、陈皮各6g。

加水煎服法同1，日1剂。

（《湖南中医学院学报》1984.3～4）

6. 主治：声音嘶哑。

方：冰糖15g，千张纸、胖大海、甘草各6g，蝉蜕3g。

加水煎服法同1，日1剂。

（《中草药土单验方选编》）

7. 主治：声带小结。

方：北沙参30g，玄参15g，莪术、白僵蚕、麦门冬、土贝母、郁金各10g，知母8g，木蝴蝶、桔梗各6g，甘草4.5g，薄荷3g。

加水煎服法同1，日1剂。

受寒而发，声嘶伴痰多稀白者加石菖蒲8g，法半夏10g；咽喉痛甚、声带充血明显者加夏枯草、山豆根各10g；病史较长，小结白硬者加炮穿山甲6g，生牡蛎15g；声带破哑，伴少气懒言者，加生诃子、煨诃子各6g，五味子9g。

（《广西中医药》1989.4）

8. 主治：声带小结、声带息肉、慢性

喉炎。

方：昆布、海藻各 12g，三棱、莪术、穿山甲、地鳖虫、蝉蜕、鳖甲（先煎）、桃仁、落得打各 10g，红花 6g。

加水煎服法同 1，日 1 剂。

（《河北中医》1989.1）

9. 主治：骤然声音嘶哑。

方：胖大海 3 枚，蝉蜕 3g。

加水煎服法同 1，日 1 剂。

（李建国供）

鱼骨鲠喉

1. 主治：鱼骨鲠喉。

方：苎麻茎 30 ～ 60g。

加鱼骨少许共煎，去渣服汤，日 1 剂。若鸡骨鲠喉则加鸡骨共煎，服之。

（《广东中医》1962.3）

2. 主治：骨刺鱼骨鲠喉。

方：淫羊藿 15 ～ 20g。

置锅内以文火焙焦后，洒入饱和糖水 150 ～ 200ml（白糖、红糖均可），拌匀焙干。再加水 400ml，煎至 350ml 左右，稍凉即服。一般服药 1 次即可，未愈者可加服 1 次。临床症状较重者，可先呷服米醋 20ml，10 分钟后服药。

（赵彦明供）

梅核气

1. 主治：梅核气。

方：代赭石、牡蛎各 30g，茯苓 15g，麦门冬、玄参各 12g，旋覆花、半夏、射干、佛手各 9g，桔梗 6g，生姜 3g。

加水煎沸 15 分钟，过滤取液，渣再加水煎 20 分钟，滤过去渣，两次滤液兑匀，分早、晚 2 次服，日 1 剂。

口苦，舌苔黄，脉弦数加全瓜蒌 15g，竹茹、黄芩各 9g；呕恶、痰多、胸脘痞闷加天南星 9g，白矾（冲服）1g；口干，舌质紫黯有瘀斑、瘀点，脉涩加郁金、降香各 9g，桃仁 12g。

（《陕西中医》1988.8）

2. 主治：梅核气。

方：紫苏梗、香附各 12g，半夏、陈皮、厚朴、桔梗、枳壳、乌梅各 10g，甘草 6g，生姜 3 片。

加水煎服法同 1，日 1 剂。

（河北省中医学院附属医院 张成运）

3. 主治：梅核气。

方：大枣 1000g，玄参 125g，香橼 65g。

上药入砂锅，加水适量，文火煎，煮之水尽，倒出大枣晾干备用，即成药枣。日 3 次，每次服 5 ～ 7 个药枣，或不定时，随便服用，但每日不超过 30 个为宜。

（田凤鸣供）

图书购买方式

中国秘方全书（第三版）

定价：58.00 元

微信

淘宝

电话邮购方式：
联系人：王　静
电话：010-58882873，13811210803
邮箱：wangziqing84@126.com
QQ：3081881659

汇款方式：
户　名：科学技术文献出版社
开户行：工行公主坟支行
帐　号：0200004609014463033

图书购买方式

书　名	定　价
中华医方·伤寒温病篇	318.00
中华医方·内科篇·心系病	308.00
中华医方·内科篇·肝系病、肺系病	398.00
中华医方·内科篇·脾系病	598.00
中华医方·内科篇·肾系病	279.00
中华医方·内科篇·气血津液病	558.00
中华医方·内科篇·经络肢体病	328.00
中华医方·外科篇（上）	418.00
中华医方·外科篇（下）及骨伤科篇	428.00
中华医方·儿科篇	389.00
中华医方·妇科篇	508.00
中华医方·五官篇及眼科篇	468.00

微信

淘宝

 电话邮购方式：
联系人：王　静
电话：010-58882873，13811210803
邮箱：wangziqing84@126.com
QQ：3081881659

汇款方式：
户　名：科学技术文献出版社
开户行：工行公主坟支行
帐　号：0200004609014463033